D1921325

Thieme

Kinder- und Jugendpsychiatrie

Eine praktische Einführung

Herausgegeben von
Helmut Remschmidt

Unter Mitwirkung von
Kurt Quaschner und Frank M. Theisen

Sigrid von Aster
Nikolaus Barth
Katja Becker
Christian Fleischhaker
Johannes Hebebrand
Klaus Hennighausen
Sabine C. Herpertz
Beate Herpertz-Dahlmann
Inge Kamp-Becker
Matthias Martin
Fritz Mattejat
Fritz Mewe
Oliver Nass
Gerhard Niebergall
Wilfried Pott
Kurt Quaschner
Helmut Remschmidt
Gerd Schulte-Körne
Eberhard Schulz
Michael Simons
Frank M. Theisen
Timo Vloet
Andreas Warnke
Peter M. Wehmeier

6., überarbeitete Auflage

96 Abbildungen
175 Tabellen

Georg Thieme Verlag
Stuttgart · New York

Bibliografische Information
der Deutschen Nationalbibliothek

Die Deutsche Nationalbibliothek verzeichnet diese Publikation in der Deutschen Nationalbibliografie; detaillierte bibliografische Daten sind im Internet über http://dnb.d-nb.de abrufbar.

1. Auflage 1979
1. Nachdruck 1984
2. Nachdruck 1985
3. Nachdruck 1987

2. Auflage 1987
1. Nachdruck 1991
2. Nachdruck 1993
3. Nachdruck 1994
4. Nachdruck 1995
5. Nachdruck 1997

3. Auflage 2000
1. Nachdruck 2002

1. russische Auflage 2000

4. Auflage 2005
5. Auflage 2008

Rüdigerstraße 14
70469 Stuttgart
Deutschland
Telefon: +49/(0)711/8931-0
Unsere Homepage: www.thieme.de

Printed in Germany

Zeichnungen: Günter Bosch, Stuttgart; Karin Baum, Paphos, Zypern
Umschlaggestaltung: Thieme Verlagsgruppe
Umschlagabbildung: farblich veränderter Ausschnitt aus Karl Wilhelm Diefenbach, Per aspera ad astra, Stadtmuseum Hadamar, mit freundlicher Genehmigung der Stadt Hadamer
Satz: SOMMER media, Feuchtwangen
gesetzt in Arbortext APP-Desktop 9.1 Unicode M180
Druck: AZ Druck und Datentechnik GmbH, Kempten
Lektorat: Ingrid Ahnert

ISBN 978-3-13-576606-5 1 2 3 4 5 6

Anschriften

Dr. phil. Dipl.-Psych. Sigrid von Aster
Schifflände 24
8001 Zürich
SCHWEIZ

Dr. med. Nikolaus Barth
LVR-Klinikum Essen
Kliniken und Institut
der Universität Duisburg-Essen
Klinik für Psychiatrie und Psychotherapie
des Kindes- und Jugendalters
Virchowstr. 174
45147 Essen

Prof. Dr. med. Katja Becker
Universitätsklinikum Gießen und Marburg GmbH
Standort Marburg, Klinik für Kinder- und
Jugendpsychiatrie, -Psychosomatik
und -Psychotherapie
Hans-Sachs-Str. 6
35039 Marburg

Priv.-Doz. Dr. med. Christian Fleischhaker
Universitätsklinikum Freiburg
Abteilung für Psychiatrie und Psychotherapie
im Kindes- und Jugendalter
Hauptstr. 8
79104 Freiburg

Prof. Dr. med. Johannes Hebebrand
LVR-Klinikum Essen Kliniken und Institut der
Universität Duisburg-Essen
Klinik für Psychiatrie und Psychotherapie
des Kindes- und Jugendalters
Virchowstr. 174
45147 Essen

Dr. med. Klaus Hennighausen
Universitätsklinikum Freiburg
Abteilung für Psychiatrie und Psychotherapie
im Kindes- und Jugendalter
Hauptstr. 8
79104 Freiburg

Univ.-Prof. Dr. med. Sabine C. Herpertz
Universitätsklinikum Heidelberg
Klinik für Allgemeine Psychiatrie
Voßstr. 2
69115 Heidelberg

Prof. Dr. med. Beate Herpertz-Dahlmann
Universitätsklinikum Aachen (RWTH)
Klinik für Psychiatrie, Psychosomatik und
Psychotherapie des Kindes- und Jugendalters
Neuenhofer Weg 21
52074 Aachen

Dr. phil. Dipl.-Psych. Inge Kamp-Becker
Universitätsklinikum Gießen und Marburg GmbH
Standort Marburg
Klinik für Kinder- und Jugendpsychiatrie
und -psychotherapie
Schützenstr. 49
35039 Marburg

Priv.-Doz. Dr. med. Matthias Martin
Universitätsklinikum Gießen und Marburg GmbH
Standort Marburg, Klinik für Kinder- und
Jugendpsychiatrie, -Psychosomatik
und -Psychotherapie
Hans-Sachs-Str. 4
35039 Marburg

Professor Dr. phil. Dipl.-Psych. Fritz Mattejat
Institut für Verhaltenstherapie
und Verhaltensmedizin
Hans-Sachs-Str. 4–6
35039 Marburg

Professor Dr. phil. Dipl.-Psych. Fritz Mewe
Hirschauer Str. 67
72070 Tübingen

Dipl.-Psych. Oliver Nass
Herz-Jesu-Krankenhaus Fulda GmbH
Abteilung für Kinder- und Jugendpsychiatrie
und -psychotherapie
Buttlarstr. 74
36039 Fulda

Dr. phil. Dipl.-Psych. Gerhard Niebergall
Herborner Str. 48a
35096 Weimar

Dr. med. Wilfried Pott
DRK-Kinderklinik Siegen
Kinder- und Jugendpsychiatrie, Psychotherapie, Psychosomatik
Wellersbergstr. 60
57072 Siegen

Dr. rer. nat. Kurt Quaschner
Universitätsklinikum Gießen und Marburg GmbH
Standort Marburg, Klinik für Kinder- und Jugendpsychiatrie, -Psychosomatik und -Psychotherapie
Hans-Sachs-Str. 6
35039 Marburg

Professor Dr. med. Dr. phil. Helmut Remschmidt
Klinik für Kinder- und Jugendpsychiatrie und -Psychotherapie der Philipps-Universität Marburg
Schützenstr. 49
35039 Marburg

Prof. Dr. med. Gerd Schulte-Körne
Klinikum der Universität München (LMU)
Klinik und Poliklinik für Kinder- und Jugendpsychiatrie, Psychosomatik und Psychotherapie
Nußbaumstr. 5a
80336 München

Prof. Dr. med. Eberhard Schulz
Klinikum der Albert-Ludwigs-Universität
Abteilung für Psychiatrie und Psychotherapie im Kindes- und Jugendalter
Hauptstr. 8
79104 Freiburg

Dr. Dipl-Psych. Michael Simons
Universitätsklinikum Aachen (RWTH)
Klinik für Psychiatrie, Psychosomatik und Psychotherapie des Kindes- und Jugendalters
Neuenhofer Weg 21
52074 Aachen

Priv.-Doz. Dr. med. Frank M. Theisen
Herz-Jesu Krankenhaus Fulda gGmbH
Abteilung für Kinder- und Jugendpsychiatrie und -psychotherapie
Buttlarstr. 74
36039 Fulda

Dr. med. Timo Vloet
Universitätsklinikum Aachen
Klinik für Psychiatrie, Psychosomatik und Psychotherapie des Kindes- und Jugendalters
Neuenhofer Weg 21
52074 Aachen

Prof. Dr. med. Dipl.-Psych. Andreas Warnke
Universitätsklinikum Würzburg
Klinik für Kinder- und Jugendpsychiatrie
Füchsleinstr. 15
97080 Würzburg

Dr. med. Peter M. Wehmeier
Sozialpsychiatrisches Zentrum für Kinder und Jugendliche
Wolfsgangstr. 68
60322 Frankfurt

Vorwort zur 6. Auflage

Der Erfolg unseres Lehrbuches bei einem interdisziplinären Leserkreis hat in knapp 3 Jahren dazu geführt, dass eine weitere Auflage notwendig wurde. Dies erfüllt mich nicht nur mit großer Freude, sondern auch mit Dankbarkeit gegenüber den Lesern und den Autoren gleichermaßen: erstere haben uns durch positive Rückmeldungen, aber auch durch Verbesserungsvorschläge ermuntert, die empirische, evidenz-basierte Konzeption des Buches fortzusetzen und weiter auszubauen; letztere haben durch das Einbringen ihres Fachwissens und ihrer klinischen sowie wissenschaftlichen Erfahrungen eine solide Grundlage für das Verständnis psychischer Störungen im Kindes- und Jugendalter geschaffen, welches die Voraussetzung für alle diagnostischen und therapeutischen Maßnahmen ist.

Für die 6. Auflage wurden alle Kapitel überarbeitet und dem derzeitigen Erkenntnisstand angepasst. Dabei zeigte sich, dass nicht in allen Bereichen innerhalb der Dreijahresspanne ganz erhebliche Wissenszuwächse zu verzeichnen waren. Umso mehr kam es darauf an, das gesicherte Wissen als Basis aller klinischen Erkenntnisprozesse und Handlungsweisen herauszustellen.

Ein alle Kapitel des Buches durchziehendes Band ist der *Entwicklungsgedanke*. Die Entwicklungswissenschaften (insbesondere Entwicklungsbiologie, Entwicklungspsychologie und Entwicklungspsychopathologie) lehren uns, dass jede Entwicklungsetappe ihre Besonderheiten hat, die sich auch in den Krankheitsbildern in ganz spezifischer Weise manifestieren und zu der Erkenntnis führen, dass dieselbe Symptomatik auf verschiedenen Alters- und Entwicklungsstufen eine ganz unterschiedliche Bedeutung haben kann. Analoges lässt sich auch für andere entwicklungsabhängige Prozesse sagen. So zeigt die Entwicklungspharmakologie, dass Wirksamkeit und Nebenwirkungsprofil psychoaktive Substanzen in Relation zur Entwicklungsstufe zentralnervöser Strukturen und Funktionen außerordentlich variabel sind.

Ein zweites Grundelement unseres Buches ist der *Familienbezug*. Auch wenn sich in den letzten Jahrzehnten zunehmende Auflösungstendenzen traditioneller Familienstrukturen gezeigt haben, so bleibt doch die Familie und ihre epochalen Varianten immer noch die beste Sozialisationsinstanz für Kinder. Daher sind die Familiendiagnostik und die Einbeziehung der Familie in nahezu alle therapeutischen Interventionen integraler Bestandteil unserer Konzeption.

Ein drittes Element, welches ein Charakteristikum aller kinder- und jugendpsychiatrischer Einrichtungen ist, ist der *interdisziplinäre Ansatz*, der für diagnostische und therapeutische Maßnahmen unabdingbar ist, der aber auch an die Kooperationsbereitschaft und die Koordination in Klinik und Praxis hohe Anforderungen stellt. Aus diesem Grund wendet sich unser Buch auch an einen interdisziplinär zusammengesetzten Leserkreis.

Die bewährte Grundkonzeption unseres Marburger Lehrbuches, das sich als „praktische Einführung“ versteht, haben wir auch in der 6. Auflage beibehalten. Wir beginnen mit entwicklungswissenschaftlichen Grundlagen (Teil I), auf welchen die Diagnostik maßgeblich aufbaut (Teil II), stellen dann die einzelnen Krankheitsbilder und Störungen vor, wobei wir uns klassifikatorisch überwiegend an der ICD 10 der WHO orientiert haben (Teil III), um dann die bewährten und zum großen Teil evaluierten Therapie- und Rehabilitationsmaßnahmen anzuschließen (Teil IV). Sowohl im Hinblick auf diagnostische Fragen als auch im Hinblick auf therapeutische Interventionen stützen wir uns auf die Leitlinien der kinder- und jugendpsychiatrischen Fachverbände. Den Lesern, die sich über Therapie- und Rehabilitationsmaßnahmen detaillierter informieren wollen, empfehlen wir unser Therapielehrbuch, das ebenfalls im Thieme-Verlag erschienen ist (Remschmidt et al., 2008).

Teil V ist der gerichtlichen Kinder- und Jugendpsychiatrie sowie den im Alltag bedeutsamen Struktur- und Organisationsfragen gewidmet. Am Schluss des Buches haben wir ein Literaturverzeichnis angefügt, das dem Leser eine rasche Übersicht über aktuelle Literatur zum Fachgebiet der Kinder- und Jugendpsychiatrie- und psychotherapie ermöglicht (Teil VI).

Unser bewährtes Autorenteam, das aus einem gemeinsamen Arbeitskreis hervorgegangen ist, wurde in der 6. Auflage durch einige neue Autorinnen und Autoren erweitert. Wir freuen uns Katja Becker und Timo Vloet in dieser Funktion begrüßen zu dürfen.

Auch für die Fertigstellung dieser Auflage ist vielen zu danken.

Zunächst danke ich den vielen namentlich nicht genannten Mitarbeiterinnen und Mitarbeitern der Marburger Klinik, mit denen ich weiterhin in gedanklichem Austausch stehe. An der redaktionellen Arbeit beteiligt waren insbesondere die Sekretärinnen Frau Pia Köhler (Marburg) und Frau Sonja Mangold-Stumpf (Fulda). Ein besonders herzlicher Dank richtet sich an den leitenden Psychologen der Marburger Klinik Herrn Dr. Kurt Quaschner und an Herrn Chefarzt PD Dr. Frank Theisen, die, wie auch bei der 5. Auflage, in bewährter Weise mit mir die notwendige Redaktionsarbeit durchgeführt haben.

Schließlich danke ich sehr herzlich auch dem Thieme-Verlag, insbesondere Frau Korinna Engeli, Frau Katharina Esmarch, Frau Heide Addicks, Frau Ursula Biehl-Vatter für die hervorragende Zusammenarbeit. Nicht zuletzt geht aber auch ein Dank an unsere Patienten und ihre Familien, von denen wir alle viel gelernt haben. Die Weitergabe dieser Erfahrungen an unsere Leser ist ein wichtiges Anliegen dieses Buches.

Marburg, Januar 2011 *Helmut Remschmidt*

Vorwort zur 5. Auflage

Es erfüllt mich mit großer Freude, dass bereits nach zwei Jahren eine weitere Auflage unseres Marburger Lehrbuchs notwendig wurde. Auch diese 5. Auflage richtet sich an einen interdisziplinären Leserkreis, dem Ärzte, Psychologen, Sozialwissenschaftler, Pädagogen sowie Studierende dieser Fachrichtungen angehören. Letztlich will es aber alle ansprechen, die sich für das immer noch junge und weiterhin expandierende Fachgebiet der Kinder- und Jugendpsychiatrie interessieren.

Unser Lehrbuch ist aus der praktischen klinischen und wissenschaftlichen Arbeit entstanden und war von Anfang an empirischen Grundsätzen verpflichtet, die heute unter der Bezeichnung „evidence-based medicine" Eingang in alle klinischen Fachgebiete, einschließlich der Psychotherapie, gefunden haben. Wir haben unser Buch deshalb als eine „praktische Einführung" konzipiert und diese Konzeption über nunmehr nahezu dreißig Jahre aufrechterhalten. Der „Zwilling" unseres kinder- und jugendpsychiatrischen Lehrbuches war unser Psychotherapie-Lehrbuch[1], dessen Fortführung in erweiterter Konzeption nahezu zeitgleich unter dem Titel Therapie psychischer Störungen bei Kindern und Jugendlichen[2] erscheint.

Auch in der 5. Auflage haben wir den inzwischen vielfach bewährten Aufbau des Buches nicht verändert. Aufrechterhalten wurde die Einteilung des Stoffes in sechs Abschnitte, die mit einem Kapitel über die Entwicklung von Kindern eingeleitet werden und mit einem Abschnitt über Struktur- und Organisationsfragen enden. Im letzten Abschnitt des Buches (Teil VI) werden Hand- und Lehrbücher, Buchreihen, Zeitschriften sowie diagnostische und therapeutische Verfahren aufgeführt, die im Text erwähnt sind. Im Hinblick auf die Diagnostik und Klassifikation der einzelnen Störungen haben wir uns überwiegend am ICD-10-System der WHO orientiert, ergänzt durch die Leitlinien der kinder- und jugendpsychiatrischen Fachgesellschaften.

Alle Autorinnen und Autoren verfügen über langjährige Erfahrung in Krankenversorgung, Forschung und Lehre und haben auch für diese Auflage ihre Kenntnisse und Erfahrungen kompetent und didaktisch ansprechend zu Papier gebracht. Sie alle sind aus einem gemeinsamen Arbeitskreis hervorgegangen und haben inzwischen an Universitätskliniken, Lehrkrankenhäusern oder auch in der Praxis verantwortliche Positionen übernommen. Die aus der Zusammenarbeit entstandenen Gemeinsamkeiten, aber auch die bleibende freundschaftliche Verbundenheit haben auch die Herstellung dieser Auflage erleichtert und zu einem Vergnügen gemacht. Dafür sei ihnen sehr herzlich gedankt.

Zu danken ist auch unseren Lesern, die durch Kritik und Hinweise Verbesserungen und Ergänzungen des Textes veranlasst haben. Mein Dank richtet sich weiterhin an alle Mitarbeiterinnen und Mitarbeiter der Klinik, mit denen ich über viele Jahre bis heute in lebendigem Gedankenaustausch stehe. An der redaktionellen Arbeit waren insbesondere Frau Goy und Herr König beteiligt, denen ich sehr herzlich danken möchte.

Ein ganz besonderer Dank gilt dem Leitenden Psychologen unserer Klinik, Herrn Dr. Kurt Quaschner, und Herrn Chefarzt Priv.-Doz. Dr. Frank Theisen, die mit mir gemeinsam die aufwändige Redaktionsarbeit durchgeführt haben und die durch stetige Hilfsbereitschaft und promptes Handeln die Einhaltung des Zeitplanes ermöglicht haben.

Zuletzt, aber nicht minder herzlich, danke ich dem Georg Thieme Verlag, insbesondere Frau Korinna Engeli, Frau Heide Addicks und Frau Ursula Biehl-Vatter für die in allen Phasen der Konzeption und Produktion hervorragende Zusammenarbeit.

Marburg, im Sommer 2007 *Helmut Remschmidt*

[1] Remschmidt, H. (Hrsg.): Psychotherapie im Kindes- und Jugendalter. Thieme, Stuttgart 1997

[2] Remschmidt, H., Mattejat, F., Warnke, A. (Hrsg.): Therapie psychischer Störungen bei Kindern und Jugendlichen. Thieme, Stuttgart 2008

Vorwort zur 1. Auflage

Die Kinder- und Jugendpsychiatrie ist zuständig für Diagnostik, Therapie, Rehabilitation und Prävention psychischer und neuropsychiatrischer Störungen und Erkrankungen bei Kindern und Jugendlichen von der Geburt bis zur Volljährigkeit. Das breite Altersspektrum ihrer Patienten, die Vielzahl und Komplexität der Störungen, die Differenziertheit diagnostischer und therapeutischer Maßnahmen haben das Stoffgebiet schwer überschaubar gemacht und zugleich zu der Notwendigkeit geführt, eine Vielzahl von Mitarbeitern (Ärzte, Psychologen, Schwestern und Pfleger, Psychagogen, Sozialarbeiter, Beschäftigungstherapeuten, Lehrer, Erzieher und Sozialpädagogen, Krankengymnasten, psychologisch-technische Assistenten usw.) unter einer möglichst einheitlichen Zielvorstellung im Dienste der kranken Kinder und ihrer Familien zu integrieren.

Ihnen allen will das vorliegende Buch in der täglichen Arbeit weiterhelfen. Seine Zielvorstellung ist vielfältig:

Es will zunächst *Wissen und Erkenntnisse* vermitteln aus der Überzeugung, daß dies zu einem vertieften Verständnis der Patienten und ihrer Familien führt.

Es will *praktische Erfahrungen* weitergeben und dazu anregen, sie mit der eigenen Praxis zu vergleichen.

Es will zum *Mitdenken* motivieren und die Aufgaben verschiedener Mitarbeitergruppen in der Zusammenarbeit sichtbar machen.

Schließlich will es auch dazu anstoßen, den jeweils *eigenen Standort* und die eigenen Reaktionen im täglichen Umgang mit Patienten und Mitarbeitern zu registrieren und zu überdenken.

Die Bearbeiter des Buches verfügen über langjährige klinische Erfahrungen als Fachärzte, klinische Psychologen und Unterrichtende. Sie haben versucht, theoretisches Wissen und praktische Erfahrung in ausgewogener Form zusammenzufassen. Dabei kam ihnen zugute, daß sie aus einem einheitlichen Arbeitskreis stammen. Eine Vollständigkeit der Darstellung wurde nicht angestrebt. Andererseits wurde dort ins Detail gegangen, wo Spezialwissen in besonderer Weise geeignet erschien, Diagnostik und Therapie zu fördern oder zu einem besseren Verständnis für den Patienten zu führen.

Für Kritik und Vorschläge, die einer Verbesserung des Buches dienen, werden Herausgeber und Mitarbeiter stets aufgeschlossen sein.

Dank zu sagen ist allen, die zur Konzeption und Fertigstellung des Buches beigetragen haben: den Mitarbeitern der Berliner und Marburger Klinik, den Sekretärinnen für die redaktionellen Arbeiten und nicht zuletzt den Patienten, deren Sorgen und Probleme stets erneut Aufforderung sind, nachzudenken und zu handeln.

Schließlich sei auch dem Georg Thieme Verlag und seinen Mitarbeitern für die bewährte Zusammenarbeit gedankt.

Berlin, im Sommer 1979 *Helmut Remschmidt*

Inhaltsverzeichnis

I Entwicklung und Entwicklungspsychopathologie

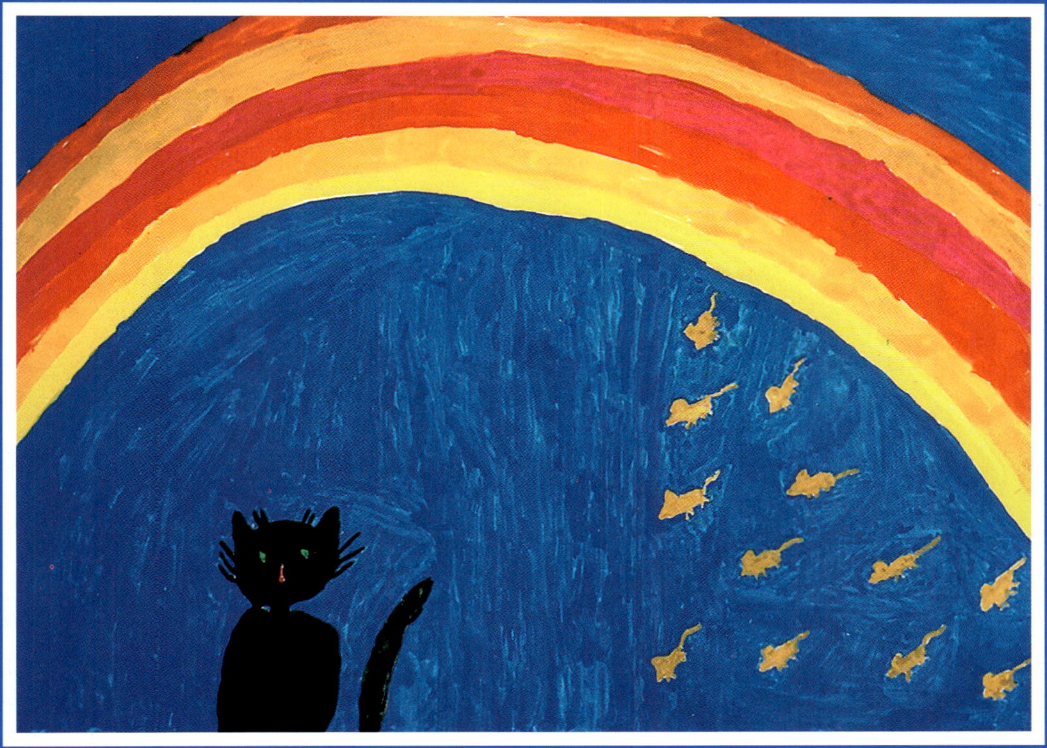

Katze mit Regenbogen und Mäusen
Darstellung einer 14-jährigen Patientin mit einer schizophrenen Psychose

1 Körperliche Entwicklung des Kindes

H. Remschmidt

Begriff und Einteilung

Der Begriff Entwicklung ist eine sehr umfassende Bezeichnung für die fortschreitende Veränderung körperlicher und seelischer Merkmale, bezogen auf einen bestimmten Zeitabschnitt. Wenn man das Wort Entwicklung hört, kann man sich etwa die Entwicklung eines Vogels aus dem Ei, die Entstehung eines Menschen aus einem Embryo oder auch die Entwicklung geistiger Interessen bei Jugendlichen vorstellen. Angesichts dieser Beispiele erhebt sich die Frage, ob die hier angesprochenen verschiedenen Prozesse auf ein einheitliches Geschehen zurückzuführen sind oder ob es sich um Vorgänge handelt, die sich nicht auf einen Nenner bringen lassen. Dies ist die Frage nach einem umfassenden Entwicklungsbegriff. Man hat lange darüber diskutiert, ob Entwicklungsvorgänge sich gewissermaßen zwangsläufig und unabhängig von äußeren Einflüssen nach einem „angeborenen Plan“ vollziehen oder ob die Umwelteinwirkungen die Hauptrolle spielen. Dieser Streit ist jedoch müßig. Man darf annehmen, dass beide Vorgänge einen wesentlichen Anteil an den Entwicklungsprozessen haben, wobei der Schwerpunkt je nach Altersstufe unterschiedlich ist. Während in der pränatalen Entwicklung und im 1. Lebensjahr Reifungsvorgänge sicherlich im Vordergrund stehen, die als überwiegend anlagebedingt anzusehen sind, dominieren später Lernprozesse, an denen die jeweiligen Umweltbedingungen entscheidend beteiligt sind.

Zur Beurteilung des körperlichen und psychischen Entwicklungsstandes eines einzelnen Kindes ist es notwendig, altersbezogene Normen als Maßstab zu verwenden. Diese Normen „arbeiten“ mit Mittelwerten und Standardabweichungen. Im Hinblick auf die Beurteilung des körperlichen Reifungszustandes geht man häufig von der Einordnung der jeweiligen Bezugsgröße (z. B. der Körperlänge und des Körpergewichts) in einem Perzentilenmaßstab aus. Dabei setzt man das untersuchte Bezugskollektiv gleich 100, wodurch der Mittelwert als 50-%-Wert definiert wird. Als Normbereich im weitesten Sinne bezeichnet man dann den Mittelwert und alle innerhalb der zweifachen Standardabweichung liegenden Werte. Normabweichungen werden demzufolge als diejenigen Werte definiert, die außerhalb der 3er- und der 97er-Perzentile liegen. Diese Abgrenzung hat eine gewisse Willkür an sich, hat sich im Großen und Ganzen aber bewährt.

Im Hinblick auf die körperliche Entwicklung spielt das Wachstum eine wichtige Rolle. Man unterscheidet verschiedene Wachstums- und Reifungsphasen, die in Tab. 1.**1** dargestellt sind.

Pränatale Entwicklung

In den ersten 4 Wochen nach der Befruchtung entwickelt sich ein Embryo von etwa 8 mm Länge, in dem die Anlagen für die wichtigsten Organsysteme vorhanden sind.

Im 3. Monat wird die Organbildung beendet. Im 4. Monat ist die Differenzierung des äußeren Genitales festzustellen. Im 5. Monat können erstmals Kindsbewegungen gespürt und Herztöne wahrgenommen werden. Im 7. Monat kann (bei einer Körperlänge von etwa 35 cm und einem Gewicht zwischen 1000 und 1200 g) eine extrauterine Lebensfähigkeit bereits gegeben sein.

Die Schwangerschaftsdauer beträgt bei reifen Kindern durchschnittlich 281 ± 11 Tage, bei Mehrlingsschwangerschaften ist sie in der Regel verkürzt.

Es gibt eine Reihe von Faktoren, die die pränatale Entwicklung beeinflussen. Körpergröße und -form, Skelettentwicklung und Wachstumsprozesse werden in hohem Maße von genetischen Einflüssen gesteuert. Andererseits wirken bereits pränatal auch exogene Faktoren ein. So kann Mangel oder Überschuss an Nährstoffen die Entwicklung erheblich beeinträchtigen. Es ist auch bekannt, dass psychische Einflüsse und Belastungen von Bedeutung für die pränatale Entwicklung sein können.

Tab. 1.1 Entwicklungsphasen.

Entwicklungsphase	Beschreibung
1. Pränatale Wachstumsperiode	Man unterteilt sie in die Embryonalperiode (von der Konzeption bis zum Ende des 3. Monats) und die Fetalperiode (vom Beginn des 4. Monats bis zur Geburt).
2. Säuglingsalter	Es umfasst den Zeitraum von der Geburt bis zum Ende des 1. Lebensjahres.
3. Kleinkindalter	Man zählt es vom 2. bis Ende des 6. Lebensjahres. Manche Autoren unterscheiden noch ein Vorschulalter (4. bis 6. Lebensjahr).
4. Schulalter (Spätkindalter)	Es reicht vom 6./7. Lebensjahr bis zur Pubertät.
5. Pubertät	Sie umschreibt die biologischen und physiologischen Vorgänge, die mit der körperlichen und sexuellen Reifung verbunden sind, und wird markiert durch das Auftreten der Menarche bzw. der ersten Ejakulation.
6. Adoleszenz	Sie umfasst mehr die psychologische Bewältigung der körperlichen und sexuellen Reifung oder „die Anpassung der Persönlichkeit des Kindes an die Pubertät". Da die körperlichen Reifungsvorgänge gewissermaßen den Anstoß für alle folgenden Wandlungen geben, lässt sich Pubertät als Beginn der Adoleszenz auffassen. In zeitlicher Hinsicht umfasst der Begriff Adoleszenz die Altersphase vom 13. bis zum 21./24. Lebensjahr.

Postnatale Entwicklung

Längen- und Gewichtswachstum

In den ersten Lebensjahren sind Länge und Gewicht entscheidende Maßstäbe für die Beurteilung des Entwicklungsstandes eines Kindes. Besonders im Säuglingsalter kann man aus dem Verlauf der Gewichtskurve wichtige Hinweise auf Gedeihen oder Nichtgedeihen des Kindes erhalten. Die Beurteilung des Längen- und Gewichtswachstums erfolgt mit Hilfe des Somatogramms. In diesem wird das Lebensalter zur Körperlänge und zum Gewicht in Beziehung gesetzt, wobei man sich an Eichkurven, die an vielen tausend Kindern gewonnen wurden, orientiert. In den Somatogrammen sind jeweils die Mittelwerte und die Grenzen der Standardabweichungen angegeben, sodass durch Verbinden des jeweiligen Alterswertes mit dem der dazugehörigen Körperlänge und dem Körpergewicht ein Profil entsteht, das Abweichungen vom normalen Entwicklungsablauf zu beurteilen erlaubt.

Für eine normale Entwicklung ist ein ungefähr horizontaler Verlauf zwischen Lebensalter, Körpergröße und Körpergewicht kennzeichnend. Weichen die Längenmaße um mehr als 10% von der altersgemäßen Durchschnittslänge ab, so besteht der Verdacht auf eine Entwicklungsstörung (Hoch- bzw. Kleinwuchs). Im Hinblick auf das Gewicht ist eine größere Spielbreite anzunehmen. Hier kann eine Gewichtsabweichung von mehr als 20% von dem der Körperlänge zuzuordnenden Normalwert ein Hinweis auf Gedeihstörungen, Anorexien bzw. Adipositas sein. Hinsichtlich der Körperlänge ist in den letzten Jahrzehnten (bezogen auf das Lebensalter) eine gewisse Steigerung beobachtet worden. Dieses Phänomen wird als Akzeleration bezeichnet und auf veränderte Umwelteinflüsse (Ernährung, Reizüberflutung usw.) zurückgeführt.

Entwicklung der Proportionen

Körperliche Entwicklung und Wachstum erfolgen nicht in allen Körperteilen mit gleicher Geschwindigkeit. Dies führt zu einer ständigen Veränderung der Körperproportionen, die sich am besten am Verhältnis zwischen Kopfgröße und übriger Körperlänge aufzeigen lässt. So nimmt die Kopfhöhe des Fetus gegen Ende des 2. Monats rund die Hälfte der Körperlänge ein, beim Neugeborenen noch etwa ein Viertel, beim Erwachsenen nur ein Achtel der Gesamtkörpergröße. Gleichzeitig rückt der Nabel immer stärker zur Körpermitte (Abb. 1.1).

Diese Veränderung der Relation zwischen Kopf und übrigem Körper hat auch eine Parallele im Hirngewicht. Dieses beträgt bei der Geburt etwa 12%, am Ende des 1. Lebensjahres 10%, bei Erwachsenen aber nur noch 2% des jeweiligen Körpergewichts.

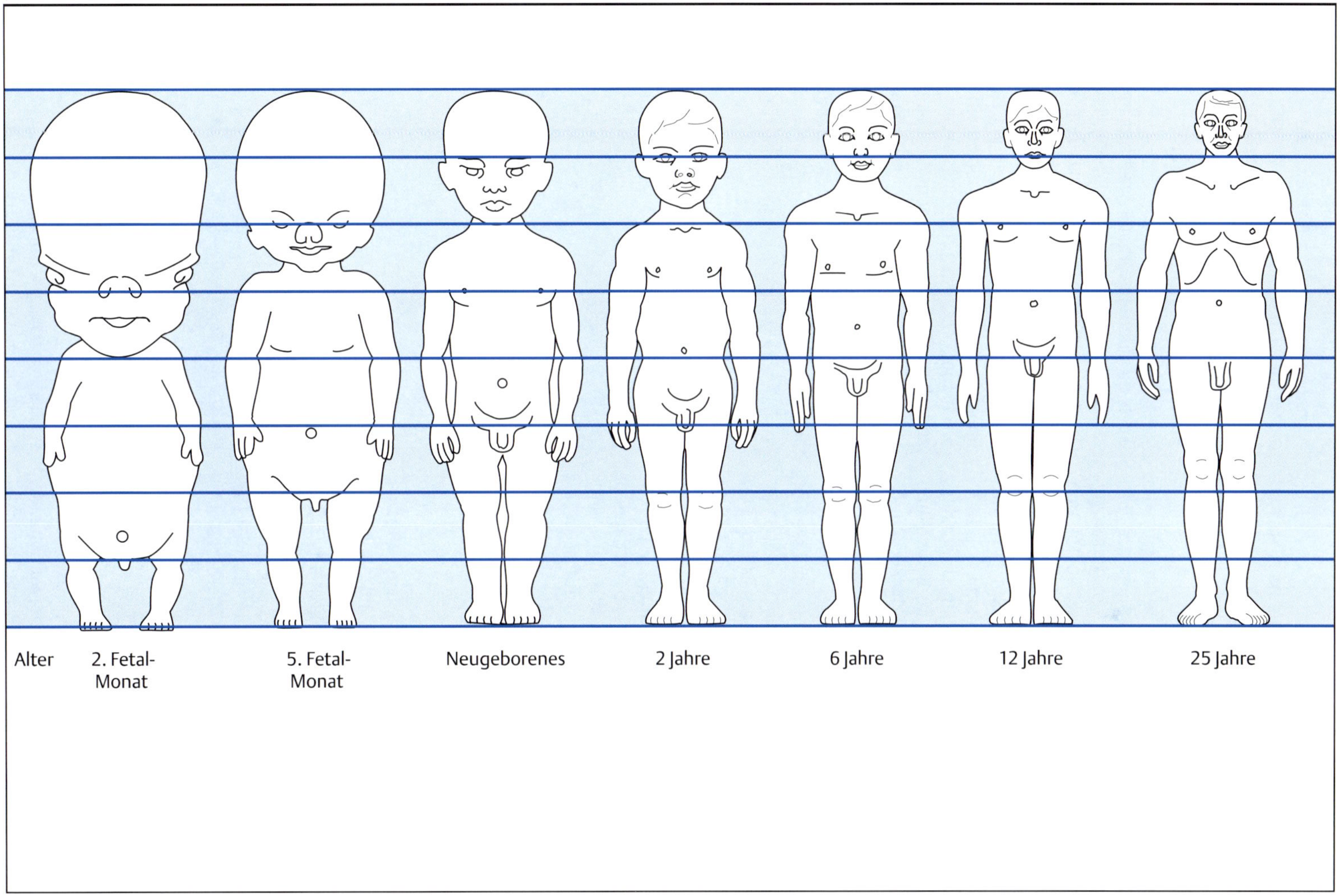

Abb. 1.**1** Gestaltwandel vom 2. Fetalmonat bis zur Reife (Quelle: W. Keller, A. Wiskott: Lehrbuch der Kinderheilkunde, 6. Aufl. Thieme, Stuttgart 1991).

Skelettentwicklung

Aus der Skelettentwicklung kann man sowohl Aufschlüsse über den gesamten körperlichen Entwicklungsstand bekommen als auch Rückschlüsse auf Reifungsasynchronien bzw. umschriebene Störungen ziehen.

Im Säuglings- und frühen Kindesalter ist die Beurteilung des Schädelwachstums und des Fontanellenschlusses wichtig. Der Verschluss der Schädelnähte erfolgt in der Regel im 5. und 6. Monat. Die hintere Fontanelle schließt sich im Allgemeinen schon nach 6–7 Wochen, während die große Fontanelle sogar bis zum Ende des 2. Lebensjahres noch fühlbar sein kann.

In späteren Entwicklungsstadien, besonders zu Beginn der Pubertät, erfolgt die Beurteilung des Skelettalters an den Handwurzelkernen. Es lassen sich Beziehungen zwischen Skelettalter und Lebensalter herstellen. Aus der Beziehung zwischen Skelettalter und bereits erreichter Körperlänge lassen sich auch Rückschlüsse auf die endgültige Körpergröße ziehen. Derartige prognostische Aussagen sind in Fällen von Minderwuchs und Hochwuchs wichtig. Die Mädchen haben im Vergleich zu gleichaltrigen Jungen hinsichtlich der Skelettentwicklung einen Vorsprung, der auch bedingt, dass ihr Wachstum früher als bei Jungen abgeschlossen ist. Der Abschluss des Längenwachstums wird in unseren Breiten bei Mädchen mit etwa 17 Jahren, bei Jungen mit etwa 18–19 Jahren erreicht.

Zahnentwicklung

Das Milchgebiss besteht aus insgesamt 20 Zähnen (8 Schneide-, 4 Eck- und 8 Mahlzähne). Die ersten Zähne zeigen sich zwischen dem 6. und dem 8. Lebensmonat. Bis etwa Mitte des 3. Jahres soll die Dentition (Zahnung) beendet sein. In der Regel kommen als Erstes die unteren, dann die oberen Schneidezähne durch. Die Variationsbreite der Zahnung ist allerdings sehr groß.

Das endgültige Gebiss besteht aus 32 Zähnen. Der Zahnwechsel beginnt in der Regel im 5.–6. Lebensjahr.

Die vielen Vermutungen über den Zusammenhang zwischen körperlichen oder psychischen Erkrankungen und Dentitionsbeschwerden sind unbegründet. Im Zusammenhang mit der Zahnung kann natürlich eine Beeinträchtigung des Allgemeinbefindens auftreten. Sie ist jedoch sicher nicht die Ursache für schwer wiegende körperliche oder seelische Erkrankungen.

Wachstum der inneren Organe

Auch die inneren Organe wachsen nicht gleich rasch. Man unterscheidet vielmehr verschiedene Wachstumstypen. Abb. 1.**2** zeigt, dass in den ersten Lebensjahren Kopf und Gehirn am stärksten wachsen. Das Wachstum von Kreislauf-, Verdauungs- und Ausscheidungsorganen verläuft annähernd gleich wie das allgemeine Körperwachstum. Die Fortpflanzungsorgane wachsen zunächst sehr langsam, um in der Pubertät rasch im Wachstum anzusteigen. Das lymphatische Gewebe hingegen zeigt einen rapiden Wachstumsanstieg von der Geburt bis etwa zum 11. Lebensjahr, um dann ebenso rapide wieder abzufallen.

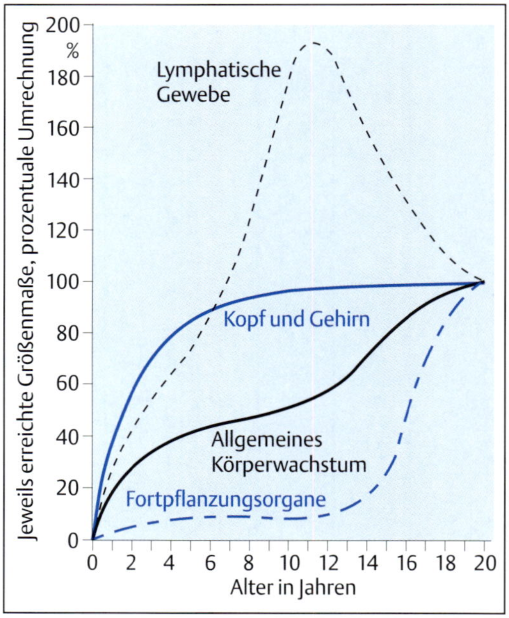

Abb. 1.**2** Die vier Grundtypen des Wachstumsverlaufes verschiedener Körperteile und Gewebe. Die Ordinate zeigt die Größenmaße der Organe, umgerechnet auf einen Maßstab, der die Größe bei der Geburt = 0 % und die Größe im Alter von 20 Jahren = 100 % setzt (Quelle: W. Keller, A. Wiskott: Lehrbuch der Kinderheilkunde, 6. Aufl. Thieme, Stuttgart 1991).

Entwicklung in Pubertät und Adoleszenz

Die körperliche Entwicklung in Pubertät und Adoleszenz ist durch zwei Vorgänge gekennzeichnet:

- charakteristische Wachstumsvorgänge
- sexuelle Reifung

Das sehr rasche Wachstum in den ersten 2 Lebensjahren kann als Fortsetzung des fetalen Wachstums angesehen werden. Bis etwa zum 9. Lebensjahr verläuft dann das Wachstum relativ langsam. Anschließend erfolgt der charakteristische Pubertätswachstumsschub, der bei Mädchen rund 2 Jahre früher einsetzt als bei Jungen. Die Reifung in Pubertät und Adoleszenz durchläuft charakteristische Phasen, die durch hormonelle Vorgänge gesteuert werden. Diese Phasen sind für Jungen und Mädchen in Tab. 1.**2** synoptisch dargestellt.

Aus Tab. 1.**2** geht hervor, dass die Pubertätsentwicklung bei Mädchen rund 2 Jahre früher beginnt und 2 Jahre früher endet als bei Jungen. Der Menarchetermin liegt etwa bei 13 Jahren. Von diesem Zeitpunkt ab sind Schwangerschaften möglich, obwohl ovulatorische Zyklen meist erst einige Zeit nach der Menarche beobachtet werden. Bei Jungen ist die volle Keimdrüsenfunktion (mit reifen Spermien) etwa 1½–2 Jahre nach der ersten Ejakulation erreicht.

Tab. 1.**2** Zeittafel der Pubertätsentwicklung bei Mädchen und Jungen (nach Prader; Quelle: J. R. Bierich, 1975, Physiologische und pathologische Aspekte der Adoleszenz. Z. Kinder- und Jugendpsychiatr. 3: 300–311).

Alter (Jahre)	Jungen Körperliche Merkmale	Alter (Jahre)	Mädchen Körperliche Merkmale
vor 10	Infantile Verhältnisse	vor 8	Infantile Verhältnisse
10–12	Testes beginnen zu wachsen	10–11	Brustknospen – Thelarche (B2), Zunahme des Längenwachstums, Reifung der Vaginalschleimhaut
		11	Erste Pubes = Pubarche (P2), erstes Daumensesambein
		11–12	Starkes Wachstum des äußeren und inneren Genitales
12–13	Erste Pubes = Pubarche (P2), beginnende Vergrößerung des Penis, Zunahme des Längenwachstums	12–13	Pubes- und Bruststadium 3, starkes Längenwachstum
13–14	Starkes Wachstum von Testes und Penis, Pubesstadium 3, leichte Brustdrüsenschwellung, erstes Daumensesambein	13	Menarche, unregelmäßige anovulatorische Menses, Axillarbehaarung, Pubes- und Bruststadium 4
14	Stärkstes Längenwachstum	14–15	Regelmäßige ovulatorische Menses, Möglichkeit einer Gravidität, Pubes- und Bruststadium 5
14–15	Beginnende Behaarung der Oberlippe, Pubesstadium 4, Axillarbehaarung, stärkere Brustdrüsenschwellung		
15–16	Stimmbruch, Pubesstadium 5, Hoden und Penis wachsen, reife Spermien, Rückgang der Brustdrüsenschwellung	16–17	Epiphysenschluss und Wachstumsstillstand
17–19	Zunahme der Gesichts- und Körperbehaarung, Pubesstadium 6, männliche Stirn-Haar-Grenze, Epiphysenschluss und Wachstumsstillstand		

Störungen des Reifungsablaufs in Pubertät und Adoleszenz

Die Kenntnis der hier nur sehr knapp wiedergegebenen Reifungsabläufe ist Voraussetzung für die Feststellung von Entwicklungsstörungen in der Pubertät und Adoleszenz. Etwas vereinfacht können wir Entwicklungsverzögerungen von Entwicklungsverfrühungen unterscheiden.

Entwicklungsverzögerungen. Die häufigste Entwicklungsverzögerung in der Pubertät ist die konstitutionelle Entwicklungsverzögerung. Sie kommt familiär gehäuft vor. Eine nähere Analyse solcher Kinder zeigt, dass alle Entwicklungsparameter (z.B. Körpergröße, Skelettreifung, Hodenentwicklung, Schambehaarung usw.) gleichmäßig um einige Jahre zurück sind. Dies gilt jedoch nur bezogen auf das chronologische Alter. Legt man das Knochenalter (als eigentliches biologisches Alter) zugrunde, so liegen die Werte dieser Entwicklungsparameter im Normbereich.

Entwicklungsverzögerungen vielfältiger Art findet man auch beim Ullrich-Turner-Syndrom (Gonadendysgenesie), einer chromosomalen Abweichung.

Entwicklungsverfrühungen. Analog zur konstitutionellen Entwicklungsverzögerung gibt es auch eine *frühnormale Geschlechtsentwicklung.* Diese lässt sich ebenfalls als familiär-konstitutionelle Variante ohne pathologische Valenz auffassen.

Die *Pubertas praecox* hingegen kann verschiedene Ursachen haben und bedarf immer einer sehr genauen diagnostischen Abklärung. Bei ihr handelt es sich um ein verfrühtes Eintreten der Pubertät (oft um mehrere Jahre). Als Ursachen kommen in Frage: Fehlbildungen im Bereich des Hypothalamus und verschiedene zerebrale Erkrankungen. Daneben sind jedoch auch zahlreiche Fälle von Pubertas praecox beschrieben, deren Ursache nicht bekannt ist. Da bei diesen Kindern die Pubertätsentwicklung sehr früh einsetzt, kommt es dementsprechend auch zu einem vorzeitigen Epiphysenfugenschluss und damit zum Wachstumsstopp, sodass die endgültige Körpergröße zum Teil erheblich reduziert ist (zwischen 130 und 150 cm).

Heute ist eine *hormonelle Behandlung* möglich, die diese Entwicklung verhindert. Dadurch wird nicht nur erreicht, dass diese Kinder eine annähernd normale Größe erreichen. Es wird auch das Risiko für seelische Fehlentwicklung reduziert, das bei derartigen Diskrepanzen zwischen körperlicher Frühreife und altersentsprechender oder retardierter psychischer Entwicklung besteht.

Weiterführende Literatur

Frankenburg, W. K., Thornton, S.M., Cohrs, M. E. (Hrsg.): Entwicklungsstörungen bei Kindern. Trainingsprogramm zur Früherkennung von Entwicklungsstörungen. 2., überarb. Aufl. Thieme, Stuttgart 1992

Herpertz-Dahlmann, B., Resch, F., Schulte-Markwort, M., Warnke, A. (Hrsg.): Entwicklungspsychiatrie. 2. Aufl. Schattauer, Stuttgart 2008

Michaelis, R., Niemann, G. W. (Hrsg.): Entwicklungsneurologie und Neuropädiatrie. Grundlagen und diagnostische Strategien. 4. Aufl. Thieme, Stuttgart 2010

Schmidt, H.-D., Schneeweiß, B. (Hrsg.): Schritt um Schritt. Die Entwicklung des Kindes bis ins 7. Lebensjahr. 4. Aufl. Urban & Fischer, München 1989

Sitzmann, F. C. (Hrsg.): Pädiatrie. 3. Aufl. Thieme, Stuttgart 2007

Straßburg, H.-M., Dacheneder, W., Kreß, W.: Entwicklungsstörungen bei Kindern. Grundlagen der interdisziplinären Betreuung. 4., neubearb. Aufl. Urban & Fischer, München 2008

2 Psychische Entwicklung

F. Mewe und F. Mattejat

Entwicklungsmodelle

Entwicklung als Reifung

Faktoren, die die Entwicklung in Gang halten, sind die biologische Anlage, die Umgebung des Organismus und das Zusammenspiel beider. Die vorwiegend von der Anlage gesteuerten Prozesse nennt man *Reifung*. Beispiele für Reifungsprozesse sind im 1. Lebensjahr: Krabbeln, Stehen, Laufenlernen und Lallen. Schon hier sei darauf hingewiesen, dass ein übendes Lernen für die Entwicklung dieser Funktionen erforderlich ist. Auch wenn alle statischen und motorischen Voraussetzungen für das Laufen gegeben sind, braucht der Organismus eine – wenn auch kurze – Phase des Übens, um die notwendigen komplizierten Koordinationen steuern zu lernen.

Entwicklung als Lernen

Unter Lernen kann die Wahrscheinlichkeit einer Verhaltensänderung aufgrund von Erfahrung (im Sinne von Aufnahme und Verarbeitung von Informationen) verstanden werden. Diese Definition sei an einem Beispiel erklärt:

Ein Schüler der ersten Klasse sieht den Lehrer den Buchstaben „S" an die Tafel schreiben (Erfahrung) und macht es nach (Verhaltensänderung). Die Vielfalt der sehr exakt untersuchten Lernvorgänge kann hier nicht behandelt werden, beispielhaft sollen jedoch einige herausgegriffen und ihre Bedeutung für die Entwicklung aufgezeigt werden.

Klassische Konditionierung. Sie nutzt die feste Verbindung bestimmter Reize mit einzelnen reflektorischen Verhaltensweisen.

Verstärkungslernen. Verhaltensweisen mit angenehmen Konsequenzen haben eine höhere Auftretenswahrscheinlichkeit. Beginnt z. B. ein Säugling mit seinen „Lallmonologen", so bedeutet die Zuwendung der Mutter für ihn ein angenehmes Erlebnis. Die Folge ist ein häufigeres Lallen, d. h., das Lallen wurde *„verstärkt"*.

Der Lernende wird hier als *passiver* Empfänger aufgefasst. Seine Verhaltensänderungen werden durch Umgebungsreize gesteuert. Solche „manipulierenden" Verstärker sind im Alltagsleben häufig anzutreffen: Das Lob der Eltern gegenüber dem Kind, die guten Zensuren für einen Aufsatz usw.

Beobachtungslernen. Darunter ist das Lernen durch *Nachahmung* zu verstehen. Es spielt im Bereich der Kulturtechniken eine große Rolle, etwa beim Erlernen der Sprache, des Lesens, des Schreibens, beruflicher und künstlerischer Fertigkeiten usw. Dennoch ahmt man nicht alles und jeden nach, sondern wählt meist sorgfältig aus. Zwei Aspekte sind für die Auswahl bedeutsam: Einmal muss der, der nachgeahmt werden soll, ein Modell bzw. Vorbild sein. Für jüngere Kinder ist die persönliche Zuneigung zu jemandem schon ausreichende Voraussetzung. Ältere Jugendliche dagegen berücksichtigen Persönlichkeitseigenschaften (Charakter) schon stärker. Zum anderen werden solche Verhaltensweisen nachgeahmt, deren erwartete Folgen positiv sind. Das Verstärkungslernen spielt hier also mit hinein.

Je mehr diese beiden Bedingungen in der Umgebung eines Kindes erfüllt sind, umso vielfältiger und ausdifferenzierter verläuft seine Entwicklung.

Entwicklung als Interaktion von Subjekt und Objekt

Hier soll das interaktionelle Modell als ein Faktor der Entwicklung systematisch dargestellt werden. Während die bisherigen Aspekte, unter denen Entwicklung gesehen wurde (Reifung, Lernen), das sich entwickelnde Kind mehr als einen passiven Empfänger auffassten, wird es hier auch als *„aktiver Erkunder"* gesehen. Es wirkt aktiv auf seine Umgebung ein, verändert sie, um sie zu erkennen.

Zur Beantwortung der Frage, wie das möglich ist, soll von zwei Begriffen, der Umgebungsstruktur und der subjektiven Struktur, ausgegangen werden. Unter *Umgebungsstruktur* werden die Ordnung und Gesetzmäßigkeit der Umwelt verstanden. Dazu gehören z.B. die Gesetze, nach denen die Planeten ihre Bahnen ziehen oder Menschen zueinander in Beziehung treten. Unter *subjektiver Struktur* ist das subjektive Bild, das der Mensch sich von der objektiven Umgebungsstruktur macht, zu verstehen. Umgebungsstruktur und subjektive Struktur können verschieden stark voneinander abweichen. Der Erwachsene kann sich ein recht reales Bild von seiner physikalischen Umgebung machen, während das einem Kind kaum gelingt. Letzteres glaubt etwa, dass die Sonne weinen und lachen kann, und weiß nichts von den berechenbaren Umlaufzeiten der Planeten. Auch in den unterschiedlichen Menschzeichnungen kommt das zum Ausdruck. Bei Kindern aller Kulturen kann man als erste Menschzeichnung den „Kopffüßler" beobachten. Auf dieser Altersstufe ist die subjektive Struktur noch weit von der Umgebungsstruktur entfernt. Das Kind unterscheidet noch nicht zwischen Kopf, Rumpf, Armen und Beinen. Alles stellt noch eine Einheit dar, aus der später die einzelnen Teile herausdifferenziert werden. Das ist aus späteren Kinderzeichnungen deutlich zu erkennen, z.B. beim Menschen in „Röntgenkleidung". Hier tauchen für das Kind neue Probleme auf: Wie können die Kleidung und zugleich Arme und Beine dargestellt werden? Die Kleider werden „durchsichtig" gemacht. Aber auch hier erlebt das Kind noch Widersprüche zwischen subjektiver und Umgebungsstruktur. Das Kind bemüht sich deshalb auch weiter, die subjektive Struktur der Umgebungsstruktur anzunähern. Dieser Angleichungsprozess wird auch *strukturierendes Lernen* genannt. Es findet praktisch bei jedem Menschen, auch schon beim Kleinkind, permanent statt. Den wesentlichen Antrieb zum strukturierenden Lernen versucht man durch das *Inkongruenzprinzip* zu beschreiben: Ein Kind sucht Situationen, die von der vertrauten Umgebung etwas abweichen, auf und erlebt sie als lustvoll. Dieses Sich-Beschäftigen mit einer wohldosierten Menge neuer Reize führt zu immer neuen Informationen. Ein Kind interessiert sich z.B. für neue Bewegungen, Gegenstände oder Spiele. Viele Eltern sind oft gar nicht so erfreut darüber, dass Kinder immer das selbst machen wollen, was sie noch nicht richtig können. Nach dem Inkongruenzprinzip ist das aber eine notwendige kindliche Tätigkeit: Sie weicht vom Vertrauten ab und führt zu neuen Erkenntnissen. Dieses aktive Erkunden bietet auch die Gewähr dafür, dass das Neue richtig verstanden wird, denn der Abstand zum Vertrauten wird gering gehalten. Der Organismus sucht sich nur so viele Informationen, wie er auch verarbeiten kann.

Anhand der geschilderten Modelle können Ansätze für Entwicklungsstörungen dargestellt werden: Der biologische Reifungsprozess kann aufgrund einer Erbinformationsstörung oder frühkindlichen Schädigung abweichend verlaufen. Die psychosoziale Entwicklung und individuelle Besonderheit der Person werden stark durch Lernprozesse bestimmt. So können Konditionierungsvorgänge (s. unten, Teil IV) bei Kindern dazu führen, dass sie auf bestimmte Situationen und Reize, z.B. laute Geräusche, Schreckreaktionen ausbilden, wiederholte „positive Verstärker" bewirken bei ihnen eine Hemmung oder einen Antriebsüberschuss motorischer Verhaltensweisen. Weitere Beispiele zeigen, dass normabweichende Vorbilder, z.B. aggressive Eltern, im Sinne des Modelllernens bei Kindern ebenfalls zu der Ausprägung aggressiven Verhaltens führen. Eine ganz entscheidende Störung aber bedeutet die Einengung des strukturierenden Lernens. Eine zu reizarme Umgebung (z.B. Hospitalisierung), fehlende Befriedigung biologischer Bedürfnisse, zu starke Behinderung der kindlichen Aktivität oder Überforderung seiner Fähigkeiten sind dafür wesentliche Faktoren.

Konzept der Entwicklungsaufgaben

In jüngerer Zeit hat das von Havighurst in die Entwicklungspsychologie eingeführte Konzept der Entwicklungsaufgaben an Bedeutung gewonnen (Tab. 2.**1**, Tab. 2.**2**). *Entwicklungsaufgaben sind voraussehbare und reguläre (d.h. normale) Anforderungen, die sich dem Individuum zu einer bestimmten Zeit in seiner Biographie stellen und deren erfolgreiche Bewältigung für die weitere Entwicklung von hoher Bedeutung ist.* Die Bewältigung von Entwicklungsaufgaben stellt eine produktive Anpassungsleistung dar. Im Unterschied zu Konzepten, in denen die menschliche Entwicklung als Abfolge von Stadien oder Entwicklungsperioden aufgefasst wird, wird durch den Begriff der Entwicklungsaufgabe

Tab. 2.1 Entwicklungsaufgaben in verschiedenen Perioden der Biographie (nach Remschmidt, 1992).

Entwicklungsperiode	Vorherrschende Entwicklungsaufgaben
Säuglingsalter 0 – ½ Jahr	• Physiologische Regulationen • Sensomotorische Funktionen • Spannungs- und Erregungskontrolle • Elementare Kommunikation mit der Umwelt und interpersonale Bindung
Kleinkindalter ½ – 2 Jahre	• Stabile interpersonale Bindung • Motorische Kontrolle • Kognitive und sprachliche Funktionen • Erkundungsverhalten
Kindergartenalter 2 – 4 Jahre	• Grundlagen der Autonomieentwicklung • Sprachentwicklung • Phantasie und Spiel • Verbesserung der Selbstkontrolle (motorisch, Nahrungsaufnahme, Ausscheidung)
Vorschul- und frühes Schulalter 5 – 7 Jahre	• Impulskontrolle • Einfache moralische Unterscheidungen • Geschlechtsrollenidentifikation • Beziehung zu Gleichaltrigen • Spiel in Gruppen
Mittleres Schulalter (Grundschulalter) 8 – 11 Jahre	• Freundschaften • Soziale Kooperation (Arbeit in der Gruppe) • Kulturtechniken (Lesen, Schreiben) • Körperliche und schulische Kompetenz und Selbstbewusstsein (leistungsfähig, fleißig, tüchtig) • Arbeitshaltung
Frühe Adoleszenz (Pubertät/Pubeszenz) 12 – 14 Jahre	• Auseinandersetzung mit körperlichen Veränderungen • Auseinandersetzung mit psychischen Veränderungen (emotionale Reaktionen, sexuelle Impulse) • Abstrakt-formales Denken • Introspektionsfähigkeit
Mittlere Adoleszenz 15 – 17 Jahre	• Gemeinschaft mit Gleichaltrigen • Heterosexuelle Beziehungen • Auseinandersetzung mit moralischen Prinzipien • Stabilisieren der Geschlechtsrollenidentität
Späte Adoleszenz (Heranwachsendenalter) 18 – 21 Jahre	• Ablösung von den Eltern • Stabilisierung eines internalisierten moralischen Bewusstseins • Berufswahl
Frühes Erwachsenenalter 22 – 30 Jahre	• Gründung einer Familie (Heirat, Geburt von Kindern) • Finden der beruflichen Rolle, stabilisierte Einstellung zur Arbeit • Entwicklung eines eigenen Lebensstils
Mittleres Erwachsenenalter 31 – 50 Jahre	• Berufliche Karriere • Aufziehen der Kinder • Stabilisierung der Partnerbeziehung
Spätes Erwachsenenalter 51 und älter	• Umorientierung auf neue Schwerpunkte (Familie, Arbeit, Interessen, Lebensstil, persönliche Beziehungen) • Akzeptieren der eigenen Biographie • Entwicklung einer eigenen Haltung zum Sterben

Tab. 2.**2** Entwicklungsaufgaben von Jugendlichen (nach Remschmidt, 1992).

Entwicklungsaufgabe	Beschreibung
1. Akzeptieren der eigenen körperlichen Erscheinung und effektive Nutzung des Körpers	Hierunter fällt: Sich des eigenen Körpers bewusst zu werden. Lernen, den Körper in Sport und Freizeit, aber auch in der Arbeit und bei der Bewältigung der täglichen Aufgaben sinnvoll zu nutzen.
2. Erwerb der männlichen und der weiblichen Rolle	Der Jugendliche muss seine persönliche Lösung für die Ausgestaltung seiner Geschlechtsrolle finden.
3. Erwerb neuer und reiferer Beziehungen zu Altersgenossen	Hierunter fällt insbesondere die Integration in Gruppen von Gleichaltrigen (Peergroups), die zunehmend an Bedeutung gewinnt.
4. Gewinnung emotionaler Unabhängigkeit von den Eltern und anderen Erwachsenen	Bei der Bewältigung dieser Entwicklungsaufgabe kommt es häufig zu Konflikten mit Eltern und anderen Erwachsenen. Deshalb bereitet diese Entwicklungsaufgabe den Eltern oft genauso große Probleme wie den Jugendlichen selbst.
5. Vorbereitung auf die berufliche Tätigkeit	Die schulische und berufliche Ausbildung und die damit verbundenen Probleme und Konflikte stellen für Jugendliche eine weitere zentrale Thematik dar.
6. Vorbereitung auf Heirat und Familienleben	Hierzu gehört der Erwerb von Kenntnissen und Erfahrungen, die für Partnerschaft und Familienleben von Bedeutung sind. Häufig wird dies von Jugendlichen und jungen Erwachsenen in alternativen Lebensformen (z. B. Wohngemeinschaften) erprobt.
7. Gewinnung eines sozial verantwortungsvollen Verhaltens	Hierunter fällt das Engagement für das Gemeinwohl, die schrittweise Übernahme von politischer und gesellschaftlicher Verantwortung.
8. Aufbau eines Wertesystems und eines ethischen Bewusstseins	Hierunter fallen die Auseinandersetzung mit den Wertesystemen in unserer Kultur (z. B. Religion) und die Entwicklung einer internalisierten Wertestruktur, die dem eigenen Handeln als Orientierung dienen kann.

- das Moment der aktiven Auseinandersetzung und die Selbstbestimmtheit und Selbstregulation von Entwicklungsprozessen hervorgehoben;
- weiterhin wird die Aufmerksamkeit auf die Frage gelenkt, wie – d.h. durch welche Verhaltensweisen bzw. Bewältigungsstrategien – solche Entwicklungsaufgaben gelöst werden können;
- und schließlich wird die subjektive Seite der menschlichen Entwicklung betont: „Was erleben die Kinder, Jugendlichen und Familien selbst als ihre Aufgaben und Probleme und womit setzen sie sich auseinander?"

Die psychopathologische Wertigkeit von Entwicklungsaufgaben ist individuell unterschiedlich: Sie stellen positive und entwicklungsstimulierende Herausforderungen dar, wenn das Individuum hinreichend auf sie vorbereitet ist; wenn das Individuum dagegen durch sie überfordert ist, können sie zu pathogenen Belastungen werden. In der Entwicklungspsychopathologie können psychische Störungen in unterschiedlicher Weise auf Entwicklungsaufgaben bezogen werden:

- Durch psychische Störungen wird die Bewältigung der altersspezifischen Entwicklungsaufgaben erschwert;
- psychische Störungen können zum Teil darauf zurückgeführt werden, dass frühere Entwicklungsaufgaben unzureichend bewältigt werden konnten, und
- manche psychischen Störungen können schließlich als inadäquate oder fehlgeschlagene Versuche, Entwicklungsaufgaben zu bewältigen, aufgefasst werden (inadäquate Lösungsversuche).

Das Konzept der Entwicklungsaufgaben stellt kein neues Entwicklungsmodell dar, das mit den bereits beschriebenen Entwicklungsmodellen (z.B. von Freud, Erikson, Piaget) konkurriert; durch die Betonung der aktiven Rolle des Individuums in seiner Entwicklung werden vielmehr die bekannten Entwicklungsmodelle in neuer Weise akzentuiert. So kann z.B. die Entwicklungslehre von Erikson als Definition von altersspezifischen Entwicklungsaufgaben aufgefasst werden. Das Konzept der Entwicklungsaufgaben wurde bisher am ausführlichsten in der Psychologie des Jugendalters genutzt, es ist jedoch nicht auf das Jugendalter beschränkt, sondern kann auf die gesamte menschliche Biographie angewandt werden.

Einteilungsmöglichkeiten der Entwicklung

Im Allgemeinen sind zwei Einteilungsmöglichkeiten der Entwicklung eines Kindes üblich: die Einteilung nach dem Lebensalter oder die Einteilung nach einzelnen Funktionen. Erstere hat heute kaum noch wissenschaftliche Bedeutung, ist aber für die Abschätzung des Entwicklungsstandes in der Praxis wichtig. Die meisten neueren entwicklungspsychologischen Arbeiten wählen heute die Einteilung nach Funktionen.

Einteilung nach dem Lebensalter

Beobachtet man die Entwicklung eines Kindes und ordnet jeden Entwicklungsfortschritt dem zugehörigen Lebensalter zu, so erhält man eine lebensaltersbezogene Entwicklungsreihe. Abb. 2.**1** gibt dafür bezüglich Körperhaltung und Fortbewegung ein Beispiel.

Der deutsch-amerikanische Entwicklungspsychologe Gesell hat an einer großen Stichprobe von Kindern sehr exakte Entwicklungsreihen aufgestellt. Sie können auch für die Diagnostik von Entwicklungsverzögerungen oder -beschleunigungen herangezogen werden (s. Teil II, „Kinder- und jugendpsychiatrische Diagnostik").

Ohne ein bestimmtes Modell im Auge zu haben, wird nachfolgend kurz und skizzenhaft die Entwicklung nach dem Lebensalter aufgeführt.

Säuglingsalter (Zeitraum zwischen Geburt und Ende des 1. Lebensjahres)

Im *1. Monat* sind Sehen und Hören von noch untergeordneter Bedeutung, die Umwelt wird vorwiegend durch Tast- und Temperatursinn wahrgenommen. Die Emotionen sind noch undifferenziert. Motorik und Bewegungsabläufe sind unkoordiniert und nicht zielgerichtet.

Ende des 1. Monats beginnen die wegen der mangelnden optischen Koordination noch unsicheren Greifbewegungen. *Mitte des 2. Monats* können Gegenstände gehalten werden.

Mit *4 Monaten* beginnt das Kind, sich aufzurichten; der optische Kontakt wird zielgerichtet, Gegenstände werden optisch schneller erfasst als mit den Händen. Der Säugling erkennt nun auch die Mutter an der Stimme und zeigt in vieler Hinsicht eine Steuerung des Verhaltens durch Gewohnheiten.

Ab dem 6. Monat kommt es zu Variationen des Spiels mit dem eigenen Körper und Gegenständen, mit denen deutlich lustvoll hantiert wird. Dimension, Größe, Form und Gewicht werden entdeckt und unterschieden. Die Koordination Auge-Hand ist sicherer geworden, die ersten Vokale und Konsonanten werden gebildet.

Um den 10. Monat hat das Kind bereits längst das Aufsetzen gelernt und versucht nun, sich zum Stand hochzuziehen. Es versucht, alles anzufassen, zu betasten und zu begreifen. Außerdem bemerkt es emotionale Nuancierungen in der Sprache der Eltern. Darüber hinaus besteht ein starkes Bedürfnis nach Nachahmung.

Im *1. Lebensjahr* kann das Kind ohne fremde Hilfe aufstehen und versucht zu laufen. Die Motorik ist geschickter und koordinierter geworden (auffällig ist die Neigung zu rhythmischen Wiederholungen, die der Einübung von Verhaltensweisen dienen). Die Emotionen sind differenzierter. Das Kind kann Freude und Leid zeigen, auch Abneigung und Zuneigung unmissverständlich ausdrücken.

Kleinkindalter (Zeitraum vom 2.–6. Lebensjahr)

Die Entwicklung in diesem Zeitabschnitt kann man unter drei Aspekten zusammenfassen: Sprachentwicklung, Spielalter und Entwicklung von Orientierungsvorgängen (Sprachentwicklung s. S. 23).

Spielalter. Spielen ist für Kinder eine enorm wichtige Tätigkeit. Dadurch werden körperliche und geistige Funktionen eingeübt. Es ist also eine Vorbereitung für den „Ernstfall des Lebens". Es wird auch angenommen, dass nicht alle Kräfte für lebensnotwendige Aufgaben wie die der Nahrungsaufnahme und Nahrungssuche verwendet werden, wodurch ein Kraftüberschuss entsteht,

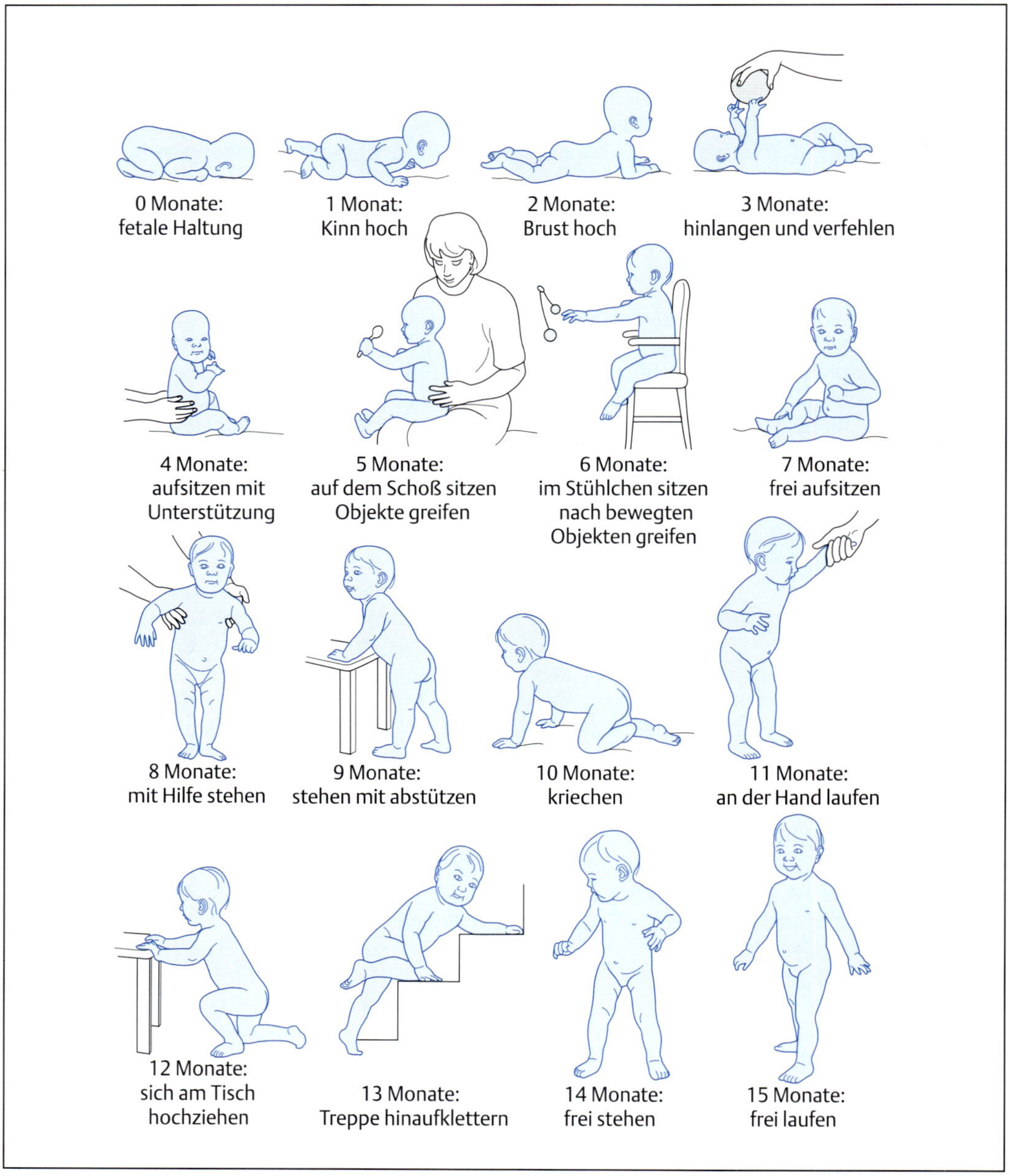

Abb. 2.**1** Aufrichtung und Fortbewegung des Kindes im Alter von 0–15 Monaten (Quelle: F. E. Weinert, C. F. Graumann et al.: Pädagogische Psychologie, Bd. 1. Fischer, Frankfurt/Main 1974).

der im Spielen ausagiert wird. Mensch und Tier können im Übrigen nur spielen, wenn ihre Lebenshaltung gesichert ist, d. h. ein Überfluss über das Notwendige hinaus besteht.

Spiele können – wie in Tab. 2.**3** dargestellt – u. a. nach dem Erleben des Kindes eingeteilt werden. Im Rollenspiel (s. Teil IV, „Therapie und Rehabilitation“) identifiziert sich das Kind mit einer bestimmten, gesellschaftlich fest umschriebenen Rolle (z. B. der des Vaters, der Mutter usw.) und übernimmt die mit den Rollen eng zusammen hängenden gesellschaftlichen Nor-

Tab. 2.3 Einteilung der Spiele nach dem Erleben des Kindes.

Spieleart	Beschreibung
Funktionsspiele	Funktionen wie Klettern, Krabbeln, Sprechen usw. werden eingeübt
Fiktionsspiele	Vom spielenden Kind wird eine bestimmte Rolle übernommen
Rezeptionsspiele	Durch Zuhören oder Bilderbetrachten wird in passiver Weise etwas aufgenommen
Konstruktionsspiele	Bauspiele, Gestaltungsspiele usw. werden dazu gerechnet

men. Es bereitet sich also in spielerischer Weise auf den „Ernst des Lebens" vor. Im Regelspiel lernt das Kind, vorher festgelegte Spielregeln einzuhalten in Vorbereitung auf soziale Normen und Gesetze.

Entwicklung von Orientierungsvorgängen. Darunter verstehen wir das Bewusstsein und die Kenntnis von Zeit, Ort und Situation in Bezug auf die Umwelt und die eigene Person.

Orientierungsvorgänge sind beim Menschen eng mit der Art seines Erlebens gekoppelt, das in verschiedenen Altersstufen unterschiedlich ist. In der frühen Kindheit erlebt das Kind vor allem *„physiognomisch"*, d. h. alle Gegenstände, die es umgeben, haben Ausdruckscharakter. Sie sind ihm freundlich oder feindlich gesinnt, sie lachen oder sind traurig. Sehr deutlich zeigt sich dieses physiognomische Erleben in der Attraktivität des menschlichen Auges für das Kind dieser Altersstufe. Es erlebt die Welt so, wie es selbst ist, als mit Augen und Ausdruckserscheinungen versehen. Die Wahrnehmung der Umwelt ist dabei nicht auf Einzelheiten gerichtet, sondern auf den *Gesamteindruck*. Alles was für das Kind dank seines physiognomischen Erlebens eindrucksvoll, begehrlich oder auffällig ist, kann zur Förderung von Lernvorgängen beitragen. Insgesamt bildet sich also eine Art „magische Überorientierung" aus, die sich nicht auf sachliche, konkrete Gegebenheiten stützt, sondern am subjektiv erlebten Ausdrucksgehalt der Umwelt orientiert ist.

Das *erste Trotzalter* stellt eine Durchgangsstufe zu neuen Verhaltensweisen dar. Den Trotzreaktionen liegen Bedürfnisse nach Selbstbestimmung zugrunde, aber auch Unsicherheiten, die sich aus dem Nachlassen der physiognomischen Orientierung erklären. Die Unsicherheit wird noch gesteigert durch die Entdeckung, dass viele Eigenschaften, die den Dingen zugeschrieben wurden, gar nicht existieren: z. B. der böse Ofen, der in Wirklichkeit gar nicht böse ist. Solche Entdeckungen führen zur Erprobung von Handlungsweisen, die bisher als verboten galten.

Neuere Untersuchungen zeigten, dass Trotz dann auftritt, wenn die Erwachsenen den Ordnungsvorstellungen, die das Kind von der Welt hat, zuwiderhandeln. Trotz ist also die Reaktion des Kindes auf einen Konflikt, der sich aus der Diskrepanz eigener Vorstellungen von der Umwelt und dem Verhalten der Erwachsenen ableiten lässt.

Magisches Erleben. Das physiognomische Erleben geht über in eine magische Sicht der Welt, die etwa ab dem 4. Lebensjahr beginnt und mit dem 12. endet. Die Kinder entwickeln eine Reihe magischer Praktiken, die die Erfüllung ihrer Wünsche fördern sollen („wenn ich die Pflastersteine zähle, passiert mir nichts").

Schulalter (Zeitabschnitt zwischen 6./7. Lebensjahr und Pubertät)

Schulfähigkeit. Diese hat zur Voraussetzung, dass

- die Interessen des Kindes dauerhaft beschäftigt werden können,
- das Kind in der Gruppe bildbar ist und
- es ein mit anderen Kindern gemeinsames Aufgabenbewusstsein entwickeln kann.

Das erste Kriterium hängt sehr stark mit der Aufmerksamkeitsspannung des Kindes zusammen, die beiden letzten kann man unter dem Begriff der *sozialen Schulreife* zusammenfassen.

Denken und Handeln. Beides wird mit zunehmender Entwicklung immer mehr an der Realität orientiert, das Kind lernt in immer stärkerem Maße, *analytisch zu denken*. Während im 6. Lebensjahr noch eine ganzheitliche Denkweise vorherrscht, können im 10. Lebensjahr fast alle Kinder bereits analytisch denken.

Pubertät und Adoleszenz (13. – 21./24. Lebensjahr)

Darunter verstehen wir eine von vielschichtigen Entwicklungsprozessen gekennzeichnete Phase, in deren Verlauf sich u.a. auch die sekundären Geschlechtsmerkmale und die Geschlechtsreife entwickeln. Psychisch wird sie eingeleitet durch eine Phase erhöhter psychischer Labilität und Verstimmbarkeit.

Diese Phase ist gekennzeichnet durch die Entdeckung des Ichs, die allmähliche Entstehung eines Lebensplanes und das Hineinwachsen in die einzelnen Lebensgebiete.

Die Zwischenstellung (zwischen Kind- und Erwachsensein) bringt neben den biologischen Problemen, die durch körperliche Entwicklungsschübe hervorgerufen werden, auch erhebliche Verunsicherungen in sozialer Hinsicht. Man kann sich fragen, was in der Pubertät mehr dominiert, die körperlichen Veränderungen oder die psychologischen und sozialen Probleme. Sie hängen wohl alle eng miteinander zusammen, denn infolge der Reflexion über die körperlichen Veränderungen ergeben sich zugleich Verhaltens- und Einstellungsänderungen, die vielfach Konflikte mit der Umgebung entstehen lassen und nicht selten zu Pubertätskrisen führen.

Einteilung nach Funktionen

In neuerer Zeit merkte man immer deutlicher, welche Nachteile auf das Lebensalter bezogene Entwicklungsreihen haben. Sie verführen dazu, das Lebensalter als Hauptfaktor der Entwicklung anzusehen und andere Faktoren wie Übung, Lernen oder Umgebungsreize, die ebenfalls die Entwicklung wesentlich vorantreiben, zu vernachlässigen.

Beispiel

6-, 12- und 18-jährige Schüler bekamen bestimmte Denkaufgaben. Richtige Lösungen wurden von 30% der 6-Jährigen, 50% der 12Jährigen und 80% der 18-Jährigen gegeben. Daraus ergab sich die Frage, ob 6-Jährige noch nicht „reif" genug für solche Aufgaben sind. Um sie zu beantworten, gab man einer Gruppe 6-Jähriger täglich 10 ähnliche Aufgaben zum Üben. Nach 10 Tagen lösten sie alle (= 100%) Aufgaben. In diesem Falle war also nicht das Lebensalter, sondern Übung der entscheidende Entwicklungsfaktor. Der Unterschied, der zunächst durch 12 Lebensjahre bedingt schien, konnte durch eine 10-tägige Übung ausgeglichen werden.

Diese und viele andere Untersuchungen zeigen, dass das Lebensalter allein keine entscheidende entwicklungspsychologische Variable ist.

Es hat sich als sinnvoll erwiesen, die Entwicklung einzelner Funktionen, wie z.B. Motive, Emotionen, Denken oder Sprechen, über längere Zeiträume zu beobachten (Längsschnittuntersuchungen). Hemmende und fördernde Einflüsse können so gut erkannt werden.

Entwicklung der Motivation

Arten der Motivation. Die Beobachtung, dass Menschen in gleichen Situationen bei gleichen Zielen sich unterschiedlich verhalten, hat dazu geführt, bei jedem Individuum verschiedene Motivationsausprägungen anzunehmen. Unter Motivation soll dabei der *Antrieb* zu einer bestimmten Aktivität bzw. einer Handlung verstanden werden. Sie kann in zwei große Klassen unterteilt werden: *biologische* und *soziale* Motivationen; zu den biologischen gehören u.a. Hunger, Durst, Schlaf oder der Wunsch nach Reizvariation sowie Neugier. Zu den sozialen Motivationen rechnet man das Streben nach Prestige, Besitz, Kontakt, Leistung usw.

Die *biologische Motivation* ist eine primäre. Sie muss vor der sekundären soziologischen befriedigt werden. Allgemein lässt sich sagen, dass die biologische Motivation dem Überleben dient. Der Hunger sorgt dafür, dass dem Körper genügend Energie, der Durst, dass genügend Flüssigkeit zugeführt wird. Zwischen dem Bedarf an Energie und der tatsächlich vorhandenen Energie muss ein Gleichgewicht (Homöostase) herrschen. Um dieses zu erreichen, läuft der Motivationsprozess im Allgemeinen in drei Phasen ab. Der Meldung des körperlichen Bedarfs (Hunger) folgt ein zielgerichtetes Verhalten (Nahrungsbeschaffung, -auffindung), an das sich der „konsumatorische Akt" (Essen), der die Homöostase herstellt, anschließt.

Zu den *sozialen Motivationen*, mit denen sich die neuere Forschung beschäftigt, gehören – wie erwähnt – Streben nach Besitz, Prestige, Kontakt, Leistung, außerdem Wissensdurst, Machtstreben, Unabhängigkeit und Hilfsbereitschaft. Sie alle sind erlernt und bilden den Niederschlag langjähriger Erfahrungen. Spürt z.B. ein Kind wiederholt, dass Hilfsbereitschaft belohnt wird, so stärkt das die Motivation zum Helfen. Umgekehrte Erfahrungen führen zu einer Abschwächung.

Die Stärke der Motivation hängt nicht nur von den Vorerfahrungen, sondern auch von der momentanen Situation ab. Die Motivation Hilfsbereitschaft wird z.B. zu keiner Hilfeleistung führen, wenn niemand da ist, der Hilfe braucht, oder wenn die Wahrscheinlichkeit, einem Hilfesuchenden wirklich helfen zu können, sehr gering ist.

Ausdifferenzierung der Motivation. Je jünger ein Kind ist, umso deutlicher ist sein Verhalten durch biologische Motivation gesteuert. Erst mit zunehmendem Alter spielen soziale Motivationen eine größere Rolle. Ein Säugling zeigt z.B. überwiegend Hunger-, Durst- und Schlafverhalten, aber noch wenig Streben nach Besitz, Prestige oder Hilfeleistung.

Die Art, wie biologische und soziale Motivationen eingesetzt, modifiziert und intensiviert werden, scheint wesentlich vom individuellen Temperament eines Menschen abzuhängen. Unter *Temperament* soll die Art und Weise, wie sich ein Kind mit der Umwelt auseinander setzt, verstanden werden. Schon bei Säuglingen sind Temperamentsunterschiede feststellbar.

Im Experiment wurde eine sich bewegende Kugel in das Blickfeld von Säuglingen gebracht, auf deren Reaktionen man achtete. Einige zeigten schnell lockere Zuwendung, andere starke Spannung und eine dritte Gruppe schließlich ängstliche Abwendung.

Der Grad der Irritierbarkeit war also bei ihnen unterschiedlich. Andere Untersuchungen bestätigten diese drei Typen (schnelle, langsame, wenig anpassungsfähige Reaktion), die natürlich für eine optimale Entwicklung auch unterschiedliche Erziehungsstile benötigen. Ungeduldige Eltern wären etwa bei dem Kind mit geringer Anpassungsfähigkeit fehl am Platze.

Die sehr früh mögliche Feststellung des Temperaments (mit 10 Wochen) lässt die meisten Autoren annehmen, dass Erbfaktoren für die Temperamentsart maßgeblich sind. Andererseits lässt sich schon in den ersten Wochen nachweisen, dass Temperament in gewissem Umfang erlernt wird: Ein Kind schreit dann häufiger, wenn die Mutter es zur Beruhigung auf den Arm nimmt („Lernen am Erfolg"; das Schreien wird durch Zuwendung belohnt).

Diese Temperamentsunterschiede beeinflussen das weitere Ausdifferenzieren spezifischer Motivationen, von denen beispielhaft die Selbständigkeits- und Leistungsmotivation näher betrachtet werden sollen.

Das Verständnis dafür, wie sich das Streben nach *Selbständigkeit* entfaltet, wird durch das Inkongruenzprinzip erleichtert.

Im 1. Lebensjahr ist das Kind sehr anhänglich. Es klammert sich oft an die Mutter. Im engen Hautkontakt findet es Ruhe und Entspannung. In der zweiten Hälfte des 1. Lebensjahres hat es schon eine recht realistische, subjektive Struktur der Mutter aufgebaut und kann andere Personen von ihr unterscheiden. Das *Fremdeln* ist an der abwartenden Haltung gegenüber Nichtfamilienmitgliedern beobachtbar. Nur an der Hand der Mutter erforscht es neue Räume, Dinge und Personen. Noch bis zu 3 Jahren kann das Kind sehr ängstlich reagieren, wenn es in fremder Umgebung allein gelassen wird. Danach nimmt es aber eigene Erkundungen außerhalb des Hauses vor und knüpft z.B. im Sandkasten selbständig Kontakte. Im Kindergarten und in der Schule wird sich dieses Verhalten immer stärker ausprägen, der elterliche Einfluss verringert sich. Dieses Selbständigwerden kann von den Eltern optimal im Sinne des Inkongruenzprinzips gefördert werden. Sie können dafür sorgen, dass das Kind stets in seiner Umwelt eine Anzahl neuer Reize, die in ihrer Summe jedoch nicht allzu stark vom Vertrauten abweichen, vorfindet.

Dieser Entwicklungsstand ist eine notwendige Voraussetzung für das Entstehen der *Leistungsmotivation*. An einfachen Konstruktionsspielen wie z.B. Turmbauen ist zu sehen, dass ein ausgeprägtes Leistungsmotiv selten vor dem 4. Lebensjahr auftritt. Bis dahin kann sich das Kind zwar über einen Turm freuen, aber es achtet nicht darauf, ob es ihn allein gebaut hat, wie schnell er fertig geworden ist. Die Leistungsmotivation setzt aber einen Gütemaßstab („Ich bin eher fertig als der andere") und das bewusste Erkennen des Urhebers der Leistung („Ich habe den Turm allein gebaut") voraus. Im 4. Lebensjahr kann man nun am Ausdrucksverhalten des Kindes feststellen, dass es sich freut, eher als der Partner fertig zu sein, oder Enttäuschung zeigt, wenn dies nicht der Fall ist. Diese Reaktionen bleiben aus, wenn das Objekt in Gemeinschaftsarbeit entstanden ist. Im Laufe der Zeit werden die

Gütemaßstäbe differenzierter. Das Erfüllen der Normen stellt eine Selbstbestätigung dar und verstärkt den Antrieb zu neuen Leistungen. Die 4-Jährigen zeigen in dieser Hinsicht schon deutliche individuelle Unterschiede.

Beispiel
Verschiedene Gewichte sind an Schnüren hochzuziehen. Während einige Kinder wagen, an die schweren Gewichte heranzugehen (Hoffnung auf Erfolg), versuchen sich andere nur an den leichteren oder probieren es überhaupt nicht (Furcht vor Misserfolg).

Einige Wissenschaftler wiesen in einer Studie nach, dass eine stärkere Ausprägung der Leistungsmotivation in frühen Jahren die weitere Intelligenzentwicklung positiv beeinflusst. Je selbständiger ein Kind war und je mehr es aus eigenem Antrieb lernte, umso höher war die Intelligenz. Die Leistungsmotivation ist somit eine Folge bestimmter kognitiver Schritte, andererseits beeinflusst sie aber auch kognitive Funktionen wie Problemlösen, Vergleichen, Analysieren, Behalten usw.

Einflussfaktoren auf die Motivation. Die Faktoren, die die Entwicklung sozialer Motivationen beeinflussen, sind der Erziehungsprozess, der Aufforderungsgehalt der Umgebung und deren Wechselwirkung.

Die häufigsten Erziehungsmittel sind *Lob und Tadel.* Die durch sie ausgelösten Vorgänge werden dem Verstärkungslernen (s. Teil IV, „Therapie und Rehabilitation“) zugeordnet. Eltern, die bei Erfolg überwiegend loben und Misserfolge übergehen, bedingen Erfolgszuversicht. Wird dagegen Misserfolg getadelt und Erfolg übergangen, zeigen die Kinder erhöhte Misserfolgsängstlichkeit. Eltern, die Erfolg zwar loben, aber zugleich zu noch höheren Leistungen anspornen, erzeugen damit überdurchschnittliche Prüfungsangst. Für die Motivationsentwicklung ist die Vielfalt der Umgebungsreize wichtig. Eltern und Erzieher haben beobachtet, dass Kinder mit Bauklötzen oder Legosteinen besonders dann intensiv spielen, wenn sie in mittlerer Anzahl vorhanden sind. Sind es zu wenig oder zu viel Steine, wird seltener damit gespielt. Das trifft auch für anderes Spielzeug, Malgeräte, ja selbst für Fernsehstunden zu: Eine mittlere Anzahl (z.B. 6–8 Fernsehstunden/Woche) wirkt sich positiv auf die Erfolgsmotivation aus.

Störungen der Motivationsentwicklung. Grundsätzlich kommen als Störungen für die Motivationsentwicklung organische und psychische Faktoren und/oder ihre Wechselwirkungen in Frage. Sie beeinflussen die biologischen und auch die sozialen Motivationen. Dabei können die drei Phasen des Motivationsprozesses unterschiedlich betroffen sein.

Beispiel
Als ein Beispiel für die Störung der biologischen Motivation sei die Magersucht genannt. Von den drei Phasen des Motivationsprozesses – Meldung des Hungers (Bedarfsmeldung), dem Aufsuchen von Nahrungsmitteln (zielgerichtetes Verhalten) und dem Essen (konsumatorischer Akt) – ist häufig nur die dritte gestört. Die Nichtbefriedigung des Hungers wird nun z.T. dadurch ausgeglichen, dass das zielgerichtete Verhalten (Herumhantieren in der Küche, Kochen, Backen) übertrieben wird. Frühkindliche Erlebnisse, aber auch aktuelle Kompensationen, gestalten so die Symptome einer Magersucht.

Ein Beispiel für die Störung der sozialen Motivation könnte die Misserfolgsängstlichkeit sein. Aber gerade daran ist das Zusammenwirken von biologischen und psychologischen Faktoren erkennbar. Passen bei einer kindlichen Entwicklung das Temperament des Kindes und elterlicher Erziehungsstil nicht zusammen, so kann das eine Grundlage für spätere Störungen sein. Wird die „übermäßige Abwendung gegenüber Neuem“ gestützt, so kann das später zum Einzelgängertum führen, kombiniert sich eine „gespannte Zuwendung“ mit der erziehungsmäßig bedingten Furcht vor Misserfolg, ergibt sich oft das Bild des „schlechten Schülers“. Auch die Intelligenzentwicklung ist dadurch negativ beeinflussbar.

Entwicklung der Gefühle

Gefühle bzw. Emotionen oder Affekte sind z.B. Lust, Unlust, Angst, Furcht, Trauer, Aggression, Ärger, Scham oder Neid. Gefühle sagen etwas über den inneren Zustand eines Menschen aus und sind meist mit bestimmten Körperempfindungen wie Muskelanspannung oder -entspannung, Schwitzen, Erröten, Urindrang usw. verbunden. Deshalb sind Emotionen auch z.T. an der Mimik, Gestik, Sprechweise usw. ablesbar.

Die Gefühlsintensität kann als ein Indikator für die Bedeutsamkeit von Erlebnissen gelten, d.h., emotionale Erlebnisse werden besser behalten als gefühlsneutrale. Von den Ersteren werden die mit positiver Tönung wieder am besten behalten.

Ausdifferenzierung der Gefühle. Während der ersten Lebenstage zeigt der Säugling ein überwiegend gefühlsneutrales Verhalten. Nur hin und wieder treten negative Gefühle auf, durch die er auf bestimmte, ihm unangenehme Reize hinweist. Mit etwa 4 Wochen lassen sich bereits positive Gefühle im *sozialen Lächeln* erkennen.

Mundmuskeln, Wangen und Augen zeigen beim Sehen bewegter Gesichter oder Hören von Worten ein integriertes Zusammenspiel. Einen Überblick, in welchen Lebensmonaten weitere Gefühlsqualitäten hinzutreten, zeigt Tab. 2.**4**.

Mit etwa 8 Monaten hat das Kind gelernt, bekannte von unbekannten Gesichtern zu unterscheiden. Nähert sich ihm ein Fremder, so zeigt es ein abwehrend-ängstliches Verhalten, die *Achtmonatsangst*. Der Säugling fühlt sich in dieser Zeit noch stark von der Mutter abhängig und nur in ihrer Gegenwart sicher. Mit dem Älterwerden wechseln auch die angstauslösenden Reize. Im 1. Lebensjahr sind es z.B. laute Geräusche, Gleichgewichtsverlust oder fremde Personen, später Dunkelheit und Räuber- oder Gespenstergeschichten.

Ein Kind kann sich bei Bedrohung nicht nur ängstlich zurückziehen, sondern evtl. darauf auch mit Wut und Ärger reagieren. Einjährige zeigen hauptsächlich beim Baden oder Anziehen, Zweijährige beim Sauberkeitstraining und Dreijährige bei Schwierigkeiten mit Gleichaltrigen oder Autoritätspersonen Wutreaktionen. Mit zunehmendem Alter gelingt die Steuerung der Aggressionen immer besser. Wirkungslose allgemeine Wutausbrüche werden durch gezielte Angriffe, die notfalls auch länger aufgeschoben werden können, ersetzt.

Tab. 2.**4** Überblick über den zeitlichen Verlauf der Ausdifferenzierung der Gefühle.

Gefühlsbezeichnung	Lebensmonat
Undifferenzierte Erregung	0
Unlust	1
Lust	2
Ärger	3
Abscheu, Furcht	4–6
Fröhlichkeit, Liebe	10–12
Eifersucht	15

In der zwischenmenschlichen Beziehung ist zunächst der Kontakt zur Mutter/primären Bezugsperson von höchster Bedeutung. Hautkontakt, Körperhaltung, -temperatur und -vibration sorgen für einen unmittelbaren Affektaustausch, der später durch verbale Kommunikation weitgehend ersetzt wird.

Beispiele

Besonders in den ersten Lebensjahren ist das Vorhandensein einer Bezugsperson (meist Mutter) lebenswichtig. Ohne sie ist eine normale Gefühlsentwicklung und spätere Fähigkeit zur Partnerschaft nicht möglich. Was und wie viel dem Kind in den weiteren Jahren verboten bzw. erlaubt wird, bestimmt, ob mehr positive oder mehr negative Gefühle vorherrschen und wie intensiv sie sind.

Emotionen sind auch von der kognitiven Einstellung abhängig. Dafür ein Beispiel: Das Mitansehen einer blutigen Operationsszene im Film kann derjenige besser ertragen, der von den einzelnen anatomischen und chirurgischen Fachbegriffen Kenntnisse erworben hat.

Störungen der Gefühlsentwicklung. Ursachen hierfür sind z.B. hirnorganische Schädigungen oder Lernprozesse, die mit störenden Umgebungsreizen, z.B. dem Fehlen einer konstanten Bezugsperson, verbunden sind. Allgemein lässt sich sagen, je früher solche Ursachen einwirken, umso größer ist ihre Wirkung. Daraus können sich Störungen der Gefühlsintensität (überschießende oder abgestumpfte Reaktionen), der Gefühlsqualität (depressiv, euphorisch, dranghaft) und der Gefühlsrichtung (z.B. phobisch) ableiten.

Beispiele

Ein Kind, das aggressive Eltern hat und deren Aggressionen auch selbst spürt, wird nicht nur per Nachahmungslernen, sondern auch weil ihm andere Informationen fehlen und die aggressiven Erlebnisse sehr gefühlsintensiv sind, selbst mehr aggressives Verhalten zeigen. Somit erhalten eigene und fremde aggressive Verhaltensweisen für das Kind eine alltägliche Bedeutung. Es wird deshalb kognitive Verhaltensstrategien entwickeln, die eher zur Vertiefung als zur adäquaten Modifikation der Aggressionen eingesetzt werden.

Ein Beispiel für eine qualitative Gefühlsstörung wäre folgende depressive Reaktion: Ein Jugendlicher glaubt – fälschlicherweise –, seine Familie hätte etwas gegen seine Freundin. Er leidet darunter, seine Stimmung verschlechtert sich. Ein Gespräch würde seinen falschen Verdacht schnell beseitigen können. Er vermeidet dieses Gespräch jedoch aus Furcht, damit alles nur noch zu verschlimmern. Das strukturierende Lernen ist auch hier emotionsgesteuert und damit eingeschränkt.

Entwicklung des Denkens

Unterschiede im Denken zwischen Kindern und Erwachsenen. Der Erwachsene kann sich nur schwer vorstellen, dass viele Sachverhalte, die für ihn selbstverständlich sind, vom Kind erst durch langjährige Erfahrung erworben werden müssen. Für einen Erwachsenen bleibt ein Tisch ein Tisch, auch wenn er aus seinem Sichtbereich entfernt wird *(Objektpermanenz)*. Für ihn bleibt auch ein Quadrat dasselbe, unabhängig davon, ob es auf einer Seite oder auf der Spitze steht *(Identität)*. Ebenfalls hängen Alter und Größe nicht unbedingt miteinander zusammen: Ein kleiner Mann kann durchaus älter sein als ein größerer. Auch Mengen (z.B. 1 Liter Wasser) bleiben gleich groß, ob sie nun in einem hohen schmalen oder in einem breiten flachen Glas sind *(Mengeninvarianz)*. Ebenso bilden Zahl und Raum unabhängige Größen: 3 Stäbe bleiben 3 Stäbe – unabhängig davon, ob sie nahe beieinander oder weit voneinander entfernt liegen.

Alles dies ist für ein Kleinkind nicht selbstverständlich. Ein 6 Monate alter Säugling greift z.B. freudig nach einem Stofftier. Wird es ihm fortgenommen und mit einem Tuch zugedeckt, dann wendet er sich sofort anderen Dingen zu, begrüßt es aber bei erneutem Auftauchen freudig wieder. Die Objektpermanenz existiert in diesem Alter noch nicht. Etwas besteht nur so lange, wie es auch wahrgenommen wird.

Wenn z.B. ein 4-jähriges Kind in einem Gespräch behauptet, es selbst und seine Schwester werden älter, jedoch die Mutter und Großmutter nicht, so ist anzunehmen, dass das Alter nach der Größe beurteilt wurde. Auch logische Schlussfolgerungen gelingen erst relativ spät. Fragt man ein 6jähriges Kind, ob Hans, Peter oder Werner am größten sei, vorausgesetzt, dass Hans größer als Peter und Peter größer als Werner ist, so kann es dies noch nicht beantworten.

Im Vergleich zu diesem kindlichen Denken, das die Welt als unsicher und weniger geordnet erscheinen lässt und somit ängstigender, ist das Denken Erwachsener realistischer und effektiver. Die Auseinandersetzung mit der Umgebung fällt leichter und ist wirkungsvoller.

Denken als aktive Interaktion. Um zu verstehen, wie das Kind von seinem kindhaften Denken zur Logik kommt, werden im Folgenden einige Forschungsergebnisse und die Theorie des Schweizer Entwicklungspsychologen Jean Piaget dargelegt. Es sollen zunächst die wichtigsten Grundbegriffe der Theorie, wie Schema, Assimilation, Akkommodation und Struktur, an einigen Beispielen erläutert werden.

Nehmen wir an, ein Kind hat bereits gelernt, Licht durch eine Drehung des Lichtschalters an- und auszuknipsen, sich durch Krabbeln fortzubewegen oder schmackhafte Kirschen anhand der dunklen Farbe auszuwählen. Diese Tätigkeiten: Schalterdrehen, Krabbeln oder Sortieren nennt Piaget *Schemata*. Mit ihnen wirkt der Organismus auf seine Umgebung ein. Das Kind merkt nun bald, dass es durch das Schalterdrehen nicht nur im Wohnzimmer, sondern auch in der Küche und im Schlafzimmer Licht machen kann. Mit demselben Schema können also neue Aufgaben bewältigt werden. Diesen Vorgang nennt Piaget in Anlehnung an die Biologie *Assimilation*. Anhand der vorhandenen Schemata kann es sich sinnvoll mit der Umgebung auseinander setzen; vorhandene Verhaltensweisen müssen nicht geändert werden.

Es kann nun sein, dass ein Kind im Keller an einem Kippschalter Licht anmachen möchte. Das vorhandene Schema „Schalterdrehen" versagt. Es probiert verschiedene andere Schemata aus, bis es – vielleicht zufällig – erkennt, dass es auf einer Seite des Schalters drücken muss. Ein neues Schema „Schalterdrücken" ist entwickelt. Genauso kann das krabbelnde Kind, um schneller voran zu kommen, auf „Gehen" umsteigen.

Oder bei der Suche nach reifen Kirschen, die vergeblich ist, weil keine dunklen Kirschen vorhanden sind, verändert ein Kind das zunächst vorhandene Schema „Sortieren" in das erfolgreiche Schema „Nachreifenlassen" (i.e. Kirschen in die Sonne legen). Der Organismus hat damit seine Verhaltensweisen geändert, um die neuen Aufgaben zu erfüllen. Piaget nennt diesen Vorgang *Akkommodation*. Es ist einsichtig, dass beide Vorgänge, Assimilation und Akkommodation, zu einer besseren Anpassung des Organismus an die Umgebung führen. Immer dann, wenn die Assimilation nicht mehr ausreicht, wird es zur Akkommodation kommen.

Bisher wurden die Schemata unabhängig voneinander betrachtet, aber das Kind lernt in seiner Entwicklung auch, sie zu kombinieren, wenn z.B. der Fernsehapparat angestellt werden soll, muss es den Schalter vielleicht erst eindrücken und dann drehen. Zwei Schemata müssen also in bestimmter Reihenfolge kombiniert werden. Das Verhältnis der Schemata zueinander und deren Einbeziehung in übergreifende Operations- und Denksysteme nennt Piaget *Struktur*. Auch die Struktur ist einem Prozess dauernder Veränderungen unterworfen. Dieser ist nicht wahllos, sondern folgt den Prinzipien der größtmöglichen Ausgewogenheit und Widerspruchsfreiheit.

Entwicklung des Denkens nach Piaget. Die Entwicklung des Denkens teilt Piaget in drei große Phasen ein, die er nach den im Vordergrund stehenden Gleichgewichtsformen benennt (Tab. 2.**5**). In den ersten beiden Lebensjahren stehen Wahrnehmung und Motorik im Mittelpunkt; Einheitlichkeit, Gleichgewicht und Widerspruchsfreiheit werden angestrebt *(Periode der sensomotorischen Intelligenz)*.

Darauf folgt das Stadium des voroperatorischen, anschaulichen Denkens, welches wiederum unterteilt wird in die symbolisch-vorbegriffliche Phase (bis ca. 4 Jahre) und die Phase des intuitiv-anschaulichen Denkens (bis ca. 7 Jahre).

Das 7.–12. Lebensjahr ist die *Periode der konkreten Operationen*, an die sich die *Phase der formalen Operationen* anschließt. Die jeweiligen Operationen werden hier in ein in sich stimmiges System gebracht.

- *1. Periode der sensomotorischen Intelligenz*

Das Denken des Kindes ist in den ersten beiden Lebensjahren ausschließlich handlungsgebunden. Es geht in dieser Periode um drei Hauptprobleme: die Koordination der zunächst voneinander isolierten Schemata, die direkte Veränderung eines Schemas durch Kreisreaktionen und den Aufbau des permanenten Gegenstands.

Koordination von Schemata: Ein Kind kann mit 3 Monaten Gegenstände sehen und nach ihnen greifen. Beides steht aber noch nebeneinander und ist nicht koordiniert. Sieht es z.B. ein Stofftier, so greift es noch nicht gleich danach.

Tab. 2.**5** Schematische Darstellung der kognitiven Entwicklung nach Piaget (Quelle: Piaget u. Inhelder, 1973).

Alter	Entwicklungsstadium	Charakteristika
0–18 Monate	**Sensomotorische Intelligenz**	Entwicklung sensomotorischer Gegenstandsschemata, Bildung von Wahrnehmungskonstanten
	Voroperatorisch, anschauliches Denken	
Bis ca. 4 Jahre	Symbolisch-vorbegriffliche Intelligenz	Entwicklung der Vorstellungsfähigkeit; Nachahmung/symbolisches Spiel/Sprache, Bildung von Vorbegriffen, Egozentrismus
Bis ca. 7 Jahre	Stadium des intuitiv-anschaulichen Denkens	Entdeckung physikalischer Invarianzen: Zahl, Substanz, Masse, Volumen ..., Entwicklung der logischen Invarianzen: Klassen, Relationen
Bis ca. 11 Jahre	**Stadium der konkreten Operationen**	Entwicklung der Reversibilität durch Überwindung des Egozentrismus
Ab ca. 12 Jahre	**Stadium der formalen Operationen**	Operationen 2. Ordnung unabhängig von der konkreten Basis

Sollte es aber danach greifen, wird es das Tier nicht gleichzeitig ansehen. Greifen und Ansehen sind noch nicht koordiniert. Im Laufe der weiteren Entwicklung reguliert das Sehen das Greifen und umgekehrt, bis schließlich beide Schemata miteinander verschmelzen und eine einheitliche Handlung darstellen. Dieses Koordinationsmodell – isolierte Schemata, Aufeinanderfolge von Schemata, eingreifende Regulationen und Verschmelzung – gilt nicht nur für den Handlungs-, sondern auch für den später aufzubauenden Vorstellungs- und Denkraum. Durch die Verschmelzung verschiedener Wahrnehmungsschemata wird die Welt einheitlich. Es gibt nicht mehr einen Hör-, Tast-, Sehraum usw., sondern nur noch einen Wahrnehmungsraum. Ähnlich eröffnen sich im motorischen Bereich komplexere Handlungsmöglichkeiten.

Kreisreaktionen: Außer durch Koordination kann jedes Schema auch noch direkt durch Kreisreaktionen verändert werden. Piaget unterscheidet primäre, sekundäre und tertiäre Kreisreaktionen.

Beispiel

Dazu ein Beispiel: Ein Baby liegt im Bett und strampelt. Da Strampeln in vielen Situationen wiederholt auftritt, kann es als ein Schema angesehen werden. Die Wiederholung eines Schemas um seiner selbst willen, aus Freude daran, bezeichnet Piaget als primäre Kreisreaktion.

Strampelt das Kind später nur deshalb, um die am Bett befestigten Glöckchen zum Klingen zu bringen, dann liegt eine sekundäre Kreisreaktion vor. Das Schema wird wegen des Effekts wiederholt. In einer tertiären Kreisreaktion schließlich wird das Schema variiert und werden die Wirkungen beobachtet. Das Baby strampelt vielleicht nur mit den Beinen oder nur mit den Armen und beobachtet die entsprechenden Auswirkungen auf das Läuten. So kommt es evtl. zu verfeinerten oder sogar zu neuen Handlungen.

Mit etwa 8 Monaten entdeckt das Kind, dass ein Gegenstand auch dann noch existiert, wenn es ihn nicht mehr sieht. Die Freude am Guck-Guck-Spielen in diesem Alter zeigt, wie aufregend diese Entdeckung ist. Das permanente Objekt im einheitlichen Raum ist eine Ordnung, die dem Kind die Welt übersichtlich und einsichtig macht.

- *2. Stadium des voroperativen, anschaulichen Denkens*

Für diese Phase ist entscheidend, dass am Ende der vorangehenden Periode mit Hilfe der motorischen Handlungen Symbole aufgebaut worden sind. Ein fast 2-jähriges Kind sieht z. B., dass der Vater ein Buch liest. Es ahmt den Vater nach, indem es die Innenfläche der aneinander gehaltenen Hände ansieht und so tut, als ob es darin läse. Die Hände sind so Symbol für das Buch. Durch Symbole werden Handlungen auch in Abwesenheit des betreffenden Gegenstandes ermöglicht; der Handlungs- und Denkraum wird erweitert. Die Symbole besitzen nach Piaget einen figurativen und einen operativen Aspekt. Figurativ besagt, dass die Form, die Figur nachgeahmt wird. Durch Zusammenhalten der Hände werden die zusammenhängenden Buchseiten dargestellt. Operativ bedeutet das Nachahmen von Funktionen, z. B. das Lesen durch Hinschauen, Sprechen usw.

Mit etwa 5 Jahren haben Kinder gelernt, dass Gegenstände mehrere Merkmale haben können: Ein Stück Papier kann quadratisch und blau sein. Aber sie können meist nur ein Merkmal gleichzeitig beachten. So fällt es ihnen schwer einzusehen, dass eine Frau Mutter und zugleich Deutsche oder dass ein Mann Vater und zugleich Sohn des Großvaters ist. Die Berücksichtigung nur eines Merkmals erlaubt Wirklichkeitsinterpretationen, die für den Erwachsenen schwer einfühlbar sind. So meint ein 4-jähriges Kind, dass im Radio Männer sind und Musik machen. Das kann es nur, weil es die übrigen Merkmale der Männer wie Größe, Bewegungsraum usw. nicht berücksichtigt.

Am Anfang dieser Periode sind noch alle Operationen stark handlungsgebunden. Ein Kind sieht sich etwa ein Bilderbuch an und meint danach, jetzt seien keine Bilder mehr vorhanden, es habe alle weggelesen. Symbolisches Denken (Bilderangucken) wird noch als Handlung (Herausnehmen der Bilder) verstanden.

In dieser Periode wird zunächst der Begriff der Zahl, später der des Gewichts, Volumens, der Zeit und des Tempos aufgebaut.

- *3. Periode der konkreten Operationen*

In dieser Phase löst sich das Denken mehr und mehr von den beobachteten Abläufen in der Realität ab und wird zunehmend beweglicher. Gedanklich kann eine Handlung nun rückgängig gemacht werden, d. h., die Denkoperationen werden reversibel. Ein weiterer Fortschritt besteht darin, dass mehrere Operationen gleichzeitig berücksichtigt werden können.

Mit der Überwindung des Egozentrismus – d.h. der Tendenz, alles bezogen auf die eigene Person wahrzunehmen und zu bewerten – kann das Kind auch Positionen und Standpunkte anderer Personen vermehrt in seiner Urteilsbildung berücksichtigen.

Die bereits in der letzten Phase begonnene Entwicklung von Invarianzbegriffen erfährt eine Ausweitung und Stabilisierung.

Im Gegensatz zur folgenden Phase beziehen sich die Operationen dieses Stadiums immer noch auf Gegenstände, die das Kind wirklich sieht, und auf Handlungen, die es ausführt oder zumindest gedanklich ausführen kann. Es ist noch nicht in der Lage, seine Strukturen auf abstrakte, hypothetische Beziehungen anzuwenden.

- *4. Periode der formalen Operationen*

Die Periode der formalen Operationen beginnt mit etwa 12 Lebensjahren und kennzeichnet das ganze weitere Leben. Das Denken löst sich jetzt vollständig von der Handlungsgebundenheit und kann abstrakt ablaufen. Dadurch kann auch das Denken selbst kontrolliert werden, z.B. ob die Wege zu bestimmten Hypothesen richtig sind. Regeln und Gesetze der Erwachsenenlogik, z.B. der Mathematik, Physik oder Philosophie, werden erkannt und benutzt. Manche Denksysteme (etwa einer Religion) werden so geschlossen übernommen, da es für diese Kinder oder Jugendlichen schwer einzusehen ist, dass andere Menschen nicht in diesem System denken. Gerade zur Zeit der Pubertät, also zu Beginn der Periode der formalen Operationen, ist religiöses oder politisches Überengagement häufig. Viele Jugendliche entwickeln jetzt spezielle Interessen und leisten durch Anwendung der logischen Regeln Erstaunliches.

Störungen der Denkentwicklung. Für die gesamte Denkentwicklung gilt, dass sie mit zielgerichteten Aktivitäten vorangetrieben wird. Am besten ist das in der Periode der sensomotorischen Intelligenz zu sehen. Klare Kreisreaktionen und Schemakoordinationen, die locker und entspannt durchgeführt werden, bringen dem Kind Gewinn. Jede Muskelverkrampfung, Gehemmtheit, Ängstlichkeit usw. würde dem Kind nur schaden. Das gilt auch für die späteren Phasen.

Hemmung oder Ängstlichkeit verzögern die Denkentwicklung und verhindern die Informationsaufnahme. Wenn von der Umgebung keine Hilfe einsetzt, kann das ernste Folgen haben. Das Erkennen des eigenen Rückstandes führt zu erneuter Unsicherheit und vergrößert wiederum den Rückstand.

Mit der Verzögerung der Denkentwicklung kann, muss aber nicht, die Denkhemmung verbunden sein. Hier fehlt der Antrieb, bestimmte Probleme zu durchdenken. Im Zusammenhang mit Verstimmungen, besonders Depressionen, treten sie deutlich hervor. Die Ursachen können aber auch in mangelnden Erfolgserlebnissen, zu geringem Anregungsgehalt der Umgebung oder hirnorganischen Störungen liegen.

Sind die dem Kind angebotenen Informationen nicht vielseitig genug oder sind bestimmte Bedürfnisse unzureichend befriedigt worden, kann es zu einer Denkeinengung kommen. Nur bestimmte Fakten werden beachtet und im Vergleich zu anderen überbewertet. Das kann von stärkeren religiösen oder politischen Einseitigkeiten bis hin zu Wahnsystemen gehen.

Nach Piaget würde es sich hierbei um eine Strukturstörung handeln, denn das Denken sorgt nicht mehr für eine Widerspruchsfreiheit der gesamten Umgebung. Es ist vielmehr eine politische, religiöse oder andere Idee überwertig geworden, und nur in ihrem Bereich wird eine weitgehende Widerspruchsfreiheit aufgebaut.

Entwicklung der Sprache

Vom Lallen zum Mehrwortsatz. Die Sprachentstehung beginnt mit dem Geburtsschrei des Neugeborenen, der zusammen mit den späteren Schrei-, Husten- und Gurgellauten vor allem der Stimmbildung dient. Im ersten Halbjahr werden diese Laute dann nach Dauer und Frequenz verändert, vokal- und konsonantenähnliche Laute artikuliert und Intonationsmuster von Erwachsenen imitiert.

Heute weiß man, dass für die Sprachentwicklung bereits die präverbale Kommunikation von großer Bedeutung ist. In Abb. 2.**2** ist dieser Zusammenhang schematisch dargestellt. Es werden dabei zwei Ebenen, die vorsprachliche und die sprachliche, unterschieden, die durch eine horizontale Linie voneinander getrennt sind. Nach dieser Auffassung ist das Auftreten der sprachlichen Verständigung nur eine Fortsetzung prä-

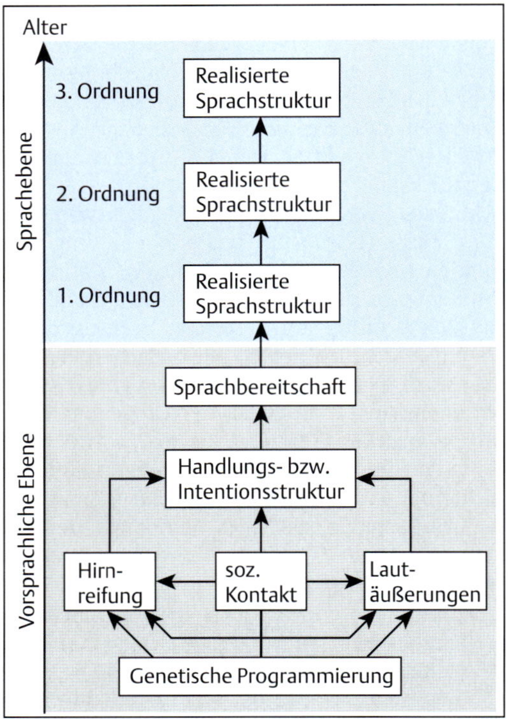

Abb. 2.**2** Schema der Sprachentwicklung und der sozio-biologischen Interdependenzen.

verbaler Intentions- und Handlungsstrukturen. Voraussetzung für ihre Entwicklung sind genetische Programmierung, Vorgänge der Hirnreifung, ebenso aber die ersten Lautäußerungen und sozialen Kontakte (z.B. zwischen Mutter und Kind). Diese Vorgänge und ihre Wechselwirkungen führen zur Ausbildung einer Intentions- bzw. Handlungsstruktur, die, angestoßen durch äußere (sprachliche und nichtsprachliche) Reize, aus ihrer Latenz tritt und in die realisierte Sprachstruktur transformiert wird.

Gegen Ende des 1. Lebensjahres verringert sich die Mannigfaltigkeit der vorher benutzten Laute. Vielleicht ist die Ursache dafür das Erscheinen erster Satzbildungen, die jetzt Vorrang haben und zur eigentlichen Sprache überleiten. Parallel zur Erweiterung des Wortschatzes, der beim einjährigen Kind 2–3, beim zweijährigen um 50 und beim dreijährigen Kind um 1000 Wörter umfasst, entwickelt sich die Grammatik. Ihren Entwicklungsstand stellt man am besten aufgrund der verwendeten mittleren Satzlänge fest. Mit etwa 13 Monaten bestehen die Sätze eines Kindes aus einem Wort *(Einwortsatz)*.

Tab. 2.**6** Sprachentwicklung in der frühen Kindheit.

Lebensalter (Monate)	Sprachentwicklung
0–0	Geburtsschrei
0–6	Lautäußerungen
7–12	Lautimitationen
13–18	Einwortsatz
18–24	Zweiwortsatz
25 ...	Mehrwortsatz

Nach ungefähr einem weiteren halben Jahr – das Kind beherrscht jetzt schon mehr als 30 Wörter – geht der Einwortsatz in den *Zweiwortsatz* über. Beispiele für Zweiwortsätze sind: „Mehr Milch“, „finde das“, „trink hier“. Bezeichnet man die Wörter des Einwortsatzes als Inhaltswörter (Milch, finde, trinke), so könnte man die hinzugekommenen Wörter als Schlüsselwörter (mehr, das, hier) bezeichnen. Die Wörter sind nicht mehr gleichwertig. Weitere Wortarten sind dann in Drei- und Mehrwortsätzen erkennbar. Das Grundprinzip der Grammatikentwicklung besteht also darin, dass sich der komplexe Satz durch Differenzierung aus einem Einwortsatz ableitet. Tab. 2.**6** fasst die Sprachentwicklung noch einmal zusammen.

Einflussfaktoren auf die Sprachentwicklung. Anhand des Verstärkungslernens, Nachahmungslernens und strukturierenden Lernens sollen einige Faktoren der Sprachentwicklung aufgezeigt werden.

Zunächst zum *Verstärkungslernen*: Stößt das Baby zum ersten Male einige Laute aus, von denen die Mutter glaubt, dass sie mit ihrer eigenen Sprache Ähnlichkeit haben, so wendet sie sich dem Kind erfreut zu und wiederholt – so gut sie kann – die Laute des Kindes. Das Baby erlebt dies als Verstärkung, freut sich über die Zuwendung und wird deshalb auch die Laute wiederholen. Dadurch übt es und wird in der Lautverwendung sicherer. In der späteren Entwicklung sind es vielleicht bestimmte Sätze, die wegen ihres klaren Aufbaus sofort verstanden werden. Auch das ist ein Erfolgserlebnis, das dazu ermuntert, einen klaren Sprachaufbau anzustreben.

Die Sprachentwicklung wird auch durch Selbstverstärkung vorangetrieben. Durch laute sprachliche Formulierung eines Problems kann häufig der Lösungsweg schneller gefunden werden. Auch dieser Erfolg veranlasst eine Mehrbenutzung der Sprache. Ein besseres gedächtnismäßiges Fixieren durch lautes Vor-sich-Hinsagen oder ein schnelleres Verstehen von Gedankengängen durch Nachsprechen sind weitere Beispiele für die Selbstverstärkung.

Wohl noch bedeutsamer als das Verstärkungslernen ist das *Nachahmungslernen*. Je nachdem, welche Sprache ein Kind von seiner Umgebung hört (Deutsch, Englisch usw.), wird es diese nachahmend erlernen. Das gilt auch für Sprachmerkmale wie laut, leise, schnell, langsam u. a.

Das *strukturierende Lernen* weist schließlich wieder darauf hin, dass die Sprache des Einzelnen nicht nur von seiner Umgebung, sondern auch von ihm selbst entwickelt und beeinflusst wird. Beim Sprachbeginn ist die subjektive Struktur der Sprache der Umgebungsstruktur bezüglich Lautbildung, Satzaufbau und Wortschatz noch wenig ähnlich. Mit Hilfe des Inkongruenzprinzips wird das Kind seine eigenen sprachlichen Laute in Richtung auf die Umgebungsstruktur variieren und auch vornehmlich auf ähnliche Lautgebilde der Umgebung hören.

Dieses strukturierende Lernen wird beim Baby z. B. durch die Babysprache der Mutter unterstützt. Wenn die Mutter die Babylaute wiederholt, so gelingt das ja nur unvollkommen, sie sind der Erwachsenensprache ähnlicher. Das Kind erhält dadurch von seinen Lauten wohldosiert abweichende Reize.

An diesem Beispiel sieht man auch das Zusammenwirken von Verstärkungslernen (die Zuwendung als Verstärkung), Nachahmungslernen (die Laute der Mutter werden imitiert) und strukturierendem Lernen (Variation der mütterlichen Babylaute). In der Praxis wird eine Lernart kaum isoliert angewendet (Störungen der Sprachentwicklung s. Teil III, „Psychische Störungen und Erkrankungen bei Kindern und Jugendlichen“).

Normvarianten und Störungen in den verschiedenen Entwicklungsbereichen

Psychische Störungen und Erkrankungen werden in der Entwicklungspsychopathologie als Abweichungen von der normalen Entwicklung aufgefasst. Dabei ist aber zu beachten, dass nicht jede Abweichung klinisch bedeutsam sein muss. Viele Auffälligkeiten von Kindern, die den Eltern Anlass zur Sorge geben, können als Varianten der normalen Entwicklung (Normvarianten) oder als normale (physiologische) Durchgangs- oder Übergangsstadien betrachtet werden. Denn die meisten Entwicklungsprozesse haben einen breiten interindividuellen Streuungsbereich, und sie verlaufen nicht immer linear. Zur Beurteilung der Frage, ob eine klinisch bedeutsame Störung vorliegt, ist deshalb eine genaue Kenntnis darüber notwendig,

- wie die normalen Entwicklungsprozesse verlaufen,
- wie stark sie von Individuum zu Individuum variieren können und
- welche „auffälligen“ Entwicklungsphänomene alters- und phasentypisch sind.

Tab. 2.7 Körperliche und körpernahe Entwicklungsprozesse.

Normvarianten und normale (physiologische) Durchgangsstadien	Klinisch bedeutsame Symptome bzw. Syndrome
Physiologische Regulationen:	
• Inappetenz, „schlechter Esser“	• Essensverweigerung
• „Guter Esser“	• Adipositas
• Einschlafängste, Pavor nocturnus	• Psychogene Schlafstörungen
• Verzögerte Sauberkeitsentwicklung	• Enuresis, Enkopresis
Motorik:	
• Motorische Unruhe	• Hyperkinetisches Syndrom
• Verzögerter Geschicklichkeitserwerb	• Psychomotorische Entwicklungsstörung
• „Kindersymptome“: Daumenlutschen, Nägelbeißen, Schaukeln	• Selbststimulation, Automutilation, starke Jaktationen
• Frühe passagere Tics	• Anhaltende Tics, Tourette-Syndrom

Tab. 2.**8** Kognitive und sprachliche Entwicklung.

Normvarianten und normale (physiologische) Durchgangsstadien	**Klinisch bedeutsame Symptome bzw. Syndrome**
Allgemeine Intelligenz:	
• Verzögerte geistige Entwicklung	• Intelligenzminderung
Teilleistungen:	
• Verzögerungen in einzelnen Teilleistungsbereichen	• Sprachentwicklungsstörung, Legasthenie, Rechenstörung, Dyspraxien, Dysphasien
Sonstige Auffälligkeiten, die sich im kognitiven oder sprachlichen Bereich manifestieren:	
• „Physiologisches" bzw. Entwicklungsstottern	• Stottern
• Kindliche Phantasiegefährten	• Wahnsysteme

Tab. 2.**9** Entwicklung im sozial-emotionalen Bereich.

Normvarianten und normale (physiologische) Durchgangsstadien	**Klinisch bedeutsame Symptome bzw. Syndrome**
Extraversive Auffälligkeiten:	
• Durchsetzungsversuche, Rivalität	• Aggressivität mit Schädigungsabsicht
• Neugierverhalten mit Zerstörungsfolgen	• Destruktivität
• Unwahrheiten aus kindlicher Weltsicht, Wegnehmen aus kindlichen Motiven	• Lügen, Stehlen, dissoziale Syndrome
Introversive Auffälligkeiten:	
• Fremdeln	• Soziale Ängste und Phobien
• Schüchternheit	• Mutismus
• Trennungsängste	• Schulphobie
• Passagere Tierphobien	• Manifeste Phobien
• Niedergeschlagenheit, Gehemmtheit, partielle Minderwertigkeitsgefühle und Misserfolgsorientierung	• Kindliche Depressionen
• Verlustreaktionen	• Deprivationssyndrom, Hospitalismus

In den schematischen Übersichten (Tab. 2.**7** bis Tab. 2.**9**) sind den normalen Entwicklungsvarianten einige klinisch bedeutsame Störungen gegenübergestellt.

Weiterführende Literatur

Charlton, M., Käppler, C., Wetzel, H.: Einführung in die Entwicklungspsychologie. 5. Aufl. Beltz, Weinheim, Basel, Berlin 2003

Herpertz-Dahlmann, B., Resch, F., Schulte-Markwort, M., Warnke, A. (Hrsg.): Entwicklungspsychiatrie. 2. Aufl. Schattauer, Stuttgart 2008

Holodynski, M.: Emotionen – Entwicklung und Regulation. Springer, Berlin 2006

Kohnstamm, R.: Praktische Kinderpsychologie. Huber, Bern 2006

Oerter, R., Montada, L (Hrsg.): Entwicklungspsychologie. 6. Aufl. Beltz, Weinheim, Basel, Berlin 2008

Remschmidt, H.: Psychiatrie der Adoleszenz. Thieme, Stuttgart 1992

3 Entwicklungspsychopathologie

H. Remschmidt

Entwicklungspsychopathologie als integrative Disziplin

Die Entwicklungsperspektive ist von großer Wichtigkeit für das Verständnis psychiatrischer Störungen bei Kindern und Jugendlichen. Entwicklungsphysiologie, Entwicklungsneurologie und Entwicklungspsychologie sind Grundlagenwissenschaften der Kinder- und Jugendpsychiatrie. Die Entwicklungsperspektive kann als eine Art Brückenschlag zwischen den verschiedenen Disziplinen angesehen werden oder als ein verbindendes Konzept, das imstande ist, unterschiedliche wissenschaftliche und praktische Auffassungen von Normalität und Psychopathologie nicht nur bei Kindern, sondern auch im Erwachsenenalter zu integrieren.

Auf dem Hintergrund dieser Definitionen kann man sagen, dass die Entwicklungsperspektive zum einen Prozesse umfasst wie Wachstum, Reifung, Lernen und zum anderen die Wechselwirkungen zwischen diesen Einflussgrößen. Dabei muss man allerdings bedenken, dass nicht alle Einflüsse auf Kinder entwicklungsbedingt sind; es gibt auch zufällige Einwirkungen wie z. B. Behinderungen und ungünstige Lebensumstände, die nicht als eigentliche Entwicklungsfaktoren bezeichnet werden können, wiewohl sie die Entwicklung ganz grundlegend beeinflussen.

Die Entwicklungsveränderungen sind altersgebunden und bestehen in der strukturellen und funktionellen Umgestaltung eines Organismus, was mit quantitativen und qualitativen Sprüngen verbunden ist, wobei die Letzteren aus der Bildung neuer Strukturen und Funktionen resultieren.

Meilensteine der normalen Entwicklung und ihre Bedeutung für psychische Störungen

Mehrere Autoren haben die Stadien der Entwicklung in Bezug auf verschiedene Altersstufen definiert. Wohl am bekanntesten sind die Entwicklungsmodelle von Sigmund Freud (1948) und Jean Piaget (1983).

Tab. 3.**1** zeigt vier Entwicklungsmodelle, außer jenen von Freud und Piaget auch die von Erikson (1980) und Jersild u. Holmes (1935) beschriebenen. Diese Modelle beruhen auf unterschiedlichen Sichtweisen. Während das Freudsche System auf psychosexuellen Entwicklungsstadien basiert, konzentriert sich Erikson in seinem System auf psychosoziale, Piaget auf kognitive und Jersild auf affektive.

In der letzten Spalte der Tabelle sind verschiedene psychopathologische Störungen aufgeführt, die den wesentlichen Altersgruppen bzw. Entwicklungsstadien zugeordnet werden können.

Die Schwierigkeit bei einer solchen Klassifikation besteht darin, dass nicht alle diese Stadien durch empirische Studien belegbar sind. So hat z. B. die so genannte Latenzzeit des Freudschen Systems kein empirisches Korrelat. Darüber hinaus besteht eine große Variationsbreite hinsichtlich des Alters, und schließlich können die verschiedenen Entwicklungstheorien im Hinblick auf das Alter in unterschiedlichem Bezug zueinander stehen. So kann z. B. ein Kind nach der kognitiven Theorie Piagets das Symbolstadium erreicht haben, sich aber nach dem Freudschen System noch immer in der oralen Phase befinden. Daher stützen sich moderne Entwicklungstheorien in der Hauptsache auf Funktionen (z. B. Körperwachstum, kognitive Entwicklung, moralische Entwicklung, Identitätsentwicklung und Selbstkonzept) in Verbindung mit Entwicklungsaufgaben. Nach Havighurst (1972) kann eine Entwicklungsaufgabe als eine Anforderung definiert werden, „die sich um einen bestimmten Zeitpunkt im Leben eines Individuums stellt und

Tab. 3.1 Anthonys Vorschlag einer diagnostischen Klassifikation psychopathologischer Entwicklung (Anthony, 1970; nach Achenbach, 1982, S. 574).

Alter (Jahre)	Psychosexuelle Stadien (Freud)	Psychosoziale Stadien (Erikson)	Kognitive Stufen (Piaget)	Affektive Stadien (Jersild)	Psychopathologie
0–1½	Oral	Urvertrauen vs. Misstrauen	Sensomotorisch	Ängste vor: Dunkelheit Fremden Alleinsein plötzlichen Geräuschen fehlender Hilfe	Autismus Anaklitische Depression Ess- und Schlafschwierigkeiten
1½-3	Anal	Autonomie vs. Zweifel/Scham	Symbolisch	Ängste vor: Trennung Verlassenwerden plötzlichen Bewegungen	Symbiotisches Verhalten Negativismus Obstipation Schüchternheit/Rückzug Pavor nocturnus
3–5	Genital ödipal	Initiative vs. Schuldgefühle	Intuition, Repräsentanz	Ängste vor: Tieren imaginären Wesen Verletzung/Kränkung	Phobien Alpträume Sprachprobleme Enuresis Enkopresis Angstzustände
6–11	Latenzzeit	Fleiß vs. Minderwertigkeitsgefühle	Konkret operational	Ängste vor: Schulversagen Ausgelachtwerden Eigentumsverlust Entstellung Krankheit, Tod	Schulprobleme, -ängste, -phobien Zwänge Konversionssymptome Tics
12–17	Adoleszenz: Wiederbelebung früherer Konflikte	Identität vs. Rollendiffusion	Formal operational	Anderssein (körperlich, sozial, intellektuell) sexuelle Ängste Gesichtsverlust	Identitätsdiffusion Anorexia nervosa Delinquenz Schizophrenie

deren erfolgreiche Bewältigung es glücklich macht und zu Erfolg bei späteren Aufgaben führt, wohingegen ein Scheitern das Individuum unglücklich macht und gesellschaftliche Missbilligung und Schwierigkeiten bei späteren Aufgaben nach sich zieht".

Entwicklungstheorien „versuchen, spezifische Verhaltensänderungen über einen bestimmten Lebensabschnitt zu beschreiben, vorherzusagen und zu erklären. Zu diesem Zweck müssen sie nachprüfbare Prognosen erstellen, d.h. solche, die bestätigt oder widerlegt werden können" (Jaffe, 1998).

Allerdings wurden und werden nicht alle theoretischen Annahmen empirischen Prüfungen unterworfen. Heute herrscht allgemeine Übereinstimmung dahingehend, dass Entwicklungsveränderungen von der Interaktion zwischen genetischen und Umwelteinflüssen abhängen, wobei das Individuum kein passives Objekt dieser Einflüsse ist, sondern seine Umgebung auch kreativ mitgestaltet.

Die derzeitige Entwicklungspsychopathologie ist von den Phasenmodellen der Entwicklung abgerückt zugunsten von Prozessmodellen, die diese Interaktionen zwischen dem Individuum und der breiten Vielfalt von Umwelteinflüssen und sozialem Kontext betonen, wobei gleichzeitig das Individuum als an seiner eigenen Entwicklung aktiv beteiligt angesehen wird.

Ergebnisse der Entwicklungspsychopathologie

Im Folgenden möchten wir auf einige Ergebnisse der Entwicklungspsychopathologie eingehen, die uns wichtig und viel versprechend für die nahe Zukunft erscheinen.

Geschlechterunterschiede und individuelle Unterschiede

Geschlechterunterschiede betreffen körperliche Entwicklung, Wachstum, Reifung, Entwicklung differentieller Fähigkeiten wie Sprechen und Sprache, räumliche Wahrnehmung sowie die meisten psychopathologischen Störungen (hyperkinetisches Syndrom, Entwicklungsverzögerungen, Autismus, aggressives und dissoziales Verhalten usw.).

Bis zur Pubertät sind die meisten psychopathologischen Auffälligkeiten bei Jungen häufiger als bei Mädchen, obwohl die Relation Jungen zu Mädchen für die verschiedenen Syndrome sehr unterschiedlich ist. So ist beispielsweise das hyperkinetische Syndrom bis zu neunmal häufiger bei Jungen anzutreffen als bei Mädchen, während beim Autismus in 20 Studien eine Relation von 3,7 : 1 gefunden wurde. Auch das Gilles-de-la-Tourette-Syndrom tritt bei Jungen häufiger auf (Verhältnis 3 : 1); das Gleiche gilt für Zwangsstörungen.

Obwohl diese Unterschiede sehr klar und gut belegt sind, kennen wir ihre Ursache nicht wirklich. Daher bleibt dies eine offene Forschungsfrage, zu der mehrere Hypothesen angeboten werden wie

- unterschiedliche Hemisphärenreifung bei Jungen und Mädchen;
- unterschiedliche Sozialisation von Jungen und Mädchen;
- zeitliche Unterschiede im allgemeinen Reifungsablauf zwischen Jungen und Mädchen.

Ein sehr wichtiges Thema im Hinblick auf individuelle wie Geschlechterunterschiede ist aggressives Verhalten, das beim männlichen Geschlecht deutlich häufiger ist. Was kindliche Aggression betrifft, so sind biologische Faktoren von ebenso großer Bedeutung wie psychosoziale. Wenn wir die Geschlechterunterschiede im Hinblick auf aggressives Verhalten bei Jungen und Mädchen erklären könnten, wäre dies auch gleichzeitig der Schlüssel zu einem besseren Verständnis von Delinquenz, die ein überwiegend männliches Phänomen ist.

Kontinuität und Wandel von Verhalten

Ein zweites Gebiet stellen Kontinuität und Wandel von Verhalten bei Kindern unter dem Entwicklungsaspekt dar. Obwohl wir die verschiedenen Verlaufstypen von Störungen kennen (z. B. den Kontinuitätstyp, der in der Kindheit stabil bleibt und sich mit fortschreitendem Alter abschwächt, und den Typ der in der Adoleszenz neu auftretenden Störung), bleibt die Ursache für die Existenz dieser verschiedenen Verlaufstypen im Dunkeln.

Unabhängig von möglichen Erklärungsansätzen ließen sich in mehreren Studien folgende *Kontinuitäten* nachweisen: Bei tief greifenden Entwicklungsstörungen wie z. B. frühkindlichem Autismus, Asperger-Syndrom und Rett-Syndrom besteht eine hohe Kontinuität, ebenso bei externalisierenden Verhaltensmustern und aggressivem Verhalten von Jungen. Auch ein beachtlicher Anteil der Jungen mit hyperaktiv-impulsivem Verhalten und Aufmerksamkeitsstörungen zeigt eine Tendenz zu bleibenden Verhaltensauffälligkeiten wie z. B. antisozialem Verhalten oder antisozialer Persönlichkeit und Drogenmissbrauch oder Aggressivität und Delinquenz.

Trotz dieser gesicherten Ergebnisse bleibt vorerst unklar, *warum* bei einigen Kindern die Auffälligkeiten fortbestehen und bei anderen nicht. Im Hinblick auf das Kontinuitätsproblem sind diejenigen Kinder von besonderem Interesse, die zu einer bestimmten diagnostischen Kategorie des Kontinuitätstypus gehören (wie z. B. Verhaltensstörungen, hyperkinetisches Syndrom), es aber schaffen, das betreffende Fehlverhalten mit dem Älterwerden abzulegen.

Ein etwas vernachlässigtes Thema ist das der *Diskontinuität*. Mit Ausnahme bestimmter Entwicklungsstörungen, die mit Reifungsprozessen in Zusammenhang stehen, wie z. B. Enuresis, Enkopresis und einiger vorübergehender Sprachstörungen, ist über Diskontinuität nicht viel bekannt. Es ist beispielsweise unklar, warum ein bestimmter Teil von Patienten mit kindlichen Depressionen keine Depression vom Erwachsenentypus entwickelt. Gleiches gilt für einen kleinen Teil der Patienten mit Störungen des Sozialverhaltens oder Drogenmissbrauch. Es ist gut vorstellbar, dass größere Veränderungen im Leben eine positive Wende in Richtung einer ungestörten Entwicklung in der Adoleszenz bewirken.

Risikofaktoren und protektive Faktoren

Die Erforschung von Risikofaktoren ist eines der wichtigsten Themen in der Entwicklungspsychopathologie. Die interessanteste Frage in diesem Zusammenhang ist der Werdegang jener Kinder aus einer Risikogruppe, die die jeweilige Störung entwickeln bzw. nicht entwickeln. Dieser Untersuchungsansatz führt nicht nur zu einem besseren Verständnis der Wirkung von Risikofaktoren, sondern auch zu neuen Einsichten in den Entwicklungsprozess als solchen. Als bedeutsame Risikofaktoren für psychiatrische Erkrankungen im Kindes- und Jugendalter haben sich, neben einschlägigen genetischen Belastungen, erwiesen: Hirnschädigungen und Hirnfunktionsstörungen, Vernachlässigung und Deprivation, familiäre Belastungen mit Alkoholismus und seelischen Erkrankungen, ungünstige oder zerrüttete Familienverhältnisse, soziale Benachteiligung und Diskriminierung. Darüber hinaus können auch einzelne Störungen das Risiko für zusätzliche Störungen erhöhen. So ist bekannt, dass umschriebene Entwicklungsstörungen wie Legasthenie oder Rechenstörungen, wenn sie nicht rechtzeitig behoben oder abgemildert werden, das Auftreten von depressiven Störungen, Dissozialität oder Angststörungen begünstigen können.

Risikofaktoren und protektive Faktoren interagieren miteinander im Verlauf der individuellen Entwicklung. Heute wissen wir aus der empirischen Forschung wesentlich mehr über Risikofaktoren als über protektive Faktoren. Protektive Faktoren sind nicht gleichsetzbar mit dem Fehlen oder dem Gegenteil von Risikofaktoren. Die Art und Natur der protektiven Faktoren ist möglicherweise eine ganz andere. Wir unterscheiden protektive Faktoren im Kind selbst (z.B. ausgeprägtes Selbstwertgefühl, günstige Temperamentseigenschaften), in der Familie (z.B. starker Familienzusammenhalt, gute elterliche Beziehung) und solche, die mit günstigen äußeren Einflüssen zusammenhängen.

Einige protektive Faktoren wurden in den letzten Jahren untersucht wie z.B. günstige Temperamentseigenschaften, gute eheliche Beziehung der Eltern, positives Selbstwertgefühl des Kindes und die Zugehörigkeit zum weiblichen Geschlecht, wobei Letztere ein protektiver Faktor im Hinblick auf psychiatrische Störungen ist, zumindest bis zur Pubertät. Dennoch bleiben viele Forschungsfragen offen, die sich u.a. auf den Wirkmechanismus von protektiven Faktoren beziehen, auf den Kontext, in dem sie wirken, sowie auf die Bedeutung, die Bewältigungsstrategien und Entwicklungsaufgaben in diesem Zusammenhang spielen.

Tab. 3.**2** gibt einen Überblick über die potentielle Relation zwischen Psychopathologie und Entwicklungsaufgaben.

Die Untersuchung der Bewältigungsmechanismen in Bezug auf Entwicklungsaufgaben könnte uns einem besseren Verständnis normaler ebenso wie pathologischer Entwicklungsprozesse näher

Tab. 3.**2** Mögliche Zusammenhänge zwischen Psychopathologie und Entwicklungsaufgaben (nach Garber, 1984).

Psychopathologische Störungen	Entwicklungsaufgaben
Trennungsangst	Objekt-Permanenz, Bindung und Ablösung
Depression	Differenzierung des Selbst, Selbstkonzept, sozialer Vergleich, Selbstwertgefühl
Suizid/Suizidversuch	Todesvorstellung, Zeit- und Zukunftsperspektive
Störungen des Sozialverhaltens: • nicht sozialisiert • sozialisiert	Moralische Entwicklung, Perspektivenwechsel, Empathie, Loyalität
Impulsivität	Gratifikationsaufschub
Oppositionelles Verhalten	Autonomie, Identifikation, Individuation
Schizoides Verhalten	Kontaktaufnahme, Beziehung zu Gleichaltrigen, Angstbewältigung

Tab. 3.3 Ergebnisse der Verlaufsforschung.

Störungsart	Beschreibung
Störungen des Sozialverhaltens	Im Kindesalter bergen sie ein hohes Risiko für depressive Symptomatik im Erwachsenenalter. Ferner ist elterliches Versagen in der Kindheit ebenfalls mit depressiven Störungen im Erwachsenenalter assoziiert.
Zwangsstörungen	Im Kindes- und Jugendalter zeigen sie eine hohe Persistenz im Erwachsenenalter. Die Prognose verschlechtert sich, wenn zusätzlich Tics bestehen, eine seelische Erkrankung bei einem Elternteil vorliegt oder die Behandlung mit Clomipramin erfolglos war.
Prämorbide nichtanorektische Essstörungen	Im Kindesalter sind sie mit einer schlechten Prognose bei einer Anorexia nervosa assoziiert. Anorexia nervosa im Kindesalter und in der frühen Adoleszenz prädisponiert zu unspezifischen Essstörungen und Angstzuständen im späteren Leben.
Hyperkinetische Störungen	Im Kindesalter sind sie assoziiert mit einer erhöhten Rate von antisozialen Persönlichkeitsstörungen, Drogenmissbrauch und Kriminalität im Erwachsenenalter.
Kindliche Lese-Rechtschreibstörungen	Sie zeigen eine hohe Persistenzrate in der Adoleszenz und im Erwachsenenalter und sind häufig mit Störungen des Sozialverhaltens in der Adoleszenz assoziiert, die sich im Erwachsenenalter abschwächen.
Frühschizophrenien	Sie haben eine schlechte Prognose und weisen eine hohe Persistenz im Erwachsenenalter auf.

bringen. Im klinischen Bereich können wir viel von unseren Patienten lernen, indem wir sie befragen und in ihrem Umgang mit Entwicklungsaufgaben beobachten.

Prognose und Verlauf

Eine weitere wichtige Aufgabe der Entwicklungspsychopathologie ist es, den Voraussagewert spezifischer Verhaltensmuster oder emotionaler Konstrukte im Gesamtkontext der Entwicklung zu untersuchen und damit zur Verlaufsforschung beizutragen.

Hierzu können aus den vorliegenden Studien folgende, in Tab. 3.3 dargestellten Ergebnisse der Verlaufsforschung zusammengefasst werden.

Weiterführende Literatur

Blanz, B., Remschmidt, H., Schmidt, M., Warnke, A.: Psychische Störungen im Kindes- und Jugendalter. Ein entwicklungspsychopathologisches Lehrbuch. Schattauer, Stuttgart 2006

Denham, S.A.: Emotional development in young children. Guilford Press, New York 1998

Deutsche Gesellschaft für Kinder- und Jugendpsychiatrie, Psychosomatik und Psychotherapie (Hrsg.): Leitlinien zur Diagnostik und Therapie von psychischen Störungen im Säuglings-, Kindes- und Jugendalter. 2. Aufl. Deutscher Ärzte-Verlag, Köln 2003

Herpertz-Dahlmann, B., Resch, F., Schulte-Markwort, M., Warnke, A. (Hrsg.): Entwicklungspsychiatrie: biopsychologische Grundlagen und die Entwicklung psychischer Störungen. 2. Aufl. Schattauer, Stuttgart 2007

Holodynski, M.: Emotionen – Entwicklung und Regulation. Springer, Berlin 2006

Oerter, R., Hagen, C. von, Röper, G., Noam, G. (Hrsg.): Klinische Entwicklungspsychologie. Ein Lehrbuch. Beltz, Weinheim 1999

Petermann, F., Niebank, K., Scheithauer, H.: Risiken in der frühkindlichen Entwicklung. Entwicklungspsychopathologie der ersten Lebensjahre. Hogrefe, Göttingen 2000

Petermann, F., Wiedebusch, S.: Entwicklung emotionaler Kompetenz in den ersten sechs Lebensjahren. Kindheit und Entwicklung 10: 189 – 200, 2001

Remschmidt, H., Fombonne, E.: Entwicklungspsychopathologie. Grundlagenwissenschaft für die Kinder- und Jugendpsychiatrie und Psychiatrie. Nervenarzt 70: 577 – 586, 1999

Remschmidt, H.: Bedeutung der Entwicklungspsychopathologie für die Psychotherapie. In: Remschmidt, H. (Hrsg.): Praxis der Psychotherapie mit Kindern und Jugendlichen. 2. Aufl. Deutscher Ärzte-Verlag, Köln 2004, S. 34 – 48

Resch, F.: Entwicklungspsychopathologie des Kindes- und Jugendalters. 2. Aufl. Beltz, Weinheim 1999

Rutter, M.: Developmental psychiatry. Heinemann, London 1980

4 Ätiologie und Genese

H. Remschmidt

Psychische Störungen und Erkrankungen im Kindes- und Jugendalter können durch vielfältige Faktoren verursacht, ausgelöst oder aufrechterhalten werden. Bei vielen Störungsmustern (z.B. manchen organisch bedingten Erkrankungen) ist der ursächliche Zusammenhang relativ eindeutig zu klären, bei einer größeren Zahl jedoch vorerst noch nicht. In diesen Fällen müssen oft mehrere Ursachen angenommen werden.

Eine Einteilung der für die Pathogenese bedeutsamen Faktoren ist nach unterschiedlichen Gesichtspunkten möglich, z.B. dem Zeitpunkt und der Art der Schädigung, der Art und Intensität ihrer Auswirkung und nach den beeinträchtigten Funktionen oder Interaktionen. Auch die Wechselwirkung bzw. gegenseitige Beeinflussung verschiedener Faktoren sowie der jedem Einteilungsprinzip zugrunde liegende Normbegriff sind zu berücksichtigen. Tab. 4.**1** gibt eine Übersicht über verschiedene Klassifikationsmöglichkeiten pathogenetisch wirksamer Faktoren, einschließlich einiger aus ihnen resultierender Konsequenzen.

Zeitpunkt der Schädigung

Der Zeitpunkt einer Schädigung kann für Diagnostik und Therapie von entscheidender Bedeutung sein. Gewöhnlich werden Schädigungsmöglichkeiten vom Zeitpunkt der Geburt ausgehend in pränatale, perinatale und postnatale Schädigungen unterteilt.

In der *pränatalen* Phase manifestieren sich vor allem genetische, konstitutionelle und toxische Einflüsse. Im Zusammenhang mit pränatalen Schädigungsmöglichkeiten wird immer wieder die Frage diskutiert, ob auch seelische Belastungen der Mutter während der Schwangerschaft Auswirkungen auf das Kind haben können.

Unter den *perinatalen* Einflüssen spielen neben erblichen und konstitutionellen Faktoren vor allem Ereignisse während der Geburt (Sauerstoffmangel, Verletzungen sowie Entzündungen) eine entscheidende Rolle. Allerdings genügt es nicht, diese anamnestisch zu erheben. Das Vorhandensein einer Asphyxie sagt keineswegs immer etwas über eine erfolgte Schädigung aus. Mehrere Untersuchungen haben gezeigt, dass die anamnestisch erfassten prä- und perinatalen Schädigungen nicht viel zur Ursachenaufklärung psychischer Auffälligkeiten beitragen.

Die *postnatale* Phase wird aufgegliedert in Säuglingsalter, Spiel- und Kindergartenalter, Vorschulalter, Schulalter sowie Pubertät und Adoleszenz. Sie umfasst einen langen Zeitraum, in dem sehr unterschiedliche Faktoren wirksam werden können, von organischen bis zu soziokulturellen Einflüssen.

Art der Schädigung

Hinsichtlich der Art der Schädigung kann man genetische, somatische, psychische, psychosoziale und soziokulturelle Einflussfaktoren unterscheiden. In den seltensten Fällen ist nur ein Faktor wirksam. Aber auch bei einer einheitlichen Schädigung (z.B. einer körperlich oder psychisch bedingten) kann es im *Verlauf* einer Erkrankung zu vielfältigen *sekundären Überlagerungen* kommen. Ein Beispiel sind sekundäre psychische Störungen, z.B. dissoziale Entwicklungen nach Hirnfunktionsstörungen oder Teilleistungsschwächen. Art und Zeitpunkt der Schädigung können sich in recht unterschiedlicher Weise ergänzen. So werden z.B. in der Adoleszenz manche *genetischen Belastungen* manifest, die sich im Kindesalter noch nicht gezeigt haben. Ein Beispiel ist die Frühmanifestation endogen-phasischer Psychosen bei Belastung der Eltern mit gleichartigen Erkrankungen. In diesem Falle manifestieren sich die endogen-phasischen Psychosen im Durchschnitt zwei Jahre früher als bei Jugendlichen ohne eine derartige familiäre Belastung.

Andererseits spielen auf verschiedenen Altersstufen spezifische *psychische Traumata und Konflikte* eine herausragende Rolle. Sie stehen häufig im Zusammenhang mit der Ablösung von der Familie, mit Partnerschaftskonflikten, beruflichen

Tab. 4.1 Verschiedene Klassifikationsmöglichkeiten pathogenetisch wirksamer Faktoren und aus ihnen resultierende Konsequenzen (nach Remschmidt, 1992).

Faktoren		**Konsequenzen**
Zeitpunkt der Schädigung	Pränatal	Fetopathien, Embryopathien, Chromosomenstörungen, auch psychische Einflüsse usw.
	Perinatal	Sauerstoffmangel, Verletzungen usw.
	Postnatal	Entzündungen, Verletzungen, psychische, psychosoziale, pädagogische und soziokulturelle Faktoren
Art der Noxe	Genetisch	Stoffwechselstörungen, neurologische, z. T. auch psychiatrische Erkrankungen
	Somatisch	Z. B. Entzündungen, Hypoxämien, Verletzungen, Tumoren, Fehlbildungen
	Psychisch	Psychische Traumata, Konflikte
	Psychosozial	Sozioökonomische Benachteiligung, Diskriminierung, familiäre (pädagogische) Einflüsse
	Soziokulturell	Subkultur, Normen, kulturspezifische Sitten und Gebräuche, epochale Einflüsse
Art der Auswirkung	Läsion	Organisches Substrat nachweisbar
	Reifungsverzögerung	Organisches Substrat nicht immer nachweisbar
	Funktionsstörung	Organisches Substrat meist nicht nachweisbar, aber funktionelle Ausfälle (z. B. path. EEG-Befund, fNMR-Befund, PET-Befund)
	Interaktionsstörung	Keine organischen Einflüsse nachweisbar
Intensität der Auswirkung	Normvariante	Noch in den Normbereich zu rechnen*
	Grenzfall	Bereits pathologische Anzeichen*
	Pathologischer Fall	Eindeutig pathologische Zeichen*
Beeinträchtigte Funktionen oder Interaktionen	Hirnfunktion	Hirnorganisches Psychosyndrom, neuropsychologische Syndrome
	Entwicklung	Entwicklungs- und Reifungsverzögerung
	Intelligenz	Oligophrenien und Demenzprozesse
	Sprache	Sprech- und Sprachentwicklungsstörungen
	Affektivität	Störungen der Affektivität (z. B. Depression, Antriebsarmut)
	Psychomotorik	Universelle und umschriebene Störungen der Psychomotorik
	Sexualität	Sexuelle Verhaltensabweichungen
	Sozialverhalten	Soziale Anpassungsstörungen, Delinquenz
Wechselwirkungs- und Normproblem	Dynamische Betrachtung	Keine Noxe trifft auf ein statisches Gebilde, sondern auf zahlreiche dynamische Prozesse und ein Individuum, das sich mit vielen von ihnen erlebend auseinander setzt. Betrachtungsweise von Störungen ist normabhängig

* Alle diese Bezeichnungen und vor allem die Grenzziehung sind abhängig vom zugrunde liegenden Normbegriff; dieser wiederum von theoretischen Vorstellungen und soziokulturellen Einflüssen.

Eingliederungsproblemen und Problemen bei der Identitätsfindung.

Soziokulturelle Einflüsse manifestieren sich in Normvorstellungen und kulturspezifischen Eigenarten sowie in epochalen Einflüssen, die für eine Zeit jeweils typisch und prägend sind. Von besonderer Bedeutung sind z. B. Konflikte in Familien aus anderen soziokulturellen Lebensräumen, bei denen es häufig zum Aufeinanderprallen bzw. zur Unvereinbarkeit von Normen aufgrund unterschiedlicher kultureller Hintergründe kommt.

Art der Auswirkung

Bei manchen psychiatrischen Erkrankungen lassen sich organische Ursachen in Form einer Läsion (strukturelle Schädigung des Gehirns) oder einer *Funktionsstörung* nachweisen. Auch *Reifungsverzögerungen* im psychischen sowie im physischen Bereich sind als Ursache oder Teilursache für psychiatrische Erkrankungen nicht selten. Hinzuweisen wäre z. B. auf umschriebene Entwicklungsstörungen. In vielen Fällen gelingt es aber nicht, Störungen der Hirnfunktionen für psychiatrische Erkrankungen oder Auffälligkeiten verantwortlich zu machen. Häufig sind Konflikte, ungünstige soziale Bedingungen oder eine besondere Vulnerabilität (Anfälligkeit) für die Störungen verantwortlich. Derartige Störungen, von denen die neurotischen, d. h. die psychisch bedingten Gesundheitsstörungen am häufigsten sind, manifestieren sich vielfach in Form von *Interaktionsstörungen*, besonders im Sozialbereich. Diese Kinder und Jugendlichen sind oft nicht in der Lage, mit Gleichaltrigen angemessenen Kontakt aufzunehmen, können sich nicht in eine Gruppe eingliedern, ziehen sich zurück oder reagieren überschießend aggressiv oder dissozial.

Intensität der Auswirkung und Normproblem

Im Kindes- und Jugendalter ist vielfach schwer zu unterscheiden, ob ein Verhalten als *Krankheit* oder noch als *Variante der normalen Entwicklung* zu sehen ist.

Diese Fragestellung berührt die Problematik der Normenbildung, die die Definition psychiatrischer Störungen und Erkrankungen erheblich beeinflusst. Diese sind weder nach der statistischen noch nach der idealen Norm klar und eindeutig abgrenzbar. Auch der Leidensdruck kann nicht der geeignete Maßstab sein, denn es gibt psychisch Kranke, die an ihrer Störung nicht leiden (z. B. Patienten mit manischen Erkrankungen), andererseits Menschen, die erheblich leiden, aber ihren Aufgaben gewachsen sind.

Die normative Beurteilung von Krankheitsbildern und psychischen Auffälligkeiten sollte daher verschiedene Dimensionen des Krankseins bzw. die die Krankheit verursachenden oder aufrechterhaltenden Bedingungen einbeziehen. Dies ist z. B. im Multiaxialen Klassifikationsschema (MAS), aber auch im DSM-IV der Fall, in denen die einzelnen Achsen solche verschiedenen Dimensionen widerspiegeln. Alle diese Achsen oder Dimensionen setzen im Krankheitsfall voraus, dass ein Kind oder ein Jugendlicher so stark auffällig ist, dass er in seinen normalen und altersentsprechenden Lebensvollzügen objektiv eingeschränkt oder behindert ist. Diese allgemeine Umschreibung lässt sich auf den Einzelfall recht gut anwenden. Hier besteht eine Analogie zu den unbestimmten Rechtsbegriffen, die auch jeweils im Hinblick auf den einzelnen Fall zu interpretieren sind. Das Kindeswohl beispielsweise kann nicht abstrakt und positiv definiert werden, wohl aber lässt sich im Einzelfall recht genau sagen, welche Maßnahmen ihm entsprechen und welche nicht.

Dennoch wird in der Praxis häufig die statistische Norm zur Abgrenzung von Störungen zugrunde gelegt, denn sie erlaubt, positive und negative Normabweichungen festzulegen. Die Idealnorm hingegen kennt nur negative Normabweichungen, weil eine „Überbefolgung" der Normen nicht als Variante oder Normabweichung aufgefasst werden kann. Vielmehr wird das absolute Befolgen einer solchen Norm mit dem Idealzustand gleichgesetzt. Die Psychopathologie und Psychiatrie beschäftigt sich vorwiegend mit „negativen" Normabweichungen. Aber auch „positive", d. h. im oberen Bereich der statistischen Norm liegende Verhaltensabweichungen können pathologisch sein, z. B. gibt es eine gehobene Stimmungslage im pathologischen Ausmaß.

Die Normfrage stellt sich weniger bei schwer wiegenden psychiatrischen Störungen und Erkrankungen (z. B. Anorexien, Schizophrenien, Manien, schweren Zwangsstörungen). Sie wird aber bei einer Reihe von Verhaltensauffälligkeiten bedeutsam, die Überspitzungen normalen

Verhaltens darstellen. Dieser Sachverhalt sowie die Beobachtung, dass bestimmte Symptome mit variierendem Schweregrad auch in der Allgemeinbevölkerung vorkommen, haben zu Überlegungen geführt, von einem kategorialen Krankheitsbegriff zu einem dimensionalen überzugehen. Der dimensionale Krankheitsbegriff geht von einem Kontinuum psychischer Funktionen aus, auf dem psychische Gesundheit und psychische Krankheit an unterschiedlichen Stellen lokalisiert sind und, nach Überschreitung mehr oder weniger gut definierter Grenzwerte, ineinander übergehen.

Beeinträchtigte Funktionen und Interaktionen

Eine weitere in der klinischen Praxis brauchbare Form der Einteilung geht von den *Funktionen* aus, die bei psychiatrischen Erkrankungen gestört sein können. Danach unterscheidet man Störungen der Hirnfunktion, der allgemeinen psychischen Entwicklung, der Intelligenz, des Sprechens und der Sprache, der Aktivität, der Motorik, der Sexualität, des Sozialverhaltens usw.

Diese Betrachtungsweise, die meist auch der Klassifikation psychischer Störungen zugrunde liegt, ist im Hinblick auf die *Ursache* der Erkrankung relativ neutral. Sie geht von der Beschreibung der Störungen in bestimmten Funktionsbereichen aus, ohne voreilig Schlüsse auf die Ursachen zu ziehen. Natürlich muss es das Bestreben der Forschung und Praxis bleiben, die Ursachen der Erkrankungen aufzudecken. Da diese jedoch in vielen Fällen noch nicht bekannt sind, ist eine Kennzeichnung der Erkrankung nach ihrer Symptomatik legitim. Dies geschieht in den meisten Klassifikationsschemata, nicht weil man sich von den Ursachen entfernen möchte, sondern weil sich vereinfachte ätiologische Vorstellungen, die früher häufig angenommen wurden, in empirischen Untersuchungen nicht bestätigen ließen.

Wechselwirkung

Alle bislang angeführten Faktoren wirken bei der Genese psychischer Erkrankungen eng zusammen. Deshalb wird der Realität nur eine *dynamische* Betrachtung gerecht, die davon ausgeht, dass diese Einflüsse nicht auf ein statisches Gebilde, sondern auf zahlreiche dynamische Prozesse und ein Individuum in einem Sozialraum stoßen, das sich, je nach seinen Voraussetzungen, mit den meisten Schädigungen auch „erlebend" auseinander setzt.

Es kommen Prozesse der Eigendynamik und *Selbstregulation* in Gang, die konstituierende Bestandteile der Entwicklung sind und zur Manifestation wie zur Behebung von Störungen und Erkrankungen einen wesentlichen Beitrag leisten können. Sie zeigen sich in der aktiven Auswahl von Einflüssen, im Beziehungsgefüge zu anderen Menschen und im Bereich der Motivation. Sie resultieren vielfach in Persönlichkeitsentwicklungen, die kraft Eigenmotivation in eine individuelle Verwirklichung einmünden, die sich weder durch genetische noch durch Umwelteinflüsse begreifen lässt, sondern als „Überrundung" dieser Einflüsse durch die freie Entscheidung einer Person.

Weiterführende Literatur

Blanz, B., Remschmidt, H., Schmidt, M., Warnke, A.: Psychische Störungen im Kindes- und Jugendalter. Ein entwicklungspsychopathologisches Lehrbuch. Schattauer, Stuttgart 2006

Herpertz-Dahlmann, B., Resch, F., Schulte-Markwort, M., Warnke, A. (Hrsg.): Entwicklungspsychiatrie. 2. Aufl. Schattauer, Stuttgart 2007

Remschmidt, H.: Psychiatrie der Adoleszenz. Thieme, Stuttgart 1992

Rutter, M., Taylor, E., Bishop, D., Scott, S., Thapar, A. (eds): Child and adolescent psychiatry. 5th ed. Wiley-Blackwell, Oxford 2010

II Kinder- und jugendpsychiatrische Diagnostik

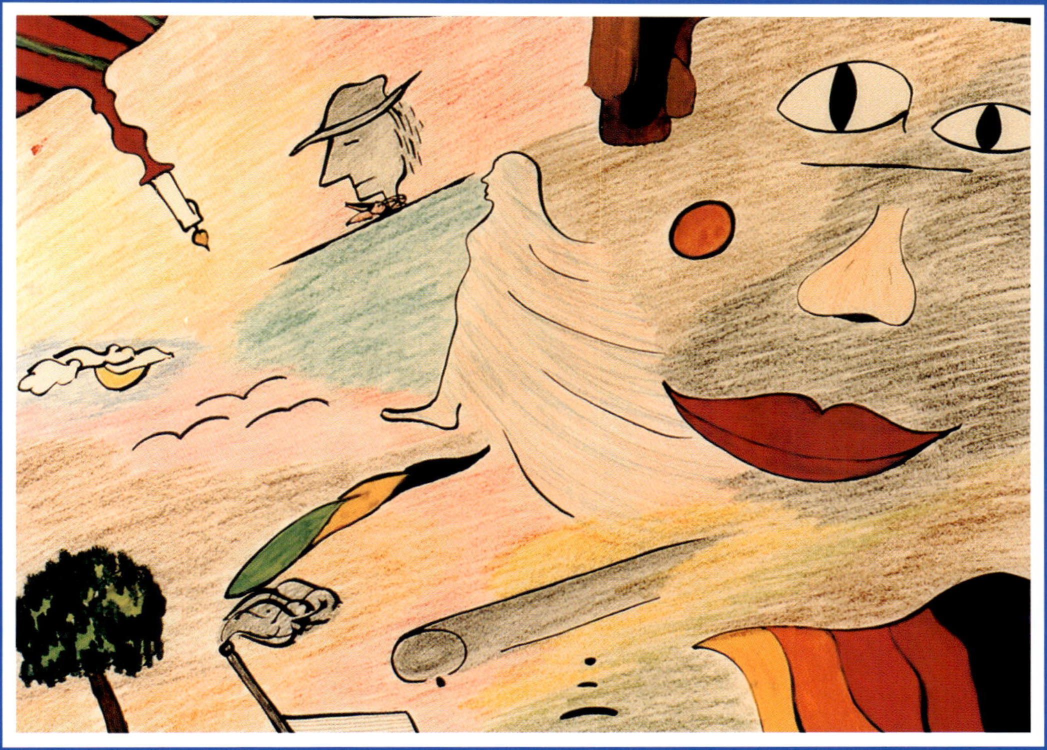

Gesichter mit Fahne
Bildliche Darstellung einer 16-jährigen Patientin mit Essstörung (Anorexia nervosa mit bulimischen Episoden)

5 Erhebung der Anamnese

H. Remschmidt

Unter Anamnese verstehen wir die *Vorgeschichte des Kranken.* Sie soll in der Kinder- und Jugendpsychiatrie, neben Erkrankungen und Belastungsfaktoren, immer auch das Sozialverhalten des Patienten erfassen sowie seine Einbettung in das jeweilige Lebensumfeld.

Wie in anderen Gebieten der Medizin unterscheiden wir die *Familienanamnese*, die *Eigenanamnese*, die *aktuelle Anamnese* (jetzige Anamnese) und als Spezifikum in der Psychiatrie die *biographische Anamnese.*

Werden die Angaben vom Patienten selbst erhoben, so spricht man von einer *subjektiven Anamnese*, stammen sie von Angehörigen oder Außenstehenden, die den Patienten gut kennen, spricht man von einer *objektiven Anamnese.* Diese Bezeichnungen sind eigentlich unangemessen, denn auch Angehörige können sehr subjektive Angaben über die Entwicklung eines Kindes oder Jugendlichen und mögliche Erkrankungen machen. Angaben Dritter (Angehöriger, Bezugspersonen) sind in der Kinder- und Jugendpsychiatrie aber wichtiger als in anderen medizinischen Fachgebieten, weil Kinder naturgemäß über ihre frühkindliche Entwicklung keine Auskunft geben können.

Kinder und Jugendliche suchen in der Regel nicht aus eigenem Antrieb eine kinder- und jugendpsychiatrische Institution auf. Es sind meistens die Eltern, die Rat und Hilfe für die Probleme ihrer Kinder suchen, oft veranlasst durch den Hausarzt, andere Kliniken, die Schule, Erziehungsberatungsstellen, Verwandte oder Bekannte.

Bei der Gewinnung von Informationen, die zu der Diagnose führen, sind nicht nur die Symptome des Patienten von Bedeutung, sondern die Familie als Gesamtsystem mit den vielfältigen gegenseitigen Abhängigkeiten der Angehörigen. Primär zielt jedoch die medizinische, psychiatrische und psychologische Untersuchung auf die Erfassung der diagnostisch relevanten Daten über den vorgestellten Patienten ab.

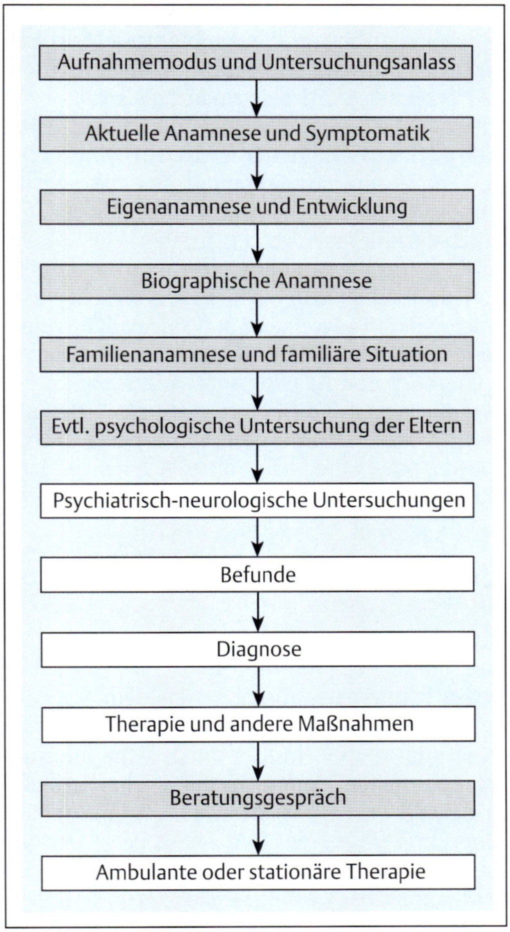

Abb. 5.**1** Schema zum Ablauf der Diagnostik. (Die grau unterlegten Kästchen heben hervor, bei welchen Etappen im Untersuchungsablauf die Mitwirkung der Eltern unerlässlich bzw. wünschenswert ist.)

Die *Einbeziehung der Eltern in den diagnostischen Prozess* wird in Abb. 5.**1** deutlich, die den Ablauf bis zur Diagnose und die daraus abzuleitenden Maßnahmen darstellt.

Aktuelle Anamnese

Die aktuelle (jetzige) Anamnese beginnt mit der Frage, weshalb der Patient die Sprechstunde oder Klinik aufsucht, und zielt auf den *Beginn* (plötzlich, allmählich, schleichend) und die *Symptomatik* der aktuellen Erkrankung aus der Sicht des Patienten (subjektive Anamnese) oder seiner Angehörigen (objektive Anamnese) ab. Dabei ist es wichtig, nicht nur die Symptomatik als solche genau zu erfassen, sondern auch nach *auslösenden Ereignissen, Erlebnissen und Belastungen* zu fragen. Viele Kinder oder Jugendliche bzw. deren Eltern kommen mit einer fertigen „Theorie" über die Entstehung der Erkrankung in die Sprechstunde. Diese sollte man ernst nehmen und durch detaillierte Fragen ergänzen.

Die aktuelle Anamnese muss auch auf *aktuelle Gefährdungsmomente* des Patienten eingehen. Solche sind in allererster Linie Suizidalität, selbstverletzendes Verhalten (Automutilatio), Drogenmissbrauch und Alkoholismus, Wahrnehmungs-, Orientierungs- und Denkstörungen (z. B. bei körperlich begründbaren oder schizophrenen Psychosen) sowie mögliche somatische Folgen psychischer oder psychosomatischer Erkrankungen.

Eigenanamnese

Die Eigenanamnese (in der Regel erhoben von den Eltern) beginnt mit der Frage nach der Erwünschtheit des Kindes, nach dem Schwangerschafts- und Geburtsverlauf, über den man meist nur von der Mutter verlässliche Informationen erhalten kann, geht auf die Entwicklung in den ersten Lebensjahren und auf die schulische Entwicklung ein und endet beim jetzigen Zustandsbild.

Man fragt nach *Geburtsschäden* (z. B. stark verlängertem Geburtsverlauf, Zangengeburt, Blutungen während der Geburt), die häufig Ursachen für frühkindliche Hirnfunktionsstörungen oder Anfallsleiden darstellen, ferner nach Erkrankungen des Gehirns und des Nervensystems (Meningitis, Enzephalitis, Lähmungserscheinungen, Kopfverletzungen, Unfälle usw.), nach *Entwicklungsverzögerungen* (verspätetes Laufen- und Sprechenlernen, verspätete Einschulung, verlängertes Einnässen, Störungen der Sexualentwicklung), nach *Erziehungsschwierigkeiten* und *Verhaltensauffälligkeiten* (z. B. motorische Auffälligkeiten, Angstzustände, dissoziales Verhalten, Alkoholmissbrauch, Missbrauch von anderen Genussmitteln oder Medikamenten) und nach bereits durchgemachten *psychiatrischen Erkrankungen.*

Schließlich ist es auch wichtig, über das *Sozialverhalten* des Kindes oder Jugendlichen etwas in Erfahrung zu bringen. Hierzu gehört das Sozialverhalten innerhalb und außerhalb der Familie (Schule, Arbeitsplatz, Kontakte mit Gleichaltrigen).

Von Bedeutung sind auch Interessen und Freizeitgestaltung.

Biographische Anamnese

Die biographische Anamnese zielt als „lebensgeschichtlich orientierte Krankenbefragung" (Dührssen) darauf ab, Krankheitssymptome und Lebensereignisse in einen verstehbaren Zusammenhang zu bringen. Dieser Zusammenhang ist häufig nicht geradlinig, man arbeitet mit Vermutungen (Hypothesen), weil die objektive Bedeutung bestimmter Lebensereignisse für eine bestimmte Symptomatik oder Konfliktkonstellation schwer nachzuweisen ist.

Dabei spielt auch der *subjektive Charakter von Erlebnissen* für den Patienten eine wesentliche Rolle. Ein bestimmtes Ereignis oder eine bestimmte familiäre Konstellation (z. B. der Erziehungsstil des Vaters) sind nicht nur in seiner objektiven Form von Bedeutung, sondern auch im subjektiven Erleben des Patienten. In der Erziehungsstilforschung hat dies z. B. dazu geführt, dass man vom „perzipierten Erziehungsstil" spricht, womit genau dieser Sachverhalt gemeint ist.

Eine sorgfältige biographische Anamnese setzt voraus, dass der Untersucher die wichtigsten im Kindes- und Jugendalter bedeutsamen Belastungsfaktoren und die häufigsten Konfliktkonstellationen innerhalb und außerhalb der Familie kennt.

Der Ansatz der biographischen Anamnese wurde ergänzt bzw. weiterentwickelt durch die *Life-Event-Forschung*. Diese versucht, kritische Lebensereignisse (z. B. Tod eines Familienangehörigen, Scheidung der Eltern, Schulwechsel) quantitativ zu erfassen, was in der Regel dazu führt, dass ein *allgemeiner Belastungsindex* erhoben wird, welcher einen Gradmesser für die Belastung des Patienten darstellt.

Dieser Summenwert kann wichtige Anhaltspunkte für das Ausmaß der Belastung eines

Jugendlichen liefern, zeigt jedoch nicht, welche besonderen Lebensereignisse für die jeweilige psychopathologische Konstellation von Bedeutung sind. Dies kann nur durch eine gezielte Befragung und ihre Verknüpfung mit der Symptomatik bzw. ihrer Genese geleistet werden.

Belastende Lebensereignisse (Life-Events) sind für sich genommen keineswegs ein sicherer Hinweis auf biographische Belastungen von krankheitsverursachender oder -auslösender Wirkung. Denn sowohl die Belastbarkeit als auch die Fähigkeit, entsprechende Bewältigungsstrategien zu entwickeln, sind interindividuell sehr verschieden, sodass gleiche Life-Events bei verschiedenen Personen unterschiedliche Auswirkungen haben können.

Familienanamnese

In der Familienanamnese ist danach zu fragen, ob in der näheren oder ferneren Verwandtschaft psychiatrische Erkrankungen, Suizide, Alkoholismus, Kriminalität, Einweisungen in psychiatrische Kliniken oder Behandlungen wegen psychischer Erkrankungen vorgekommen sind. Die Familienanamnese zielt auch darauf ab, erbliche Erkrankungen oder seelische Abnormitäten zu erfassen. Aus ihr erhält man oft wichtige *Hinweise auf die Genese des derzeitigen Krankheitsbildes*. Dies gilt nicht nur für Erkrankungen, bei denen eine erbliche Komponente nachgewiesen ist (z. B. Schizophrenien, endogen-phasische Psychosen, Legasthenie), sondern auch für psychische Symptome, die familiär verbreitet sind, ohne dass ein bestimmter Erbgang gesichert ist. So zeigen z. B. Angstzustände verschiedener Art eine ausgesprochen familiäre Verbreitung, wie immer diese Symptomatik vermittelt sein mag.

Die Familienanamnese dient ebenso der Eruierung des Familienklimas, der Beziehung der einzelnen Familienmitglieder untereinander, der Stellung des Kindes oder des Jugendlichen innerhalb der Familie und der Objektivierung intrafamiliärer Konflikte.

Die Familienanamnese kann durch eine spezielle *Familiendiagnostik* ergänzt werden, die sich auf testpsychologische Methoden und/oder Videoaufzeichnungen von Familiengesprächen stützt.

Beim Erheben der Familienanamnese ergeben sich für den Kinder- und Jugendpsychiater zwei geläufige *Schwierigkeiten*:

- Angaben über psychiatrische Krankheiten in einer Familie oder über Familienkonflikte werden sowohl von den jugendlichen Patienten als auch von ihren Angehörigen gern verschwiegen, da diese Krankheiten im Bewusstsein der Gesellschaft immer noch mit dem Makel der Schande behaftet sind.
- Falls man dennoch Angaben erhält, sind diese diagnostisch oft schwer zu verwerten, da sie z. T. ungenau und infolge von Unkenntnis der Materie häufig auf unwichtige Details ausgerichtet sind. Es bleibt daher dem Geschick des Untersuchers überlassen, durch gezielte Fragen zu verlässlicheren und präziseren Angaben zu kommen.

Tab. 5.**1** gibt ein einfaches Anamnesenschema wieder, das Familienanamnese, Eigenanamnese und wichtige Sicherungsfragen hinsichtlich körperlicher Erkrankungen enthält.

Weiterführende Literatur

Deutsche Gesellschaft für Kinder- und Jugendpsychiatrie und Psychotherapie et al. (Hrsg.): Leitlinien zu Diagnostik und Therapie von psychischen Störungen im Säuglings-, Kindes- und Jugendalter. 3. Aufl. Deutscher Ärzte-Verlag, Köln 2007

Kubinger, K. D., Deegener, G.: Psychologische Anamnese bei Kindern und Jugendlichen. Hogrefe, Göttingen 2001

Remschmidt, H.: Psychiatrie der Adoleszenz. Thieme, Stuttgart 1992

Stieglitz, R.-D., Freyberger, H. J.: Psychiatrische Untersuchung und Befunderhebung. In: Berger, M. (Hrsg.): Psychiatrie und Psychotherapie. 2. Aufl. Urban & Fischer, München 2004

Tab. 5.1 Beispiel für ein Anamnesenschema.

Beispiel für ein Anamnesenschema

I. Aufnahmemodus, Vorstellungsanlass

Tag, Zeit, Begleitung, einweisender Arzt, Einweisungsgrund, Unterbringungsmodus (evtl. Hinweis auf das Unterbringungsgesetz), evtl. Verhaltensbeobachtungen in der Aufnahmesituation

II. Anamnese

A. Familienanamnese

- Standardangaben zu den Verwandten (Großeltern, Eltern, Geschwister des Patienten): Alter, Krankheiten (Fehlbildungen, chronische Krankheiten, psychische Auffälligkeiten, psychiatrische Krankheiten, Klinikaufenthalte), aktueller Beruf
- Persönlichkeit und Entwicklung der Eltern und Geschwister, Geschwisterkonstellation
- Sozioökonomische Lage der Familie
- Gesprächseindruck von den Eltern bzw. Begleitperson

B. Eigenanamnese

- Frühe Entwicklung: Schwangerschaftsverlauf, Geburt, Neugeborenenperiode, Säuglings- und Kleinkindentwicklung, Entwicklung im Vorschulalter
- Schule und Beruf: Einschulung, Schulstand, Leistungen, Schularbeitssituation, Berufspläne, Ausbildung in Lehre und Beruf
- Sexualität: Sexueller Entwicklungsstand, Einstellung zur Sexualität, sexuelle Aktivitäten
- Frühere Krankheiten: Beginn, Maßnahmen, Verlauf
- Soziale Situation: Freundschaftsbeziehungen, soziale Stellung in der Gleichaltrigengruppe, Interaktionen und Aktivitäten außerhalb der Familie, soziale Auffälligkeiten, Freizeitunternehmungen
- Primärpersönlichkeit, Hobbys und Interessen
- Genussmittel, Drogen und Medikamente: Koffein, Nikotin, Alkohol, Rauschmittel und Arzneimittel; jeweils gekennzeichnet hinsichtlich Art, Dosis, Frequenz und Dauer der Einnahme
- Familiendynamik: Beziehungen des Patienten zu den übrigen Familienmitgliedern, Interaktionen und Aktivitäten innerhalb der Familie

Aktuelle Symptomatik: Beginn, situativer Kontext, Intensität, Maßnahmen, Verlauf

C. Sicherungsfragen

- Kardiale Dekompensation: Dyspnoe, Ödeme
- Appetit: Widerwille gegen bestimmte Speisen, Unverträglichkeiten
- Erbrechen, Brechreiz
- Durst
- Wasserlassen
- Stuhlgang
- Gewichtsverlauf
- Schlaf
- Regelmäßig eingenommene Medikamente: Verträglichkeit, Missbrauch

6 Allgemeine körperliche Untersuchung

B. Herpertz-Dahlmann und W. Pott

Die körperliche Befunderhebung ist ein fester Bestandteil der kinder- und jugendpsychiatrischen Untersuchung. Sie ist aus folgenden Gründen erforderlich:

- Die psychische Symptomatik kann Ausdruck einer körperlichen Erkrankung oder eines angeborenen Syndroms sein (z.B. endokrinologische Störungen, Fragiles-X-Syndrom).
- Die psychiatrische Erkrankung hat körperliche Veränderungen zur Folge (z.B. Essstörungen, Depression).
- Die psychiatrische Erkrankung zeigt körperliche Manifestationen (z.B. Automutilation, Trichotillomanie).
- Die Applikation von Psychopharmaka bedingt den Ausschluss bedeutsamer Vorerkrankungen.

Darüber hinaus kommt ein Teil der Patienten aus sozial benachteiligten Familien, sodass die kinder- und jugendpsychiatrische Untersuchung oft die einzige Möglichkeit einer ärztlichen Kontrolle ist.

Inspektion

Die medizinische Befunderhebung beginnt mit der Inspektion. Hierbei ist der Pflegezustand des Kindes oder Jugendlichen zu beachten sowie seine körperliche Verfassung (Übergewicht, Untergewicht). Nur bei sehr kleinen Kindern muss die Begleitperson beim Ausziehen helfen. Schon beim Vorschulkind kann die Beobachtung von Selbständigkeit und Geschicklichkeit beim Öffnen und Schließen der Kleidungsstücke Hinweise auf eine altersentsprechende Entwicklung geben. Bewegungsabläufe (Verlangsamung, motorische Unruhe) und Mimik werden wahrgenommen, ebenso die Kooperationsbereitschaft des Kindes.

Nach Ablegen der Kleidungsstücke wird der Patient gewogen und seine Körpergröße bestimmt. Es empfiehlt sich, Körpergewicht und Körpergröße als BMI (Body-Mass-Index; Gewicht in Kilogramm, dividiert durch das Quadrat der Größe in Meter) anzugeben. Körpergröße, Körpergewicht und BMI sollten durch aktuelle Perzentilenkurven auf das Lebensalter bezogen werden (weitere Ausführungen s. Teil III).

Die Untersuchung ohne Kleidung erfolgt am besten „körperabschnittsweise", sodass der Patient nie ganz unbekleidet ist. Hiervon kann es allerdings Ausnahmen geben.

Das Stadium der Pubertätsentwicklung, im Allgemeinen nach Tanner und Whitehouse, ist schriftlich zu dokumentieren (Hinweise zur Bedeutung von Minderwuchs und Hochwuchs sowie zu Störungen der Pubertätsentwicklung s. Teil I). Zusätzlich sollten Kopfumfang, Puls und Blutdruck gemessen sowie Sehvermögen und Gehör orientierend (Sehtafeln, Flüstersprache) geprüft werden.

Untersuchungsverlauf

- Die körperliche Untersuchung im engeren Sinne beginnt mit der Befundung der *Haut*. Hautveränderungen geben wichtige Hinweise auf neurokutane Erkrankungen (z.B. tuberöse Sklerose, Neurofibromatose Recklinghausen).
- Die *Mund- und Racheninspektion* beinhaltet eine Beurteilung der Lippen, Zunge, Mundschleimhaut sowie der Gaumenform. Für den Kinder- und Jugendpsychiater gibt der Zustand der *Zähne* (selbstinduziertes Erbrechen, mangelnde Zahnhygiene, Vernachlässigung) wichtige Hinweise.
- Die *Ohren* werden in Bezug auf Tragus- und Mastoiddruckschmerz untersucht, ggf. folgt eine Trommelfellspiegelung.
- Durch Schluckenlassen und Tasten orientiert man sich über die *Schilddrüse*.
- Nach Inspektion des *Thorax* (Trichterbrust, Glockenthorax) erfolgt die Auskultation von Lunge und Herz. Kardiale Anomalien finden sich bei einigen für die Kinder- und Jugendpsychiatrie bedeutsamen Chromosomenanomalien und Syndromen (Morbus Down, fetales

Alkoholsyndrom, Williams-Beuren-Syndrom, velofaziales Syndrom).

- Die Untersuchung des *Bauches* beginnt mit der Überprüfung des Hautturgors, vor allem bei Nahrungs- und Flüssigkeitskarenz (Abheben einer Hautfalte am Unterbauch und plötzliches Loslassen). Durch Abtasten der Bauchregion wird ein lokaler oder diffuser Druckschmerz festgestellt sowie die Größe von Leber und Milz.
- Die Inspektion des *Genitale* gibt Aufschlüsse über das Pubertätsstadium (s. Teil I). Weiterhin sind beim männlichen Geschlecht ein Hodenhochstand sowie die Hodengröße zu vermerken.
- Abschließend erfolgt die Beurteilung des *Lymphknotenstatus* sowie die der *Extremitäten*; bei Letzteren ist sowohl auf die Durchblutung (Akrozyanose) als auch auf Anomalien (Vierfingerfurche, Klinodaktylie) zu achten.

Allgemeine Hinweise

Die körperliche Untersuchung sollte in einem ruhigen Raum ohne Publikumsverkehr bei unverschlossener Tür stattfinden. Sie wird in der Regel nach Anamnese und Exploration durchgeführt, sodass bereits vorher ein Kontakt zwischen Untersucher und Patient bestand. Bei jungen Kindern sollte ein Elternteil oder eine Bezugsperson, die das Kind gut kennt, anwesend sein; bei älteren Kindern und Jugendlichen ist die Untersuchung durch gleichgeschlechtliche Untersucher in Anwesenheit von gleichgeschlechtlichen Dritten zu empfehlen. Bei Verdacht auf sexuellen Missbrauch sind besondere Regeln zu beachten.

Alle Untersuchungsergebnisse müssen in der Krankenakte *dokumentiert* werden.

Schmerzhaftere Maßnahmen (z. B. Blutabnahme) sind bis zum Ende der Untersuchung zu verschieben. Eine gute Kooperation des Kindes sollte durch Lob honoriert, und die wichtigsten Untersuchungsergebnisse sollten in einfacher Form mitgeteilt werden.

Besondere Probleme können bei der körperlichen Untersuchung unkooperativer, sehr unruhiger und aggressiver Patienten entstehen. Ursachen hierfür sind akute Psychosen, starke Ängste, Intelligenzminderungen und autistische Erkrankungen. Bei diesen Patienten ist es erforderlich, zumindest die Bewusstseinslage und das Bewegungsmuster einzuschätzen. Ergeben sich hierbei bedeutsame Veränderungen zu Vorberichten, sollten kurzfristig weiterführende Untersuchungen (Laboruntersuchungen, Magnetresonanztomografie) unter Umständen in Sedierung erfolgen. Die vollständige körperliche Untersuchung muss dann baldmöglichst nachgeholt werden.

Weiterführende Literatur

Dahmer, J.: Anamnese und Befund. 10. Aufl. Thieme, Stuttgart 2006

Ethikkommission der drei Fachgesellschaften für Kinder- und Jugendpsychiatrie und Psychotherapie (Federführung: J. Martinius): Ärztlich-ethische Leitlinie zur körperlichen und neurologischen Untersuchung in der Kinder- und Jugendpsychiatrie und -psychotherapie. DGKJP-Geschäftsstelle, Berlin 2004

Fegert, J. M.: Sexuell missbrauchte Kinder und Recht, Bd. 2: Die körperliche Untersuchung. Volksblattverlag, Köln 1993, S. 22

Fueßl, H., Middecke, M.: Anamnese und klinische Untersuchung. 4. Aufl. Thieme, Stuttgart 2010

Koletzko, B.: Kinder- und Jugendmedizin. 13. Aufl. Springer, Berlin 2007

7 Neurologische Untersuchung

B. Herpertz-Dahlmann und W. Pott

Fast alle pathologischen psychischen Phänomene können Ausdruck einer primären zerebralen Erkrankung oder einer systemischen Erkrankung sein, die sekundär das Gehirn betrifft. Neben der Abklärung dieser im engeren Sinne somatischen Erkrankungen dient die neurologische Untersuchung im Kindes- (und zum Teil noch Jugend-) alter dazu, sich einen Eindruck von dem motorischen Entwicklungsstand des Patienten zu verschaffen.

Der vorliegende Beitrag kann allenfalls einen kursorischen Überblick über eine neurologische Basisdiagnostik geben, genauere Hinweise sind den Lehrbüchern der Neurologie und Neuropädiatrie zu entnehmen.

Untersuchungsverlauf

Bereits die Beobachtung des Kindes ermöglicht Hinweise auf die zugrunde liegende Störung: plötzliches Verharren oder Blickstarre können auf eine Epilepsie hinweisen oder Dyskinesien bzw. Paresen auf eine zerebrale Bewegungsstörung.

Screening der Motorik. Bei jüngeren Kindern empfiehlt es sich, die Untersuchung mit der Überprüfung der *motorischen Funktionen* zu beginnen. Dabei ist nicht selten spielerisches Geschick des Untersuchers erforderlich. Aus Tab. 7.**1** geht hervor, welche Bewegungskoordinationen beim Kind in Form eines Screenings überprüft werden sollten. Die altersabhängigen Meilensteine der Entwicklung sind zu beachten, d.h. der Zeitpunkt, zu dem die Mehrheit der entsprechenden Altersgruppe eine motorische Fähigkeit erworben hat. Standardisierte Untersuchungen, z.B. nach Touwen oder Largo, erlauben eine standardisierte Beurteilung des Kindes.

Darüber hinaus sollten unwillkürliche und assoziierte Bewegungen (soft signs) sowie die Händigkeit erfasst werden. Tics oder Stereotypien sind zu dokumentieren.

Tab. 7.**1** Screening der Bewegungskoordination beim Kind.

Screening der Bewegungskoordination
Aufstehen aus der Hockposition
Strichgang
Stehen einschließlich Romberg-Versuch
Zehengang
Hackengang
Einbeinstand (Dauer in Sekunden)
Einbeinhüpfen (wie oft?)
Finger-Nase-Versuch
Finger-Finger-Versuch
Finger-Daumen-Oppositionsversuch
Knie-Hacken-Versuch
Diadochokinese

Kopf. Nach dem Screening der Motorik beginnt die neurologische Untersuchung im engeren Sinne mit der Messung des frontookzipitalen Kopfumfangs. *Makrozephalie* ist definiert als ein Kopfumfang oberhalb der 97. Perzentile, *Mikrozephalie* liegt bei einem Kopfumfang unterhalb der 3. Perzentile vor. Nach Abklärung einer familiären Komponente müssen verschiedene Ursachen in Betracht gezogen werden, z.B. ein Hydrozephalus bei der Makrozephalie oder eine Entwicklungsstörung bei der Mikrozephalie (z.B. fetales Alkoholsyndrom).

Der Kopf wird auf umschriebene oder diffuse Klopfschmerzhaftigkeit untersucht und beobachtet, ob Nackensteifigkeit vorliegt. In diesem Fall sind vielfach die *meningitischen Zeichen* (Lasègue, Kernig, Brudzinski) positiv.

Hirnnerven. Die Untersuchung der Hirnnerven kann beim älteren Kind in typischer Reihenfolge durchgeführt werden; beim jüngeren Kind sind oft Improvisationen erforderlich.

- Die Abklärung einer Läsion des N. olfactorius *(N. I)* durch unterschiedliche Aromastoffe ist aufwendig und beim Kind nur selten erforderlich, sollte aber bei Hinweisen auf ein Schädel-Hirn-Trauma nicht unterbleiben.
- Bei der Untersuchung der Augen werden Störungen der Optikusfunktion *(N. II)*, des N. oculomotorius *(N. III)*, N. trochlearis *(N. IV)* sowie des N. abducens *(N. VI)* erfasst. Dabei empfiehlt sich eine orientierende Überprüfung des Visus (Sehtafeln) und des Gesichtsfeldes (Fingerperimetrie). Die Spiegelung des Augenhintergrundes dient vor allem der Abklärung einer Stauungspapille. Pupillendifferenzen von beiden Augen sowie Pupillenreaktion auf Licht und Konvergenz sind zu dokumentieren, ebenfalls das Vorliegen eines Nystagmus oder Strabismus sowie Augenmuskellähmungen einschließlich Ptosis.
- Der motorische Anteil des N. trigeminus *(N. V)* ist für die Kaumuskulatur verantwortlich, der sensible Anteil versorgt das Gesicht und die vordere Hälfte des Hirnschädels. Der N. facialis *(N. VII)* innerviert alle Gesichtsmuskeln. Um Läsionen zu diagnostizieren, überprüft man Gesichtssymmetrie (Mundwinkel), den Lidschluss und das Runzeln der Stirn.
- Der N. statoacusticus *(N. VIII)* hat sowohl Funktionen für das Gehör als auch für das Gleichgewicht. Die Überprüfung des Gehörs kann orientierend durch Flüstersprache oder das Ticken einer Armbanduhr erfolgen; bei Sprachentwicklungsverzögerungen ist eine fachärztliche Hördiagnostik unerlässlich.
- Untersuchung von Larynx, Pharynx und weichem Gaumen ergeben Hinweise auf die Funktion des *IX. und X. Hirnnervs* (N. glossopharyngeus und N. vagus). Im Einzelnen werden die Phonation, die Symmetrie des Gaumensegels, der Schluckakt und der Würgereflex überprüft.
- Der N. accessorius *(N. XI)* versorgt den M. sternocleidomastoideus und den M. trapezius. Die Funktion der beiden Muskeln wird isoliert und simultan untersucht.
- Die motorischen Funktionen der Zunge werden durch den N. hypoglossus *(N. XII)* gewährleistet. Eine Läsion dieses Nervs führt zu Atrophie, Faszikulationen und Abweichen der Zunge zur betroffenen Seite.

Reflexe. Die Überprüfung der *Muskeleigenreflexe* umfasst Bizeps-, Trizeps-, Brachioradialis-, Patella- und Achillessehnenreflex. Sie können gesteigert bzw. vermindert sein oder ganz fehlen, je nachdem, ob eine Pyramidenbahn- oder periphere Schädigung vorliegt. Ein positives Babinski-Phänomen ist ein Hinweis auf eine Pyramidenbahnläsion, ebenso eine Abschwächung oder das Fehlen von *Fremdreflexen* (z. B. Bauchhautreflexe, Kremasterreflex). Ein unerschöpflicher Klonus (Folge von Muskeleigenreflexen) ist fast immer pathologisch, während ein erschöpflicher Klonus als auffälliges Zeichen vor allem dann verwertbar ist, wenn eine Seitendifferenz vorliegt.

Muskeltonus. Um den Muskeltonus zu untersuchen, überprüft man den Widerstand der Extremitätenmuskeln gegen passive Streck- oder Beugebewegung. Gesteigerte Muskeleigenreflexe und muskuläre Hypertonie weisen auf eine spastische Zerebralparese hin. Die Kontrolle der *groben Kraft* erfolgt durch die Anweisung an den Patienten, eine bestimmte Position gegen Widerstand aufrechtzuerhalten. Das Kind wird z. B. aufgefordert, den Unterarm anzuwinkeln, während der Untersucher versucht, ihn zu abduzieren.

Sensibilität. Zum Abschluss der neurologischen Untersuchung wird die Sensibilität überprüft. Hierzu gehören Berührungs-, Schmerz- und Temperaturempfindung sowie der Lagesinn und die Vibrationsempfindung. Beim jüngeren Kind gestaltet sich die Untersuchung der Sensibilität oft sehr schwierig, da eine hohe Kooperationsbereitschaft erforderlich ist.

Allgemeine Hinweise

Mit zunehmender Erfahrung lassen sich vermehrt einzelne neurologische Tests auch schon in die übrigen Untersuchungsschritte integrieren. So kann man bereits beim Betreten des Untersuchungsraumes das Bewegungsmuster des Kindes erfassen und erhält so einen ersten Eindruck von der grobmotorischen Koordination. Einen Eindruck von der Feinmotorik erhält man z. B., wenn jüngere Kinder während des Gespräches mit den Eltern malen, puzzeln oder sich mit der Posting Box beschäftigen. Die Beobachtung der Mimik erlaubt dann u. a. die Einschätzung des N. facialis.

Der erfahrene Untersucher wird sich einen eigenen Untersuchungsablauf angewöhnen und

Tab. 7.2 Orientierende neurologische Verlaufsuntersuchung.

Orientierende neurologische Verlaufsuntersuchung
Überprüfung der Augenbeweglichkeit
Direkte und indirekte Pupillenreaktion auf Licht
Überprüfung der mimischen Muskulatur
Finger-Nase-Versuch
Finger-Daumen-Oppositionstest
Überprüfung der Diadochokinese
Romberg-Test, kombiniert mit Armvorhalteversuch
Einbeinstand und -hüpfen
Zehen- und Hackengang
Überprüfung früherer auffälliger Befunde

bei Verlaufsuntersuchungen auch auf einzelne Untersuchungsschritte verzichten können. Besondere Sorgfalt ist aber auch bei Verlaufsuntersuchungen immer dann erforderlich, wenn über den Verlust bereits erworbener Fähigkeiten (kognitiv und motorisch) und über häufiger auftretende Kopfschmerzen geklagt wird.

Einen Vorschlag für eine orientierende neurologische Verlaufsuntersuchung zeigt Tab. 7.2.

Weiterführende Literatur

Bähr, M., Frotscher, M., Duus, P.: Neurologisch-topische Diagnostik. 9. Aufl. Thieme, Stuttgart 2009

Largo, R. H., Caflisch, J. A., Hug, F., Muggli, K., Sheehy, A., Gasser, T.: Neuromotor development from 5 to 18 years: Part 1. Timed performance. Developmental Medicine and Child Neurology 43: 436–443, 2001a

Largo, R. H., Caflisch, J. A., Hug, F., Muggli, K.: Neuromotor development from 5 to 18 years: Part 2. Associated Movements. Developmental Medicine and Child Neurology 34: 444–453, 2001b

Michaelis, R., Niemann, G. W.: Entwicklungsneurologie und Neuropädiatrie. 3. Aufl. Thieme, Stuttgart 2004

Touwen, B. C. L.: Die Untersuchung von Kindern mit geringen neurologischen Funktionsstörungen. Thieme, Stuttgart 1992

8 Erhebung des psychischen Befundes

H. Remschmidt

Exploration

Während die Anamnese zur Aufgabe hat, die für die Diagnose wichtige „Vergangenheit" des Patienten zu ermitteln, befasst sich die Exploration gezielt mit den *derzeitigen Krankheitserscheinungen.* Sie vermittelt dem Untersucher ein Bild von Aufmerksamkeit, Gedächtnis, Denken, Affektivität, also der *Art und Weise der psychischen Abläufe.*

Die Exploration ist die eigentliche psychiatrische Untersuchungstechnik und verlangt vom Untersucher Erfahrung und Taktgefühl. Sie darf nicht nach einem starren Schema ablaufen, sondern muss sich der Situation und Eigenart des Patienten so anpassen, dass ein Vertrauensverhältnis zwischen Arzt und Patient entsteht oder gewahrt bleibt. Schon aus der Vorgeschichte und der Beobachtung des Patienten müssen sich die Reihenfolge und die Richtung ergeben, in die die Exploration geht, aber auch Untersuchungen, die man tunlichst unterlässt. Die Exploration soll ein geschickt geführtes Gespräch sein, in das Fragen nach den psychischen Einzelfunktionen mehr oder weniger unauffällig eingeflochten werden.

Mit der Untersuchung von psychischen Einzelfunktionen und der systematischen Einordnung ihrer Störungen befasst sich die allgemeine Psychopathologie. Für die psychopathologische Exploration ist wesentlich, dass Normalfunktion und psychopathologische Abweichung jeweils gemeinsam zu betrachten sind.

In Tab. 8.**1** sind die zu prüfenden psychischen Einzelfunktionen angeführt. Es dürfte aus den bisherigen Ausführungen klar geworden sein, dass die Exploration nicht an die angegebene Reihenfolge gebunden ist.

Verhaltensbeobachtung

Allgemeine Gesichtspunkte

Die Verhaltensbeobachtung bei Kindern und Jugendlichen erstreckt sich auf folgende Bereiche:
- Beobachtung während der Untersuchungssituation (Exploration),
- Beobachtung der Interaktion mit den Eltern,
- Beobachtung in einer Leistungs- und Anforderungssituation (z. B. bei der Durchführung psychologischer Tests),
- Beobachtung des Verhaltens gegenüber Mitpatienten und dem Personal,
- Beobachtung des schulischen Verhaltens.

Die beiden zuletzt genannten Beobachtungsmöglichkeiten hat man in der Regel nur in der Klinik bzw. Klinikschule.

Was die *Beobachtungstechnik* betrifft, so kann man die *Gelegenheitsbeobachtung* von der *systematischen Beobachtung* unterscheiden. Beide Formen der Beobachtung sind in Tab. 8.**2** gegenübergestellt.

Sonderformen der Beobachtung, die man im Gegensatz zu den bisher geschilderten *unmittelbaren* Formen als *mittelbare* bezeichnen könnte, sind die *Auswertung von Tagebüchern,* Biographien oder Krankengeschichten. Die Auswertung von Tagebüchern über das Verhalten von Jugendlichen spielte in der Entwicklungspsychologie lange Zeit eine große Rolle und hat erneut Aktualität erlangt. Sie ist in der Adoleszenz auch deshalb besonders wichtig, weil aus solchen Aufzeichnungen häufig Hinweise für Strategien der Auseinandersetzung und der Bewältigung aufgedeckt werden können, auf die man in der Therapie erfolgreich zurückgreifen kann.

Der *Stellenwert der Verhaltensbeobachtung* ist *je nach Störungsmuster* bzw. Problematik und Auftretenshäufigkeit *unterschiedlich.* Während motorische Störungen wie Tics und Stereotypien unmittelbar sichtbar sind, auch meist recht häufig auftreten und demzufolge in der Untersuchungssituation gut beobachtet werden können,

Tab. 8.1 Im Rahmen der psychopathologischen Exploration zu prüfende psychische Einzelfunktionen und deren Störungen.

Zu prüfende psychische Einzelfunktionen
Bewusstsein • quantitativ (Abstufungen der Bewusstseinshelligkeit): Somnolenz, Sopor, Koma • qualitativ (Art des Bewusstseinszustandes, Inhalte des Bewusstseins): amentielles Syndrom, delirantes Syndrom, Dämmerzustände (organisch und psychogen)
Wahrnehmung • quantitativ: Über- bzw. Unterempfindlichkeit gegen Sinnesreize, Verlangsamung der Wahrnehmungsvorgänge • qualitativ (Sinnestäuschungen): Wahrnehmungsanomalien (z. B. Mikropsie, Makropsie), illusionäre Verkennungen (Wirklichkeitsverkennungen), Halluzinationen (Trugwahrnehmungen), Pseudohalluzinationen
Orientierung (zeitlich, räumlich, situativ und zur eigenen Person)
Gedächtnis (Altgedächtnis, Neugedächtnis, mittelbares und unmittelbares Gedächtnis) • quantitativ: Amnesie (retrograde, psychogene Amnesie), allmähliches Nachlassen der Gedächtnistätigkeit • qualitativ: wahnhafte Erinnerungsentstellungen, Pseudologia phantastica, Déjà-vu-Erlebnisse, Jamais-vu-Erlebnisse, Merkfähigkeitsstörungen (Vergesslichkeit)
Antrieb und Aktivität (Motivation) • quantitativ: Antriebsvermehrung, Antriebsminderung • qualitativ (Art und Richtung): Zwangsantriebe, Drang- und Impulshandlungen
Affektivität (Emotionalität) • quantitativ: Überempfindlichkeit, affektive Verödung • qualitativ (Art der Gefühlslage): manisch-euphorisches Syndrom, depressives Syndrom • Regulationsstörungen (Abstimmung der Affektlagen): Stimmungslabilität, Affektinkontinenz
Denken • formal (Ablauf des Denkens): Denksperre, Denkhemmung, Ideenflucht, Perseveration (Haften), Zerfahrenheit • inhaltlich: Zwangsideen (Zwangsgedanken), überwertige Ideen, Wahnideen (primäre und sekundäre Wahnideen)
Intelligenz • quantitativ: niedrige intellektuelle Leistungsfähigkeit • qualitativ: Teilausfälle der Intelligenz (neuropsychologische Syndrome, umschriebene Entwicklungsstörungen)
Persönlichkeit • subjektiv (der Patient selbst erlebt sich oder Teile seines Körpers als fremd): Depersonalisation, Derealisation, Ich-Störungen • objektiv (die Veränderung wird von Außenstehenden bemerkt): abnorme Persönlichkeiten

trifft dies auf *intrapsychische Vorgänge* (wie bestimmte Konflikte, Entfremdungserlebnisse oder Störungen des Sexualverhaltens) nicht zu. Sie können daher nur vom Patienten selbst oder seinen Eltern erfragt werden, wobei deren Kooperationsbereitschaft relevant ist. Von daher ergeben sich naturgemäß Grenzen der Verhaltensbeobachtung.

Abgesehen von diesen mit der Störung zusammenhängenden Schwierigkeiten gibt es zahlreiche *Probleme, die beim Untersucher und seiner Methodik liegen*. Verhaltensbeobachtungen, bei denen eine Vielzahl von Kategorien gleichzeitig zu erfassen sind, sind relativ unzuverlässig, weil der Untersucher schon bei 8 – 10 Beobachtungskategorien überfordert ist. Dementsprechend sind die Reliabilitätskoeffizienten derartiger Beobachtungen gering. Allerdings lässt sich die Reliabilität bzw. Zuverlässigkeit durch eine sorgfältige *Beobachterschulung* deutlich anheben. Diese Schwierigkeiten haben dazu geführt, dass man mit verschiedenen Hilfsmitteln die Beobachtung sowohl valider als auch zuverlässiger zu gestalten versucht.

Tab. 8.**2** Formen der Beobachtung.

Gelegenheitsbeobachtung	Systematische Beobachtung
Die Gelegenheitsbeobachtung erfolgt mehr oder weniger zufällig und ist daher nicht repräsentativ. Gleichwohl kann sie wichtige Informationen vermitteln. So kann die Beobachtung eines versteckten Zwangsrituals, das der Patient von sich aus nicht berichtet, einen wichtigen Einblick in seine Erkrankung (z. B. Zwangsstörung, Schizophrenie) geben.	Bei der systematischen Beobachtung versucht man, bestimmte Verhaltensweisen ausführlich und oft unter Zuhilfenahme vorher entworfener Hilfsinstrumente (z. B. Beobachtungsskalen, Merkmalskataloge) zu beschreiben. Eine Sonderform der systematischen Beobachtung ist die teilnehmende Beobachtung. Diese hat sich vor allem beim Studium von Gruppenprozessen bewährt. Der Beobachter nimmt z. B. an der jeweiligen Aufgabe oder Tätigkeit teil und beobachtet gleichzeitig die anderen Gruppenmitglieder. Über das Verhalten wird später ein Protokoll erstellt.

Hilfsmittel der Verhaltensbeobachtung

Neben verschiedenen Kategoriensystemen, Skalen und Beobachtungsbögen hat sich die Videotechnik als wichtigstes Hilfsmittel für die Beobachtung herauskristallisiert. Sie hat sich sowohl in der Auswertung von Einzelexplorationen mit dem Patienten als auch in der Familien- und Interaktionsdiagnostik bewährt. Ihr Vorteil liegt darin, dass man die Szenen beliebig häufig abspielen und sie dadurch recht detailliert, auch unter Mitwirkung mehrerer Beobachter (Bestimmung der Inter-Rater-Reliabilität), auswerten kann. Der Einwand, wonach die Durchführung einer Videoaufnahme das Verhalten des Patienten oder die Familien-Interaktion entscheidend verändert, kann mittlerweile als widerlegt gelten. Insbesondere auf bestimmte aktuelle Situationen (z.B. stationäre Aufnahme des Patienten, Diskussionen über die aktuelle Problemlage) trifft dies nicht zu.

Für die Durchführung von Videoaufnahmen als Hilfsmittel der Beobachtung und Therapie gelten *Regeln*, die sorgfältig zu beachten sind:

- Nie darf eine Videoaufnahme ohne Kenntnis und *Zustimmung* des Patienten bzw. seiner Eltern durchgeführt werden. Die Zustimmung ist auf einem entsprechenden Formblatt, das den Zweck der Videoaufnahme erläutert, schriftlich einzuholen.
- Vor der Durchführung einer Videoaufnahme muss dem Patienten und seinen Eltern der *Zweck erläutert* werden.
- Zur *Aufklärung* des Patienten und seiner Eltern gehört auch, *was mit der Videoaufnahme* nach Abschluss der Diagnostik und Therapie *geschieht*. Soll sie für Fortbildungszwecke verwendet werden, so ist hierfür die Zustimmung einzuholen.
- Der Hinweis auf die absolute Einhaltung der *Schweigepflicht* und die Einhaltung der Bestimmungen des Datenschutzes ist unerlässlich.

Die *Möglichkeiten des Videoeinsatzes* in Verhaltensdiagnostik und -therapie sowie in der videounterstützten Therapie und Beratung können verschieden ausgestaltet werden. In der *Verhaltensdiagnostik* kommt es auf drei Bereiche an: Validität und Reliabilität für die klinische Beurteilung nutzbar zu machen, eine sorgfältige Verhaltensanalyse durchzuführen, die auch Hinweise für die Therapie gibt, und schließlich auch, die Möglichkeit der Erfassung nonverbalen Verhaltens in den diagnostischen Prozess einzubeziehen.

In der *Therapie und Beratung* kann die Anwendung mehr *patientenzentriert* oder mehr *therapeutenzentriert* sein. Ersteres erlaubt verschiedene Möglichkeiten des Video-Feedbacks, Letzteres wird in der Therapieausbildung und -weiterbildung erfolgreich angewandt. Die Videotechnik eignet sich auch hervorragend zur Schulung der Gesprächsführung und Explorationstechnik während der kinder- und jugendpsychiatrischen Weiterbildung und zur Psychotherapie-Supervision.

Strukturierte Interviews

Strukturierte Interviews, die im Kindes- und Jugendalter angewandt werden können, sind relativ neue Untersuchungsinstrumente. Entsprechend sind sie durchweg noch nicht sehr ausgereift. Dies zeigt sich auch in den bislang vorliegenden *psychometrischen Kennwerten* dieser Verfahren. Dennoch ist die Entwicklung strukturierter Interviews eine wichtige Aufgabe in dem langfristig zu verfolgenden Prozess, psychiatrische Diagno-

Tab. 8.3 Einige strukturierte Interviews für das Kindes- und Jugendalter.

Bezeichnung	Altersbereich	Informant	Erfasster Merkmalsbereich	Psychometrische Kennwerte	Strukturierungsgrad
Psychopathologisches Befundsystem für Kinder und Jugendliche (CASCAP-D) (Döpfner et al., 1999)	Kinder und Jugendliche	Eltern und Kind/Jugendlicher	Ganzer psychopathologischer Bereich	Reliabilität: 0,63–0,90 faktorielle Validität teilweise bestätigt	Halbstrukturiert (auch als klinisches Rating)
Diagnostiksystem für psychische Störungen nach ICD-10 und DSM-IV für Kinder und Jugendliche II (DISYPS-II) (Döpfner et al., 2008)	Vorschulalter bis 18 Jahre	Eltern und Kind/Jugendlicher, Lehrer	Aufmerksamkeitsdefizit-/Hyperaktivitäts-Störungen, Störungen des Sozialverhaltens, Angststörungen, depressive Störungen, Zwangsstörungen, tief greifende Entwicklungsstörungen, Tic-Störungen, Störungen sozialer Funktionen	Reliabilität: interne Konsistenzen 0,78–0,95 Inhaltliche Validität: setzt Diagnosen von ICD-10 und DSM-IV um; gute konvergente und diskriminante Validität	Halbstrukturiert (auch als klinisches Rating)
Kiddie-Sads-Present and Lifetime Version (K-SADS-PL) (deutsche Version: Delmo et al., 2001)	Kinder und Jugendliche	Eltern und Kind/Jugendlicher	Ganzer psychopathologischer Bereich	–	Halbstrukturiert
Diagnostic Interview for Children and Adolescents IV (DICA-IV) (Reich et al., 1997)	6–17 Jahre	Eltern oder Kind/Jugendlicher	Ganzer psychopathologischer Bereich	–	Hochstrukturiert
Interview Schedule for Children and Adolescents (ISCA) (Sherill u. Kovacs, 2000)	8–17 Jahre	Eltern und Kind/Jugendlicher	Schwerpunkt: Depression, Angstzustände	Reliabilität: r=0,89 für Symptomübereinstimmung zweier Rater Validität: hoch für Depression	Halbstrukturiert
Diagnostic Interview Schedule for Children (DISC) (Shaffer et al., 2000)	6–17 Jahre	Eltern oder Kind/Jugendlicher	Breiter psychopathologischer Merkmalsbereich	Retest-Reliabilität: 0,43–0,76 Validität: gute Trennung zwischen psychiatrischen und pädiatrischen Fällen	Hochstrukturiert
Kinder-DIPS (Unnewehr et al., 2008)	6–18 Jahre	Eltern und Kind/Jugendlicher	Breiter psychopathologischer Merkmalsbereich	Interrater-Reliabilität: 0,48–0,94 Validität: je nach Merkmal gute Validität bestätigt	Hochstrukturiert
Mannheimer Elterninterview (MEI) (Esser et al., 1989)	6–16 Jahre	Eltern	Breiter psychopathologischer Merkmalsbereich, soziofamiliäre Bedingungen; belastende Lebensereignisse	Interrater-Reliabilität: κ-Werte = 0,71–1,00 Validität: Übereinstimmung mit Expertenurteil 64 %	Strukturiert

Tab. 8.3 (Fortsetzung)

Bezeichnung	Altersbereich	Informant	Erfasster Merkmalsbereich	Psychometrische Kennwerte	Strukturierungsgrad
Marburger Symptom Rating (MSR) (Mattejat u. Remschmidt, 2010)	3–18 Jahre	Eltern	Breiter psychopathologischer Merkmalsbereich	Interrater-Reliabilität: zufriedenstellend bis sehr gut Validität bestätigt	Strukturiert
Operationalisierte Psychodynamische Diagnostik (OPD-KJ) (Arbeitskreis OPD-KJ, 2007)	Kinder und Jugendliche	Eltern und andere Fremdbeurteiler	Psychodynamisch orientiertes Verfahren zur Erfassung therapierelevanter Aspekte, ergänzend zum MAS	Nur wenige Studien	Halbstrukturiert (auch als klinisches Rating)
Strukturiertes Klinisches Interview für DSM-IV (SKID) (Wittchen et al., 1997)	Jugendliche ab 14 Jahren	Jugendlicher	Ganzer psychopathologischer Bereich	Interrater-Reliabilität: 0,55–1,00 Übereinstimmungs-validität: 0,40–0,60	Halbstrukturiert

sen im Kindes- und Jugendalter valider und reliabler zu machen und auf diese Weise von stark subjektiven Einschätzungen wegzukommen.

Das *Prinzip der strukturierten Interviews* besteht darin, dass die für einen Merkmalsbereich relevanten Items im Rahmen einer mehr oder weniger strukturierten Verfahrensweise vom Patienten oder von seinen Eltern im persönlichen Gespräch erhoben werden. Der *Strukturierungsgrad* kann dabei sehr unterschiedlich sein. *Hochstrukturierte Interviews* schreiben genau die Art der Frage vor. *Halbstrukturierte Interviews* lassen dem Untersucher Raum, den jeweiligen Merkmalsbereich durch Ad-hoc-Fragen abzuklären.

Die meisten strukturierten Interviews wurden im anglo-amerikanischen Raum entwickelt. Es ist nicht Sinn dieses Beitrags, auf diese im Einzelnen einzugehen. Stattdessen sollen anhand einer tabellarischen Übersicht die wichtigsten Merkmale der bekanntesten *strukturierten Interviews für das Kindes- und Jugendalter* wiedergegeben werden (Tab. 8.**3**).

Wie Tab. 8.**3** zeigt, sind die bekanntesten strukturierten Interviews bis zum 16. bzw. 18. Lebensjahr anwendbar. Die Informanten sind meist die Eltern oder Eltern und Kind bzw. Jugendlicher.

Dieser Merkmalsbereich kann die ganze Breite psychopathologischer Symptome umfassen wie beim DICA oder beim DISC oder auf einen engeren Merkmalsbereich eingeschränkt sein wie beim Kiddie-SADS oder der Interview Schedule for Children (ISC). Wie Tab. 8.**3** ebenfalls zeigt, sind die psychometrischen Kennwerte (Reliabilität und Validität) bislang nicht sehr hoch.

Es ist eine wichtige Aufgabe für die Zukunft, zuverlässigere strukturierte Interviews zu entwickeln, die nicht nur für Forschungsfragen, sondern auch in der klinischen Praxis mit Gewinn angewandt werden können.

Fragebogenmethoden und Skalen

Im Vergleich zu den strukturierten Interviews sind Fragebogenmethoden und Skalen in der Kinder- und Jugendpsychiatrie bereits gut eingeführt. Sie wurden zum Teil in der Kinder- und Jugendpsychiatrie, zum Teil in der Erwachsenenpsychiatrie entwickelt.

Tab. 8.**4** gibt eine Übersicht über einige gebräuchliche Fragebogenmethoden und Skalen zur Erfassung psychopathologischer Auffälligkeiten von Kindern und Jugendlichen. Die angeführten

Tab. 8.**4** Einige gebräuchliche Fragebogenmethoden und Skalen zur Erfassung psychopathologischer Auffälligkeiten von Kindern und Jugendlichen.

Bezeichnung	**Items**	**Altersbereich**	**Informant**	**Erfasster Merkmalsbereich**	**Psychometrische Kennwerte**
Child Behavior Checklist 1½–5 (CBCL 1½–5) (deutsche Version: Achenbach, 2000)	99	1½–5 Jahre	Eltern	7 Problemskalen: emotionale Reaktivität, Angst/Depressivität, körperliche Beschwerden, sozialer Rückzug, Schlafprobleme, Aufmerksamkeitsprobleme, aggressives Verhalten 3 übergeordnete Skalen: externalisierende und internalisierende Auffälligkeiten, Gesamtauffälligkeit Skalenbildung basiert auf faktorenanalytischen Untersuchungen	Untersuchungen mit der deutschsprachigen Fassung werden derzeit unternommen; bisher liegt nur amerikanische Normierung vor
Child Behavior Checklist 4–18 (CBCL 4–18) (Arbeitsgruppe Kinder-, Jugendlichen- und Familiendiagnostik, 1998)	112	4–18 Jahre	Eltern	3 Kompetenzskalen: Aktivität, soziale Kompetenz, Schule 8 beurteilungsübergreifende Syndrome: sozialer Rückzug, körperliche Beschwerden, Angst/Depressivität, soziale Probleme, schizoid/zwanghaft, Aufmerksamkeitsstörung, delinquentes Verhalten, aggressives Verhalten Zusammenfassung zu 3 Skalen: internalisierende und externalisierende Störungen sowie ein Gesamtwert für Problemverhalten	–
Conners Parent Rating Scale-revised (CPRS-R) (Conners et al., 1998) Validität: κ-Wert =0,86	93	3–17 Jahre	Eltern/ Lehrer	Verschiedene Verhaltensauffälligkeiten	Retest-Reliabilität: 0,75–0,94
Internationale Diagnosen-Checkliste für ICD-10 und DSM-IV (ICDL) (Hiller et al., 1997)	–	Kinder und Jugendliche	Fachleute	Allgemeine Psychopathologie	–
Lehrerfragebogen über das Verhalten von Kindern und Jugendlichen (TRF) (Arbeitsgruppe Deutsche Child Behavior Checklist, 1998)	113	4–18 Jahre	Lehrer	Breitbandverfahren	Noch keine deutschen Werte

Tab. 8.4 (Fortsetzung)

Bezeichnung	Items	Altersbereich	Informant	Erfasster Merkmalsbereich	Psychometrische Kennwerte
Mannheimer Elternfragebogen (MEF) (Esser, 2001)	52	6–16 Jahre	Eltern und Jugendliche	Allgemeine Psychopathologie, diagnosekonstituierend	Validiert an klinischen und Feldstichproben
Marburger Verhaltensliste (MVL) (Ehlers et al., 1978)	80	6–12 Jahre	Eltern	Emotionale Labilität, Kontaktangst, Selbstkonzept, Sozial- und Leistungsverhalten	Retest-Reliabilität: 0,41–0,81 Validität: gesichert
Profil Psychosozialer Belastungen (PPB) (Mattejat u. Remschmidt, 1998)	27 Skalen (5-stufig)	Kinder und Jugendliche	Fachleute	Erfassung der aktuellen psychosozialen Lebensumstände (klinische „Familiendiagnose")	Interrater-Reliabilität: 0,71
Revised Conners Parent Rating Scale (CPRS-R) (Goyette et al., 1997)	27	3–17 Jahre	Eltern/Lehrer	ADHS, Hyperaktivität, kognitive Probleme, oppositionelles Verhalten	Retest-Reliabilität: 0,62–0,85 Validität: bestätigt
Strengths and Difficulties Questionnaire (SDQ) (deutsche Version: Wörner et al., 2002)	25	6–16 Jahre	Eltern	Emotionale Probleme, Verhaltensauffälligkeiten, Hyperaktivität, Probleme mit Gleichaltrigen, prosoziales Verhalten	Normierungsstudien werden noch durchgeführt

Methoden sind ausdrücklich für das Kindes- und Jugendalter entwickelt worden. Ihr Altersbereich geht über das 18. Lebensjahr nicht hinaus. Am bekanntesten geworden sind die Conners-Skalen und die von Achenbach und Edelbrock entwickelten Instrumente: Child Behavior Checklist (CBCL) (Achenbach u. Edelbrock, 1983) und Youth Self Report (YSR) (Achenbach u. Edelbrock, 1987). Die zuletzt genannten Instrumente haben sich bei Screening-Untersuchungen im Hinblick auf psychopathologische Auffälligkeiten von Kindern und Jugendlichen sehr bewährt und ermöglichen sowohl die Einbeziehung verschiedener Informanten (Eltern, Lehrer, Kinder und Jugendliche) als auch Auswertungen nach bestimmten Verhaltensdimensionen (z.B. introversive versus extraversive Störungen).

Die *Interaktion zwischen Patient und Untersucher* ist am geringsten bei den Fragebögen und standardisierten Testmethoden und am ausgeprägtesten bei der psychopathologischen Exploration und der Anamneseerhebung. Die Methoden ergänzen sich jedoch wechselseitig.

Entscheidend für den Einsatz der verschiedenen Methoden ist die jeweilige *Fragestellung*. Während man im klinischen Alltag auf den psychopathologischen Befund den größten Wert legt und Skalen bzw. Fragebogenmethoden lediglich der Ergänzung dienen, wird bei vielen wissenschaftlichen Fragestellungen infolge der Quantifizierungsmöglichkeit den standardisierten Untersuchungsmethoden der Vorzug gegeben.

Weiterführende Literatur

Blanz, B., Remschmidt, H., Schmidt, M., Warnke, A.: Psychische Störungen im Kindes- und Jugendalter. Ein entwicklungspsychopathologisches Lehrbuch. Schattauer, Stuttgart 2006

Esser, G. (Hrsg.): Lehrbuch der klinischen Psychologie des Kindes- und Jugendalters. 3. Aufl. Thieme, Stuttgart 2008

Remschmidt, H.: Psychiatrie der Adoleszenz. Thieme, Stuttgart 1992

Stieglitz, R. D., Freyberger, H. J.: Psychiatrische Untersuchung und Befunderhebung. In: Berger, M. (Hrsg.): Psychiatrie und Psychotherapie. 2. Aufl. Urban & Fischer, München 2004

Woerner, W., Becker, A., Friedrich, C., Klasen, H., Goodman, R., Rothenberger, A.: Normierung und Evaluation der deutschen Elternversion des Strengths and Difficulties Questionnaire (SDQ): Ergebnisse einer repräsentativen Felderhebung. Zeitschrift für Kinder- und Jugendpsychiatrie und Psychotherapie 30 : 105 – 112, 2002

9 Testpsychologische und neuropsychologische Untersuchung

G. Niebergall und K. Quaschner

Die Anwendung psychologischer Testverfahren ist ein Bestandteil der gesamten Diagnostik eines individuellen Patienten in der Kinder- und Jugendpsychiatrie mit dem Ziel, die Ergebnisse unter Berücksichtigung weiterer Informationen (z. B. anamnestischer Angaben, Schulberichte, Verhaltensbeobachtungen) zu einem psychologischen Befund zu integrieren, wobei dieser eine große Bedeutung für die psychiatrische Diagnose haben kann.

Der Ablauf einer psychologischen Diagnostik ist in Tab. 9.**1** veranschaulicht.

Ein psychologischer Test ist ein Prüfverfahren, bei dem in standardisierten Situationen Verhaltensmerkmale von Personen erfasst werden, die als Indikatoren für bestimmte Persönlichkeitseigenschaften dienen sollen, und dessen Resultat eine Einordnung in ein Klassifikationsschema ermöglicht, welches für die diagnostische Fragestellung relevant ist. Mit normierten Testverfahren versucht man, das Ausmaß bestimmter Persönlichkeitseigenschaften quantitativ zu bestimmen, wobei so unterschiedliche Variablen wie Intelligenz, Konzentrationsfähigkeit, sprachliches Vermögen, Extra- und Introversion, Einzelaspekte der Affektivität wie Aggressivität, allgemeine und spezifische Ängste, hypochondrische Neigungen, Motivationen usw. erfasst werden.

Dabei sind die Diskussionen über die Möglichkeiten und Grenzen der Diagnostik einer Persönlichkeit und einzelner Fähigkeiten mit psychologischen Tests nicht abgeschlossen, fortlaufend werden große Bemühungen unternommen, neue Testverfahren zu konstruieren und bereits bewährte Testverfahren zu verbessern (Testevaluation).

Historisch gesehen beruht die Entwicklung psychologischer Testverfahren auf der experimentellen psychologischen und psychiatrischen Forschung; Anfang des 20. Jahrhunderts wurden die ersten Tests zur Überprüfung der schulischen Leistungsfähigkeit bzw. Intelligenz konstruiert. Das Ergebnis eines Intelligenztests z. B. trifft eine Aussage über die Höhe und Struktur der intellektuellen Leistungsfähigkeit eines Menschen.

Tab. 9.**1** Ablauf der psychologischen Diagnostik.

Ablauf der psychologischen Diagnostik
1. Untersuchungsanlass
2. Fragestellung für die psychologische Untersuchung
3. Auswahl der psychodiagnostischen Verfahren
4. Durchführung der psychodiagnostischen Verfahren
5. Auswertung der psychologischen Testverfahren
6. Beurteilung der Ergebnisse, diagnostische Schlussfolgerungen
7. Integration aller vorhandenen Befunde
8. Ableitung weiterführender Maßnahmen für eventuell zusätzlich erforderliche Diagnostik, Beratung und Therapie

Gütekriterien psychologischer Testverfahren

Um das Ausmaß eines Verhaltens- oder Persönlichkeitsmerkmals zu ermitteln, ist ein Vergleichsmaßstab – aufgrund von Normwerten – notwendig. Dieser Vergleichsmaßstab wird im Stadium der Eichung (Standardisierung) bei der Konstruktion eines Testverfahrens gewonnen. Um Normwerte zu bestimmen, ist die Gewinnung von Resultaten bei einer Vielzahl von Personen notwendig, die für die Population, bei der dieses Testverfahren schließlich eingesetzt werden soll, möglichst repräsentativ ist. Die mit einem psychologischen Testverfahren ermittelten Rohwerte lassen sich aufgrund statistischer Beziehungen zu Normwerten transformieren, wobei diese oft das Ausmaß widerspiegeln, in dem ein individueller Testwert von einem statistischen Durchschnittswert abweicht. Voraussetzung dafür ist die Festlegung einer Maßeinheit bzw. die mehr oder weniger willkürliche Festlegung von Messskalen.

Messskalen sind unter anderem durch einen Mittelwert und eine Standardabweichung bestimmbar. Bei Kenntnis des Mittelwerts und der Standardabweichung einer Messskala lässt sich für einen einzelnen Wert leicht bestimmen, ob dieser z. B. innerhalb des statistischen Normbereichs liegt. Viele Intelligenztests sind statistisch so konstruiert, dass der Durchschnittswert einem IQ von 100 und die Standardabweichung 15 IQ-Punkten entspricht. Eine Leistung in einem Testverfahren zwischen einem IQ von 85 und 115 (100 = Mittelwert, 15 = Standardabweichung) liegt somit im statistischen Durchschnittsbereich.

Damit ein Test in der psychologischen und psychiatrischen Diagnostik mit Gewinn eingesetzt werden kann, müssen Angaben über Gütekriterien vorhanden sein, die in Tab. 9.**2** aufgeführt sind.

Die wichtigsten von ihnen (Hauptgütekriterien) sind: Objektivität, Zuverlässigkeit und Gültigkeit.

Objektivität. Diese kann in eine Durchführungs- und Auswertungsobjektivität unterteilt werden. Durchführungs- und Auswertungsobjektivität eines Testverfahrens sind in einem hohen Ausmaß vorhanden, wenn verschiedene Untersucher bei der Anwendung bestimmter Testverfahren bei demselben Patienten zu übereinstimmenden Ergebnissen kommen.

Damit dies möglich ist, müssen die Testergebnisse möglichst unabhängig von situativen Faktoren sein, verschiedene Untersucher sollten bei der Testdurchführung, z. B. bei der Instruktion für die Durchführung der vorgelegten Aufgaben, in der gleichen Weise vorgehen. Eine weitere Voraussetzung für eine hohe Objektivität ist die klare Festlegung der Richtlinien für die Auswertung, die nicht selten mit Schablonen erfolgt.

Tab. 9.**2** Gütekriterien psychologischer Testverfahren.

Gütekriterien psychologischer Testverfahren
Hauptgütekriterien:
• Objektivität (Durchführungs- und Auswertungsobjektivität)
• Reliabilität (Zuverlässigkeit)
• Validität (Gültigkeit)
Nebengütekriterien:
• Nützlichkeit
• Anwendungsökonomie
• Vorhandensein von Normwerten
• Zumutbarkeit für den Diagnostizierten

Zuverlässigkeit oder Reliabilität. Dieses Kriterium bezieht sich auf die Genauigkeit eines Tests als Messinstrument. Hierbei werden verschiedene Aspekte unterschieden, wobei jedoch der wichtigste die so genannte Wiederholungszuverlässigkeit oder Retest-Reliabilität ist. Damit wird das Ausmaß des Konstantbleibens der Messwerte bei wiederholter Durchführung des Tests an denselben Personen bezeichnet.

Gültigkeit oder Validität. Die Validität (Gültigkeit, Treffsicherheit) eines Tests gibt den Grad der Genauigkeit an, mit dem dieser Test dasjenige Persönlichkeitsmerkmal oder diejenige Verhaltensweise, das (die) er messen soll oder zu messen vorgibt, tatsächlich misst (Lienert). Es ist z. B. nicht ohne Weiteres zu erwarten, dass ein eigens für die Vorhersage des Schulerfolges konstruierter Test tatsächlich für eine diesbezügliche Prognose effektiv eingesetzt werden kann. Ob ein Test jedoch valide oder gültig ist, lässt sich durch empirische Untersuchungen überprüfen, etwa dadurch, dass ursprüngliche Testergebnisse mit dem späteren Schulerfolg auf ihre Übereinstimmung hin überprüft und Korrelationskoeffizienten als Ausdruck über die Enge dieses statistischen Zusammenhangs berechnet werden.

Einige Nebengütekriterien von Testverfahren sind ebenfalls in Tab. 9.**2** aufgeführt. Diese umfassen z. B. die *Zumutbarkeit* der Anwendung des Verfahrens für den Diagnostizierten, das Vorhandensein von *Normwerten*, insbesondere deren Aktualität, die *Anwendungsökonomie* sowie die *Nützlichkeit*. Ein Testverfahren ist dann nützlich, wenn es Persönlichkeitsmerkmale erfasst, für deren Untersuchung ein praktisches Bedürfnis besteht und kein anderes diagnostisches Verfahren vorhanden ist, das es ersetzen könnte.

Je besser die Gütekriterien psychologischer Tests sind, desto erfolgreicher können sie für theoretische und praktische Fragestellungen eingesetzt werden. In der klinisch-psychiatrischen Praxis haben sie jedoch neben den Vorteilen, die insbesondere mit den Testgütekriterien verbunden sind, eine Reihe von Nachteilen. Z. B. erfassen sie oft nur bestimmte Ausschnitte einer Persönlichkeit oder eines bestimmten psychiatrischen Krankheitsbildes, und hinter den reinen Testergebnissen, die nur als Zahlen auf den definierten Skalen erscheinen, verschwindet die Gesamtheit der Persönlichkeit eines Patienten. Schließlich sind Ursachen für ein bestimmtes Krankheitsbild sowie Rückschlüsse auf die Dynamik einer individuellen Persönlichkeitsentwicklung mittels Testergebnissen allein kaum möglich. Ein anderes Problem besteht darin, dass Normwerte an bestimmten Stichproben immer wieder überprüft und aktualisiert werden müssen, damit ein individuelles Testergebnis sinnvoll bewertet werden kann. Bei der Bewertung von Ergebnissen ist auch zu berücksichtigen, dass mit ihnen weitere zahlreiche Fehlerquellen verbunden sein können, die z.B. auf der Testkonstruktion selbst, unklaren Formulierungen oder auf unwissentlichen Fehlern der Patienten in Form von Erinnerungs- und Selbstbeobachtungstäuschungen und der Tendenz beruhen, im Sinne einer sozialen Erwünschtheit zu antworten. Weitere Fehlerquellen sind schließlich mit der Person des Diagnostikers insofern verbunden, als aus den erhaltenen Ergebnissen falsche Schlussfolgerungen gezogen werden.

Einteilung psychologischer Testverfahren

Eine Klassifikation psychologischer Testverfahren kann unter verschiedenen Gesichtspunkten erfolgen (Tab. 9.**3**). Auf den folgenden Seiten werden exemplarisch einige Testarten dargestellt, die bei Patienten der Kinder- und Jugendpsychiatrie zur Klärung gezielter Fragestellungen relativ häufig eingesetzt werden.

Tab. 9.**3** Einteilung psychologischer Testverfahren.

Einteilung psychologischer Testverfahren
Tests zur Erfassung der Intelligenz und anderer Leistungen
Tests zur Erfassung spezifischer Fertigkeiten und isolierter Teilleistungsstörungen
Neuropsychologische Untersuchungsverfahren
Entwicklungstests
Persönlichkeitstests
Projektive Persönlichkeitstests

Tests zur Erfassung der Intelligenz und anderer Leistungen

Ein Befund über die Intelligenzausstattung sollte bei einer kinder- und jugendpsychiatrischen Untersuchung so selbstverständlich sein wie die Eigen- und Familienanamnese, der neurologische, der psychopathologische und der EEG-Befund. Denn die Ergebnisse von Intelligenztests geben oft Einblick in eine für die Diagnose wichtige Dynamik, z.B. bei schulischen Überforderungen; sie können eine Entwicklung in der Schule – neben der Motivation des betreffenden Patienten und seinem sozio-ökonomischen Milieu – recht gut prognostizieren; sie stellen darüber hinaus einen beträchtlichen Prognosefaktor für einen Psychotherapieverlauf dar, und sie sind nicht zuletzt für neuropsychologische Fragestellungen, z.B. hinsichtlich einer vermuteten Demenz im Anschluss an eine Hirnschädigung infolge eines Unfalls, unverzichtbar.

Aufschlussreiche diagnostische Anhaltspunkte liefern Ergebnisse in Leistungstests außerdem, wenn sie in Diskrepanz zu anderen Kriterien wie dem Schul- und Berufserfolg stehen. So kann z.B. angenommen werden, dass für Schulleistungsschwierigkeiten bei Kindern, die eine hohe Intelligenz haben, Teilleistungsstörungen oder die Leistungsfähigkeit beeinträchtigende psychische und familiäre Faktoren verantwortlich sind. *Was ist Intelligenz?* Besser als die ironisch gemeinte Definition, Intelligenz ist das, was ein Intelligenztest misst, ist die von Wechsler, der Intelligenz als Fähigkeit, zielgerecht zu handeln, rational zu denken und sich wirkungsvoll mit seiner Umwelt auseinander zu setzen, definierte. Im Folgenden werden einige Intelligenztests dargestellt, die für verschiedene Fragestellungen bei der Diagnostik von Kindern und Jugendlichen von Bedeutung sind (Tab. 9.**4**):

Hamburg-Wechsler-Intelligenztest für Kinder (HAWIK-IV). Die Untertests dieses Verfahrens waren in den früheren Versionen in einen Verbal- und in einen Handlungsteil gegliedert. Diese Aufteilung wurde beim HAWIK-IV aufgegeben. An ihre Stelle wurde eine Aufteilung der Untertests in verschiedene Indizes vorgenommen, die über das Untertest-Gesamtprofil hinaus eine differenzierte Auswertung ermöglichen. Die Indizes umfassen die Bereiche „Sprachverständnis“, „wahrnehmungsgebundenes logisches Denken“, „Arbeitsgedächtnis“ sowie „Verarbeitungsgeschwindigkeit“.

Tab. 9.**4** Überblick über gängige Intelligenztests.

Testverfahren	Autoren	Altersbereich	Durchführung
HAWIK-IV: Hamburg-Wechsler-Intelligenztest für Kinder IV	Petermann u. Petermann, 2010	6;0 – 16;11	60 – 90 Minuten, Einzeltest
WPPSI-III: Wechsler Preschool and Primary Scale of Intelligence III – Deutsche Version (früher HAWIVA)	Petermann u. Lipsius, 2009	3;0–7;2 Jahre	20–50 Minuten, Einzeltest
WIE: Wechsler-Intelligenztest für Erwachsene	von Aster et al., 2006	16 – 89	60 – 90 Minuten, Einzeltest
K-ABC: Kaufman-Assessment-Battery for Children	Melchers u. Preuß, 2009	2;6 – 12;5	30 – 90 Minuten, Einzeltest
K-TIM: Kaufman-Test zur Intelligenzmessung für Jugendliche und Erwachsene	Melchers et al., 2006	11–85 Jahre	70 – 90 Minuten, Einzeltest
AID 2: Adaptives Intelligenz-Diagnostikum 2	Kubinger, 2009 (samt AID 2-Türkisch)	6;0–15;11	Ca. 75 Minuten, Einzeltest
CFT 1: Grundintelligenztest Skala 1 (Culture Fair Test)	Cattell et al., 1997	5;3 – 9;5	45 – 60 Minuten, Einzel- und Gruppentest
CFT 20-R: Grundintelligenztest Skala 2 – Revision (Culture Fair Test)	Weiß, 2008	8;5 – 60	35 – 60 Minuten, Einzel- und Gruppentest
CPM: Coloured Progressive Matrices	Bulheller u. Häcker, 2002	3;9 – 11;8	20 – 30 Minuten, Einzel- und Gruppentest
PSB-R 4 – 6: Prüfsystem für Schul- und Bildungsberatung für 4. – 6. Klassen – revidierte Fassung PSB-R 4 – 6	Horn et al., 2002	4. – 6. Klassen	Ca. 45 Minuten, Einzel- und Gruppentest
PSB-R 6 – 13: Prüfsystem für Schul- und Bildungsberatung für 6. – 13. Klassen – revidierte Fassung PSB-R 6 – 13	Horn et al., 2003	6. – 13. Klassen	Ca. 45 Minuten, Einzel- und Gruppentest

Der HAWIK-IV wird bei Kindern zwischen 6 und 16 Jahren angewendet. Er umfasst insgesamt 15 Untertests, die den genannten Indizes jeweils zugeordnet sind und von denen 5 optional eingesetzt werden können. Ein Protokollbogen des HAWIK-IV ist in Abb. 9.**1** dargestellt.

Eine wesentliche Ergänzung der Palette der für das Kindes- und Jugendalter einsetzbaren Intelligenztestverfahren ist die auf deutsche Verhältnisse adaptierte Kaufman-Assessment-Battery for Children (K-ABC) (Melchers u. Preuß, 2009). Je nach Altersstufe kommen 7 bis 10 Untertests zur Anwendung. Die Ergebnisse dabei lassen sich zu übergeordneten Intelligenzfaktoren, einer Skala intellektueller Fähigkeiten, einer Skala einzelheitlichen Denkens (sequentielle Informationsverarbeitung) sowie einer Skala ganzheitlichen Denkens (simultane Informationsverarbeitung), zusammenfassen. Ergänzt werden sie durch eine Fertigkeitenskala und eine sprachfreie Skala. Theoretisch ist das Konzept dieses ansprechenden Testverfahrens aus *neuropsychologischen Kenntnissen* abgeleitet. Wesentliche theoretische Grundlage dabei sind Forschungsergebnisse der letzten beiden Jahrzehnte, dass bestimmte Intelligenzfunktionen, insbesondere die Sprache, den beiden Hirnhemisphären bzw. einzelnen Hirnarealen zugeordnet werden können. So werden die mit der Skala einzelheitlichen Denkens erfassten Intelligenzleistungen vorwiegend in der linken Hirnhemisphäre lokalisiert, die Skala ganzheitlichen Denkens in der rechten Hirnhemisphäre. Unabhängig von der Frage, ob sich dieses theoretische Konzept auf Dauer bewähren wird, hat dieses Testverfahren Vorteile für den klinischen Gebrauch, die darin bestehen, dass eine wichtige Altersstufe (2;6 bis 12;5 Jahre) mit einem einheitlichen Intelligenzkonzept untersucht werden kann, dass relativ aktuelle Normwerte vorhanden sind, die Testgütekriterien wie Objektivität, Zuverlässigkeit und Gültigkeit den erforderlichen

HAWIK®-IV

herausgegeben von F. Petermann und U. Petermann

Protokollbogen WISC-IV

Name des Kindes ______________________

Testleiter/-in ______________________

A Berechnung des Lebensalters

	Jahr	Monat	Tag
Testdatum			
Geburtsdatum			
Lebensalter	14,5		

B Umrechnung der Rohwerte in Wertepunkte

Untertest	Rohwert	Wertepunkte					
Mosaik-Test	65			17			
Gemeinsamkeiten finden	33		13				
Zahlen nachsprechen	20				13		
Bildkonzepte	25			16			
Zahlen-Symbol-Test	54					8	
Wortschatz-Test	46		9				
Buchstaben-Zahlen-Folgen	22				12		
Matrizen-Test	29			13			
Allgemeines Verständnis	34		13				
Symbol-Suche	36					12	
(Bilder ergänzen)				( )			( )
(Durchstreich-Test)						( )	( )
(Allgemeines Wissen)			( )				( )
(Rechnerisches Denken)					( )		( )
(Begriffe erkennen)			( )				( )
Wertpunktsumme			35	46	25	20	
			SV	**WLD**	**AGD**	**VG**	Gesamt

C Umrechnung der Wertpunktsummen in Index-Werte und Gesamt-IQ

Indizes	Summe der Wertpunkte	Index-Werte	Prozentrang	95 % Vertrauensintervall
Sprachverständnis	35	SV 109	72	102 – 115
Wahrnehmungsgebundenes logisches Denken	46	WLD 133	98	123 – 138
Arbeitsgedächtnis	25	AGD 114	82	105 – 121
Verarbeitungsgeschwindigkeit	20	VG 100	50	91 – 109
Gesamt	126	Gesamt-IQ 120	90	114 – 124

D Untertest-Wertpunkte-Profil

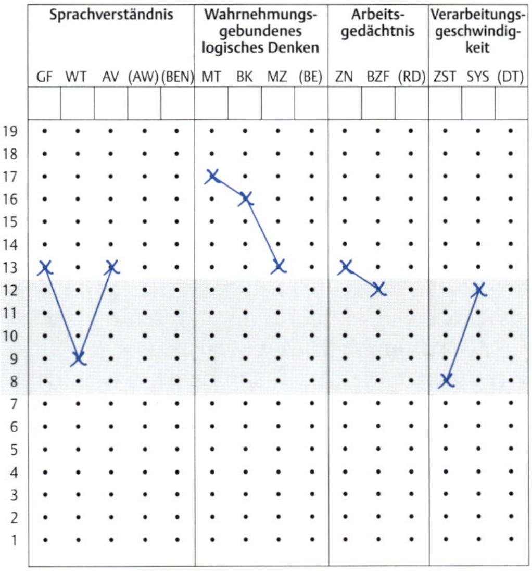

E Profil der Index-Werte und des Gesamt-IQ

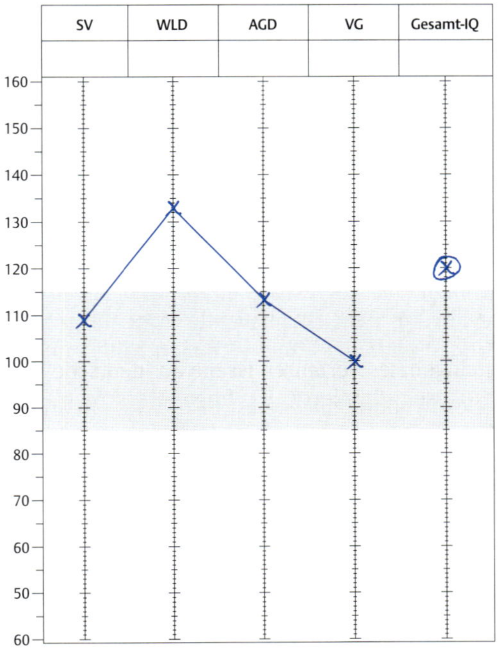

Abb. 9.1 Untertestprofil einer 14;5-Patientin mit der Diagnose einer somatoformen Störung (ICD-10: F45.8. HAWIK®-IV Protokollbogen, Verlag Hans Huber, Hogrefe A6; www.testzentrale.de. Mit freundlicher Genehmigung des Verlages Hans Huber).

Ansprüchen genügen und sich die Kinder im Allgemeinen gern bei der Durchführung der Aufgaben beteiligen. Nachteile bestehen vor allem in dem hohen zeitlichen Aufwand bei der Durchführung.

HAWIK-III und K-ABC können als „Breitbandverfahren" bezeichnet werden, weil sie sehr unterschiedliche Intelligenzbereiche erfassen. Als weiteres „Breitbandverfahren", das vor allem auch bei schulbezogenen Fragestellungen eingesetzt wird, ist das „Adaptive Intelligenz Diagnostikum 2" (AID 2) von Kubinger (2009) zu erwähnen.

Aus der Vielzahl der für das Kindes- und Jugendalter anwendbaren Intelligenztestverfahren seien noch die so genannten *sprachfreien Intelligenztests* erwähnt, die sich in besonders vorteilhafter Weise bei Patienten mit Störungen der Sprache, der Motorik und der Sinnesorgane (z.B. Taubstummheit) sowie ausländischen Kindern einsetzen lassen. Ursprünglich wurden sie zu Forschungszwecken entwickelt, um mit ihnen transkulturelle Unterschiede hinsichtlich der Intelligenz zu überprüfen.

Neben Culture-Fair-Tests (CFT) von Cattell, die auf deutsche Verhältnisse übertragen wurden und sich je nach ihrer Version für das Kindes-, Jugend- und Erwachsenenalter einsetzen lassen (CFT 1, CFT 20), sind besonders die sprachfreien Intelligenztests von Raven bekannt.

Der CFT 1 ist anwendbar für das Kindesalter, Normwerte liegen vor für das Alter von 5;3 bis 9;5 Jahren. Gemessen wird damit eine Grundintelligenz, d.h. eine Fähigkeit des Kindes, in neuartigen Situationen und anhand von sprachfreiem, figuralem Material Denkprobleme und Regeln zu erkennen, Beziehungen herzustellen, Merkmale zu identifizieren und rasch wahrzunehmen. Dieses Testverfahren kann neben der Bewertung klinisch relevanter Aspekte gut für die Einschulungs- und Schullaufbahnberatung eingesetzt werden.

Der Grundintelligenztest CFT 20 ist ein analoges Verfahren für eine ältere Population (8 bis 18 Jahre und Erwachsene). Zu lösen sind dabei 46 Aufgaben, die auf 4 Untertests verteilt sind (Abb. 9.**2**). Erfasst wird damit im Wesentlichen eine Grundintelligenz, einschließlich der Fähigkeit des schlussfolgernden Denkens (Reasoning-Faktor) sowie die Fähigkeit zur Problemerfassung in neuartigen Situationen (general fluid ability).

Aus der Serie der sprachfreien Tests von Raven können die Coloured Progressive Matrices (CPM) bei dem Vorhandensein entsprechender deutscher Normen für Kinder im Alter zwischen 4 und 11 Jahren eingesetzt werden. Bei diesem Test muss der Proband ein vorgegebenes Figurenmuster folgerichtig ergänzen. Aus jeweils 6 Wahlmöglichkeiten ist die richtige Lösung zu finden. Dieser Test hat den Vorteil, dass er in relativ kurzer Zeit durchführbar ist und eine gewisse Orientierung über den Stand der allgemeinen Intelligenzentwicklung zulässt.

Tests zur Erfassung von Lese- und Rechtschreibstörungen

Die fachinternen Diskussionen über so genannte Teilleistungsstörungen werden ständig geführt, nicht ohne Auswirkungen auf die Art und die Bedeutung der betreffenden testpsychologischen Diagnostik. So spielen für klinische Fragestellungen umschriebene Entwicklungsstörungen im Sinne der zweiten Achse des multiaxialen Klassifikationsschemas (Remschmidt u. Schmidt, 2006) eine bedeutende Rolle. Für Schwierigkeiten und das Entstehen von psychischen Symptomen in Verbindung mit dem Schulbesuch sind dabei eine Lese- und Rechtschreibstörung sowie eine Rechenstörung vorrangig.

Für die Erfassung der *Rechtschreibfertigkeiten* sind Tests entwickelt worden, die bereits bei Schulkindern der ersten Klasse eingesetzt werden können. Es liegen fast für alle Klassenstufen geeichte Rechtschreibtests vor, die aufgrund der vorhandenen Normwerte eine Aussage gestatten, wie im Vergleich zu einer Referenzpopulation die Rechtschreibleistungen eines individuellen Patienten zu werten sind. Dies geschieht auf der statistischen Basis so genannter Prozentränge. Das erzielte Testergebnis lässt sich bei vorhandener Kenntnis über das Abschneiden vieler hundert Schüler in einem derartigen Test einem Prozentrang zuordnen. Dieser Prozentrang gibt an, wie viele Schüler besser oder schlechter in demselben Rechtschreibtest abschneiden würden. Ein Prozentrang von 20 in einem so konstruierten Testverfahren bedeutet z.B., dass 80% der Schüler einer bestimmten Klassenstufe bessere, 20% noch schlechtere Rechtschreibleistungen aufweisen. Gebräuchliche diagnostische Rechtschreibtests sind in Tab. 9.**5** aufgeführt.

Diese Tests bestehen aus Sätzen, die Textlücken enthalten (Abb. 9.**3**). Der Testleiter diktiert dem Schüler in der Einzelsituation oder den

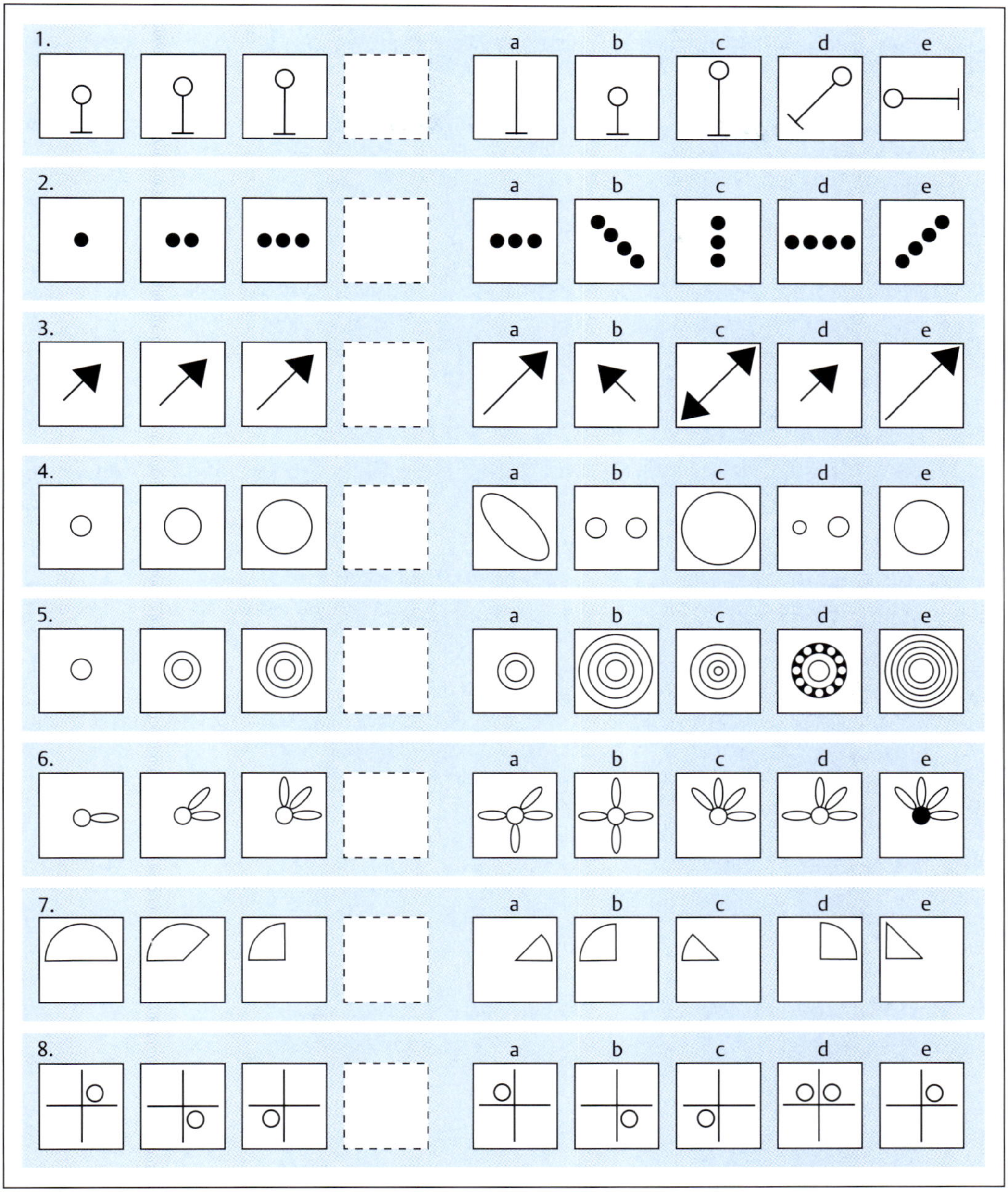

Abb. 9.**2** Beispiel für Aufgaben des CFT 20-R. Zu lösen ist die Frage, welche der Alternativen von a bis e der rechten Seite die Reihenfolge der Figuren in den Quadraten der linken Seite richtig fortsetzt.

Schülern einer ganzen Klasse die Sätze mit dem zu ergänzenden Wort, das in die vorgesehene Textlücke geschrieben wird. Die Auswertung erfolgt durch das Zusammenzählen der Fehler und die Zuordnung eines Prozentranges zu dem Ergebnis. (Weitere Ausführungen hierzu s. Teil III: „Psychische Störungen und Erkrankungen bei Kindern und Jugendlichen").

Doch muss insbesondere bei der Anwendung dieser Testverfahren bedacht werden, dass die Normwerte rasch überholt sind und die diagnostischen Schlussfolgerungen, z. B. im Hinblick auf

Tab. 9.**5** Tests zur Erfassung von Lese- und Rechtschreibstörungen.

Test	Autoren	Anwendungsbereich
DRT 1: Diagnostischer Rechtschreibtest für 1. Klassen	Müller, 2003	Ende der 1., Anfang der 2. Klasse
DRT 2: Diagnostischer Rechtschreibtest für 2. Klassen	Müller, 2003	Ende der 2., Anfang der 3. Klasse
DRT 3: Diagnostischer Rechtschreibtest für 3. Klassen	Müller, 2003	Ende der 3., Anfang der 4. Klasse
DRT 4: Diagnostischer Rechtschreibtest für 4. Klassen	Grund et al., 2003	Anfang bis Mitte der 4. Klasse Grundschule, ab 6. Klasse Sonderschule
DRT 5: Diagnostischer Rechtschreibtest für 5. Klassen	Grund et al., 2003	Mitte der 5. Klasse
WRT 1+: Weingartener Grundwortschatz Rechtschreibtest für 1. und 2. Klassen	Birkel, 2007	In den letzten 2 Monaten der 1. Klasse der Grundschule oder in den ersten 3 Monaten des 2. Schuljahres und in der Mitte des 2. Schuljahres (Januar und Februar)
WRT 2+: Weingartener Grundwortschatz Rechtschreibtest für 2. und 3. Klassen	Birkel, 2007	In den letzten 3 Monaten der 2. Klasse der Grundschule oder in den ersten 3 Monaten des 3. Schuljahres und in der Mitte des 3. Schuljahres (Januar und Februar)
WRT 3 +: Weingartener Grundwortschatz Rechtschreibtest für 3. und 4. Klassen	Birkel, 2007	In den letzten 3 Monaten der 3. Klasse der Grundschule oder in den ersten 3 Monaten des 4. Schuljahres und in der Mitte des 4. Schuljahres (Januar und Februar)
WRT 4 +: Weingartener Grundwortschatz Rechtschreibtest für 4. und 5. Klassen der Grund- und Hauptschule	Birkel, 2007	In den letzten 3 Monaten der 4. Klasse der Grundschule oder in den ersten 3 Monaten, in der Mitte und in den letzten 3 Monaten des 5. Schuljahres der Hauptschule oder ähnlicher Schularten
WRT 6 +: Westermann Rechtschreibtest 6 +	Rathenow et al., 1980	5. – 7. Klasse
HSP 1–9: Hamburger Schreibprobe 1–9	May, 2002	1. – 9. Klasse
RST 4–7: Rechtschreibtest für 4.–7. Klassen	Grund, 2002–2008	4. – 7. Klasse
RST-NRR: Rechtschreibtest – Neue Rechtschreibregelung	Bulheller u. Häcker, 2005	14–20 Jahre
HAMLET 3–4: Hamburger Lesetest für 3. und 4. Klassen	Lehmann et al., 2006	Ende der 3. und Ende der 4. Klasse
WLLP: Würzburger Leise Leseprobe	Küspert u. Schneider, 1998	1.–4. Klasse
KNUSPEL-L: Knuspels Leseaufgaben	Marx, 1998	1.–4. Klasse
ZLT: Zürcher Lesetest (mit neuer Rechtschreibung)	Linder u. Grissemann, 2000	2.–6. Klasse
SLRT-II: Salzburger Lese- und Rechtschreibtest	Moll u. Landerl, 2010	Leseflüssigkeitstest: 1.–6. Klasse und junge Erwachsene; Rechtschreibtest: 2.–4. Klasse

Tab. 9.5 (Fortsetzung)

Test	Autoren	Anwendungsbereich
SLS 5–8: Salzburger Lese-Screening für die Klassenstufen 5–8	Auer et al., 2005	Ende der 5. bis Ende der 8. Klasse
SLS 1–4: Salzburger Lese-Screening für die Klassenstufen 1–4	Mayringer u. Wimmer, 2003	Ende der 1.–4. Klasse
LGVT 6–12: Lesegeschwindigkeits- und verständnistest für die Klassen 6–12	Schneider et al., 2007	
DERET 1–2+: Deutscher Rechtschreibtest für das 1. und 2. Schuljahr	Stock u. Schneider, 2008	Jeweils Ende der 1. und 2. sowie zu Beginn der 2. und 3. Klassenstufe
DERET 3–4+: Deutscher Rechtschreibtest für das 3. und 4. Schuljahr	Stock u. Schneider, 2008	Jeweils Ende der 3. und 4. sowie zu Beginn der 4. und 5. Klassenstufe

Konsequenzen in der Schule, deshalb nicht immer die gewünschte Zuverlässigkeit haben.

Die *Lesefähigkeit* lässt sich gleichfalls mit standardisierten Testverfahren überprüfen und quantitativ bestimmen, z. B. mit dem Zürcher Lesetest (ZLT), dem Salzburger Lese- und Rechtschreibtest (SLRT-II) sowie Untertests der Kaufman-Assessment-Battery for Children (K-ABC) (Lesen/Verstehen, Lesen/Buchstabieren).

Neuropsychologische Untersuchungsverfahren

Das Gebiet der Neuropsychologie befasst sich mit den zerebralen Korrelaten des Verhaltens und Erlebens. Diese allgemeine Beschreibung weist darauf hin, dass alle Untersuchungsmethoden, mit denen Verhaltens- und Erlebensweisen erfasst werden, neuropsychologische sind, sofern die Ergebnisse explizit mit Hirnprozessen in Verbindung gebracht werden. Im engeren Sinne sind neuropsychologische Untersuchungsverfahren solche, die umschriebene Funktionsbereiche mit einer angenommenen Korrelation zu kortikalen Prozessen überprüfen.

Für klinische Fragestellungen ist dabei besonders relevant, ob Störungen dieser Funktionen bei einzelnen Patienten bestehen, die sich unter anderem darin manifestieren können, dass es zu intraindividuellen oder im Vergleich zu einer Referenzpopulation umschriebenen Funktionsdefiziten kommt.

Störungen sind ein Indikator für eine anzunehmende Hirnschädigung. Diese kann größere Areale betreffen oder eng lokalisiert sein. Das Ausmaß und die Lokalisation der Schädigung sind verantwortlich für die Art und den Umfang der Funktionsstörung. So kann z. B. eine Schädigung des linken Temporallappens zu einer Aphasie (Sprachverlustsyndrom) führen. Diese Sprachstörung (rezeptive oder expressive) kann mit einem eigens dafür entwickelten Testverfahren (Token-Test) erfasst werden.

Neuropsychologische Testverfahren haben jedoch in den beiden letzten Jahrzehnten bei Fragen des Vorhandenseins und der Lokalisation von (frühkindlichen) Hirnschädigungen an Bedeutung verloren, weil diese durch neue bildgebende Verfahren (z. B. Computertomographie) exakt diagnostiziert werden können. Die Ergebnisse psychologischer Testverfahren sind deshalb nicht mehr so wichtig für die eigentliche Feststellung einer zugrunde liegenden Hirnschädigung, jedoch für die Einschätzung des Ausmaßes spezifischer kognitiver, perzeptueller und motorischer Defizite wie z. B. der Sprache, des Gedächtnisses und der visuomotorischen Koordination.

Im Kindes- und Jugendalter hat zudem die *Entwicklungsperspektive* generell eine große Bedeutung. Diese umfasst Modellvorstellungen der Entwicklung und Reifung einzelner, von Hirnprozessen unmittelbar abhängiger, hierarchisch strukturierter Funktionsbereiche.

Wichtige von ihnen werden z. B. auf der zweiten Achse des multiaxialen Klassifikationsschemas für psychische Störungen des Kindes- und Jugendalters nach ICD-10 (Remschmidt u. Schmidt, 2001) klassifiziert. Aufgeführt sind dort die Bereiche: Sprache, Lesen und Rechtschreiben, Rechnen, Motorik und Lernen schulischer Fertigkeiten.

Neben Testverfahren, die enger begrenzte Funktionen erfassen, existieren für das Kindes-

WRT 6+

01 Reife *Lachelbären* schmecken am besten.

02 Kaufe ein, *befor* du kommst.

03 Die *Apfelschiehe* ist heute besonders süß.

04 Thomas muss ~~*w*~~ *fortwegen* an Susi denken.

05 Ich komme *selbsverstedlich* heute abend.

06 Geschwister sind miteinander *verwandt*

07 Eine Bitte kann man *höflich* äußern.

08 Wir leben in einer *Demodie*

09 Wir wollen Sandra *belonen*

10 Die Sendung wird *Mittag* wiederholt.

11 Jochen schneidet sich *bei Kartfel schelbr*

12 Jörg und Lutz ~~*stecht die*~~ *stichtdiern* die Landkarte.

13 Am liebsten trinkt Dorit *Chinchendentie*

14 Ute sucht ein ~~*b*~~ *zehen pf Sf stug*

15 Der *Dornigtsung* ist zu weit geworden.

16 Der *Schieriester* zeigt die gelbe Karte.

17 Klaus legt Wert auf gutes *bemegen*

18 Unsere *Wale Wamiele* ist sehr groß.

19 Wütend *erreischt* Dorle den Brief.

20 Die Katze nascht aus dem ~~*Fedtof*~~ *Feldtopf.*

0 ← Rohwert 1. Hälfte

Abb. 9.**3** Beispiel einer extremen Rechtschreibstörung im Westermann Rechtschreibtest für 6. und 7. Klassen eines 14-jährigen Patienten mit durchschnittlichem Ergebnis im Intelligenztest (HAWIK).

und Jugendalter umfangreiche Testbatterien zur Feststellung neuropsychologischer Störungen.

Eine Auswahl von Testverfahren zur Erfassung einzelner neuropsychologischer Funktionen ist in Tab. 9.**6** aufgeführt.

Göttinger Formreproduktionstest (GFT)

Bei vielen Kindern mit zerebralen Funktionsstörungen sind Ausfälle in der Gestaltwahrnehmung und der visuomotorischen Koordination vorhanden. Visuomotorische Koordination be-

Tab. 9.6 Neuropsychologische Testverfahren.

Testverfahren	Autoren	Altersbereich	Durchführung
Konzentration/Aufmerksamkeit			
Test d2: Aufmerksamkeits-Belastungs-Test	Angaben s. Text	Angaben s. Text	Angaben s. Text
TAP: Testbatterie zur Aufmerksamkeitsprüfung (Version 2.2)	Fimm u. Zimmermann, 2001	Kinder ab 6 Jahre und Erwachsene	Je nach Anzahl der durchgeführten Untertests
KI-TAP: Kinderversion der TAP	Kinder 6–10 Jahre		
TPK: Testbatterie zur Prüfung der Konzentrationsfähigkeit	Kurth u. Büttner, 1999	2.–6. Klasse	Ca. 45 Minuten
Exekutive Funktionen			
Problemlösendes Denken: TL-D Turm von London	Tucha u. Lange, 2004	6–15 Jahre, Erwachsene ab 18 Jahren	Etwa 20–25 Minuten
Gedächtnis verbal			
VLMT: Verbaler Lern- und Merkfähigkeitstest	Helmstardter et al., 2001	Kinder ab 6 Jahre und Erwachsene	Ca. 20–25 Minuten effektive Testzeit; inklusive halbstündiger Verzögerung ca. 50–55 Minuten
Gedächtnis visuell-räumlich			
DCS: Diagnosticum für Cerebralschädigung – ein visueller Lern- und Gedächtnistest nach F. Hillers	Weidlich et al., 2001	6–70 Jahre	20–60 Minuten je nach individueller Belastbarkeit
Benton-Test (Corsi-Würfel)	Benton, 2009	Kinder ab 7 Jahren und Erwachsene	Etwa 5–10 Minuten, für die Langform 10–20 Minuten
Visuelle Wahrnehmung/räumlich-konstruktive Störungen			
FEW-2	Deutsche Fassung des Developmental Test of Visual Perception (DTVP-2) von Hammill et al., 2008	Kinder zwischen 4 und 9 Jahren	30–50 Minuten, durchschnittlich 40 Minuten
ATK: Abzeichentest für Kinder	Heubrock et al., 2004	7–12 Jahre	Zur Testdurchführung werden ca. 15 Minuten und zur Testauswertung ca. 5 Minuten benötigt
GFT: Göttinger Formreproduktionstest	Schlange et al., 1977	6;0–15;11 Jahre	Ca. 10 Minuten Einzeltest
Motorik			
KTK: Körperkoordinationstest für Kinder	Kiphard u. Schilling 2007	5–14 Jahre	Ca. 20 Minuten
LOS KF 18: Lincoln-Oseretzky-Skala (Kurzform)	Eggert, 1974 (Aktualität?)	5–13 Jahre	Ca. 30 Minuten
Testbatterien			
TÜKI: Tübinger Luria-Christensen Neuropsychologische Untersuchungsreihe für Kinder	Deegrener et al., 1997	5–16 Jahre	Etwa 2 Stunden
Sonstiges			
K-NEK: Kaufman-Neuropsychologischer Kurztest	Angaben s. Text		

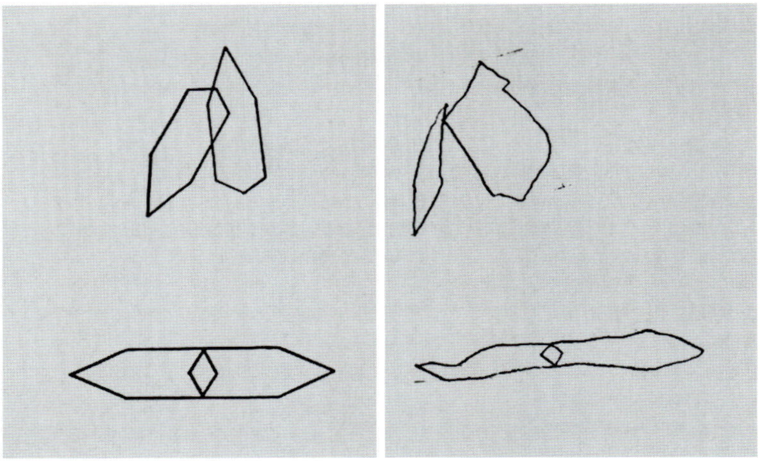

Abb. 9.**4** Göttinger Formreproduktionstest (GFT). Beispiel für die gestörte Form- und Gestalterfassung bei einem 8-jährigen Jungen.

zeichnet das Umsetzen visueller Wahrnehmungen in motorische Abläufe (z. B. Zeichnen, Schreiben). Der GFT ist ein Verfahren zur Erfassung derartiger Störungen und kann bei Kindern im Alter von 6 bis 15 Jahren angewendet werden (Abb. 9.**4**).

Den Kindern werden 9 Abbildungen geometrischer Figuren mit der Anweisung vorgelegt, sie möglichst genau abzuzeichnen. Dabei auftretende Fehler werden mit Hilfe eines differenzierten Kategoriensystems registriert. Die Summe dieser stellt den Rohwert dar, der aufgrund von Vergleichswerten mit altersgleichen Referenzpopulationen in Normwerte (Prozentränge) umgewandelt werden kann. Die veröffentlichten Normwerte basieren auf Untersuchungen bei Patienten mit a) einer durch anamnestische Angaben, Verhaltensauffälligkeiten und/oder EEG-Befunden relativ gesicherten Diagnose einer frühkindlichen Hirnschädigung, b) einer Anzahl von Patienten, bei denen diese Verdachtsdiagnose gestellt wurde, und c) Kindern ohne Hinweise auf das Vorhandensein einer derartigen Schädigung.

Man muss nun umso eher annehmen, es handele sich tatsächlich um hirnorganisch begründete Funktionsstörungen, je schlechter das Abschneiden eines individuellen Patienten im Vergleich zu diesen Normierungsstichproben ist.

Da jedoch seit der Entwicklung und Anwendung des GFT und vergleichbarer Testverfahren durch zahlreiche Untersuchungen nachgewiesen wurde, dass Korrelationskoeffizienten zwischen den dabei erzielten Ergebnissen und anderen, z. B. neurologischen Befunden relativ niedrig sind, müssen Zweifel an der diagnostischen Gültigkeit dieser Verfahren geäußert werden.

Frostig-Entwicklungstest

Ein weiterer Test zur Überprüfung der visuellen Wahrnehmungsfunktionen ist der Frostig-Test für Kinder (verwendbar zwischen 4. und 9. Lebensjahr). Er besteht aus acht Untertests, durch die z. B. Visuomotorik, Figur-Grund-Wahrnehmung, Wahrnehmungskonstanz, Wahrnehmung der Raumlage und Wahrnehmung der räumlichen Beziehungen geprüft werden.

Beispiel
Frank, ein 7;10-jähriger Schüler, zeigte beim Erlernen des Schreibens in der Schule auffallende graphomotorische Schwierigkeiten. Im Frostig-Entwicklungstest der visuellen Wahrnehmung erzielte er einen Wert, der den Durchschnittsleistungen eines 6;10 Jahre alten Kindes entsprach. In Abb. 9.**5** wird deutlich, dass neben einer allgemeinen Verzögerung der Entwicklung der visuomotorischen Koordination besondere Schwierigkeiten im Bereich der Wahrnehmung räumlicher Beziehungen bestanden haben.

Werden Wahrnehmungsstörungen dieser Art festgestellt, können sie mit einem speziellen Wahrnehmungstraining nach Frostig behandelt werden.

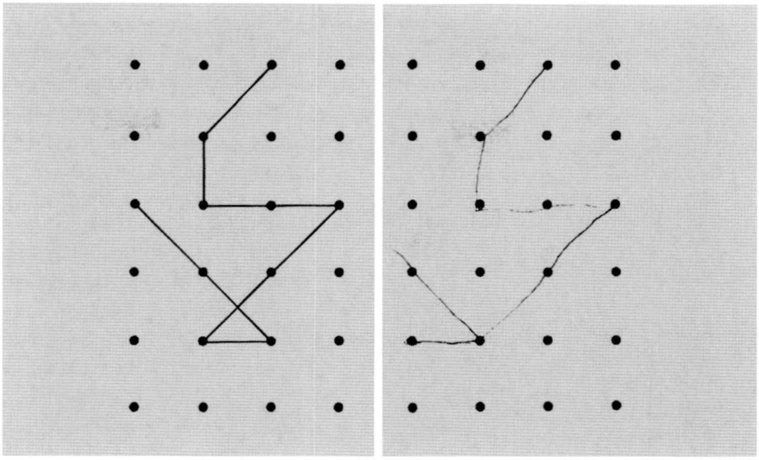

Abb. 9.5 Frostig-Entwicklungstest. Schwierigkeiten im Bereich der Wahrnehmung räumlicher Beziehungen bei einem 7;10 Jahre alten Jungen (links: abzuzeichnende Vorlage).

Körperkoordinationstest für Kinder (KTK)

Dieser Test dient zur Messung des Entwicklungsstandes der *Gesamtkörperbeherrschung* und der *Körperkontrolle* normaler und behinderter Kinder; Normwerte existieren für das Alter von 5 bis 14 Jahren. Bei der Durchführung dieses Prüfverfahrens muss ein Kind mehrere Bewegungsaufgaben absolvieren, z.B. monopedales Überhüpfen, seitliches Hin- und Herspringen, Rückwärtsbalancieren und seitliches Umsetzen (Abb. 9.**7**).

Die Leistungen eines Patienten lassen sich in Analogie zu dem Intelligenzquotienten in einen so genannten Motorikquotienten (MQ) umwandeln und interpretieren (Abb. 9.**6**, Abb. 9.**7**).

Lincoln-Oseretzky-Skala (LOS-KF-18)

Der LOS-KF-18-Test, der auch ein Bestandteil der Testbatterie für geistig behinderte Kinder ist, dient vorwiegend der Erfassung des *feinmotorischen Entwicklungsstandes* und ist eine Weiterentwicklung neurologischer Prüfmethoden von Lincoln und Oseretzky. In der Kurzform enthält dieser Test 18 Aufgaben (daher seine Bezeichnung LOS-KF-18). Diese bestehen z.B. in dem Ausschneiden eines Kreises mit einer Schere, dem zeitgebundenen Sortieren von Streichhölzern, dem Balancieren eines Holzstabes auf einem Finger, dem Nachzeichnen eines Labyrinthes mit einem Bleistift usw.

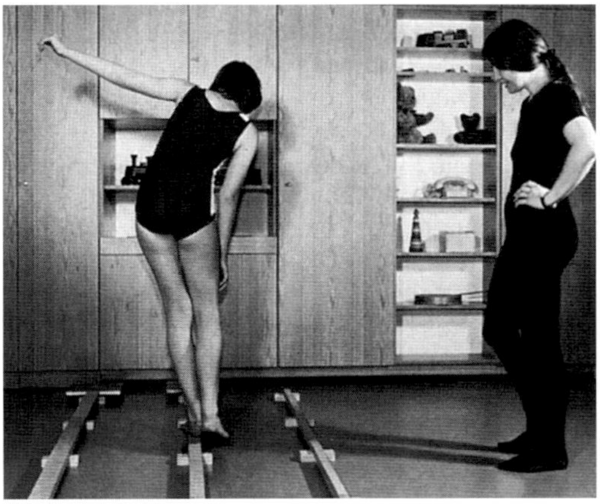

Abb. 9.**6** Körperkoordinationstest für Kinder (KTK). Rückwärtsbalancieren einer 12-jährigen Patientin mit der Diagnose „frühkindliche Hirnschädigung".

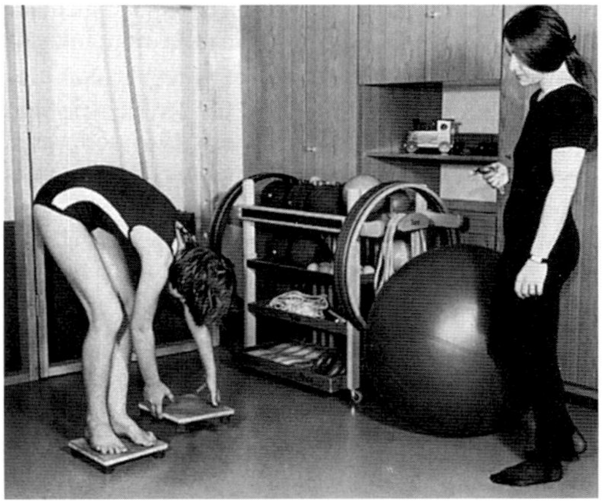

Abb. 9.**7** Körperkoordinationstest für Kinder (KTK). Seitliches Umsetzen mit einem Brettchen (dieselbe Patientin wie in Abb. 9.**6**), die Zeit wird von der Krankengymnastin gestoppt.

Wieder lässt sich hier das erzielte Ergebnis mit Normwerten vergleichen und entsprechend einordnen.

Diagnostikum für Cerebralschädigung (DCS)

Die Überprüfung der Gedächtnisfunktionen ist ein wichtiger Bestandteil bei der Erhebung eines neuropsychologischen Befundes. Gedächtnisfunktionen sind bei zahlreichen neuropsychiatrischen Erkrankungen eingeschränkt und gestört. Bei Erwachsenen sind die wichtigsten Gedächtnisstörungen z.B. das Korsakow-Syndrom, das amnestische Syndrom, Gedächtnisstörungen im Rahmen einer Demenz und nach epileptischen Anfällen, nach Schädel-Hirn-Traumen sowie im Rahmen aphasischer Syndrome. Bei Kindern und Jugendlichen sind Schädel-Hirn-Traumen die häufigsten Ursachen für Gedächtnisstörungen, nicht selten führen sie auch zu einer Aphasie (Sprachverlustsyndrom). Aber auch in Verbindung mit anderen (neurologischen) Erkrankungen und schizophrenen Psychosen sind die Gedächtnisfunktionen oft betroffen.

Es existieren zahlreiche Testverfahren zur Erfassung der Gedächtnisleistungen. Ein Verfahren, das sich besonders in der klinischen Diagnostik bewährt hat, ist das Diagnostikum für Cerebralschädigung (DCS). Dieses kann bei Kindern im Alter ab etwa 10 Jahren eingesetzt werden. Die Aufgabe dabei ist, 9 Figuren, bestehend aus jeweils 5 Elementen, die dem Patienten visuell angeboten werden, im Anschluss an die Darbietung mittels 5 Stäbchen nachzulegen. Erforderlich sind mehrfache Darbietungen, wobei die Anzahl der benötigten Durchgänge Aufschluss über einen Lernprozess gibt. Es existieren Normwerte (Prozentränge) für verschiedene Altersstufen. Die Durchführungszeit beträgt etwa 30 Minuten. Es handelt sich um ein Verfahren, das geeignet ist für die Klärung differentialdiagnostischer Fragestellungen, z.B. bei Verdacht auf Störungen der Gedächtnisfunktionen infolge von Hirnschädigungen.

In Abb. 9.**8** ist das Testmaterial dargestellt. Abb. 9.**9** gibt den Verlauf der durchschnittlichen Reproduktionsleistungen im DCS bei drei Gruppen hirntraumatisch geschädigter Kinder wieder (Lamberti, Remschmidt, in: Remschmidt u. Stutte, 1980).

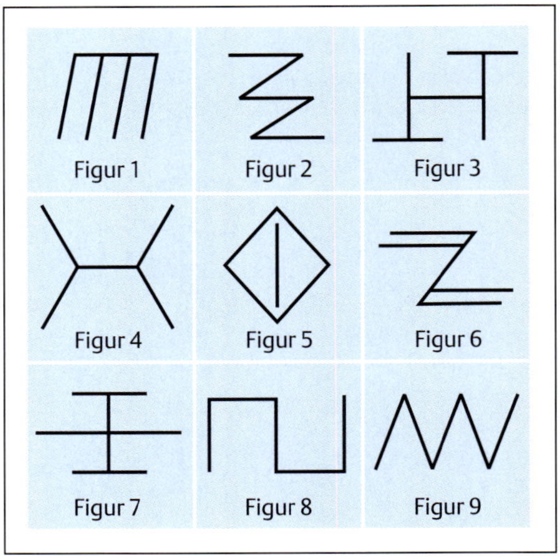

Abb. 9.**8** Darstellung der 9 Zeichen (nach F. Hillers) des Diagnosticum für Cerebralschädigung.

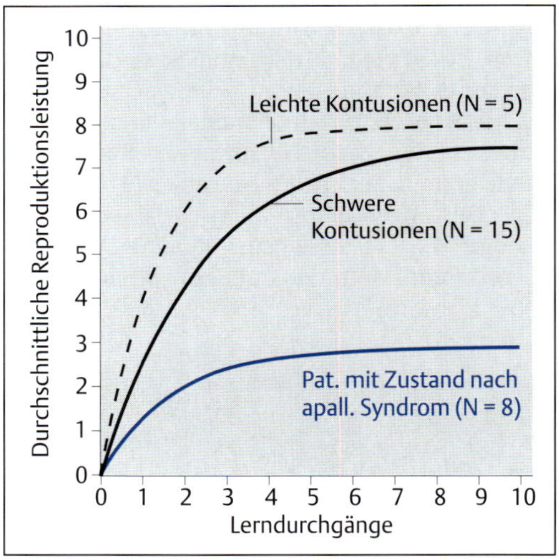

Abb. 9.**9** Verlauf der durchschnittlichen Reproduktionsleistung im DCS bei drei Gruppen hirntraumatisch geschädigter Kinder. Unterste Kurve: Patienten mit Zustand nach apallischem Syndrom; mittlere Kurve: Patienten mit Zustand nach schwerer Hirnkontusion; obere Kurve: Patienten mit Zustand nach leichter Hirnkontusion.

Aufmerksamkeits-Belastungstest, Test d2

Ebenso wie Gedächtnisleistungen sind Aufmerksamkeitsleistungen eine psychische Funktion, die oft durch neuropsychiatrische Erkrankungen betroffen ist. Unter den Testverfahren zur Erfassung dieser Funktion wird am häufigsten der Test d2, Aufmerksamkeits-Belastungstest, eingesetzt. Er stellt eine standardisierte Weiterentwicklung der so genannten Durchstreichtests dar. Er misst Tempo und Sorgfalt des Arbeitsverhaltens bei Unterscheidung ähnlicher visueller Reize und ermöglicht damit die Beurteilung individueller Aufmerksamkeits- und Konzentrationsleistungen.

Die Aufgabe besteht darin, unter den Buchstaben d und p, die jeweils mit einem, zwei, drei oder vier Strichen versehen sind, das d mit zwei Strichen möglichst rasch zu erkennen und durchzustreichen. Die Buchstaben sind in 14 Reihen geordnet. Für die Bearbeitung der 14 Reihen stehen knapp 5 Minuten zur Verfügung, für jede Reihe 20 Sekunden. Somit ist es auch möglich, innerhalb dieser gesamten Testzeit einen Verlauf der Konzentrationsleistungen zu erfassen, z.B. eine Abnahme der Anzahl der bearbeiteten Buchstaben von der ersten bis zur letzten Reihe.

Es liegen Normwerte für den Altersbereich von 9 bis 60 Jahren vor. Mit Gewinn eingesetzt werden kann dieses Verfahren im klinischen Bereich für den Nachweis von Hirnleistungsschwächen, Abbausyndromen und Einschränkungen der allgemeinen kognitiven Belastbarkeit.

Tübinger Luria-Christensen Neuropsychologische Untersuchungsreihe für Kinder (TÜKI)

Über die Erfassung neuropsychologischer Einzelfunktionen hinaus existieren Testbatterien für die konzeptuell einheitliche testpsychologische Überprüfung mehrerer entsprechender Funktionen. Im deutschen Sprachraum ist dies z.B. die Tübinger Luria-Christensen Neuropsychologische Untersuchungsreihe für Kinder (TÜKI).

Diese Testbatterie beruht auf der Konzeption des bekannten russischen Neuropsychologen Luria. Die wichtigsten Ergebnisse und Überlegungen hat er in einem Buch mit dem Titel „Höhere kortikale Funktionen des Menschen und ihre Störungen bei örtlichen Hirnschädigungen" dargestellt.

Dieses Testverfahren hat 17 Funktionsbereiche, die z.B. folgende Bereiche erfassen: Motorische Funktion, akustisch-motorische Koordination, Sprachverständnis, Expressivsprache, arithmetische Fähigkeiten, Gedächtnisfunktionen und Denkprozesse.

Aus den Ergebnissen eines individuellen Patienten, die mit Normwerten für die Altersstufe von 5–16 Jahren verglichen werden können, sind einige diagnostische Schlussfolgerungen möglich, z.B. Aussagen über umschriebene Störungen neuropsychologischer Funktionen auf der Grundlage einer Profilanalyse. Diese Profilanalyse (Darstellung der Ergebnisse in den elf Aufgabengruppen) führt zu einer Feststellung des Schwerpunktes sowie der Dynamik einer neuropsychologischen Störung auf der Basis der Theorie von Luria.

Ein Nachteil bei der Anwendung dieser kompletten Testbatterie ist der große Zeitaufwand für die Durchführung sowie die Auswertung. Die Vorteile bestehen darin, dass es sich um ein wichtiges Verfahren für die Diagnostik bei klinisch-neuropsychologischen Fragestellungen, z.B. für Begutachtungsfragen, Verlaufsuntersuchungen und die Indikation für Rehabilitationsmaßnahmen handelt.

Bei einer kritischen Analyse der neuropsychologischen Testverfahren wird deutlich, dass es sich dabei in der Regel nicht um grundlegend neue Konzeptionen handelt, sondern um die testmetrisch fundierte Weiterentwicklung meist seit langem bekannter neurologischer Prüfmethoden, sodass Neuropsychologie auch als die Fortsetzung der Neurologie mittels psychologischer Methoden definiert werden kann.

Entwicklungstests

Mit Entwicklungstests wird der Versuch unternommen, den Entwicklungsstand von Kindern zu überprüfen (Tab. 9.**7**). Erste systematische Zusammenstellungen von Aufgaben dieser Art sind bereits vor einigen Jahrzehnten erfolgt. So wurde früher der Bühler-Hetzer-Kleinkindertest bis zum 6. Lebensjahr eingesetzt, der Entwicklungstest nach Schenk-Danzinger vom 5. bis zum 11. Lebensjahr. Dabei wurden für die einzelnen Altersstufen verschiedene Aufgaben gestellt, z.B. für das Verständnis von sozialen Situationen.

Tab. 9.7 Entwicklungstests.

Testverfahren	Autoren	Altersbereich	Durchführung
WET: Wiener Entwicklungstest	Kastner-Koller u. Deimann, 2002	3;0 – 6;0	75 – 90 Minuten
MZT: Mann-Zeichen-Test	Ziler, 2007	Ca. 3 – 14 Jahre	Ca. 15 Minuten
PET: Psycholinguistischer Entwicklungstest	Angermaier, 1977	3;0 – 10	Keine Angaben
GES: Griffiths-Entwicklungsskalen	Brandt u. Sticker, 2001	1 – 24 Monate	Ca. 30 Minuten
Wie weit ist ein Kind entwickelt?	Kiphard, 2000	1 – 48 Monate	Keine Angaben
ET 6 – 6: Entwicklungstest 6 Monate bis 6 Jahre	Petermann u. Stein, 2008	6 Monate bis 6 Jahre	20 – 50 Minuten
NES: Neuropsychologisches Entwicklungs-Screening	Petermann u. Renziehausen, 2005	3 – 24 M5onate	10 – 15 Minuten
MFED 1: Münchener Funktionelle Entwicklungsdiagnostik (1. Lebensjahr)	Hellbrügge et al., 1999	0;0 – 0;11 Jahre	Keine Angaben
MFED 2 – 3: Münchener Funktionelle Entwicklungsdiagnostik (2. und 3. Lebensjahr)	Köhler u. Eggelkraut, 1994	1;0 – 2;11 Jahre	Keine Angaben
Vineland-Skala	Sparrow et al., 1984	1 – 18 Jahre	Keine Angaben

Wiener Entwicklungstest

Im Jahr 2002 ist ein nach den Forschungsergebnissen der Entwicklungspsychologie der letzen Jahrzehnte neu konzeptualisierter Entwicklungstest erschienen, der gegenüber den früheren zahlreiche Vorteile, nicht zuletzt wegen der aktuellen Normwerte, aufweist, der Wiener Entwicklungstest. Er ist einsetzbar für das Alter von 3 bis 6 Jahren. Mittels 14 Untertests werden 6 Funktionsbereiche erfasst. Dies sind die Funktionsbereiche: Motorik, visuelle Wahrnehmung/Visuo-Motorik, Lernen und Gedächtnis, kognitive Entwicklung, Sprache sowie sozial-emotionale Entwicklung. Die Ergebnisse in diesem Verfahren führen zu Aussagen über den Entwicklungsstand des untersuchten Kindes in den oben genannten Funktionsbereichen und damit auch zu einer Indikation für eventuelle Therapie- und Fördermaßnahmen. Sie ermöglichen zusätzlich eine recht gute Vorhersage der Entwicklung in der Schuleingangsphase, wobei die Testautorinnen herausstellen, dass ein häufig repliziertes Ergebnis prospektiver Längsschnittuntersuchungen besagt, dass Leistungsmaße schulischen Erfolg am besten vorhersagen. Intellektuelle Fähigkeiten zählen hierbei zu den besten Prädiktoren.

Mann-Zeichen-Test

Im weiteren Sinn kann ebenfalls der so genannte Mann-Zeichen-Test zu den Entwicklungstests gezählt werden (Abb. 9.**10**). Hierbei handelt es sich um ein einfach durchzuführendes Verfahren, wobei ein Kind lediglich einen Mann zeichnen soll.

Bei der Auswertung, die nach festgelegten Kriterien vorgenommen wird, wird unter anderem darauf geachtet, wie vollständig und proportioniert die Zeichnung ausgefallen ist. Nach der Zusammenzählung der erreichten Punkte kann ein so genanntes *Mann-Zeichen-Alter (MZA)* bestimmt werden, das mit dem Lebensalter des Kindes in Beziehung gesetzt wird. Es kann somit ein Quotient (Mann-Zeichen-Quotient) berechnet werden, der in annähernder Übereinstimmung mit regelrechten Intelligenzquotienten steht.

Psycholinguistischer Entwicklungstest

Zur Überprüfung des sprachlichen Entwicklungsstandes wurden ebenfalls verschiedene Testverfahren konstruiert. Sehr umfassend geschieht dies durch den psycholinguistischen Entwicklungstest (PET), der in der deutschen Fassung von Angermaier herausgegeben wurde. Dieser

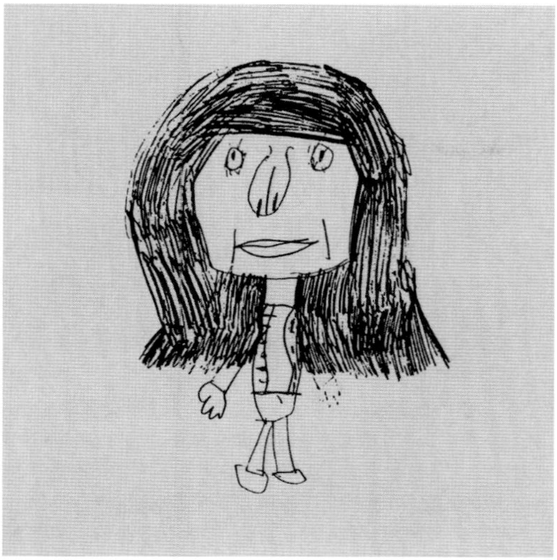

Abb. 9.**10** Beispiel eines Mann-Zeichen-Tests. Die 10-jährige Patientin erreichte ein Mann-Zeichen-Alter (MZA) von 9,75 und damit einen Mann-Zeichen-Quotienten (MZQ) von 97.

Test ist nach linguistischen Gesichtspunkten konstruiert und erfasst mit Hilfe von 12 Untertests sprachliche, aber auch nichtsprachliche Leistungen. Es existieren Normwerte für die Altersstufen von 3 bis 10 Jahren.

Bei den Ergebnissen dieser Entwicklungstests sollte bedacht werden, dass ein sich darin eventuell manifestierender Entwicklungsrückstand nicht ohne weitere diagnostische Befunde als pathologisch angesehen werden darf, zumal die normale Entwicklung von Kindern in den angesprochenen Bereichen, besonders in den beiden ersten Lebensjahren, mit einer großen Variabilität erfolgt.

Griffiths-Entwicklungsskalen

Die Griffiths-Entwicklungsskalen stellen die deutsche Bearbeitung eines Entwicklungstests für die ersten beiden Lebensjahre dar, der sich sowohl in englischsprachigen Ländern wie auch in Skandinavien bewährt hat. Die Testaufgaben des Verfahrens orientieren sich einerseits an der Tradition der klassischen Untersuchungen des Entwicklungspsychologen Gesell, darüber hinaus wurde aber auch zusätzlich standardisiertes Testmaterial entwickelt. Von der Konzeption her stellen die Entwicklungsskalen ein Beobachtungsverfahren dar, bei dem der Untersucher registriert, ob bestimmte Verhaltensweisen auftreten. Als Vorzug des Verfahrens gilt, dass es frühzeitig, wenn die Möglichkeiten einer gezielten Entwicklungsförderung sehr günstig sind, evtl. bestehende Entwicklungsverzögerungen oder geistige Behinderungen aufdecken kann.

Wie weit ist ein Kind entwickelt?

Laut Handbuch soll das Verfahren sowohl Eltern wie auch verschiedenen Berufsgruppen ermöglichen, die kindliche Entwicklung mit relativ einfachen Mitteln zu beurteilen. Eine theoretische, auf eine wissenschaftliche Argumentation gestützte Fundierung des Verfahrens wird nicht vorgenommen. Die einzelnen Aufgaben sind orientiert an Annahmen über den Zeitpunkt, zu dem 90% der Kinder die Items erfüllen sollten. Das Verfahren mit seinen Entwicklungsgittern kann somit nur als Grobdiagnostik für Entwicklungsauffälligkeiten verstanden werden.

Entwicklungstest für Kinder von 6 Monaten bis 6 Jahren (ET6-6)

Das Verfahren beinhaltet sechs Beschreibungsdimensionen, die wiederum in insgesamt 13 so genannte empirische Entwicklungsdimensionen aufgegliedert sind, die dann die eigentlichen Messbereiche darstellen. Die Beschreibung der Entwicklung wird vorgenommen anhand einer altersspezifischen Auswahl der empirischen Entwicklungsdimensionen wie beispielsweise Körpermotorik, Handmotorik, kognitive Entwicklung, Sprachentwicklung, Sozialentwicklung und emotionale Entwicklung. Das Verfahren stellt ein Inventar zur allgemeinen Entwicklungsdiagnostik über eine große Altersspanne zur Verfügung.

Münchner Funktionelle Entwicklungsdiagnostik (MFED 1 und MFED 2-3)

Die Verfahren der Münchner Funktionellen Entwicklungsdiagnostik bestehen aus zwei Tests, von denen sich einer auf das erste Lebensjahr (MFED 1) und der andere auf das zweite und dritte Lebensjahr (MFED 2-3) bezieht. Es werden acht bzw. sieben Funktionsbereiche geprüft, zu denen jeweils ein spezifisches Entwicklungsalter in Monaten ermittelt wird. Neben motorischen Funktionen wie Körperbewegungen, Handgeschicklichkeit u. a. m. geht es auch um Sprachäußerungen, Spielverhalten und Selbständigkeit.

Vineland-Skala

Auch ohne Kenntnis des betreffenden Kindes ist es möglich, in Form vorhandener standardisierter Befragungen von Bezugspersonen (Eltern, Erziehern, Kinderkrankenschwestern), Aussagen über den Entwicklungsstand eines Kindes zu erfassen. Zu diesen Verfahren zählt die „Vineland-Skala", die es erlaubt, einen „Entwicklungsquotienten" zu bestimmen. Das Verfahren hat über die Jahre mehrere Revisionen erfahren und besitzt für bestimmte Fragestellungen durchaus noch seinen Stellenwert.

Persönlichkeitstests

Persönlichkeit lässt sich definieren als die Summe der Eigenschaften, die dem Einzelnen seine charakteristische, unverwechselbare Individualität verleihen. Zu erfassen ist die Persönlichkeit nicht unmittelbar. Sie ist indirekt zu erschließen aus der Einzigartigkeit des Verhaltens von Individuen, wobei eine relative Stabilität dieser Einzigartigkeit über Situationen und über Zeitabläufe hinweg besteht.

Der Begriff *Eigenschaft einer Persönlichkeit* ist in der psychologischen Forschung nicht unumstritten, er wird hier zur Einführung in das Thema Persönlichkeitstests beibehalten.

Charakteristisch für ein Individuum sind viele, teils heterogene Eigenschaften, für die eine Wechselwirkung (Struktur) und in der Interaktion mit der Umwelt eine spezifische Dynamik kennzeichnend sind.

Allgemein werden unter Persönlichkeitstests Verfahren verstanden, die weniger Intelligenz- und Leistungsfähigkeit prüfen, sondern besondere *Konstrukte einer Persönlichkeit*, die oft auf Befunden der empirischen Persönlichkeitsforschung beruhen. Dies sind z. B. Eigenarten der Affektivität und des Denkens sowie grundlegende Persönlichkeitsdimensionen wie *Extraversion, Introversion und Neurotizismus* (Eysenck).

Bei Kindern und Jugendlichen ist stets zu beachten, dass ihre Persönlichkeit im Vergleich zu der Erwachsener noch weniger verfestigt ist und sich entwickelt und verändern kann.

Persönlichkeitstests können unterteilt werden in *psychometrische Persönlichkeitstests* und *Persönlichkeits-Entfaltungsverfahren*, Letztere werden oft auch als projektive Persönlichkeitstests bezeichnet.

Zu der ersten Gruppe gehören Persönlichkeits-Struktur-Tests, Einstellungs- und Interessentests sowie klinische Tests (Fragebögen, Interviews, sonstige Verfahren), zu der zweiten Gruppe: Formdeuteverfahren, verbal-thematische Verfahren sowie zeichnerische und Gestaltungsverfahren.

Persönlichkeits-Struktur-Tests erfassen mehrdimensionale, voneinander unterscheidbare Merkmalsbereiche, wobei vorausgesetzt wird, dass diese – aufgrund von Normwerten – quantifizierbar sind (vgl. z. B. Freiburger-Persönlichkeits-Inventar, s. unten).

Einstellungs- und Interessentests zielen z. B. auf die Erfassung sozialpsychologisch relevanter Meinungen bestimmter Bevölkerungsgruppen zu Themen wie Ausländerpolitik, Minoritäten einer Gesellschaft, soziale Institutionen etc. ab.

Klinische Tests werden im Allgemeinen für differentialdiagnostische Zwecke im psychopathologischen Bereich und im Grenzbereich zur Normalität eingesetzt. Sie dienen häufig als Entscheidungshilfe bei der Auswahl von Therapiemethoden und als Kontrollverfahren für einen Behandlungsverlauf (Evaluation) bzw. werden speziell dafür konstruiert.

Die Beurteilung der Persönlichkeit eines Patienten für klinische Zwecke wird entweder im Explorationsgespräch, wobei die Erfahrung des Untersuchers sehr maßgebend ist, durch projektive Testverfahren oder Persönlichkeitstests im engeren Sinn vorgenommen. Zu den Letzteren zählen inzwischen ebenfalls sehr zahlreiche Fragebogenverfahren, die einzelne Aspekte einer Persönlichkeit, auch im Kindesalter, wie z. B. Ängstlichkeit (Kinderangsttest, KAT), Extra- und Introversion (Maudsley-Personality-Inventory, MPI, von Eysenck), Schulangst und Schulunlust bei Schülern (Angstfragebogen für Schüler, AFS) zu erfassen versuchen.

Fragebogenverfahren mit dem Anspruch, eine Persönlichkeit in einem dazugehörigen Testprofil umfassender, auch unter quantitativen Gesichtspunkten, darzustellen, sind Persönlichkeitsfragebögen wie das Minnesota Multiphasic Personality Inventory (MMPI-2), das Freiburger

Persönlichkeitsinventar (FPI-R), das Persönlichkeits-Stil- und Störungs-Inventar (PSSI) und für das Kindesalter der Persönlichkeitsfragebogen für Kinder (PFK 9 – 14).

MMPI-2

Hierbei handelt es sich um ein Fragebogenverfahren, das auch für *klinisch-psychiatrische Problemstellungen*, z. B. für forensische Begutachtungen, Anwendung findet. Dieser Test wurde in Amerika ursprünglich in den 30er Jahren des 20. Jahrhunderts entwickelt, seither immer wieder erneuert, und er existiert in Deutschland inzwischen auch in einer Kurzform. Die ursprüngliche Form enthielt 550 Fragen zu bestimmten Lebensbereichen, wie Gesundheit, Familie, Ängsten, Moral usw., wobei diese Fragen von dem Patienten durch Ankreuzen der Rubriken „trifft zu – trifft nicht zu" beantwortet werden. Die Auswertung erfolgt mit Hilfe von Schablonen, die Punktwerte werden in einem Profilblatt auf 9 klinischen Skalen und weiteren Validitätsskalen eingetragen. Aus einem derartigen Profil ist ersichtlich, ob bei einem Patienten bestimmte pathologische Auffälligkeiten – die als Abweichung von dem statistischen Durchschnittsbereich definiert sind – bestehen. Somit ist es möglich, für die klassischen Neuroseformen (Depression, Hypochondrie, Hysterie, Zwanghaftigkeit und Phobie) ebenso Hinweise zu erhalten, wie für Persönlichkeitsstörungen und Symptome, die im Rahmen endogener Psychosen (Schizophrenie, Affektpsychose) auftreten können.

FPI-R

Ein weiterer in Deutschland bei der psychologischen Diagnostik häufig angewendeter Persönlichkeitsfragebogen ist die revidierte Form des Freiburger Persönlichkeitsinventars (FPI-R).

Es handelt sich um einen gut konzipierten Test, dessen Ergebnisse auf 12 Skalen dargestellt werden. Diese Skalen werden beschrieben als:

1. Lebenszufriedenheit, 2. Soziale Orientierung, 3. Leistungsorientierung, 4. Gehemmtheit, 5. Erregbarkeit, 6. Aggressivität, 7. Beanspruchung, 8. Körperliche Beschwerden, 9. Gesundheitssorgen, 10. Offenheit sowie den beiden Zusatzskalen Extraversion und Emotionalität.

Auch hierbei sind die Grundlagen für die Interpretation eines Testergebnisses statistische Maßzahlen. Es ist also möglich zu sagen, auf welchen Skalen ein einzelner Proband außerhalb eines statistischen Durchschnittsbereichs liegt (Abb. 9.**11**).

Kindes- und Jugendalter

Es existieren auch für das Kindes- und Jugendalter speziell entwickelte Fragebogenverfahren. Dies sind z. B. die Hamburger Neurotizismus- und Extraversionsskala für Kinder und Jugendliche (HANES), der bereits erwähnte Persönlichkeitstest für Kinder (PFK 9 – 14) und der Angstfragebogen für Schüler (AFS).

Diese Persönlichkeitstests in Form von Fragebögen unterscheiden sich in ihrer Konzeption grundlegend von den projektiven Testverfahren.

Projektive Persönlichkeitstests

Projektive Testverfahren stehen in enger Verbindung mit dem von psychoanalytischer Seite verwendeten Begriff und der Funktionsweise der Projektion. Nach Anna Freud zählt die Projektion zu einem der wesentlichen *Abwehrmechanismen*, die oft unbewusst wirksam sind und das Individuum vor traumatischen, unangenehmen, selbstwertverletzenden Erinnerungen und Erlebnissen schützen. Projektion ist das unbewusste Hinausverlegen von eigenen Vorstellungen, Wünschen und Gefühlen in die Außenwelt. Einer anderen Person oder einem Gegenstand werden somit Eigenschaften verliehen, welche der Betreffende bei sich selbst verkennt. Diesen Umstand machte man sich bei der Konstruktion projektiver Testverfahren zunutze, wobei eine Voraussetzung ist, dass das Testmaterial mehrdeutig ist und somit seitens des Probanden unbewusste Projektionen erfolgen können, die eine Widerspiegelung von Affekten, intrapsychischen Konflikten, subjektivem Erleben der Beziehungen zu anderen Menschen und sonst verborgener Motive, wie z. B. sadistische Triebregungen, darstellen.

Zu den bekanntesten projektiven Verfahren zählen das Formdeuteverfahren nach Rorschach sowie der thematische Apperzeptionstest (TAT). Aufgrund der an den projektiven Verfahren geäußerten Kritik (s. unten) sowie der abnehm-

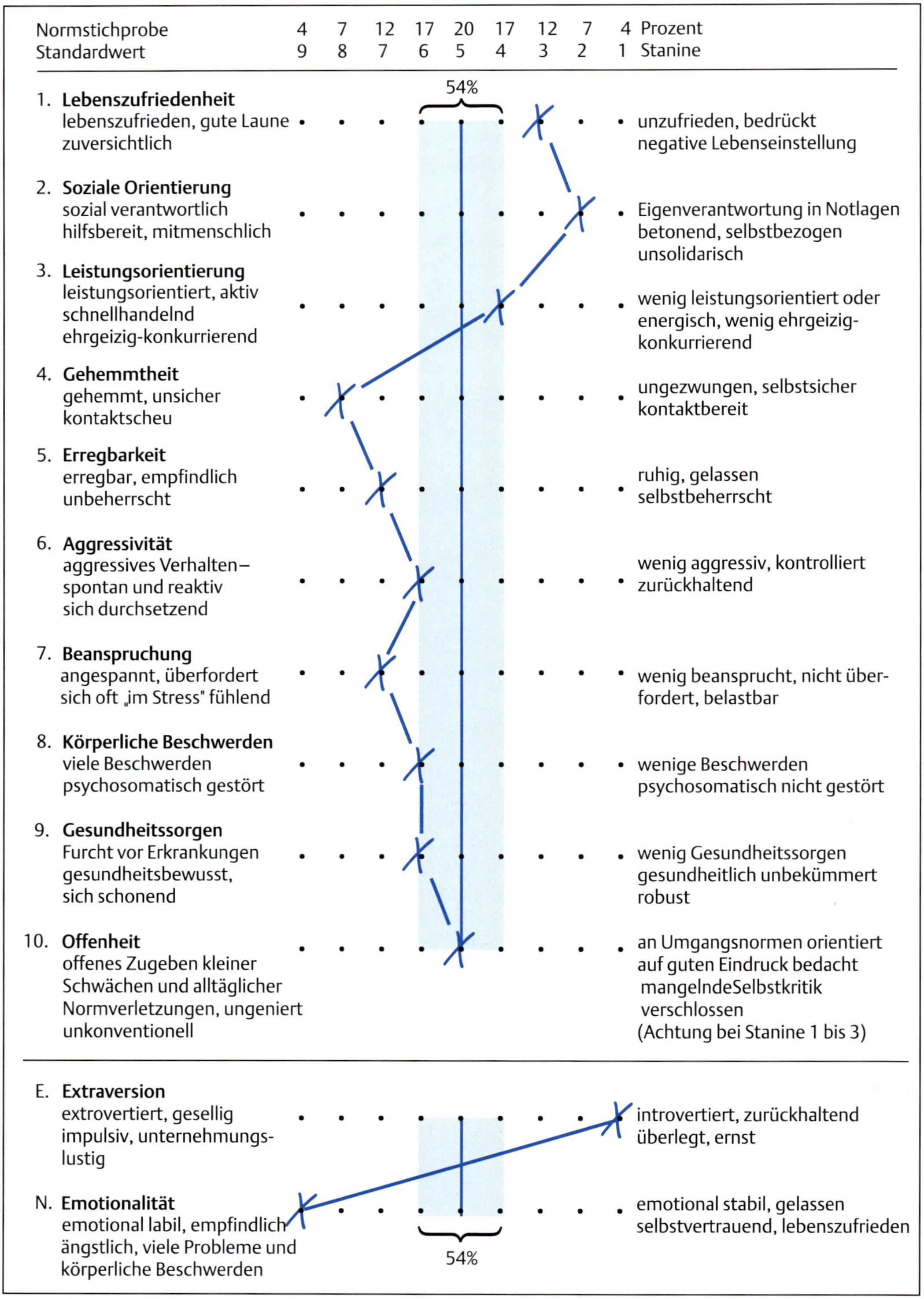

Abb. 9.**11** Ergebnis im FPI-R einer 18-jährigen Patientin mit der Symptomatik: soziale Phobien, depressive Verstimmungszustände, intrafamiliäre Konflikte-Geschwisterrivalität.

enden Bedeutung im klinischen Alltag wird auf die Darstellung dieser Verfahren verzichtet. Es werden lediglich einige im Kinderbereich auch für die Verhaltensbeobachtung und die Kontaktgestaltung taugliche Verfahren kurz vorgestellt.

Sceno-Test

Dieser eignet sich sowohl zur Persönlichkeitsdiagnostik als auch zur Spieltherapie von Kindern (und Jugendlichen). Häufig findet er Verwendung als Mittel zur *Kontaktaufnahme* und *Verhaltensbeobachtung* beim Spielen, z.B. bei ängstlichen Kindern.

Das Testmaterial besteht aus einem flachen Holzkasten, der standardisiertes Spielmaterial wie biegsame Puppen, Symbolfiguren, Haushaltsgegenstände, Tiere, Bäume, Holzklötze usw. enthält (Abb. 9.**12**).

Bei der Durchführung dieses Tests wird ein Kind aufgefordert, den Deckel vom Holzkasten abzunehmen, um auf dieser Fläche eine Szene (daher der Name des Verfahrens) aufzubauen. Dabei kann man das Kind eine Szene spontan und frei wählen lassen, es ist aber auch möglich, eine bestimmte Instruktion zu geben (z.B. bezüglich der Familie). Im Übrigen kann eine Auswertung nach *tiefenpsychologischen Gesichtspunkten* vorgenommen werden; nicht zuletzt erfolgt dabei eine Zuordnung der verwendeten Spielfiguren und Tiere zu ihrem symbolischen Gehalt. Dabei steht z.B. das Krokodil stellvertretend für Aggressivität, die Kuh symbolisiert im Allgemeinen Mütterlichkeit, ein Fell kann den Wunsch nach Geborgenheit zum Ausdruck bringen.

Beispiel

Hier ist das Ergebnis einer Patientin im Sceno-Test zu sehen (Abb. 9.**12**). Es handelt sich um ein 12-jähriges Mädchen mit einer vielschichtigen Angstsymptomatik. Bei ihren Ängsten spielte auch eine Rolle, dass sie mehrfach den Schulbesuch verweigerte.

Eine Diagnostik ihrer Ängste ergab unter anderem einen hohen Wert auf der Skala Prüfungsangst des Angstfragebogens für Schüler. Im Sceno-Test wurde darüber hinaus erkennbar, dass die Patientin sehr enge Bindungen zu den einzelnen Familienangehörigen und Verwandten hatte. Sie stammte aus einem Bauernhof, und sie stellte mit diesem Material ihre subjektiv empfundene Lebenssituation dar. Sie selbst befindet sich in der Mitte der verwendeten Personen. Bei der Verweigerung des Schulbesuchs spielten jedoch nicht nur die erwähnten Prüfungsängste, sondern auch Trennungsängste von der Familie im Sinne einer Schulphobie eine Rolle.

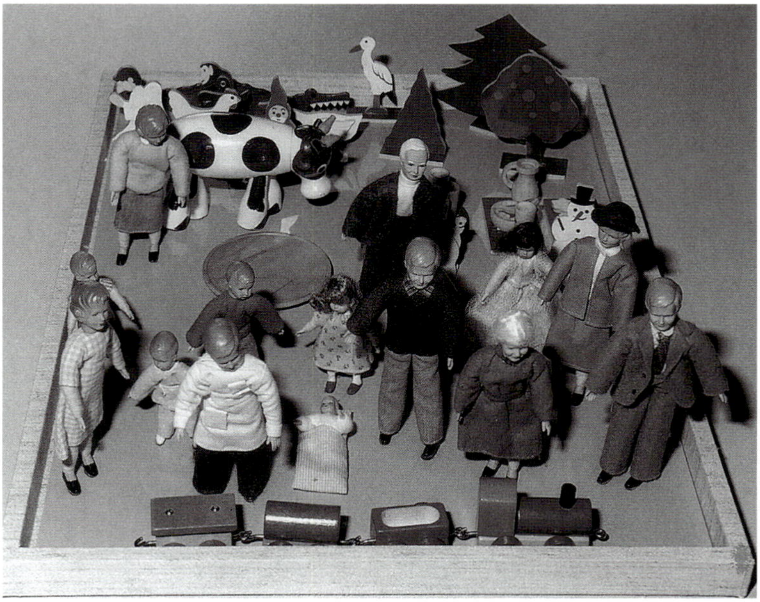

Abb. 9.**12** Ergebnis einer Patientin mit Schulphobie im Sceno-Test.

Familie in Tieren

Dieser praxisbezogene Test lässt sich für Kinder etwa ab dem 4. Lebensjahr durchführen. Das Kind wird dabei instruiert, seine eigenen Familienmitglieder (inklusive sich selbst) in Gedanken in Tiere zu verzaubern und auf einem Blatt zeichnerisch darzustellen. Tiere eignen sich im Kindesalter besonders gut für Projektionen; durch die Wahl des Tieres, die Anordnung der Tiere auf dem Blatt sowie die Größe derselben können Einblicke in die Familie und die persönliche Problematik des Kindes gewonnen werden. Der Test führt oft zu einem Verständnis der Rollen der einzelnen Familenangehörigen in der Familie sowie der, aus der Sicht des darstellenden Kindes, erlebten Interaktionen und Konflikte dieser untereinander (Abb. 9.**13**). Hier wie bei allen projektiven Testverfahren sind die Interpretationsgesichtspunkte jedoch mehrdeutig, und es ist im Einzelfall kaum möglich, aus den vorhandenen Informationen Diagnosen für die betreffenden Patienten oder – wie im vorliegenden Beispiel – einen umfassenden Einblick in die Struktur und Interaktionsdynamik einer Familie zu gewinnen.

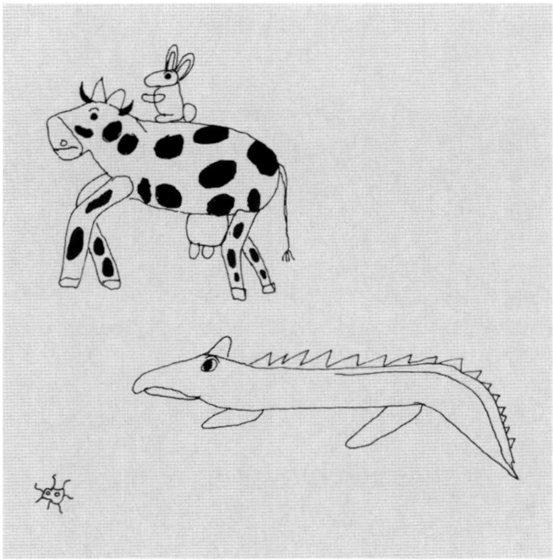

Abb. 9.**13** „Familie in Tieren". Ein 8-jähriger Junge mit Zwangssymptomatik stellt sich abseits als Floh dar, seine Mutter als Kuh, auf der ein Hase – die um Jahre jüngere Schwester – sitzt, den Vater als Krokodil.

Kritik an projektiven Testverfahren

Kritik an projektiven Testverfahren wird von vielen Seiten geäußert. Zum einen lehnen naturwissenschaftlich-empirisch ausgerichtete Psychologen diese Testverfahren als ungeeignet für die Diagnostik ab, weil sie den wichtigen Testgütekriterien wie *Objektivität, Zuverlässigkeit und Gültigkeit* nicht gerecht werden können. Von anderen Autoren werden sie als ungeeignet bewertet, weil damit keine eigentlichen psychiatrischen Diagnosen gestellt und kein Einblick in die Dynamik relevanter psychopathologischer Faktoren möglich ist.

Tatsächlich haben die projektiven Testverfahren je nach institutioneller Einrichtung in der Kinder- und Jugendpsychiatrie eine unterschiedliche praktische Bedeutung. Erfahrungen zeigen, dass sie bei einigen Patienten zur Klärung diagnostischer Probleme beitragen können, zumal bei Kindern, die auf andere Weise kaum psychodiagnostisch untersuchbar sind. Beobachtungen, die während der Testdurchführung, z. B. beim Spiel mit dem Sceno-Material, gemacht werden können, sind hierbei oft ebenso wichtig wie die Interpretation nach übergeordneten Gesichtspunkten.

Computerbasierte Psychodiagnostik

Ein wichtiger Entwicklungstrend in der Psychodiagnostik besteht im Einsatz von computerbasierten Testverfahren. Mittlerweile existieren bereits Testsysteme, die mehrere hundert Einzeltests beinhalten. Ihren Wert haben computerbasierte Tests vor allem in der Leistungsdiagnostik – und hier wiederum bei der Prüfung spezifischer Funktionen wie etwa der Konzentrationsfähigkeit – bewiesen (z. B. die TAP: Testbatterie zur Aufmerksamkeitsprüfung). Insbesondere hinsichtlich ihrer Durchführungs- und Auswertungsökonomie ist aber im Einzelfall zu prüfen, inwieweit sie eine Erleichterung und Vereinfachung darstellen.

Weiterführende Literatur

Brähler, E., Holling, H., Leutner, D., Petermann, F. (Hrsg.): Brickenkamp Handbuch psychologischer und pädagogischer Tests. Bd. 1 u. 2. 3. Aufl. Hogrefe, Göttingen 2002

Jäger, R. S., Petermann, F. (Hrsg.): Psychologische Diagnostik. 4. Aufl. PVU, Weinheim 1999

Kubinger, K. D., Jäger, R. S. (Hrsg.): Schlüsselbegriffe der Psychologischen Diagnostik. PVU, Weinheim 2003

Lienert, G. H., Raatz, U.: Testaufbau und Testanalyse. 6. Aufl. PVU, Weinheim 1998

Perrez, M., Baumann, U. (Hrsg.): Lehrbuch der Klinischen Psychologie-Psychotherapie. 3. Aufl. Huber, Bern 2005

Remschmidt, H., Niebergall, G.: Diagnostik psychischer Störungen im Kindes- und Jugendalter. In: Stieglitz, R.-D., Baumann, U., Freyberger, H. J. (Hrsg.): Psychodiagnostik in Klinischer Psychologie, Psychiatrie, Psychotherapie. 2. Aufl. Thieme, Stuttgart 2001

10 Familiendiagnostik

F. Mattejat

Überblick

Die Familien- und Umfelddiagnostik hat die *Aufgabe*, die familiären, sozialen und ökologischen Umstände zu erfassen, die für die Entstehung, Aufrechterhaltung oder Bewältigung von familialen Beziehungskonflikten oder psychischen Störungen bedeutsam sind. Die familiendiagnostische Analyse richtet sich auf zwei Ebenen:

- Die Bedeutung der Familie und des Umfeldes: Es ist abzuklären, welchen Stellenwert die Familie für die individuelle Psychopathologie hat und welche Bedeutung die individuellen psychischen Probleme des vorgestellten Patienten für die Familie haben. Das Ziel dieser Untersuchung ist es, die Probleme, die zur Vorstellung führten, in ihrem Kontext zu verstehen.
- Die Möglichkeiten der Therapie: Gleichzeitig ist zu untersuchen, welche Art der Hilfestellung die Familie annehmen kann, welche sie von vornherein ablehnt und ob sich diese mit unseren Vorstellungen und Möglichkeiten vereinbaren lässt. Das Ziel der Familiendiagnostik auf dieser Ebene besteht darin, die Kooperationsmöglichkeiten mit der Familie herauszufinden. Diese diagnostische Abklärung stellt gleichzeitig den Einstieg in die weitere Zusammenarbeit mit der Familie dar.

Die Familien- und Umfelddiagnostik zielt dabei nicht unbedingt auf eine Veränderung des Umfeldes oder eine Familientherapie ab, sondern sie soll helfen, die Indikation zu stellen, ob überhaupt eine Behandlung notwendig ist, welche Therapieform am ehesten zu empfehlen ist und in welcher Weise dabei mit der Familie zusammengearbeitet werden kann.

Eine solche ausführlichere *Familien- und Umfelddiagnostik* ist immer dann *indiziert*, wenn eine Therapie in Erwägung gezogen wird. In einem solchen Fall ist – unabhängig von der letztlich gewählten Therapieform – eine genauere Familiendiagnostik sinnvoll, um die Kooperation mit der Familie anzubahnen. Im Zentrum einer familiendiagnostischen Untersuchung kann ein Elterninterview oder ein gemeinsames Familieninterview mit den Eltern, dem vorgestellten Patienten und eventuell weiteren Familienmitgliedern (z.B. Geschwistern) stehen. Elterninterviews aber haben den Nachteil, dass die Eltern-Kind-Interaktion nicht direkt beobachtet werden kann, dies ist nur in gemeinsamen Familieninterviews möglich. In der klinischen Praxis ist deshalb das gemeinsame familiendiagnostische Interview die wichtigste Methode der Familien- und Umfelddiagnostik, die durch weitere familiendiagnostische Methoden, wie z.B. Fragebogenverfahren, Interaktionsaufgaben für die Familie oder durch familiendiagnostische Einzeluntersuchungen (jede Person getrennt) ergänzt werden kann (Tab. 10.**1**). Wegen der prakischen Bedeutung des

Tab. 10.**1** Einteilung familiendiagnostischer Methoden.

<table>
<tr><th rowspan="2">Diagnostisches Setting</th><th colspan="3">Diagnostisches Verfahren*</th></tr>
<tr><th>Interview</th><th colspan="2">Fragebogen/andere Verfahren</th></tr>
<tr><td>Gemeinsam mit der ganzen Familie oder einem Familienteil</td><td>Gemeinsames familiendiagnostisches Interview</td><td colspan="2">Interaktionsaufgaben (z.B. gemeinsamer Rorschach-Test)</td></tr>
<tr><td>Einzeln mit dem Kind/Jugendlichen oder weiteren Familienmitgliedern</td><td>Familiendiagnostisch orientierte Einzelexploration</td><td>Fragebogenverfahren (z.B. GT, FB, SFB)</td><td>Andere Untersuchungsverfahren (z.B. FAST, FIT, projektive Verfahren)</td></tr>
</table>

* Erläuterung der Abkürzungen: SFB = Subjektives Familienbild (Mattejat, 1993; Mattejat u. Scholz, 1994).
GT = Gießen-Test (Beckmann u. Richter, 1972). FAST = Familien-System-Test (Gehring, 1993).
FB = Familienbögen (Cierpka u. Frevert, 1995). FIT = Familien-Identifikations-Test (Remschmidt u. Mattejat, 1998).

gemeinsamen familiendiagnostischen Interviews wird auf diese Methode hier ausführlicher eingegangen.

Rahmenbedingungen des familiendiagnostischen Interviews

Als Beispiel dafür, wie ein familiendiagnostisches Anfangsinterview durchgeführt werden kann, wird im Folgenden die von uns entwickelte Methode vorgestellt („Marburger Familiendiagnostisches Interview"). Zum Gespräch werden in der Regel der vorgestellte Patient und seine Eltern, bei Bedarf auch weitere Familienangehörige (z. B. Geschwister) eingeladen. Das Interview wird nach Möglichkeit von jeweils zwei Kollegen durchgeführt, wobei ein Kollege das Gespräch mit der Familie führt, der andere den Gesprächsverlauf am Videoschirm beobachtet. Für eventuell notwendige genauere Auswertungen oder für eine mögliche Rückmeldung an die Familie wird außerdem eine Videoaufzeichnung des Gesprächs erstellt (Abb. 10.**1**). Für das Gespräch ist etwa 1 Stunde vorgesehen, die Auswertung beansprucht ca. ½ Stunde.

Prinzipien der Gesprächsführung

Bei der Führung des Gesprächs orientiert sich der Interviewer bzw. der Therapeut an Prinzipien, die in Tab. 10.**2** dargestellt sind.

Inhaltliche Struktur und Ablauf des Interviews

Das Gespräch ist in sechs Bereiche gegliedert, die immer angesprochen werden sollten. Damit wird ein gewisses Maß an Strukturierung angestrebt, jedoch nicht um den Preis der Verdeckung familiendiagnostisch wertvoller Informationen. Meistens spricht die Familie die genannten Bereiche von sich aus an; eine Reihenfolge hinsichtlich der Strukturbereiche muss nicht eingehalten werden, die Familie sollte möglichst wenig „gebremst" werden.

- *Kontakt und allgemeine Information:* Der Interviewer informiert über die Videoaufzeichnung, den Kollegen am Bildschirm, holt das Einverständnis der Familie hierzu ein, informiert über den Zweck und die Dauer des Gesprächs und betont das diagnostische Interesse.
- *Vorerfahrungen, Zuweisungsweg und Vorstellungsentscheidung:* Das Interview beginnt mit der Frage, wie es zur Vorstellung des Kindes oder Jugendlichen gekommen ist bzw. wie die Familie dazu gekommen ist, sich in der Klinik zu melden.
- *Exploration der individuellen Problematik des Kindes/Jugendlichen:* Typische Fragen sind: „Was war denn jetzt der Grund für die Vorstellung?" oder „Um welche Probleme geht es jetzt im Einzelnen dabei?"
- *Familie:* Der Bereich „Familie" nimmt den größten Zeitraum ein und bezieht sich auf drei

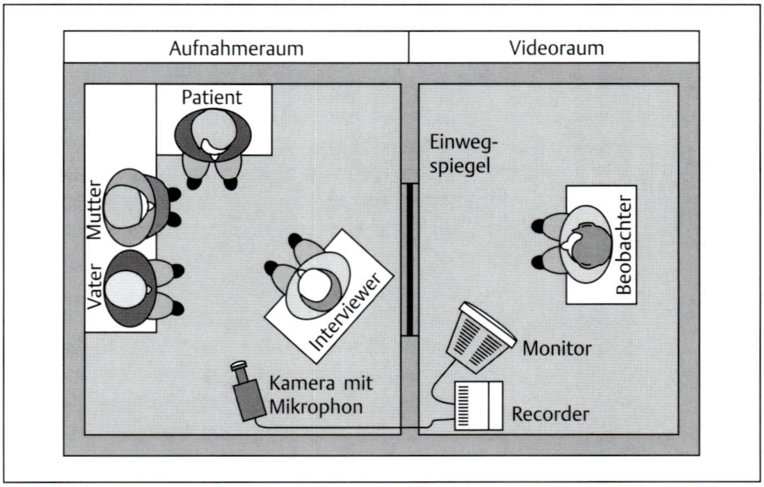

Abb. 10.**1** Familiendiagnostische Standardsituation.

Tab. 10.2 Prinzipien der Gesprächsführung im familiendiagnostischen Interview.

Prinzip	Beschreibung
Transparenz	Die Situation soll für die Familie transparent, gut verständlich und überschaubar sein, damit sich die Familie im Kontakt mit dem Therapeuten sicher fühlen kann.
Kooperation	Grundlage eines produktiven Familiengesprächs ist eine kooperative Grundhaltung des Diagnostikers bzw. Therapeuten: Die Familie wird nicht eingeladen, um sie auszuforschen, sondern weil wir der Familie eine Zusammenarbeit anbieten möchten.
Expertenverantwortung	Der Therapeut hat die Aufgabe, das Gespräch zu leiten und darauf zu achten, dass die abzuklärenden Fragestellungen behandelt werden (s. unten zum Überblick über die Gesprächsthemen) und dass alle anwesenden Familienmitglieder ins Gespräch einbezogen werden.
Perspektivität	Es wird betont, dass jeder in der Familie seine eigene Sichtweise hat, dass deshalb jeder einen anderen Aspekt zum Gesamtbild beitragen kann und uns deshalb die persönliche Meinung von jedem Einzelnen wichtig und für die Zusammenarbeit nützlich ist.
Empathie und Akzeptanz	Es geht zunächst darum, zu akzeptieren, was die Familie mitzuteilen hat, Bewertungen sind nicht angebracht.
Entwicklungsorientierung	Der Therapeut würdigt das Vertrauen, das die Familie ihm schenkt. Die Fragen und Kommentare des Interviewers lenken den Blick auf positive Veränderungs- und Selbsthilfemöglichkeiten der Familie.
Therapeutische Abstinenz	Interventionen, die auf Veränderungen der Familie abzielen, sollten zunächst unterlassen werden. Therapeutisch gemeinte Interventionen sollten erst dann begonnen werden, wenn dies mit der Familie abgesprochen ist.

Aspekte: Zum einen wird danach gefragt, wie das Problem des Patienten in der Familie emotional und kognitiv aufgenommen wird, wie darauf in der Familie reagiert wurde und wie die Familie bisher versucht hat, die Probleme zu bewältigen; zweitens werden die Familienbeziehungen und familiären Bewältigungsformen angesprochen, und schließlich wird die allgemeine psychosoziale Situation des Kindes und der Familie (Probleme, Belastungen, Ressourcen) erfragt.

- *Therapievorstellungen:* Zunächst werden die allgemeinen Lösungsvorstellungen exploriert, um dann auf die speziellen Therapievorstellungen zu kommen. Typische Fragen zu diesem Bereich: „Was können Sie selbst zur Lösung der Probleme beitragen?", „Wie meinen Sie, können wir Ihnen bei der Lösung dieser Probleme helfen?", „Haben Sie irgendwelche Befürchtungen im Zusammenhang mit der Therapie?"
- *Abschlussvereinbarungen:* Am Ende des Gespräches werden gemeinsam mit der Familie Vereinbarungen über das weitere Vorgehen getroffen.

Auswertung des Interviews

Die diagnostische Informationsgewinnung hat zwei Schwerpunkte, die subjektive Perspektive und das objektive Interaktionsverhalten:

- *Subjektive Perspektive:* Zum einen geht es im Interview darum, die Sichtweise jedes einzelnen Familienmitglieds möglichst genau kennen zu lernen und die Unterschiede zwischen den subjektiven Perspektiven der einzelnen Familienmitglieder zu verstehen. Im Gegensatz zu Anamnesegesprächen – in denen ein möglichst objektives Bild von der Lebenssituation des Patienten gewonnen werden soll – werden das subjektive Moment und die Unterschiedlichkeit subjektiver Wahrnehmungen und Einstellungen („jeder sieht es mit anderen Augen") betont.
- *Objektives Interaktionsverhalten:* Dabei erhalten wir im Gesprächsverlauf aber nicht nur inhaltliche Informationen über die Familie; genauso wichtig ist die Art und Weise wie die Familienmitglieder im Gespräch interagieren und in welcher Weise sie Kontakt zum Interviewer aufnehmen.

Tab. 10.**3** Fragen zur Erstellung der Familiendiagnose.

Familiendiagnostische Bereiche	Familiendiagnostische Fragestellungen
Allgemeine familiale Entwicklungsbedingungen	Was sind die wichtigsten familiären Belastungsfaktoren, welche aktuellen Entwicklungsaufgaben stellen sich der Familie, auf welche Ressourcen kann sie sich stützen? Welche Familienmerkmale stellen vermutlich Risikofaktoren bzw. auslösende Faktoren der psychischen Störung dar, welche Familienmerkmale stellen protektive Faktoren dar?
Stellenwert der psychischen Störung in der Familie	Wie hat sich das Familienleben verändert, seitdem die psychischen Probleme aufgetreten sind? Was versucht der Patient durch seine Verhaltensweisen in der Familie zu erreichen und was erreicht er tatsächlich? Welche negativen Folgewirkungen hatte die psychische Störung? Welche positive Funktion hat die psychische Störung? Welche anderen Familienprobleme sind durch die psychische Störung in den Hintergrund geraten?
Problemspezifische familiäre Bewältigungsformen	Wie reagieren die Familienmitglieder auf die psychische Störung, wie haben sie sich darauf eingestellt? In welcher Hinsicht werden durch diese Reaktionen bzw. Lösungsversuche die vorliegenden Probleme eher stabilisiert bzw. verschärft? In welcher Hinsicht sind diese Versuche im erwünschten Sinne wirksam und tragen zur Bewältigung bei?

Im Hinblick auf beide Aspekte können die Eindrücke des Interviewers und des Beobachters am Videoschirm sehr unterschiedlich sein; dies ist kein Nachteil, sondern bereichert die Diagnostik, denn auch hier gilt der Satz „Information ist der Unterschied, der einen Unterschied macht": Die unterschiedlichen Eindrücke können diskutiert und reflektiert werden, um zu einer gemeinsamen diagnostischen Einschätzung zu gelangen. Das Ergebnis dieser Diskussion kann in einem *familiendiagnostischen Befund* festgehalten werden (zu Fallbeispielen mit familiendiagnostischen Befunden s. Remschmidt u. Mattejat, 1998). Die wichtigsten Fragen, die hierbei behandelt werden sollten, sind in Tab. 10.**3** aufgeführt.

Häufig ist es sinnvoll, das familiendiagnostische Interview durch andere Verfahren, insbesondere durch familiendiagnostische Fragebogenverfahren (Tab. 10.**1**), zu ergänzen, da durch diese Methoden oft ganz andere Aspekte der Familienbeziehungen verdeutlicht werden.

Weiterführende Literatur

Cierpka, M. (Hrsg.): Handbuch der Familiendiagnostik. 3. Aufl. Springer, Berlin 2008

Mattejat, F., Eimecke, S.: Therapiebezogene Diagnostik. In: Remschmidt, H., Mattejat, F., Warnke, A. (Hrsg.). Therapie psychischer Störungen bei Kindern und Jugendlichen. Thieme, Stuttgart 2008, S. 11–29

Remschmidt, H., Mattejat, F. (Hrsg.): Familiendiagnostisches Lesebuch. Thieme, Stuttgart 1998

11 Apparative Untersuchungen und Laboruntersuchungen

W. Pott

Die im Folgenden dargestellten Untersuchungsverfahren dienen oftmals der Abgrenzung zwischen körperlich begründbaren und funktionellen psychischen Erkrankungen. Ein frühzeitiger Einsatz ist deshalb von besonderer Wichtigkeit. Auch im Therapieverlauf ist es erforderlich, Laborwerte, EKG oder EEG z.B. bei einer medikamentösen Therapie zu kontrollieren.

Hier nicht näher ausgeführt werden die laborchemischen Untersuchungen. Neben Anamneseerhebung und der allgemeinen körperlichen Untersuchung handelt es sich hierbei um eine Basisdiagnostik.

Die dargestellten Untersuchungsverfahren müssen je nach Fragestellung verschieden gewichtet und in unterschiedlicher Reihenfolge, zum Teil jedoch auch parallel, eingesetzt werden. So kann es erforderlich sein, bei einem Jugendlichen, der in einem akuten Verwirrtheitszustand eingeliefert wird, nach der Basisdiagnostik sehr schnell eine kraniale Computertomographie zum Ausschluss einer intrakraniellen Raumforderung oder auch einer intrakraniellen Blutung durchzuführen. Sofern Hirndruckzeichen fehlen, wird eine Lumbalpunktion zur Untersuchung des Liquor cerebrospinalis vorgenommen. Zeitgleich empfiehlt es sich oft, Urin für ein Drogenscreening sicherzustellen und bei negativem Ergebnis der Lumbalpunktion weiter zu untersuchen. Anamnestische Hinweise spielen bei der Auswahl der Untersuchungsverfahren eine herausragende Rolle.

Untersuchung des Liquors

Der Liquor cerebrospinalis wird in den Plexus choroidei der Seitenventrikel (1. und 2. Ventrikel) gebildet. Über den 3. Ventrikel gelangt er in den 4. Ventrikel, von dort in den Subarachnoidalraum, wo er das Gehirn von außen umgibt und über die Arachnoidalvilli, die in die Hirnsinus ragen, in das venöse System. Der Liquor hat die Aufgabe, das Gehirn vor mechanischen Irritationen zu schützen, stellt andererseits aber auch ein Transportmedium für eine große Zahl löslicher Substanzen wie Elektrolyte, Glucose und Immunglobuline dar.

Die Liquormenge beträgt beim Säugling 40–60 ml, beim älteren Kind 150–200 ml. Pro Tag werden etwa 500 ml produziert, das bedeutet also, dass der gesamte Liquor alle 5 bis 7 Stunden erneuert wird.

Die Zusammensetzung des Liquors weist Unterschiede zu der des Blutes auf. Blut und Liquor werden durch die so genannte Blut-Liquor-Schranke, welche aus den Endothelzellen der Hirnkapillaren, der Basalmembran der Hirnkapillaren sowie dem Plexusepithel bestehen, voneinander getrennt. Insbesondere entzündliche Prozesse und Abflussbehinderungen führen zu typischen Veränderungen des Liquor cerebrospinalis. Bei entzündlichen Prozessen zeigt sich typischerweise eine Zunahme der Zellzahl (Pleozytose) sowie des Eiweißgehalts.

Folgende Fragestellungen sind eine *Indikation* zur Liquoruntersuchung:

- Besteht eine entzündliche Erkrankung des ZNS, der Meningen oder der Nervenwurzeln?
- Ist diese erregerbedingt?
- Kommt es zur Absiedelung von Tumorzellen in den Liquorraum?
- Hat eine Blutung stattgefunden?

Einschränkend ist bei der zuletzt genannten Fragestellung jedoch zu berücksichtigen, dass eine Subarachnoidalblutung zu einem erhöhten intrakraniellen Druck führen kann. Die plötzliche Druckentlastung durch eine lumbale Liquorentnahme kann zu einer Einklemmung des Hirnstamms im Tentoriumschlitz, mit lebensbedrohlicher Schädigung, führen. Es sollte deshalb heutzutage eine kraniale Computertomographie vorgezogen werden. Diese ist in der Lage, 90 % der Subarachnoidalblutungen aufzudecken. In 10 % der Fälle kommt es jedoch zu falsch negativen Untersuchungsergebnissen. Bei Ausschluss einer intrazerebralen Druckerhöhung muss dann auf jeden Fall eine Lumbalpunktion erfolgen.

Kontraindikationen für eine Lumbalpunktion:
- Lokale Infektionen der Punktionsstelle.
- Erhöhter intrakranieller Druck.
- Blutungsneigung (Gerinnungsstörung, Antikoagulanzientherapie).

Methode. Der Liquor wird in der Regel lumbal gewonnen (Abb. 11.**1**). Andere Zugangswege, z. B. subokzipitale Punktionen, bleiben Ausnahmefällen vorbehalten. Bei der Liquorentnahme, aufgrund der Lokalisation auch Lumbalpunktion genannt, wird eine spezielle Punktionsnadel zwischen den Dornfortsätzen des 4. und 5. Lendenwirbels in sitzender, seltener in liegender Position eingebracht. Dabei ist es von besonderer Wichtigkeit, dass der Patient von einer Hilfskraft ruhig gehalten und zu einer Krümmung im unteren Lendenwirbelsäulenbereich (Katzenbuckel) bewegt wird. In liegender Position werden hierfür die Knie des Patienten zur Brust hochgezogen. Die Punktionsnadel wird beim sitzenden Patienten streng median in leicht kranieller Richtung eingebracht. Der Schliff der Nadel soll dabei parallel zur Längsachse der Wirbelsäule

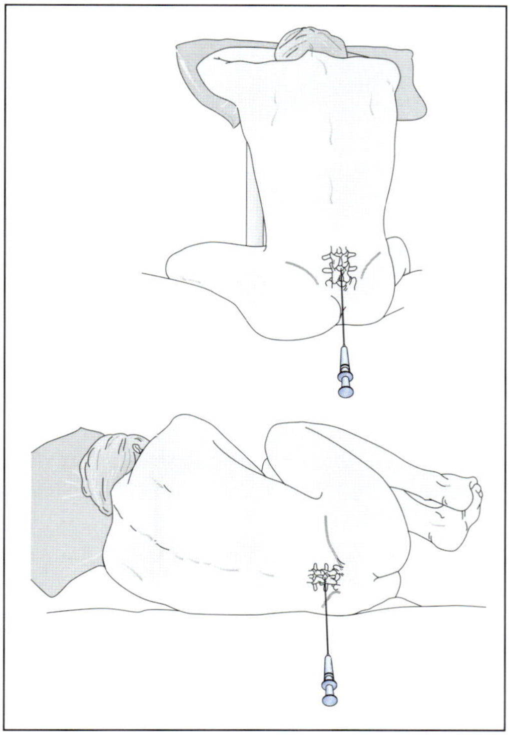

Abb. 11.**1** Entnahme des Liquors cerebrospinalis (nach Berlit u. Seeger, Neurologie, Springer 1991).

stehen. Entnommen werden je nach Fragestellung mindestens 5 ml Liquor. Für eventuelle spätere Spezialuntersuchungen sollte insbesondere bei Kindern Liquor sicher gestellt werden. Auch bei korrekt durchgeführter Punktion kann es für den Patienten zu Unannehmlichkeiten kommen. Während der Punktion können Beschwerden durch die Körperhaltung und durch eventuelle Nervenwurzelirritationen auftreten. Postpunktionell kann es zu Kopfschmerzen, Doppelbildern, Ohrgeräuschen, Hörminderung und Rückenschmerzen kommen. Zur Verringerung der postpunktionellen Beschwerden wird anschließend eine mehr oder weniger lange Bettruhe empfohlen. Gelegentlich ist die Gabe von Antiemetika und Schmerzmitteln erforderlich.

Die *Beurteilung* des Liquors beginnt bei der Entnahme. Bei blutigem Liquor muss fraktioniert in 3 Reagenzgläsern entnommen werden. Ändert sich dabei die Rotfärbung, so weist dies auf eine durch die Punktion verursachte lokale Blutung hin. Bleibt die Rotfärbung gleich, ist dies als Hinweis auf eine Subarachnoidalblutung zu werten. Bei mehr als 5 Stunden zurückliegender Blutung zeigt sich aufgrund des Abbaus von Hämoglobin zu Bilirubin eine Gelbfärbung (Xanthochromie) des Liquors. Bis zu 3 Wochen nach einer Blutung bleibt der Bilirubingehalt im Liquor pathologisch erhöht. Parallel muss dann der Bilirubingehalt im Serum bestimmt werden, da eine Hyperbilirubinämie, z. B. durch eine Cholestase, auch zu einer Erhöhung des Bilirubins im Liquor führt. Eine Trübung des Liquors ist fast immer durch eine Vermehrung der Leukozyten bedingt. Ab einer Zellzahl von 400/µl findet sich eine leichte Trübung, über 1500/µl ist sie deutlich. Bei mehr als 3000 Leukozyten/µl wird der Liquor zu einer weiß-gelblich zähen Flüssigkeit. Bei entzündlichen Veränderungen kann es zum Übertritt von Fibrinogen in den Liquor kommen. Nach einiger Zeit entsteht daraus im Reagenzglas ein Niederschlag in Form eines spinnwebenartigen Gerinnsels. Dies findet sich besonders häufig bei einer tuberkulösen Meningitis. Am Ende der Punktion wird ein Tropfen Liquor in wässrige Karbolsäure (Pandy-Reagenz) gebracht, dabei kommt es bei einem Eiweißgehalt von mehr als 25 mg/100 ml durch Ausfällung des Eiweißes zu einer milchig weißen Trübung.

Die *mikroskopische Untersuchung* des Liquors sollte möglichst innerhalb einer Stunde erfolgen, um eine postpunktionelle Zytolyse zu vermeiden. Nach Abzentrifugierung kann der Liquor für ungefähr 1 Woche bei +4 °C im Kühlschrank gelagert werden, um dann Proteinanalysen durchzuführen. Für Spezialuntersuchungen empfiehlt sich das Tiefgefrieren bei –70 °C. Liquor zur Kultivierung von Bakterien darf nicht gekühlt werden. Die Bestimmung der Liquorzellzahl erfolgt in der Fuchs-Rosenthal-Zählkammer. Die normale Zellzahl beträgt 1 bis 4 Zellen/µl, eine Vermehrung über diesen Wert oder Auftreten von neutrophilen Granulozyten, eosinophilen Granulozyten und Plasmazellen ist pathologisch. Eine Vermehrung der Zellzahl wird als Pleozytose bezeichnet. Dabei wird angegeben, welche Zellfraktion erhöht ist, z. B. lymphozytäre Pleozytose. Der normale Eiweißgehalt des Liquors beträgt 15 bis 45 mg/100 ml. Bei intakter Blut-Liquor-Schranke bilden sich keine hochmolekularen Eiweißmoleküle im Liquor, und Albumine treten nur in geringem Maße durch die Blut-Liquor-Schranke. Da Zellen praktisch nicht übertreten können, kommt es zu dem normalen zellarmen Liquor. Der Vergleich der Albuminkonzentration im Serum und Liquor wird als Maß für die Funktion der Blut-Liquor-Schranke genutzt. Deshalb muss bei einer Liquoruntersuchung auch immer eine Blutentnahme zur Serumgewinnung erfolgen.

Finden sich hingegen großmolekulare Substanzen wie Immunglobuline im Liquor, aber keine relative Albuminerhöhung und damit keine Schrankenstörung, so ist davon auszugehen, dass die pathologischen Moleküle innerhalb des ZNS gebildet wurden. Ein Immunprozess innerhalb des Nervensystems ist so bewiesen.

Zu einer Erhöhung des Eiweißgehalts kann es allerdings auch durch eine zu geringe Liquorresorption (Sperrliquor) infolge eines tumorösen Prozesses kommen.

Der Nachweis von Bakterien und Pilzen gelingt durch Färbung, Kultur, Komplementbindungsreaktionen und Neutralisationstests. Auch können Antikörper gegen Viren, z. B. mit dem Enzyme-Linked Immunosorbent Assay (ELISA), zugeführt und die entstehenden Immunkomplexe dann sichtbar gemacht werden. Darüber hinaus lässt sich häufig mit Hilfe der Polymerase-Kettenreaktion erregerspezifisches Genom-Material im Liquor nachweisen. Diese Untersuchungen sollten allerdings Speziallabors vorbehalten sein.

Beispiel

Kasuistik 1: Ein 11-jähriges Mädchen wird wegen seit 2 Monaten bestehender frontal betonter Kopfschmerzen, die zeitweilig mit Übelkeit einhergehen, vorgestellt. Seit den letzten Schulferien hatte sie die Schule nicht mehr besucht, zuvor musste sie häufiger schon nach der 3. Stunde abgeholt werden. Bereits bei geringen Anstrengungen, z. B. beim Lesen oder bei den Hausaufgaben, klagte sie über eine Zunahme der Kopfschmerzen. Nach Durchführung zahlreicher unauffälliger Voruntersuchungen (Borrelientiter im Serum, kraniale Computertomographie), eine Lumbalpunktion war nicht gelungen, wurde das Kind aufgrund der beobachteten engen Eltern-Kind-Beziehung in der kinder- und jugendpsychiatrischen Sprechstunde vorgestellt. Eigenanamnese und Familienanamnese waren bis auf leichte Kopfschmerzen in der mütterlichen Familie unergiebig. Die pädiatrisch-neurologische Untersuchung ergab keinen pathologischen Befund. Das EEG war leicht allgemein verändert. Dies wurde als Hinweis auf eine diffuse Hirnfunktionsstörung gewertet.

Der psychiatrische Befund war unauffällig. Die testpsychologische Untersuchung zeigte bei dem überdurchschnittlich begabten Kind auffällige Ergebnisse bei verschiedenen Konzentrationstests. Hinweise für einen die Krankheit unterhaltenden sekundären Krankheitsgewinn fanden sich nicht. Es wurde daraufhin beschlossen, aufgrund der verschiedenen Hinweise auf eine Hirnfunktionsstörung, erneut eine Lumbalpunktion durchzuführen. Diese ergab eine leicht erhöhte Zellzahl von 12 Lymphozyten/µl und einen erhöhten Eiweißgehalt von 45 mg/100 ml. Aufgrund dieser Befunde wurde die *Diagnose eines Residualzustandes bei abgelaufener seröser Meningitis* gestellt. Ein Virusnachweis gelang nicht mehr. Unter symptomatischer analgetischer Therapie wurde die Patientin beschwerdefrei.

Elektroenzephalogramm (EEG)

Im EEG werden Potentialschwankungen gemessen, die außerhalb der Nervenzellen in den Spalten des Interzellulärraums durch die Fortleitung der Aktionspotentiale im Axon entstehen. Die Potentialschwankungen werden beeinflusst durch verschiedene Aktivitätszustände, aber auch durch Funktionsstörungen von Neuronenverbänden. Der Durchtritt durch Hirnhäute, Liquor, Schädelknochen und Kopfhaut führt zu einer weiteren Modifikation. Bei Ableitungen von der Schädeloberfläche wird geschätzt, dass ein Quadratmillimeter Elektrodenfläche die Aktivität von rund 1 000 000 Neuronen erfasst. Aus diesen Gründen ist das EEG zur genauen Lokalisation einer Funktionsstörung nicht geeignet. Auch werden keine kortexfernen Funktionsstörungen erfasst.

Indikation. Durch die Weiterentwicklung und Verbreitung neuerer bildgebender diagnostischer Verfahren (CCT, MRT) liegt heute der Haupteinsatzbereich des EEG in der Epileptologie, d. h. bei der Primär- und Verlaufsdiagnostik von epileptischen Anfällen. Daneben ist das EEG nach wie vor bei der Diagnostik von komatösen, evtl. intoxikierten Patienten und zur Hirntoddiagnostik von Bedeutung. Zur Primärdiagnostik bei Verdacht auf strukturelle Hirnläsionen ist das EEG nicht geeignet (s. oben). Zwar kann sich ein Herdbefund finden, der dann mittels Bildgebung weiter abgeklärt werden muss, ein negativer Befund aber muss bei klinisch ausreichendem Verdacht auf jeden Fall weiter abgeklärt werden. Die Elektroenzephalographie kann bei einem positiven Befund sehr wertvolle Hinweise für die weitere Diagnostik geben, bei negativem Befund jedoch keine Erkrankung sicher ausschließen.

In der Kinder- und Jugendpsychiatrie ist das EEG eine Standarduntersuchung bei Kindern mit Konzentrationsstörungen (vgl. Kasuistik 1 und 2), mit Leistungseinbußen, rezidivierenden Kopfschmerzen (vgl. Kasuistik 1) und Entwicklungsretardierungen (vgl. Kasuistik 3) ungeklärter Genese. Auch bei plötzlich auftretenden Verhaltensauffälligkeiten (vgl. Kasuistik 4) sollte ein EEG abgeleitet werden. Sofern der Verdacht auf eine Epilepsie besteht, muss das EEG mit Provokationsmethoden wiederholt werden.

Methodik. Die EEG-Untersuchung dauert ungefähr 45 Minuten und erfolgt bei Kindern und Jugendlichen meistens im Liegen. Zur Ableitung ist eine erfahrene EEG-Assistentin erforderlich. Wichtig ist es, ängstlichen Kindern die Angst vor der vollkommen schmerzlosen Untersuchung zu nehmen und verhaltensauffällige Kinder so weit zu strukturieren, dass eine Kooperation möglich wird und das EEG nicht durch Verspannung und Bewegungsartefakte unauswertbar wird.

Auf dem Kopf werden in der klinischen Routine 22 Silberelektroden mittels einer Gummibandhaube nach dem 10/20-System angebracht. Hierbei handelt es sich um ein System, bei dem nach bestimmten relativen Abständen (10 und 20%) in Abhängigkeit von der Kopfgröße die Elektroden über dem Kopf verteilt werden (Abb. 11.**2**). Bei jüngeren Kindern und Säuglingen wird aufgrund der Kopfgröße das Elektrodenschema reduziert.

Die Elektroden werden über eine Elektrodeneingangsbox mit dem EEG-Gerät verbunden. Da es sich um sehr schwache elektrische Signale handelt, sind hohe Verstärkungen durch das EEG-Gerät erforderlich. Zwei Elektroden werden miteinander zu einem Kanal verschaltet, die Differenz zwischen beiden Elektroden wird verstärkt. In einem Programm wird festgelegt, welche Elektroden miteinander zu welchen Kanälen verschaltet werden. Mehrere Programme werden üblicherweise während einer EEG-Ableitung benutzt.

Unterschieden werden Programme mit Referenzableitungen und Programme mit bipolaren Ableitungen (Abb. 11.**3**). Bei den Referenzableitungen wird eine aktive (möglichst nahe an der zu untersuchenden Region) Elektrode mit einer elektrisch möglichst inaktiven (kortexfernen)

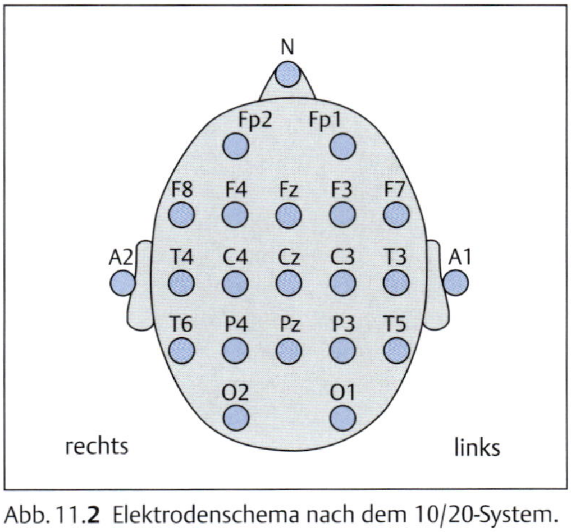

Abb. 11.**2** Elektrodenschema nach dem 10/20-System.

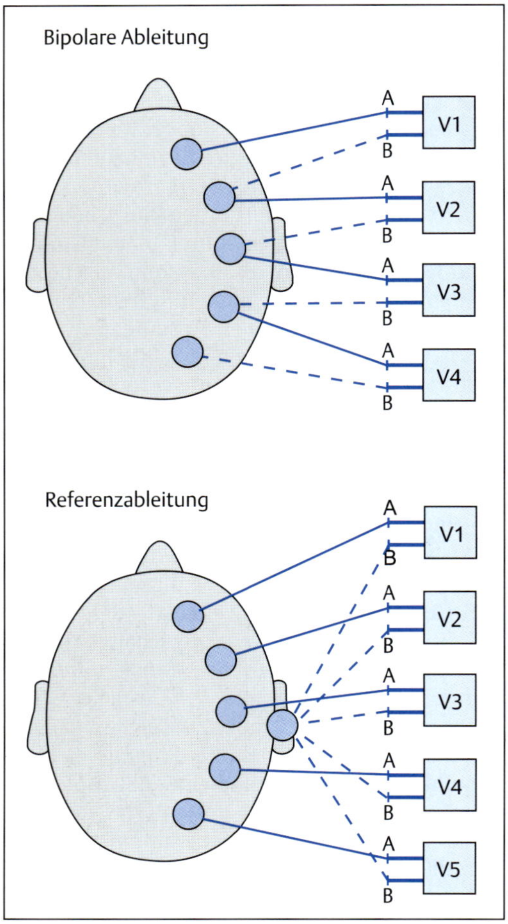

Abb. 11.**3** Ableitungsprogramme.

Elektrode (z.B. das gleichseitige Ohr) verschaltet. Bei der bipolaren Ableitung werden zwei aktive Elektroden (z.B. in einer Längs- oder Querreihe) miteinander verbunden. Eine negative Differenz zwischen den Spannungen an diesen beiden Elektroden führt definitionsgemäß zu einem Ausschlag des EEG-Schreibers nach oben, ein positives Potential zu einem Ausschlag des Schreibers nach unten. Sind 2 Elektroden gleich aktiv, so löschen sich die Signale durch das Differenzverstärkungsprinzip aus, und es kommt zu keinem Schreiberausschlag.

Die verwendeten Programme sind im Prinzip frei definierbar. Da es jedoch erforderlich ist, EEG-Ableitungen verschiedener EEG-Labors miteinander zu vergleichen, wird die Verwendung bestimmter Programme von der Deutschen Gesellschaft für Neurophysiologie empfohlen. Die EEG-Geräte unterscheiden sich danach, wie viele Kanäle gleichzeitig sichtbar gemacht werden können. Je mehr Kanäle ein Gerät hat, umso genauer ist häufig die Ableitung, da keine Informationen von Elektroden, die während der EEG-Ableitung in einer bestimmten Verschaltung nicht benutzt werden, verloren gehen. Mit der Kanalzahl steigt jedoch der Preis der Geräte, aber auch die Folgekosten durch das besonders breite EEG-Papier.

Eine große Weiterentwicklung ist das *digitale EEG* (Abb. 11.**4**). Hierbei können die Potentiale von allen Elektroden gleichzeitig gegen einen Referenzpunkt aufgezeichnet und gespeichert werden. Erst bei der Auswertung erfolgt die Festlegung auf bestimmte Auswerteprogramme, die individuell modifiziert werden können. Die EEG-Auswertung erfolgt an einem Bildschirm. Papier und die damit verbundenen Kosten und platzraubende Archivierung fallen nicht mehr an. Die Archivierung erfolgt jetzt auf Magnetbändern oder CD-ROM.

Auswertung. Nach Form, Dauer (Frequenz) und Amplitude werden verschiedene Graphoelemente im EEG unterschieden (Abb. 11.**5**). Abhängig vom Lebensalter zeigt das EEG eine unterschiedliche Grundaktivität. Bei *Neugeborenen* tritt als Grundaktivität eine polymorphe Subdelta-(<1/sec) und Deltawellenfolge, z.T. überlagert von schnelleren Frequenzen mit noch geringer interhemisphärischer Synchronie, auf. Im *Säuglingsalter* treten schnellere Deltawellen, die von Theta- und Alphawellen überlagert sind, in den Vordergrund. Im *Kleinkindesalter* überwiegen unregelmäßige – über den hinteren Hirnabschnitten schnellere – Thetawellen. Im *Schulalter* entwickelt sich die im Erwachsenenalter typische Grundaktivität mit Überwiegen von Alphawellen über den hinteren Hirnabschnitten, während über den vorderen Hirnabschnitten ein Wellengemisch aus Alpha-, Beta- und Thetawellen dominiert.

Pathologische Befunde finden sich als Allgemeinveränderung, Herdbefund und epilepsietypische Potentiale. Von einer *Allgemeinveränderung* oder diffusen Verlangsamung spricht man, wenn in Abhängigkeit vom Lebensalter gehäuft langsame Wellen im EEG vorkommen. Dies ist bei erhöhtem intrakraniellem Druck, Intoxikationen, Enzephalitis, zerebralen Durchblutungsstörungen und Hirnatrophien der Fall.

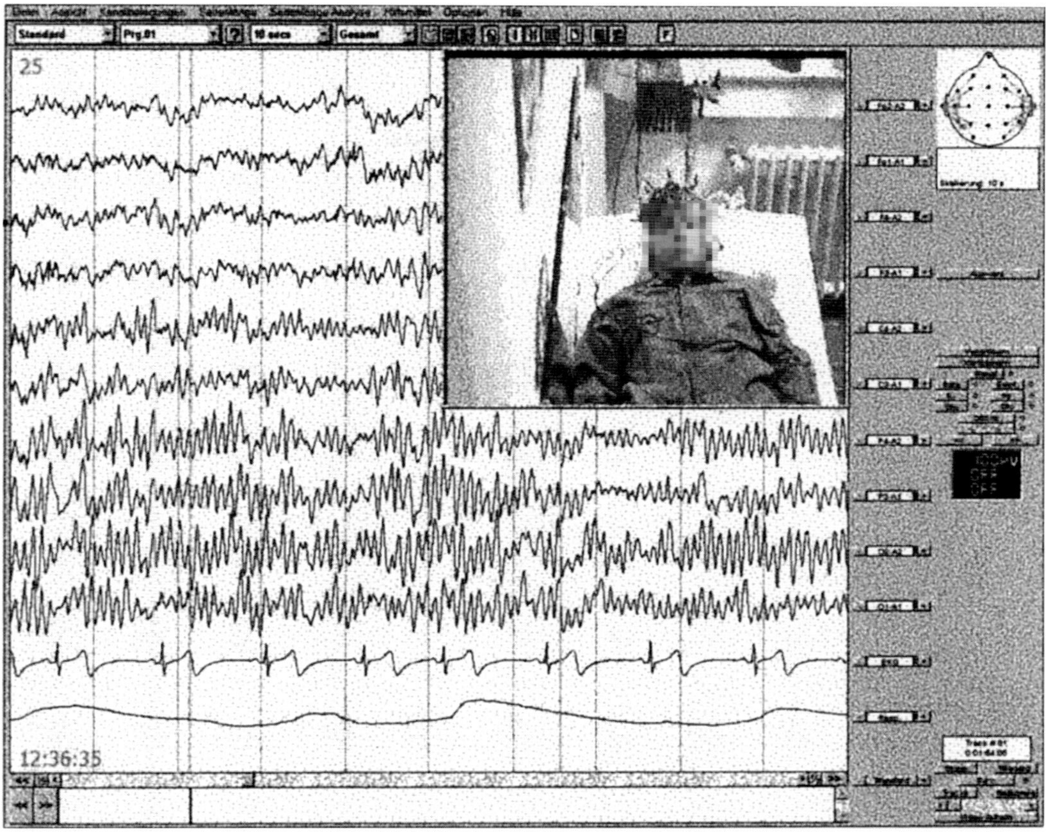

Abb. 11.**4** EEG-Video-Simultanableitung mit einem digitalen EEG-System. Abgebildet ist ein normales EEG vom Alpha-Typ in einer Referenzableitung jeweils zum gleichseitigen Ohr.

Bei einem *Herdbefund* sind fokal oder regional, manchmal auch über der gesamten Hemisphäre, vermehrt langsame Theta- oder Deltawellen, mit oder ohne Spannungsminderung, nachweisbar. Ursächlich kommen hier intrakranielle Raumforderungen, z.B. durch Tumoren, in Frage. Es werden aber auch funktionelle Herdbefunde, die sich nach einiger Zeit zurückbilden, z.B. nach einem fokalen Krampfanfall, einer Migräneattacke oder Schädel-Hirn-Trauma (ohne Hirnkontusion), beobachtet. Konstante Herdbefunde müssen immer durch bildgebende Verfahren (MRT) abgeklärt werden.

Epilepsietypische Potentiale (Abb. 11.**5** – Abb. 11.**9**) können während eines epileptischen Anfalls, aber auch interiktal beobachtet werden. Das Intervall-EEG kann aber auch völlig unauffällig sein. Da diese Potentiale aber auch bei Gesunden vorkommen können, sind sie nur in Verbindung mit entsprechenden klinischen Beobachtungen aussagekräftig.

Zur Verbesserung der Aussagekraft der EEG-Untersuchung können *EEG-Video-Simultanableitungen* (Abb. 11.**4**) und mobile 24-Stunden-Ableitungen durchgeführt werden. Beide Methoden sollen die Einordnung anfallsverdächtiger Verhaltensweisen erleichtern.

Provokationsmethoden. Während der EEG-Ableitung lassen sich verschiedene Provokationsmethoden zur Verbesserung der diagnostischen Aussagen anwenden.

An erster Stelle steht die *Hyperventilation* von 3 Minuten, die bei jedem Patienten, der zur Kooperation in der Lage ist, angewandt werden sollte. Dabei soll nicht möglichst schnell, sondern möglichst tief ein- und ausgeatmet werden. Das Abatmen von Kohlendioxid führt zu einer Eng-

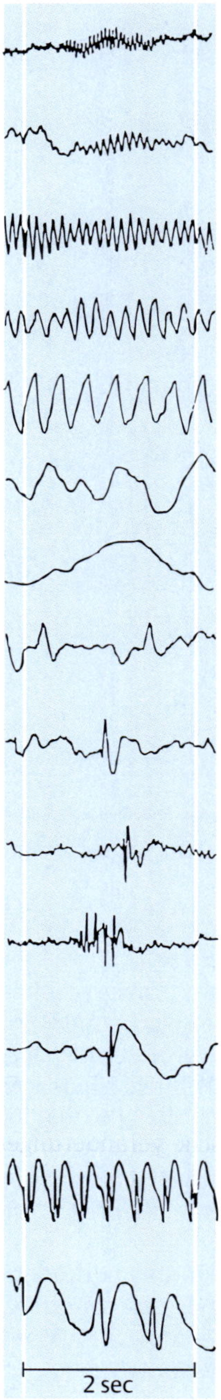

Bezeichnung	Morphologie	Definition
1 β-Rhythmus		Regelmäßige Folge von 14–30/sec-Wellen
2 Spindel		In der Amplitude regelmäßig auf- und abschwellende 10–14/sec-Wellen
3 α-Rhythmus		Regelmäßige Folge von 8–13,5/sec-Wellen
4 θ-Rhythmus		Regelmäßige Folge von 4–7,5/sec-Wellen
5 δ-Rhythmen		Regelmäßige Folge von 1–3,5/sec-Wellen
6 δ-Aktivität		Unregelmäßige Folge polymorpher 1–3,5/sec-Wellen
7 Sub-δ-Welle		Welle von über 1000 msec Dauer
8 Steile Wellen Steile Potentiale		Markante stumpfe steile Einzelwellen
9 Sharp-Wave Scharfes Potential		Scharfe und steile Welle von 80–250 msec Dauer, Anstieg meist steiler als Abfall
10 Spike Spitze		Scharfe und steile Welle unter 80 msec Dauer
11 Polyspikes Multiple Spitzen		Kompakte Serie von Spikes
12 Spike-Wave-Komplex Spitze/Welle-Komplex		Komplex aus einer Spike und einer langsamen Welle
13 Rhythmische Spikes und Waves		Folge regelmäßiger Spike-Wave-Komplexe ca. 3/sec
14 Sharp und slow Waves		Folge von Komplexen aus Sharp-Waves und langsamen Wellen von 500–1000 msec Dauer, oft rhythmisch

Abb. 11.**5** Graphoelemente des EEG (nach Dumermuth, 1994).

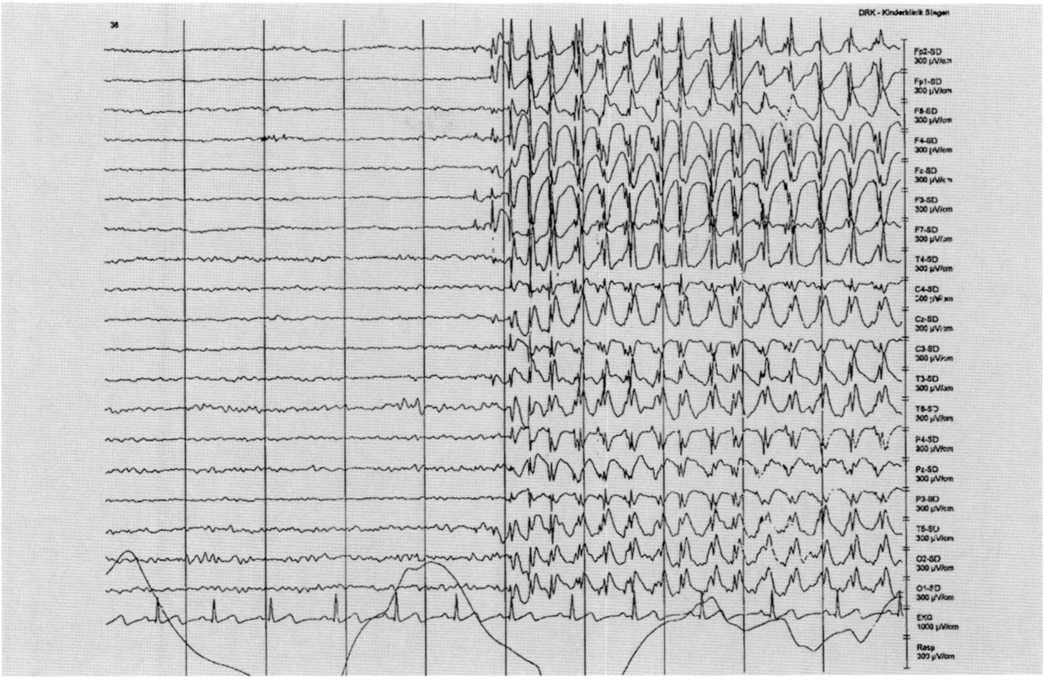

Abb. 11.**6** Frontal betonte 3/sec-Spike-Wave-Komplexe, unter Hyperventilation provoziert (Kind aus Kasuistik 2). Klinisch begleitet von einem epileptischen Anfall (Absence) mit Augenöffnen, starrem Blick, Lidzuckungen und unregelmäßiger Atmung.

stellung der Blutgefäße im Gehirn. Kinder und Jugendliche reagieren oft mit einer ganz erheblichen – allerdings nicht pathologischen – allgemeinen Verlangsamung der Grundaktivität im EEG. Stark asymmetrische und herdförmige Befunde können allerdings auch auf Durchblutungsstörungen hinweisen und bedürfen der weiteren Abklärung. Bei der Suche nach epilepsietypischen Potentialen – insbesondere bei Verdacht auf Absencen, die sich so gut provozieren lassen – sollte die Hyperventilation auf 5 Minuten ausgedehnt werden.

Die *Fotostimulation* überprüft, ob mittels sehr heller Lichtblitze (Einzelblitze, Doppelblitze und unregelmäßige Blitzfolgen mit steigender und fallender Frequenz, 5–20/sec) ein frequenzabhängiger Rhythmus über den hinteren Hirnregionen (im Bereich der Sehrinde) hervorzurufen ist („photic driving"). Durch Fotostimulation können aber auch generalisierte Spike-Wave- und Polyspike-Wave-Paroxysmen ausgelöst werden (Abb. 11.**7**). Da dies aber häufig auch bei Gesunden auftritt, wird erst von einem pathologischen Befund ausgegangen, wenn die Paroxysmen ein Maximum über den vorderen Hirnabschnitten haben und die Lichtblitze mindestens einen vollständigen Komplex überdauern oder von einer Myoklonie begleitet werden.

Im *Schlaf-EEG* (Abb. 11.**8**) verändert sich typischerweise je nach Schlafstadium (Ermüdung, Einschlafphase, leichter Schlaf, mitteltiefer Schlaf, Tiefschlaf, REM-Schlaf) die Frequenz der dominierenden Wellen. Im leichten Schlaf überwiegen Thetawellen, im Tiefschlaf Deltawellen. Physiologische Veränderungen wie Vertexpotentiale, K-Komplexe und Schlafspindeln treten je nach Schlaftiefe auf. Epilepsietypische Potentiale werden besonders bei Ermüdung, im Leichtschlaf und in der Aufwachphase provoziert. Typischerweise werden zentrotemporal gelegene epileptogene Herde bei benignen Partialepilepsien aktiviert oder erst im Schlaf sichtbar. Bei allen Patienten mit epilepsieverdächtigen Vorkommnissen und negativem oder unsicherem Befund im Wach-EEG wird im Anschluss ein Schlaf-EEG abgeleitet. Bei allen entwicklungsretardierten Kindern ohne eindeutige Ursache für ihre Retardierung muss ebenfalls ein Schlaf-EEG abgeleitet

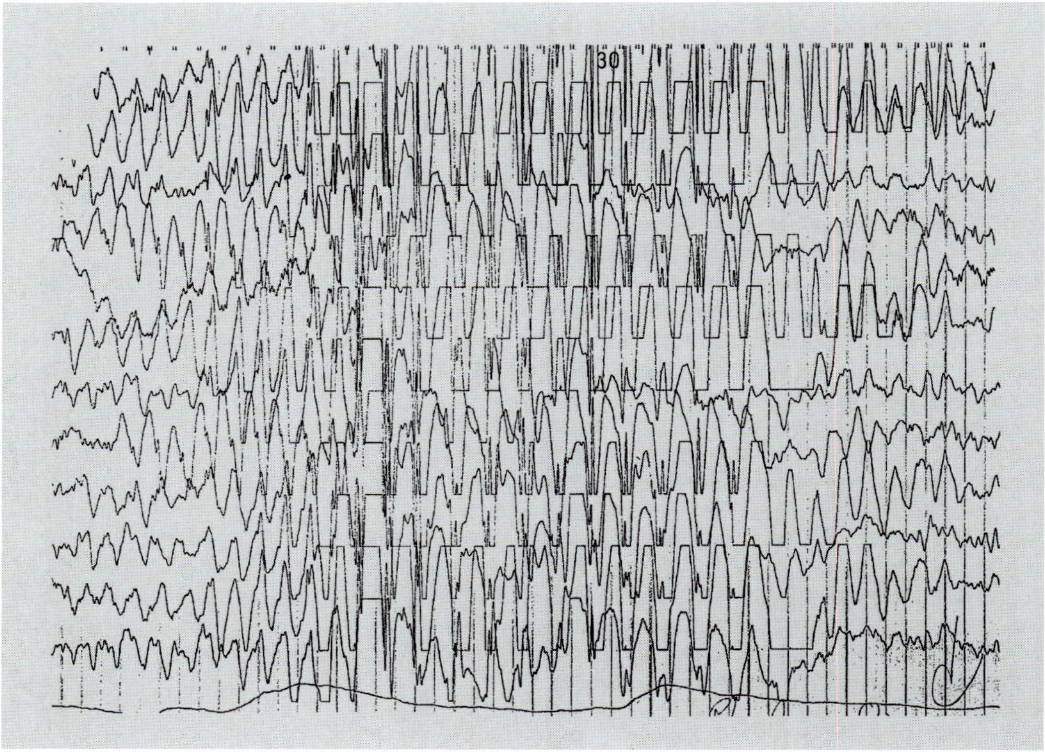

Abb. 11.**7** Gleiches Kind wie Abb. 11.**6**: Provokation generalisierter 3/sec-Spike-Wave-Komplexe und einer klinischen Absence durch Fotostimulation mit Doppelblitzen.

werden. Bei älteren Kindern und Jugendlichen wird das Schlaf-EEG häufig erst durch Schlafentzug in der Nacht vorher erreicht. Eine medikamentöse Sedierung kann erfolgen, sollte aber möglichst vermieden werden.

Beispiele

Kasuistik 2 (Abb. 11.**6**, Abb. 11.**7**): Die 8;9-jährige Patientin fiel in der 2. Schulklasse auf, weil sie nicht aktiv am Unterricht teilnahm, ungenügende Leistungen zeigte und häufig verträumt wirkte.

Schwangerschaft, Geburt und frühkindliche Entwicklung verliefen unauffällig. Familienanamnestisch fanden sich keine Besonderheiten.

Die internistisch-neurologische Untersuchung war ohne pathologischen Befund. Das EEG zeigte bei altersentsprechender Grundaktivität generalisierte 3/sec-Spike-Wave-Paroxysmen, während derer Lidmyoklonien auftraten und die Patientin nicht adäquat reagierte. Bei Hyperventilation und Photostimulation nahm die hypersynchrone Aktivität deutlich zu. Es wurde die *Diagnose* einer *kindlichen Absence-Epilepsie* gestellt. Aufgrund des typischen EEG-Befundes konnte auf weiterführende Untersuchungen verzichtet werden. Die antiepileptische Behandlung konnte weitere epileptische Anfälle verhindern. Die schulischen Leistungen haben sich aufgrund der verbesserten Konzentration gesteigert, sind jedoch nach 6 Monaten noch nicht völlig altersentsprechend.

Kasuistik 3 (Abb. 11.**8**, Abb. 11.**9**): Die Patientin erlitt im Alter von 5 Jahren erstmals 2 generalisierte tonisch-klonische Grandmal-Anfälle. Bis zu diesem Zeitpunkt war die Entwicklung unauffällig, die Meilensteine der frühkindlichen Entwicklung wurden z. T. früh erreicht. Familienanamnestisch wurden keine relevanten neurologisch-psychiatrischen Erkrankungen berichtet.

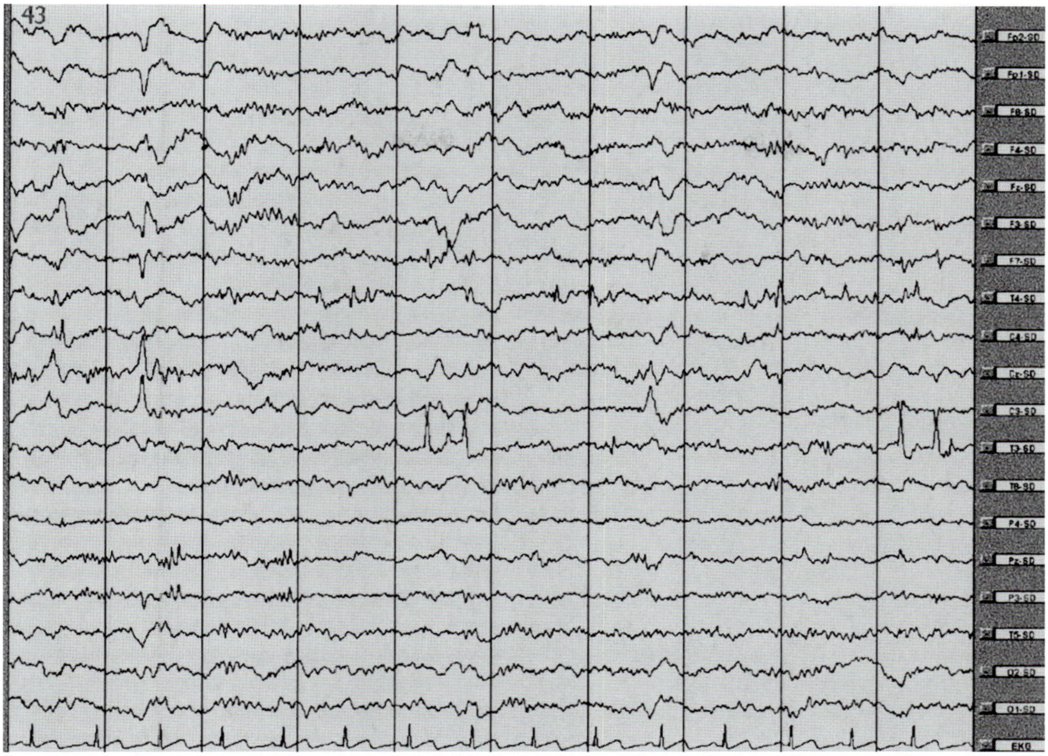

Abb. 11.**8** Schlaf-EEG (Schlafstadium C nach Loomis) einer Patientin mit einem Landau-Kleffner-Syndrom (3. Kasuistik). In der Quellenableitung nach Hjorth sieht man eine Grundaktivität, die durch Theta- und Betawellen mit unterlagerten Deltawellen dominiert wird. Über CZ sind Vertexpotentiale und frontozentral betont Schlafspindeln als Kennzeichen dieses Schlafstadiums eingestreut. Die auch schon im Wach-EEG (Abb. 11.**9**) sichtbaren Sharp-Waves links temporal (T3) sind deutlich aktiviert. Im 24-Stunden-EEG, welches nicht dargestellt ist, konnte ein bioelektrischer Status epilepticus nachgewiesen werden.

Die *internistisch-neurologische Untersuchung* zeigte lediglich geringe feinmotorische Koordinationsdefizite. Die sprachliche Entwicklung ließ sich nicht sicher beurteilen. Im Liquor cerebrospinalis fand sich kein Hinweis auf eine Entzündungsreaktion als Ursache der Anfälle. Das EEG zeigte eingestreute fokale Sharp-Waves und generalisierte Spike-Wave-Paroxysmen bei einer leicht allgemein veränderten Grundaktivität. Die *Magnetresonanztomographie* (MRT) zeigte keine pathologischen Veränderungen.

Verschiedene Untersuchungen zur Aufdeckung der bekanntesten Stoffwechselerkrankungen ergaben keinen pathologischen Befund. Die *testpsychologische Untersuchung* ergab eine Leistungsfähigkeit im Grenzbereich zur geistigen Behinderung.

Im *Verlauf* ereignete sich trotz antiepileptischer Behandlung ein weiterer Anfall, eine deutliche Wesensänderung wurde zwischen den Anfällen beobachtet. Die Patientin wurde als apathisch, teilnahmslos und mit einem sprachlichen und motorischen Abbau beschrieben. Ein erneutes hochauflösendes MRT des Kopfes ergab wieder keinen pathologischen Befund. EEG-Kontrollen zeigten im Verlauf eine massive Zunahme der hypersynchronen Aktivität in Form von Spike-Waves, Sharp-Waves und Polyspike-Waves, wodurch sich die Grundaktivität nicht mehr beurteilen ließ. Dazwischen immer wieder auch EEG-Ableitungen mit deutlich geringer ausgeprägter hypersynchroner Aktivität. Ein 24-Stunden-EEG zeigte während des Nachtschlafs annähernd

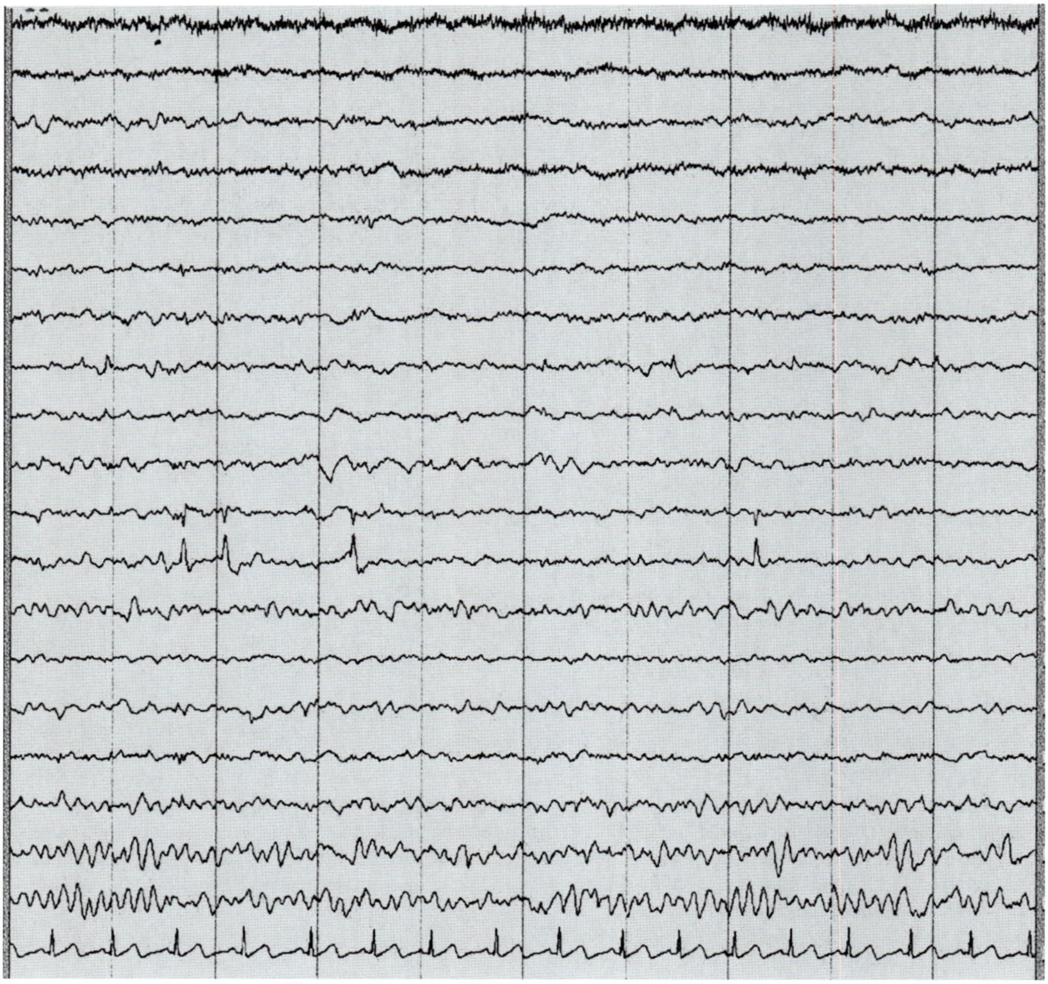

Abb. 11.**9** Wach-EEG einer Patientin mit Landau-Kleffner-Syndrom (3. Kasuistik). In der Quellenableitung nach Hjorth zeigt sich eine leicht allgemeinveränderte Grundaktivität durch einen, gemessen am Lebensalter, zu hohen Anteil an Thetawellen. Links temporal (T3) sind Sharp-Waves eingestreut.

kontinuierlich hypersynchrone Aktivität, sodass ein *bioelektrischer Status epilepticus im Schlaf* angenommen wurde und aufgrund des intellektuellen, sprachlichen und motorischen Abbaus ein *Landau-Kleffner-Syndrom* (epileptische Aphasie) diagnostiziert wurde. Diese Epilepsieform gehört zu den so genannten gutartigen Partialepilepsien, für die eine genetische Verursachung angenommen wird. Die Gutartigkeit bezieht sich jedoch nur auf die epileptischen Anfälle, die auch ohne medikamentöse Behandlung spontan enden können. Viel gravierender sind jedoch der Entwicklungsstillstand und die auch bei diesem Kind aufgetretenen Entwicklungsrückschritte, die das Krankheitsbild zu einer epileptologischen Notfallsituation machen. Schnellstmöglich muss eine wirksame antiepileptische Behandlung zur Unterdrückung der hypersynchronen Aktivität insbesondere im Schlaf erreicht werden. Unter einer antiepileptischen Kombinationstherapie ist dies bei der Patientin gelungen. Bei Kindern mit unklaren Entwicklungsretardierungen und Entwicklungsrückschritten (z. B. sprachlicher Abbau) muss deshalb frühzeitig ein Schlaf-EEG abgeleitet werden. Hier kann sich – auch bei unauffälligem Wach-EEG – erhebliche hypersynchrone Aktivität als mögliche Ursache für die Störungen zeigen.

Magnetenzephalographie

Hierbei handelt es sich um eine neurophysiologische Technik, die eine Erfassung sehr kleiner Magnetfelder ermöglicht, die durch die neuronale Aktivität des menschlichen Gehirns erzeugt werden. Im Vergleich zum Oberflächen-EEG bietet das Magnetenzephalogramm (MEG) eine bessere räumliche Auflösung, da die Magnetfelder durch den Knochen wesentlich weniger verzerrt werden als die elektrischen Felder. Eine Indikation zum Einsatz besteht zur Lokalisationsdiagnostik im Rahmen epilepsiechirurgischer Eingriffe bei therapieresistenten fokalen Epilepsien. Bei dieser Fragestellung werden zusätzlich aber auch die hochauflösende MRT und die PET eingesetzt (s. dort).

Evozierte Potentiale

Allgemeine Vorbemerkung. Sinneseindrücke werden zunächst als elektrischer Reiz (Aktionspotential) vom Ort der Reizentstehung (Ohr, Auge, Haut) über Verschaltungen mit anderen Nervenzellen bis zum Ort der Reizverarbeitung im Gehirn weitergeleitet. Erst dort entsteht die Sinneswahrnehmung.

Bei der Messung von evozierten Potentialen wird diese Reizleitung unter standardisierten Bedingungen überprüft. Schädigungen der Nervenleitung verändern die Leitungsgeschwindigkeit und häufig die Amplitude, bis zum Totalverlust eines evozierten Potentials. Da die elektrische Aktivität sehr gering ist, müssen die Reizungen oft wiederholt und die Reizantworten aufsummiert (Averaging) werden. Artefakte, die z.B. durch Muskelverspannung entstehen, werden eliminiert. Je nach Art der untersuchten Sinnesmodalität muss analog dem EEG über bestimmten Hirnarealen (Hörzentrum, Sehzentrum, sensibler Kortex) die Reizantwort gemessen werden. Jedes Labor erstellt eigene Normwerte, die mit publizierten Normwerten verglichen werden müssen, um grobe Abweichungen und evtl. Ableitungsfehler zu erfassen. Beurteilt wird die Höhe der Amplitude und die Reizleitungsdauer. Die evozierten Potentiale werden nach der Zeit, die zwischen Reiz und Reizantwort vergeht, in frühe, mittlere und späte Potentiale unterteilt. Rückschlüsse auf die Art der Schädigung sind prinzipiell nicht möglich.

Akustisch evozierte Potentiale. Über einen Kopfhörer wird ein Klickreiz gegeben. Gemessen werden 5 Antwortpotentiale, die die verschiedenen Stationen der Reizleitung (Hörbahn) vom Innenohr bis zum Mittelhirn wiedergeben. So können retrocochleäre Störungen bis zum Hirnstamm erfasst werden. Späte Potentiale (P300-Welle) erfassen die kortikale Verarbeitung des Reizes und sind besonders von wissenschaftlichem Interesse.

Visuell evozierte Potentiale. Mittels eines Schachbrettmusters (Musterumkehrreiz) erfolgt eine Reizung der Sehbahn. Bei Kindern, Bewusstlosen oder Patienten mit schlechter Sehschärfe erfolgt eine Blitzprovokation. Die Reizleitung zwischen Retina und Sehrinde wird gemessen. Das höchste Potential lässt sich nach 100 msec ableiten (P100-Welle). Zur Vermeidung von falsch pathologischen Befunden müssen die empfohlenen Ableiteparameter eingehalten werden. Pathologische Befunde sind der totale Potentialausfall, die Latenzverlängerung, interokuläre Latenzverlängerungen (auch wenn beide Absolutwerte im Normbereich liegen) und Amplitudenabweichungen.

Somatosensibel evozierte Potentiale. Durch Elektrostimulation der Haut oder eines Nervs (N. medianus, tibialis, peronaeus oder von Ästen des N. trigeminus) wird die Reizleitung aus der Peripherie über das Rückenmark bis zum Hirnkortex als evoziertes Potential gemessen. Eingesetzt wird diese Untersuchung insbesondere bei Rückenmarkserkrankungen.

Magnetstimulation

Bei der Magnetstimulation werden mittels einer Spule zunächst die Hirnrinde und dann das Rückenmark mit den dort verlaufenden efferenten (motorischen) Bahnen magnetisch gereizt. Hierdurch wird eine motorische Reaktion provoziert. Die Reaktionszeiten beider Reizungen bis zum Erhalt einer motorischen Antwort werden voneinander abgezogen. So erhält man die Zeit, die ein Reiz von der Hirnrinde bis zum Rückenmark benötigt. Da es sich um eine magnetische Untersuchung handelt, darf sie bei Patienten, denen Metalle implantiert wurden (Herzschrittmacher, OP-Clips), nicht angewandt werden.

Elektromyographie

Überprüft wird die elektrische Aktivität der Muskulatur. Das Elektromyogramm (EMG) hilft bei der Differenzierung zwischen einer neurogenen und einer myogenen Muskelatrophie. Eine Nadelelektrode wird an verschiedenen Stellen des Muskels eingestochen. Die Stichtiefe wird hierbei variiert. Normalerweise ist der ruhende Muskel elektrisch stumm, jede Spontanaktivität ist pathologisch. Bei einer *neurogenen Muskelatrophie* findet sich Spontanaktivität. Bei Willkürinnervation führt der Ausfall zahlreicher motorischer Einheiten zu einem gelichteten Aktivitätsmuster im EMG. Da bei Reinnervationsvorgängen Neuriten in benachbarte motorische Einheiten einsprossen können, entstehen polyphasische Riesenpotentiale. *Muskelerkrankungen* verursachen einen Muskelfaserverlust, die Gesamtzahl der motorischen Einheiten bleibt jedoch erhalten. Durch die verringerten Muskelfasern kommt es bei Willkürinnervation zu einer vermehrten Anspannung der Muskulatur. Dies hat im EMG ein Aktivitätsmuster mit frühen sehr dichten niedrigamplitudigen und kurzen polyphasischen Potentialen zur Folge.

Elektroneurographie

Ein peripherer Nerv wird an zwei verschiedenen Stellen gereizt, und die Antwortpotentiale werden im distalen Muskel abgeleitet. Die Entfernung zwischen diesen beiden Punkten muss gemessen und zur Leitungsdauer zwischen diesen beiden Punkten in Beziehung gesetzt werden. So kann die motorische und sensible Nervenleitgeschwindigkeit (NLG in m/sec) bestimmt werden. Die Bestimmung der Nervenleitgeschwindigkeit dient der Früh- und Verlaufsdiagnostik peripherer Nervenläsionen (z.B. bei Polyneuropathien).

Muskel- und Nervenbiopsie

Diese Untersuchungen werden in der Regel kombiniert ausgeführt. Entnommen werden bei Kindern in Vollnarkose Muskelfasern des M. quadriceps femoris oder des M. gastrocnemius und Gewebe des rein sensiblen Nervus suralis. Das Biopsiematerial wird dann nach entsprechender Fixierung in Speziallabors eingesandt und dort licht- und elektronenmikroskopisch untersucht. Durch die Untersuchung der Muskelfasern können in der Regel neurogene von myogenen Muskelatrophien unterschieden werden. Die Nervenbiopsie ergibt Hinweise bei Polyneuropathien, aber auch auf angeborene Stoffwechselerkrankungen.

Kraniale Computertomographie (CCT)

Das kraniale Computertomogramm basiert auf dem Prinzip, dass Röntgenstrahlen beim Durchtritt durch Gewebe – je nach Dichte des Gewebes – unterschiedlich stark abgeschwächt werden. Es wird aber nicht wie bei der konventionellen Röntgendiagnostik ein Röntgenfilm geschwärzt, sondern die Intensität der geschwächten Röntgenstrahlen mit Hilfe spezifischer Detektoren gemessen. Rechnerunterstützt können unterschiedlich dicke Schichtaufnahmen rekonstruiert werden. Die Gabe eines jodhaltigen Kontrastmittels hebt insbesondere abnorme Gefäße (Gefäßmissbildungen, Tumorgefäße), hyperämische Gebiete in Randzonen von Infarkten oder in entzündlich verändertem Gewebe hervor. Eine Weiterentwicklung stellt das Spiral-CT dar. Dabei werden keine Schichtaufnahmen, sondern durch eine spezielle Technik mit Bewegung des Untersuchungstisches und Rotieren der Röntgenröhre Volumenaufnahmen hergestellt. Mittels digitaler Nachbearbeitung können dann dreidimensionale Darstellungen des knöchernen Schädels hergestellt werden.

Bei der *CT-Angiographie* wird vor Untersuchungsbeginn ein jodhaltiges Kontrastmittel intravenös injiziert. Mit Hilfe der Spiraltechnik können dann die Gefäße in einem dreidimensionalen Bild dargestellt werden. Diese Methode ist von Vorteil, da gegenüber der konventionellen Angiographie die Strahlenbelastung sehr viel geringer ist. Im Vergleich zur Magnetresonanz-

Angiographie ist die Untersuchungszeit deutlich kürzer.

Indikation für eine kraniale Computertomographie ist der Verdacht auf:

- Hirntumoren,
- Hirninfarkte,
- Hirnblutungen und traumatische Substanzschädigungen des Gehirns.

Im Rahmen der Notfalldiagnostik bei vermuteten intrakraniellen Blutungen, aber auch bei Schädel-Hirn-Traumen ist die kraniale Computertomographie die Methode der Wahl. Die konventionellen Röntgenaufnahmen des Schädels sind seit Einführung der kranialen Computertomographie deutlich in den Hintergrund getreten.

Magnetresonanztomographie

Im Wesentlichen beruht die Kernspintomographie auf der Tatsache, dass Atome nach außen hin elektrisch neutral sind, d.h. der negativen Elektronenladung stehen ebenso positive Ladungen (Protonen) im Kern gegenüber. Im Kern sind bis zu einer bestimmten Größe genauso viele Neutronen wie Protonen vorhanden. Diese besitzen einen Drehimpuls, den so genannten Kernspin. Hierdurch entsteht ein kleines Magnetfeld. Die Größe dieses magnetischen Moments ist von der Masse des Teilchens abhängig. Die Kernspintomographie beruht auf dem Prinzip, dass der Patient im Tomographen einem statischen Magnetfeld ausgesetzt wird. Dieses führt zu einer Ausrichtung der Wasserstoffkerne. Je nach Art der Hochfrequenzimpulse, aber auch der Leistungsfähigkeit des Tomographen werden unterschiedliche Energiezustände der Wasserstoffkerne bewirkt. Bei der Rückkehr in die Ausgangslage wird Energie freigesetzt und zur Bildgebung genutzt (Abb. 11.**10**). Eine T1- und T2-Relaxation kann beschrieben werden (Abb. 11.**11**). In der T1-Gewichtung hat der Liquor im Verhältnis zum Hirngewebe eine herabgesetzte Signalintensität (dunkler). In dieser Einstellung lassen sich besonders Liquor-Zirkulationsstörungen, Kontusionsherde und Blutungen nachweisen. In der T2-Gewichtung hat Liquor eine vermehrte Signalintensität (heller) im Vergleich zum Hirngewebe. Mit dieser Methode lassen sich vor allem Hirninfarkte, Demyelinisierungsherde, Entzündungsherde und Tumoren dokumentieren.

Besteht aufgrund der klinischen Untersuchung oder aufgrund der Elektroenzephalographie der Verdacht auf einen Tumor, so muss aufgrund der erheblich besseren Auflösung (auch bei negativem CT-Befund) immer ein MRT abgeleitet werden. Durch die Verwendung paramagnetischer Kontrastmittel lässt sich die Aussagekraft noch erhöhen.

Das MRT besitzt eine hohe Sensitivität, jedoch nur eine geringe Spezifität, d.h. auch geringgradige Veränderungen lassen sich nachweisen. Über deren Art und Diagnose kann allerdings mit dem MRT oft wenig gesagt werden.

Kontraindikation für die MRT-Untersuchung ist das Vorhandensein jeglichen magnetisierbaren Materials (Herzschrittmacher, Operationsimplantate) im Körper. Auch stellen die lange Untersuchungsdauer und die Enge der Untersuchungsröhre eine besondere Belastung dar.

Beispiel

Kasuistik 4 (Abb. 11.**12**): Ein 6;5-jähriger Junge fiel seit seiner Aufnahme im Kindergarten mit 4 Jahren durch Unruhezustände mit Hüpfen, Singen und Ausstoßen von Schimpfwörtern auf. Diese Zustände traten anfallsartig auf und dauerten ungefähr eine Minute. Der Junge war während dessen nicht adäquat ansprechbar und hinterher etwas müde. Eine Erinnerung an das Vorgefallene bestand nicht. Aufgrund der fast ständig bestehenden motorischen Unruhe und Konzentrationsdefizite und einer impulsiven Aggressivität wurde ein hyperkinetisches Syndrom diagnostiziert.

Die *Eigenanamnese* ergab einen unauffälligen Schwangerschafts- und Geburtsverlauf sowie eine unauffällige frühkindliche Entwicklung hinsichtlich Laufenlernen, Spracherwerb und Sauberkeitserziehung. Bereits als Säugling wurde er als unruhig mit einem hohen Bewegungsdrang und geringem Schlafbedürfnis beschrieben. Im Alter von 4 Jahren erfolgten erste ärztliche Untersuchungen wegen aggressiver Verhaltensauffälligkeiten. Wegen außerdem bestehender motorischer Koordinations- und Körperschemastörung wurden verschiedene Therapien durchgeführt. Diese erbrachten jedoch nicht den erhofften Erfolg. Familienanamnestisch fanden sich keine Hinweise auf neurologisch-psychiatrisch relevante Erkrankungen in der Familie.

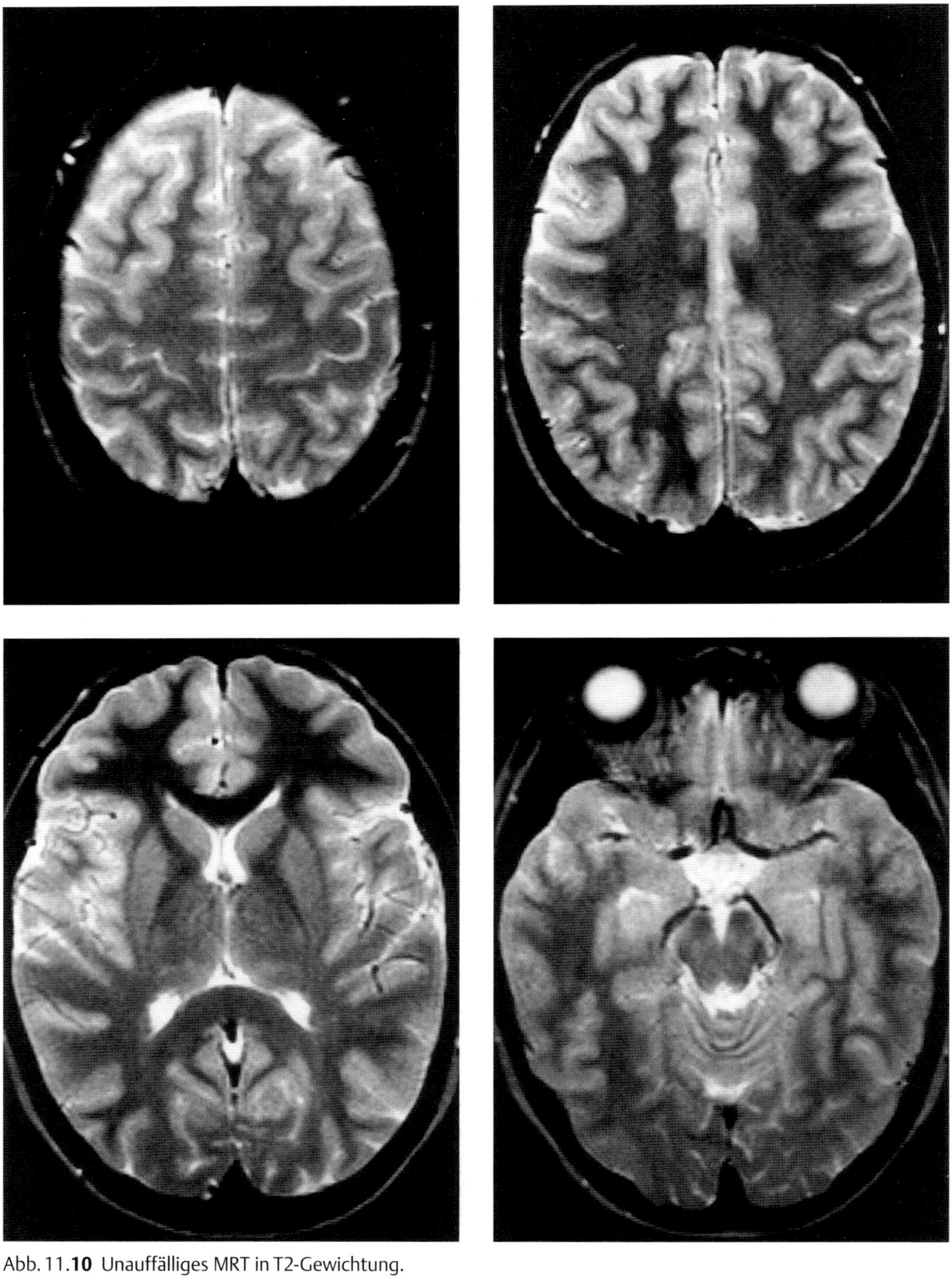

Abb. 11.**10** Unauffälliges MRT in T2-Gewichtung.

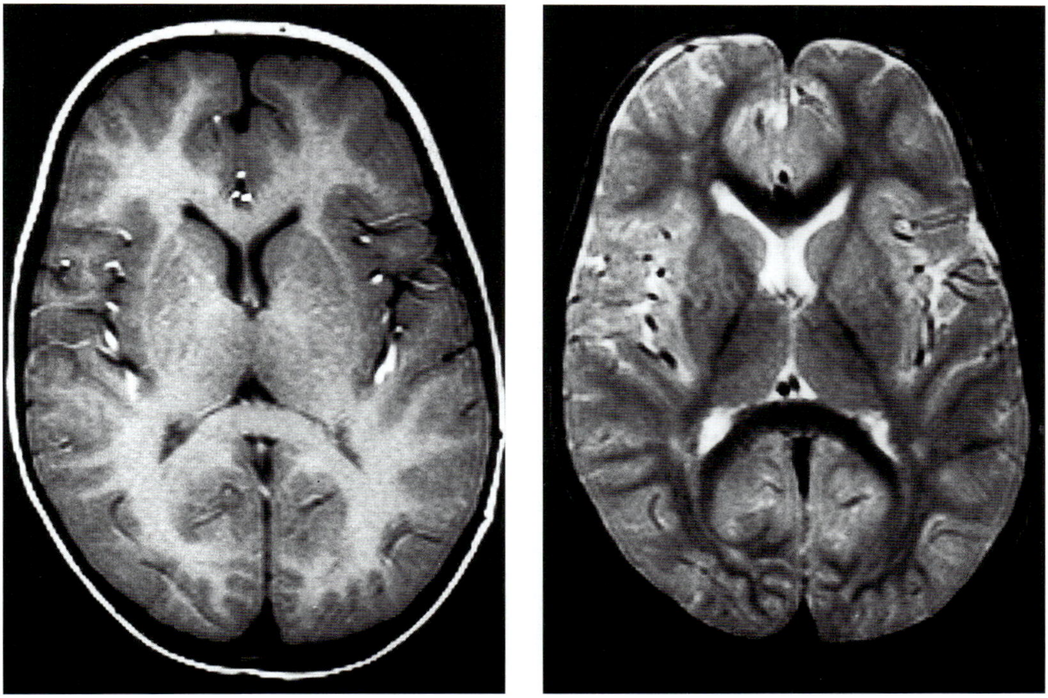

Abb. 11.**11** MRT einer Patientin, gleiche Schnittebene jeweils in T1- und T2-Gewichtung.

In der *Untersuchungssituation* war der Patient psychomotorisch sehr unruhig. Aufforderungen wurden befolgt und führten zu einer besseren Strukturierung. Intelligenz, Gedächtnis und Konzentrationsfähigkeit erschienen nicht altersentsprechend. In der Untersuchungssituation zeigte er plötzlich einen Zustand von 20 Sekunden Dauer, bei dem er auf beiden Beinen hüpfte und sang. Anschließend legte er sich erschöpft auf die Untersuchungsliege.

Die *internistisch-neurologische Untersuchung* war auffällig mit deutlichen fein- und grobmotorischen Koordinationsdefiziten. Die Laborwerte waren im Normbereich. Im EEG zeigte sich eine altersentsprechende Grundaktivität mit Überwiegen von Alphawellen über den hinteren Hirnregionen. Bifrontal zeigte sich ein kontinuierlicher Verlangsamungsherd mit Überwiegen von Theta- und Deltawellen als Hinweis auf eine regionale Hirnfunktionsstörung. In dieser Region waren als Zeichen einer erhöhten zerebralen Anfallsbereitschaft Sharp-Waves eingestreut.

Aufgrund der Symptomatik und des EEG-Befundes wurde die *Diagnose einer Frontallappenepilepsie mit komplex-fokalen Anfällen zunächst unklarer Ätiologie* gestellt. Eine antiepileptische Medikation führte bei guter Verträglichkeit zu Anfallsfreiheit. Insgesamt wirkte der Junge deutlich geordneter und aufnahmefähiger.

Der Hinweis auf eine regionale Hirnfunktionsstörung im EEG wurde weiter mittels einer *Magnetresonanztomographie* des Kopfes abgeklärt. Dabei kam ein bizentrischer, in den Seitenventrikelvorderhörnern gelegener Hirntumor mit Infiltration benachbarter Hirnstrukturen und teilweiser zystischer Degeneration zur Darstellung (Abb. 11.**12**). Eine stereotaktische Biopsie des Tumors wurde durchgeführt. Die histologische Aufarbeitung führte zur *Diagnose eines Neurozytoms WHO-Grad I.* Auf eine neurochirurgische Entfernung des Tumors wurde aufgrund des geringen Wachstums und der zu erwartenden Folgeschäden im benachbarten Hirngewebe zunächst verzichtet. Regelmäßige Kontrolluntersuchungen finden statt.

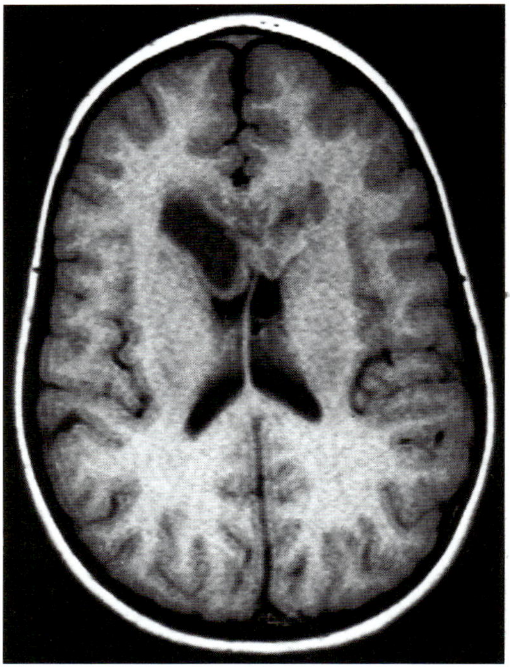

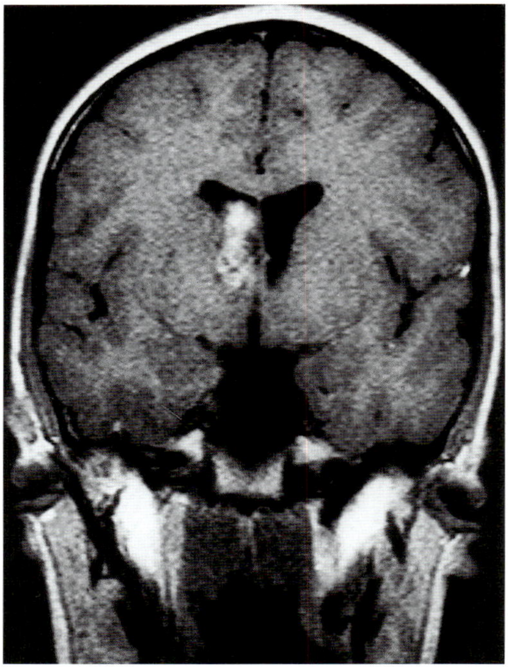

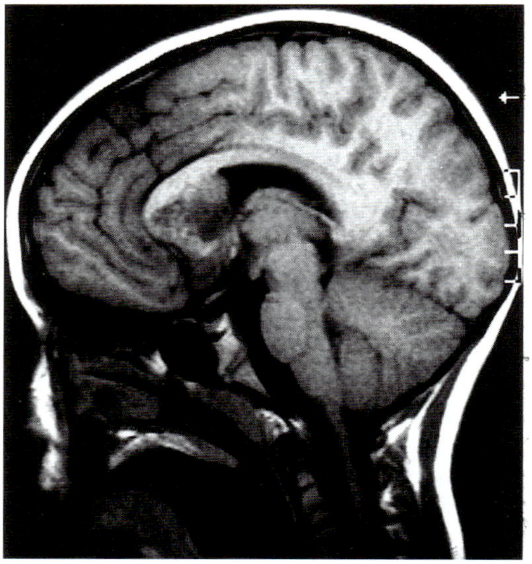

Abb. 11.**12** MRT-Bilder eines bifrontalen zystischen, in den Seitenventrikelvorderhörnern gelegenen Hirntumors (histologisch Neurozytom WHO-Grad I).

> Die Symptomatik dieses Kindes ist auch deshalb von besonderem Interesse, da Frontalhirnsyndrome z. B. in Folge eines Schädel-Hirn-Traumas oft von einem hyperkinetischen Syndrom nicht zu unterscheiden sind.

Eine Weiterentwicklung der Magnetresonanztomographie ist die *Magnetresonanz-Angiographie.* Dabei lassen sich nach intravenöser Gabe eines paramagnetischen Kontrastmittels Flussphänomene der intra- und extrakraniellen hirnversorgenden Gefäße darstellen. Insbesondere beim Nachweis von Sinusthrombosen ist dies von Vorteil. In Zweifelsfällen muss allerdings häufig eine digitale Subtraktionsangiographie durchgeführt werden. Kontrastmittelallergien sind selten.

Durch die *funktionelle Magnetresonanztomographie* wird die lokale Durchblutungsvermehrung aktivierter Hirnareale abgebildet. Komplexe neuropsychologische Leistungen können so mit hoher zeitlicher und räumlicher Auflösung sichtbar gemacht werden. Zurzeit wird diese Technik allerdings fast ausschließlich in der Forschung angewandt.

Die *Magnetresonanzspektroskopie* ist als nicht invasive Methode in der Lage, die Konzentrationen verschiedener Stoffwechselmetaboliten im Gehirn von Patienten zu messen. Durch die Kombination mit der Magnetresonanztomographie besteht die Möglichkeit, bestimmte Hirnregionen auszuwählen, um dort nach metabolischen Veränderungen zu suchen. Dies ist bei allen neurologisch-psychiatrischen Erkrankungen, die mit Neurotransmitterstörungen einhergehen, von Bedeutung.

Single-Photonen-Emissions-Computertomographie (SPECT)

Bei der Single-Photonen-Emissions-Computertomographie wird die Strahlung eines Radioisotopen (z.B. Technetium 99) gemessen. Die Methode basiert auf der intravenösen Applikation verschiedener radioaktiver Tracer. Mittels der Methode können Veränderungen der regionalen Hirndurchblutung erfasst werden. Auch sind Rückschlüsse auf den Gehirnstoffwechsel möglich.

Positronen-Emissions-Tomographie (PET)

Hierfür werden radioaktive Substanzen mit sehr kurzer Halbwertszeit, die auch intravenös gespritzt werden, benötigt. Funktionsstörungen im Sauerstoff- und Glucosestoffwechsel lassen sich nachweisen. Hiermit lassen sich kleinste Funktionsstörungen (z.B. durch epileptogene Foci oder Hirntumoren), die auch auf dem MRT nicht darstellbar sind, erfassen.

Die Untersuchung erlaubt Einblicke in den Gehirnstoffwechsel in vivo. Die technisch aufwendige und damit finanziell kostspielige Herstellung der benötigten radioaktiven Substanzen limitiert den Einsatz in der Routinediagnostik. Zur Planung epilepsiechirurgischer Eingriffe bei nicht genau lokalisiertem Fokus, dieser stellt sich in der Regel als hypometabole Zone dar, kann sie wertvolle Hinweise liefern. Aber auch langsam wachsende Gliome, Hamartome und Angiome stellen sich in der PET als hypometabole Bezirke dar.

Zerebrale Angiographie

Bei der zerebralen Angiographie werden die Arterien und Venen im Schädelinnern durch ein wasserlösliches, jodhaltiges Kontrastmittel dargestellt. Dabei wird ein Katheter unter Durchleuchtungskontrolle aus der Leistenbeuge über die Femoral-Arterie bis zur Aorta und in den Aortenbogen geschoben, um von dort in die hirnversorgenden Arterien zu gelangen. Ziel ist es, selektiv intrakranielle Gefäße aufzusuchen, um so Gefäßveränderungen und Gefäßmissbildungen darzustellen. Aber auch indirekte Zeichen, wie z.B. Gefäßverlagerung durch einen Tumor oder das Vorhandensein von Gefäßneubildungen, sind von Bedeutung. Ein weiterer Grund für die Durchführung einer Angiographie kann im Rahmen der interventionellen Neuroradiologie bestehen. Hierbei können mit Hilfe des Katheters Fibrinolytika zur lokalen Fibrinolyse eines Gefäßthrombus verabreicht werden. Mit bestimmten Hilfsmitteln können außerdem arteriovenöse Fisteln und Angiome behandelt werden. Auch die Ausschaltung von Aneurysmen ist möglich.

Aufgrund der sehr viel geringeren Kontrastmittelmengen und der besseren Auflösung wird heute fast nur noch die *digitale Subtraktionsangiographie (DSA)* durchgeführt. Komplikationen durch eine Kontrastmittelallergie sind selten, allerdings kann es im Verlauf der Untersuchung zur Thrombenbildung und damit zur Gefahr einer intrazerebralen Embolie kommen.

Ultraschalldiagnostik

Die zerebrale Sonographie wird meistens durch die vordere Fontanelle ausgeführt. Aussagen über zerebrale Fehlbildungen oder Komplikationen, z.B. Auftreten eines Hirnabszesses bei bakterieller Meningitis, sind möglich.

Die Doppler-Sonographie beruht auf dem Prinzip, dass von bewegten Partikeln reflektierte Schallwellen in ihrer Frequenz proportional zu der Geschwindigkeit der Partikel modifiziert werden (Doppler-Effekt). Blutflussgeschwindigkeiten lassen sich so messen.

Als extrakranielle Doppler-Sonographie dient sie der Früherkennung und Verlaufsdiagnostik von extrakraniellen Gefäßstenosen und Gefäßverschlüssen. Geringgradige Stenosen sind als Strömungsbeschleunigung zu erkennen. Bei einem kompletten Verschluss lässt sich kein Strömungsgeräusch nachweisen.

Bei noch offener Fontanelle oder über Stellen dünner Schädeldicke können mit der transkraniellen Doppler-Sonographie Schallemissionen von intrakraniellen Gefäßen bis zu einer bestimmten Tiefe abgeleitet werden. Hauptsächlich wird mit diesem Verfahren überprüft, ob sich im Verlauf einer Subarachnoidalblutung Gefäßspasmen entwickeln.

Für alle Ultraschallverfahren gilt noch, dass sie als Screening geeignet sind; bei weiter reichenden Fragestellungen muss allerdings auf andere bildgebende Verfahren wie CCT, MRT oder die zerebrale Angiographie zurückgegriffen werden.

Weiterführende Literatur

Berlit, P.: Klinische Neurologie. 2. Aufl. Springer, Berlin, Heidelberg, New York 2006

Ebe, M., Homma, I.: Leitfaden für die EEG-Praxis. 3. Aufl. Fischer, Stuttgart, Jena, New York 2002

Krämer, R., Schöni, M.H.: Berner Datenbuch Pädiatrie. Huber, Bern 2007

Lentze M. J., Schaub J., Schulte F. J., Spranger J.: Pädiatrie. 3. Aufl. Springer, Berlin, Heidelberg, New York 2007

Schuster, C., Färber, D.: Kinderradiologie 1. Bildgebende Diagnostik. Springer, Berlin 1996

Sitzmann, F. C. (Hrsg.): Pädiatrie. 3. Aufl. Thieme, Stuttgart 2007

Zschocke, St.: Klinische Elekroenzephalographie. 2. Aufl. Springer, Berlin 2002

12 Diagnostischer Prozess – Weg zur Diagnose

H. Remschmidt

Die wichtigsten Beobachtungen von Krankheitserscheinungen werden in der Kinder- und Jugendpsychiatrie wie auch in anderen medizinischen Disziplinen in Form einer Diagnose zusammengefasst. Die *Notwendigkeit, Diagnosen zu stellen*, ergibt sich aus folgenden Gesichtspunkten:

- Unter der Definition einer Diagnose können die Störungen von Kindern und Jugendlichen mit gleichen psychischen Auffälligkeiten *zusammengefasst* und von solchen mit anderen psychischen Störungen *abgegrenzt* werden. Dieses Vorgehen ist für den Fortschritt der Forschung von größter Bedeutung, hat aber auch für das praktische Vorgehen einen großen Nutzen. Denn Kinder mit gleichen Störungen bedürfen einer ähnlichen Behandlung.
- Das Stellen von Diagnosen ist ein wichtiges Instrument für die *Ursachenforschung*. Man kann annehmen, dass bei Kindern, die an gleichen psychiatrischen Erkrankungen leiden, auch ähnliche Ursachen am Werke sind. Insofern stellt das Stellen von Diagnosen eine Möglichkeit dar, zu den Ursachen vorzustoßen.
- Eine Diagnose fasst in Kurzform die wichtigsten Krankheitserscheinungen, manchmal auch Ursache und Prognose sowie Behandlungsform in einer „handlichen Bezeichnung" zusammen. Dadurch wird auch zwischen Kliniken und Mitarbeitern verschiedener Institutionen eine relativ einfache *Verständigung* möglich, sofern man das gleiche diagnostische System benutzt. Derartige Verständigungen mit knappen Worten sind aber in der Praxis nötig.
- Schließlich dienen Diagnosen auch der Entscheidung darüber, *welche Behandlung* erfolgen soll. So sind z. B. die therapeutischen Maßnahmen bei einer körperlich begründbaren Psychose und einer neurotischen Erkrankung grundverschieden. Die Diagnose gibt also zugleich eine erste Anleitung hinsichtlich der zu ergreifenden Behandlung.

Verschiedentlich wurden *Argumente gegen das Stellen psychiatrischer Diagnosen* vorgebracht. Diese bezogen sich im Wesentlichen auf die *diskriminierende Wirkung* einer psychiatrischen Diagnose. Wenngleich es durchaus möglich ist, dass jemand wegen einer psychiatrischen Diagnose im Umgang mit anderen Menschen Nachteile erfährt, so ist dies kein Grund, auf eine solche Diagnose zu verzichten. *Denn nicht eine bestimmte Diagnose trägt zur Diskriminierung eines psychiatrischen Patienten bei, sondern die Vorstellungen und Vorurteile, die über psychiatrische Erkrankungen in der Bevölkerung allgemein existieren.* Diese kann man aber nicht abbauen, indem man es vermeidet, Diagnosen zu stellen, sondern durch eine kontinuierliche und sachgerechte Information über psychische Störungen und Erkrankungen. Am Beispiel der Epilepsie lässt sich zeigen, dass der Vorurteilspegel durch gezielt vorbereitete Aufklärungsaktionen im Verlaufe der letzten 20 Jahre gesunken ist.

Eine kinder- und jugendpsychiatrische Diagnose zu stellen, ist im Wesentlichen die *Aufgabe des Arztes und des Psychologen*. Schwestern, Pfleger, Erzieher, Beschäftigungstherapeuten und *andere Mitarbeiter* in kinderpsychiatrischen Kliniken haben aber dabei eine *sehr wichtige* Aufgabe zu erfüllen. Sie sind häufig diejenigen, die umfassende und wichtige *Beobachtungen* für das Stellen einer Diagnose zusammentragen. Bei diesen Beobachtungen kommt es darauf an, dass sie möglichst präzise das beschreiben, was der Patient in einer bestimmten Situation an Verhaltensweisen gezeigt hat.

Beispiel
„Willi (ein 17-jähriger Jugendlicher) fiel heute um 16 Uhr in der Beschäftigungstherapie (inmitten einer Bastelarbeit) durch folgende Verhaltensweise auf: Er hielt in der Tätigkeit inne, drehte seinen Kopf mehrfach nach links, bewegte dabei die Lippen, so als würde er essen. Dabei schmatzte er mehrfach und führte mit der rechten Hand nestelnde Bewegungen an seiner Weste aus, so als ob er sie auf- oder zuknöpfen wollte, was er in Wirklichkeit nicht tat. Er

war dabei nicht ansprechbar und reagierte weder auf Zuruf noch auf Rütteln. Nach etwa 4 Minuten konnte man ihn wieder ansprechen, er wirkte dabei jedoch schläfrig und wurde deshalb auf die Station gebracht, wo er dann einschlief und erst nach 3 Stunden wieder aufwachte."

Aus dieser Schilderung ist unschwer zu entnehmen, dass es sich um einen psychomotorischen Anfall gehandelt hat. Diese Diagnose erfordert jedoch ein umfangreiches Hintergrundwissen und sollte daher dem Arzt vorbehalten bleiben. Die nichtärztlichen Mitarbeiter haben aber durch diese Schilderung entscheidend dazu beigetragen, dass die richtige Diagnose gestellt wurde. Beobachtungen sollten sich also nicht auf Interpretationen, sondern möglichst detailliert auf das beziehen, was gesehen und gehört, was wahrgenommen wurde.

Die Fähigkeit, eine Diagnose zu stellen, setzt die *Beherrschung*, Kenntnis und Zusammenschau *folgender Gebiete* voraus:

- Befunderhebung,
- Symptomatologie,
- kinder- und jugendpsychiatrische Krankheitsbilder.

Zur Diagnose gelangt man über zwei diagnostische Schritte (Abb. 12.**1**).

Der *erste Schritt* bezieht sich auf die *Feststellung von Symptomen*, die sich im körperlichen oder psychischen Bereich äußern können. Solche Symptome (z. B. motorische Unruhe, Angst, Selbstmordgedanken, traurige Stimmung) können lokalisiert (z. B. Zwinker-Tic) oder generalisiert (z. B. verschiedene Gesichts-Tics) sein. Sie können sich als vereinzelte Symptome äußern (z. B. Furcht vor Hunden) oder aber zu Syndromen (= Symptomkomplexen) vereinigt sein (z. B. depressives Syndrom).

Wenn man die einzelnen Symptome zusammengetragen hat, wobei alle zur Verfügung stehenden diagnostischen Möglichkeiten berücksichtigt werden, so folgt der *zweite Schritt*: Er besteht in der *Zuordnung von festgestellten Symptomen zu Krankheitsbildern*. Diese Krankheitsbilder bilden ein diagnostisches Gerüst, das im Idealfall den derzeitigen Stand der wissenschaftlichen Forschung repräsentieren soll. Der Zuordnungsvorgang setzt voraus, dass der Untersucher eine genaue Kenntnis der jeweils in Frage kommenden Krankheitsbilder hat. Das Ergebnis dieses Zuordnungsvorgangs ist die *Diagnose*.

In manchen Fällen ist mit der Diagnose zugleich die *Ursache* geklärt (z. B. bei neurologischen und psychischen Auffälligkeiten, die durch eine Enzephalitis hervorgerufen werden). In diesem Fall ergibt sich mit der Diagnose das angemessene therapeutische Vorgehen (im Falle einer Meningoenzephalitis eine entsprechende antibiotische Behandlung). In vielen Fällen steht aber durch die Diagnose die Ursache noch nicht fest, sondern es ist lediglich ein *Umkreis* von möglichen Ursachen skizziert. Dies gilt insbesondere für reaktive und neurotische Störungen, aber auch für Persönlichkeitsstörungen und u. U. für schizophrene Psychosen.

In diesem Falle muss ein *dritter Schritt* erfolgen, der sich auf die *Ursachen oder Auslöser* der

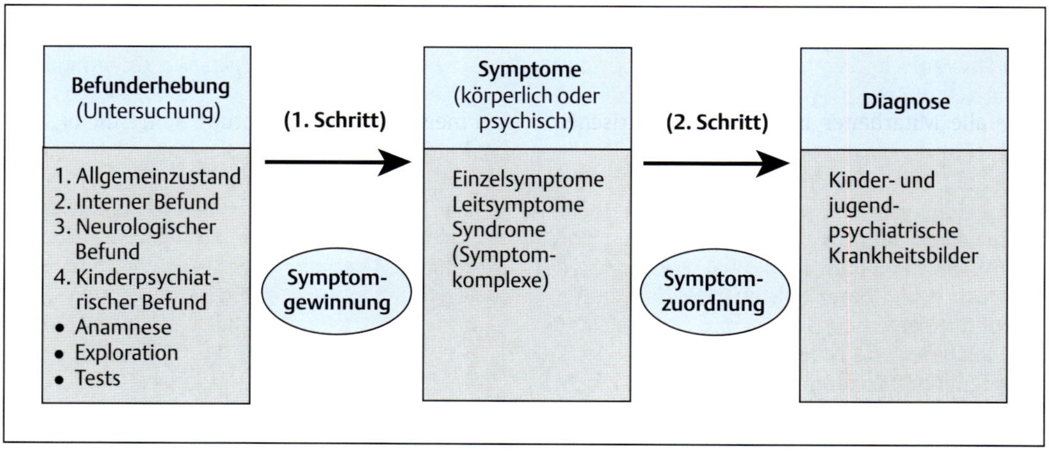

Abb. 12.**1** Der Weg zur psychiatrischen Diagnose.

jeweiligen psychischen Störung oder Erkrankung bezieht. Durch die gleichen Untersuchungsmethoden, die zur Diagnose geführt haben, versucht man die Konfliktlage eines Kindes, seine besonderen Probleme oder seine Persönlichkeitsstruktur zu erfassen. Dabei ist man häufig auf die Angaben Angehöriger angewiesen, vor allem wenn man sich ein Bild darüber machen will, wie das Verhalten des Kindes oder des Jugendlichen vor dem Auftreten der Krankheitssymptomatik war.

Aus der Analyse dieser individuellen Dynamik, in die nach moderner Auffassung stets die Familie eines Kindes oder eines Jugendlichen mit einbezogen werden muss, gewinnt man zugleich Anhaltspunkte für die Therapie. Dieses unter dem Stichwort *„Ursachenanalyse"* zusammengefasste Vorgehen ist deshalb besonders wichtig, weil bei einer Reihe von Störungen hinter der *gleichen Symptomatik ganz verschiedene Ursachen* oder Auslöser wirksam sein können. So kann sich z. B. hinter einem Gesichts-Tic, bei vorhandener genetischer Disposition, in einem Fall eine dominierende und einengende Mutter, in einem anderen Fall eine Geschwisterrivalität, in einem dritten Fall Versagen in der Schule als ursächliches oder auslösendes Erlebnis zeigen. Aus diesen Überlegungen wird deutlich, dass *psychische Symptome vielfach unspezifisch* sind. Eine feste Koppelung zwischen einer bestimmten Kategorie traumatisierender Erlebnisse oder Konflikte und entsprechenden Symptomen gibt es in der Regel nicht. Vielmehr sind eine entsprechende Persönlichkeitsstruktur, bestimmte Vorerlebnisse, u. U. eine genetische Prädisposition sowie Erfahrungen in früher Kindheit häufig dafür maßgebend, ob bei gleicher Konfliktsituation in einem Falle Stottern, im anderen Fall eine Tic-Symptomatik, im dritten Fall ein Angstsyndrom entsteht.

Für alle Mitarbeiter in kinderpsychiatrischen Kliniken ist wichtig zu wissen, dass jede Beobachtung über ein Kind, gleichgültig in welchem Zusammenhang und in welcher Situation sie gemacht wurde, sowohl für die Diagnose als auch für die Therapie bedeutsam sein kann. Deshalb muss größter Wert auf das *Einüben von Beobachtungstechniken* gelegt werden. Diese beziehen sich im Wesentlichen auf zwei Aspekte:

- auf die Sensibilisierung der Wahrnehmung für psychische Sachverhalte und
- auf die schriftliche Fixierung des beobachteten Verhaltens.

Sensibilisierung für die Wahrnehmung psychischer Sachverhalte. Beim Erlernen der Beobachtung psychischer Reaktionen sind zwei Gesichtspunkte wichtig:

- Erstens können gleiche oder ähnliche psychische Reaktionen in sehr unterschiedlichen Situationen auftreten. Jede Beobachtung muss daher den *Kontext* berücksichtigen, innerhalb dessen sie stattgefunden hat. In der Praxis bedeutet dies, dass man stets mitteilen muss, welches Verhalten in welcher Situation aufgetreten ist.
- Zweitens muss der Beobachter in der Lage sein, von seinen eigenen Empfindungen, Problemen und Theorien zugunsten einer möglichst *am Vorgang selbst orientierten Schilderung* abzusehen. Besonders Mitarbeitern, die erst kurz in einer kinder- und jugendpsychiatrischen Klinik tätig sind, fällt dies schwer, denn sie möchten möglichst sofort die Motive, Hintergründe und Ursachen eines bestimmten Verhaltens erkennen und unterliegen daher sehr leicht der Gefahr, nicht das Beobachtete, sondern ihre eigene Deutung wiederzugeben. Deshalb muss eine Schulung der Mitarbeiter diesen beiden Gesichtspunkten von Anfang an Rechnung tragen.

Schriftliche Aufzeichnung des beobachteten Verhaltens. Auch hierbei ist wichtig, dass keinerlei Deutungen oder theoretische Betrachtungen in den Bericht einfließen. In verschiedenen Kliniken existieren Listen von Eigenschaften oder Aufstellungen über bestimmte Verhaltensbereiche, die die schriftliche Fixierung des Beobachteten erleichtern sollen. Dies sind Hilfsmittel, deren Anwendung durchaus hilfreich sein kann. Vorzuziehen ist aber meist eine *Schilderung mit den eigenen Worten des Beobachters.* Mancher muss dabei eine gewisse Scheu überwinden, die sich meist aus der Befürchtung nährt, die eigene Ausdrucksweise könne mit der Fachsprache nicht konkurrieren. Alle, denen es so geht, seien jedoch ermuntert, sich hierdurch nicht beirren zu lassen. Denn die unbefangene Beobachtung führt vielfach weiter als die Fachterminologie. Diese kann höchstens am Ende einer Beobachtung stehen und im Zusammenhang mit der Diagnosestellung angemessen sein, nicht jedoch im Zusammenhang mit der Beobachtung kindlichen Verhaltens.

Weiterführende Literatur

Blanz, B., Remschmidt, H., Schmidt, M., Warnke, A.: Psychische Störungen im Kindes- und Jugendalter. Ein entwicklungspsychopathologisches Lehrbuch. Schattauer, Stuttgart 2006

Deutsche Gesellschaft für Kinder- und Jugendpsychiatrie, Psychosomatik und Psychotherapie et al. (Hrsg.): Leitlinien zu Diagnostik und Therapie von psychischen Störungen im Säuglings-, Kindes- und Jugendalter. 3. Aufl. Deutscher Ärzteverlag, Köln 2007

Mattejat, F.: Indikationsstellung und Therapieplanung. In: Remschmidt, H. (Hrsg.): Psychotherapie im Kindes- und Jugendalter. Thieme, Stuttgart 1997, S. 18–44

Remschmidt, H.: Der diagnostische Prozeß. In: Remschmidt, H., Schmidt, M. H. (Hrsg.): Kinder- und Jugendpsychiatrie in Klinik und Praxis, Bd. I. Thieme, Stuttgart 1988, S. 583–587

Remschmidt, H., Schmidt, M. H., Poustka, F. (Hrsg.): Multiaxiales Klassifikationsschema für psychische Störungen des Kindes- und Jugendalters nach ICD-10 der WHO. 5. Aufl. Huber, Bern 2006

13 Klassifikation psychischer Störungen

H. Remschmidt

Psychiatrische Klassifikations- und Dokumentationssysteme haben seit den 70er Jahren ganz wesentlich zum Fortschritt der Kinder- und Jugendpsychiatrie und der Klinischen Psychologie des Kindes- und Jugendalters beigetragen. Sie haben nicht nur zu einer Vereinheitlichung der Nomenklatur geführt und damit zu einer besseren Verständigung über die Grenzen der Fachdisziplinen, der Länder und Kulturen hinweg, sondern sie haben sich auch als wichtiges Schulungsinstrument in der Aus-, Weiter- und Fortbildung von Psychiatern und Psychologen erwiesen. Darüber hinaus hat die empirische Weiterentwicklung der Klassifikationssysteme auch epidemiologische Studien und multizentrische klinische Studien angeregt, die zu wichtigen Erkenntnissen hinsichtlich Ätiologie, Therapie und Verlauf psychischer Erkrankungen geführt haben.

Klassifikation und Dokumentation

Die Klassifikation im Bereich psychischer Störungen und Erkrankungen verfolgt das Ziel, Störungsmuster voneinander abzugrenzen und nach übergeordneten Gesichtspunkten der Ähnlichkeit zu gruppieren.

Parallel zur Klassifikation psychischer Störungen und Erkrankungen haben sich auch Dokumentationssysteme entwickelt, die eine standardisierte Niederlegung von Daten und ihre computergestützte Auswertung erlauben. Unterschiedliche Formen und Inhalte der Dokumentation sind in Tab. 13.**1** angeführt.

Grundprobleme bei der Klassifikation von Diagnosen

Bei jedem Patienten muss die Störung genau beschrieben und von denjenigen anderer Patienten abgegrenzt werden. Darüber hinaus ermöglicht die Klassifikation eine Verständigung zwischen Wissenschaftlern und Klinikern, die Erfahrungen über ihre Patienten austauschen wollen. Viele Diagnosen geben auch Hinweise auf die jeweils angemessene Behandlungsform. Es ist ein wichtiges Ziel der Forschung, zu diagnostischen Klassifikationen zu kommen, die zugleich therapierelevant sind. Schließlich ergeben viele Diagnosen auch Hinweise zur Prognose und zur Einleitung längerfristiger Maßnahmen, die geeignet sind, den Krankheitsverlauf positiv zu beeinflussen.

Tab. 13.**1** Unterschiedliche Arten der Dokumentation.

Dokumentationsart	Beschreibung
Anamnesedokumentation	Sie bezieht sich auf die standardisierte Erfassung anamnestischer Daten, die in der Regel von den Eltern und den Angehörigen erhoben werden.
Befunddokumentation	Sie hat eine standardisierte Erfassung des aktuellen psychischen, neurologischen und internen Befundes zum Ziel. Sie beruht also stets auf einer aktuellen Untersuchung des Patienten.
Diagnosedokumentation	Sie erstreckt sich auf die standardisierte Erfassung diagnostischer Kategorien, die in der Regel einem Klassifikationssystem entstammen.
Therapiedokumentation	Sie beschäftigt sich mit der standardisierten Niederlegung der Therapieindikationen, durchgeführten therapeutischen Maßnahmen und ihren Folgen.
Verlaufsdokumentation	Sie erfasst Merkmale der jeweiligen Störung über die Zeit. Sie muss in besonderem Maße mit der Veränderung der erfassten Merkmale rechnen und ist daher besonders schwierig.

Klassifikatorische Bemühungen erfordern zahlreiche *methodische Überlegungen*. Hierzu gehören die Stichprobenprobleme, die Auswahl von Marker-Variablen zur zuverlässigen Kennzeichnung der Krankheitsbilder, die Schwierigkeit der Klassifikation in Abhängigkeit vom Komplexitätsgrad der Störung, die Einbeziehung ätiologischer Kategorien sowie die Art der Ableitung derartiger Schemata (z. B. auf der Grundlage von klinisch oder statistisch erhobenen Daten).

Multiaxiale Klassifikationssysteme klinischen Ursprungs

Psychiatrische Diagnosen enthalten teilweise recht unterschiedliche Elemente. Daher ist ihre Reduktion auf einen Symptom- oder Syndrombereich, auf eine Achse oder Dimension, wie diese auch immer lauten mag, eine starke Vereinfachung, die über das zugrunde liegende Störungsmuster wenig aussagt. Mit Hilfe multiaxialer Klassifikationssysteme versucht man diesen und anderen Mängeln beizukommen.

Zwei multiaxiale Klassifikationssysteme sind für die Kinder- und Jugendpsychiatrie besonders relevant. Sie sind in Tab. 13.**2** in ihren Grundzügen dargestellt.

Multiaxiales Klassifikationssystem für psychiatrische Erkrankungen im Kindes- und Jugendalter (MAS)

Das MAS ist in kinder- und jugendpsychiatrischen Einrichtungen in Europa stark verbreitet. Es liegen umfangreiche empirische Erprobungs- und Reliabilitätsstudien zum MAS vor, die als zufriedenstellend angesehen werden können. Das Klassifikationsschema ist in der klinischen Praxis gut anwendbar, und nach einiger Übung kann eine hinreichende Übereinstimmung unter verschiedenen Beurteilungen erreicht werden. Darüber hinaus hat der tägliche Umgang mit dem Klassifikationsschema einen hohen didaktischen Wert. Unabhängig von diesen Gesichtspunkten ist die Einbeziehung der Entwicklungsdimension, des Intelligenzniveaus, der körperlichen Symptomatik und der psychosozialen Umstände von allergrößter Bedeutung für das Verständnis psychischer Erkrankungen im Kindes- und Jugendalter.

Multiaxiale Version des DSM-IV

Das DSM-IV der American Psychiatric Association kann ebenfalls als multiaxiales Klassifikationsschema angewandt werden, ist aber ursprünglich nicht so konzipiert. Wie aus Tab. 13.**2** hervorgeht, stützt sich das Klassifikationsschema auf fünf Achsen, wobei die erste klinische Störungen und im Gegensatz zur ICD-10 auch andere klinisch relevante Probleme umfasst. Auf der zweiten Achse werden Persönlichkeitsstörungen und geistige Behinderungen klassifiziert, auf der dritten medizinische Krankheitsfaktoren, auf der vierten psychosoziale und umgebungsbedingte Probleme, und auf der fünften erfolgt eine globale Beurteilung des Funktionsniveaus. Diese Achse entspricht weitgehend der sechsten Achse des multiaxialen Klassifikationsschemas auf der Basis von ICD-10.

Statistisch abgeleitete mehrdimensionale Klassifikationssysteme

Diese Klassifikationssysteme beruhen in der Regel auf Interview- oder Fragebogendaten, die mit Hilfe multivariater Verfahren analysiert werden und auf statistischem Wege zu abgeleiteten Verhaltensdimensionen führen. Die meisten dieser Untersuchungen stützen sich auf Symptomerhebungen, Ergebnisse von Einschätzungsskalen oder anamnestische Daten.

Die *Merkmalsbereiche oder Dimensionen*, die in diesen Untersuchungen gefunden wurden, stimmen teilweise recht gut überein:

- Angst- und Rückzugssymptomatik,
- Syndrome der Unreife,
- sozialisiertes aggressives Verhalten,
- psychotische Störungen und Autismus,
- Hyperaktivitätssyndrome.

Diese Verhaltensdimensionen haben sich auch im *transkulturellen Vergleich* als zutreffend erwiesen. Dies gilt insbesondere für die Störungen des Sozialverhaltens, die Angst- und Rückzugssymptomatik, in geringerem Maße auch für Syndrome der Unreife und weniger für das sozialisierte aggressive Verhalten, das meist ein Kennzeichen der Subkultur großer Städte ist.

Tab. 13.2 Vergleich der multiaxialen Klassifikationssysteme nach ICD-10 und DSM-IV.

MAS auf der Basis von ICD-10 (WHO, 1991; Remschmidt, Schmidt u. Poustka, 5. Aufl. 2006)	Diagnostic and Statistical Manual (DSM-IV) der American Psychiatric Association (APA 1994, deutsche Ausgabe 1996)
I. Klinisch-psychiatrisches Syndrom Kategorien der ICD-10 unter Einbeziehung spezieller kinderpsychiatrischer Kategorien, die überwiegend in Abschnitt F9 zusammengefasst sind: F90 hyperkinetische Störungen; F91 Störungen des Sozialverhaltens; F92 kombinierte Störungen des Sozialverhaltens und der Emotionen; F93 emotionale Störungen; F94 Störungen sozialer Funktionen mit Beginn in der Kindheit und Jugend; F95 Tic-Störungen; F98 andere Verhaltens- und emotionale Störungen mit Beginn in Kindheit und Jugend	**I. Klinische Störungen, andere klinisch relevante Probleme (Auswahl)** Störungen in der Kindheit und Adoleszenz: Lernstörungen (315.0 – 315.9); Störungen motorischer Fertigkeiten (315.4); Tief greifende Entwicklungsstörungen (299.0 – 299.8); Störungen der Aufmerksamkeit (314.0 – 314.9); Fütter- und Essstörungen im Säuglings- oder Kleinkindalter (307.52ff); Tic-Störungen (307.21ff); Störungen der Ausscheidung (307.6ff); andere Störungen in Kindheit und Adoleszenz (Trennungsangst, Mutismus usw.); Störungen im Zusammenhang mit psychotropen Substanzen; Schizophrenie und andere psychotische Störungen; Affektive Störungen; Angststörungen usw.
II. Umschriebene Entwicklungsstörungen (ES) F80 umschriebene ES des Sprechens und der Sprache; F81 umschriebene ES schulischer Fertigkeiten; F82 umschriebene ES der motorischen Funktionen; F83 kombinierte umschriebene ES	**II. Persönlichkeitsstörungen, geistige Behinderung** Typologie der Persönlichkeitsstörungen, Einteilung geistiger Behinderung nach dem IQ
III. Intelligenzniveau Maßstab ist der IQ, gemessen oder geschätzt, 9 Kategorien, die auch die überdurchschnittlichen Intelligenzgrade berücksichtigen	
IV. Körperliche Symptomatik Entsprechende Kategorien der ICD-10 mit besonderer Berücksichtigung der neurologischen Symptomatik	**III. Medizinische Krankheitsfaktoren** Körperliche Erkrankungen verschiedener Organe oder Organsysteme, Infektionen usw.
V. Aktuelle abnorme psychosoziale Umstände Neun inhaltlich unterschiedliche Bereiche zur Erfassung bedeutsamer psychosozialer Belastungen, z. B. 1 abnorme intrafamiliäre Beziehungen; 2 psychische Störungen/abweichendes Verhalten (Elternteil); 3 inadäquate oder verzerrte intrafamiliäre Kommunikation; 9 belastende Lebensereignisse des Kindes	**IV. Psychosoziale oder umgebungsbedingte Probleme** Belastende Lebensereignisse, Probleme im sozialen Umfeld, Ausbildungsprobleme.
VI. Globalbeurteilung der psychosozialen Anpassung Zehnstufige Skala zur Einschätzung des individuellen psychosozialen Adaptationsniveaus	**V. Globale Beurteilung des Funktionsniveaus** Zehnstufige Skala der psychischen und sozialen Funktionen auf einem hypothetischen Kontinuum von psychischer Gesundheit bis Krankheit

Weiterführende Literatur

Blanz, B., Remschmidt, H., Schmidt, M., Warnke, A.: Psychische Störungen im Kindes- und Jugendalter. Ein entwicklungspsychopathologisches Lehrbuch. Schattauer, Stuttgart 2006

Remschmidt, H.: Klassifikation und Dokumentation. In: Remschmidt, H.; Schmidt, M. H. (Hrsg.): Kinder- und Jugendpsychiatrie in Klinik und Praxis, Bd. I. Thieme, Stuttgart 1988, S. 588–606

Remschmidt, H.; Schmidt, M. H., Poustka, F. (Hrsg.): Multiaxiales Klassifikationsschema für psychische Störungen des Kindes- und Jugendalters nach ICD-10 der WHO, 5. Aufl. Huber, Bern 2006

Schmidt, M. H.: Klassifikation psychischer Störungen bei Kindern und Jugendlichen. In: Remschmidt, H., Mattejat, F., Warnke, A. (Hrsg.): Therapie psychischer Störungen bei Kindern und Jugendlichen. Thieme, Stuttgart 2008, S. 3–10

III Psychische Störungen und Erkrankungen bei Kindern und Jugendlichen

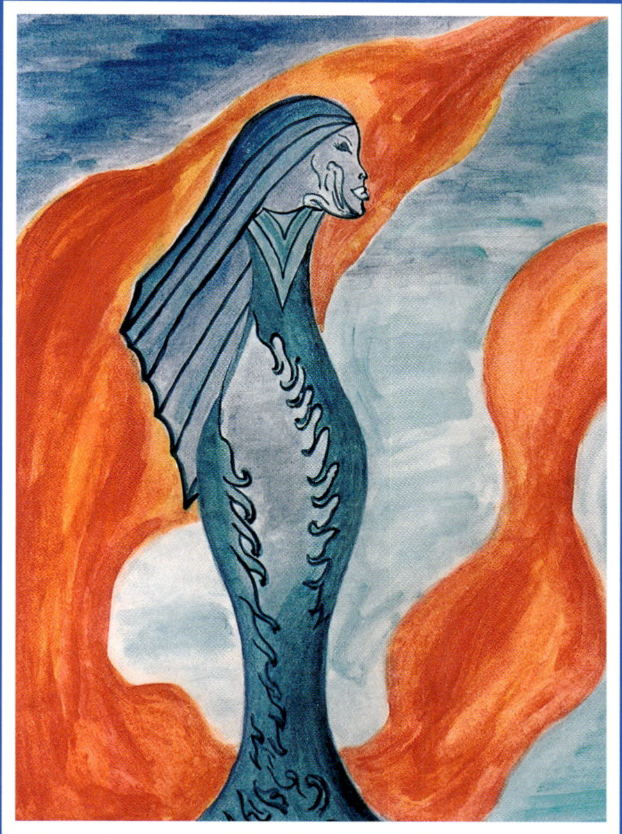

Knochenfrau
Bildliche Darstellung einer 16-jährigen mit der Diagnose einer „Anorexia nervosa"

14 Intelligenzminderungen und Demenzzustände

H. Remschmidt und G. Niebergall

Definition und Klassifikation

Unter *Intelligenzminderung* verstehen wir eine angeborene oder erworbene eingeschränkte kognitive Leistungsfähigkeit, die graduell und qualitativ sehr unterschiedlich ausgeprägt sein kann.

Der davon abzugrenzende Begriff der Demenz erstreckt sich auf einen Abbau intellektueller Funktionen, wobei diese Kennzeichnung voraussetzt, dass vor Eintritt eines bestimmten Ereignisses (z.B. Enzephalitis, Epilepsie) ein höheres intellektuelles Niveau vorhanden war. Man könnte auch sagen: Eine Demenz ist eine sekundäre Intelligenzminderung aufgrund krankhafter Prozesse, die das Gehirn betreffen.

Von diesen Störungen zu unterscheiden sind intellektuelle Minderleistungen, die durch die extreme *Vernachlässigung und mangelhafte Förderung* von Kindern zustande kommen und die unter der Bezeichnung „psychischer Hospitalismus" oder „Deprivationssyndrom" bekannt sind.

Die wichtigsten Klassifikationen von Intelligenzminderungen und Demenzzuständen orientieren sich am Schweregrad, den Ursachen der Intelligenzminderung und den Möglichkeiten der Förderung (Übersicht bei Neuhäuser u. Steinhausen, 1999).

Klassifikation nach der Intelligenz

Nach Maßgabe des Intelligenzquotienten lassen sich Varianten der intellektuellen Funktionsfähigkeit unterscheiden, wobei das ganze Spektrum intellektueller Fähigkeiten zu betrachten ist und nicht nur die Intelligenzminderungen. In Tab. 14.**1** sind diese Varianten nach dem multiaxialen Klassifikationsschema für psychische Störungen des Kindes- und Jugendalters auf der Basis von ICD-10 wiedergegeben (Remschmidt, Schmidt u. Poustka, 2006).

Die in Tab. 14.**1** angegebenen Intelligenzgrade sind nur eine grobe Richtschnur zur Klassifikation; der Intelligenzquotient genügt nicht, um die intellektuellen Fähigkeiten eines Kindes oder Jugendlichen hinreichend zu beschreiben. Deshalb soll ergänzend eine kurze Charakteristik der wichtigsten Varianten der intellektuellen Grundausstattung erfolgen.

- *Niedrige Intelligenz, Grenzdebilität* (IQ 70–84): Hierbei handelt es sich um Kinder, die zwar über eine leicht eingeschränkte intellektuelle Leistungsfähigkeit verfügen, sich aber im täglichen Leben selbstständig zurechtfinden können und häufig auch die Grund- und Hauptschule abschließen.
- *Leichte Intelligenzminderung* (F70), *Debilität* (IQ 50–69): Kinder mit einer intellektuellen Leistungsfähigkeit in diesem Bereich besuchen in der Regel eine Sonderschule für *Lernhilfe.* Ihre praktische Intelligenz ist meist besser als die theoretische. Sie sind in der Lage, konkrete Denkoperationen auszuführen und die Kulturtechniken im Wesentlichen zu erlernen.
- *Mittelgradige Intelligenzminderung* (F71), *Imbezillität* (IQ 35–49): Kinder, deren Intelligenzminderung sich diesem Bereich zuordnen lässt, können in der Regel nur in Sonderschulen für *geistig Behinderte (praktisch Bildbare)* angemessen beschult werden. Die Förderung ist auf das Praktische ausgerichtet. Sie haben gegenüber Nicht-Behinderten einen erheblichen seelisch-geistigen Entwicklungsrückstand. Der Erwerb von Kulturtechniken ist ihnen nicht möglich.
- *Schwere Intelligenzminderung* (F72), *ausgeprägte Imbezillität* (IQ 20–34): Diese Kinder können z.T. noch in einer Sonderschule für praktisch Bildbare beschult werden. Bei manchen Kindern stößt dies allerdings auf erhebliche Schwierigkeiten, nicht zuletzt wegen der oft daneben vorhandenen zusätzlichen Behinderungen (z.B. Lähmungen, Fehlbildungen).
- *Schwerste Intelligenzminderung* (F73) (IQ <20): Bei diesen Kindern liegt in der Regel eine außerordentlich eingeschränkte Bildungsfähigkeit vor. In vielen Fällen können sie weder gehen noch selbständig essen oder sprechen. Sie neigen zu Bewegungsstereotypien und Primitivreaktionen. Ihr erreichbares Entwick-

Tab. 14.1 Klassifikation der Intelligenz nach MAS (Remschmidt, Schmidt u. Poustka, 2001, Verlag Hans Huber, Hogrefe A6. Mit freundlicher Genehmigung des Verlages Hans Huber).

Intelligenzbereich	Verbale Klassifikation	IQ-Bereich
1. Sehr hohe Intelligenz	Weit überdurchschnittliche Intelligenz	IQ > 129
2. Hohe Intelligenz	Überdurchschnittliche Intelligenz	IQ 115–129
3. Normvariante	Durchschnittliche Intelligenz	IQ 85–114
4. Niedrige Intelligenz	Unterdurchschnittliche Intelligenz, Grenzdebilität	IQ 70–84
5.–8. Intelligenzminderung (F7)	Ein Zustand verzögerter oder unvollständiger Entwicklung der geistigen Fähigkeiten; besonders beeinträchtigt sind Fertigkeiten, die sich in der Entwicklungsperiode manifestieren und die zum Intelligenzniveau beitragen, wie Kognition, Sprache, motorische und soziale Fähigkeiten. Eine Intelligenzminderung kann mit jeder anderen psychischen oder körperlichen Störung auftreten.	
5. Leichte Intelligenzminderung (F70)	Debilität	IQ 50–69 (bei Erwachsenen Intelligenzalter von 9 bis < 12 Jahren)
6. Mittelgradige Intelligenzminderung (F71)	Imbezillität	IQ 35–49 (bei Erwachsenen Intelligenzaltervon 6 bis < 9 Jahren)
7. Schwere Intelligenzminderung (F72)	Ausgeprägte Imbezillität	IQ 20–34 (bei Erwachsenen Intelligenzalter von 3 bis < 6 Jahren)
8. Schwerste Intelligenzminderung	Idiotie	IQ < 20 (bei Erwachsenen Intelligenzalter < 3 Jahren)

lungsalter entspricht etwa dem 18 Monate alter Kinder. Ihre intellektuellen Funktionen bewegen sich auf der sensomotorischen Stufe. Eine Ökonomisierung des Lernens durch Sprache ist ihnen nicht mehr möglich.

Im MAS werden Intelligenzminderungen auf einer eigenen, der dritten Achse eingeordnet, unabhängig von psychiatrischen Erkrankungen oder umschriebenen Entwicklungsrückständen. Auch das DSM-IV erlaubt eine multiaxiale Klassifikation. Dort werden die geistigen Behinderungen auf der zweiten Achse eingeordnet.

Einteilungen, die sich am Intelligenzquotienten orientieren, haben eine Reihe von Nachteilen. Zum einen lassen sich die Intelligenzgrade im unteren Bereich nicht so genau messen, wie die Intelligenzquotienten vorgeben. Zum anderen können die in den Klassifikationsschemata angegebenen IQ-Grenzen nur als sehr grobe Richtschnur dienen, weil, je nach Testverfahren, vom gleichen Individuum Intelligenzquotienten unterschiedlicher Höhe ermittelt werden. Ferner ist nicht allein das Intelligenzniveau dafür maßgebend, wie ein derart behindertes Kind in seiner Umgebung zurechtkommt. Es ist also zu fordern, dass auch andere Variablen wie Anpassungsverhalten oder Persönlichkeitseigenschaften zur Beurteilung der jeweiligen Störung herangezogen werden, was bei den multiaxialen Klassifikationsschemata über die verschiedenen Achsen auch geschieht.

Klassifikation nach der Förderungsmöglichkeit

Die genannten Mängel der Klassifikation nach dem Intelligenzquotienten haben dazu geführt, unter dem Gesichtspunkt der schulischen Förderbarkeit zwei Gruppen im Rahmen der Intelligenzminderung zu unterscheiden:
- Die Lernbehinderung (IQ etwa 50–80) und
- die geistige Behinderung (IQ etwa 30–55).

Diese Bezeichnungen charakterisieren lediglich die Schwerpunkte der jeweiligen Behinderung. *Beiden Gruppen* ist, mit graduellen Unterschieden, Folgendes *gemeinsam* (Bach, 1968):

- dauernde sachliche Einengung des Lernfeldes,
- reduzierte Abstraktionsfähigkeit,
- eingeschränkte Gliederungsfähigkeit für Lernaufgaben,
- Verlangsamung und zeitliche Begrenztheit der Lernprozesse,
- geringere Spontaneität,
- Begrenzung der Gesamtentwicklung,
- Störungen der Grob- und Feinmotorik, insbesondere der Koordination von Bewegungen.

Diese allgemeinen Gesichtspunkte lassen sich im Hinblick auf Lernbehinderung und geistige Behinderung präzisieren.

Lernbehinderte. Sie erreichen in der Grund- und Hauptschule in der Regel nicht mehr als die 4.-5. Klasse. Sie werden entweder in normale Klassenverbände oder in Sonderschulen für Lernhilfe eingeschult. Ihr Lernfeld ist auf Naheliegendes eingeschränkt; sinnentnehmendes Lesen, einfache schriftliche Leistungen sowie Rechenoperationen sind möglich. Ihr Lernen geschieht vorwiegend nach dem Prinzip von Versuch und Irrtum, ihre Lernprozesse sind in der Regel deutlich verlangsamt. Die von ihnen erreichte intellektuelle Leistungsfähigkeit entspricht im Allgemeinen derjenigen 8- bis 12-jähriger nicht intellektuell behinderter Kinder. Lernbehinderte sind in der Lage, einen Anlernberuf und manuelle Arbeiten zu erlernen bzw. auszuüben. Vielfach können sie sich auch wirtschaftlich selbst versorgen und eine Familie gründen.

Geistig Behinderte. Sie sind in der Sonderschule für Lernbehinderte überfordert. Sie sollten deshalb in einer auf die besonderen Bedürfnisse ihrer Störung zugeschnittenen Sonderschule für praktisch Bildbare unterrichtet werden. In einer solchen Schule sind sie im Rahmen von Kleinstklassen unterrichtbar. Ihr Lernfeld ist auf Lebenspraktisches eingeengt, sinnentnehmendes Lesen ist nur in Ausnahmefällen möglich. Schriftliche Leistungen beschränken sich bestenfalls auf das Abmalen von Buchstaben, die Durchführung einfachster Rechenaufgaben ist häufig nicht möglich. Die Lernprozesse geistig Behinderter sind extrem verlangsamt. Hinsichtlich ihrer intellektuellen Leistungsfähigkeit erreichen sie ein Niveau, das dem 4- bis 8-jähriger nicht Behinderter entspricht. Zunehmend wird die Integration dieser Kinder und Jugendlichen in Regelschulen erprobt. Voraussetzung für ein Gelingen solcher Maßnahmen sind kleine Klassen und zusätzliche Lehrkräfte mit sonderpädagogischer Ausbildung. Im späteren Leben sind geistig Behinderte teilweise zu einfachen mechanischen Arbeiten anleitbar. Sie brauchen an ihrem Arbeitsplatz (etwa einer Werkstatt für Behinderte) eine ausführliche Anleitung. Auch benötigen sie Hilfen im Alltag und zur persönlichen Versorgung.

Klassifikation nach der Ätiologie

Die Klassifikation von Intelligenzminderungen nach der Ätiologie ist insofern problematisch, als diese in weniger als 30% der Fälle aufgeklärt werden kann. Im Übrigen ist die Aufklärung der Ätiologie auch vom Schweregrad der Intelligenzminderung abhängig. Mit zunehmendem Schweregrad sind organische Schäden, Fehlbildungen, Stoffwechselstörungen und andere körperliche Merkmale mit der Intelligenzminderung assoziiert. Ein weiteres Problem ist die notwendige Abgrenzung zwischen Intelligenzminderungen und Demenzzuständen, die gerade auf frühen Altersstufen nicht leicht zu treffen ist. Unter pragmatischen Aspekten, die an klinischen Bedürfnissen orientiert sind, unterscheidet man: chromosomal verursachte Intelligenzminderungen, metabolisch-genetische und endokrin bedingte Intelligenzminderungen, exogen verursachte Intelligenzminderungen und Intelligenzminderungen unklarer Genese. Auf die ersten beiden Störungsgruppen wird später näher eingegangen.

Epidemiologie

Man kann davon ausgehen, dass Intelligenzminderungen unterschiedlicher Schweregrade bei etwa 10% der Gesamtbevölkerung vorkommen. Je schwerer die intellektuelle Behinderung ist, umso seltener tritt sie auf. Schwere und schwerste intellektuelle Behinderungen sind in der Regel durch Erkrankungen oder Verletzungen des Gehirns, Fehlbildungssyndrome, erbliche Stoffwechselanomalien oder chromosomale Aberrationen bedingt.

In der *Normalverteilung der Intelligenzquotienten* (Abb. 14.**1**) entsprechen die Prävalenzraten für den unteren Teil der Verteilung nicht den Erwartungsnormen der Gauß'schen Kurve. Die niedrigen Intelligenzgrade sind deutlich überrepräsentiert. Dies wird durch das Zusammentreffen genetisch bedingter Intelligenzminderungen mit organisch verursachten erklärt (Zigler, 1967). Letztere variieren um einen Mittelwert, der bei einem IQ von etwa 35 liegt.

Die Quote der Intelligenzminderungen nimmt nach dem 15. Lebensjahr deutlich ab (Abb. 14.**2**). Dies ist auf verschiedene Faktoren zurückzuführen: Die Lebensphase, in der Intelligenzminderungen am genauesten und häufigsten festgestellt werden, ist das Vorschul- und Schulalter. Im frühen Kindesalter wird häufig eine differenzierte Diagnostik noch nicht durchgeführt, und nach Beendigung der Schule spielt im Hinblick auf viele Berufe die testmäßig erfasste und auf Schulleistungen basierende Intelligenz nicht mehr die wesentliche Rolle. Daher tauchen geistig behinderte Kinder jenseits des Schulalters in den Statistiken nicht mehr so häufig auf. Ein weiterer Grund für das *Abnehmen intellektueller Behinderungen mit zunehmendem Lebensalter* liegt in der deutlich niedrigeren Lebenserwartung eines Teils der schwer geistig behinderten Kinder.

Wichtigste Formen der Intelligenzminderung unter Berücksichtigung der Ätiologie

Es ist nicht möglich, im Rahmen dieses Beitrags auch nur annähernd die häufigsten und bedeutsamsten Formen der Intelligenzminderung abzuhandeln. Diesbezüglich sei auf Übersichten verwiesen (Schmidt u. Voll, 1985; Neuhäuser u. Steinhausen, 1999). Folgende Gruppen von Intelligenzminderungen werden unterschieden:

Chromosomal verursachte Intelligenzminderungen

Zahlreiche Chromosomenaberrationen führen zu Intelligenzminderungen unterschiedlichen Ausmaßes. Auf einige von ihnen wird kurz eingegangen.

Trisomie 21, Langdon-Down-Syndrom
Bei dieser bekanntesten Chromosomenaberration handelt es sich um eine auf der ganzen Welt verbreitete angeborene Erkrankung, die zu einer erheblichen geistigen Entwicklungsstörung führen kann. Ihre Häufigkeit wird mit 3–4 Fällen auf 1000 Geburten angegeben. Das männliche Geschlecht ist etwas häufiger betroffen.

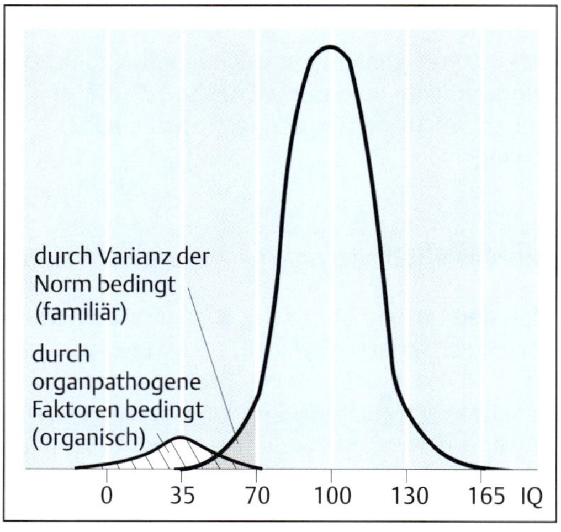

Abb. 14.**1** Erklärung der Häufigkeitsverteilung der Intelligenzquotienten durch organische und familiäre Faktoren (nach Zigler, 1967).

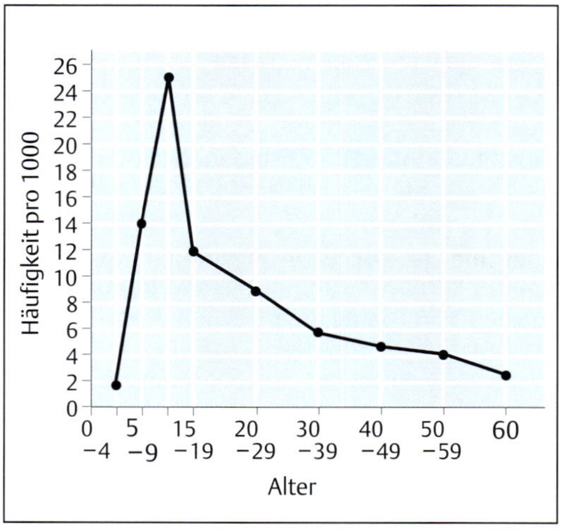

Abb. 14.**2** Altersverteilung der geistigen Behinderung (nach Spreen, 1978).

Klinisches Bild. Auffällig sind der kurze Schädel, die schräggestellten Lidachsen, das dünne, schüttere Haar, die kleine knopfförmige Nase, die übermäßig große Zunge, die häufig gefurcht oder rissig ist und in der Mundhöhle kaum Platz hat. An Augen und Ohren findet man oft kleinere Fehlbildungen; die Hände sind plump gebaut (Tatzenhand) und zeigen meist die so genannte Vierfingerfurche. Die Finger sind kurz (Stummelfinger), das Endglied des kleinen Fingers ist häufig einwärts gebogen. Die Schleimhäute sind sehr anfällig für Infektionen, das Bindegewebe ist schwach, weshalb die Betroffenen zu Weichteilbrüchen aller Art neigen. Ihre Gelenke sind meist überstreckbar. Auch an den inneren Organen haben sie oft krankhafte Veränderungen, besonders Herzfehler. In ihrem Körperwuchs sind Kinder und Jugendliche mit Down-Syndrom stark zurückgeblieben, ebenso in ihrer geistigen Entwicklung. Man findet unter ihnen alle Grade der Intelligenzminderung; meist ist ihre intellektuelle Leistungsfähigkeit im Sinne einer mittelgradigen Intelligenzminderung (Imbezillität) eingeschränkt.

Psychisch sind die Patienten untereinander sehr ähnlich. Ihre Entwicklung ist ausnahmslos verzögert, sie lernen verspätet laufen und sprechen. Als Säuglinge sind sie meist auffällig ruhig oder gar apathisch, als Kleinkinder oft stark erethisch. Sie können erstaunlich gut nachahmen. Sie erfassen intuitiv das Charakteristische einer Geste und ahmen es vollendet nach, obwohl sie zu vielen nachgeahmten Tätigkeiten aus eigenem Antrieb gar nicht in der Lage sind. Diese Nachahmungsgabe führt oft dazu, dass Eltern ihre Kinder mit Down-Syndrom für intelligenter halten, als sie in Wirklichkeit sind. In der Familie oder in klinischen Einrichtungen oder Heimen sind die Kinder mit Langdon-Down-Syndrom häufig ausgesprochene Lieblinge.

Therapie. Es gibt keine spezifische Behandlung der Trisomie 21 und kaum eine Behandlungsmethode, die bei ihr nicht versucht worden wäre. Da eine ursächliche Behandlung derzeit nicht möglich ist, wenn man von der umstrittenen Maßnahme der pränatalen Diagnostik und Interruptio absieht, erstreckt sich die Behandlung auf die schulische Förderung und die Integration der Kinder in Familie, schulisches und berufliches Umfeld. Während Kinder und Jugendliche mit Down-Syndrom früher häufig in Einrichtungen dauerhaft untergebracht waren, befinden sie sich heute überwiegend in der Obhut ihrer Familie.

Klinefelter-Syndrom

Auch hier handelt es sich um die Vermehrung eines Chromosoms, das aber im Gegensatz zur Trisomie 21 nicht zu den Körperchromosomen, sondern zu den Geschlechtschromosomen (XXY) gehört. Die Störung ist gekennzeichnet durch einen eunuchoiden Hochwuchs mit weiblicher Brustentwicklung, eine Störung der Geschlechtsentwicklung und Minderbegabung unterschiedlichen Ausmaßes. Es gibt auch Jungen mit einem Klinefelter-Syndrom, die eine normale Intelligenz aufweisen. Vielfach wurde diesen Kindern und Jugendlichen eine Neigung zur Kriminalität zugeschrieben, was in dieser allgemeinen Form unrichtig ist.

Ullrich-Turner-Syndrom

Bei dieser Erkrankung fehlt ein Geschlechtschromosom (XO). Betroffen sind nur Mädchen, diese haben verschiedene Fehlbildungen. Charakteristisch sind die flügelartigen Hautfalten, die seitlich vom Hals zu den Schultern führen, die unvollkommene Geschlechtsentwicklung und bei einem größeren Teil die Intelligenzminderung. In den letzten Jahren wurde bei Mädchen mit Ullrich-Turner-Syndrom eine Reihe neuropsychologischer Ausfälle festgestellt, die sich vorwiegend in der Beeinträchtigung perzeptiver Funktionen und mangelndem räumlichem Vorstellungsvermögen zeigen.

Metabolisch-genetisch und endokrin bedingte Intelligenzminderungen

Diese Gruppe von Störungen ist insbesondere unter dem Gesichtspunkt der Forschung und der Prävention interessant. Zahlenmäßig stellen sie unter allen Intelligenzminderungen eine relativ kleine Gruppe dar. Es sind mittlerweile über 70 metabolisch-genetische Oligophrenien bekannt. Die Ursachen liegen meist in Enzymdefekten, die wiederum auf eine Genmutation zurückzuführen sind. Dies führt dazu, dass sich abbaupflichtige Substanzen im Gehirn ansammeln, die dann meist zu Intoxikationen und im Gefolge zu Oligophrenie oder Demenz führen. Die metabolisch-genetischen und endokrinen Intelligenzminderungen sind praktisch und wissenschaftlich sehr bedeutsam:

- In vielen Fällen sind eine Frühdiagnostik und eine entsprechende Therapie möglich. Dies trifft z. B. auf die Phenylketonurie zu, bei der sich über diätetische Maßnahmen das Eintreten eines Demenzprozesses und epileptischer Anfälle verhüten lässt.
- Die frühzeitige Diagnostik erlaubt auch, über die genetische Beratung von Familienangehörigen das weitere Auftreten derartiger Störungen zu verhindern.
- Für die Forschung ergeben diese Oligophrenien wichtige Einblicke in den Zusammenhang zwischen intellektuellen Funktionen und Stoffwechselprozessen. Es wurden für eine Reihe von Störungen inzwischen Screening-Verfahren entwickelt, die unmittelbar nach der Geburt angewandt werden können und zur Verhütung schwerster Schwachsinns- bzw. Demenzzustände einen wichtigen Beitrag leisten.
- Störungen im *Aminosäurenstoffwechsel*: Bekannte Beispiele sind die Phenylketonurie, die Ahornsirup-Krankheit, die Histidinämie, die Homozystinurie.
- Störungen im *Kohlenhydratstoffwechsel*: Zu erwähnen sind die Galaktosämie und die hereditäre Fructose-Intoleranz.
- Störungen im *Lipid- und Mukopolysaccharidstoffwechsel*: Zu erwähnen sind die Lipidspeicherkrankheiten wie Morbus Gaucher, die Niemann-Pick'sche Erkrankung, die familiären amaurotischen Idiotien und die Leukodystrophien. Unter den Mukopolysaccharid-Speicherkrankheiten bekannt sind das Pfaundler-Hurler-Syndrom sowie eine Reihe verschiedener Mukopolysaccharidosen.

Die metabolisch-genetischen Oligophrenien kann man nach der Art der Stoffwechselstörung einteilen in:

- Störungen des *endokrinen Stoffwechsels*: Hier sind vor allem die verschiedenen Formen der Schilddrüsenunterfunktion (Kretinismus) zu erwähnen, die heute ebenfalls durch ein Screening weitgehend verhindert werden können, ferner der Pseudo-Hypoparathyreoidismus (Albright).
- Störungen des *Purinstoffwechsels*: Unter diesen ist insbesondere das Lesh-Nyhan-Syndrom zu erwähnen, das durch schwere Intelligenzbehinderung, spastische Lähmungen und choreoathetotische Bewegungsstörungen gekennzeichnet ist und bei dem schwerste Selbstverletzungen (Automutilationen) wie Abkauen der Lippen und Fingerkuppen beobachtet werden.

Diagnose und Differentialdiagnose

Die Diagnostik verfolgt bei Intelligenzminderungen und Demenzzuständen folgende Ziele:

- Die *Ursache der Störung aufzudecken*. Eine möglichst exakte Klärung der Ätiologie führt häufig zu konkreten Behandlungsvorschlägen.
- Differenzierte Beschreibung des Störungsmusters, um *Anhaltspunkte für die individuelle Förderung und Prognose* zu gewinnen. Diesem Ziel dient auch eine sorgfältige psychologische Untersuchung, um nicht nur nach dem globalen Maß des Intelligenzquotienten, sondern nach einem Profil individueller Fähigkeiten und Fertigkeiten die Förderungsmaßnahmen dem jeweiligen Störungsmuster anpassen zu können.
- Schließlich sollten in jedem Falle *Erkenntnisse* erarbeitet werden, die für die *genetische Familienberatung* wertvoll sind. Die genetische Beratung erstreckt sich sowohl auf die Kinder selbst, wenn sie ins fortpflanzungsfähige Alter kommen, als auch auf die Eltern und Geschwister.

Die Diagnostik kann heute bereits während der pränatalen Entwicklung eines Kindes beginnen. Natürlich kann man in diesem Stadium eine kognitive Störung noch nicht abgrenzen, sondern lediglich anatomische, chromosomale oder metabolische Störungen objektivieren, die mit großer Wahrscheinlichkeit mit einer Oligophrenie verknüpft sind. Die postnatale Diagnostik erstreckt sich auf die Erhebung der Vorgeschichte, die klinisch-neurologische und psychiatrische Untersuchung sowie verschiedene Zusatzmethoden, die von der Computertomographie über klinisch-chemische Untersuchungen bis zur Chromosomenanalyse reichen.

Tab. 14.**2** gibt die wichtigsten ärztlichen Untersuchungsverfahren bei intelligenzgeminderten Kindern und Jugendlichen wieder. Diese Methoden müssen durch sorgfältige Intelligenzmessungen ergänzt werden.

Die bei Intelligenzminderungen im Kindes- und Jugendalter gebräuchlichen Testverfahren sind in Tab. 14.**3** wiedergegeben.

Tab. 14.2 Ärztliche Untersuchungsverfahren bei intelligenzgeminderten Kindern (nach Schmidt und Voll, 1985).

Ärztliche Untersuchungsverfahren bei intelligenzgeminderten Kindern
• Familienanamnese bezüglich des Vorkommens von Intelligenzminderungen oder anderen Erkrankungen
• Entwicklungsanamnese betreffend Besonderheiten von Schwangerschaft, Geburt, frühkindlicher Entwicklung und späteren Erkrankungen sowie des Alters beim Erkennen der Intelligenz
• Somatometrie betreffend Kleinwuchs, Unter- oder Übergewicht sowie Mikro- oder Makrozephalie bzw. Entwicklung eines Hydrozephalus
• Klinische internistische Untersuchung betreffend Besonderheiten des Körperbaues, aber auch Hinweise auf Abnormitäten der inneren Organe und auf Speicherkrankheiten
• Neurologisch-motoskopische Untersuchung bezüglich neuropathischer Befunde. Besonderheiten der motorischen Entwicklung, insbesondere der Koordination
• Psychiatrische Untersuchung zum Stand der emotionalen und sozialen Entwicklung als Hilfe bei der Interpretation von Testergebnissen und zur Feststellung von Verhaltensauffälligkeiten, die nicht Ausdruck einer Entwicklungsverzögerung, sondern Hinweise auf pathologische Verhaltensmuster im Sinne einer so genannten Plussymptomatik sind, also zusätzliche psychiatrische Erkrankungen signalisieren
• Neurophysiologische Untersuchung zur Feststellung dysphatischer und dyspraktischer Störungen, auch von Störungen der räumlichen Orientierung, der Rechts-Links-Unterscheidung, des Körperschemas und der Gedächtnisfunktionen, die parallel zur Intelligenzminderung, aber auch unabhängig von ihr beeinträchtigt sein können
• Untersuchungen zur Beurteilung der Hirnstrukturen, zur Ermittlung von Dichteunterschieden, Hohlraumbildungen usw., die heute im Wesentlichen aus Anwendungen der Ultraschalldiagnostik und der Computertomographie sowie verwandter Techniken bestehen
• Untersuchungen zur Beurteilung der Hirnfunktionen sowohl bezüglich der Grundaktivität des Gehirns unter unterschiedlichen Bedingungen wie auch bezüglich spezifischer Phänomene, vor allem zerebraler Anfallsleiden: bislang ist nur die routinemäßige Diagnostik verwendbar, evozierte Potentiale und Erwartungspotentiale sind lediglich bei Spezialfragen nutzbar (so etwa bei der objektiven Audiometrie)
• Untersuchung peripher-neurophysiologischer Funktionen als Messung der Nervenleitgeschwindigkeit bei Verdacht auf einige Demenzprozesse
• Laborchemische Untersuchungen im Blut, Liquor (auch zur Feststellung überstandener Infektionen) und an bioptischem Material, teilweise an Gewebskulturen
• Chromosomenanalyse, Nachweis numerischer und struktureller Aberrationen der Autosomen und Gonosomen sowie zur Identifizierung von Mosaikbildern

Differentialdiagnose. Abzugrenzen sind von Intelligenzminderungen zunächst die *Demenzzustände*. Leitschnur ist hier eine feststellbare Niveausenkung der intellektuellen Funktionen, die sehr unterschiedliche Ursachen haben kann. Sie können in der Progredienz einer Grunderkrankung liegen wie beim Rett-Syndrom oder bei der in der Genese noch unklaren Dementia infantilis Heller.

Abzugrenzen von den Intelligenzminderungen sind auch *autistische Störungen*. Abgrenzungsmerkmal ist hier die schwere zwischenmenschliche Kontakt- und Kommunikationsstörung, die bei Intelligenzminderungen ohne autistische Komponenten nicht zu finden ist.

Weiterhin sind *zerebrale Anfallsleiden* abzugrenzen, die mit Intelligenzminderungen gehäuft assoziiert sind. Im Rahmen von zerebralen Anfallsleiden kann es sowohl zu Demenzzuständen als auch zu vorübergehenden Beeinträchtigungen der kognitiven Funktionen kommen, die im Rahmen entsprechender EEG-Untersuchungen, kombiniert mit Verhaltensbeobachtungen und testpsychologischen Untersuchungen, geklärt werden können. In diesem Zusammenhang ist auch das *Landau-Kleffner-Syndrom* zu erwähnen (erworbene Aphasie mit Epilepsie), bei dem die Kinder nach zunächst normaler Sprachentwicklung sowohl ihre rezeptiven als auch ihre expressiven Sprachfertigkeiten verlieren, wobei die Intelligenz erhalten bleiben kann. Der Beginn der Störung wird von paroxysmalen Auffälligkeiten im EEG begleitet und in den meisten Fällen auch von epileptischen Anfällen. Die Erkrankung be-

Tab. 14.**3** Gebräuchliche Testverfahren zur Intelligenzmessung im Kindes- und Jugendalter.

Test/Autoren	Altersbereich/ Durchführungszeit	Spezifische diagnostische Schlussfolgerungen für eine geistige Behinderung
Kaufman-Assessment-Battery (K-ABC) (deutsche Version: Melchers u. Preuß, 2009)	2;6–12;5 Jahre/ 30–90 Minuten	Fundierte Aussagen über Ausmaß einer Intelligenzminderung möglich; ebenso über besondere Begabungsschwächen und -stärken; auch geeignet als Indikationsverfahren für frühzeitige (vorschulische) Interventionsmaßnahmen
Hamburg-Wechsler-Intelligenztest für Kinder IV (HAWIK-IV) (Petermann u. Petermann, 2010)	6;0–16;11 Jahre/ 60–90 Minuten	Einstufung des Grades der Intelligenzminderung möglich; überdies liefert das Untertestprofil Einblicke in die Struktur der individuellen Intelligenz mit Begabungsschwächen und Begabungsstärken
Wechsler Preschool and Primary Scale of Intelligence III– Deutsche Version (WPPSI-III; früher HAWIVA) (Petermann u. Lipsius, 2009)	3;0–7;2 Jahre/ 20–50 Minuten	Wie bei HAWIK-IV (s. o.)
Wechsler-Intelligenztest für Erwachsene (WIE) (von Aster et al., 2006)	16–89 Jahre/ 60–90 Minuten	Wie bei HAWIK-IV (s. o.)
Adaptives Intelligenz Diagnostikum 2 (AID 2) (Kubinger, 2009; samt AID 2-Türkisch)	6;0–15;11 Jahre/ 30–75 Minuten	Der Test versteht sich als Instrument der förderungsorientierten Diagnostik; adaptive, d. h. antwortabhängige Vorgabe der meisten Aufgaben (auch konventionelle Darbietung möglich); Einsatz in der Schulpsychologie, der Heil- und Sonderpädagogik möglich
Grundintelligenztest CFT 1 (Skala 1) (Cattell et al., 1997; deutsche Adaptation der „Culture Fair Intelligence Test-Scale 1" von Cattell)	5;3–9;5 Jahre/ 45–60 Minuten	Geeignet für die Feststellung des Ausmaßes einer Intelligenzminderung; Ergebnis im Gesamttest kann Bestandteil für eine Schullaufbahnempfehlung (z. B. Schule für Lernhilfe) sein
Grundintelligenztest (Skala 2 Revision) CFT 20 R (mit Wortschatztest und Zahlenfolgentest) (Weiß, 2008; deutsche Version der „Culture Fair Intelligence Test-Scale 1" von Cattell)	8;5–19 bzw. 20–60 Jahre/ 35–60 Minuten	Feststellung des Grades einer Intelligenzminderung gut möglich; Ergebnis kann Bestandteil für eine Schullaufbahnempfehlung sein
Raven-Matrizen-Test Coloured Progressive Matrices (CPM) (deutsche Version: Bulheller u. Häcker, 2002; Neunormierung)	3;9–11;8 Jahre/ 20–30 Minuten	Als Groborientierung für die Feststellung einer Intelligenzminderung einsetzbar
Prüfsystem für Schul- und Bildungsberatung für 4.–6. Klassen – revidierte Fassung (PSB-R 4–6) (Horn et al., 2002)	4.–6. Klassen/ ca. 45 Minuten	Das Verfahren basiert auf der Grundlage der Thurstone'schen Primärfaktoren der Intelligenz; in der revidierten Form des PSB werden auch schulbezogene Wissensbereiche erfasst
Prüfsystem für Schul- und Bildungsberatung für 6.–13. Klassen – revidierte Fassung (PSB-R 6–13) (Horn et al., 2003)	6.–13. Klassen/ ca. 45 Minuten	Wie bei PSB 4–6 (s. o.)
Testbatterie für geistig behinderte Kinder (TBGB) (Bondy et al., 1975)	7–12 Jahre/ bei allen Tests: ca. 2,5 Stunden	Keine Normwerte für „normale" Kinder; deshalb Diagnose einer „geistigen Behinderung" nach IQ-Skala erschwert und nur indirekt möglich; ohne schlüssiges Theoriekonzept; große Zurückhaltung für praktische Konsequenzen (z. B. Schullaufbahn) erforderlich

ginnt im Alter von 3–7 Jahren, wobei der Verlust der Sprachfertigkeiten innerhalb von Tagen oder Wochen auftreten kann. Ätiologisch wird ein entzündlicher enzephalitischer Prozess vermutet. Etwa zwei Drittel der Kinder behalten einen mehr oder weniger schweren rezeptiven Sprachdefekt zurück.

Therapie, Rehabilitation, Prävention

Therapeutische Ansätze

Da die Behandlung in den meisten Fällen nicht kausal, sondern nur symptomatisch erfolgen kann, müssen jene Bereiche in den Behandlungsplan einbezogen werden, die am ehesten erfolgreich angegangen werden können und die Betroffenen im Alltag am meisten beeinträchtigen. Die therapeutischen Interventionen erstrecken sich im Allgemeinen auf die Bereiche, die in Tab. 14.**4** dargestellt sind.

Rehabilitation

Unter Rehabilitation wird hier der zusammengefasste Einsatz aller Maßnahmen verstanden, die bei Intelligenzminderungen die Anpassung an die Anforderungen des schulischen, beruflichen und gesellschaftlichen Lebens erleichtern. Im Hinblick auf die einzelnen Komponenten, die in Rehabilitationsmaßnahmen bei Intelligenzminderungen einzubeziehen sind, wird in der Regel nach dem internationalen Klassifikationsschema der WHO vorgegangen, welches unterscheidet zwischen *Schaden* (impairment), *individuellen Funktionseinschränkungen* (disability) und *der sozialen Beeinträchtigung* (handicap). Rehabilitationsmaßnahmen richten sich, da die Schädigung (impairment) in der Regel nicht mehr zu beheben ist, auf die beiden zuletzt genannten Komponenten, die *Verbesserung der individuellen Funktionsfähigkeit* und die *Minderung der sozialen Beeinträchtigung*. Hierzu existieren gestufte Maßnahmen in Einrichtungen, die sich speziell mit den schwereren Formen der intellektuellen Behinderungen beschäftigen und die Betroffenen in Beruf und Gesellschaft zu integrieren versuchen. Zu nennen sind die verschiedenen Formen der Sonderschulen, integrative Schulen, spezialisierte Heime mit Berufsanbildung und Berufsausbildung und Beschützende Werkstätten bzw. Werkstätten für Behinderte, die Arbeitsplätze vorhalten, die den Fähigkeiten und Möglichkeiten der Betroffenen gerecht werden. Hingewiesen sei hier auf den Wegweiser „Rehabilitation Behinderter“, herausgegeben von der Bundesarbeitsgemeinschaft für Rehabilitation (2. Aufl. 1994).

Tab. 14.**4** Übersicht über therapeutische Interventionen.

Art der Intervention	Beschreibung
Funktionelle Übungsbehandlung	Sie ist angezeigt, wenn Störungen im motorischen Bereich oder spezielle Ausfälle vorliegen.
Verhaltenstherapeutische Maßnahmen	Sie werden durchgeführt, wenn es um die Verminderung oder Beseitigung zusätzlicher Verhaltensauffälligkeiten geht (z. B. selbstverletzendes Verhalten). Sie werden aber auch mit dem Ziel einer Verselbständigung (sich selbständig anziehen, selbständig essen, Einkaufengehen, sich durchsetzen lernen) mit Erfolg angewandt.
Medikamentöse Behandlung	Diese kann dazu dienen, vorübergehende schwer wiegende Verhaltensauffälligkeiten zu beeinflussen oder, im Falle einer ausgesprochenen Hyperaktivität, diese und die damit verbundenen Aufmerksamkeitsstörungen zu beheben.
Beratung der Bezugspersonen und des sozialen Umfeldes	Sie dient in vielfacher Weise der Förderung der Kinder und Jugendlichen, wobei die wichtigsten Ziele die Gewinnung einer realistischen Einstellung der Umwelt zum intellektuell behinderten Kind oder Jugendlichen und das Erlernen eines angemessenen Umgangs mit ihm sind.
Schulische und berufliche Förderung	Von zentraler Bedeutung sind die Förderung in der Schule, die Berufsausbildung und das Vermitteln einer Tätigkeit.

Prävention

Im Bereich der primären Prävention sind Maßnahmen der *pränatalen Diagnostik* und *genetische Beratung* zu erwähnen. Auch *diätetische Maßnahmen* zur Verhinderung schwerwiegender metabolischer Störungen gehören in diesen Bereich (z.B. bei der Phenylketonurie oder bei der Hypothyreose). Diese Maßnahmen sind bei genetisch bedingten Fehlbildungen und Stoffwechselanomalien bereits mit großem Erfolg eingesetzt worden.

In den Bereich der primären Prävention gehört neben der genetischen Beratung natürlich auch eine kontinuierliche und sorgfältige Schwangerschaftsvorsorge, um einerseits Schädigungen des sich entwickelnden Kindes zu verhindern, zum anderen aber auch mögliche Komplikationen rechtzeitig zu erkennen und geeignete Vorgehensweisen im Hinblick auf den Geburtsvorgang zu planen.

Verlauf und Prognose

Verlauf und Prognose sind abhängig von Art und Ausmaß der intellektuellen Behinderung, von einer möglichen Progredienz der Störung und von den Förderbedingungen. In den letzten Jahren hat ein Umdenken im Hinblick auf die Versorgung geistig Behinderter zugunsten einer stärkeren Eingliederung in die Gesellschaft stattgefunden. Dadurch und durch das vermehrte Angebot an Werkstätten für Behinderte und anderen „geschützten" Arbeitsplätzen hat sich die Situation intellektuell behinderter junger Menschen erheblich verbessert.

Weiterführende Literatur

Bundesvereinigung Lebenshilfe (Hrsg.): Geistig behinderte Menschen mit auffälligem Verhalten. Lebenshilfe Verlag, Marburg 1997

Freisleder, F. J., Amorosa, H. (Hrsg.): Demenzielle Syndrome im Kindes- und Jugendalter. Zuckschwerdt, Germering 2003

Häßler, F., Fegert, J. M. (Hrsg.): Geistige Behinderung und seelische Gesundheit. Schattauer, Stuttgart 2005

Häßler, G., Häßler, F.: Geistig Behinderte im Spiegel der Zeit. Thieme, Stuttgart 2005

Meyer, B.: Geistige Behinderung: Pflegerische und heilpädagogische Aspekte. Ullstein Mosby, Berlin 1997

Michaelis, R., Niemann, G. W.: Entwicklungsneurologie und Neuropädiatrie. 3. Aufl. Thieme, Stuttgart 2004

Mühl, H. von, Neukäter, H., Schulz, K., Böttger, E.: Selbstverletzendes Verhalten bei Menschen mit geistiger Behinderung. UTB Taschenbuch, Haupt, Bern 1966.

Neuhäuser, G., Steinhausen, H. Ch. (Hrsg.): Geistige Behinderung. Grundlagen, klinische Symptome, Behandlung und Rehabilitation. 3., überarb. Aufl. Kohlhammer, Stuttgart 2003

Remschmidt, H., Schmidt, M. H., Poustka, F. (Hrsg.): Multiaxiales Klassifikationsschema für psychische Störungen des Kindes- und Jugendalters und ICD-10 oder UHO. 5. Aufl. Huber, Bern 2006

Remschmidt, H., Niebergall, G.: Intelligenzminderungen bei Kindern und Jugendlichen. In: Möller, H.-J., Laux, G., Kapfhammer, H.-P. (Hrsg.): Psychiatrie, Psychosomatik, Psychotherapie. 4. Aufl. Springer, Heidelberg 2011, S. 1093–1108

Sarimski, K.: Entwicklungspsychologie genetischer Syndrome. 3. Aufl. Hogrefe, Göttingen 2003

Sarimski, K.: Kinder und Jugendliche mit geistiger Behinderung. Hogrefe, Göttingen 2001

Schmidt, M. H., Voll, R.: Intelligenzminderungen und andere Varianten der Intelligenz. In: Remschmidt, H., Schmidt, M. H. (Hrsg.): Kinder- und Jugendpsychiatrie in Klinik und Praxis, Bd. II. Thieme, Stuttgart 1985, S. 29–140

Spreen, O.: Geistige Behinderung. Springer, Berlin 1978

15 Psychische Störungen im Zusammenhang mit zerebralen Schädigungen

H. Remschmidt

Definition und Klassifikation

Von psychischen Störungen im Zusammenhang mit zerebralen Schädigungen sprechen wir dann, wenn in engem zeitlichem Zusammenhang mit der Hirnschädigung eine markante Verhaltensänderung auftritt oder, bei bis dahin psychisch und physisch unauffälligen Kindern oder Jugendlichen, neurologische Symptome, psychiatrische Auffälligkeiten oder psychische Ausfälle zu beobachten sind, die vor der Hirnschädigung nicht vorhanden waren.

In der ICD-10 können diese Störungen unter zwei Rubriken klassifiziert werden:

- *F06:* Andere psychische Störungen aufgrund einer Schädigung oder Funktionsstörung des Gehirns oder einer körperlichen Krankheit und
- *F07:* Persönlichkeits- und Verhaltensstörungen aufgrund einer Erkrankung, Schädigung oder Funktionsstörung des Gehirns.

Die zuerst genannte Kategorie (F06) umfasst Störungen wie die organische Halluzinose, bei der es im Zusammenhang mit einer Hirnschädigung zu optischen und akustischen Halluzinationen bei klarer Bewusstseinslage kommt, die *organische katatone Störung* (F06.1), die durch ein stuporöses Bild oder gesteigerte Erregung gekennzeichnet ist, die *organische wahnhafte, schizophreniforme Störung* (F06.2), bei der Wahnideen das klinische Bild bestimmen, sodass sie von der Schizophrenie abgegrenzt werden muss, die *organische affektive Störung* (F06.3), bei der es entweder zu depressiven oder hypomanischen bis manischen Zustandsbildern kommen kann, die *organische Angststörung* (F06.4), die mit ausgeprägten generalisierten und panikartigen Ängsten einhergeht und die *leichte kognitive Störung* (F06.7), die gekennzeichnet ist durch Gedächtnisstörungen, Lernschwierigkeiten und die verminderte Fähigkeit, sich länger auf eine Aufgabe zu konzentrieren.

Diese Störungen sind relativ selten und somit von geringerer praktischer Bedeutung, weshalb auf sie nicht näher eingegangen wird. Wir konzentrieren uns im Folgenden daher auf die drei bedeutsamen Störungen:

- die Organische Persönlichkeitsstörung (F07.0),
- das Postenzephalitische Syndrom (F07.1),
- Organische Psychosyndrome nach Schädel-Hirn-Traumen (F07.2)

Das Gemeinsame dieser Störungen liegt in einer nachweisbaren Ätiologie einer zerebralen Krankheit, einer Hirnverletzung oder einer anderen Schädigung, die zu einer Hirnfunktionsstörung führt.

Die Funktionsstörung kann primär sein, bei Krankheiten, Verletzungen oder Störungen, die das Hirn direkt oder in besonderem Maße betreffen, oder sekundär, beispielsweise bei Systemerkrankungen oder Störungen, die das Gehirn nur als eines von vielen anderen Organen oder Körpersystemen betreffen.

Wesentliches Merkmal der Störungen sind auffällige und tief greifende Veränderungen gegenüber dem prämorbiden Verhalten, die sich auf kognitive Fähigkeiten, Affektlage, Bedürfnisse und Handlungen beziehen. Die Veränderungen können sich stärker auf den *kognitiven Bereich* erstrecken und äußern sich dann in einer Unfähigkeit oder reduzierten Fähigkeit, eigene Handlungen zu planen und ihre wahrscheinlichen Konsequenzen vorauszusehen wie beim so genannten Frontalhirnsyndrom. Sie können sich aber auch überwiegend im *emotionalen Bereich* manifestieren, wobei emotionale Labilität, Stimmungsumschwünge, Reizbarkeit, Wut und Aggressionszustände oder auch Apathie im Vordergrund stehen.

Organische Persönlichkeitsstörungen

Definition und Klassifikation. Der zeitliche Zusammenhang der Persönlichkeitsveränderung mit einer Hirnerkrankung, Hirnschädigung oder Hirnfunktionsstörung muss gegeben sein oder wahrscheinlich gemacht werden können. Darü-

Tab. 15.**1** Diagnostische Kriterien für organische Persönlichkeitsstörungen nach ICD-10.

Diagnostische Kriterien für organische Persönlichkeitsstörungen nach ICD-10
• Andauernd reduzierte Fähigkeit, zielgerichtete Aktivitäten über längere Zeiträume durchzuhalten und Befriedigungen aufzuschieben.
• Verändertes emotionales Verhalten, das durch emotionale Labilität, flache und unbegründete Fröhlichkeit (Euphorie, inadäquate Witzelsucht) und leichten Wechsel zu Reizbarkeit oder kurz andauernden Ausbrüchen von Wut und Aggression charakterisiert ist; in manchen Fällen kann Apathie mehr im Vordergrund stehen.
• Äußerungen von Bedürfnissen und Impulsen meist ohne Berücksichtigung von Konsequenzen oder sozialen Konventionen (unsoziale Handlungen wie Stehlen, unangemessene sexuelle Annäherungsversuche, gieriges Essen, Vernachlässigung der Körperpflege)
• Kognitive Störungen in Form von Misstrauen oder paranoidem Denken und/oder exzessive Beschäftigung mit einem einzigen, meist abstrakten Thema (z. B. Religion, Recht und Unrecht).
• Auffällige Veränderungen in der Sprachproduktion und des Redeflusses, Umständlichkeit, Begriffsunschärfe, zähflüssiges Denken und Schreibsucht.
• Verändertes Sexualverhalten (verminderte Sexualität oder Wechsel in der sexuellen Präferenz)

ber hinaus gründet sich die Diagnose auf mindestens zwei der folgenden Merkmale (ICD-10), die in Tab. 15.**1** aufgeführt sind.

Dazugehörige Begriffe sind: Frontalhirnsyndrom, Leukotomiesyndrom, Lobotomiesyndrom, organische Pseudopsychopathie, organische pseudoretardierte Persönlichkeit, Persönlichkeitsstörung bei limbischer Epilepsie.

Epidemiologie. Genaue Zahlen über die Verbreitung der Störung sind nicht bekannt.

Diagnose und Differentialdiagnose. Die *Diagnose* erfolgt aufgrund der Anamnese, der klinischen Symptomatik und der psychologischen Untersuchung sowie der apparativen und Labordiagnostik. Im Rahmen der psychologischen Diagnostik werden neben den bekannten Intelligenz- und Leistungstests auch spezielle neuropsychologische Verfahren angewandt, die Gedächtnis, Lernfähigkeit, visuomotorische Fähigkeiten, Reagibilität und Reaktionsverhalten prüfen.

In der apparativen Diagnostik werden neben den klassischen elektrophysiologischen Verfahren (EEG, evozierte Potentiale) die modernen bildgebenden Verfahren eingesetzt (Computertomographie, Magnetresonanztomographie, Positronen-Emmissionstomographie). Der Einsatz dieser Verfahren richtet sich nach der klinischen Symptomatik und den Entstehungsbedingungen der Hirnschädigung bzw. Hirnfunktionsstörung. Laboruntersuchungen erstrecken sich insbesondere auf die Liquordiagnostik.

Differentialdiagnostisch sind andere hirnorganische Störungen auszuschließen, ferner prämorbide Störungen mit möglichem Einfluss auf die Symptomatik (z. B. Hyperkinetisches Syndrom, Teilleistungsstörungen). Darüber hinaus sind spezifische Persönlichkeitsstörungen auszuschließen, die keine organische Grundlage haben und anderweitig klassifiziert werden (F60-F60.9).

Ätiologie und Genese. Es muss immer eine Schädigung des Gehirns, die sich entweder als Läsion (pathologische Veränderungen der Hirnstruktur) oder als Hirnfunktionsstörung manifestiert, nachweisbar sein. Die organische Persönlichkeitsstörung tritt in der Regel in gewisser zeitlicher Latenz (ein halbes bis 1½ Jahre nach der Schädigung) ein. Sie wird oft, insbesondere wenn sie sich progredient entwickelt, nicht gleich erkannt und zunächst häufig als Ungezogenheit oder Boshaftigkeit interpretiert.

Therapie. Die Therapie wird am Schluss zusammenhängend für alle drei Syndrome beschrieben.

Postenzephalitisches Syndrom

Definition. Führendes Merkmal ist eine häufig bleibende Verhaltensänderung nach einer viralen oder bakteriellen Enzephalitis, die, je nach Alter und Entwicklungsstand, interindividuell variabel ist und, je nach Erreger, auch unterschiedlich verlaufen kann. In manchen Fällen ist die Symptomatik auch teilweise oder ganz reversibel, was einen Unterschied zur organischen Persönlichkeitsstörung darstellt. Im Einzelnen sind folgende *Symptome* für die Störung charakteristisch (Tab. 15.**2**).

Tab. 15.2 Symptome des postenzephalitischen Syndroms.

Symptome des postenzephalitischen Syndroms
• Allgemeines Unwohlsein, Apathie oder Reizbarkeit • Einschränkung kognitiver Funktionen, die sich als Tempoverlangsamung und Lernstörung bemerkbar macht • Veränderung vegetativer Funktionen (Ess-, Schlaf- und Sexualverhalten) • Deutliche Einschränkung der sozialen Anpassung und der sozialen Urteilsfähigkeit • Bleibende neurologische Funktionsstörung wie Lähmung, Taubheit, Aphasie, Apraxie oder Akalkulie

Epidemiologie. Systematische Untersuchungen über die Prävalenz der Störungen in unausgelesenen Populationen liegen nicht vor, wohl aber existieren sorgfältige Studien von Patienten in Kinderkliniken oder kinder- und jugendpsychiatrischen Kliniken. Aus diesen Untersuchungen geht u.a. hervor, dass die Folgen umso schwer wiegender sind, je jünger das Kind ist, wobei die Art der Störung auch vom Lebensalter und von dem Entwicklungsstand des Kindes abhängig ist. Entzündliche Erkrankungen des ZNS findet man bei Jungen häufiger als bei Mädchen. Das Geschlechterverhältnis beträgt 2:1. Kinder mit Vorschädigungen sind, im Hinblick auf die Spätfolgen, stärker gefährdet.

Diagnose. Hinsichtlich der Symptomatik können Auffälligkeiten in verschiedenen Funktionsbereichen im Vordergrund stehen: im neurologischen, im neuropsychologischen und psychopathologischen Bereich und seitens des vegetativen Nervensystems sowie des Endokriniums. Die Klassifikation nach derartigen „Leitsymptomen" erleichtert die Übersicht und liegt im Interesse der klinischen Praxis. Sie sagt aber vielfach nichts oder nur wenig über den zugrunde liegenden Prozess aus. Tab. 15.3 gibt eine Übersicht über die möglichen Folgezustände nach entzündlichen Erkrankungen des Gehirns. Sie zeigt, dass man ein neurologisches Defektsyndrom von einem psychischen Defektsyndrom unterscheiden kann und dass zerebrale Anfälle und eine Reihe somatischer Störungen auftreten können. Hinzu kommen Verhaltensauffälligkeiten und Persönlichkeitsstörungen.

Tab. 15.3 Mögliche Folgezustände entzündlicher Erkrankungen des Zentralnervensystems (häufig kombiniert; nach Neuhäuser, 1985).

Art des Folgezustands	Beschreibung
Neurologisches Defektsyndrom	Paresen (meist als spastische Hemiparese oder Tetraparese)
	Andere Bewegungsstörungen (athetoid, choreatisch, ataktisch)
	Muskelhypotonie (hypotone Zerebralparese)
	Hirnnervenstörungen
	Störungen an den Sinnesorganen (Amaurose, Taubheit usw.)
	Sprach- und Sprechstörungen
Zerebrale Anfälle	
Psychisches Defektsyndrom	Schwere Retardierung der geistigen Entwicklung (geistige Behinderung)
	Leichte Retardierung der geistigen Entwicklung (Lernbehinderung)
	Teilleistungsstörungen
	Verhaltensstörungen
Somatische Störungen	Beeinträchtigung endokriner Funktionen (Wachstumsstörung, Pubertas praecox usw.)
	Vegetative Störungen
	Psychosomatische Beschwerden
	Verminderte Leistungsfähigkeit
	Störung des Schlaf-Wach-Rhythmus

Die Diagnose erfolgt aufgrund der Anamnese, der klinischen Symptomatik sowie entsprechender Zusatzuntersuchungen. Hierbei muss man, da es sich beim postenzephalitischen Syndrom um eine chronische Störung handelt, auf die Laboruntersuchungen im Akutstadium zurückgreifen, um rückwirkend ätiologische Aufschlüsse zu gewinnen.

Differentialdiagnose. Das Syndrom ist abzugrenzen gegen andere hirnorganische Störungen, gegenüber spezifischen Persönlichkeitsstörungen (F60-F60.9) und gegenüber andauernden Persönlichkeitsstörungen, die nicht Folge einer

Schädigung oder Krankheit des Gehirns sind (F62).

Ätiologie und Genese. Die häufigste Ursache einer Enzephalitis sind Viren, insbesondere das Mumps-, das Masern-, das Pertussis- und das Varizellenvirus. Im Hinblick auf das psychopathologische Bild bedeutsam ist auch das Röteln-Virus, das außer zu den bekannten Sinnesdefekten wie Taubheit auch gehäuft zu speziellen psychopathologischen Auffälligkeiten im Sinne eines autistischen Syndroms führen kann. Im Hinblick auf die neuropsychologischen und psychopathologischen Schädigungen spielen auch der Schädigungszeitpunkt, etwaige Vorschädigungen und die psychosoziale Situation nach Eintritt der Schädigung eine entscheidende Rolle.

Therapie, Verlauf und Prognose. Eine gezielte Behandlung der Spätfolgen entzündlicher Erkrankungen des Gehirns setzt eine differenzierte Diagnostik voraus, um das Behandlungsprogramm den Bedürfnissen der Patienten anzupassen. Bewährt haben sich verschiedene Formen der *Übungsbehandlung*, insbesondere psychomotorische Übungen und eine gezielte Behandlung der gestörten Hirnfunktionen (z.B. Wahrnehmungstraining, sensorisch-integrative Maßnahmen). Neben diesen Behandlungsmethoden sind pädagogische und heilpädagogische Maßnahmen zu ergreifen, die der jeweiligen Situation und der Persönlichkeit des Kindes bzw. Jugendlichen Rechnung tragen. Es hat sich gezeigt, dass eine ausschließlich auf Übungsbehandlungen im Bereich der Defekte aufgebaute Therapie nicht erfolgreich ist, wenn die notwendige pädagogische und manchmal auch psychotherapeutische Betreuung fehlt. Der Einsatz von Medikamenten hat in der Regel nur unterstützende Funktionen, es sei denn, sie sind zur Behandlung epileptischer Anfälle erforderlich.

Prognose und Verlauf sind von der Schwere der Schädigung, dem Lebensalter bei Schädigungseintritt, den unmittelbar nach Abschluss der akuten Phase eingeleiteten Behandlungsmaßnahmen, der Persönlichkeit des Kindes und der Struktur seiner Familie abhängig. Prognostisch ungünstige Zeichen sind schwer einstellbare epileptische Anfälle, lange initiale Bewusstlosigkeit und ein sehr junges Alter bei Eintritt der Schädigung. Liegt das Vollbild einer postenzephalitischen Persönlichkeitsänderung vor, so bestehen meist große Schwierigkeiten hinsichtlich der sozialen Integration.

Organisches Psychosyndrom nach Schädel-Hirn-Trauma

Definition und Symptomatik. Die für das Syndrom kennzeichnenden Veränderungen gegenüber dem prämorbiden Zustand ergeben sich definitionsgemäß nach einem Schädel-Hirn-Trauma *ausreichender Schwere* (der Schweregrad bemisst sich nach der Dauer des Bewusstseinsverlustes) und umfassen die in Tab. 15.**4** angeführten *Symptome.*

Man nimmt an, dass die Symptomatik sowohl durch organische Faktoren als auch durch deren psychische Verarbeitung bedingt ist.

Dazugehörige Begriffe sind: nicht-psychotisches posttraumatisches (organisches) Psychosyndrom, postkommotionelles Syndrom, postkontusionelles Syndrom (Enzephalopathie).

Über die hier genannten Gesichtspunkte hinaus spielen für das klinische Bild und die psychischen Störungen nach Schädel-Hirn-Traumen auch folgende Gesichtspunkte eine sehr wichtige Rolle:

- Die Auswirkungen der Schädigung können sich *in verschiedenen psychischen bzw. neuropsychologischen Funktionsbereichen* äußern.
- Der *Verlauf der Symptomatik ist häufig wechselhaft.* Akut auftretende Störungen unmittelbar nach dem Trauma sind kein Maßstab für die Dauerfolgen.

Tab. 15.**4** Symptome des organischen Psychosyndroms nach Schädel-Hirn-Trauma.

Symptome des organischen Psychosyndroms nach Schädel-Hirn-Trauma
• Vegetative Symptome wie Erschöpfbarkeit, Kopfschmerzen, Schlafstörungen, Schwindel, Wetterfühligkeit
• Einschränkung kognitiver Funktionen wie Konzentrationsstörungen, Gedächtnisstörungen, Verlangsamung des psychischen Tempos und Umstellungserschwernis
• Emotionale Störungen wie Ängstlichkeit, depressive Verstimmung oder Reizbarkeit
• Mitunter auch hypochondrische Befürchtungen, deutlich verringertes Selbstwertgefühl und Flucht in eine Krankenrolle

- Der *Schweregrad (Intensität)* des Traumas ist entscheidend. Die Dauer der *posttraumatischen Bewusstlosigkeit* ist der wichtigste Schweregradindikator.
- Schließlich lassen sich psychopathologische und neuropsychiatrische Folgen auch auf einzelne umschriebene *klinische Syndrome* beziehen, auf die im Folgenden eingegangen wird.

Kontusionspsychosen

Sie sind gekennzeichnet durch motorische Unruhe, fehlende oder wechselnde Orientierung, Kontaminationen von wahrgenommenen Gegenständen, ferner durch expansive oder depressiv-hypochondrische Ideen, die z.T. mit Konfabulationen einhergehen. Bei älteren Kindern finden sich auch Halluzinationen oder eine Wahnsymptomatik.

Die Symptomatik bildet sich in der Regel parallel zur Remission der Grundstörung innerhalb von einigen Wochen zurück. Kontusionspsychosen sind abzugrenzen von anderen körperlich begründbaren Psychosen sowie von schizophrenen Psychosen. Entscheidendes Kriterium ist das Vorhandensein des Hirntraumas.

Traumatisches apallisches Syndrom

Die Bezeichnung „apallisches Syndrom" wurde von Ernst Kretschmer (1940) in die Literatur eingeführt und für diejenigen schweren Zerebralschäden verwendet, die pathophysiologisch einer *Dezerebration* entsprechen. Das Krankheitsbild wurde von Ernst Kretschmer (1940) in klassischer Weise beschrieben:

„Der Patient liegt wach da, mit offenen Augen. Der Blick starrt geradeaus und gleitet ohne Fixationspunkt verständnislos hin und her. Auch der Versuch, die Aufmerksamkeit hinzulenken, gelingt nicht oder höchstens spurweise. Ansprechen, Anfassen, Vorhalten von Gegenständen erweckt keinen sinnvollen Widerhall. Die reflektorischen Flucht- und Abwehrbewegungen können fehlen. Es fehlt manchmal auch das reflektorische Rückgehen in die Grundstellung bzw. die optimale Ruhestellung, mit dem der Gesunde zufällige, nicht mehr gebrauchte, besonders auch unzweckmäßige und unbequeme Körperstellungen automatisch zu beenden pflegt ... Trotz Wachsein ist der Patient unfähig zu sprechen, zu erkennen oder sinnvolle Handlungsformen erlernter Art durchzuführen. Dagegen sind bestimmte vegetative Elementarfunktionen, wie etwa das Schlucken, erhalten. Daneben treten die bekannten frühen Tiefenreflexe wie Saugreflexe oder Greifreflexe hervor."

Hirnlokal bedingte Ausfälle

Obwohl lokalisatorische Gesichtspunkte im Zusammenhang mit Schädel-Hirn-Traumen im Kindes- und Jugendalter eine geringere Bedeutung haben als im Erwachsenenalter, ist unter bestimmten Bedingungen die Lokalisation der Schädigung doch sehr wichtig. Es geht dabei um folgende Störungsmuster: neuropsychologische Syndrome (Aphasien, Apraxien und Agnosien), frontobasale Hirnschädigungen, einseitige Hemisphärenläsionen sowie Syndrome, bei denen eine funktionelle Trennung zwischen Hirnrinde und Hirnstamm diskutiert wird. Letzteres gilt vor allem für das bereits dargestellte apallische Syndrom. Im Folgenden werden drei wichtige Syndrome herausgestellt: das Frontalhirnsyndrom, das Stammhirnsyndrom und die traumatisch verursachten Aphasien.

Frontalhirnsyndrom

Nach ein- oder doppelseitigen Läsionen im Marklager des Stirnhirns kommt es zu Veränderungen im Antriebsverhalten (Antriebsarmut, Apathie, Akinese), im kognitiven Bereich (Verlangsamung des Denkens, Aufmerksamkeitsstörungen, Kritiklosigkeit) und im emotionalen Verhalten (euphorische Stimmung, Gleichgültigkeit, Verlust der sozialen Anpassungs- und Steuerungsfähigkeit). Beim so genannten *Orbitalhirnsyndrom* (beidseitige Läsionen im orbitalen Kortex) kann eine so genannte Witzelsucht und eine Enthemmung im sittlichen Bereich hinzutreten. Das Syndrom findet sich meist nicht in „Reinkultur" und ist insgesamt selten.

Stammhirnsyndrom

Das Stammhirnsyndrom trat früher hauptsächlich nach der *Encephalitis epidemica* auf. Es ist heute selten geworden. Es ist gekennzeichnet durch Ruhelosigkeit, Zerfahrenheit, abrupten Stimmungswechsel, Reizbarkeit bis zur Explosivität, plötzliche und unter Umständen für die Umgebung gefährliche Impulshandlungen und weitgehende pädagogische Unbeeinflussbarkeit.

Dementsprechend sind auch die therapeutischen Möglichkeiten sehr begrenzt. Sie erstrecken sich auf eine neuroleptische Behandlung, die mit einem gestuften Rehabilitationsprogramm kombiniert wird.

Traumatisch verursachte Aphasien

Eine Aphasie ist eine Störung im Umgang mit der Sprache auf hirnorganischer Grundlage nach weitgehend vollzogenem Spracherwerb. Tritt die Schädigung vor dem Erwerb der Sprache ein, so sollte die Diagnose Aphasie keine Verwendung finden. Im angelsächsischen Sprachraum wird häufig die Bezeichnung *„Entwicklungsaphasie"* oder *„kongenitale Aphasie"* verwendet. Damit meint man eine Behinderung der Sprachentwicklung aufgrund einer hirnorganischen Schädigung.

Das *klinische Bild und der Verlauf* einer Aphasie sind unterschiedlich, je nachdem, in welchem Alter und bei welchem Entwicklungsstand die Hirnschädigung eintritt. In Tab. 15.**5** sind die verschiedenen Aphasieformen erläutert.

Diagnose und Differentialdiagnose. Die Diagnostik von Aphasien erfolgt durch die klinische Sprachprüfung sowie durch zusätzliche testpsychologische Verfahren. Unter Letzteren hat sich der Token-Test als sehr leistungsfähig erwiesen. Die rezeptive Sprachleistung kann man verbal, aber auch nichtverbal (z.B. durch Gesten und Zeichen) erfassen. Die expressiven Sprachleistungen prüft man durch Spontansprache, ein gelenktes Gespräch oder das Schreibenlassen von Geschichten. Die Erfassung der Spontansprache hat sich als eine sehr wichtige Prüfmethode erwiesen. Neben dem Token-Test existiert eine Reihe verschiedener Aphasie-Tests, die aber für das Kindes- und Jugendalter meist nicht standardisiert sind.

Diagnose und Differentialdiagnose

Die Diagnose der einzelnen Störungsmuster, die im Rahmen hirnorganischer Schädigungen durch Schädel-Hirn-Traumen entstehen, erfolgt zu-

Tab. 15.**5** Darstellung der unterschiedlichen Aphasieformen.

Aphasieform	Beschreibung
Motorische Aphasie (Broca-Aphasie)	Leitsymptom ist eine Störung der Expressivsprache. Man beobachtet aber auch eine generelle Reduktion der Sprachäußerungen, zuweilen mutistische Reaktionen und Dysarthrien. Das Sprachverständnis ist weitgehend erhalten, vielfach fehlt den Patienten aber der Antrieb zu sprechen. Der Sprechvorgang selbst ist verlangsamt und auf einfachste Äußerungen (z. B. Ein- oder Zweiwortsatz) reduziert. Beim Nachsprechen oder Benennen kommt es zu phonematischen oder auch semantischen Paraphrasien. Die Sprache ist agrammatisch bis dysgrammatisch.
Sensorische Aphasie (Wernicke-Aphasie)	Kennzeichnend ist die Sprachverständnisstörung. Der Redestil beim Erwachsenen ist eher flüssig. Für das Kindes- und Jugendalter trifft dies jedoch nicht zu. Aufgrund der massiven Sprachverständnisstörung wird die Sprache rasch unverständlich, es kommt zu semantischen Paraphrasien, zu einer dysgrammatischen Sprache und zu Neologismen. Das Ergebnis ist eine schwere Kommunikationsstörung. Die Läsion liegt dabei im Wernicke-Zentrum der ersten Schläfenwindung der linken Hirnhemisphäre bei der Mehrzahl der Patienten.
Amnestische Aphasie	Sie ist hauptsächlich durch Wortfindungsstörungen gekennzeichnet. Die Patienten können ihnen bekannte Gegenstände nicht bezeichnen, sondern umschreiben diese mehr oder weniger geschickt. Das Sprachverständnis ist erhalten, auch die Expressivsprache ist nicht gestört. Es besteht eine mangelnde Fähigkeit, geläufige Worte oder Begriffe zu reproduzieren. Beobachtungen an aphasischen Kindern und Jugendlichen zeigen, dass sich vielfach auch die beiden anderen Aphasieformen (motorische und sensorische Aphasie) über eine amnestische Phase zurückbilden.
Totale Aphasie	Bei der totalen Aphasie sind sowohl das Sprachverständnis als auch die Expressivsprache gestört. Die Folge ist, dass die Sprachproduktion entweder ganz ausfällt oder auf einige wenige schlecht artikulierte Bruchstücke reduziert ist, die mit erheblicher Sprechanstrengung hervorgebracht werden. Oft kommt es auch zu Sprachautomatismen und Stereotypien. Eine sprachliche Kommunikation ist nicht mehr möglich.

nächst nach der Anamnese, der klinischen Symptomatik und unter Zuhilfenahme von psychologischen und neuropsychologischen Untersuchungen sowie unter Einbeziehung von Laboruntersuchungen und apparativer Diagnostik. Die Auswahl der einzelnen Verfahren richtet sich nach gewissen „Leitsymptomen". Hat man aufgrund des klinischen Bildes den Eindruck, dass Gedächtnisstörungen vorliegen, so sind Gedächtnistests und Tests zur Lernfähigkeit durchzuführen. Besteht klinisch der Verdacht auf eine Aphasie, so kann der „Aachener Aphasie Test" bzw. der „Token-Test" durchgeführt werden. Bildgebende Verfahren (Computertomographie, Magnetresonanztomographie) können Anhaltspunkte zum Ausmaß und zur Lokalisation der Schädigung liefern. Eine Prüfung der intellektuellen Funktionen kann Hinweise auf das aktuelle Leistungsprofil des Patienten geben, was auch für die Therapie wichtig ist.

Differentialdiagnose. Abzugrenzen sind die verschiedenen anderen hirnorganischen Störungen, spezifische Persönlichkeitsstörungen (F60-F60.9) und andauernde Persönlichkeitsstörungen, die nicht als Folge einer Hirnschädigung angesehen werden können (F62).

Therapie der psychischen Störungen im Zusammenhang mit organischen Hirnschädigungen

Allgemeine Gesichtspunkte

Die organische Persönlichkeitsstörung und ihre Untergruppen sind *chronische* Syndrome, die einer *langfristigen* therapeutischen bzw. rehabilitativen Intervention bedürfen, welche vom *Alter* und *Entwicklungsstand* des Patienten, vom *Schweregrad* der Störung, von etwaigen *zusätzlichen Komplikationen* (z.B. epileptischen Anfällen bzw. der Komorbidität) und von den *familiären bzw. psychosozialen Bedingungen* des jeweiligen Lebensumfeldes abhängen. Da die möglichen oder auch Erfolg versprechenden Maßnahmen sich bei den einzelnen Untergruppen (Syndromen) stark überlappen, empfiehlt es sich, die einzelnen Interventionsmaßnahmen nach bestimmten *Zielbereichen* auszurichten, die bei allen Untergruppen (Syndromen) mehr oder weniger ausgeprägt sein können. Von besonderer Bedeutung ist die Auswahl des Interventionssettings. Sie ist abhängig von:

- den zu erwartenden zeitlichen Rahmenbedingungen (Krisenintervention oder langfristige Behandlung);
- dem Schweregrad der Störung (bestimmt durch das Vorliegen neurologischer Ausfallserscheinungen, das kognitive Leistungsniveau und das Niveau der psychosozialen Anpassung an die jeweilige Lebenssituation);
- dem Alter und Entwicklungsstand des Patienten;
- den vorhandenen familiären Ressourcen.

Ein höherer Schweregrad der Störung bedingt in der Regel auch intensivere therapeutische Maßnahmen, die oft nur in teil- oder vollstationären Einrichtungen erbracht werden können. Die Entscheidung zwischen Klinik und Rehabilitationseinrichtung ist in Abhängigkeit von zeitlicher Perspektive und erforderlicher Behandlungsintensität zu treffen.

Indikationen für eine stationäre kinder- und jugendpsychiatrische Aufnahme:

- Diagnostische Abklärung mit Einleitung weitergehender Behandlungsmaßnahmen,
- Krisenintervention bei akuter Fremd- oder Selbstgefährdung,
- intensive Behandlung definierter Symptombereiche, die in vertretbarer Zeit Erfolg versprechend durchgeführt werden kann.

Behandlung und Förderung nach Zielbereichen

Je nach Auffälligkeitsart und Zielsymptomatik empfiehlt sich ein multimodales Vorgehen. Das übergeordnete Ziel aller Maßnahmen ist, die jeweiligen Patientinnen und Patienten in die Lage zu versetzen, ihren alterstypischen Aufgaben gerecht zu werden. Im Einzelnen geht es dabei um die Förderung in folgenden Zielbereichen, die in Tab. 15.**6** aufgeführt sind.

Störungsspezifische Besonderheiten

Trotz vieler Gemeinsamkeiten der in diesem Beitrag beschriebenen Störungen weisen sie durchaus störungsspezifische Besonderheiten auf, die in der Therapie berücksichtigt werden müssen. So erfordern Aphasien eine gezielte Übungsbehandlung im Hinblick auf sprachliche

Tab. 15.**6** Behandlung und Förderung nach Zielbereichen.

Zielbereich	Maßnahme
Kognitiver Bereich	Bei im Vordergrund stehenden Störungen in diesem Bereich können, je nach Alter, Entwicklungsstand und Schweregrad, Übungsprogramme angewandt werden, die sich an entsprechende diagnostische Maßnahmen anschließen und die zur Verbesserung von Einschränkungen in der Konzentrationsfähigkeit, im Gedächtnisbereich, im Lernverhalten, im Denken und im Problemlösen geeignet sind. Entscheidend ist, dass es nicht beim Üben in einer Einzelsituation bleibt, sondern dass der Transfer in eine Gruppensituation oder eine Realsituation mit praktischen Anforderungen gelingt. Letzteres geschieht z. B. bei Jugendlichen im Rahmen einer Berufsfelderprobung mit kontinuierlich steigenden Leistungsanforderungen.
Emotionaler Bereich	Bei ausgeprägter Affektlabilität und starker depressiver Verstimmung empfiehlt sich ein Behandlungsversuch mit Antidepressiva. Ängste und Zwangssymptome lassen sich in der Regel durch Verhaltenstherapie positiv beeinflussen.
Sozialverhalten	Störungen im Sozialverhalten lassen sich erfahrungsgemäß am schwersten beeinflussen. Es lohnt sich jedoch der Versuch, dem Patienten Einsicht in soziale Problemlagen und in die Konsequenzen von Handlungen zu vermitteln. Hierfür existieren soziale Trainingsprogramme, die auf den Abbau unangemessener Verhaltensweisen und den Aufbau von sozialer Kompetenz abzielen. Bei ausgeprägter Aggressivität kann eine medikamentöse Behandlung indiziert sein, insbesondere wenn diese mit fremd- oder selbstgefährdendem Verhalten einhergeht.
Impulskontrolle	Bei Patienten, die ihre Handlungsimpulse unzureichend kontrollieren können, sind Übungen bzw. Behandlungsprogramme empfehlenswert, die auch bei hyperkinetischen Kindern angewandt werden und zum Ziel haben, zwischen Handlungsimpuls und Handlungsausführung eine reflexive Zäsur einzubauen nach dem Motto: „Erst denken, dann handeln“. Zusätzlich kann eine medikamentöse Behandlung indiziert sein.
Vegetative Symptome	Vegetative Symptome wie Schlafstörungen oder Essstörungen können, je nach Schwere und Ausmaß, verhaltenstherapeutisch und/oder medikamentös behandelt werden.
Neurologische Ausfallserscheinungen und neuropsychologische Syndrome	Bei neurologischen Ausfallserscheinungen (z. B. Lähmungen) sind, wie auch bei autochthonen neurologischen Erkrankungen, Krankengymnastik und Rehabilitationsmaßnahmen angezeigt. Bei neuropsychologischen Syndromen (Aphasie, Apraxie, Akalkulie) müssen gezielte Übungsprogramme, die den jeweiligen Störungsbereich zum Fokus haben, durchgeführt werden. Bei Vorliegen epileptischer Anfälle ist eine entsprechende antiepileptische Behandlung einzuleiten.
Psychotherapie	Bewährt hat sich hier ein verhaltenstherapeutischer Ansatz mit dem Ziel, möglichst viel Alltagsnähe zu vermitteln und gezielte, symptombezogene Verbesserungen zu erreichen. Ein tiefenpsychologisch fundierter Therapiezugang ist nur in seltenen Fällen gegeben und aussichtsreich.
Medikamentöse Behandlung	Hier ist aufgrund der vorbestehenden oder anzunehmenden Hirnschädigung besondere Vorsicht geboten (z. B. Senkung der Krampfschwelle, paradoxe Wirkungen, Zunahme kognitiver Defizite). Je nach Auffälligkeiten des Patienten kann aber eine Indikation für eine medikamentöse Behandlung gegeben sein.

Funktionen, die unter Zuhilfenahme von Bildern, Wortkarten, Lückentexten oder audiovisuellen Hilfsmitteln erfolgt. Dabei wird der Akzent weniger auf das systematische Üben von einzelnen Lauten oder Buchstaben gelegt, als vielmehr auf die Vermittlung von Regeln, die den Patienten wieder zu einer Verfügbarkeit der Sprache verhelfen sollen. Daneben sind psychotherapeutische und sozialmedizinische Maßnahmen erforderlich.

Bei Kindern und Jugendlichen mit Zustand nach apallischem Syndrom bleiben in der Regel schwere und schwerste Ausfallserscheinungen zurück. Diese berühren Intelligenz, Gedächtnis, Konzentration, Lern- und Problemlöseverhalten sowie die Persönlichkeit. Im Rahmen eines gestuften Übungsprogramms versucht man Verbesserungen vor allem im Hinblick auf Aufmerksamkeits- und Konzentrationsverhalten sowie hinsichtlich der motorischen Funktionen zu erreichen. Beim postenzephalitischen Syndrom, bei dem die sprachlichen Funktionen in der Regel erhalten sind, aber erhebliche Defizite in der Sozialanpassung bestehen, liegt der Schwerpunkt häufig auf pädagogischen und verhaltenstherapeutischen Maßnahmen, die eine Reintegration in die Gemeinschaft fördern sollen.

Weiterführende Literatur

Esser, G., Schmidt, M. H.: Minimale cerebrale Dysfunktion – Leerformel oder Syndrom? Enke, Stuttgart 1987

Goodman, R.: Brain disorders. In: Rutter, M., Taylor, E. (eds): Child and adolescent psychiatry. 4th ed. Blackwell Scientific, Oxford 2002

Heubrock, D., Petermann, F.: Lehrbuch der klinischen Neuropsychologie. Hogrefe, Göttingen 2000

Holtmann, M.: Psychiatrische Syndrome nach Hirnfunktionsstörungen. Springer, Heidelberg 2008

Lautenbacher, S., Gaugel, S.(Hrsg.): Neuropsychologie psychischer Störungen. 2. Aufl. Springer, Berlin 2010

Neuhäuser, G.: Psychische Störungen nach entzündlichen Erkrankungen des Zentralnervensystems. In: Remschmidt, H., Schmidt, M. H. (Hrsg.): Kinder- und Jugendpsychiatrie in Klinik und Praxis, Bd. II. Thieme, Stuttgart 1985

Remschmidt, H., Stutte, H.: Neuropsychiatrische Folgen nach Schädel-Hirn-Traumen bei Kindern und Jugendlichen: Ergebnisse klinischer, neuropsychologischer und katamnestischer Untersuchungen. Huber, Bern 1980

Ruf-Bächtiger, L.: Das frühkindliche psychoorganische Syndrom. Minimale zerebrale Dysfunktion: Diagnostik und Therapie. 4. Aufl. Thieme, Stuttgart 2003

16 Psychische Störungen bei zerebralen Anfallsleiden

H. Remschmidt

Im Rahmen dieses Buches wird auf eine Beschreibung der einzelnen zerebralen Anfallsarten und ihrer Behandlung verzichtet, zumal es hierzu vorzügliche Lehrbücher gibt. Der Schwerpunkt dieses Beitrags liegt auf den *psychischen Manifestationen* im Rahmen von Epilepsien.

Klassifikation und Epidemiologie

Klassifikation. Psychische Störungen im Rahmen der Epilepsien lassen sich nach Landolt in episodische und chronische einteilen:

- Die *episodischen* Psychosyndrome sind reversibel und umfassen episodische Verstimmungen und episodische Psychosen. Zu Letzteren gehören die produktiv-psychotischen Episoden, der Petit-mal-Status und die postparoxysmalen Dämmerzustände organischer Prägung.
- Zu den *chronischen* (irreversiblen) Psychosyndromen zählen die epileptische Wesensveränderung, die Demenz sowie chronisch verlaufende Psychosen.

In Tab. 16.**1** sind diese psychopathologischen Syndrome zusammengestellt. Sie sind mit den in der rechten Tabellenhälfte angegebenen EEG-Befunden nur schwach assoziiert.

Die beiden gängigen Klassifikationsschemata – MAS und DSM-IV – gestatten keine optimale Einordnung der psychischen Störungen bei Epilepsien: In der ICD-10 werden sie, je nach psychopathologischem Zustandsbild, entweder unter der Ziffer F06 (sonstige psychische Störungen aufgrund einer Schädigung oder Funktionsstörung des Gehirns) oder F07 (Persönlichkeits- und Verhaltensstörungen aufgrund einer Krankheit, Schädigung oder Funktionsstörung des Gehirns) eingeordnet. Das DSM-IV vermeidet die Bezeichnung „organisch" und ordnet die hier beschriebenen Störungen ein unter der Rubrik „Psychische Störungen aufgrund eines medizinischen Krankheitsfaktors".

Tab. 16.**1** Psychopathologische Syndrome bei Epilepsie (nach Landolt, 1962).

Psychopathologische Syndrome	EEG-Befund (nicht obligat)
1. Episodische (reversible) Syndrome	
Episodische Verstimmungen	„Forcierte Normalisierung"
Abnorme Rhythmisierung	
Episodische Psychosen	„Forcierte Normalisierung"
• Produktiv-psychotische Episoden	(Un)regelmäßige SW-Komplexe
• Petit-mal-Status (Stupor)	Allgemeinveränderung, Dysrhythmie
• Postparoxysmale Dämmerzustände	
• Dämmerzustände organischer Prägung (akuter exogener Reaktionstyp)	Allgemeinveränderung
2. Chronische (irreversible) Syndrome	
Epileptische Wesensveränderung	Evtl. Herdbefund, „Krampf-Potentiale"
Demenz	Allgemeinveränderung
Chronische Psychosen	Herdbefunde, „Krampf-Potentiale"

Epidemiologie. Die Angaben über die Häufigkeit akuter und chronischer psychischer Veränderungen bei Epilepsien schwanken erheblich. Sie hängen naturgemäß von der untersuchten Stichprobe ab. Im Erwachsenenalter wurden bei rund 25% ambulant behandelter Anfallskranker chronische psychopathologische Veränderungen gefunden.

Eine Untersuchung in Island, in der sämtliche erfassbaren Anfallskranken Islands mittels eines standardisierten psychiatrischen Interviews untersucht wurden, stellte fest, dass sie zu 52% psychiatrische Auffälligkeiten geringeren oder größeren Ausmaßes zeigen und eine hohe Korrelation zwischen früh erworbener Hirnschädigung (besonders Geburtsschädigung) und späteren psychopathologischen Auffälligkeiten besteht. Psychische Auffälligkeiten sind ferner assoziiert mit Therapieresistenz der Anfälle.

Das Risiko für das Auftreten zusätzlicher psychiatrischer Erkrankungen liegt bei Kindern mit Epilepsie oder struktureller Hirnschädigung bei etwa 35 %, in einer unausgelesenen Kinderpopulation bei 7–10 %.

Anfallstyp und psychische Störung

Seit langem ist versucht worden, mittels psychologischer Testverfahren Anfallstypen bzw. Psychosyndrome voneinander abzugrenzen. Ein kritischer Blick in die Literatur zeigt, dass trotz zunehmender Spezialisierung der Testverfahren die Befunde nicht viel spezifischer geworden sind. Hatte man früher gemeint, die so genannte epileptische Wesensveränderung als Differentialdiagnostikum zwischen genuiner und symptomatischer Epilepsie verwenden zu können, so weiß man heute, dass die Differenzierung einzelner Anfallstypen mit psychologischen Mitteln mit größten Unsicherheiten belastet ist. Dennoch ist diese Vorgehensweise legitim.

Die Ergebnisse lassen sich wie folgt zusammenfassen:

- Beeinträchtigungen im kognitiven Bereich sind abhängig vom Anfallstyp, der Anfallsfrequenz und z. T. auch von der Medikation. Die geringsten intellektuellen Einbußen findet man bei Petit-mal-Anfällen, die ausgeprägtesten bei Grand-mal-Anfällen fokaler Genese. Antiepileptika auf Barbituratbasis tragen zur Manifestation kognitiver Ausfälle bei.
- Patienten mit psychomotorischer Epilepsie neigen mehr als Patienten mit anderen Anfällen zu psychotischen Manifestationen und zur Entwicklung einer epileptischen Wesensveränderung (Persönlichkeitsänderung).

Hirnorganisches Psychosyndrom und epileptische Wesensveränderung

Da diese beiden Syndrome eng miteinander verbunden sind, sollen sie auch gemeinsam behandelt werden. Unterschieden werden sie dadurch, dass sich das *hirnorganische Psychosyndrom* stark auf den Lern- und Leistungsbereich (also auf die kognitiven Funktionen) erstreckt, während die *epileptische Wesensveränderung* mehr den Persönlichkeitsbereich und die affektive Seite umfasst. Da Ersteres aber vielfach die Voraussetzung für Letzteres ist, ist es sinnvoll, beide Syndrome gemeinsam zu besprechen.

Klinisches Bild. Wie im Erwachsenenalter, so gilt auch für das Kindes- und Jugendalter, dass der These einer spezifischen, nur für den anfallskranken Jugendlichen typischen hirnorganischen Störung oder Wesensveränderung mit Skepsis begegnet werden muss. Wie bei hirnorganisch geschädigten Kindern und Jugendlichen ohne epileptische Anfälle finden wir auch bei einem Teil der anfallskranken Kinder und Jugendlichen eine Verlangsamung der psychischen Funktionen, Umstellungserschwernis, Störungen der Gestalterfassung und Visuomotorik, hypermotorisches Verhalten oder Perseverieren sowie enechetisches Verhalten.

Für die Entwicklung eines hirnorganischen Psychosyndroms sowie der epileptischen Wesensveränderung sind Alter, Entwicklungsstand, Ätiologie des Anfallsleidens, erste Manifestation der Anfälle, Eigenerleben und Umweltwirkung von großer Bedeutung. Im Rahmen der *Wesensveränderungen* (Persönlichkeitsveränderungen) wird das erethisch-hyperkinetische vom enechetischen Syndrom unterschieden. Beide Syndrome sind in Tab. 16.**2** dargestellt.

Diagnose und Differentialdiagnose. Die Diagnose wird aufgrund der Anamnese, der klinischen Untersuchung und der psychologischen Zusatzuntersuchung gestellt. Wie bei hirnorganischen Psychosyndromen anderer Genese haben sich Verfahren bewährt, die Gestaltwahrnehmung, Gestaltdifferenzierung und Figur-Hintergrund-Beziehungen analysieren.

Ätiologie und Genese. Es bestehen deutliche Beziehungen zwischen Wesensveränderungen und *intellektueller Leistungshöhe*. Mit zunehmender intellektueller Leistungsfähigkeit sinkt der Anteil der wesensveränderten Jugendlichen. Es besteht ferner ein Zusammenhang zwischen Häufigkeit der Wesensveränderung, *Zeitpunkt der zerebralen Schädigung* und Alter bei Anfallsbeginn. Je früher die Schädigung eintritt, umso häufiger ist mit einer Wesensveränderung zu

Tab. 16.**2** Erethisch-hyperkinetisches Syndrom und enechetisches Syndrom.

Erethisch-hyperkinetisches Syndrom	Enechetisches Syndrom
Es tritt vorwiegend im Kindesalter auf und wird im Jugendalter seltener. Gekennzeichnet ist es durch einen erheblichen Antriebsüberschuss, Aufmerksamkeitsstörungen und impulsives Verhalten. Den Patienten fehlen adäquate Regelungsmechanismen. Sie sind ständig in motorischer Unruhe, wenden sich häufig neuen Reizen zu und können ihre Aufmerksamkeit zeitlich nur sehr begrenzt auf ein und dasselbe Feld richten. Objekte haben für diese Patienten oft eine magische Anziehungskraft, wobei sie rasch von einem Objekt zum anderen wechseln. Im Kleinkindesalter ist der motorische Aktionsradius noch eingeengt, später dehnt er sich aus, sodass die Kinder oft wegen ihrer ungezielten Motorik und des Fehlens von Angst Gefahren nicht erkennen und vielfachen Gefährdungen ausgesetzt sind. Impulsivität, Sprunghaftigkeit, unmotiviertes und kaum vorhersehbares Verhalten erwecken den Eindruck einer äußerst schweren Steuerbarkeit, besonders dann, wenn das Syndrom mit Reizbarkeit und aggressivem Verhalten einhergeht. Im Kontakt mit anderen sind diese Kinder und Jugendlichen vielfach distanzlos, zeigen häufig unvermutete Stimmungsschwankungen und sind demzufolge kaum in der Lage, sich in eine Gemeinschaft einzuordnen. Dieses Verhalten führt zu diskriminierenden Reaktionen seitens der Umwelt, die von den Patienten aber nicht verstanden werden. Es ist zu fragen, ob nach heutiger Erkenntnis dieses Syndrom nicht weitgehend identisch ist mit dem *hyperkinetischen Syndrom* (s. unten) und insofern ebenfalls keine spezifische Variante im Rahmen der Epilepsie darstellt.	Im Kindesalter ist die enechetische Variante eher selten; sie bildet sich meist erst in der Pubertät und Adoleszenz heraus. Sie ist gekennzeichnet durch Antriebsmangel, *Verlangsamung* der psychischen Funktionen und der Motorik, intellektuelle Schwerbeweglichkeit, *Umstellungserschwernis*, häufig auch durch Undifferenziertheit des sprachlichen Ausdrucks und Leistungsinsuffizienzen trotz äußersten Bemühens. Vielfach werden die Kinder und Jugendlichen intellektuell unterschätzt, obwohl sie ohne Zeitdruck gründlich und gut arbeiten können. Hinsichtlich ihres Sozialverhaltens sind sie zurückhaltend, gehemmt und einordnungserschwert. Sie geraten deshalb häufig in erhebliche soziale Isolation und werden mit zunehmendem Lebensalter wegen ihrer Verlangsamung und verminderten Umstellungsfähigkeit häufig verspottet oder getadelt. Ein weiteres Kennzeichen des enechetischen Syndroms ist die *Nachhaltigkeit der Affekte*. Wenn die Patienten gereizt werden, können sie in einen Wutanfall hineingeraten, der nur langsam abebbt und in dem sie ihre Steuerungsfähigkeit verlieren können. Manche Patienten haben eine Neigung zu depressiven Verstimmungen, Dysphorie und Reizbarkeit.

rechnen. Mit zunehmendem Lebensalter wird das hyperkinetische Syndrom seltener, während das enechetische zunimmt. Es konnte nachgewiesen werden, dass symptomatische Epilepsien wesentlich häufiger als genuine durch eine Wesensveränderung gekennzeichnet sind. Demgegenüber kommt sie am seltensten bei Patienten mit Absencen vor. Schließlich ist die Wahrscheinlichkeit für das Auftreten einer hirnorganischen Wesensveränderung umso größer, je früher das Anfallsleiden sich manifestiert und je häufiger eine exogene Ursache angenommen werden kann.

Wenn man vom Alters- und Entwicklungsgang der epileptischen Wesensveränderung ausgeht, die sich mit zunehmendem Lebensalter in Richtung auf ein enechetisches Syndrom verschiebt, so stößt man unweigerlich auf die Phänomene der *Perseveration* und *Rigidität*. Diese lassen sich sowohl bei erwachsenen Anfallskranken als auch bei Kindern und Jugendlichen als *Kernbestandteil der epileptischen Wesensveränderung* nachweisen.

Psychosen und epileptische Anfälle

Psychosen sind im Rahmen kindlicher Epilepsien ausgesprochen selten, im Jugendalter nehmen sie an Häufigkeit zu. Das Intervall zwischen Manifestation der Epilepsie und der Psychose beträgt in der Regel mehrere Jahre.

Im Hinblick auf die Relation zum Anfallsgeschehen kann man die „epileptischen Psychosen" in *iktale* (in unmittelbarem Zusammenhang mit den Anfällen stehende), *interiktale* (zwischen den Anfallsereignissen auftretende) und *alternative* (als „Ersatz" für einen Anfall auftretende) einteilen.

Hinsichtlich der *Symptomatik* überwiegen bei jüngeren Kindern delirante Bilder; bei älteren Kindern und im Jugendalter treten paranoid-halluzinatorische Symptome auf. Die Symptomatik ist auch abhängig von der Genese der Psychose.

Diagnose und Differentialdiagnose. Die Diagnose wird nach der klinischen Symptomatik und ihrem Zusammenhang mit dem EEG-Befund gestellt. Liegt ein *stuporöses Bild* vor, so ist an einen *Petit-mal-Status* zu denken, der sich im EEG in Form regelmäßiger oder unregelmäßiger Spike-Wave-Komplexe äußert. Die Patienten wirken dabei häufig umdämmert. Der Petit-mal-Status gehört zu den iktalen psychotisch wirkenden Episoden. Bei *produktiv-psychotischen Episoden*, die mit forcierter Normalisierung im EEG einhergehen, liegt eine alternative Form der Psychose vor. Die postparoxysmalen *Dämmerzustände* und die Dämmerzustände organischer Prägung sind durch Bewusstseinstrübung gekennzeichnet und zeigen im EEG häufig eine allgemeine Veränderung oder eine Dysrhythmie. Dies erlaubt ihre Abgrenzung sowohl von den produktiv-psychotischen Episoden als auch vom Petit-mal-Status. *Chronische Psychosen* schließlich zeigen sich nicht in einer wenig ausgeprägten psychotischen Symptomatik, sondern eher als eine mit einer Wesensänderung verbundene paranoide Residualsymptomatik.

Ätiologie und Genese. Die Entstehung einer Psychose bei einem Anfallskranken wird heute als mehrdimensionales Geschehen betrachtet. In Tab. 16.**3** sind die wichtigsten Risikofaktoren für die Entstehung einer Psychose bei Epilepsien zusammengestellt. Es wird deutlich, dass eine längere *Anfallsvorgeschichte* eine wichtige Voraussetzung für die Manifestation darstellt und eine Reihe von Umgebungsfaktoren zusammenwirken muss.

Unter den *Risikofaktoren* wird der *antiepileptischen Medikation* eine besondere Bedeutung beigemessen. So wird vermutet, dass sie neben einer antiepileptischen Wirkung auch als Eigenwirkung Psychosen hervorrufen kann. Dies ist insbesondere von Ethosuximid und verschiedenen Antiepileptika-Kombinationen bekannt. In der Roten Liste wird die Auftretenswahrscheinlichkeit einer Psychose für Sultiam als „gelegentlich“ und für Topiramat als „häufig“ (≥1% bis ≤10%) angegeben, während Lamotrigin, Gabapentin und Levetiracetam „selten“ mit dem Auftreten von Halluzinationen assoziiert sind. Auch Phenytoin, Phenobarbital, Primidon und Mesuximid sollen psychotische Episoden auslösen können. Es fällt auf, dass Psychosen bei Anfallskranken gehäuft nach Mehrfachmedikation vorkommen. Nach antiepileptischer Dauermedikation wurde bei rund 55% der Patienten eine erniedrigte Folsäurekonzentration im Serum und im Liquor gefunden. Dabei wurden die niedrigsten Werte bei Patienten ermittelt, die an einer schizophrenen Form der Psychose oder einer Demenz litten. Daraus wird geschlossen, dass möglicherweise die Veränderung des *Folsäuremetabolismus* für das Auftreten schizophrener Psychosen verantwortlich gemacht werden kann.

Therapie. Bei akuten schizophrenieähnlichen Psychosen empfiehlt sich die Anwendung von Butyrophenon-Derivaten wie beispielsweise Haloperidol oder eine Behandlung mit Flupentixol. Neuroleptika der zweiten Wahl sind die Phenothiazine. Liegt ein depressiv gefärbtes psychotisches Bild vor (gehemmte oder aktivierte Depressionen), so wird antidepressiv behandelt; bei einer starken Angstsymptomatik empfiehlt sich der Einsatz von Diazepam. Da verschiedene Antiepileptika psychotische Episoden auslösen können, stellt man Patienten mit produktiv-psychotischen Episoden, die diese Substanzen einnehmen, am zweckmäßigsten auf Natriumvalproat um; dies führt fast immer zum Sistieren der psychotischen Episoden. Nach Valproat- wie nach Diazepam-Medikation treten bei Anfallskranken keine psychotischen Episoden auf.

Tab. 16.**3** Risikofaktoren für die Entstehung einer Psychose bei Epilepsie.

Risikofaktoren für die Entstehung einer Psychose bei Epilepsie
1. Lange Krankheitsdauer ohne vollständige Anfallsfreiheit (z. T. mit Status epilepticus)
2. Psychose in der Anamnese (als Trigger für weitere Psychosen)
3. Temporaler Fokus im EEG bzw. seltene psychomotorische Anfälle
4. Bestimmte Antiepileptika (mit Störung des Folsäurestoffwechsels, z. T. dosisabhängig)
5. Abnorme psychosoziale Umstände (hyper-, hypoprotektive Familie, Schul- und Berufsunsicherheit)
6. Störungen des Patienten im Leistungsbereich (Intelligenzdefekt bzw. -minderung, Wahrnehmungsstörungen, Leistungsstörungen in Schule und Beruf)

An dieser Stelle sei kurz auf die Therapie *komorbider nicht-psychotischer Störungen* hingewiesen, die sich nach dem jeweiligen Störungsbild des Kindes bzw. Jugendlichen richtet und mit der antiepileptischen Therapie abzustimmen ist. Es ist zu beachten, dass Antipsychotika die Krampfschwelle senken und somit epileptische Anfälle begünstigen können. Bei den typischen Neuroleptika sind Haloperidol und Fluphenazin, bei den atypischen Neuroleptika ist Risperidon mit einem vergleichsweise geringen Risiko verbunden, epileptische Anfälle zu induzieren. Einzelnen Berichten zufolge wurde Risperidon erfolgreich in der Behandlung von Kindern und Jugendlichen eingesetzt, die neben der Epilepsie eine komorbide psychiatrische Störung (z.B. ADHS, umschriebene Entwicklungsstörungen) oder impulsive Verhaltensweisen aufwiesen, ohne dass sich die Epilepsie hierunter verschlechterte. Aufgrund pharmakologischer Interaktionen (Metabolisierung in der Leber) kann die Kombination von Risperidon mit Carbamazepin zu erhöhten Carbamazepin-Serumspiegeln führen.

Weiterführende Literatur

Doose, H.: Epilepsien im Kindes- und Jugendalter, 11. Aufl. Desitin, Hamburg 1998

Jacobi, G., Paul, T. (Hrsg.): Epilepsien des Kindesalters. Therapie und Prognose. Fischer, Stuttgart 1991

Krämer, G.: Der große Trias-Ratgeber Epilepsie. TRIAS, Stuttgart 2005

Penin, H. (Hrsg.): Psychische Störungen bei Epilepsie: Psychosen, Verstimmungen, Persönlichkeitsveränderungen. Schattauer, Stuttgart 1973

Remschmidt, H.; Neuropsychologische Befunde bei Epilepsien. In: Remschmidt, H., Schmidt, M. H. (Hrsg.): Neuropsychologie des Kindesalters. Enke, Stuttgart 1981

Schaudwet, A.: Epilepsie bei Kindern und Jugendlichen in der Schule. Beltz, Weinheim 1999

Schneble, H.: Epilepsie bei Kindern: Wie ihre Familie damit leben lernt. TRIAS, Stuttgart 1999

Siemes, H., Bourgeois, B. F.: Anfälle und Epilepsien bei Kindern und Jugendlichen. Thieme, Stuttgart 2001

Volkers, H.: Anfälle im Kindesalter. Urban & Fischer, München 1998

17 Störungen der Nahrungsaufnahme und der Ausscheidungsfunktionen in früher Kindheit

H. Remschmidt und K. Quaschner

Ess- und Verdauungsstörungen

In anderen Beiträgen in diesem Buch werden ebenfalls Störungen besprochen, die den Magen-Darm-Trakt und die Appetitregulation betreffen (z. B. Essstörungen, Kap. 32, Adipositas, Kap. 33). Bei den hier beschriebenen Syndromen handelt es sich um relativ häufige Auffälligkeiten reaktiver und alterstypischer Art, weshalb sie gesondert besprochen werden. Die Vielfalt der in diesem Bereich auftretenden Störungen wird dabei auf nur drei reduziert: Ess- und Appetitstörungen, Rumination und Pica.

Nach ICD-10 können sowohl die Ess- und Appetitstörungen wie auch die Ruminationsstörung unter der Kategorie F98.2 („Fütterstörung im frühen Kindesalter") verschlüsselt werden. Für die „Pica"-Störung steht eine eigene Kategorie F98.3 („Pica im Kindesalter") zur Verfügung. Im DSM-IV werden die Fütterstörung unter 307.59, die Ruminationsstörung unter 307.53 und Pica unter 307.52 kategorisiert.

Ess- und Appetitstörungen

Bei Kleinkindern sind ein gestörtes Essverhalten und Appetitstörungen relativ häufig. Etwa 30% der 4-Jährigen zeigen ein inkonstantes und wählerisches Essverhalten. Aber auch im Vorschulalter und bei Schulanfängern finden sich noch derartige Auffälligkeiten, wobei die Häufigkeitsangaben zwischen 12 und 34% schwanken.

Klinisches Bild. Die Symptomatik zeigt sich in der Verweigerung des Essens, im Ablehnen bzw. in der Bevorzugung bestimmter Speisen, in einer endlosen Hindehnung des Essvorgangs und oft auch im Bestehen auf einer ganz bestimmten Nahrungskonsistenz (z. B. Annahme ausschließlich flüssiger Nahrung). Die Störung findet sich hauptsächlich im Säuglings- und Kleinkindesalter.

Bevor an eine Psychogenese gedacht wird, müssen pädiatrische Krankheitsbilder (z. B. Malabsorptionssyndrom, Infektion des Magen-Darm-Traktes) ausgeschlossen werden. Essstörungen treten auch gehäuft bei hirngeschädigten, geistig behinderten und autistischen Kindern auf.

Man findet Ess- und Appetitstörungen aber auch als rein psychogene Störungen bei Auseinandersetzungen innerhalb der Familie und einer massiven Beeinträchtigung der Eltern-Kind-Beziehung.

Ätiologie und Genese. Eine gestörte Beziehung zwischen Mutter und Kind kann Ess- und Appetitstörungen im Gefolge haben, die sich über die Situation des Fütterns aus früher Kindheit langsam anbahnen. Dies wird verständlich, weil die Fütterungssituation zugleich auch für den Säugling die häufigste und wichtigste Situation zur emotionalen Kontaktaufnahme ist. In diesem Vorgang spielen allerdings auch die Persönlichkeit der Mutter und des Kindes eine wichtige Rolle. Aus Längsschnittstudien an Kindern vom Säuglingsalter an weiß man, dass es bereits im ersten Lebensjahr vorherrschende Temperamentseigenschaften von Kindern gibt, die sich ebenfalls in einem gestörten Essverhalten, einer Irregularität des Wach-Schlaf-Rhythmus und anderen Auffälligkeiten rhythmischer Abläufe zeigen.

Therapie und Prognose. Nach Ausschluss organischer Störungen kommt einer genauen Analyse der Interaktion zwischen Mutter und Kind eine große Bedeutung zu. Aus ihr lassen sich dann Behandlungsmaßnahmen ableiten. Bei jüngeren Kindern empfiehlt sich eine genaue Beobachtung der Fütterungssituation, um aus dem Interaktionsverhalten zwischen Mutter und Kind die entsprechenden Behandlungsmaßnahmen ableiten zu können. Oft zeigen sich dabei bereits die entscheidenden Gesichtspunkte: mangelnde Geduld, Unfähigkeit der Mutter, auf das Kind einzugehen, mechanischer Ablauf des Fütterungsvorgangs, Übererregbarkeit oder Apathie des Kindes usw. Eine entsprechende Unterweisung und Schulung der Mutter führt meistens zum gewünschten Erfolg. Die Beratung der Mütter orientiert sich ebenso an verhaltenstherapeutischen Prinzipien wie die direkte Behandlung der betroffenen Kinder.

Sofern nicht organische Schädigungen, eine geistige Behinderung oder eine schwere Persönlichkeitsstörung der Mutter vorliegen, ist die Prognose günstig.

Rumination

Unter Rumination versteht man das bewusst herbeigeführte Heraufwürgen von Nahrung, die erneut gekaut und meist wieder geschluckt oder auch aus dem Mund herausexpediert wird. Das Symptom tritt im Säuglingsalter und häufiger bei Jungen als bei Mädchen auf.

Klinisches Bild. Das Heraufwürgen von Nahrung findet man gelegentlich auch bei sonst unauffälligen Kindern, die Mehrzahl ruminierender Kinder sind jedoch fehlernährt, befinden sich in einer emotionalen Deprivationssituation und sind häufig depressiv und zurückgezogen. Meist zeigen sie noch andere Auffälligkeiten wie Jaktationen, motorische Stereotypien oder auch Kotschmieren.

Ätiologie und Genese. Es lassen sich zwei Formen der Rumination unterscheiden: Zum einen findet sich eine *psychogene* Form, der eine schwer wiegende Störung der Mutter-Kind-Beziehung zugrunde liegt. Die Mütter dieser Kinder weisen gehäuft psychopathologische Auffälligkeiten wie emotionale Unreife, depressive Reaktionen, neurotische Störungen auf. Hier bestehen ähnliche Zusammenhänge wie bei den Ess- und Appetitstörungen. Liegt eine Disposition des Säuglings vor und kann die Mutter aufgrund eigener Persönlichkeitsdefizienzen nicht adäquat auf das Kind eingehen, so entsteht ein Circulus vitiosus, der zu einer Steigerung der Symptomatik führt: Das Kind reagiert möglicherweise nicht adäquat auf die Nahrungsaufnahme, die Mutter kann mit dieser Störung nichts anfangen und wendet sich ab, anstatt dem Kind mehr Zuwendung zu geben; dies führt zu einer Verstärkung der Symptomatik des Kindes usw.

Die zweite Form der Rumination hat einen *selbststimulierenden* Charakter und tritt bevorzugt bei geistig behinderten und zerebral geschädigten Kindern auf.

Therapie und Prognose. Entscheidend ist hier wiederum eine sorgfältige Beobachtung der Esssituation und der Mutter-Kind-Beziehung. Aus dieser lassen sich Maßnahmen für die Behandlung ableiten, meist im Sinne eines Trainings der Mutter und der Herstellung einer normalen Mutter-Kind-Beziehung. Oft ist dies mit der Mutter selbst nicht von Anfang an möglich, sodass zunächst eine Ersatzperson, gewissermaßen als „Modell" für die Mutter, an der Normalisierung der Mutter-Kind-Interaktion mitwirkt.

Psychotherapeutische Gespräche mit der Mutter dienen dem Abbau eigener Ängste und Befürchtungen und der Stärkung des Selbstvertrauens.

Die Prognose ist bei rechtzeitigem Therapiebeginn und Fehlen einer schwer wiegenden anderweitigen Erkrankung (z.B. Autismus oder geistige Behinderung) günstig.

Pica

Unter Pica versteht man das Essen ungenießbarer, nicht zum Essen geeigneter Substanzen oder Gegenstände. Davon betroffene Kinder essen Abfälle, Schmutz, Kot, Sand, Mörtel, Farbe usw.

Die Störung tritt gehäuft bei geistig behinderten Kindern, aber auch bei extrem vernachlässigten und aus sehr ungünstigem sozialen Milieu stammenden Kindern auf. Auch bei Kindern mit psychosozialem Minderwuchs wurde Pica beobachtet. Die Familien, aus denen diese Kinder stammen, sind durch eine Reihe von Belastungsfaktoren gekennzeichnet, wie häufige Streitigkeiten zwischen den Eltern, Trennung der Eltern, Kriminalität und wirtschaftliche Schwierigkeiten. Auch die Persönlichkeitsstruktur der Eltern wird als auffällig bezeichnet. So erwiesen sich die Mütter häufig als aggressiv, unfähig zu emotionalen Bindungen und zeigten oft selbst dieses Symptom. Bei einem Teil der Kinder beobachtet man auch andere auffällige Verhaltensweisen wie Jaktationen und Auffälligkeiten im Sozialverhalten.

Ätiologie und Genese. Eine einheitliche Ursache des Syndroms gibt es nicht. Bezüglich seiner Verursachung existieren aber eine Reihe von Hypothesen. So wurde angenommen, dass das Kauen harter Substanzen eine instinktive Grundlage habe oder dass Pica stets Ausdruck einer schweren organischen Grunderkrankung sei. Verschiedentlich wurde auch Eisenmangel als Ursache angesehen, was sich nicht bestätigen ließ.

Untersuchungen an geistig Behinderten haben zu der Vermutung geführt, dass Pica eine Fixierung an die Phase des Essens mit den Fingern sein könnte, die ja bei jedem Kind im Alter von 1–2 Jahren auftritt.

Therapie und Prognose. Die Symptomatik ist außerordentlich hartnäckig. Sie findet sich überwiegend bei zerebral beeinträchtigten oder geistig behinderten Kindern. Die Behandlung ist meist verhaltenstherapeutisch ausgerichtet, es kommen vorwiegend operante Techniken zum Einsatz.

Mit diesen Behandlungsmaßnahmen muss stets eine entsprechende Elternberatung kombiniert werden, die auch Aspekte der Beaufsichtigung umfasst.

Verlaufsuntersuchungen zeigen, dass das Symptom sehr hartnäckig ist und entweder längerfristig erhalten bleibt oder aber durch andere Störungen abgelöst wird.

Die Prognose ist abhängig von der zugrunde liegenden Störung, wobei die häufigsten psychiatrischen Erkrankungen, in deren Rahmen Pica auftritt, entweder hirnorganische Schädigungen, geistige Behinderungen oder Persönlichkeitsstörungen sind. Das Verschwinden des Symptoms hängt eng mit dem Verlauf dieser Erkrankungen bzw. Störungen zusammen.

Störungen der Ausscheidungsfunktionen

Enuresis

Definition und Klassifikation. Unter Enuresis versteht man die am Tage oder in der Nacht auftretende unwillkürliche Urinausscheidung nach Vollendung des 4. oder – in anderen Definitionen – 5. Lebensjahres ohne fassbare organische Ursache. Was die Frequenz des Einnässens betrifft, so sollte man erst dann von einer Enuresis sprechen, wenn das Einnässen mehrfach pro Monat auftritt.

Die klassifikatorische Einordnung des Syndroms erfolgt sehr unterschiedlich. Im multiaxialen Klassifikationsschema nach ICD-10 wird die Enuresis mit der Ziffer F98.0 der Kategorie „Verhaltens- und emotionale Störungen mit Beginn in der Kindheit und Jugend“ zugeordnet. Im DSM-IV steht die Kategorie 307.6 zur Verfügung.

Klinisches Bild. Die Einnässfrequenz ist sehr unterschiedlich, das Einnässen kann zu sehr unterschiedlichen Zeitpunkten erfolgen (Enuresis nocturna, Enuresis diurna oder Enuresis nocturna et diurna).

Neuere diagnostische Untersuchungsmöglichkeiten haben zu weiteren Ausdifferenzierungen dieser gängigen Kategorien geführt. Beispielsweise können bei der Enuresis diurna mehrere Unterformen abgegrenzt werden. Zum einen findet sich eine „idiopathische Dranginkontinenz“, die gekennzeichnet ist durch Drangsymptomatik, Pollakisurie und Einhalteversuche aufgrund einer physiologisch bedingten Detrusorinstabilität. Weiterhin lassen sich unterscheiden eine „Harninkontinenz bei Miktionsaufschub“ als Ausdruck eines psychiatrischen Verweigerungssyndroms sowie ein Einnässen aufgrund einer Detrusor-Sphinkter-Dyskoordination.

Im Hinblick auf die bereits gelungene oder nicht gelungene Reinlichkeitserziehung unterscheidet man zwei Formen:

- *Primäre Enuresis* (Enuresis persistens): Sie liegt vor, wenn ein Kind noch nie trocken war.
- *Sekundäre Enuresis* (Enuresis acquisita): Von ihr wird dann gesprochen, wenn ein Kind nach der Reinlichkeitserziehung für einen bestimmten Zeitraum (½ Jahr bis 1 Jahr) die Blasenkontrolle bereits beherrscht hatte, später aber wieder einzunässen begann.

Epidemiologie. Exakte Schätzungen von Inzidenz- und Prävalenzraten sind aufgrund des Fehlens einer einheitlichen Definition schwierig. Etwa 15–20 % der Fünfjährigen, 5 % der Zehnjährigen und 2 % der Zwölf- bis Vierzehnjährigen nässen noch ein.

Bis zum Alter von 5 Jahren tritt das Einnässen bei Jungen und Mädchen gleich häufig auf, danach sind Jungen häufiger betroffen: Im Alter von 11 Jahren sind es doppelt so viele Jungen wie Mädchen, die noch einnässen.

Angaben über die Häufigkeit des Symptoms im Erwachsenenalter sind schwer zu machen. Immerhin etwa 3% der Enuretiker nässen noch im Alter von über 20 Jahren ein.

Ätiologie und Genese. Im Hinblick auf die Entstehung der Störung lassen sich im Wesentlichen zwei Gruppen von Erklärungsmodellen unterscheiden:

- *Biologisch-konstitutionelle Ansätze*: Sie nehmen auf eine Reihe von organischen Faktoren Bezug, die aufgrund verbesserter Untersuchungs- und Diagnosemöglichkeiten ätiologisch an Bedeutung gewonnen haben.
  An erster Stelle ist dabei die ausgeprägte genetische Disposition zu nennen. Etwa 70% der behandelten Enuretiker haben nahe Verwandte, die in der Kindheit ebenfalls eine Enuresis aufwiesen. Auch Zwillingsstudien belegen diesen Sachverhalt. So sind eineiige Zwillinge hinsichtlich der Enuresis doppelt so häufig konkordant wie zweieiige.
  Weitere relevante Faktoren sind körperliche Reifungsdefizite, die die Entwicklung der Blasenkontrolle verzögern. Darüber hinaus zu erwähnen sind anatomische Abweichungen der ableitenden Harnwege, eine reduzierte „funktionelle Blasenkapazität" sowie gehäufte Harnwegsinfekte. Immerhin weisen Enuretiker eine 5-mal höhere Infektionsrate auf als Nicht-Enuretiker. Auch gibt es Hinweise dafür, dass die Enuresis das Zustandekommen von Harnwegsinfekten wiederum erleichtert.
- *Psychologische bzw. psychosoziale Ansätze:* Eine herausragende Rolle für das ätiologische Verständnis spielen lerntheoretische Überlegungen. Der Erwerb der Blasenkontrolle kann als ein Lernprozess verstanden werden, bei dem körperliche und psychische Vorgänge ineinander greifen. So ist beispielsweise ein bestimmter körperlicher Reifezustand die Voraussetzung dafür, dass eine erfolgreiche Reinlichkeitserziehung, d.h. ein Lernprozess, stattfinden kann. Wird dieser Vorgang des Trockenwerdens durch inadäquate Maßnahmen beeinträchtigt, kommt es leicht zu Störungen. Zu denken ist dabei etwa an eine zu frühe, zu strenge oder inkonsequente Sauberkeitserziehung sowie eine entsprechende Erziehungshaltung.

Emotionale Belastungsfaktoren im Sinne von Stressoren können bei der Entwicklung einer sekundären Enuresis eine Rolle spielen. Solche Erlebnisse sind z.B. Trennung oder Scheidung der Eltern, Tod eines Elternteils, Trennung des Kindes von der Mutter oder die Geburt eines jüngeren Geschwisterkindes.

Diagnose und Differentialdiagnose. Die Diagnose stützt sich auf eine sorgfältige Anamnese, bei der insbesondere biographische Faktoren und familiäre Belastungen zu eruieren sind, und auf die körperliche Untersuchung einschließlich genauer neurologischer Untersuchungen. Spezielle Verfahren wie beispielsweise Sonographie, Uroflowmetrie, Beckenboden-Elektromyogramm sowie Laboruntersuchungen (Mittelstrahlurin) können diagnostisch wertvolle Informationen liefern. Zur allgemeinen Abklärung gehören auch testpsychologische Zusatzuntersuchungen und (nach stationärer Aufnahme) eine kurzfristige Verlaufsbeobachtung.

Das diagnostische Vorgehen verfolgt drei Ziele:

- Abgrenzung anderer Krankheitsbilder bzw. Aufklärung organischer Ursachen für das Einnässen. Zu denken ist an epileptische Anfälle, die im Schlaf mit Einnässen einhergehen können, urologische Erkrankungen (Fehlbildungen, Harnwegsinfekte) oder seltener auch neurologische Erkrankungen.
- Aufdeckung der Ursachen in jedem individuellen Fall. Hier kommt es darauf an, sich über die Sauberkeitsentwicklung zu orientieren, belastende Ereignisse zu eruieren, familiäre Neigungen festzustellen und ggf. auch Faktoren ausfindig zu machen, die das Einnässen aufrechterhalten (z.B. Geschwisterrivalität, entsprechende Erziehungshaltung).
- Ableitung entsprechender Behandlungsmaßnahmen unmittelbar aus der vorangegangenen Diagnostik. Je nachdem, wie die Genese der Enuresis zu beurteilen ist, muss entschieden werden, welche Maßnahmen eingesetzt werden.

Therapie und Prognose. Zur Behandlung der Enuresis können je nach Ursachenkonstellation verschiedene Verfahren angewandt werden:

- *Medikamentöse Therapie:* Die bislang wirksamsten Substanzen sind trizyklische Antidepressiva vom Typ des Imipramins. Verantwortlich für die Wirkung ist vermutlich der anticholinerge Effekt (Entspannung des Detrusors). Unter Umständen dürfte auch eine Senkung der Schlaftiefe für die Wirksamkeit von Bedeutung sein. Die Medikation wird einmalig abends eingenommen (15–50 mg), der Wirkungseintritt erfolgt meist innerhalb von einer Woche. Nach Absetzen kommt es allerdings häufig zu einem Wiederauftreten des Einnässens. Nicht alle Kinder sprechen gleich gut auf diese Medikation an; besonders schwer sind entwicklungsverzögerte und sehr verhaltensgestörte Kinder zu beeinflussen. Wegen der möglichen kardiotoxischen Wirkungen der Trizyklika wird von dieser Therapieform immer mehr Abstand genommen.

Neben dem seit längerem eingesetzten Imipramin werden in den letzten Jahren auch andere Substanzen verwendet. Zu nennen sind etwa Desmopressin (Minirin), ein synthetisches Analogon des antidiuretischen Hormons, oder Oxybutinin (Dridase), ein spasmolytisch, anticholinerg und lokal analgetisch wirkendes Medikament.

- *Verhaltenstherapeutische Techniken:* An erster Stelle ist hier die apparative Behandlung zu nennen. Sie wird so durchgeführt, dass das einnässende Kind mittels eines Weckgerätes („Klingelhose", früher auch „Klingelmatte"), das auf Feuchtigkeit reagiert, beim ersten Ansatz des Einnässens durch einen lauten Ton geweckt wird (Abb. 17.**1**). Dadurch setzt eine Miktionshemmung ein. Folgt mehrfach hintereinander die Kombination von Aufwachen und Miktionshemmung, so kommt es mit der Zeit zu einer Senkung der Weckschwelle, d.h., das Kind wacht leichter auf, und zu einer Anhebung der Miktionsschwelle, d.h., das Kind lernt, die Harnentleerung zunehmend besser anzuhalten. Diese Art der Konditionierungsbehandlung ist inzwischen recht gut untersucht und wird vor allem dann eingesetzt, wenn das Einnässen sehr häufig auftritt, d.h. vor allem bei der primären Enuresis nocturna. Es werden Erfolge bis zu 80% angegeben, wobei die Erfolgskriterien für die Therapie sehr unterschiedlich sind (meistens 14 nacheinander folgende trockene Nächte).

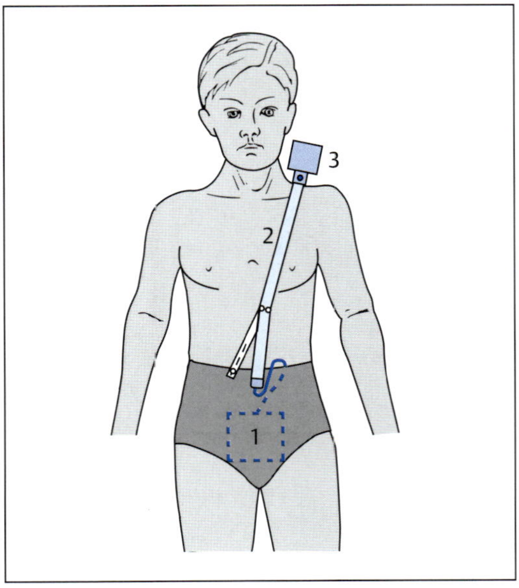

Abb. 17.**1** Schematische Darstellung, wie ein Klingelapparat getragen wird. 1 = Kontaktläppchen, 2 = Gurt, 3 = Weckapparat.

Diese Methode ist nicht die Einzige, es gibt noch verschiedene andere verhaltenstherapeutische Methoden, bei denen etwa die hier geschilderte Konditionierungsbehandlung mit einer systematischen Belohnung der Kinder nach trockenen Nächten (Lernen am Erfolg, operante Konditionierung) kombiniert wird.

- *Blasentraining:* Alle Formen des Blasentrainings gehen davon aus, dass das Kind die Blasenkontrolle nicht hinreichend gelernt hat. Sie versuchen, dies mit Hilfe von Übungen nachzuholen bzw. herbeizuführen. Im Rahmen derartiger Übungen lernen die Kinder z.B., länger einzuhalten oder den Miktionsvorgang zu unterbrechen, um auf diese Weise allmählich den Miktionsvorgang direkt beeinflussen zu können. Derartige Methoden werden häufig mit Verhaltenstherapie kombiniert, insbesondere mit der operanten Konditionierung (Belohnung trockener Nächte).
- *Kombinationsbehandlungen:* Als „Breitband"-Verfahren zur Behandlung der Enuresis wurden verschiedene Kombinationsbehandlungen entwickelt, die sich aus den oben besprochenen Verfahren zusammensetzen. Am bekanntesten ist das „Dry-Bed-Training" von Azrin (Azrin, 1974), in dem apparative Therapie, operante Techniken, Blasentraining und andere Schritte in einem Intensiv-Programm kombiniert werden. Ein großes Problem dieser Vorgehensweisen ist der enorme Aufwand, den sie erfordern, was zu hohen Abbruchraten führt. Dennoch ist es u.U. sinnvoll, die aufgeführten Techniken miteinander zu kombinieren. Die Kombination sollte allerdings auf den Einzelfall abgestimmt und nicht völlig standardisiert sein.

Zur *Differentialindikation* der Therapie ist zu sagen, dass alle oben genannten Verfahren eine Reihe von Voraussetzungen haben. So ist z. B. die Anwendung des Weckapparates nicht möglich, wenn sich das Kind hierzu gar nicht motivieren lässt oder wenn die Eltern nicht gut kooperieren. Die Prognose ist im Allgemeinen günstig.

Enkopresis

Wie bei der Enuresis können wir zwei Formen unterscheiden:

- eine *primäre (persistierende) Enkopresis*, wenn die Kinder über das 4. Lebensjahr hinaus noch nie sauber waren, und
- eine *sekundäre Enkopresis*, bei der es nach abgeschlossener Sauberkeitserziehung zum erneuten Einkoten kam.

Epidemiologie. Die Häufigkeit der Störung ist natürlich altersabhängig. In der Gruppe der 7- bis 8-jährigen Kinder koten noch 1,5 % ein, wobei das Symptom bei Jungen häufiger (2,3 %) als bei Mädchen (0,7 %) vorkommt.

Rund 1,3 % der 10- bis 12-jährigen Jungen koten noch ein und 0,3 % der gleichaltrigen Mädchen. Enkopresis ist häufig mit Enuresis vergesellschaftet.

Klassifikation. Im multiaxialen Klassifikationsschema nach ICD-10 wird die Enkopresis mit der Ziffer F98.1 der Kategorie „Verhaltens- und emotionale Störungen mit Beginn in der Kindheit und Jugend" zugeordnet. Im DSM-IV stehen die Kategorien 307.7 und 787.6 zur Verfügung.

Klinisches Bild. Das Einkoten geschieht meistens tagsüber, manchmal auch nachts. Vielfach verstecken die Kinder ihre beschmutzte Unterwäsche. Das Einkoten ist oft wahllos über den Tag verteilt, manche Kinder koten auch nach unangenehmen Anlässen ein.

In der Regel legen die Kinder eine merkwürdige Indolenz an den Tag, so dass man den Eindruck hat, die Störung und ihre Folgen berühren sie gar nicht. Auf Befragen geben sie vielfach an, dass sie den Stuhlgang nicht spüren. Häufig werden die Kinder wegen des mit dem Stuhlabsetzen verbundenen Geruchs gemieden, aber auch dies scheint manche von ihnen gar nicht zu stören. Man hat den Eindruck, dass sie das gesamte Störungsbild ausblenden.

Differentialdiagnose. Hier sind organische Erkrankungen, insbesondere ein Megakolon, oder auch neurologische Erkrankungen, die zu Inkontinenz führen können, auszuschließen. Zu jeder Untersuchung eines Kindes mit einer Enkopresis gehören daher eine digitale Untersuchung des Rektums sowie eine sorgfältige neurologische Untersuchung.

Ätiologie und Genese. Bei der *primären* Enkopresis (persistierendes Einkoten) liegt die Ursache häufig in einer allgemeinen Entwicklungsverzögerung, einer Einschränkung der intellektuellen Funktionen oder in Behinderungen verschiedener Art. Vorgeschädigte und psychisch beeinträchtigte Kinder brauchen länger und bedürfen einer intensiveren Reinlichkeitserziehung als gesunde und normal begabte Kinder.

Primäres Einkoten kann aber auch bei normal entwickelten und intelligenten Kindern auftreten. Dann sind häufig eine inkonsistente, zu frühe und zu strenge Reinlichkeitserziehung oder auch seelische Belastungen ein Grund, warum die Kinder nicht zeitgerecht die Darmkontrolle erlernen. Kinder mit primärem Einkoten setzen den Stuhl gewissermaßen zufällig ab, gleichgültig, ob sie zu Hause oder in der Schule sind, ob sie spielen oder einer Leistungssituation ausgesetzt sind.

Bei der *sekundären* Enkopresis, die auftritt, nachdem die Kinder schon einmal sauber waren, liegen in aller Regel belastende Erlebnisse oder akute bzw. chronische Konflikte vor, die dazu führen, dass das Kind auf eine frühere Entwicklungsstufe „regrediert". Die belastenden Ereignisse können dabei sehr vielschichtig sein: Disharmonie in der Familie, Geschwisterrivalität nach Geburt eines jüngeren Geschwisterkindes, psychiatrische Erkrankung eines Elternteils, tätliche Auseinandersetzungen der Eltern untereinander, Misshandlung des Kindes usw.

Sowohl bei der primären als auch bei der sekundären Enkopresis ist der Stuhl von normaler Konsistenz. Bei einkotenden Kindern, deren Stuhl eine abnorme Konsistenz hat (z. B. Diarrhö, Blutbeimengungen), liegt in aller Regel keine Enkopresis vor, sondern eine Erkrankung des Gastrointestinaltrakts, die durch entsprechende Untersuchungen ausgeschlossen werden muss. Es gibt auch Beobachtungen, wonach bei manchen Kindern eine „konstitutionelle Schwäche" vorliegt, die bei Hinzutreten von Belastungsfaktoren wieder zum Einkoten führt (sekundäre

Enkopresis) oder bei der eine Reinlichkeitserziehung von normaler Intensität für die Etablierung einer normalen Darmkontrolle nicht ausreicht.

In *theoretischer Hinsicht* kann die Enkopresis als fehlgeschlagener Lernprozess und/oder als Ausdruck einer emotionalen Störung aufgefasst werden, wobei biologische Faktoren (z.B. Reifungsverzögerung, organische Anomalien) eine wesentliche Rolle spielen können.

Therapie und Prognose. Je nach Bedingungsanalyse für die Entstehung der Störung ist auch die Therapie unterschiedlich. Liegen Anhaltspunkte dafür vor, dass die Beherrschung der Darmfunktion nicht richtig erlernt werden konnte, so muss dieser Vorgang im Rahmen eines verhaltenstherapeutisch ausgerichteten Sauberkeits- und Toilettentrainings nachgeholt bzw. wiedererlernt werden. Ziel der therapeutischen Bemühungen ist das Erreichen eines regelmäßigen, normalen Stuhlgangs. Unterstützt werden kann dieses Vorgehen durch operante Techniken, in deren Rahmen die erfolgreiche Durchführung belohnt wird. Ist die Enkopresis Ausdruck eines emotionalen Konflikts oder einer Beeinträchtigung des Kindes, so empfiehlt sich ein Vorgehen, z.B. eine Spieltherapie, in dem diese Konflikte zusätzlich zu dem Toilettentraining angegangen werden können.

Eine entsprechende Elternberatung ist immer erforderlich.

Sofern keine zusätzlichen Belastungsfaktoren vorliegen und das Kind ansonsten altersentsprechend entwickelt ist, ist die Prognose günstig.

Weiterführende Literatur

Chial, H. J., Camilleri, M., Williams, D. E. et al.: Rumination syndrome in children and adolescents: diagnosis, treatment, and prognosis. Pediatrics 111: 158–162, 2003

Deutsche Gesellschaft für Kinder- und Jugendpsychiatrie, Psychosomatik und Psychotherapie (Hrsg.): Leitlinien zur Diagnostik und Therapie von psychischen Störungen im Säuglings-, Kindes- und Jugendalter. 2. Aufl. Deutscher Ärzte-Verlag, Köln 2003

Ellis, C. R., Parr, T. S., Singh, N. N.: Rumination Prevention and Treatment of Severe Behavior Problems: Models and Methods. Development 1997, pp. 237–252

Gontard, A. von, Lehmkuhl, G.: Pharmakotherapie der Enuresis. Zeitschrift für Kinder- und Jugendpsychiatrie und Psychotherapie 24: 18–33, 1996

Gontard, A. von: Einnässen im Kindesalter: Erscheinungsformen – Diagnostik – Therapie. Thieme, Stuttgart 2001

Gontard, A. von: Enkopresis. Erscheinungsformen – Diagnostik – Therapie. Kohlhammer, Stuttgart 2004

Gontard, A. von, Lehmkuhl, G.: Enuresis. Hogrefe, Göttingen 2009

Gontard, A. von: Enkopresis. Hogrefe, Göttingen 2010

Heger, S., Teyssen, S., Lieberz, K.: Pica – Ursachen und Komplikationen einer wenig bekannten Essstörung. Deutsche medizinische Wochenschrift 126: 1435–1439, 2001

Papoušek, M., Schieche, M., Wurmser, H. (Hrsg.): Regulationsstörungen der frühen Kindheit. Frühe Risiken und Hilfen im Entwicklungskontext der Eltern-Kind-Beziehungen. Huber, Bern 2004

Peschke, N., Roth, M., Reitzle, K., Warnke, A.: Enkopresis: Ein Literaturüberblick von 1988 bis 1998. Zeitschrift für Kinder- und Jugendpsychiatrie und Psychotherapie 27: 267–276, 1999

Quaschner, K., Mattejat, F.: Enuresis und Enkopresis. In: Remschnidt, H. (Hrsg.): Psychotherapie im Kindes- und Jugendalter. Thieme, Stuttgart 1997, S. 305–321

Stein, A., Barnes, J.: Feeding and Sleep Disorders. In: Rutter, M., Taylor, E. (eds): Child and Adolescent Psychiatry. Blackwell Science, Oxford 2002, pp. 754–775

Woolston, J.: Eating and Growth Disorders in Infants and Children. Sage Publications, London 2005

18 Umschriebene Entwicklungsstörungen (Teilleistungsstörungen)

A. Warnke

Umschriebene Lese- und Rechtschreibstörung (Legasthenie)

Diagnose und Klassifikation

Die Lese- und Rechtschreibstörung ist nach ICD-10 (F81.0) den Entwicklungsstörungen schulischer Fertigkeiten zugeordnet. Im DSM-IV existieren die Kategorien 315.00 („Lesestörung") und 315.2 („Störung des schriftlichen Ausdrucks").

Folgende Merkmale sind nach ICD-10 kennzeichnend:

- ein Beginn, der in der Kindheit liegt (spätestens bis zur 5. Schulklasse erkennbare Lese-/Rechtschreibstörung),
- die Annahme einer engen Kopplung mit der biologischen Reifung des zentralen Nervensystems und
- ein stetiger Verlauf ohne Remissionen und Rezidive; d.h. ein Defizit im *Erlernen* des Lesens und Rechtschreibens und nicht der Verlust einer bereits erworbenen Lese-/Rechtschreibfähigkeit.

Die diagnostischen Leitlinien nach ICD-10 (F81.0, F81.1) sind:

- Die Lese-/Rechtschreibstörung macht sich bei der Bewältigung von Alltagsaufgaben, die mit Lesen und Rechtschreiben zu tun haben, sehr nachteilig bemerkbar: Die Schulnote im Deutschen ist mangelhaft oder ungenügend, die Leistung ist geringer bewertet als bei 97% der Schulkinder.
- Anamnestisch sind häufig Entwicklungsstörungen im Bereich des Sprechens oder der Sprache, seltener der Motorik und Visuomotorik feststellbar.
- Begleitend können Unaufmerksamkeit, motorische Unruhe und psychische Störungen bestehen.
- Eine vermehrte schulische und familiäre Förderung führen nicht unbedingt zu notenrelevanten Leistungsverbesserungen.
- Die Lese-/Rechtschreibstörung liegt deutlich unter dem Intelligenzniveau (wenn messbar, liegt die Diskrepanz mindestens bei 1 bis 1,5 Standardabweichungen oder 12 T-Wertpunkten; nach den Forschungskriterien sollte sie mindestens 2 Standardabweichungen betragen).
- Die Lese-/Rechtschreibstörung ist spätestens zum 5. Schuljahr sichtbar geworden.
- Sie ist nicht direkte Folge mangelnder Lerngelegenheiten (z.B. Schulversäumnis, unqualifizierter Unterricht).
- Seh- oder Hörstörungen oder andere neurologische Erkrankungen und primäre psychische Störungen erklären das Lernversagen nicht.

Charakteristischerweise nimmt die Ausprägung der Funktionsbeeinträchtigung mit dem Älterwerden der Kinder ab, obgleich bei vielen Betroffenen die umschriebenen Lernschwierigkeiten bis in das Erwachsenenalter hinein verbleiben.

Das Erlernen des Lesens und Rechtschreibens ist unzureichend trotz hinreichender allgemeiner Intelligenz und normaler familiärer und schulischer Unterrichtung. Das Versagen ist auch nicht durch eine primäre psychische Erkrankung, eine „klassische" neurologische Störung oder Behinderung oder Sinnesstörung (Seh- oder Hörstörung) erklärbar. Die Lese- und Rechtschreibschwäche beeinträchtigt die betroffene Person wesentlich in der Bewältigung von Alltagsaufgaben, bei denen Lese- und Schreibfertigkeiten verlangt werden. Im standardisierten Lese- und Rechtschreibtest entsprechen die Leistungen nicht der Altersnorm, der Schulbildung und dem Intelligenzniveau.

Der Begriff der Entwicklungsstörung entspricht weitgehend dem der Teilleistungsstörung. Im Zusammenhang mit der Lese- und Rechtschreibstörung lassen sich „basale Teilleistungsstörungen" feststellen, wie z.B. Beeinträchtigungen der Lautdiskrimination, der Buchstaben-Laut-(Graphem-Phonem-)Zuordnung, der Gedächtnisfunktion für sprachliche Inhalte, der seriellen Reizverarbeitung, der Visuomotorik oder des Verarbeitungstempos. Teilleistungsstörungen beinhalten Leistungsminderungen einzelner Faktoren oder Glieder (z. B. unzureichende akustische Differenzierung der Laute „a", „o", „u") innerhalb eines funktionellen Systems (z. B. der Sprache), das zur Bewältigung einer bestimmten Anpassungsaufgabe (z. B. sprachliche Verständigung) erforderlich ist. In diesem Sinne ist die Entwicklungsstörung des Lesens und Rechtschreibens eine Teilleistungsstörung.

Epidemiologie

Die Prävalenzwerte für Lese- und Rechtschreibstörungen sind gemäß epidemiologischer Studien bei 4–7 % anzunehmen. Bei Inanspruchnahmepopulationen von Schülern zwischen 6 und 18 Jahren in kinder- und jugendpsychiatrischen Einrichtungen sind 8–12 % von umschriebener Lese-/Rechtschreibstörung (Legasthenie) betroffen. Am häufigsten wird die Diagnose bei 8- bis 12-jährigen Schülern gestellt.

Eine familiäre Häufung der Lese-/Rechtschreibstörung ist zu beobachten, sie tritt bei Verwandten ersten Grades wahrscheinlicher auf als in der Allgemeinbevölkerung. Sowohl von den Geschwistern als auch den Eltern eines Kindes mit Legasthenie sind jeweils etwa 40 % selbst von einer Lese-/Rechtschreibstörung betroffen. Die Lese-/Rechtschreibstörung kommt grundsätzlich in allen sozialen Schichten vor. Sie wirkt sich allerdings insbesondere dann nachteilig aus, wenn die familiären Ressourcen zur Unterstützung des betroffenen Kindes unzureichend sind. Jungen erscheinen in der klinischen Praxis signifikant häufiger lese-/rechtschreibschwach (60–80 %) als Mädchen. Nach genetischen Befunden ist diese Geschlechterrelation weniger ausgeprägt.

Diagnostik

Die Symptomatologie ist diagnostisch richtungsweisend. Die *Lesestörung* ist durch Auffälligkeiten gekennzeichnet, die in Tab. 18.**1** aufgeführt sind.

Das Leseverständnis kann zusätzlich beeinträchtigt sein, und das Gelesene kann oft nur schlecht wiedergegeben werden.

Die *Rechtschreibfehler* sind – ebenso wie die Lesefehler – vom schulischen Entwicklungsstand des Kindes abhängig. Folgende in Tab. 18.**2** dargestellten Fehlerformen sind in der Regel zu finden (vgl. Abb. 9.**4**, Abb. 18.**1**, Abb. 18.**2**).

Begleitstörungen sind häufig und erschweren die Problematik. Bei 60–80 % der Kinder finden sich bereits im Vorschulalter Schwächen in der Sprachentwicklung. Störungen der „phonologischen Bewusstheit" sind häufig (s. Ätiologie und Genese). Bei etwa 10 % der Kinder sind auch Besonderheiten der visuellen Informationsverarbeitung feststellbar. Hinzu kommen häufiger Aufmerksamkeitsstörungen, Hyperaktivität und Impulsivität. Auch graphomotorische Schwierigkeiten sind zu beachten (Abb. 18.**3**).

Die klinische Diagnostik der Primärsymptomatik der Lese-/Rechtschreibstörung ist aus Tab. 18.**3** zu ersehen.

Tab. 18.**1** Auffälligkeiten bei der Lesestörung.

Auffälligkeiten bei der Lesestörung
• Auslassen, Ersetzen, Verdrehen oder Hinzufügen von Worten oder Wortteilen
• Verlangsamtes Lesetempo
• Startschwierigkeiten beim Vorlesen, langes Zögern und Verlieren der Zeile im Text
• Betontes Zusammenlesen einzelner Buchstaben bzw. Laute (Phoneme)
• Ungenaues Betonen beim lauten Vorlesen
• Vertauschen von Wörtern im Satz oder von Buchstaben (Lautfolgen) in den Wörtern

Tab. 18.**2** Fehlerformen bei Rechtschreibfehlern.

Fehlerformen bei Rechtschreibfehlern
• Reversionen (Verdrehungen von Buchstaben im Wort: b-d, p-q)
• Reihenfolgefehler (Umstellungen von Buchstaben im Wort)
• Auslassungen von Buchstaben oder Wortteilen
• Einfügungen von falschen Buchstaben oder Wortteilen
• Regelfehler (z. B. Dehnungsfehler: „ir" anstatt „ihr"; Fehler in Groß- und Kleinschreibung)
• Wahrnehmungsfehler (Verwechslung von d-t, g-k)
• Fehlerinkonstanz: Ein- und dasselbe Wort wird auch nach intensiver Übung immer wieder unterschiedlich fehlerhaft geschrieben (vgl. Abb. 18.**1**).

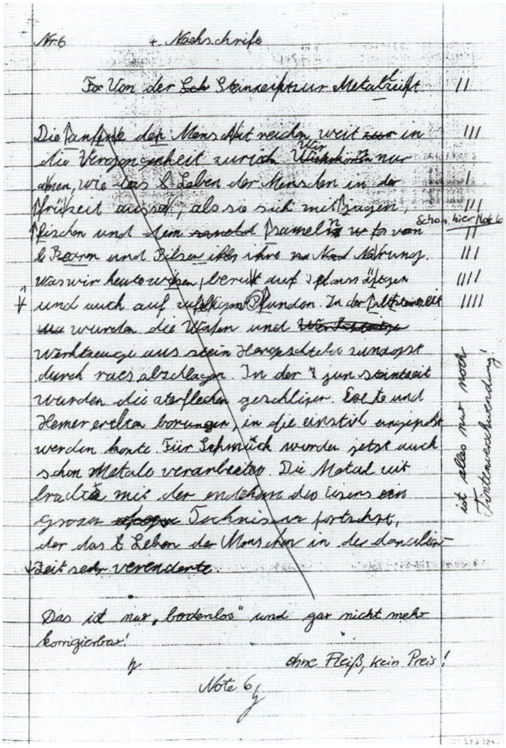

Abb. 18.1 Schüler der 5. Klasse Hauptschule mit Legasthenie (IQ im Normbereich, Rechtschreibtestwert 0,5%). Stationäre Einweisung wegen Suizidalität, Einnässen, Einkoten, Schulangst.

Tab. 18.3 Diagnostik der Legasthenie, Primärsymptomatik (nach Niebergall 1987; Warnke et al. 2007).

Diagnostik der Legasthenie, Primärsymptomatik
• Zahlendiktat • Buchstabendiktat • Abschreiben von Wörtern und Texten • Zahlenlesen • Buchstabenlesen • Leseprobe (Wörter, Text; oft verlangsamt, stockend, falsch) • Lautieren von Wörtern • Schreiben von Wörtern (fehlerhaft, gestört)
Zusätzlich:
• Intelligenzdiagnostik • Lese- und Rechtschreibtests • Ärztliche Untersuchung (Sinnesbehinderungen; neurologische Erkrankungen; apparative und Labordiagnostik) • Anamnese (Eigen- und Familienanamnese)

Mit Lese- und Rechtschreibtests lässt sich das Lese-/Rechtschreibniveau einschätzen (s. „Testpsychologische und neuropsychologische Untersuchung“). Die Intelligenzdiagnostik ist unverzichtbar. Orientierend sollten eine Sprachentwicklungsdiagnostik sowie Diagnostik der motorischen Entwicklung, der Visuomotorik und der Konzentration erfolgen. Die internistische und neurologische Untersuchung einschließlich des EEG, Prüfung des Sehens und des Hörens lassen organische Ursachen überprüfen. Regelhaft empfiehlt sich ein augenärztliches und pädaudiologisches Konsil.

Für die Gewährung von Eingliederungshilfe nach §35a SGB VIII (Kinder- und Jugendhilfegesetz) sollte der Prozentrang im Rechtschreib- bzw. Lesetest nicht größer als 10 bis 15 sein. (Der Prozentrang bedeutet, dass 90 bzw. 85% der Schüler mit vergleichbarem Beschulungsstand bessere Rechtschreib- und Leseleistungen haben als der untersuchte Patient.) Die Diskrepanz zwischen höherem IQ-Wert und niedrigerem Lese-Rechtschreib-Prozentrang sollte mindestens 1,2 Standardabweichungen betragen (T-Wert-Differenz von ≥12). Nach ICD-10 setzt die Diagnose voraus, dass der Intelligenzquotient >70 ist.

Differentialdiagnostisch sind auszuschließen:

- Lese- und Rechtschreibstörungen aufgrund einer neurologischen Erkrankung (zerebrale Bewegungsstörung, Epilepsie), Sinnesfunktionsstörungen (Seh- oder Hörstörung);
- Verlust einer bereits erworbenen Lesefähigkeit (Dyslexie ICD-10: R 48.0), Rechtschreibfähigkeit (Dysgraphie ICD-10: R 48.8) aufgrund einer erworbenen zerebralen Schädigung;
- Lese-/Rechtschreibschwäche infolge psychiatrischer Störungen (z.B. Hyperkinetisches Syndrom);
- Lese-/Rechtschreibversagen infolge mangelnder Unterrichtung (Analphabetismus: ICD-10: Z 55.x).

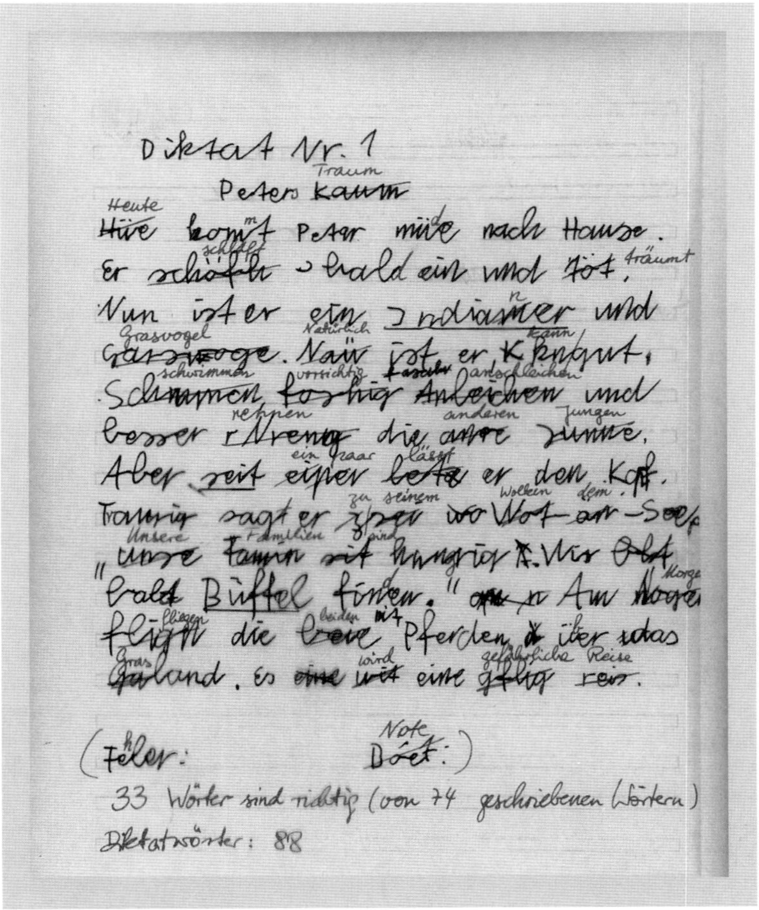

Abb. 18.2 Schriftbild eines Jungen mit Legasthenie.

Ätiologie und Genese

Die Lese-/Rechtschreibstörungen sind ein heterogenes Syndrom, dem eine Polyätiologie entspricht. Qualitäten des schulischen Unterrichts und andere psychosoziale Bedingungen kindlichen Lernens spielen in der Genese der Legasthenie eine Rolle, ohne als kausal gelten zu können. Die Erklärungsansätze beinhalten genetisch und nicht genetisch bestimmte Besonderheiten der zentralnervösen Informationsverarbeitung (Abb. 18.**4**, Abb. 18.**5**).

Genetische Einflüsse

Familienuntersuchungen sprechen für einen polygenen Erbgang. Geschwister eines Kindes mit Legasthenie sind zu 38,5–61,9%, Eltern zu 26–49,0% betroffen. Die Konkordanz ist bei eineiigen Zwillingen gegenüber zweieiigen Zwillingen signifikant erhöht. Nach molekulargenetischen Untersuchungen sind Komponenten, die für das Beherrschen des Lesens und Rechtschreibens wesentlich sind, auf den Chromosomen 6 und 15 genetisch verankert sind, sehr wahrscheinlich auch auf den Chromosomen 1, 2, 3, 6, 11 und 18. Einige Genorte sind identifiziert. Für mehrere dieser Gene ist aus Tierversuchen zu schließen, dass sie während der Fetalzeit die Ausreifung von Hirnrindenstruktur steuern. Anzunehmen ist, dass sich die genetischen Dispositionen sowohl auf hirnstrukturelle als auch auf hirnfunktionelle Korrelate zentralnervöser Informationsverarbeitung, die für den Schrift-/Spracherwerb relevant ist, auswirken. In welcher Weise dies geschieht, ist noch unbekannt.

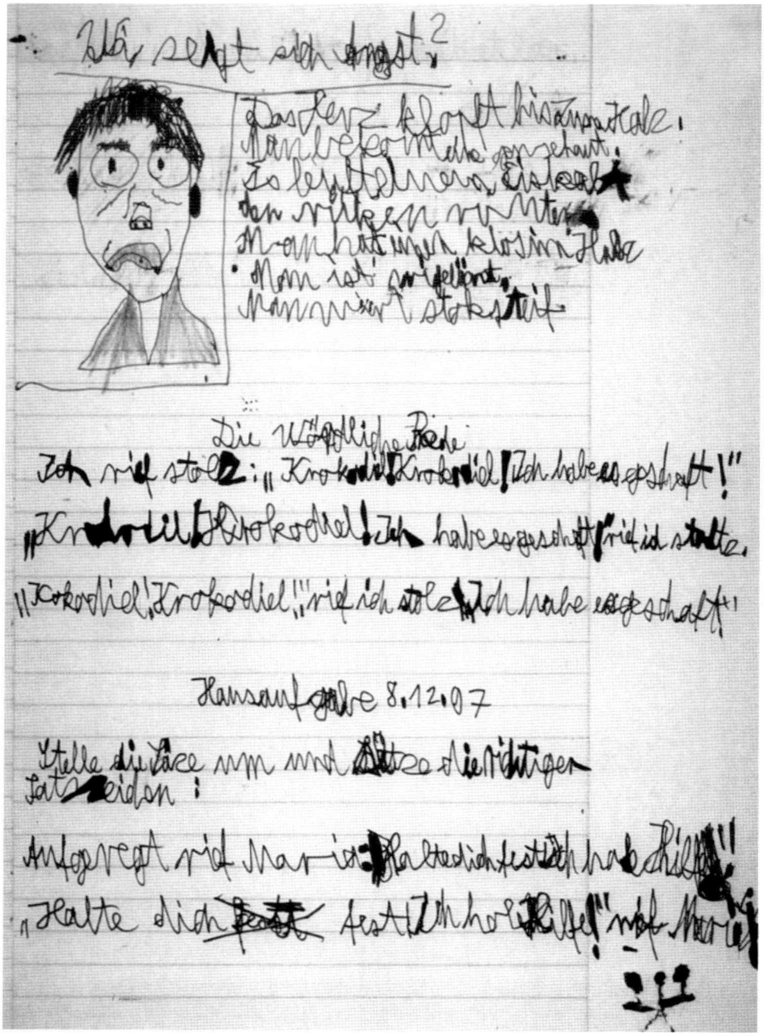

Abb. 18.3 Schwergradige graphomotorische Störung (und Legasthenie).

Hirnstrukturelle Korrelate

Hirnanatomische und neurohistologische Postmortem-Untersuchungen und genetische Studien unterstützen die Hypothese, dass bei Personen mit Lese-/Rechtschreibstörungen Besonderheiten der hirnanatomischen Symmetrieentwicklung wie auch kortikale Veränderungen der Zellstrukturen vorliegen können. Besonderheiten der Symmetrieentwicklung fanden sich im Bereich des Planum temporale (Region von Relevanz für die sprachliche Informationsverarbeitung) und des Planum parietale. Auch fanden sich Abweichungen im Bereich des Corpus callosum, sodass auch an Besonderheiten der interhemisphärischen Informationsverarbeitung gedacht wird. Die Befunde konnten durch bildgebende Verfahren nicht immer repliziert werden. Bislang ist ein „hirnanatomischer Ort" der Lese-/Rechtschreibstörung nicht gesichert. Allerdings ist in der linken Hirnhälfte die Region des Gyrus angularis und supramarginalis („Lese- und Rechtschreibzentrum") in den Mittelpunkt des Interesses gerückt, weil dort die Übersetzung visueller Informationen in sprachliche Informationen stattfindet. Die anatomisch-histologischen Hinweise auf eine neurobiologische Begründung der Lese-/Rechtschreibstörungen werden durch die Befunde zu den hirnfunktionellen Korrelaten gestützt.

Abb. 18.**4** Modell zu Störungen der visuellen Informationsverarbeitung (nach Warnke u. Schulte-Körne 2007 sowie Schulte-Körne, 2002, S. 22).

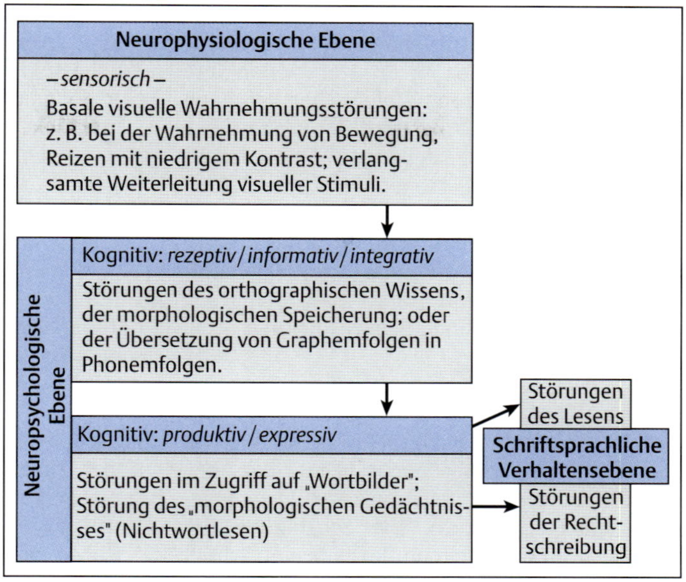

Abb. 18.**5** Modell zu Störungen der akustisch/lautlichen Informationsverarbeitung (nach Warnke u. Schulte-Körne 2007 sowie Schulte-Körne, 2002, S. 15).

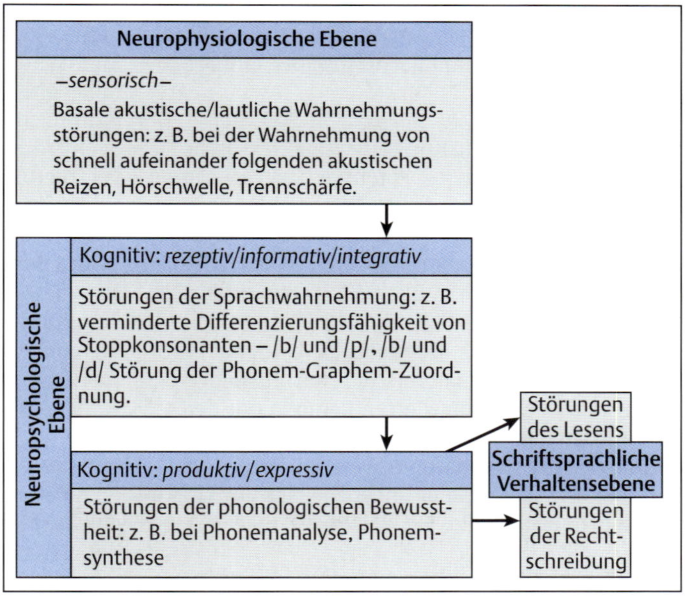

Hirnfunktionelle Korrelate

Neurometabolische Korrelate. Mit den bildgebenden Verfahren (funktionelles Magnetresonanztomogramm: fMRT; Positronemissionstomogramm: PET) ließen sich spezifische Muster zentralnervöser Aktivierung bei Personen mit Lese-/Rechtschreibstörung wahrscheinlich machen. Die bisherigen neurohistologischen Befunde im Bereich der Sehbahn (z. B. relatives Überwiegen von kleinen Zellen im Geniculus lateralis) fanden ihre Entsprechung in Besonderheiten (geringere Aktivierung) des „magnozellulären visuellen Subsystems" bei Erwachsenen mit Lese-/Rechtschreibstörung, wenn sie sich bewegende Lichtpunkte betrachteten. Das magnozelluläre System hat Bedeutung für die Bewegungswahrnehmung. Andererseits haben die anatomischen Befunde in Sprachregionen ihre Entsprechung in neurophysiologischen Befunden zur Hirnaktivierung (z.B. Durchblutungsrate) bei sprachlichen Aufgabenstellungen. So ist anzunehmen, dass bei Personen mit Lese-/Rechtschreibstörung die funktionelle Verbindung zwischen anterioren und posterioren Spracharealen wie etwa der Wernicke-Region (Sprachverständnis) und Broca-Region (motorische Steuerung der Sprache) funktionell beeinträchtigt sein könnte.

Bei Schädigung des Gyrus angularis (Area 39) können Wörter nicht mehr gelesen und auch einzelne Buchstaben nicht mehr erkannt werden (verbale Alexie, literale Alexie). Diese Personen können Worte abschreiben, jedoch das Abgeschriebene nicht lesen. Die Schädigung des benachbarten Gyrus circumflexus beeinträchtigt die Rechtschreibfähigkeit (Agraphie). In Analogie zu diesen Defektsyndromen ist anzunehmen, dass Entwicklungsstörungen dieser lese- und schriftsprachrelevanten Areale zu Defiziten im Erlernen des Lesens und Rechtschreibens führen könnten.

Elektrophysiologische Korrelate. Hirnelektrische Befunde (EEG, evozierte Potentiale) verweisen u.a. auf Auffälligkeiten der hirnelektrisch messbaren Informationsverarbeitung links zentro-temporo-parieto-okzipital. Solche lokalen Besonderheiten, ableitbar über Skalp-Elektroden, lassen nur hypothetisch Schlüsse auf die Lokalisation im Gehirn zu. Dennoch ist bemerkenswert, dass die hirnanatomischen, hirnhistologischen, stoffwechselkorrelierten Befunde mit den hirnelektrischen Korrelaten auf Regionen der dominanten Hemisphäre verweisen, die für die Verarbeitung sprachlicher und visueller Informationen bedeutsam sind.

Neuropsychologische Korrelate. Zwei Erklärungsansätze dominieren: Eine Hypothese besagt, die Lese-/Rechtschreibstörung sei Ausdruck einer Störung sprachlicher Informationsverarbeitung, eine zweite Hypothese, sie sei das Resultat von gestörter visueller Informationsverarbeitung. Kein Zweifel besteht daran, dass die sprachliche Informationsverarbeitung sehr häufig bei Personen mit Lese-/Rechtschreibstörung beeinträchtigt ist. 60–80% der betroffenen Personen haben Sprachentwicklungsstörungen (z.B. Wortfindungsstörungen, Dysgrammatismus, Schwächen im sprachlichen Gedächtnis). Prognostisch aussagekräftig sind Schwächen in der phonologischen Bewusstheit. Dies betrifft Schwierigkeiten, Worte in ihre lautlichen Teile zu zerlegen (S/O/N/N/E) und Laute (Phoneme: den Laut „a") den Schriftzeichen (Graphemen: dem Buchstaben „a") zuzuordnen, Reime zu erkennen und Laute zu unterscheiden. Bei 5–10% der lese-/rechtschreibschwachen Personen werden Besonderheiten der visuellen Informationsverarbeitung vermutet. Es kann aber auch sein, dass sowohl sprachliche als auch visuelle Informationsverarbeitungsvorgänge normal ablaufen und lediglich der Übersetzungvorgang zwischen visuell-schriftsprachlichen Informationen (gedrucktes Wort) in akustisch-verbalsprachliche Informationen (gehörtes Wort) gestört ist.

Neben diesen wesentlichen Erklärungsansätzen werden zusätzlich diskutiert:
- gestörter Aufbau funktioneller Hemisphärendominanz,
- gestörte Sehfunktionen (wahrscheinlich sekundär: okulomotorische Auffälligkeiten, Auffälligkeiten der Seh-Trennschärfe),
- Störungen der Aufmerksamkeit,
- Beeinträchtigungen in der sequenziellen Reizverarbeitung,
- Verlangsamung des Tempos zentralnervöser Informationsverarbeitung,
- Schwächen des sprachabhängigen Gedächtnisses, die sich als Wortfindungsstörungen, verlangsamtes sprachliches Erinnern oder als ungenügende Wiederholungsstrategien bemerkbar machen.

Therapie

Die Behandlung umfasst:
- die Beratung des Schülers mit Lese-/Rechtschreibstörung, seiner Eltern und der Lehrkräfte;
- systematische Übungen zum Erlernen des Lesens und Rechtschreibens;
- psychotherapeutische Maßnahmen zur Stützung kompensatorischer Fertigkeiten und ggf. zur Behandlung psychischer Begleitstörungen;
- die Beratung hinsichtlich sozialrechtlicher Hilfen (zum Schulrecht, zur Eingliederungshilfe des Kinder- und Jugendhilfegesetzes nach § 35a SGB VIII).

Tab. 18.**4** Behandlungsmaßnahmen bei Lese-/Rechtschreibstörung.

Behandlungsmaßnahmen bei Lese-/Rechtschreibstörung
• Erklärung der Diagnose für Kind, Eltern und Lehrer • Absprache der Hilfemaßnahmen mit Eltern und Lehrern • Sicherstellung schulischer Unterstützung (Förderkurse, Rücksichtnahme bei der Benotung, ggf. Befreiung von der Benotung von Rechtschreib- und Lesefehlern, insbesondere im Deutschen und bei Fremdsprachen, entsprechend den kultusministeriellen Verordnungen der Bundesländer) • Vermeidung von Bloßstellung und Bestrafung • Spezifische Übungsbehandlung im Lesen und Rechtschreiben • Behandlung psychischer Begleitstörungen • Stärkung der Lernfreude, Abbau von Versagensängsten in Lernsituationen; Erlernen von Techniken der Fehlerkontrolle und Selbstbestärkung • Einübung von Bewältigungsstrategien (Wie reagiere ich auf schlechte Noten oder Hänseleien?) • Behandlung von Schulängsten, depressiver Entwicklung und anderen psychischen Begleitstörungen

Die Lese-/Rechtschreibförderung beinhaltet die in Tab. 18.**4** aufgelisteten Komponenten.

Die Übungsbehandlung sollte die in Tab. 18.**5** aufgeführten Schwerpunkte haben.

Tab. 18.**5** Schwerpunkte der Übungsbehandlung bei Lese-/Rechtschreibstörung.

Schwerpunkte der Übungsbehandlung bei Lese-/Rechtschreibstörung
• Die Behandlung sollte so früh wie möglich, etwa ab Mitte der 2. Klasse, erfolgen. Die Einzeltherapie ist vorrangig. Möglichst 1–2 Wochenstunden. • Das Üben des Lesens und Rechtschreibens ist ausschlaggebend. In der Regel geschieht dies mit einem „analytisch-synthetischen Unterrichtsansatz“: Es werden Einzelbuchstaben und Silben eingeführt, um dann die Synthese von Buchstaben und Silben zu Wörtern zu vollziehen, und umgekehrt, um Wörter in ihre Silben und Einzellaute zu zerlegen. • Beachtung des Prinzips der Lautschrift, Lautbildung, Lautunterscheidung, der Assoziation von Laut/Buchstabe sowie die Analyse und Synthese des Wortes als Lautgebilde. So beginnt das Training in der Regel mit dem Lesen und dann dem Rechtschreiben lautgetreuer Wörter, mit zweibuchstabigen zu mehrbuchstabigen Wörtern fortschreitend. • Verwendung von rhythmischen Hilfen, Symbolen und auch Handzeichen. • Korrektur der sich wiederholenden Fehler. • Lesen und Schreiben von Sätzen, sinnverstehendes Lesen und Schreiben von Texten. • Vermittlung von Rechtschreibregeln und Ausnahmen der Orthographie. • Einsatz von rechnergesteuerten Lese- und Rechtschreibprogrammen. • Ständige Bestärkung des Kindes in seinen Lernfortschritten. • Beachtung von Begleitstörungen der Sprache, Motorik, Visuomotorik oder Konzentration. So ist etwa die Behandlung des Hyperkinetischen Syndroms u. U. auch medikamentös mit Stimulanzien sehr hilfreich.

Verlauf und Prognose

Verlauf und Prognose der Primärsymptomatik (Lese- und Rechtschreibstörung) und der psychosozialen Begleiterscheinungen sind zu unterscheiden.

Primärsymptomatik

Die Lese- und Rechtschreibstörung stärkeren Schweregrades ist nur selten ganz zu normalisieren. Schüler, die in der 1. und zu Beginn der 2. Klasse zu den schwächsten Lesern gehören, sind dies in der Regel auch in der 8. Klasse, sodass sie am Ende der Pflichtschulzeit in etwa den Leistungsstand der 2. Grundschulklasse erreichen. Absolut gesehen verbessern sich also die Leseleistungen, und die Lesefähigkeit wird meistens erworben, allerdings sind Fehler noch relativ häufig und das Tempo verlangsamt. Ausgeprägter bleiben Schwächen in der Rechtschreibung. Nur etwa 25 % der lese- und rechtschreibschwachen Grundschüler gelangen zu altersgemäßen Rechtschreibleistungen in der Grundschulzeit.

Psychische, schulische, berufliche Entwicklung und soziale Integration

Schüler mit Lese-/Rechtschreibstörung haben bis zum Jugendalter ein höheres Risiko, emotionale Störungen zu entwickeln. Im Vergleich zu Kindern und Jugendlichen mit Lernbehinderung und Kindern mit Sprachentwicklungsstörungen sind lese- und rechtschreibschwache Schüler im Alter von 8, 13, 18 und auch 25 Jahren stärker psychisch belastet (43,2% mit 8 Jahren, 34,4% mit 18 Jahren bei epidemiologischer Stichprobe). Insbesondere Schüler mit Lese-/Rechtschreibstörung, die aus sozioökonomisch schwachen Familien kommen, sind gefährdet, im Jugendalter straffällig zu werden. Im Alter von 25 Jahren waren 26% der im Alter von 8 Jahren als lese-/rechtschreibschwach diagnostizierten Schüler arbeitslos (Kontrollgruppe 4%). Schulabbrüche und niedrigere Berufsausbildung korrelieren mit dem Schweregrad der Lese-/Rechtschreibstörung.

Zu beachten ist, dass bei einem Teil der Schüler mit Lese-/Rechtschreibstörung bereits im Vorschulalter vermehrt psychische Auffälligkeiten bestanden haben und häufiger psychosoziale Belastungen vorliegen. Kinder mit Teilleistungsstörungen im motorischen und sprachlichen Bereich sollten nach der Einschulung hinsichtlich ihrer Schriftsprachentwicklung aufmerksam beobachtet werden. Symptome von Schulangst (wie z. B. Kopfschmerzen, Bauchschmerzen, Übelkeit im Zusammenhang mit schulischen Belastungen), Motivationsprobleme (Lernunlust) und emotionale Beeinträchtigungen (depressive Entwicklung, Versagensängste), Aufmerksamkeitsstörungen im schulischen Unterricht und bei den Hausaufgaben, Hausaufgabenkonflikte und Störungen des Sozialverhaltens sollten insbesondere im Grundschulalter an Lese- und Rechtschreibstörungen denken lassen.

Rechenstörung

Definition und Klassifikation

Die „Rechenstörung“ ist als „Entwicklungsstörung schulischer Fertigkeiten“ gemeinsam mit der „Lese- und Rechtschreibstörung“ den „umschriebenen Entwicklungsstörungen“ zugeordnet. Daher sind grundsätzlich die gleichen klassifikatorischen Kriterien gültig, die für die Lese-/Rechtschreibstörung beschrieben sind (s. Abschnitt zu Lese- und Rechtschreibstörung).

Die Rechenstörung beinhaltet nach ICD-10 (F81.2) „eine umschriebene Beeinträchtigung von Rechenfertigkeiten, die nicht allein durch eine allgemeine Intelligenzminderung oder eine eindeutig unangemessene Beschulung erklärbar ist. Das Defizit betrifft die Beherrschung grundlegender Rechenfertigkeiten wie Addition, Subtraktion, Multiplikation und Division, weniger die höheren mathematischen Fertigkeiten ... Die Rechenleistung des Kindes muss eindeutig unterhalb des Niveaus liegen, welches aufgrund des Alters, der allgemeinen Intelligenz und der Schulklasse zu erwarten ist. Dies wird am besten auf der Grundlage eines standardisierten Einzeltests zur Rechenfertigkeit beurteilt ...“.

Im DSM-IV wird die Rechenstörung unter der Kategorie 315.1 verschlüsselt.

Epidemiologie

Für die Rechenstörung sind die Prävalenzraten im Grundschulalter unzureichend durch Studien belegt. Die wenigen Untersuchungen sprechen für Quoten zwischen 4 und 6%, wobei wahrscheinlich Mädchen häufiger betroffen sind. Bemerkenswert ist die relativ häufige Verknüpfung von Rechenstörung mit Lese-/Rechtschreibstörung. Wahrscheinlich liegen bei etwa 2,7% der Schüler im Grundschulalter Lese- und Rechtschreibstörung und Rechenstörungen gemeinsam vor.

Diagnose und Differentialdiagnose

Die Symptomatik der Rechenstörung zeigt sich in:

- Schwierigkeiten in der Zahlensemantik: Rechenoperationen werden nicht verstanden (z. B. mehr/weniger, ein Vielfaches von, ein Teil von einem Ganzen); die Menge wird nicht erfasst und Mengenzuordnungen gelingen nicht.
- Der sprachliche Umgang mit Zahlen ist mangelhaft: z. B. fehlerhaftes Zählen, Schwächen im „Einmaleins“; Textaufgaben können schlecht in mathematische Symbole umgewandelt werden.
- Das arabische Stellenwertsystem, syntaktische Regeln und Rechenprozeduren werden mangelhaft erworben: Addition, Subtraktion, Mul-

tiplikation, Division gelingen unzureichend; das Einordnen von „Einer-", „Zehner-" oder „Hunderter-Stellen" misslingt; der Zehnerübergang wird nicht bewältigt.
- Eine Zahl kann nicht in eine andere Kodierung übertragen werden: Eine arabische Ziffer („5") kann nicht in eine analoge Menge („5 Äpfel") übersetzt werden.
- Aufmerksamkeitsschwächen: Ziffern werden fehlerhaft abgeschrieben, eine „behaltene Zahl" wird beim Addieren fehlerhaft übertragen, Rechenzeichen bleiben unbeachtet oder werden falsch geschrieben.

Die Rechenstörung wird in der Regel bis zur 2. und 3. Grundschulklasse erkennbar, bei höher intelligenten Kindern gelegentlich erst im 5. Schuljahr.

Die Diagnostik der Rechenstörungen entspricht weitgehend dem Verfahren bei Lese- und Rechtschreibstörungen. Zu überprüfen sind die in Tab. 18.**6** aufgelisteten Punkte.

In der ersten Grundschulklasse sollen Additions- und Subtraktionsaufgaben im Zahlenraum bis 20, in der zweiten Klasse bis 100 (einschließlich Multiplikations- und Divisionsaufgaben), in der dritten Klasse bis 1000 (mit Erwerb schriftlicher Methoden beim Zahlenrechnen) und in der vierten Klasse bis über 1 000 000 erlernt werden. Häufig bestehen Schwierigkeiten beim Überschreiten der Zehnerübergänge. Rechenschwache Schüler *scheitern in der Regel darin, mit den Mengen bzw. Zahlen durch bloßes Vorstellen* zu rechnen.

Der Schweregrad der Rechenschwäche lässt sich unabhängig vom schulischen Notenstand

Tab. 18.**6** Diagnostik der Rechenstörung.

Diagnostik der Rechenstörung
• Zählfertigkeiten (Abzählen und Rückwärtszählen) • Transkodieren (Übertragen von Zahlen aus der Wortform in die arabische Ziffer und umgekehrt) • Vergleichen der Größe verschiedener Zahlen • Einschätzung von Mengen • Zuordnen von Zahlen zu analogen Repräsentationen, wie z. B. einem Zahlenstrahl • Kopfrechenfertigkeiten in den Grundrechenarten und bei Textaufgaben • Schriftliches Addieren, Subtrahieren, Multiplizieren und Dividieren

durch standardisierte Rechentests einschätzen. Bei der Diagnose werden die Diskrepanzkriterien, wie sie bei der Lese-/Rechtschreibstörung beschrieben sind, vorausgesetzt: Die Note im Rechnen lautet „mangelhaft". Die Diskrepanz zwischen dem Abschneiden in einem Rechentest und einem Intelligenztest soll 12 T-Wertpunkte betragen. Das Intelligenzniveau darf nicht unter einem IQ von 70 liegen.

Differentialdiagnostisch sind auszuschließen:
- Rechenstörungen aufgrund einer neurologischen Erkrankung oder Sinnesstörung;
- Verlust einer bereits erworbenen Rechenfertigkeit (Dyskalkulie ICD-10: R 48.8);
- Rechenschwäche infolge einer psychiatrischen Störung (z. B. eines Hyperkinetischen Syndroms);
- Rechenstörung infolge mangelnder Unterrichtung.

Ätiologie und Genese

Die Ätiologie der Rechenstörung ist noch ungeklärt. Ähnlich wie die Erklärungsmodelle zur Lese- und Rechtschreibstörung wird auch bei der Rechenstörung vorrangig ein pathogenetisch bedeutsamer Zusammenhang mit Besonderheiten der sprachlichen Informationsverarbeitung gesehen und somit wiederum der linken Hemisphäre bzw. dominanten Hirnhälfte eine kausale Bedeutung beigemessen. So sind z. B. Zählen und rechnerisches Gedächtnis sprachlich gebunden (z. B. eins, zwei, drei ...). Die Rechenstörungen lassen sich jedoch nicht auf psycholinguistische Komponenten reduzieren; durchaus nicht immer sind sprachliche Entwicklungsstörungen mit Rechenstörungen assoziiert. Zweifellos spielen auch Komponenten der visuellen Informationsverarbeitung eine Rolle, wie z. B. die visuelle Repräsentation arabischer Ziffern und die visuellräumliche graphische Darstellung der Zahlen (z. B. „Zahlenstrahl" wie bei Metermaß). Schließlich sind konzeptuelle und rechenstrategische Komponenten wichtig. So entwickelt sich die Fähigkeit, Zahlen zu benennen, zeitlich früher als die Fähigkeit, den Zahlennamen auch entsprechende Mengen zuzuordnen (z. B. der Zahl 5 der Menge von 5 Fingern). So wird dem Mengenbegriff eine eigene Bedeutung im Zusammenhang mit den Rechenstörungen zugemessen. Kinder im Schulalter benutzen gewöhnlich keine einheitliche Rechenstrategie etwa bei Additionsaufgaben, sondern durchaus unterschiedliche. Dabei spielen linguistische Fertigkeiten, aber auch die Fähigkeit zu räumlicher Vorstellung bei Zählvorgängen eine Rolle (z.B. „Die 5 ist von der 50 weiter entfernt als von der 10"). Rechenstrategien sind beeinflusst von Aufmerksamkeit, Gedächtnisspanne und Tempo der Informationsverarbeitung.

Die ätiologischen Erklärungsansätze führten zu der Annahme von Subgruppen. Dazu gehören Kinder, die sowohl eine Rechenstörung als auch eine Lese-/Rechtschreibstörung haben. Unter den Kindern mit Rechenstörung ohne Lese-/Rechtschreibstörung finden sich solche mit Defiziten in der visuell-räumlichen und taktilen Wahrnehmung sowie der psychomotorischen Koordination, sodass auch Besonderheiten rechtshemisphärischer Funktionen als erklärungsrelevant angenommen werden („nicht-verbale Rechenstörung"). Kinder, die sowohl eine Lese-/Rechtschreibstörung als auch eine Rechenstörung haben, sollen darüber hinaus auch linguistische und Gedächtnisdefizite haben. Dabei scheinen jedoch Geschlechtsvariablen eine Rolle zu spielen. Jungen scheinen eher räumliche Rechenstrategien zu bevorzugen.

Verschiedene Hirnregionen sind bei Rechenoperationen beteiligt. Zahlen werden auditorisch-verbal (eins, zwei, drei ...), visuell-ziffern-graphisch (1, 2, 3 ...) und als Menge (3 = III) „kodiert".

Therapie

Die Ansatzpunkte der Behandlung sind:

- Beratung von Kind, Eltern und Lehrern; sie erfolgt meist ambulant;
- Erklärung der Diagnose;
- systematische Übungsbehandlung des Rechnens;
- Psychotherapie dann, wenn neben der Rechenstörung psychische Begleitstörungen bestehen und kompensatorische Fertigkeiten bei bleibender Rechenschwäche zu erlernen sind;
- sozialrechtliche Hilfestellung, schulrechtliche Beratung und Eingliederungshilfe.

Die Therapie beinhaltet im Einzelnen die in Tab. 18.**7** aufgeführten Maßnahmen.

Evaluationsstudien zur Behandlung der Rechenstörungen gibt es kaum.

Verlauf und Prognose

Zu Verlauf und Prognose gibt es nur sehr wenige Studien. Wahrscheinlich kann im Alter zwischen 8 und 12 Jahren nur ein Drittel der betroffenen Schüler die Rechenstörung überwinden. In einer klinischen Stichprobe haben 6 von 10 Kindern mit Rechenstörungen entweder die Klasse wiederholen oder die Sonderschule für Schüler mit Lernbehinderung besuchen müssen. Mit dem Älterwerden nehmen offensichtlich die visuomotorischen Begleitstörungen ab. Bei Jungen scheinen sich mit der Rechenstörung häufiger expansive Verhaltensschwierigkeiten (z.B. Hyperkinetisches Syndrom, Disziplinschwierigkeiten), bei Mädchen eher introversive Störungen (depressive Reaktionstendenzen) auszubilden.

Tab. 18.**7** Behandlung der Rechenstörung.

Behandlung der Rechenstörung
• Möglichst wöchentliche Übungsbehandlungen, in der Regel über die Dauer von 1–2 Jahren als Einzeltherapie • Sicherung der Fähigkeit, zu zählen und den Zahlen die entsprechenden Mengen zuzuordnen • Lernen von Addition und Subtraktion im Zahlenraum bis 10, zunächst unter Zuhilfenahme der Finger • Rechnen losgelöst von anschaulichen Korrelaten (wie z.B. Gebrauch der Finger oder Rechenstäbchen), sodass die Zahlen in der Vorstellung verrechnet werden • Lernen, bei Additionen und Subtraktionen die Mengen zugehöriger Zahlenbegriffe in der Vorstellung zu verrechnen, zunächst im Zahlenraum bis 10, dann die Zehnerübergänge überschreitend
Bei Textaufgaben hat sich bewährt: • Lautes Lesen der Textaufgabe • Lautes Beschreiben der Aufgabenstellung • Visualisieren des Problems • Formulieren der Aufgabe • Abschätzung der benötigten Rechenschritte • Abschätzung des Ergebnisses • Berechnung und Kontrolle

Umschriebene Entwicklungsstörungen der motorischen Funktionen

Definition und Klassifikation

Nach ICD-10 (F82) sind die umschriebenen Entwicklungsstörungen der motorischen Funktionen durch eine schwer wiegende Beeinträchtigung der motorischen Koordination gekennzeichnet. Entsprechend den klassifikatorischen Kriterien einer „Entwicklungsstörung“ gehört zu den diagnostischen Leitlinien, dass die fein- oder grobmotorische Koordination weder dem Altersniveau noch dem Niveau der allgemeinen Intelligenz entspricht und die Störung sich nicht aus einer neurologischen Erkrankung (z. B. Zerebralparese, Seh- oder Hörstörung) erklärt.

Im DSM-IV steht die Kategorie 315.4 („Entwicklungsbezogene Koordinationsstörung“) zur Verfügung.

Die Symptomatik entspricht dem „Syndrom des ungeschickten Kindes“. Sie äußert sich altersabhängig unterschiedlich. Die statomotorische Entwicklung ist meistens zeitlich verzögert und auch qualitativ hinsichtlich Tempo, Harmonie und Sicherheit der Willkürmotorik beeinträchtigt, was beim Erlernen des Sitzens, Krabbelns, Laufens oder Treppensteigens erkennbar wird. Das Schleifebinden, das Auf- und Zuknöpfen von Kleidung, der Gebrauch von Reißverschlüssen, Ballwerfen und Ballfangen gelingt den Kindern schlechter als den Gleichaltrigen. Die Kinder stoßen an und fallen häufiger hin. Mit Schere und Malstiften sind sie ungeschickt, sie zeichnen schlecht und sind beim Basteln überfordert. Im Schulalter ist die Handschrift unkoordiniert, die Buchstaben werden in unterschiedlichen Richtungen und unterschiedlich groß geschrieben, Zeile und Zeilenrand können nicht eingehalten werden (siehe Abb. 18.**3**).

Bei der neurologischen Untersuchung zeigen sich so genannte Soft-Signs (minimale neurologische Auffälligkeiten): dies sind zuckende (choreatiforme) und athetoide (langsame unwillkürliche) Bewegungen und Mitbewegungen (z. B. bewegen sich altersunangemessen die Finger der rechten Hand reflektorisch mit, wenn die Finger der linken Hand etwa beim Finger-Daumen-Versuch gegeneinander bewegt werden), Dysdiadochokinese, Unsicherheiten beim Einbeinstand und beim Hüpfen auf einem Bein, starke Ausgleichbewegungen oder Abweichen von der Linie beim Strichgang. Die Kinder haben es schwer, mit dem Essbesteck umzugehen. Schwimmen, Fahrrad fahren und andere sportliche Fertigkeiten erlernen sie zeitlich verzögert. Im Sportunterricht werden sie leicht gehänselt. Sprachlich können Artikulationsstörungen auftreten.

Eine klassifikatorische Unterscheidung von Subgruppen wird in ICD-10 nicht vorgenommen. In der klinischen Tradition werden – abgesehen von dem oben beschriebenen „Syndrom des ungeschickten Kindes“ – „Wahrnehmungsstörungen“ und „dyspraktische Störungen“ unterschieden.

Entwicklungsdyspraxie

Entwicklungsdyspraxie ist eine umfassende Bezeichnung für verschiedene Syndrome, deren gemeinsamer Nenner eine stark herabgesetzte Fähigkeit ist, Handlungsabläufe zu planen und auszuführen.

Für die Ausführung und Koordination der motorischen Abläufe sind das extrapyramidale, das pyramidale Nervensystem und das Kleinhirnsystem verantwortlich. Aus dem Zusammenspiel dieser drei Funktionsbereiche des Gehirns lassen sich jedoch nicht alle motorischen und Handlungsabläufe hinreichend verstehen. Man muss zumindest Integrationszentren bzw. Mechanismen fordern, die in übergeordneter Weise planvoll das Zusammenspiel in einer zweckmäßigen Reihenfolge sehr fein regulieren. In allen häufig wiederholten Bewegungen schlagen sich die Lernerfahrung des Individuums, der Grad der „Automatisierung“, die zeitliche Abfolge und die Planung von Bewegungen oder Handlungen nieder. Insofern beruht Praxie nicht nur auf Bewegungen, sondern auch auf der erlernten Fähigkeit, eine zeitliche Serie von Bewegungen zur Erzielung eines Ergebnisses zu planen und zu dirigieren. Nach dieser Auffassung sind Dyspraxien also nicht Bewegungsstörungen, sondern Störungen der Handlungsabläufe. Der kognitive Entwurf über die Folge von Handlungs- bzw. Bewegungselementen misslingt oder kann nicht folgerichtig umgesetzt werden.

Sehr wahrscheinlich handelt es sich um eine zentrale Integrationsstörung, bei der in erheblichem Ausmaß Reifungsstörungen des ZNS beteiligt sein dürften.

Spezifische Wahrnehmungsstörungen

Der Begriff der Wahrnehmungsstörung bezeichnet eine Störung der zentralnervösen Verarbeitung von Sinneseindrücken. Dabei wird vorausgesetzt, dass die Sinnesfunktion an sich und die allgemeine Intelligenzentwicklung ungestört sind. Vielfältige Symptome lassen sich dem Begriff zuordnen: z.B. Störungen der Formwahrnehmung, der Größenkonstanz, der Figur-Grund-Unterscheidung und der räumlichen Orientierung. Ein Kind mit Schwächen in der Formkonstanz kann z.B. Kreise, Ovale oder Dreiecke im Vergleich zur Altersgruppe nicht angemessen unterscheiden. Die Figur-Grund-Unterscheidung ist gestört, wenn es nicht gelingt, aus einer Menge übereinander gezeichneter Figuren die Einzelfiguren herauszufinden, z.B. aus einer Vielfalt von Linien das darin „verborgen" eingezeichnete „Haus" zu identifizieren. Anderen Kindern fällt es schwer, räumliche Beziehungen zu erkennen, die Lage im Raum einzuschätzen oder das Spiegelbild eines dargestellten Objekts zu erkennen. Bei so genannten taktil-kinästhetischen Problemen wird angenommen, dass die Tastwahrnehmung und Wahrnehmung der Stellung des Körpers oder von Körperteilen im Raum gestört sind und entsprechende Ungeschicklichkeiten daraus hervorgehen.

Epidemiologie

Nach Prävalenzschätzungen sind 3–6% der Kinder zwischen 5 und 11 Jahren in der Entwicklung ihrer motorischen Funktionen beeinträchtigt. In einer epidemiologischen Studie einer Schülerpopulation ergab sich ein Prozentsatz von 1,4, wenn andere kombinierte Entwicklungsstörungen ausgeschlossen sind. In einer kinder- und jugendpsychiatrischen Patientenpopulation sind motorische Entwicklungsstörungen viel häufiger, je nach Alter zwischen 17 und 20%. Je jünger die Patienten sind, desto häufiger finden sich multiple Entwicklungsrückstände, indem motorisches Ungeschick, Sprachentwicklungsstörungen und im Schulalter Lese- und Rechtschreibstörungen sowie Rechenstörungen gemeinsam auftreten. In der Patientenpopulation überwiegen zu zwei Drittel die Jungen.

Diagnose und Differentialdiagnose

Die Diagnose setzt voraus, dass die Symptomatik nicht durch eine neurologische Erkrankung oder eine geistige Behinderung erklärbar ist.

Zur Bestimmung der motorischen Entwicklung sind im Vorschulalter u.a. der Motoriktest (MOT 4–6), für das Schulalter der Körperkoordinationstest (KTK) sowie die Lincoln-Oseretzky-Skala (LOS-KF 18) einsetzbar. Aufgrund zu strenger Normen wird allerdings beim KTK die Zahl der motorisch beeinträchtigten Kinder überschätzt, sodass der neurologischen Untersuchung (nach Touwen) und der Beobachtung des Kindes in Alltagssituationen und insbesondere auch der Exploration eine hohe diagnostische Relevanz zukommen. Für 5- bis 13-jährige Kinder eignet sich der Züricher Neuromotoriktest von Largo et al.

Beispiele für die Erfassung von Wahrnehmungsstörungen sind der Frostig-Entwicklungstest der visuellen Wahrnehmung (FEW) und der Göttinger Formreproduktiontest (GFT; s. auch Beitrag „Testpsychologische und neuropsychologische Untersuchung").

Für die Einschätzung der „konstruktiven Apraxie" eignen sich der Mann-Zeichen-Test und andere Aufgaben, z.B. bestimmte Untertests der Wechsler-Intelligenz-Skalen (Mosaik-Test, Figurenlegen).

Ätiologie und Genese

Die Ätiopathogenese ist nicht eindeutig geklärt. Definitorisch dürfen die Entwicklungsstörungen der motorischen Funktionen nicht Ausdruck des Verlusts einer bereits erworbenen Fertigkeit sein (eine Dyspraxie infolge von Enzephalitis oder Hirntumor), und sie dürfen nicht Symptom einer primären neurologischen Erkrankung oder Sinnesfunktionsstörung sein (z.B. Zerebralparese, Blindheit). Wahrscheinlich spielen genetische Dispositionen und nicht genetisch bedingte Besonderheiten der biologischen Reifung des Zentralnervensystems ätiologisch und pathogenetisch eine Rolle. Im Einzelfall kann es sehr schwierig sein, die motorischen Koordinationsschwierigkeiten von leichten Formen zerebraler Bewegungsstörung zu unterscheiden. Statistisch gehäuft finden sich prä- und perinatale Komplikationen, sie sind aber unspezifisch. Schulleistungsschwierigkeiten, soziale und emotionale

Verhaltensprobleme, die beim „ungeschickten" Kind auftreten können, sind wahrscheinlich eher selten Ursache, sondern Folge der motorischen Entwicklungsstörung.

Therapie, Verlauf und Prognose

Im Vorschulalter unterliegen motorische Entwicklungen einer starken Variabilität, und so haben diagnostische Befunde nur eine sehr begrenzte prognostische Gültigkeit. Noch im Alter zwischen 8 und 13 Jahren ist von einer spontanen Besserungsrate der motorischen Störungen von 50% auszugehen. Die Kinder haben eine relativ gute psychosoziale Anpassung, bei isolierter Entwicklungsstörung der Motorik ist in der Regel die Schullaufbahn nicht entscheidend beeinträchtigt. Die Prognose ist also wesentlich besser als bei Kindern mit einer Sprachentwicklungsstörung und insbesondere solchen mit Lese-/Rechtschreibstörung. Psychische Auffälligkeiten zeigen sich – wenn überhaupt – im Jugendalter im Sinne von sozialen Ängsten und Kontaktschwierigkeiten.

Eine Behandlung ist indiziert, wenn die Beeinträchtigungen in einem so ausgeprägten Schweregrad vorliegen, dass die Kinder in ihren Alltagsaufgaben behindert sind, Nachteile erfahren und darunter leiden. So kann etwa ein Kindergartenkind, das beim Malen, Basteln und allen sportlichen Spielaktivitäten (Klettern, Ballspielen) versagt, zum gehänselten Außenseiter werden, sodass es schließlich den Kindergartenbesuch verweigert. Beim Schüler kann die Graphomotorik so ungeschickt sein, dass die Schrift unleserlich ist (Abb. 18.**3**). Den Behandlungsverfahren ist gemeinsam, dass den Kindern durch gezielte Übungen eine möglichst große Vielfalt motorischer Erfahrungen und für die motorische Entwicklung relevante Wahrnehmungen vermittelt werden. Dyspraktische Störungen und Wahrnehmungsstörungen werden im Rahmen der Ergotherapie, motorische Koordinationsstörungen krankengymnastisch bzw. motopädagogisch behandelt. Psychopathologische Begleitstörungen können so schwer wiegend sein, dass auch psychotherapeutische Interventionen notwendig werden. Bei Hyperkinetischem Syndrom oder Tic-Störungen ist die Indikation einer medikamentösen Behandlung zu prüfen.

Weiterführende Literatur

Aster, M. von, Lorenz, J.H. (Hrsg.): Rechenstörungen bei Kindern. Vandenhoeck & Ruprecht, Göttingen 2005

Aster, M. von: Umschriebene Rechenstörung. In: Herpertz-Dahlmann, B., Resch, F., Schulte-Markwort, M., Warnke, A. (Hrsg.): Entwicklungspsychiatrie. 2. Aufl. Schattauer, Stuttgart 2007, S. 457–466

Blank, R.: Umschriebene motorische Entwicklungsstörungen. In: Remschmidt, H., Mattejat, F., Warnke, A. (Hrsg.): Therapie psychischer Störungen bei Kindern und Jugendlichen. Thieme, Stuttgart 2008, S. 167–173

Born, A., Oehler, C.: Kinder mit Rechenschwäche erfolgreich fördern. Kohlhammer, Stuttgart 2005

Deutsche Gesellschaft für Kinder- und Jugendpsychiatrie, Psychosomatik und Psychotherapie et al. (Hrsg.): Leitlinien zur Diagnostik und Therapie von psychischen Störungen im Säuglings-, Kindes- und Jugendalter. 3. Aufl. Deutscher Ärzte-Verlag, Köln 2007

Firnhaber, M.: Legasthenie und andere Wahrnehmungsstörungen. 5. Aufl. Fischer, Frankfurt 2005

Grissemann, H., Weber, A.: Grundlagen und Praxis der Dyskalkulietherapie. 5. Aufl. Huber, Bern 2004

Jacobs, C., Petermann, F.: Rechenstörungen. Hogrefe, Göttingen 2007

Kiphard, E. J.: Psychomotorische Entwicklungsförderung. Bd. 1–3. Verlag modernes Lernen, Dortmund 1983, 1987

Klicpera, Ch., Gasteiger-Klicpera, B.: Psychologie der Lese- und Schreibschwierigkeiten. 2. Aufl. Beltz, Weinheim 1998

Küspert, P.: Wie Kinder besser rechnen lernen. Oberste Brink, Düsseldorf 2010

Largo, R. H.: Wachstum und Entwicklung. In: Herpertz-Dahlmann, B., Resch, F., Schulte-Markwort, M., Warnke, A. (Hrsg.): Entwicklungspsychiatrie. 2. Aufl. Schattauer, Stuttgart 2007

Largo, R. H. et al.: Züricher Neuromotorik. AWE Verlag, Zürich 2007

Schulte-Körne, G.: Das Marburger Rechtschreibtraining: Ein regelgeleitetes Förderprogramm für rechtschreibschwache Kinder. Winkler, Bochum 2001

Schulte-Körne, G., Remschmidt, H.: Legasthenie – Symptomatik, Diagnostik, Ursachen, Verlauf und Behandlung. Deutsches Ärzteblatt 100: A-396–408, 2003

Schulte-Körne, G.: Ratgeber Legasthenie. Knaur, München 2009

Suchodoletz, W. von (Hrsg.): Therapie der Lese-Rechtschreib-Störung (LRS). 2. Aufl. Kohlhammer, Stuttgart 2006

Suchodoletz, W. von (Hrsg.): Prävention von Entwicklungsstörungen. Hogrefe, Göttingen 2007

Suchodoletz, W. von: Lese-Rechtschreib-Störung (LRS) – Fragen und Antworten. Kohlhammer, Stuttgart 2007
Suchodoletz, W. von (Hrsg.): Therapie von Entwicklungsstörungen. Was wirkt wirklich? Hogrefe, Göttingen 2010
Touwen, B. C. L.: Untersuchung von Kindern mit geringen neurologischen Funktionsstörungen. Thieme, Stuttgart 1982
Warnke, A., Küspert, P., Plume, E.: Rechenschwäche (Dyskalkulie). In: Lauth, G. W., Brack, U. B., Linderkamp, F. (Hrsg.): Verhaltenstherapie mit Kindern und Jugendlichen. Beltz PVU, Weinheim 2007
Warnke, A., Hemminger, U., Roth, E., Schneck, S.: Legasthenie – Leitfaden für die Praxis. Hogrefe, Göttingen 2002
Warnke, A., Schulte-Körne, G.: Umschriebene Entwicklungsstörungen. In: Herpertz-Dahlmann, B., Resch, F., Schulte-Markwort, M., Warnke, A. (Hrsg.): Entwicklungspsychiatrie. 2. Aufl. Schattauer, Stuttgart 2007
Wejda, S.: Rechenschwäche – der Kampf mit den Zahlen. Hilfen bei Dyskalkulie. Cornelsen, Berlin 2004
Zimmer, R., Volkammer, M.: Motoriktest für 4- bis 6-jährige Kinder (MOT 4–6). Hogrefe, Göttingen 1987

19 Hyperkinetische Störungen

K. Quaschner, F. M. Theisen und K. Becker

Definition und Klassifikation

Hyperkinetische Störungen (HKS) bzw. Aufmerksamkeitsdefizit-/Hyperaktivitätsstörungen (ADHS) weisen verschiedene Untergruppen auf, die nach ICD-10 und DSM-IV mittels unterschiedlicher Kategorien verschlüsselt werden (Tab. 19.**1**).

Die in der ICD-10 genannten Kardinalsymptome sind ein *deutliches Aufmerksamkeitsdefizit, motorische Überaktivität* und *Unruhe* sowie eine *ausgeprägte Impulsivität*. Diese Symptome sind situationsübergreifend, in einem für das Alter und den Entwicklungsstand unangemessenen Ausmaß und einige Zeit andauernd und werden nicht durch andere Störungen wie Autismus oder eine affektive Störung verursacht.

Aufmerksamkeitsstörung. Sie zeigt sich unter anderem in Unaufmerksamkeit gegenüber Details, häufigen Flüchtigkeitsfehlern, in der Unfähigkeit, die Aufmerksamkeit beim Spielen aufrecht zu erhalten, einer hohen Ablenkbarkeit durch externe Stimuli, Vergesslichkeit, Organisationsdefizit, einem häufigen Wechsel der Spielaktivität und Widerwillen gegenüber oder sogar Vermeiden von Tätigkeiten, die geistiges Durchhaltevermögen erfordern.

Motorische Überaktivität. Sie bedeutet nicht nur einen starken Bewegungsdrang, sondern eine exzessive Ruhelosigkeit, die besonders in Situationen, die relative Ruhe verlangen, auffällig wird. Je nach Situation kann sie sich im Herumlaufen oder Herumspringen äußern, durch Zappeln, Rutschen auf dem Stuhl oder auch im Aufstehen, wenn das Kind stillsitzen soll. Des Weiteren haben die Kinder oft Schwierigkeiten, sich ruhig mit Spielaktivitäten zu befassen. Die motorische Unruhe zeigt sich insbesondere in strukturierten Situationen, die ein hohes Maß an Eigenkontrolle verlangen.

Impulsivität. Sie zeigt sich durch Herausplatzen mit Antworten, bevor die Frage zu Ende gestellt wurde, in mangelnder Fähigkeit abzuwarten, bis man an der Reihe ist, durch Unterbrechen und Stören anderer sowie häufiges exzessives Reden, ohne angemessen auf soziale Beschränkungen zu reagieren. Ein Teil der Kinder begibt sich aufgrund der Impulsivität leichtfertig in Gefahrensituationen, ohne dabei die Konsequenzen zu bedenken („Gefahrenblindheit"). Dieses gefahrenblinde Verhalten führt häufig zu Verletzungen und Unfällen.

Die Impulsivität ist nicht nur dasjenige Symptom, das sich durchgängig in den meisten Situationen zeigt, sondern es ist auch dasjenige, das

Tab. 19.**1** Einteilung der hyperkinetischen Störungen nach ICD-10 und DSM-IV.

ICD-10	DSM-IV
F90 Hyperkinetische Störungen	314.xx Aufmerksamkeitsdefizit-/Hyperaktivitätsstörung (ADHS)
• F90.0 einfache Aktivitäts- und Aufmerksamkeitsstörung	• 314.01 ADHS, Mischtypus
• F90.1 hyperkinetische Störung des Sozialverhaltens	• 314.00 ADHS, vorwiegend unaufmerksamer Typus
• F90.8 sonstige hyperkinetische Störungen	• 314.01 ADHS, vorwiegend hyperaktiv-impulsiver Typus
• F90.9 nicht näher bezeichnete hyperkinetische Störungen	
F98.8 Aufmerksamkeitsstörung ohne Hyperaktivität	

in der Entwicklung am längsten bestehen bleibt (wenn die Kinder älter werden). Nicht zuletzt ist es auch ihr impulsives Verhalten, das in Kombination mit aggressiven und oppositionellen Verhaltensweisen häufig zu Schwierigkeiten und Ablehnung im sozialen Kontakt führt.

Weitere Symptome. *Kontaktschwierigkeiten* im Sinne von Ablehnung und sozialer Isolation gelten auch als ein häufig anzutreffendes Merkmal, das sich in den Beziehungen zu Eltern, Geschwistern, Lehrern und Gleichaltrigen nachteilig auswirkt. Deshalb haben diese Kinder nur selten länger dauernde Freundschaften. Sie weichen daher auf den Kontakt mit jüngeren Kindern aus und sind im weiteren Entwicklungsverlauf häufig sozial isoliert. Es fällt ihnen schwer, soziale Situationen adäquat wahrzunehmen und einzuschätzen und ihr eigenes Verhalten angemessen darauf abzustimmen.

Die geschilderten Hauptsymptome bringen es meist mit sich, dass betroffene Kinder Leistungsschwierigkeiten haben. Darüber hinaus zeigen sie aber auch sehr häufig zusätzlich spezifische *Lern- und Leistungsdefizite*, beispielsweise im feinmotorischen Bereich.

Nicht verwunderlich ist es auch, dass hyperaktive Kinder aufgrund ihrer Symptomatik ein niedriges Selbstwertgefühl und *emotionale Probleme* aufweisen (Tab. 19.**2**).

Epidemiologie

Die Angaben zur Häufigkeit hyperkinetischer Störungen schwanken zum Teil erheblich. Insgesamt gelten ungefähr 3 % der Kinder im Grundschulalter als auffällig. Die Prävalenzraten liegen für die HKS (ICD-10) bei etwa 1–3 %, für ADHS (DSM-IV) bei etwa 4–8 % der Schulkinder (6–14 Jahre).

Dabei sind *Jungen* deutlich überrepräsentiert. Sie sind etwa 2- bis 4-mal häufiger, in klinischen Stichproben sogar 6- bis 9-mal häufiger betroffen als Mädchen.

Mädchen mit ADHS zeigen im Vergleich zu Jungen oft etwas weniger motorische Unruhe, aber ein ausgeprägte(re)s Aufmerksamkeitsdefizit, außerdem haben sie häufiger internalisierende Probleme. Bei Erwachsenen liegt die Prävalenz in Bevölkerungsstichproben zwischen 1,3 und 4,7 %.

Diagnose und Differentialdiagnose

Die Diagnosestellung sollte durch Fachleute erfolgen, die sich in der Diagnostik der ADHS und ebenso den möglichen Differentialdiagnosen auskennen und mit den entwicklungsabhängigen Veränderungen der Störung vertraut sind. Zum Beispiel variiert das Ausmaß der motorischen Aktivität eines Kindes sehr stark in Abhängigkeit von Alter und Entwicklungsstand, weswegen bei der Diagnostik auch die Entwicklungsdimension berücksichtigt werden muss. Nicht zuletzt spielen auch normative Einschätzungen eine Rolle, die in die Bewertungen und Beurteilungen eines Kindes als „Störenfried" mit einfließen.

Aufgrund dieser Probleme sollte die Diagnostik möglichst umfassend und breit angelegt sein und verschiedene Dimensionen mit einbeziehen. Es wird daher empfohlen, eine *multiaxiale Diagnostik* durchzuführen, die die Störung auf 6 Achsen abbildet (vgl. Remschmidt et al., 2006): klinisch-psychiatrisches Syndrom (1. Achse), umschriebene Entwicklungsstörungen (2. Achse), Intelligenzniveau (3. Achse), körperliche Symptomatik (4. Achse), assoziierte aktuelle abnorme psychosoziale Umstände (5. Achse) und globale Beurteilung des psychosozialen Funktionsniveaus (6. Achse). Die Diagnose sollte sich auf verschiedene Untersuchungsverfahren stützen, die in unterschiedlichen Situationen von verschiedenen Beurteilern eingesetzt werden.

Tab. 19.**2** Übersicht über die Symptome hyperkinetischer Störungen.

Hauptsymptome	häufig assoziierte Symptome
• motorische Unruhe und Überaktivität	• Kontaktschwierigkeiten (z. B. Distanzlosigkeit, soziale Isoliertheit, häufige Konflikte)
• Aufmerksamkeitsdefizit	• Lern- und Leistungsprobleme (z. B. Teilleistungsstörungen)
• Impulsivität	• emotionale Symptome (z. B. niedriges Selbstwertgefühl)
	• oppositionelles Verhalten

Klinische Exploration. Die klinische Exploration der Eltern, des Kindes/Jugendlichen sowie Informationen von Erziehern und Lehrern zielen vor allem auf die Erfassung der klinischen Symptomatik in verschiedenen Lebensbereichen. Sie dienen ebenfalls der Differenzialdiagnostik und der Erfassung koexistierender Störungen, von denen mindestens eine bei bis zu 80% aller Kinder und Jugendlichen mit gesicherter ADHS auftritt. In der klinischen Exploration werden auch Explorationsschemata oder Diagnose-Checklisten eingesetzt. Aussagen zum Schweregrad der Symptomatik können z. B. mit Hilfe der Achse 6 des multiaxialen Klassifikationsschemas (s. oben) getroffen werden

Fragebogenverfahren. In der Diagnostik der HKS sowie komorbider Störungen haben sich auch standardisierte Fragebogenverfahren für Eltern/Erzieher und das Kind als hilfreich erwiesen, die Symptome entsprechend ICD-10 und/oder DSM-IV überprüfen. Während bei der Erfassung störungsspezifischer HKS-Symptome meist die Fremdbeurteilung (Eltern, Erzieher, Lehrer) valider ist als die Selbstbeurteilung (Kind/Jugendlicher), ist es bei der Erfassung koexistierender emotionaler Symptome eher umgekehrt.

Die *„Conners-Skalen"* stellen das bekannteste Verfahren zur Erfassung von kindlichen Aufmerksamkeitsstörungen und Hyperaktivität dar. Sie liegen für Eltern und ggf. auch für Lehrer und Erzieher als Kurz- sowie Langversionen vor. Die häufig eingesetzte 10-Item-Kurzversion wurde im deutschen Sprachraum nicht normiert oder ausführlich psychometrisch untersucht. Einige der Conners-Langversionen, die auch im deutschen Sprachraum untersucht wurden, erfassen neben der HKS weitere koexistierende Störungen. Im deutschen Sprachraum liegen sowohl psychometrisch geprüfte und normierte Fremdbeurteilungsbögen für Eltern und Erzieher/Lehrer als auch der Selbstbeurteilungsbogen für hyperkinetische Störungen vor.

Testpsychologische Untersuchung. Die Diagnostik muss eine testpsychologische Untersuchung einschließen. Obwohl für die HKS kein spezifisches testpsychologisches Verfahren existiert, ist insbesondere eine Intelligenz-, Leistungs- und Entwicklungsdiagnostik bei Kindern mit Hinweis auf HKS dringend indiziert, weil das Kind beispielsweise schulisch überfordert sein und/oder Leistungs- und Entwicklungsstörungen aufweisen könnte. Neuropsychologische Testverfahren zur Aufmerksamkeitsprüfung sind für eine klinische Diagnostik allein nicht ausreichend, da sie zu häufig „falsch positive" oder „falsch negative" Ergebnisse produzieren. Auch computerbasierte Programme zur speziellen Testung von Aufmerksamkeit und/oder Hyperaktivität (z. B. mit Messung des Aktivitätsniveaus mittels Aktometer) in einer festgelegten Situation können die Diagnostik allenfalls ergänzen.

Körperliche Untersuchung. In jedem Fall ist eine *pädiatrisch/internistische* und *neurologische* Untersuchung indiziert. Neben den erhobenen Befunden können anamnestische Angaben der Eltern sowie Befunde der vorbehandelnden Ärzte Anlass zur weitergehenden Diagnostik sein (z. B. Routinelabor oder EEG). Bei anamnestischen Hinweisen auf ein mögliches Krampfereignis sollte vor einer medikamentösen Behandlung ein EEG abgeleitet werden.

Verhaltensbeobachtung. Die Verhaltensbeobachtung während verschiedener Untersuchungssituationen (z. B. Anamnese, testpsychologische und körperliche Untersuchung) kann, muss aber nicht, diagnostisch wegweisend sein. Da sich das Kind in einer neuen Situation anders verhalten kann, lassen sich die von den Eltern und aus der Schule geschilderten, teils gravierenden Symptome mitunter überhaupt nicht beobachten („Vorführeffekt"). In diesem Fall können Videoaufzeichnungen aus dem häuslichen Umfeld (z. B. Hausaufgabensituation) sehr hilfreich sein.

Differentialdiagnosen. Da die meisten komorbiden Störungen auch Differentialdiagnosen (ohne HKS) sein können, ist hier besonderes Augenmerk notwendig. Es gilt, „reine" Störungen des Sozialverhaltens (ICD-10 F91; DSM-IV: 312.8)/ oppositionelle Störungen (ICD-10 F91; DSM-IV: 312.8) ohne zugrunde liegende HKS/ADHS-Symptome zu unterscheiden von der ICD-10-Kombinationsdiagnose „Hyperkinetische Störung des Sozialverhaltens". Diese Kombinationsdiagnose wird dann gestellt, wenn sowohl die Kriterien für die Diagnose HKS (F90) als auch die Kriterien einer Störung des Sozialverhaltens (F91) erfüllt sind.

Weitere häufige komorbide Störungen sind affektive und Angststörungen, Teilleistungsstörungen (z. B. Legasthenie, Dyskalkulie), spezifische Lernstörungen und Tics. In den letzten Jahren zeigten Studien, dass entgegen der ICD-10-Definition, die tiefgreifende Entwicklungsstörungen als Ausschlussdiagnose angibt, HKS und Autismus-Spektrum-Störungen komorbide auftreten können. Auch Kinder, die spezifische Leistungs- und Lerndefizite aufweisen, können Verhaltensweisen entwickeln, die an eine HKS denken lassen.

Patienten mit Anpassungsstörungen, die sich reaktiv im Hinblick auf eine bestimmte Lebenssituation und ein bestimmtes Umfeld ausbilden können, zeigen häufig ein sehr ähnliches Bild. Im Gegensatz zur HKS, deren Symptome bereits vor dem 7. Lebensjahr bestehen, beginnen diese Anpassungsstörungen später.

Auch muss darauf hingewiesen werden, dass es eine altersangemessene, noch im Normbereich liegende Überaktivität gibt, die isoliert besteht und keinen Krankheitswert hat.

Ätiologie und Genese

Die HKS ist eine komplexe heterogene Störung, verursacht durch verschiedene Interaktionen multipler ätiologischer Faktoren, die jeweils für sich allein genommen nur einen kleinen Effekt haben (Tab. 19.**3**). Zwillings-, Adoptions- und Familienstudien belegen eine entscheidende Rolle von konstitutionellen Faktoren im Sinne einer genetischen Prädisposition. Schätzungen gehen von einem genetischen Anteil von 70–95% aus. Andererseits scheinen der Schweregrad, die Art der Begleitsymptomatik und der langfristige

Tab. 19.**3** Bedeutsame Faktoren für die Ätiologie und Pathogenese der HKS (aus: Remschmidt u. Heiser, Deutscher Ärzte-Verlag 2004).

Bedeutsame Faktoren für die Ätiologie und Pathogenese der HKS
Formalgenetische Faktoren
• *Zwillingsstudien:* monozygote Zwillingspaare (Konkordanzraten 50–80%) höhere Konkordanzraten als dizygote Zwillingspaare (34%)
• *Adoptionsstudien:* höherer Anteil an Überaktivität unter leiblichen Eltern von betroffenen Kindern (7,5%) verglichen mit Adoptiveltern (2,1%); Adoptiveltern von Kindern mit HKS oder ADHS zu 6%, während die biologischen Eltern zu 18% betroffen sind; höhere Konkordanzraten für leibliche Geschwister von Kindern mit Überaktivität, obwohl sie getrennt aufwuchsen, als für Halbgeschwister in gemeinsamer Familie
• *Familienstudien:* Verwandte 1. Grades männlicher Patienten haben ein 5fach erhöhtes Risiko für HKS oder ADHS; Verwandte von Kindern mit ADHS haben nicht nur ein erhöhtes Risiko für die Störung selbst, sondern auch ein erhöhtes Risiko für andere psychiatrische Erkrankungen; in der unmittelbaren Familie von Kindern mit ADHS leiden 10–35% der Familienmitglieder ebenfalls an ADHS; Vorkommen von ADHS bei den Eltern ist in Familien mit einem betroffenen Mädchen deutlich höher als in Familien, in denen nur Jungen erkrankt sind; von gesunden Kindern sind 3% der biologischen Eltern selbst von ADHS betroffen; Risiko für die Eltern von Patienten liegt etwa 2- bis 8-mal höher
Molekulargenetische Faktoren
• *Genomscans:* höchste LOD-Scores (>3) für die Chromsomenregionen 16p13 und 15q
• *Assoziationsstudien:* Dopaminrezeptor 4 und 5, (Dopamintransporter 1, Dopamin-β-Hydroxylase, Serotonintransporter, Serotoninrezeptoren 1B und 2A)
Hirnstruktur und Hirnfunktion
• *Spezifische Gehirnregionen:* Frontallobus, die Verbindung zu den Basalganglien und ihre Beziehung zum Kleinhirn
• *Neurophysiologische Untersuchungen:* weniger elektrische Gehirnaktivität und weniger Reaktionsbereitschaft hinsichtlich Stimulation in den vorher genannten Gehirnregionen
Umweltfaktoren
Prä-, peri- und postnatale Komplikationen: Tabak- und Alkoholexposition in utero, Frühgeburtlichkeit (hypoxisch-ischämische Episoden), Blutungen während der Schwangerschaft, emotionale Probleme der Mutter während der Schwangerschaft, Schwierigkeiten bei der Versorgung des Säuglings, erhöhte mütterliche Unfallrate während der Schwangerschaft, höhere Rate chirurgischer Eingriffe an den Kindern in den ersten Lebensmonaten

Verlauf auch im engen Zusammenhang mit Umwelteinflüssen zu stehen. Neuere Studien zeigten sogenannte Gen-Umwelt-Interaktionen, was bedeutet, dass Kinder mit einer genetischen Disposition/Vulnerabilität unter bestimmten Umweltbedingungen mit größerer Wahrscheinlichkeit eine Störung entwickeln.

Verlauf und Prognose

Auch wenn manche Eltern von Kindern mit HKS/ADHS ihre Kinder retrospektiv als von Geburt an schwer zu beruhigen und leicht irritierbar beschreiben, konnten Längschnittstudien nicht bestätigen, dass frühkindliche Regulationsstörungen (z.B. „Schreibabys“) frühe Vorläufer einer späteren HKS sind, denn viele Kinder mit frühkindlichen Regulationsstörungen und/oder schwierigem Temperament im Säuglingsalter entwickeln sich positiv, ohne später an ADHS/HKS zu leiden.

Definitionsgemäß müssen die Symptome der HKS bzw. ADHS vor dem 6. bzw. 7. Lebensjahr bestanden haben und sie sind nahezu immer schon im 5. Lebensjahr vorhanden, in den meisten Fällen schon ab dem frühen Kindergartenalter. Typischerweise wird die Diagnose im Grundschulalter gestellt, da nun Stillsitzen, ausdauernde Beschäftigung mit einem vorgegebenen Thema und eine höhere Aufmerksamkeit trotz störender Außenreize verlangt werden, und dies bei Kindern ohne Störung vom Entwicklungsalter auch erwartet werden kann.

Entgegen der früher verbreiteten Ansicht, dass hyperkinetische Störungen sich mit der Pubertät „auswachsen“, weiß man heute, dass ca. drei Viertel der Betroffenen weiterhin Schwierigkeiten in Schule und Ausbildung, in der Familie und in der allgemeinen sozialen Anpassung haben. Diese Entwicklung findet auch im Erwachsenenalter ihre Fortsetzung. Wenigstens 60% der betroffenen jungen Erwachsenen zeigen weiterhin Symptome. Als besonders gefährdet erscheinen diejenigen mit einer geringen Intelligenz, einem niedrigen sozioökonomischen Status und einem hohen Maß an Aggressivität. Eingeschränkte Sozialkontakte zu Gleichaltrigen, emotionale Instabilität und vor allem elterliche psychopathologische Auffälligkeiten wirken sich ebenfalls nachteilig aus. Die Betroffenen sind insbesondere in Bezug auf Sucht und Delinquenz gefährdet, hier zeigen sie höhere Auffälligkeitsraten als nicht betroffene Gleichaltrige. Nicht selten entwickelt sich in der Folge eine Störung des Sozialverhaltens mit einer Anzahl von Auffälligkeiten wie z.B. häufige körperliche Auseinandersetzungen, Wutausbrüche, Nichtbeachtung von Verboten, Schulschwänzen, Lügen, Stehlen, Einbruch, Destruktivität, abendliches Wegbleiben und Weglaufen.

Therapie

Die Therapie der HKS/ADHS ist *multimodal* (Abb. 19.**1**, Abb. 19.**2**). Die Basis sind dabei stets die Psychoedukation und die Beratung der Eltern und des Kindes. Weitere evidenzbasierte Therapiebausteine können folgen, je nach Einzelfall in Abhängigkeit vom Schweregrad der Störung, der Funktionsbeeinträchtigung, vom Vorliegen komorbider Störungen oder von Problemen und Ansprechen auf vorhergehende Interventionen. In der Behandlung spielt damit die *Aufklärung des Kindes*, seiner Eltern und ggf. des Umfeldes (Kindergarten, Schule) über das Störungsbild eine entscheidende Rolle („Psychoedukation“). Die Information über die multifaktorielle Ätiologie der HKS mit einer erheblichen genetischen

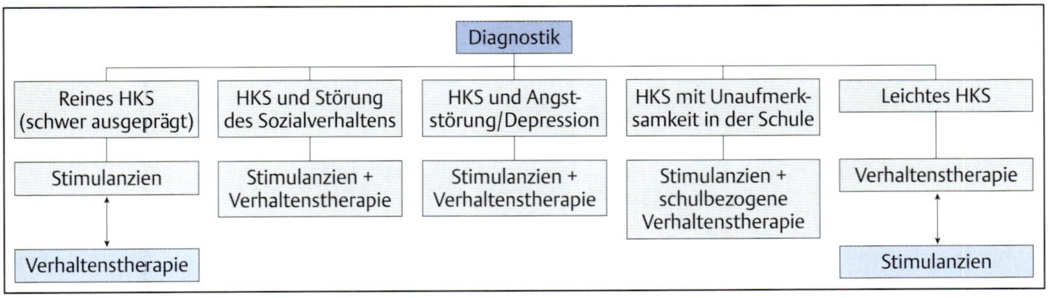

Abb. 19.**1** Behandlungsschwerpunkte in Abhängigkeit von der Erkrankung bzw. Komorbidität (nach Remschmidt et al., Springer 2005).

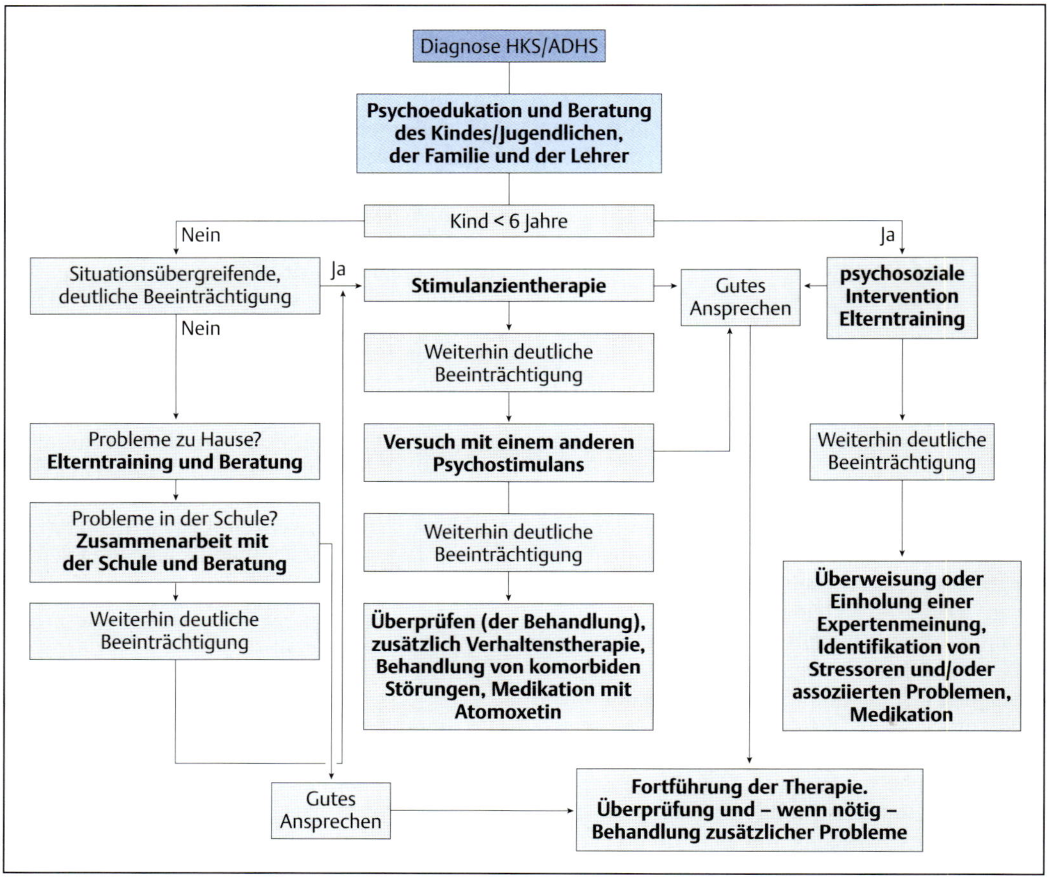

Abb. 19.**2** Therapieschema der HKS (nach Taylor et al., 2004).

Komponente führt häufig zu einer Entlastung der Betroffenen, weil sich gegenseitige Schuldzuweisungen, aber auch Selbstvorwürfe des Kindes und seiner Eltern relativieren.

Bei der *Zusammenarbeit mit den Eltern* geht es nicht nur darum, den Eltern Informationen und eine allgemeine Orientierung über das Störungsbild zu vermitteln, sondern auch die Wahrnehmung ihres Kindes, die zumeist sehr stark auf dessen negative Verhaltensweisen fixiert ist, zu verändern. Die weitere Umsetzung in konkrete erzieherische Maßnahmen beinhaltet beispielsweise eine Strukturierung des Tagesablaufes, direkte, eindeutige Rückmeldungen zum Verhalten des Kindes nach bestimmten Regeln (s. unten), einen möglichst einheitlichen Erziehungsstil sowie ein schrittweises Vorgehen, was der Chronizität der Störung gerecht wird und Enttäuschungen zu vermeiden hilft.

Interventionen in der Schule sind ein weiterer wichtiger Baustein der multimodalen Therapie der HKS. Hierzu gehören unter anderem Empfehlungen zur Platzierung (z. B. Sitzplatz in der Nähe zum Lehrer und mit wenig Ablenkung) und Beratung der Lehrkräfte im Umgang mit spezifischen Problemen (Analyse des Problemverhaltens in der Schule, Monitoring von Problemverhalten, Identifikation positiver und negativer Konsequenzen, Einführung eines Belohnungssystems und/oder Response-Cost-Systems und Ähnliches).

Pharmakotherapie

Je nach Schweregrad der Störung spielt die medikamentöse Behandlung eine wichtige Rolle; hierbei stellen die Psychostimulanzien das Mittel der ersten Wahl dar (Tab. 19.**4**). Bei einer gesi-

Tab. 19.**4** Medikamentöse Behandlung der hyperkinetischen Störungen.

Substanz/ Handelsname	Handelsformen	Initialdosis (mg)	Tagesdosis (mg)	Bemerkung
Methylphenidat (MPH)				
Schnell freisetzendes (Immediate Release = IR) MPH (MPH-IR)				
Ritalin	Tbl.: 10 mg	2,5–5	10–60	Verschreibung muss durch Spezialisten erfolgen
Medikinet	5, 10, 20 mg	s. o.	s. o.	s. o.
Equasym	5, 10, 20 mg	s. o.	s. o.	s. o.
Methylphenidat Hexal	10 mg	s. o.	s. o.	s. o.
Methylphenidat 1A Pharma	10 mg	s. o.	s. o.	s. o.
Methylphenidat TAD	5, 10, 20 mg	s. o.	s. o.	s. o.
Kombinationen aus MPH-IR und MPH-SR (Sustained Release = SR)				
Medikinet retard	5, 10, 20, 30, 40 mg	nach Aufdosierung eines MPH-IR-Präparats oder 5 mg	10–60	50 : 50-Verhältnis von MPH-IR (unbeschichtete Pellets, Freisetzung innerhalb von 30 Minuten) zu MPH-SR (beschichtete Pellets, 3–4 Stunden später); Einnahme morgens nach (!) dem Frühstück
Equasym retard	10, 20, 30 mg	nach Aufdosierung eines MPH-IR-Präparats oder 10 mg	10–60	Kapseln enthalten 30 % schnell und 70 % retardiert freisetzendes MPH
Ritalin LA	20, 30, 40 mg		20–40	Zweiphasige Ausschüttung durch Verwendung von zwei verschiedenen Mikropellets
Besonders lang wirksame (Extended Release = ER) Form (MPH-ER), kombiniert mit MPH-IR				
Concerta	Retard-Tbl.: 18, 27, 36, 54 mg	nach Aufdosierung eines MPH-IR-Präparats oder 18 mg als niedrigste Dosis	18–54*	Zweistufiger Prozess: • Rasche MPH-IR-Abgabe aus Ummantelung der Tablette (22 %) • Dann kontinuierliche Wirkstoffabgabe durch die unverdauliche, semipermeable Hülle, die mit dem Stuhl ausgeschieden wird** Tablette darf nicht geteilt werden!
Amphetamin				
D,L-Amphetamin (Saft oder Kapseln)	Rezeptur erforderlich	2,5 (–5)	5–30	In Deutschland nicht als Fertigarzneimittel im Handel, muss daher individuell rezeptiert und in der Apotheke hergestellt werden
Atomoxetin				
Strattera	Kapseln: 10, 18, 25, 40, 60, 80 mg	Dosis, die 0,5 mg/kgKG am nächsten kommt	10–60	Noradrenalin-Wiederaufnahmehemmer, kein Stimulans, unterliegt nicht der Betäubungsmittel-Verschreibungsverordnung (BtMVV)

* Umrechnungsempfehlungen: statt 3 × 5 mg MPH-IR: 18 mg Concerta; statt 3 × 10 mg MPH-IR: 36 mg Concerta; statt 3 × 15 mg MPH-IR: 54 mg Concerta

** der Freisetzungsmechanismus beruht auf der so genannten OROS-Technologie (Osmotic Controlled-Release Delivery System)

cherten Diagnose, einer ausgeprägten Symptomatik und bei mangelnder Wirksamkeit bzw. Umsetzbarkeit von psychoedukativen und psychotherapeutischen Interventionen ist die Indikation zur Pharmakotherapie gegeben.

Zahlreiche Studien, einschließlich Verlaufstudien, belegen die Wirksamkeit von Stimulanzien auf die Kernsymptome der HKS. Unter Stimulanzientherapie verbessert sich die Aufmerksamkeitsleistung, vermindern sich Hyperaktivität und Impulsivität, verbessert sich die Qualität sozialer Interaktionen, reduziert sich oft aggressives Verhalten und steigt die Compliance. Die Stimulanzien unterliegen der Betäubungsmittel-Verschreibungsverordnung (BtMVV). Auch Amphetaminsulfat, das ebenfalls zu den Psychostimulanzien zählt, ist wirksam in der Behandlung der HKS, ebenso wie das selektiv noradrenerg wirkende Atomoxetin (s. unten).

Seit 2011 ist Methylphenidat auch für die Behandlung Erwachsener mit HKS/ADHS zugelassen.

Methylphenidat (MPH). Die Substanz ist in Deutschland für die Behandlung der HKS ab dem 6. Lebensjahr zugelassen. Sie liegt in unretardierter und verschiedenen langwirksamen bzw. retardierten Zubereitungsformen vor. MPH wird rasch resorbiert und wirkt in der kurz wirksamen Variante bereits nach ca. 20–30 Minuten über einen Zeitraum von ca. 3–4 Stunden (maximale Plasmaspiegel nach 1,5–2 Stunden), wobei die klinischen Effekte nach ca. 3–7 Stunden wieder nachlassen. Die Wirkung beruht auf der Hemmung der Wiederaufnahme der Neurotransmitter Dopamin, Noradrenalin und Serotonin in das präsynaptische Neuron. Für Methylphenidat liegt der *therapeutische Dosisbereich* bei etwa 0,5–1,0 mg/kgKG/Tag, die optimale Dosis und der optimale Einnahmezeitpunkt sollten jedoch in jedem Fall individuell angepasst werden.

Zu den *unerwünschten Arzneimittelwirkungen* zählen insbesondere Appetitlosigkeit, Magenbeschwerden, verstärkte Reizbarkeit, Blutdruckveränderungen und (Ein-)Schlafstörungen. Schwerwiegende Nebenwirkungen, Spätschädigungen oder Abhängigkeiten wurden bei sachgemäßer Anwendung bislang nicht berichtet [Absolute] *Kontraindikationen* für eine Stimulanzientherapie sind das Vorliegen einer Schizophrenie, Hyperthyreoidismus, kardiale Arrhythmie, Angina pectoris und Glaukom.

Aufgrund seiner geringen Halbwertszeit (ca. 2,5 Stunden) muss entweder das normal bzw. schnell freisetzende (Immediate Release = IR) Methylphenidat (MPH-IR) mehrfach über den Tag verteilt verabreicht werden, oder man verwendet eine der verschiedenen lang wirksamen, „retardierten" Zubereitungsformen von Methylphenidat. Hierzu zählen verzögert freisetzende (Sustained Release = SR) Retardformen (MPH-SR) sowie besonders lang wirksame (Extended Release = ER) Formen (MPH-ER). Um sowohl einen initialen als auch einen dauerhaften klinischen Effekt zu erzielen, wird MPH-IR mitunter mit MPH-SR oder mit MPH-ER in verschiedenen Zubereitungsformen kombiniert.

Die Entwicklung von Größe und Gewicht müssen mit Hilfe von Perzentilenkurven alle 6 Monate überprüft werden. Regelmäßige Auslassversuche (z. B. jährlich) zur Überprüfung der Indikation sind angezeigt.

Amphetamin. Das ebenfalls zu den Psychostimulanzien zählende Amphetamin ist in Deutschland nicht als Fertigarzneimittel im Handel und muss daher individuell rezeptiert und in der Apotheke als Saft oder Kapseln hergestellt werden. D-Amphetamin hat gegenüber L-Amphetamin eine 3- bis 4fach höhere Potenz im Hinblick auf zentralnervöse Effekte, ist jedoch in Deutschland nicht erhältlich.

In Deutschland wird das Razemat D,L-Amphetamin verordnet. Dieses wirkt wie Methylphenidat als Dopaminagonist, allerdings mit einer etwas längeren Halbwertszeit von 5–8 Stunden. Die klinische Wirkung setzt nach ca. 30–60 Minuten ein, erreicht ihr Maximum nach etwa 2 Stunden und hält für ca. 4–6 Stunden an. D,L-Amphetamin wird häufig bei Kindern eingesetzt, die nicht oder nur unzureichend auf eine Behandlung mit Methylphenidat ansprachen.

Der *therapeutische Dosisbereich* liegt bei etwa 0,1–0,5 mg/kgKG/Tag, auch hier müssen die optimale Dosis und der optimale Einnahmezeitpunkt individuell angepasst werden. Es empfiehlt sich, zunächst Amphetamin-Saft für die Dosisfindung zu verwenden, später Amphetamin-Kapseln wegen der leichteren Handhabbarkeit. Die *unerwünschten Arzneimittelwirkungen* sind denen von Methylphenidat vergleichbar.

Das Medikament Adderall® ist eine Mischung verschiedener Amphetaminsalze, die in Deutschland nicht zugelassen ist, jedoch in den USA eine große Rolle spielt. Die klinischen Effekte einer einmaligen Gabe von Adderall® sollen mit denen einer zweimaligen MPH-IR-Gabe vergleichbar sein. Adderall XR® ist eine Amphetamin-Retardform, die schnell freisetzende und verzögert freisetzende Wirkstoffkomponenten enthält.

Atomoxetin. Hierbei handelt es sich um einen (hoch-)selektiven Noradrenalin-Wiederaufnahmehemmer (SNRI), der seit 2004 in Deutschland für die Behandlung von Kindern und Jugendlichen mit HKS ab einem Alter von 6 Jahren zugelassen wurde.

Der *Dosierungsbereich* liegt bei etwa 0,5–1,2 mg/kgKG/Tag. Begonnen wird die Atomoxetintherapie mit einer Dosis von etwa 5mg/kgKG, die bei guter Verträglichkeit nach 7 Tagen auf bis zu 1,2 mg/kgKG gesteigert werden kann. Bei Patienten mit Leberinsuffizienz muss die Dosis reduziert werden. Atomoxetin wird im Regelfall in einer morgendlichen Einmaldosis eingenommen, in Einzelfällen kann zur Verbesserung der Verträglichkeit die Tagesdosis auch in eine morgendliche und abendliche Gabe aufgeteilt werden.

Die positiven klinischen Effekte des Atomoxetins, die 4–6 Wochen nach Eindosierung nachweisbar sind, halten trotz der geringen Halbwertszeit (etwa 5 Stunden) bis zum nächsten Morgen an. Es wird vermutet, dass neben der unmittelbaren Substanzwirkung auch sekundäre Mechanismen für die vergleichsweise lange Wirkung eine Rolle spielen.

Unerwünschte Arzneimittelwirkungen sind allergische Reaktionen, mäßige Pulserhöhung, geringgradiger Blutdruckanstieg und Leberwerterhöhungen. Wie bei allen derzeit auf dem Markt befindlichen zur Therapie der ADHS zugelassenen Medikamenten müssen im Therapieverlauf regelmäßig die Gewichtszunahme und das Längenwachstum mittels der Perzentilenkurve kontrolliert werden.

Trizyklische Antidepressiva (z.B. Imipramin, Desipramin). Sie haben sich in der Vergangenheit ebenfalls bei der Behandlung der HKS als wirksam erwiesen. Aufgrund der Verfügbarkeit wirksamerer und besser verträglicher Pharmaka, die für Patienten mit HKS ab 6 Jahren zugelassen sind, spielen sie heute nur noch eine untergeordnete Rolle. Insbesondere wegen ihrer (vor allem kardiotoxischen) Nebenwirkungen gelten sie als *Medikamente der dritten Wahl* und sollten nur unter engen Kontrollen zum Einsatz kommen, wenn die oben genannten Medikamente nicht effektiv waren. Sie sind nicht zugelassen für die Indikation ADHS und nur im Rahmen eines individuellen Heilversuchs mit entsprechender Aufklärung der Sorgeberechtigten anwendbar.

Clonidin, Guanfacin. Die beiden alpha-2-noradrenerg wirkenden Pharmaka reduzieren präsynaptisch die Wiederaufnahme von Noradrenalin. Sie könnten im Rahmen eines individuellen Heilversuchs in Erwägung gezogen werden, wenn Stimulanzien, Atomoxetin und Trizyklika nicht wirksam waren. Kontraindiziert ist die Medikation bei kardialen Arrhythmien, Depression und beeinträchtigter Nierenfunktion. Die Clonidin-Medikation darf nicht abrupt beendet, sondern muss ausgeschlichen werden, um ein Blutdruck-Reboundphänomen zu verhindern.

Neuroleptika (z.B. Risperidon). Sie reduzieren hypermotorisches Verhalten weniger deutlich als Stimulanzien und verbessern wahrscheinlich nicht die kognitive Leistungsfähigkeit. Sie können aber ggf. in niedrigen Dosierungen (z.B. Risperidon: 0,5–1,5 mg/Tag) hilfreich sein beim Vorliegen einer komorbiden Autismus-Spektrum-Störung oder bei schwerer Aggressivität und/oder affektiver Instabilität, insbesondere beim Vorliegen einer mentalen Retardierung.

Die medikamentöse Behandlung kann nie die ausschließliche Therapieform sein, sondern ist in den oben genannten Fällen *ein* Baustein in einem multimodalen Therapiekonzept.

Psychotherapie

Die medikamentöse Behandlung wird häufig mit verhaltenstherapeutischen Maßnahmen, die auf dem Prinzip des operanten Konditionierens beruhen, kombiniert. Operante Techniken haben sich nicht nur in Form von Programmen und schriftlich fixierten Plänen bewährt, sondern auch als Orientierungshilfen im alltäglichen Umgang und in der Elternberatung. Sie finden Eingang in die folgenden aufgelisteten allgemeinen Regeln für den konsequenten Umgang mit hyperkinetischen Kindern (Tab. 19.**5**).

So genannte *„Selbstinstruktionstrainings“* versuchen, die Fähigkeit zur Selbststeuerung zu verbessern, indem Handlungsanweisungen für Problemsituationen systematisch verbalisiert und geübt werden. Das *Training der sozialen Kompetenz* zielt auf ein sozial besser angepasstes, verträg-

Tab. 19.5 Allgemeine Regeln für den konsequenten Umgang mit hyperkinetischen Kindern (Quelle: Quaschner, 1997; nach Barkley).

Allgemeine Regeln für den konsequenten Umgang mit hyperkinetischen Kindern

1. Regeln, Instruktionen und Anweisungen für hyperaktive Kinder sollten klar und kurz formuliert sein sowie deutlich – d. h. sichtbar und hörbar – vorgetragen und veranschaulicht werden.
2. Konsequenzen sollten schnell und umgehend eingesetzt werden, d. h. möglichst zeitnah zum jeweiligen Fehlverhalten.
3. Im Hinblick auf die motivationalen Probleme hyperaktiver Kinder sollten Konsequenzen wesentlich häufiger eingesetzt werden.
4. Die Reaktionen und Konsequenzen sollten intensiver, stärker, größer sein als im Umgang mit normalen Kindern.
5. Konsequenzen mit bestrafendem Charakter sollten eingebettet sein in ein System von positiven Konsequenzen.
6. Es sollte ein häufiger Wechsel von Verstärkern und Belohnern stattfinden, da bei hyperaktiven Kindern schneller Sättigungs- und Gewöhnungseffekte eintreten als bei normalen Kindern.
7. Vorausschauende Planung und zeitliche Strukturierung erleichtern es den betroffenen Kindern, sich auf veränderte Abläufe und Situationen umzustellen, in denen andere Regeln gelten.

licheres Kontaktverhalten im Umgang mit anderen Personen und damit letztlich auch auf eine Stabilisierung der emotionalen Befindlichkeit.

Zur emotionalen Stabilisierung tragen auch *funktionelle Übungsbehandlungen* bei, die vorhandene Defizite im Lern- und Leistungsbereich beheben und auf diesem Wege das Selbstwertgefühl steigern können.

Sehr aufwendig sind spezielle *Trainingsprogramme für Eltern*. Dabei werden in regelmäßigen Sitzungen und in systematischer Weise über einen längeren Zeitraum hinweg bestimmte Verhaltensweisen im Umgang mit den Kindern aufgebaut und eingeübt. Die Teilnahme an derartigen Programmen setzt aufseiten der Eltern eine Kooperationsbereitschaft und -fähigkeit voraus, die nicht bei allen Betroffenen gegeben ist.

Eines der bekanntesten Programme im deutschsprachigen Raum ist das „Therapieprogramm für Kinder mit hyperkinetischem und oppositionellem Verhalten (THOP)“ von Döpfner et al., das durch spezielle Elternratgeber ergänzt wird. Auf verhaltenstherapeutischer Grundlage werden hier Themen behandelt wie Problemdefinition und Störungskonzept, Förderung positiver Eltern-Kind-Interaktionen, Interventionsmöglichkeiten bei verschiedenen Problemen bis hin zur Stabilisierung der erzielten Effekte.

Die Trainingsprogramme für Eltern bestehen im Allgemeinen aus einer Kombination folgender Komponenten: Einsatz von schriftlichem Informationsmaterial, Einführung der Eltern in die Prinzipien des sozialen Lernens und des Kontingenzmanagements, Modelllernen und Einüben von spezifischen Fertigkeiten.

In der praktischen Umsetzung von Hilfen für das betreffende Kind sind häufig auch *institutionelle Hilfsmaßnahmen* von großer Bedeutung. In Zusammenarbeit der ggf. beteiligten Dienste (Jugendamt, Sozialamt, Gesundheitsamt, Schulamt) können beispielsweise eine Umschulung (z. B. Schule für Erziehungshilfe) oder ambulante (z. B. sozialpädagogische Familienhilfe), teilstationäre (z. B. Tagesgruppe, Wochengruppe) oder vollstationäre (z. B. spezialisierte Jugendhilfeeinrichtung) Hilfsmaßnahmen organisiert werden.

Weiterführende Literatur

Banaschewski ,T., Coghill, D., Danckaerts, M., et al.: ADHD and Hyperkinetic Disorder. Oxford University Press, 2010

Barkley, R.A.: Das große ADHS-Handbuch für Eltern. Huber, Bern 2011

Döpfner, M., Schürmann, S., Frölich, J.: Therapieprogramm für Kinder mit hyperkinetischem und oppositionellem Problemverhalten THOP. Beltz, Psychologie Verlags-Union, Weinheim 2007

Quaschner, K.: Hyperkinetische Störungen. In: Remschmidt, H. (Hrsg.): Psychotherapie im Kindes- und Jugendalter. Thieme Verlag, Stuttgart 1997, S. 343–355

Remschmidt, H., Heiser, P.: Differenzierte Diagnostik und multimodale Therapie hyperkinetischer Störungen. Deutsches Ärzteblatt 37: 2457–2466, 2004

Remschmidt, H., Schmidt, M. H., Poustka, F.: Multiaxiales Klassifikationsschema für psychische Störungen des Kindes- und Jugendalters nach ICD-10 der WHO. 5. Auflage. Huber, Bern 2006

Taylor, E., Döpfner, M., Seargeant, J., et al.: European Clinical Guidelines for hyperkinetic disorders-first upgrade. European Child and Adolescent Psychiatry 13 (Suppl. 1): I/7–I/30, 2004

20 Tics und motorische Stereotypien

J. Hebebrand

Definition und Klassifikation

Viele Menschen – insbesondere Kinder und Jugendliche – zeigen Bewegungsphänomene, die aufgrund ihrer Ziellosigkeit, der abrupten und unvermittelten Durchführung, aber auch der Wiederholungstendenz anderen Personen auffallen können. Die klinische Wertigkeit derartiger Bewegungen muss im Einzelfall geprüft werden, wobei die Spannbreite von klinisch irrelevant bis hin zu einer schweren Beeinträchtigung reichen kann. Im Einzelnen gilt es u. a. Tics, Jaktationen, Stereotypien, Manierismen, Impulsionen und Zwangshandlungen voneinander zu unterscheiden (Tab. 20.**1**). In diesem Beitrag soll ausführlicher auf *Tics, Jaktationen und Stereotypien* eingegangen werden; Zwangshandlungen werden ausführlich im Beitrag „Zwangsstörungen" besprochen (s. Kap. 28). Im klinischen Alltag sind die Tic-Störungen aufgrund ihrer Häufigkeit und ihres teilweise chronischen Verlaufs am bedeutsamsten.

In der ICD-10 werden *Tic-Störungen* (F95) und *stereotype Bewegungsstörung* (F98.4) unter den Verhaltens- und emotionalen Störungen mit Beginn in der Kindheit und Jugend klassifiziert. Die Tic-Störungen werden in Abhängigkeit von Dauer und Art der Tics unterteilt (Tab. 20.**2**). Die kombinierten vokalen und motorischen Tics werden auch nach einem der Erstbeschreiber des Syndroms als *Gilles-de-la-Tourette-Syndrom* oder verkürzt nur als Tourette-Syndrom bezeichnet; ihre diagnostischen Leitlinien werden in Tab. 20.**3** angegeben. Jaktationen, die typischerweise in Jactatio capitis (Kopfschaukeln) und Jactatio corporis (Schaukeln mit dem gesamten Körper) eingeteilt werden, können unter der ICD-10-Diagnose einer stereotypen Bewegungsstörung subsumiert werden.

Tics werden wiederum in *einfache* und *komplexe vokale* bzw. *motorische Tics* eingeteilt (Tab. 20.**4**, Tab. 20.**5**). Einfache motorische Tics (Tab. 20.**4**) treten abrupt auf, betreffen in der Regel eine Muskelgruppe und haben keine zielgerichtete Bedeutung. Komplexe motorische Tics sind im Vergleich dazu in ihrem Ablauf langsamer und ähneln mehr sinnvollen Bewegungen; stets sind mehrere Muskelgruppen einbezogen (z. B. In-die-Knie-Gehen, Um-sich-selbst-Drehen, Strecken der Arme, Berühren von Objekten). Die Abgrenzung komplexer Tics zu stereotypen Bewegungen, Manierismen oder Zwangshandlungen (Tab. 20.**1**) kann im Einzelfall schwierig sein. Älteren Jugendlichen und Erwachsenen gelingt es nicht selten, die motorische Tic-Symptomatik in willkürlich anmutende Bewegungsabläufe einzubauen.

Einfache vokale Tics äußern sich im plötzlichen Ausstoßen sinnloser Laute, während komplexe vokale Tics durch das Hervorbringen umfangreicher Lautkomplexe charakterisiert sind, die wiederum sinnvollen vokalen Äußerungen entsprechen können (Tab. 20.**5**). Die Lautstärke eines vokalen Tics kann erheblich sein und sich deshalb sozial stark beeinträchtigend auswirken. Eine so genannte *Koprolalie* – ein komplexer vokaler Tic, der bei ca. 5–10 % aller von einem Tourette-Syndrom Betroffenen auftritt – kann ebenfalls sozial Schwierigkeiten bereiten: In leichteren Fällen erfolgen zwanghaft obszöne und unflätige Ausdrücke bei Erregung, in schweren Fällen hingegen kann kaum ein Satz ohne eine intermittierend ausgestoßene Obszönität über die Lippen gebracht werden.

Bei vielen Betroffenen gehen den Tics spezifische Sensationen voraus, die als sensorische Tics bezeichnet werden. Ein Betroffener hat dieses Phänomen mit einem intensiven, unwiderstehlichen Juckreiz verglichen. Nach erfolgtem Tic (oder einer Serie von Tics) ist das Spannungsgefühl zunächst abgebaut oder gemindert. Bei einer kleinen Untergruppe von Patienten mit Tourette-Syndrom können auch isolierte sensorische Tics auftreten.

Tab. 20.1 Abgrenzung von Tics, Zwangshandlungen, Stereotypien und anderen motorischen Phänomenen einschließlich ihrer diagnostischen Zuordnung nach ICD-10.

Abgrenzung von Tics, Zwangshandlungen, Stereotypien und anderen motorischen Phänomenen
Tics: Unwillkürliche, plötzliche, schnelle, wiederholte, rhythmische, stereotype, motorische Bewegungen oder Lautäußerungen, die als unvermeidbar empfunden werden, jedoch über verschieden lange Zeiträume unterdrückt werden können. Beispiele: Augenzwinkern, Schulterzucken, Grimassieren, Räuspern, Hüsteln. Diagnostische Einordnung möglich unter 1. vorübergehende Tic-Störung (F95.0), 2. chronisch motorische oder vokale Tic-Störung (F95.1), 3. kombinierte vokale und multiple motorische Tics (Tourette-Syndrom; F95.2), 4. andere Tic-Störungen (F95.8) oder 5. nicht näher bezeichnete Tic-Störungen (F95.9).
Sensorische Tics: Eine als unvermeidbar empfundene und wiederholt sich einstellende dysphorische Sensation, die vorübergehend durch eine meist dystone Bewegung oder eine Lautäußerung abgeschwächt wird. Beispiel: Das Gefühl, dass die Brille nicht richtig sitzt, wird durch Augenzwinkern vorübergehend abgeschwächt bzw. unterdrückt.
Zwangshandlungen: Wiederholte, zielgerichtete und beabsichtigte Verhaltensweisen, die auf einen Zwangsgedanken hin nach bestimmten Regeln oder stereotyp ausgeführt werden. Das Verhalten dient dazu, äußerstes Unbehagen oder schreckliche Ereignisse bzw. Situationen unwirksam zu machen bzw. zu verhindern. Zwangshandlungen verursachen erhebliches Leid, sind zeitraubend und beeinträchtigen den normalen Tagesablauf, die beruflichen Leistungen oder die üblichen sozialen Aktivitäten oder Beziehungen. Beispiele: Waschzwang, Kontrollzwang. Diagnostische Einordnung möglich unter 1. vorwiegend Zwangshandlungen (Zwangsrituale; F42.1), 2. Zwangsgedanken und -handlungen gemischt (F42.2) und andere bzw. nicht näher bezeichnete Zwangsstörung (F42.8 bzw. F42.9).
Impulsionen*: Beabsichtigtes, willkürliches und wiederholtes Schlagen, Beklopfen oder Berühren von Gegenständen (Personen), bis ein Gefühl der Zufriedenheit eintritt. Keine Funktionsbeeinträchtigung, nicht zielgerichtet und jederzeit unterdrückbar: Beispiel: Lichtschalter solange betätigen, bis Gefühl der Zufriedenheit eintritt.
Symmetrie-Verhalten: Das Bedürfnis, Handlungen symmetrisch zu vollziehen ohne zugrunde liegende Zwangsgedanken. Beispiel: Berühren der rechten und anschließend der linken Stuhllehne bzw. Hand der eigenen oder einer fremden Person. Tritt gehäuft beim Tourette-Syndrom auf (ICD-10: F95.2).
Stereotypien: Willkürliche, wiederholte, nicht funktionale und oft rhythmische Bewegungen, die nicht Teil einer erkennbaren psychiatrischen oder neurologischen Erkrankung sind. Beispiele: Händeschütteln, Haarezupfen. Diagnostische Zuordnung: Stereotype Bewegungsstörung (F98.4); falls solche Bewegungen als Symptom irgendeiner Störung auftreten, sollte nur die übergreifende Störung diagnostiziert werden (z. B. schwere Intelligenzminderung; F73).
Jaktationen: Sonderform von Stereotypien, gekennzeichnet durch Kopf- oder Körperschaukelbewegungen (Jactatio capitis et corporis), die isoliert auftreten; diagnostische Zuordnung unter stereotype Bewegungsstörung (F98.4).
Stereotypes selbstschädigendes Verhalten: Wie Stereotypien, jedoch mit Verletzungen der eigenen Person einhergehend. Beispiele: Kopfanschlagen, sich ins Gesicht schlagen, in die Augen bohren und sich selbst beißen (Hände, Lippen, andere Körperpartien).
Gewohnheiten: Wiederholt auftretende und jederzeit unterdrückbare Handlungen, die nicht Teil einer psychiatrischen oder neurologischen Erkrankung sind. Beispiele: Haarezupfen, Haaredrehen, Bartkräuseln, Fingerschnippen.
Manierismen: Gewohnheiten, die als Antwort auf einen Stimulus auftreten. Beispiele: Augenbrauenhochziehen, spezifischer Gesichtsausdruck, sich ans Ohr fassen als Reaktion auf eine Äußerung eines Gesprächspartners.
Trichotillomanie: Sichtbarer Haarverlust infolge einer Unfähigkeit, ständigen Impulsen zum Haareausreißen zu widerstehen. Vor dem Haareausreißen meist subjektives Spannungsgefühl; durch das Ausreißen tritt Gefühl von Entspannung und Befriedigung ein. Diagnostische Zuordnung nach Ausschluss von Hautentzündungen, Wahn oder Halluzinationen unter Trichotillomanie (F63.3).
Sonstige Phänomene: Motorische Phänomene, die sich keiner der vorgenannten Rubriken zuordnen lassen. Beispiele: Nägelkauen, Daumenlutschen, Nasebohren und exzessive Masturbation; diagnostische Zuordnung möglich unter andere näher bezeichnete „Verhaltens- oder emotionale Störungen mit Beginn in der Kindheit und Jugend" (F98.8).

* Der Begriff Impulsionen orientiert sich an dem englischen Begriff „impulsions" (s. Shapiro u. Shapiro, 1992).

Tab. 20.2 Einteilung der Tic-Störungen.

Zeitliches Andauern der Tics	Art der Tics	Diagnostische Zuordnung
<12 Monate	Motorische und/oder vokale Tics	Vorübergehende Tic-Störung
>12 Monate	Ausschließlich motorische Tics	Chronische motorische Tic-Störung
>12 Monate	Ausschließlich vokale Tics	Chronische vokale Tic-Störung
>12 Monate	Motorische und vokale Tics	Kombinierte vokale und multiple motorische Tics; auch als Tourette-Syndrom bezeichnet

Tab. 20.3 Diagnostische Kriterien des Tourette-Syndroms nach ICD-10 und dem amerikanischen Klassifikationssystem DSM-IV.

ICD-10 (F95.2)	DSM-IV (307.23)
„Dies ist eine Form der Tic-Störung, bei der es gegenwärtig oder in der Vergangenheit multiple motorische Tics und einen oder mehrere vokale Tics gibt oder gegeben hat, nicht notwendigerweise gleichzeitig. Gewöhlich gibt es eine Vorgeschichte motorischer Tics, bevor sich vokale Tics entwickeln. Die Symptome verschlechtern sich häufig während der Adoleszenz, und üblicherweise persistiert die Erkrankung bis ins Erwachsenenalter. Die vokalen Tics sind oft multipel mit explosiven repetitiven Vokalisationen, Räuspern, Grunzen und Gebrauch von obszönen Wörtern oder Phrasen. Manchmal besteht eine begleitende gestische Echopraxie, die ebenfalls obszöner Natur sein kann (Kopropraxie). Ebenso wie die motorischen Tics können die vokalen für kurze Zeiträume willkürlich unterdrückt und durch Stress verstärkt werden. Sie verschwinden während des Schlafs.“	• „Multiple motorische Tics sowie mindestens ein vokaler Tic treten im Verlauf der Krankheit auf, jedoch nicht unbedingt gleichzeitig. (...) • Die Tics treten mehrmals täglich (gewöhnlich anfallsweise) entweder fast jeden Tag oder intermittierend im Zeitraum von über einem Jahr auf. In dieser Zeit gab es keine ticfreie Phase, die länger als drei aufeinander folgende Monate andauerte. • Die Störung führt zu starker innerer Anspannung oder verursacht in bedeutsamer Weise Beeinträchtigungen in sozialen, beruflichen oder anderen wichtigen Funktionsbereichen. • Der Beginn liegt vor dem 18. Lebensjahr. • Die Störung geht nicht auf die direkte körperliche Wirkung einer Substanz (...) oder eines medizinischen Krankheitsfaktors (...) zurück.“

Tab. 20.4 Motorische Tics: klinisches Erscheinungsbild.

Einfache motorische Tics	Komplexe motorische Tics
• Augenblinzeln	• Hüpfen
• Augenzwinkern	• Treten
• Gesichtsgrimassen	• Springen
• Mundöffnen	• Stampfen
• Augenrollen	• Klopfen
• Stirnrunzeln	• Kreisen
• Kopfschütteln	• Kratzen
• Kopfnicken	• Beißen
• Schulterzucken	• Schlagen
• Zwerchfelltics	• Echopraxie
• Bauchtics	• Kopropraxie
• Rumpftics	

Tab. 20.5 Vokale Tics: Klinisches Erscheinungsbild.

Einfache vokale Tics	Komplexe vokale Tics
• Räuspern	• Schreien
• Hüsteln	• Summen
• Schnäuzen	• Pfeifen
• Spucken	• Palilalie
• Grunzen	• Echolalie
• Bellen	• Koprolalie
• In- und exspiratorische Atemgeräusche	

Epidemiologie

Motorische Stereotypien sind im Säuglings- und frühen Kindesalter häufig (15–20%). Nach dem 3. Lebensjahr sind sie jedoch bei gesunden Kindern relativ selten. Blinde, psychotische, autistische und geistig behinderte Kinder und Jugendliche weisen hingegen gehäuft Stereotypien auf. Auf Stereotypien in Verbindung mit selbstverletzendem Verhalten wird gesondert im Beitrag „Selbstverletzung und suizidales Verhalten" (s. Kap. 40) eingegangen.

Jaktationen als Sonderform einer stereotypen Bewegungsstörung kommen bei ca. 4% der 10-jährigen Kinder vor, wobei Jungen etwa doppelt so häufig wie Mädchen betroffen sind (s. Kap. 21). Früher wurden Jaktationen überwiegend als Hinweis auf eine Deprivation gewertet. Tatsächlich liegt jedoch nur bei einem kleinen Anteil von Betroffenen ein Deprivationssyndrom vor. Kinder und Jugendliche mit einer Intelligenzminderung haben gehäuft Jaktationen; in der Vorgeschichte von Patienten mit einem Tourette-Syndrom findet sich diese Bewegungsstörung ebenfalls gehäuft.

Vorübergehende Tic-Störungen sind im Kindes- und Jugendalter sehr häufig mit einem deutlichen Überwiegen der Jungen (Lebenszeitprävalenzangaben bis zu 25%), während *chronische Tic-Störungen* (geschätze Prävalenz 2–3%) und das Tourette-Syndrom seltener sind. Für Letzteres liegen in Abhängigkeit davon, ob leichtere oder nur die klinisch relevanten Ausprägungsgrade berücksichtigt werden, sehr unterschiedliche Prävalenzangaben von zwischen 1:100 und 1:10000 vor, wobei mehr Jungen betroffen sind. Das *Tourette-Syndrom* ist im Kindes- und Jugendalter häufiger als im Erwachsenenalter, da es nicht selten im Verlauf des 2. Lebensjahrzehnts zu einer Rückbildung oder einer Veränderung der Symptomatik kommt; die Tics sind im Mittel um das 14. Lebensjahr herum am stärksten ausgeprägt.

Diagnose und Differentialdiagnose

In Tab. 20.**1** werden diverse motorische Phänomene und in Tab. 20.**2** die verschiedenen Tic-Störungen voneinander abgegrenzt. Die Diagnose von Jaktationen bereitet in der Regel keine Schwierigkeiten, insbesondere wenn sie beim Einschlafen auftreten. Sie können im Einzelfall recht heftig sein und so beispielsweise durch ihre Lautstärke Familienangehörige stören. Auch kann es im Verlauf durch die Schaukelbewegungen zu Beschädigungen an Bett und Tapeten kommen. Die Abgrenzung motorischer Stereotypien von Tics gestaltet sich ebenfalls meist einfach. Bei motorischen Stereotypien imponieren häufig rhythmische und länger anhaltende Bewegungen; auf die Assoziation mit einer Intelligenzminderung wurde bereits hingewiesen. Stereotypien treten auch gehäuft beim *frühkindlichen Autismus* (ICD-10: F84.0) auf. Tics hingegen können sich salvenartig entladen. Stereotype Handbewegungen (Wasch-, windende und ringende Bewegungen) sind das Leitsymptom des ausschließlich bei Mädchen vorkommenden *Rett-Syndroms* (ICD-10: F84.2), das nach zunächst offenbar normaler Entwicklung mit dem Verlust erworbener Fertigkeiten und im weiteren Verlauf mit neurologischen Auffälligkeiten einhergeht.

Das *Tourette-Syndrom* ist differentialdiagnostisch von den anderen Tic-Störungen (Tab. 20.**2**) und einer Reihe seltener neurologischer Störungen abzugrenzen. Der klinische Verlauf ist jedoch so charakteristisch, dass ein geübter Kliniker die Diagnose dieser Tic-Störung durch eine sorgfältige Anamneseerhebung stellen kann. Typischerweise setzen die ersten Tics meist in Form von Blinzeln und Zwinkern um das 6. Lebensjahr ein. Nur selten treten Tics erstmalig nach der Pubertät auf. Im Verlauf schließen sich meist weitere Tics im Gesichtsbereich an, wobei nicht selten ein Tic den anderen ablöst. Mit zunehmendem Alter können Tics auch den Hals-, den Schultergürtelbereich, Rumpf und Extremitäten betreffen. Die vokale Tic-Symptomatik setzt durchschnittlich ein bis zwei Jahre nach Beginn des ersten motorischen Tics ein, kann Letzteren aber auch vorausgehen. Die Tics variieren typischerweise im zeitlichen Verlauf nicht nur in ihrer Lokalisation und Art, sondern auch in ihrer Intensität. Verstärkende Faktoren sind häufig Stress, Freude oder bei Kindern und Jugendlichen Fernsehen. Bei konzentrierten Tätigkeiten kann die Tic-Symptomatik nachlassen. Ältere Kinder und Jugendliche können in aller Regel die Tics sekundenlang bis hin zu Stunden unterdrücken; im familiären Rahmen sind die Tics meist am ausgeprägtesten. Dieses Phänomen führt dazu, dass die Familienangehörigen eines Betroffenen die Symptomatik teilweise als provokativ erleben. In der Schule, am Arbeitsplatz oder bei einem Arztbesuch können die Tics nur vereinzelt oder gar nicht auftreten, sodass der Schweregrad der Symptomatik von Außenstehenden unterschätzt werden kann.

Das Tourette-Syndrom ist durch Darstellungen in den Medien und durch Aktivitäten der Selbsthilfegruppen mittlerweile selbst vielen Laien bekannt. Nur noch vereinzelt wird die Diagnose erst spät gestellt. Betroffene können sich an Ärzte verschiedener Fachdisziplinen wenden; so kann im Rahmen eines Zwinkertics ein Augenarzt, beim Räusper- oder Hüsteltic ein HNO-Arzt aufgesucht werden. Besonders häufig dürften Haus- und Kinderärzte mit der Symptomatik konfrontiert werden.

Abschließend wird kurz auf zwei Störungen eingegangen, die jeweils häufig auch mit einem Tourette-Syndrom vergesellschaftet sein können. Ein Tourette-Syndrom kann bei gleichzeitig bestehender *hyperkinetischer Störung* (s. Kap. 19) und umgekehrt übersehen werden. Dies ist insofern von Bedeutung, als etwa ein Drittel aller Kinder mit einem Tourette-Syndrom zugleich auch eine hyperkinetische Störung aufweisen.

Bei Jugendlichen mit einem Tourette-Syndrom kommt ebenfalls zu ca. 30% eine *Zwangsstörung* (s. Beitrag „Zwangsstörungen“) vor. Die Abgrenzung von Zwangshandlungen und komplexen motorischen Tics kann im Einzelfall Schwierigkeiten bereiten. Es wird angenommen, dass Waschzwänge beim Tourette-Syndrom verhältnismäßig selten, Zählzwänge hingegen häufiger sind. Es werden im Rahmen des Tourette-Syndroms auch Zwangsphänomene beobachtet, die nicht die diagnostischen Kriterien einer Zwangsstörung erfüllen (z. B. das gedankliche Spielen mit Zahlen, einem Wort, einem Satz oder einer Melodie). Das Wissen um diese häufigen Assoziationen ist wichtig, da bei Patienten mit einem Tourette-Syndrom gezielt nach den Symptomen einer hyperkinetischen bzw. Zwangsstörung gesucht werden sollte.

Ätiologie und Genese

Die Ätiologie stereotyper Bewegungsstörungen ist heterogen, wobei die ätiologische Zuordnung nur im Einzelfall gelingt. Beim Vorliegen von Stereotypien ist stets an das Vorliegen einer Intelligenzminderung und/oder eines frühkindlichen Autismus zu denken. Auch Kinder und Jugendliche mit Psychosen zeigen gehäuft derartige Bewegungsstörungen. Stereotypien werden als Ausdruck einer Unter-, aber auch einer Überstimulation des Organismus interpretiert. Sie können auch als direkte Folge neurologischer Störungen auftreten. Letztlich können sie auch als operante Verhaltensweisen aufgefasst werden, die den Organismus durch interne Selbststimulation belohnen. Durch genaue Beobachtung des Betroffenen kann versucht werden, die Situationen zu ermitteln, in denen Stereotypien auftreten. Unter Umständen lassen sich hierdurch positiv verstärkende Faktoren ermitteln, die die Symptomatik aufrechterhalten bzw. unterstützen.

Die Ätiologie der *Tic-Störungen* ist letztlich ebenfalls im Einzelnen nicht geklärt. Aufgrund des häufig bizarren Verhaltens in Verbindung mit dem Ausstoßen von Lauten sind mehrere *psychoanalytische Hypothesen* aufgestellt worden. Tics wurden hierbei als „prägenitale Konversion“, Gefühlsinkontinenz und Zwangsneurose bezeichnet. Die Tic-Symptomatik drücke einen Konflikt zwischen erotischen bzw. aggressiven Trieben und internalisierten Kontrollen oder eine Rebellion gegen Autoritätspersonen aus.

Heute sind diese Vorstellungen weitgehend einer *neurobiologischen Sichtweise* gewichen. Es wird davon ausgegangen, dass dem *Tourette-Syndrom* eine teilweise erblich bedingte synaptische Fehlfunktion zugrunde liegt. Neuropathologisch sind wiederholt die Basalganglien, der frontale Kortex und das limbische System diskutiert worden, ohne dass es für eine ursächliche Beteiligung einer der genannten Regionen eindeutige Erkenntnisse gibt. Bei Anwendung moderner bildgebender Verfahren fanden sich beim Vergleich von Patienten mit Tourette-Syndrom und Kontrollen eine im Durchschnitt vergrößerte Fläche des Corpus callosum und der Verlust der Asymmetrie des Nucleus caudatus. Diese Auffälligkeiten sind jedoch zu unspezifisch, um zur Diagnosestellung im Einzelfall beitragen zu können. Auf eine organische Verursachung des Tourette-Syndroms weisen auch die unspezifischen EEG-Veränderungen hin, die bei etwa 20–50% der Betroffenen vorliegen. Wiederholt sind diskrete neurologische Auffälligkeiten beschrieben worden. Allgemein wird davon ausgegangen, dass die Pathogenese von Tics auf einer *gestörten Modulation der neuronalen Aktivität* in subkortikalen neuronalen Regelkreisen beruht.

Biochemisch ist die Beteiligung mehrerer *Neurotransmitter-Systeme* postuliert worden, wobei

Untersuchungen am Liquor und postmortal am Gehirn Veränderungen der dopaminergen, serotonergen, noradrenergen, cholinergen, GABAergen und opioiden Systeme ergaben. Letztlich ist jedoch nicht bekannt, ob und welche Veränderungen dieser Systeme die primäre Ursache für das Tourette-Syndrom darstellen.

Gilles de la Tourette selbst hatte bereits bei einigen der von ihm beschriebenen Fälle eine familiäre Häufung beobachtet und somit eine *erbliche Komponente des Tourette-Syndroms* postuliert. Dabei besteht Einigkeit darüber, dass Umweltfaktoren, die offensichtlich bereits pränatal wirksam werden können, im Hinblick auf den Schweregrad der Störung eine wichtige Rolle zukommt. Die Konkordanzrate für das Tourette-Syndrom bei eineiigen Zwillingen beträgt ca. 50%. Werden jedoch auch chronische Tic-Störungen beim Ko-Zwilling mitgewertet, steigt sie auf 75%. Familienuntersuchungen zeigen, dass erstgradige Angehörige eines Indexpatienten zu ca. 5% ebenfalls ein Tourette-Syndrom und zu ca. 10% eine chronische Tic-Störung aufweisen. Wissenschaftlich umstritten ist, ob für erstgradige Angehörige ein erhöhtes Risiko für isolierte Zwangsstörungen besteht. Eine *positive Familienanamnese* an Tic-Störungen lässt sich bei 25–50% aller Betroffenen eruieren. Während früher von einem autosomal-dominanten Erbgang ausgegangen wurde, herrscht heute die Meinung vor, dass es sich um eine multifaktoriell bedingte Störung handelt. Um Polygene zu identifizieren, wird aktuell die erste internationale genomweite Assoziationsstudie durchgeführt; Ergebnisse stehen bislang aus. Abschließend ist festzuhalten, dass das Wiederholungsrisiko für Kinder eines von einem Tourette-Syndrom Betroffenen zwar nicht vernachlässigt werden kann, jedoch die Wahrscheinlichkeit des Auftretens eines ausgeprägten Tourette-Syndroms bei den Nachkommen als gering eingestuft wird.

Es werden auch *immunologische Mechanismen* diskutiert. Einzelne Untersuchungen deuten darauf hin, dass Streptokokkeninfektionen bei prädisponierten Kindern zur Entstehung einer Tic-Symptomatik beitragen können. Das Auftreten eines „Schnieftics“ oder eines „Lippenlecktics“ kann gelegentlich im Rahmen einer Erkältung beobachtet werden, der dann über mehrere Wochen persistiert.

Aufgrund der familiären Häufung von Tic-Störungen wird auch von einem Spektrum gesprochen, das von transienten Tic-Störungen bis hin zum Tourette-Syndrom reicht. Demnach gibt es überlappende pathogenetisch relevante Faktoren. Warum es im Einzelfall dann zu einer schwer wiegenden Tic-Symptomatik, im anderen Fall hingegen lediglich zu einer kurzfristigen und wenig beeinträchtigenden Symptomatik kommt, ist letztlich unbekannt. Diskutiert werden sowohl Umwelt- als auch genetische Faktoren. Mit an Sicherheit grenzender Wahrscheinlichkeit kann davon ausgegangen werden, dass es verschiedene Entstehungsmechanismen für Tic-Störungen gibt.

Verlauf

Stereotype Bewegungsstörungen können im Verlauf sehr hartnäckig sein. Dies gilt besonders, wenn auch selbstschädigendes Verhalten vorliegt. Im Falle des Vorliegens einer Intelligenzminderung bzw. eines Autismus können die Stereotypien auch über Jahre anhalten. Jaktationen bei gesunden Kindern lassen meist mit zunehmendem Alter nach, können aber im Einzelfall auch bis ins Erwachsenenalter hinein persistieren.

Bei Kindern, die Tics erst seit kurzer Zeit haben, ist die Prognose meist günstig. In den meisten Fällen bestehen die Tics über einige Wochen fort, um dann nie wieder oder nach einem symptomfreien Intervall erneut lediglich vorübergehend aufzutreten. In der Regel handelt es sich hierbei meist um nur einen spezifischen motorischen oder vokalen Tic. Entwickelt ein Kind jedoch mehrere Tics innerhalb weniger Wochen, erscheint das Risiko erhöht, dass die Tics über Monate persistieren. Schließlich ändert sich definitionsgemäß beim Überschreiten des Zeitkriteriums von 12 Monaten die Diagnose einer vorübergehenden Tic-Störung in die einer chronischen Tic-Störung bzw. eines Tourette-Syndroms.

Das *Tourette-Syndrom* zeigt eine erhebliche interindividuelle Variabilität im Hinblick auf die Tic-Symptomatik. Zuverlässige Aussagen über den Verlauf der Störung können im Einzelfall nicht oder nur bedingt gemacht werden. Als prognostisch eher ungünstig ist zu werten, wenn ein Jugendlicher die Symptomatik nicht über längere Zeiträume unterdrücken kann. Jugendliche, die noch eine starke Tic-Symptomatik aufweisen, sind häufig zusätzlich psychopathologisch auffällig, wobei der Bogen von *Zwangs-*

störungen, affektiven Störungen und Aufmerksamkeitsstörungen bis hin zu Persönlichkeitsstörungen reicht. Gerade ältere männliche Jugendliche haben gehäuft eine nicht näher bezeichnete Persönlichkeitsstörung, deren Merkmale Impulsivität, Distanzlosigkeit, (meist lediglich verbal) aggressives Verhalten und ein Bagatellisieren des Schweregrads ihrer Störung sind. Der niedrige Leidensdruck stellt therapeutische Bemühungen in Frage. Sind bei einem Jugendlichen die Tics stark ausgeprägt, kann die soziale Isolierung extreme Ausmaße annehmen, wobei in einzelnen Fällen das Elternhaus praktisch nicht mehr verlassen wird. Diese *psychosoziale Beeinträchtigung* erklärt teilweise komorbide Störungen, sodass sich im Einzelfall im Sinne eines Circulus vitiosus Tic-Symptomatik, Komorbidität und psychosoziale Isolierung gegenseitig ungünstig beeinflussen (s. Fallbeispiel).

Therapie

Jaktationen bei sonst psychopathologisch unauffälligen Kindern bedürfen keiner Therapie. Die Eltern und das Kind sind über die Harmlosigkeit der Störung aufzuklären. Gegebenenfalls sollte mit den Eltern überlegt werden, wie der durch die Jaktationen entstehende Geräuschpegel verringert werden kann. Nur in seltenen Ausnahmefällen wird man deshalb auf eine medikamentöse Behandlung mit Neuroleptika oder Antidepressiva zurückgreifen müssen. Falls Jaktationen als Folge eines Deprivationssyndroms auftreten, steht die Behandlung dieses Syndroms im Vordergrund.

Bei anderen *Stereotypien* muss therapeutisch stets die mögliche Assoziation mit einer schwer wiegenden psychiatrischen Störung und/oder Intelligenzminderung berücksichtigt werden. Die genaue Analyse der Situationen, in denen Stereotypien auftreten, kann dazu beitragen, mit *verhaltenstherapeutischen Ansätzen* (s. Beitrag „Psychotherapie", Teil IV) das Ausmaß der Symptomatik zu verringern. Die direkte Verhaltensanalyse sollte nach Möglichkeit in der natürlichen Umgebung des Kindes oder Jugendlichen unter Berücksichtigung der Reaktionen der Bezugspersonen fachgerecht erfolgen. Insbesondere gilt es beim zusätzlichen Vorkommen von selbstverletzendem Verhalten zu prüfen, inwieweit der Betroffene hierdurch vermehrt Zuwendung erfährt und somit die Symptomatik positiv verstärkt wird. Treten die Stereotypien häufig und lang andauernd auf, muss an den Aufbau alternativer Verhaltensweisen gedacht werden. Aversive Techniken werden im Einzelfall bei schwer wiegender Symptomatik mit selbstverletzendem Verhalten angewandt.

Beim Auftreten einer Tic-Störung erweist sich zunächst ein *psychoedukativer Ansatz* als sinnvoll. Die Eltern und das Kind sollten wissen, dass ein einzelner Tic in der Regel nach einigen Wochen wieder sistiert und somit die Prognose gut ist. Falls das Kind mehrere Tics entwickelt und diese über einen Zeitraum von mehreren Monaten bereits bestehen, kann nicht mehr von einer hohen *Spontanremission* ausgegangen werden. Umso wichtiger ist es, dass die Familie und ggf. andere Bezugspersonen, insbesondere Lehrer, über die Symptomatik aufgeklärt werden.

Falls motorische und vokale Tics schon über lange Zeiträume bestanden, ohne dass die Diagnose eines Tourette-Syndroms gestellt wurde, ist der Leidensweg der Betroffenen und ihrer Eltern zu berücksichtigen. Die Betroffenen haben von sich selbst die Auffassung oder sind von anderen damit konfrontiert worden, „verrückt" oder „neurotisch" zu sein, sodass sich sekundär erhebliche psychische Probleme ergeben können. Gerade in diesen Fällen kann die Diagnosestellung, die Erläuterung des Krankheitsbildes und der Hinweis auf die Beteiligung genetischer Faktoren sehr entlastend sein. Die Kontaktaufnahme mit einer *Tourette-Selbsthilfegruppe* kann sich für die Betroffenen und/oder deren Angehörige als hilfreich erweisen.

Bei entsprechender Indikation kann eine *Spiel- oder Gesprächstherapie* hilfreich sein, um den Betroffenen die Bewältigung der erheblichen sekundären Probleme zu erleichtern. Es gibt eine Reihe verhaltenstherapeutischer Ansätze, mit deren Hilfe erlernt werden kann, die Tics besser zu unterdrücken bzw. zu kontrollieren. Die kognitiv-behaviorale Therapie wurde ebenfalls erfolgreich eingesetzt. Eine Psychotherapie setzt eine gewisse Motivation des Betroffenen voraus; ob die entsprechenden Techniken auf längere Zeit wirksam sind, ist umstritten. Bei allen Therapieformen ist zu berücksichtigen, dass sich die Betroffenen zu Zeiten vorstellen, zu denen die Tics besonders stark ausgeprägt sind. Aufgrund des fluktuierenden Verlaufs des Tourette-Syndroms ist auch ohne therapeutische Intervention von einer anschließenden Besserung (und erneuten Verschlechterung) der Symptomatik auszugehen.

Die *medikamentöse Behandlung* richtet sich nach dem Schweregrad der Tic-Störung bzw. der begleitenden psychischen Symptomatik und dem Leidensdruck des Betroffenen; in leichten und mittelschweren Fällen ist bis auf einzelne Ausnahmen keine medikamentöse Therapie erforderlich. Die Tics lassen sich bei etwa 60–70% aller Patienten medikamentös günstig beeinflussen, wobei eine deutliche, jedoch nicht vollständige Reduktion der Tics zur Vermeidung unnötig hoher Dosierungen angestrebt werden sollte. Im Vordergrund der symptomatischen Therapie stehen typische und atypische Neuroleptika (z.B. Tiaprid, Sulpirid, Haloperidol, Pimozid, Risperidon, Ziprasidon, Aripiprazol). Dem Alpha-2-adrenergen Agonisten Clonidin wird bei einem Teil der Patienten eine gute therapeutische Wirkung zugeschrieben.

Beispiel

Der 8-jährige Peter wurde von seinen Eltern aufgrund stark ausgeprägter Tics vorgestellt, die im Alter von 5 Jahren mit Augenzwinkern begonnen hatten. Der Beginn der Tic-Störung wurde von den Eltern in Zusammenhang gebracht mit einem unmittelbar in der Nähe des eigenen Hauses erfolgten Blitzeinschlag, der erhebliche Angst bei ihrem Sohn ausgelöst habe. In rascher Folge war es zu Gesichtsgrimassieren, Kopfschütteln, Schulterrucken, Hüsteln und Räuspern gekommen, wobei stets ein Tic für eine begrenzte Zeit im Vordergrund stand. Nach Diagnosestellung eines Tourette-Syndroms war im Alter von 7 Jahren durch einen Neurologen bereits eine medikamentöse Behandlung mit Pimozid initiiert worden, die die Eltern jedoch aufgrund ihrer ablehnenden Haltung gegenüber Psychopharmaka abbrachen – zumal ihr Sohn mit starker Müdigkeit reagiert hatte.

Im weiteren Verlauf kam es zu erheblichen Spannungen zwischen Mutter und Sohn, wobei Peter die Stimme der Mutter teilweise im Sinne einer Echolalie provokativ imitierte. Der Vater setzte sich für den Sohn ein; es kam zu ehelichen Auseinandersetzungen, wie auf die Symptomatik von Peter zu reagieren sei. Vorübergehende Behandlungen mit Tiaprid erwiesen sich aufgrund der mangelhaften Compliance der Eltern und später von Peter als wenig hilfreich.

Als Peter 13 Jahre alt war, wurde eine Familientherapie begonnen, bei der die enge Vater-Sohn-Bindung weiter deutlich wurde. Im Alter von 16 Jahren erfolgte eine stationäre Behandlung, um eine Besserung des provokativen Verhaltens und der Tics zu erzielen. Während der Behandlung, die vorzeitig nach 6 Wochen von Peter abgebrochen wurde, wurde eine Behandlung mit Risperdal initiiert, die zu einer Besserung der provokativen Symptomatik und des insgesamt stark gespannten psychopathologischen Bildes führte. Nach der Entlassung verschlechterten sich die Tics erheblich; Peter führte dies auf das Risperdal zurück und setzte es eigenmächtig ab.

Erstmalig kam es zu einer Koprolalie, wobei Peter bei Erregung „Kacke, Scheiße, Kacke" repetitiv ausstieß. Der Vater hatte bei einem Bekannten erwirkt, dass Peter in dessen Fabrik an eine berufliche Ausbildung herangeführt werden konnte. Jedoch fielen die ausgeprägten Tics derart auf, dass der Betriebsarzt hinzugezogen wurde. Gegenwärtig ist Peter zum Zweck der medikamentösen Einstellung beurlaubt; eine Monotherapie mit Sulpirid erbrachte keine Besserung, sodass eine Umstellung auf Haloperidol anvisiert wird. Aufgrund des bislang ungünstigen Verlaufs, der an der Chronifizierung und der Unwirksamkeit bisheriger pharmakologischer Ansätze festgemacht werden kann, ist zu befürchten, dass die weitere Prognose ungünstig ist.

Bei allen medikamentösen Behandlungen sollte die Dosierung langsam ein- und ausschleichend erfolgen; bei eventuell mehrfach erforderlichen Umstellungen sollte die Hoffnung auf rasche Therapieerfolge gedämpft werden. Als *häufige und wichtige Nebenwirkungen der Neuroleptika-Therapie* sind Müdigkeit, Dysphorie, Gewichtszunahme und depressive Störungen zu nennen. Viele Betroffene, insbesondere Jugendliche, erleben die Nebenwirkungen der Medikation als so nachteilig, dass sie auf eine Medikamenteneinnahme verzichten. Unter der Behandlung eines Tourette-Syndroms mit Haloperidol und Orap sind Spätdyskinesien vereinzelt beschrieben worden.

Bei Vorliegen einer therapiebedürftigen Zwangssymptomatik sind Clomipramin und Fluoxetin erprobt, die gegebenenfalls in Kombination mit Neuroleptika verabreicht werden können. Bei assoziierter hyperkinetischer Störung können Stimulanzien die Tic-Symptomatik sowohl verbessern als auch verschlechtern; ggf. ist die hyperkinetische Störung mit Atomoxetin zu behandeln. Die medikamentöse Behandlung des Tourette-Syndroms sollte in ein umfassendes therapeutisches Vorgehen eingebettet sein, das sich an der Symptomatik und den Bedürfnissen des Patienten orientiert.

Weiterführende Literatur

Leckmann, J. F., Cohen, D. J.: Tourette syndrome: Tics, obsessions, compulsions. 2nd ed. Wiley, New York 1999

Peterson, B. S., Cohen, D. J.: The treatment of Tourette's syndrome: multimodal, developmental intervention. Journal of Clinical Psychiatry, 59 Suppl. 1: 62–72, 1998

Rothenberger A.: Wenn Kinder Tics entwickeln. Fischer, Stuttgart 1991

Remschmidt, H.: Habituelle Verhaltensweisen. In: Remschmidt H., Schmidt, M. H. (Hrsg.): Kinder- und Jugendpsychiatrie in Klinik und Praxis; Alterstypische, reaktive und neurotische Störungen. Bd. III. Thieme, Stuttgart 1985

Remschmidt, H., Hebebrand, J.: Das Tourette-Syndrom – eine zu selten diagnostizierte Ticstörung? Deutsches Ärzteblatt, 1994

Roessner, V., Banaschewski, T., Rothenberger, A. Therapie der Tic-Störungen. Zeitschrift für Kinder- und Jugendpsychiatrie und Psychotherapie 32: 245–263, 2004

Rothenberger, A., Banaschewski, T., Siniatchkin, M.: Tic-Störungen. In: Herpertz-Dahlmann, B., Resch, F., Schulte-Markwort, M., Warnke, A. (Hrsg.): Entwicklungspsychiatrie. Schattauer, Stuttgart 2003, S. 548–569

21 Alterstypische, habituelle Verhaltensauffälligkeiten

H. Remschmidt

Unter dieser Bezeichnung werden Störungsmuster zusammengefasst, bei denen der führende Mechanismus die *Gewohnheitsbildung* ist. Die entsprechenden Handlungen sind den Kindern meist bewusst und können auch willkürlich jederzeit unterbrochen werden. Das Kind hat auch den Eindruck, dass sie seinem Willen unterworfen sind; einige von ihnen bringen dem Kind auch ganz offensichtlich einen Lustgewinn.

Habituelle Verhaltensweisen treten oft als *Ersatzbefriedigungen aggressiver oder regressiver Natur* auf. Sie kommen insbesondere in Frustrationssituationen vor und bevorzugt bei solchen Kindern, die nicht die Möglichkeit zu einer altersentsprechenden Betätigung haben. Dies ist aber nicht der einzige Entstehungsmechanismus. Es gibt auch Kinder, die aus harmonischen Verhältnissen stammen und dennoch bestimmte habituelle Verhaltensweisen (z.B. Jaktationen) zeigen.

Klassifikation. In der ICD-10 (MAS) werden manche dieser Auffälligkeiten unter der Kategorie „sonstige Verhaltens- und emotionale Störungen mit Beginn in Kindheit und Jugend (F98.8)" subsumiert.

Im DSM-IV wird ein Teil der Störungen unter der Bezeichnung „stereotype Bewegungsstörung (307.3)" zusammengefasst.

Daumenlutschen

Klinisches Bild. Die Symptomatik ist jedem geläufig. Hingewiesen werden muss jedoch darauf, dass exzessives Daumenlutschen (und nur dieses ist als pathologisch zu betrachten) verschiedene Folgen haben kann, z.B. Kieferdeformierungen, Zahnstellungsanomalien, Deformationen des Daumens („Lutschfinger"). Es wurden auch Folgen für das bleibende Gebiss beschrieben, die z.T. mit hohem Zeit- und Kostenaufwand beseitigt werden mussten.

Als Störung ist das Daumenlutschen nur zu betrachten, wenn es ausgesprochen gehäuft auftritt und die altersgemäße Entwicklung des Kindes direkt oder indirekt beeinträchtigt. Gelegentliches Daumenlutschen, etwa vor dem Einschlafen oder in Entbehrungssituationen, gehört zum normalen Verhalten von Säuglingen und Kleinkindern.

Ätiologie und Genese. Daumenlutschen entwickelt sich zunächst als Folge des natürlichen Saugbedürfnisses des Kindes im Anschluss an das Saugen bei Nahrungsaufnahme. Pathologische Bedeutung bekommt es erst, wenn es über das 3. Lebensjahr hinaus erhalten bleibt und in seiner Intensität steigt.

Ätiologisch kann es unterschiedlich gesehen werden: als Ersatzbefriedigung in Mangelsituationen, als persistierende Gewohnheitsbildung oder als Ausdruck einer Regression auf eine frühere Entwicklungsstufe.

Therapie und Prognose. Vor einer Behandlung ist es zweckmäßig, eine genaue Analyse des Einzelfalls vorzunehmen, um festzustellen, aufgrund welcher Mechanismen das Daumenlutschen eine so große Bedeutung gewinnt. Daraus entwickelt sich meist eine Hypothese, die man einer Behandlung zugrunde legen kann. Dabei ist auch wichtig festzustellen, ob das Daumenlutschen Teil einer umfassenderen Symptomatik ist oder eine mehr oder weniger isolierte Störung darstellt.

Strafen oder einschränkende Maßnahmen (z.B. mechanische Fixierung des Daumens, Handschuh) oder das Bestreichen des Daumens mit übel riechenden Substanzen haben sich nicht bewährt.

Die Prognose ist im Allgemeinen günstig. Überwiegend erfolgt Spontanreduktion bzw. Ausbleiben der Symptomatik. Es gibt allerdings auch Jugendliche, bei denen das Daumenlutschen in das Rauchen übergeht.

Nägelbeißen (Onychophagie)

Klinisches Bild. Nägelbeißen tritt gewöhnlich nicht vor dem 4.-5. Lebensjahr auf. Die Fingernägel werden manchmal bis zur Nagelsohle weggebissen, mitunter auch die Haut der Fingerkuppen. Die Kinder spucken die abgebissenen Nagel- oder Hautstücke aus, manche schlucken sie auch. In *Stress-, Angst- und Konfliktsituationen* tritt Nägelbeißen verstärkt auf. Gravierend wird es dann, wenn sich die Kinder dabei Verletzungen und Schmerzen zufügen. Das Nägelbeißen wird aufgrund seines „gewaltsamen Charakters" mit Aggressionstendenzen in Verbindung gebracht, die sich gegen den eigenen Körper richten und nicht in anderer Weise „abgeführt" werden können. Die Störung hat ihren Häufigkeitsgipfel im Alter von 8–10 Jahren und tritt etwa bei 15–20% der 7- bis 10-Jährigen auf.

Ätiologie. Als verursachende Momente werden angesehen: einengende und unterdrückende Erziehung, insbesondere motorische Einengung und Verhinderung aggressiven Verhaltens bei den Kindern. Nägelbeißen tritt auch vermehrt in einem sozialen Umfeld auf, das die Kinder emotionalen Versagungen aussetzt. Da das Symptom auch bei erhöhter Aktivierung verstärkt auftritt, lässt es sich als *inadäquate „Affektabfuhr"* auffassen oder auch als *Ersatzbefriedigung*. Man findet es bevorzugt bei zwei Gruppen von Kindern:

- bei *motorisch unruhigen*, hyperaktiven und leicht erregbaren Kindern, die oft auch andere habituelle Verhaltensweisen aufweisen, und
- bei *überängstlichen* Kindern, deren Entfaltungsmöglichkeiten im motorischen Bereich oder auch im emotionalen Bereich eingeengt sind.

Vielfach wird die Symptomatik auch als eine Art „Selbstbestrafung" interpretiert.

Therapie und Prognose. Die Symptomatik ist oft schwer zu beeinflussen. Wie beim Daumenlutschen ist eine eingehende Bedingungsanalyse durchzuführen, wobei sich für die Behandlung folgende Möglichkeiten ergeben: Aufbau alternativer Verhaltensweisen, Entspannungsmethoden zur Reduktion von Angst und innerer Unruhe, Kanalisierung der Hyperaktivität und Impulsivität durch sportliche oder andere sinnvolle motorische Aktivitäten. Bei jüngeren Kindern empfiehlt sich die Durchführung einer Spieltherapie. Manchmal sind auch verhaltenstherapeutische Maßnahmen angezeigt.

Haareausreißen (Trichotillomanie)

Klinisches Bild. Dieses Symptom, das sich im Drehen, Zupfen oder Ausreißen von Haaren zeigt, ist nicht selten Anzeichen einer umfassenderen und schwerer wiegenden psychischen Störung. Es kommt sowohl bei retardierten und geistig behinderten Kindern als auch bei altersentsprechend normal entwickelten Kindern mit besonderer psychischer Problematik vor. Nicht selten sind die Kinder depressiv verstimmt oder zeigen andere Stereotypien und habituelle Verhaltensweisen (z. B. auch Daumenlutschen, Nägelbeißen oder Manipulationen am Genitale). Manche Kinder, insbesondere geistig behinderte, schlucken auch die ausgerissenen Haare, sodass es zur Bildung von Trichobezoaren kommen kann. In schweren Fällen kann die Trichotillomanie bis zur Kahlköpfigkeit führen. Von manchen Kindern wird das Ausreißen der Haare als lustvoll empfunden. Die Störung kommt etwa bei 2–5% der 7- bis 11-jährigen Schulkinder vor.

Ätiologie und Genese. Aufgrund des lustvollen Charakters, den das Haareausreißen für viele Kinder hat, kann es zuweilen Suchtcharakter annehmen. Von manchen Autoren wird auch angenommen, dass sich die Kinder damit ihres Körpers „bewusster" werden möchten. Diese Auffassung steht im Einklang mit der *Unterstimulationsthese*, die besagt, dass sich diese Kinder durch das Zufügen von Schmerzen in einen Zustand stärkerer Aktivierung bringen möchten. Von psychodynamischer Seite wird das Symptom in Zusammenhang mit *verdrängten aggressiven Impulsen* gebracht. Vielfach befinden sich die Kinder in einer für sie unlösbaren Konfliktsituation, die mit starken, nach außen gerichteten aggressiven Impulsen einhergeht, welche aber nicht ausgeführt werden können. Insofern richtet sich der aggressive Impuls gegen den eigenen Körper. Durch das Erleiden von Schmerzen werden die hierdurch wiederum bedingten Schuldgefühle abgemindert. Dührssen hat darauf hingewiesen, dass viele dieser Kinder ein intensives *Zärtlichkeits- und Anlehnungsbedürfnis* haben, das von der Umgebung nicht erfüllt wird. Bei vielen Kindern gewinnt das Symptom aber auch den Charakter einer eingefahrenen Gewohnheitsbildung oder einer Zwangsstörung, die nur schwer wieder rückgängig gemacht werden können.

Für eine Zuordnung zu den Zwangsstörungen spricht die Unfähigkeit der Betroffenen, dem Impuls zum Haareausreißen zu widerstehen. Es ist noch unklar, ob die Trichotillomanie als eigenständiges Krankheitsbild zu betrachten ist. Jedenfalls ist die Störung gehäuft mit anderen Störungen assoziiert: in absteigender Reihenfolge mit affektiven Störungen (bis zu 60%), Angststörungen und Zwangsstörungen (bis zu 40%) und, im Jugendalter, mit Substanzmissbrauch (bis zu 20%).

Therapie und Prognose. Wie bei allen habituellen Verhaltensweisen kommt es darauf an, das Symptom im Kontext anderer Störungen zu sehen. Liegt eine erhebliche Minderbegabung vor, so empfiehlt sich ein verhaltenstherapeutisches Vorgehen. Steht das Symptom im Zusammenhang mit einer schweren emotionalen Fehlentwicklung, so muss in erster Linie diese behandelt werden, und das Symptom ist nur am Rande einzubeziehen.

Vielfach ist es notwendig, die Eltern-Kind-Beziehung zu normalisieren und die pädagogische Haltung der Eltern im Verlauf der Beratung oder Therapie zu verändern.

Das verhaltenstherapeutische Vorgehen ist, außer bei minderbegabten Kindern, auch dann angezeigt, wenn die Symptomatik überwiegend im Rahmen einer Gewohnheitsbildung zu verstehen ist und die Bedingungen, die bei der Erstmanifestation bestanden, nicht mehr zutreffend sind. Tritt die Symptomatik im Zusammenhang mit hirnorganischen Störungen auf, so ist eine unterstützende neuroleptische Behandlung hilfreich. Im Längsschnitt ist auch eine Spontanheilung beobachtet worden, meist nach der Pubertät. Bei manchen Kindern geht die Störung jedoch in eine längerfristige Fehlentwicklung über, sodass bei gravierendem Haareausreißen eine Behandlung dringend erforderlich ist. Diese besteht aus verhaltenstherapeutischen Interventionen (kognitiven Techniken der Selbstkontrolle, Erlernen alternativer Verhaltensweisen, Entspannungsübungen), die ggf. durch die Anwendung eines Serotonin-Wiederaufnahmehemmers (z.B. Fluoxetin) unterstützt werden kann.

Jaktationen

Klinisches Bild. Unter Jaktationen versteht man stereotype, rhythmische Bewegungen, die *hauptsächlich vor dem Einschlafen* oder im Zustand des Alleinseins auftreten und für das Kind lustbetont sind. Man unterscheidet verschiedene Formen; die häufigsten sind die *Jactatio capitis* (Kopfschaukeln) und die *Jactatio corporis* (d.h. das Schaukeln mit dem ganzen Körper). Dieses rhythmische Schaukeln wird in verschiedenen Lagen durchgeführt: in Rückenlage, in Bauchlage, im Sitzen, manchmal auch in Knie-Ellenbogen-Lage. Die Symptomatik kann so heftig sein, dass der Kopf oder der Oberkörper gegen die anliegende Wand schlagen, sodass in Mehrfamilienhäusern oft Probleme mit der Nachbarschaft entstehen. Ein gehäuftes Vorkommen beim Einschlafen ist nicht zufällig, sondern hängt mit dem *hypnoiden Zustand* der Kinder zusammen, der auch das Auftreten anderer stereotyper Bewegungen begünstigt.

Typisch für die Symptomatik sind die *Abkapselung von der Umwelt*, die Selbstbezogenheit des Symptoms und die Möglichkeit zur Unterbrechung durch Umweltreize. So kann man z.B. das Schaukeln durch ein auf die gleiche Frequenz eingestelltes Metronom unterbrechen; bei Anhalten des Metronoms setzt es allerdings wieder ein.

Jaktationen findet man etwa bei 4% der 10- bis 11-jährigen Kinder. Jungen sind etwa doppelt so häufig betroffen wie Mädchen. Unter Heimkindern und Kindern, die stark emotional vernachlässigt sind, tritt das Symptom häufiger auf. Jaktationen sind aber keineswegs immer Hinweise auf Deprivation, Vernachlässigung oder mangelnde emotionale Zuwendung.

Ätiologie und Genese. Jaktationen kommen gehäuft vor bei Kindern mit Zerebralschäden, intelligenzgeminderten Kindern und solchen, bei denen die statomotorische und sprachliche Entwicklung retardiert ist. Es gibt aber auch zahlreiche normal intelligente und nicht vorgeschädigte Kinder mit dieser Symptomatik. Wie bei anderen habituellen Verhaltensweisen lässt sich auch die Jactatio als eine lustbetonte Reaktion auffassen, der eine Wiederholungstendenz innewohnt. Niedriges Intelligenzniveau, Hirnschädigungen oder emotionale Deprivationserlebnisse können die Neigung zur Jactatio verstärken, reichen aber nicht als einziges Erklärungsmoment aus. Manche Autoren fassen die Jactatio auch als eine neurotische Störung auf, die durch eine Reihe sehr unterschiedlicher Bedingungen zustande kommen kann.

Diagnose und Differentialdiagnose. Von Jaktationen abzugrenzen sind motorische Stereotypien, Tics, choreatiforme Bewegungen und Myoklonien. Die Abgrenzung ist in der Regel nicht sehr schwierig, weil die meisten anderen Störungen nicht diesen rhythmischen Charakter haben und auch nicht so große Körperregionen ergreifen (s. Kap. 20).

Therapie und Prognose. Die Behandlung richtet sich nach den zugrunde liegenden Bedingungen. Liegt eine Vernachlässigung vor, so muss versucht werden, diese zu beheben. Bei Vorliegen einer hirnorganischen Schädigung liegt der Schwerpunkt auf heilpädagogischen oder verhaltenstherapeutischen Maßnahmen. Bei jüngeren Kindern hat sich auch die Spieltherapie bewährt und das Fördern der motorischen Entfaltungsmöglichkeiten.

Bei sehr hartnäckigem Auftreten können auch symptomatische Maßnahmen in Form einer neuroleptischen oder antidepressiven Medikation notwendig sein.

Die Prognose ist bei Vorliegen einer normalen Intelligenz und Fehlen schwer wiegender Milieunoxen günstig.

Motorische Stereotypien

Klinisches Bild. Unter dieser Bezeichnung fasst man sehr verschiedene motorische Abläufe zusammen, deren Gemeinsamkeit in ihrem gleichförmigen Auftreten, ihrer Wiederholungstendenz und im Fehlen eines sinnvollen Handlungscharakters liegt. Stereotypien haben oft den Charakter von Verlegenheitsgesten, sodass man sie als solche nicht immer gleich erkennen kann. Ihr *Erscheinungsbild* kann sehr vielfältig sein: rhythmische Fingerbewegungen, Schaukeln mit den Armen oder mit dem Oberkörper, rhythmisches Hin- und Herbewegen der gespreizten Hand vor den Augen, Auf- und Abbewegen des Kopfes bei gleichzeitigem Schnüffeln, Rotationsbewegungen mit der Hand (mit oder ohne Gegenstände), Zehenspitzen- oder Hackengang, Knirschen mit den Zähnen, abnorme Mundbewegungen, sprachliche Stereotypien, Ausstoßen von Lauten oder Worten.

Im Säuglings- und frühen Kindesalter sind Stereotypien relativ häufig; 15–20% aller Kinder zeigen zeitweise derartige Auffälligkeiten. Nach dem 3. Lebensjahr sind stereotype Bewegungen bei gesunden Kindern seltener; sie werden durch Manipulationen am eigenen Körper und durch Erkundungsbewegungen ersetzt. Ein Persistieren von motorischen Stereotypien bzw. ein gehäuftes Auftreten dieser Symptomatik findet man bei blinden, psychotischen und geistig behinderten Kindern, ferner bei Kindern mit einer psychischen Deprivation oder einer Hirnschädigung.

Bei psychotischen und autistischen Kindern können Stereotypien bizarre Formen annehmen, die vom normalen Entwicklungsgang der Motorik erheblich abweichen.

Diagnose und Differentialdiagnose. Die Diagnose wird gestellt aufgrund der Verhaltensbeobachtung und anamnestischer Hinweise. Abzugrenzen sind stereotype Bewegungen von extrapyramidalen Bewegungsstörungen, Zwangssyndromen, anderen habituellen Bewegungsmustern, gelegentlich auch von motorischen Schablonen und Automatismen im Rahmen einer psychomotorischen Epilepsie.

Ätiologie und Genese. Folgende Hypothesen werden im Hinblick auf die Ätiologie von Stereotypien diskutiert:

- Stereotypien als Ergebnis einer *Unterstimulation* des Organismus. Im Rahmen dieser Hypothese haben die Stereotypien die Funktion der Herstellung oder Wiederherstellung eines optimalen Erregungsniveaus.
- Stereotypien als Folge einer *Überstimulation*. Diese im Widerspruch zur ersten These stehende Ansicht geht davon aus, dass Stereotypien das zentrale Erregungsniveau senken können.
- Stereotypien als direkte Folge einer *neurologischen Störung*.
- Stereotypien als *operante Verhaltensweisen*, die den Organismus durch interne Stimulation (Selbststimulation) belohnen.

Es ist interessant, dass über eine derartige Störung derart widersprüchliche Thesen existieren; es war bislang aber auch durch empirische Untersuchungen nicht möglich, zwischen diesen Ansätzen sicher zu entscheiden.

Therapie und Prognose. Stereotypien sind häufig sehr hartnäckig, besonders bei geistig behinderten, hirngeschädigten, autistischen und psychotischen Kindern.

Mit gewissem Erfolg wurden *verhaltenstherapeutische Behandlungsmaßnahmen* im Sinne des operanten Konditionierens, aber auch im Sinne einer Aversivtherapie angewandt.

Wie bei anderen Gewohnheitsbildungen wird häufig der Versuch unternommen, *alternative Verhaltensweisen aufzubauen*, indem man Kindern mit Stereotypien in rascher Folge Reize anbietet, die ihr Interesse auf sich ziehen, sodass an die Stelle der Stereotypie Manipulationen mit Gegenständen oder Spielsachen treten.

Die *Prognose* hängt ab vom Intelligenzniveau und von der zugrunde liegenden Erkrankung. Sie ist günstig bei normal intelligenten Kindern, weniger günstig bei autistischen oder geistig behinderten Kindern, die Stereotypien aufweisen.

Selbstverletzendes Verhalten (Automutilatio)

Unter der Bezeichnung „selbstverletzendes Verhalten“ werden verschiedene psychopathologische Auffälligkeiten zusammengefasst, deren gemeinsamer Nenner die selbst herbeigeführte Beschädigung des eigenen Körpers (Kopfschlagen, Beißen, Kratzen) ist. Synonyme Bezeichnungen sind selbstdestruktives, selbstbestrafendes, autoaggressives Verhalten, Selbstverstümmelung oder Automutilatio.

Häufige Formen sind: Beißen, Kratzen, Kopfschlagen und das Herbeiführen von Verletzungen mit Hilfe von Messern, spitzen Gegenständen usw. Selbstverletzendes Verhalten hat mit suizidalem Verhalten gemeinsam, dass eine Schädigung des eigenen Körpers intendiert wird. Der Unterschied liegt aber darin, dass selbstverletzendes Verhalten nicht auf die Beendigung des eigenen Lebens abzielt. Die Wiederholungstendenz gehört ebenso zu diesem Syndrom wie die Verletzung als solche.

Die Automutilatio wird im Abschnitt über Suizid und Suizidversuch besprochen (s. Kap. 40).

Schlafstörungen

Auch Schlafstörungen zeigen eine typische Altersbindung. Sie sind im Vorschulalter am häufigsten. Zu den Schlafstörungen wird auch das Schlafwandeln (Somnambulismus) gerechnet, häufig auch der Pavor nocturnus, der eigentlich keine Schlafstörung ist, sondern eher zu den Angstsyndromen gerechnet werden muss.

Das Schlafbedürfnis der Kinder variiert auf den verschiedenen Altersstufen. Während ein Kind gegen Ende des 1. Lebensjahrs rund 16 Stunden benötigt, braucht ein Kind im Stadium der Einschulung etwa 10–12 Stunden.

Einschlaf- und Durchschlafstörungen

Einschlafstörungen treten am häufigsten im Vorschulalter auf und hängen sehr oft mit Angstzuständen zusammen. Oft benötigen die Kinder ein bestimmtes Ritual, um einschlafen zu können. Fehlt dieses (z. B. ein Lieblingstier oder ein ganz bestimmtes Verhalten der Eltern), so stellt sich der Schlaf nicht ein und die Kinder suchen immer wieder ihre Eltern auf. Häufig sind Einschlafstörungen auch durch Ereignisse des Tages verursacht, die das Kind nicht verarbeiten kann. Manchmal sind Einschlafstörungen allerdings auch durch zu langen Nachtschlaf bedingt. Deshalb sollten die Eltern zunächst immer nach der Schlafdauer befragt werden.

Durchschlafstörungen sind dadurch gekennzeichnet, dass die Kinder, nachdem sie bereits eingeschlafen sind, wieder aufwachen, dann häufig Angstsymptome zeigen, über unangenehme Träume klagen und ins Schlafzimmer der Eltern kommen.

Eine Sonderform ist der *Pavor nocturnus*, das nächtliche Aufschrecken. Hier handelt es sich um eine Angstsymptomatik, die sich meist vor Mitternacht manifestiert und für die die Kinder zum Teil eine Amnesie haben. Wenn die Kinder aufwachen, so wirken sie extrem ängstlich, häufig motorisch unruhig und in einer noch schläfrigen Bewusstseinslage, sodass man sie erst aufwecken muss, um den Angstzustand zu unterbrechen.

Differentialdiagnostisch ist bei Schlafstörungen an ein Anfallsleiden, aber auch an Funktionsanomalien des Zentralnervensystems (z. B. der Formatio reticularis) zu denken, denn für den Eintritt des Schlafs sind eine Reihe von vegetativen Umschaltvorgängen erforderlich, die z. B. durch

Hirnfunktionsstörungen beeinträchtigt sein können. Natürlich können auch Depressionen die Ursachen für Schlafstörungen sein, dann meist für Einschlafstörungen.

Die häufigste Ursache sind allerdings psychische Konflikte innerhalb der Familie oder im Kindergarten bzw. der Schule.

Therapie und Prognose. Die Behandlung hängt von der vermuteten Ursache ab. Handelt es sich um Konflikte, so wird man versuchen, diese mit Kind und Eltern zu klären. Liegt eine Depression vor, so empfiehlt sich eine antidepressive Behandlung, bei starken Angstzuständen kann vorübergehend auch ein Anxiolytikum eingesetzt werden. Im Allgemeinen kommt man jedoch ohne Medikamente aus. Es lassen sich fast immer gemeinsam mit den Eltern Veränderungen im Verhalten der Familie herbeiführen, die die Schlafstörung überwinden helfen.

Schlafwandeln (Somnambulismus)

Beim Schlafwandeln kommt es im Stadium des Tiefschlafs (meist Stadien 3 oder 4) zu geordneten Handlungsabläufen, für die die Kinder später eine Amnesie haben. Sie stehen meist aus ihrem Bett auf, laufen in der Wohnung umher, können auch auf die Straße gehen und Handlungen durchführen, an die sie sich später nicht mehr erinnern (z.B. Schrank ausräumen, Blumen abbrechen). Dabei kann es auch zu Selbstgefährdungen kommen, die allerdings selten sind. Schlafwandeln kommt häufiger bei Jungen vor als bei Mädchen.

Kinder, die schlafwandeln, leiden häufig an Alpträumen oder Angstzuständen. Die Störung wird mit einer Hirnreifungsverzögerung in Verbindung gebracht, die zu einer verzögerten Arousal-Reaktion aus den Schlafstadien 3 oder 4 führt.

Therapie. Das Schlafwandeln bildet sich mit zunehmender Reifung in der Regel von selbst zurück. In hartnäckigen Fällen kann ein Antidepressivum zur Reduktion der Schlaftiefe eingesetzt werden. Diese Behandlung ist häufig erfolgreich.

Weiterführende Literatur

Blanz, B., Remschmidt, H., Schmidt, M., Warnke, H.: Psychische Störungen im Kindes- und Jugendalter. Ein entwicklungspsychopathologisches Lehrbuch. Schattauer, Stuttgart 2006

Buitelaar, J. K.: Self-injurious behaviour in retarded children: clinical phenomena and biological mechanisms. Acta Paedopsychiatrica 56: 105–111, 1993

Ebert, D., Hecht, H.: Nicht-stoffgebundene Süchte, Impulskontrollstörungen. In: Berger, M. (Hrsg.): Psychische Erkrankungen. 2. Aufl. Urban & Fischer, München 2004, S. 979–981

Favazza, A. R., Rosenthal, R. J.: Diagnostic issues of self-mutilation. Hospital and Community Psychiatry 44: 134–140, 1993

Fleischhaker, C., Schulz, E., Remschmidt, H.: Stereotypien. In: Esser, G. (Hrsg.): Lehrbuch der klinischen Psychologie und Psychotherapie des Kindes- und Jugendalters. 2. Aufl. Thieme, Stuttgart 2003

Hofacker, N. von, Papoušek, M.: Regulationsstörungen im Säuglingsalter. In: Remschmidt, H., Mattejat, F., Warnke, A. (Hrsg.): Therapie psychischer Störungen bei Kindern und Jugendlichen. Thieme, Stuttgart 2008, S. 121–133

King, R. H., Scahill, L., Viulano, L. A., Schwab-Stone, M., Tercyak, K. P., Riddle, M. A.: Childhood trichotillomania: clinical phenomenology, comorbidity, and family genetics. Journal of the American Academy of Child and Adolescent Psychiatry 34: 1451–1459, 1995

Papoušek, M., Schieche, M., Wurmser, H. (Hrsg.): Regulationsstörungen der frühen Kindheit. Huber, Bern 2004

Penzel, F.: The Hair-Pulling Problem: A Complete Guide to Trichotillomania. Oxford University Press, Oxford 2003

Remschmidt, H.: Habituelle Verhaltensweisen. In: Remschmidt, H., Schmidt, M. H. (Hrsg.): Kinder- und Jugendpsychiatrie in Klinik und Praxis; Alterstypische, reaktive und neurotische Störungen. Bd. III. Thieme, Stuttgart 1985

Schulz, E.: Psychotherapie bei selbstverletzendem Verhalten. In: Remschmidt, H. (Hrsg.): Praxis der Psychotherapie mit Kindern und Jugendlichen. Störungsspezifische Behandlungsformen und Qualitätssicherung. Deutscher Ärzte-Verlag, Köln 1998

Stein, A., Barnes, J.: Feeding and Sleep Disorders. In: Rutter, M., Taylor, E. (eds): Child and Adolescent Psychiatry. 4th ed. Blackwell, Oxford 2002, pp. 754–775

Stein, D. J. (ed.): Trichotillomania. American Psychiatric Press, Washington 1999

Steinhausen, H.-C.: Schlafstörungen. In: Steinhausen, H.-C., Aster, M. von (Hrsg.): Verhaltenstherapie und Verhaltensmedizin bei Kindern und Jugendlichen. 2. Aufl. Beltz, Weinheim 1998

Stores, G.: A Clinical Guide to Sleep Disorders in Children and Adolescents. Cambridge University Press, Cambridge 2001

Wolke, D.: Schlafstörungen. In: Steinhausen, H.-C. (Hrsg.): Entwicklungsstörungen im Kindes- und Jugendalter. Kohlhammer, Stuttgart 2001, S. 148–167

Woods, W. D. (ed.): Tic disorders, trichotillomania and other repetitive behavior disorders. Kluwer, Boston 2001

22 Störungen des Sprechens und der Sprache

H. Remschmidt und G. Niebergall

Herkömmlicherweise unterscheidet man Störungen der Stimme, der Sprache und des Sprechens. Da die Störungen der Stimme in das Fachgebiet der Phoniatrie gehören, soll im Folgenden nur auf Störungen des Sprechens und der Sprache eingegangen werden. *Sprechstörungen* beziehen sich auf den Ablauf des Sprechens, während *Störungen der Sprache* Entwicklung und Struktur unseres wichtigsten Verständigungsmittels betreffen.

In der *ICD-10* sind „umschriebene Entwicklungsrückstände des Sprechens und der Sprache" auf der zweiten Achse („Umschriebene Entwicklungsstörungen") unter der Rubrik F80 subsumiert. Sie werden dort definiert:

„Es handelt sich um Störungen, bei denen die normalen Muster des Spracherwerbs von frühen Entwicklungsstadien an beeinträchtigt sind. Die Störungen können nicht direkt neurologischen Störungen oder Abnormitäten des Sprachablaufs, sensorischen Beeinträchtigungen, Intelligenzminderung oder Umweltfaktoren zugeordnet werden. Umschriebene Entwicklungsstörungen des Sprechens und der Sprache ziehen oft sekundäre Folgen nach sich, wie Schwierigkeiten beim Lesen und Rechtschreiben, Störungen im Bereich der zwischenmenschlichen Beziehungen, im emotionalen und Verhaltensbereich."

Im *DSM-IV* gibt es die Kategorie „Kommunikationsstörungen" (315.xx und 307.x) für die besprochenen Störungsbilder.

Jede Analyse von Sprech- und Sprachstörungen setzt die Kenntnis der normalen Sprachentwicklung voraus. Diagnostik und Behandlung dieser Störungen ist eine gemeinsame Aufgabe von Ärzten verschiedener Fachrichtungen (Kinderärzte, Kinder- und Jugendpsychiater, Hals-Nasen-Ohren-Ärzte) und Logopäden bzw. Sprachheilpädagogen.

Klassifikation von Sprech- und Sprachstörungen. Es gibt verschiedene Möglichkeiten, Störungen des Sprechens und der Sprache zu klassifizieren. Im Folgenden soll unterschieden werden zwischen Sprachentwicklungsstörungen, Sprechstörungen und Sprachabbau- bzw. Sprachverlustsyndromen. Diese einfache Einteilung hat sich im klinischen Alltag bewährt.

Sprachentwicklungsstörungen

Mit der Bezeichnung Sprachentwicklungsstörungen charakterisiert man eine Reihe von Störungen unterschiedlicher Ursache, deren gemeinsames Kennzeichen eine allgemeine oder umschriebene *Verzögerung der Sprachentwicklung* oder auch entwicklungspsychologisch verständliche Besonderheiten derselben sind. Insofern handelt es sich bei Sprachentwicklungsstörungen nicht um einheitliche Krankheitsbilder, sondern vielfach um Symptome verschiedener zugrunde liegender Erkrankungen.

Verzögerte Sprachentwicklung

Der Verdacht auf eine verzögerte Sprachentwicklung liegt vor, wenn ein Kind bis ins 4. oder 5. Lebensjahr hinein Rückstände in der Beherrschung der Sprache bzw. des Sprechens aufweist. Wenngleich man beim Vorliegen einer verzögerten Sprachentwicklung an eine allgemeine Entwicklungsverzögerung denken muss, so ist dieser Schluss nicht zwingend. Es gibt auch normal intelligente und sonst unauffällige Kinder, die verzögert sprechen lernen.

Die Häufigkeit einer sprachlichen Entwicklungsverzögerung im Einschulungsalter beträgt etwa 3–4%.

Symptomatik. Die Symptomatik äußert sich in Form eines generellen oder umschriebenen Rückstands der Sprachbeherrschung. Wortschatz, Artikulation und Phonation (Laut- und Stimmbildung) sind nicht altersentsprechend entwickelt. Vielfach sind auch Einschränkungen im Wort- bzw. Satzverständnis zu finden.

Ursachen. Sie können z.B. erblich oder aber durch frühkindliche Hirnschädigung, einen allgemeinen geistigen Entwicklungsrückstand, Einschränkungen in bestimmten Sinnesbereichen (Hörstörung, Sehfehler usw.) bedingt sein. Aus diesem Grunde ist eine sorgfältige und umfassende Untersuchung jedes Kindes mit einem Sprachentwicklungsrückstand erforderlich.

Therapie und Prognose. Angestrebt wird die Früherfassung und Frühbehandlung unter Berücksichtigung der zugrunde liegenden Störung. Die therapeutischen Maßnahmen verfolgen das Ziel, über eine gestufte und hinsichtlich der Durchführung möglichst kindgemäße Übungsbehandlung die Sprachentwicklung anzubahnen bzw. weiterzuführen.

Die *Prognose* ist abhängig von der Art der Grunderkrankung und vom Zeitpunkt des Behandlungsbeginns. Bei normal intelligenten Kindern sind in etwa 60% der Fälle durch eine Übungsbehandlung gute bis sehr gute Erfolge zu erzielen.

Hörstummheit (Audimutitas)

Als Hörstummheit (Stummheit des hörfähigen Kindes) wird die über das 3. Lebensjahr hinaus bestehende Stummheit trotz uneingeschränkter Hörfähigkeit und normaler Intelligenz bezeichnet. Eine synonyme Bezeichnung ist die der Entwicklungsaphasie. In Anlehnung an die Klassifikation der Aphasien unterscheidet man eine *motorische* von einer *sensorischen* Hörstummheit. Bei der motorischen Hörstummheit ist das Sprachverständnis erhalten, die Kinder können sich jedoch nur durch Gesten verständigen und lediglich gewisse undifferenzierte Laute hervorbringen. Die Neigung zur sprachlichen Äußerung ist gering. Die sensorische Hörstummheit ist gekennzeichnet durch eine Beeinträchtigung des Sprachverständnisses bei erhaltener Hörfähigkeit und Ausfällen im Bereich der expressiven (motorischen) Sprachfunktion.

Die Unterscheidung zwischen motorischer und sensorischer Hörstummheit ist aber neuerdings fragwürdig geworden. Neuere Untersuchungen haben gezeigt, dass das Syndrom der Hörstummheit sich auf verschiedene hirnorganische Störungsmuster zurückführen lässt.

Therapie und Prognose. Eine frühzeitige Übungsbehandlung ist angezeigt, die sich bei der *motorischen* Hörstummheit darauf konzentriert, über Summen und Singen unter Rhythmusübungen das Sprechen anzuregen. Bei der vorwiegend *sensorischen* Hörstummheit liegt das Schwergewicht der Behandlung auf einem akustischen Wahrnehmungs- und Differenzierungstraining unter Zuhilfenahme optischer, motorischer und taktiler Hilfen.

Die *Prognose* wird in der Regel getrübt durch eine zugrunde liegende hirnorganische Erkrankung.

Stammeln

Unter Stammeln (Dyslalie) versteht man eine *Störung der Artikulation*, bei der einzelne Laute oder Lautverbindungen entweder völlig fehlen, durch andere ersetzt oder entstellt gebildet werden. Beim Stammeln handelt es sich also um einen Fehler der Aussprache, der verschiedene Laute oder Lautverbindungen umfassen kann. Am häufigsten ist die Fehlartikulation beim Aussprechen des Buchstabens „S“ (Sigmatismus, Lispeln) und des „R“ (Rhotazismus).

Häufigkeit und Formen. Stammeln ist eine häufige Sprachentwicklungsstörung und findet sich bei etwa 7% der 5-jährigen Jungen und 2% gleichaltriger Mädchen. Man unterscheidet verschiedene Formen der Dyslalie:

- Das *partielle (einfache) Stammeln*, das sich auf Ausfälle hinsichtlich eines oder zweier Laute erstreckt und mit einer noch gut verständlichen Sprache einhergeht.
- Das *multiple Stammeln* bezieht sich auf mehr als zwei Laute, das Verständnis der Sprache ist meist erschwert.
- Das *universelle Stammeln*. Es bezieht sich auf eine Vielzahl von Lauten und stellt den schwersten Grad der Dyslalie dar. Die Sprache ist unverständlich.

Ursachen. Die Ursachen des Stammelns können vielfältig sein. Zunächst ist das *physiologische* Stammeln, ein normales Durchgangsstadium in der Sprachentwicklung, abzugrenzen. Dieses ist in der Regel im 4. Lebensjahr überwunden. Stammelt ein Kind über das 4. Lebensjahr hinaus, so ist an andere Ursachen zu denken: an erbliche Ursachen (etwa 10% der Fälle), an nachlässiges

Sprechen, mangelnde Sprechförderung, Anomalien der Sprechwerkzeuge (Lippen, Zähne, Zunge), an audiogen bedingtes Stammeln sowie an Stammeln im Rahmen von Mehrfachbehinderungen. Die sog. organischen Stammelfehler lassen sich bei rund 30% hirngeschädigter Kinder feststellen.

Die *Diagnose* ergibt sich aus der Analyse des Sprechvorgangs. Es muss jedoch stets eine genaue Lautprüfung erfolgen.

Therapie. Dyslalien werden am zweckmäßigsten im Rahmen einer *logopädischen Übungsbehandlung* angegangen. Eine Frühbehandlung sollte angestrebt werden. Nach Seeman sind dabei 4 Grundprinzipien zu beachten:
- Die Übungen sollten jeweils nur kurze Zeit andauern.
- Sie sollen unter eigener Hörkontrolle erfolgen.
- Zur Anbahnung der fehlgebildeten Laute sollen Hilfslaute verwendet werden, und
- Übertriebene Artikulationsbewegungen bzw. übermäßige Kraftanstrengungen beim Üben sollen unbedingt vermieden werden.

Agrammatismus und Dysgrammatismus

Agrammatismus und Dysgrammatismus sind Sprachstörungen, die auf einer Unfähigkeit beruhen, grammatisch korrekt zu sprechen. Dysgrammatismus kommt etwa bei 3% 6-jähriger Jungen und 1,5% gleichaltriger Mädchen vor.

Symptomatik. Charakteristisch ist die *grammatikalisch entstellte* Sprache, die bei erheblicher Ausprägung der Störung unverständlich ist. Kennzeichnend sind Einwortsätze oder Sprechen im Telegrammstil. Der beabsichtigte Sinn eines Satzes wird häufig durch Mienen und Gebärden „kommentiert". Häufig kommt es zu Wortwiederholungen. Bei der leichtesten Form des Dysgrammatismus fallen auf: Fehler beim Konjugieren und Deklinieren, Sprechen in der dritten Person und Verwechseln der Artikel.

Ursachen. Wie das Stammeln so ist auch der Dysgrammatismus im Verlauf des Spracherwerbs ein normales Durchgangsstadium. Als krankhaft ist die Störung erst anzusehen, wenn sie nach dem 4. Lebensjahr noch auftritt. Ursachen für dysgrammatische Störungen können frühkindliche Hirnschädigungen sein, Mehrfachbehinderungen, geistige Entwicklungsbehinderungen, Schädel-Hirn-Traumen (z. B. gemeinsames Vorkommen von Dysgrammatismus und Aphasie) und erbliche Einflüsse.

Therapie. Oberstes Prinzip in der Behandlung muss eine Anregung der Sprechmotivation sein. Im Verlauf der Behandlung versucht man unter Verwendung von akustischen, taktilen und rhythmischen Hilfen, entsprechend den natürlichen Phasen der Sprachentwicklung, die Kinder zum korrekten Sprechen zu ermuntern. Dabei werden auch nichtsprachliche Reize (Gebärden, Gesten, Mimik) angewandt.

Sprechstörungen

Stottern

Unter Stottern versteht man eine Störung des Sprechablaufs (des Redeflusses), die meist situationsabhängig ist. Stottern wird in der ICD-10 unter der Kategorie F98.5 aufgeführt.

Häufigkeit und Formen. Das Symptom Stottern tritt bei 5-jährigen Jungen in etwa 5% der Fälle, bei gleichaltrigen Mädchen mit einer Häufigkeit von rund 2% auf. Der zeitliche Schwerpunkt des Auftretens liegt in der Phase der Sprachentwicklung (zwischen 3. und 6. Lebensjahr), zur Zeit der Einschulung (6. bzw. 7. Lebensjahr) und während der Pubertät (12.–14. Lebensjahr).

Man unterscheidet dabei drei Formen des Stotterns:
- das *klonische* Stottern, das sich in Wiederholungen beim Sprechbeginn äußert,
- das *tonische* Stottern, das durch Blockierungen beim Sprechablauf in Erscheinung tritt,
- das *tonisch-klonische* oder kombinierte Stottern, das beide Komponenten aufweist.

Symptomatik und Diagnose. Leitsymptom für die Diagnose ist die tonisch oder klonisch entstellte Sprache. *Tonisches* Stottern ist gekennzeichnet durch deutlich feststellbares Pressen beim Satz- oder Wortbeginn, *klonisches* Stottern durch Laut-, Silben- oder Wortwiederholungen. Vielfach lassen sich beide Komponenten finden. Dadurch wird die Störung eindeutig als solche des Sprechablaufs identifiziert. Darüber hinaus kommt es meist auch zu Koordinationsstörungen der mit dem Sprechvorgang gekoppelten Funktionen (Atmung, Mimik, Gestik, Stimmgebung). Schließlich treten bei fast allen Patienten während des Sprechens erhebliche vegetative Reaktionen (Schweißausbruch, Erröten, unregelmäßige Atmung) auf. Wichtig ist die Beobachtung, dass Stottern in der überwiegenden Mehrzahl der Fälle beim Singen nicht vorkommt, was auch therapeutisch genutzt wird.

Differentialdiagnostisch abzugrenzen ist das Poltern. Das Stammeln lässt sich als Störung der Lautbildung leicht unterscheiden. Die Lautbildung ist nämlich beim Stottern nicht gestört.

Ursachen. Die Vielzahl von Theorien zur Erklärung des Stotterns lassen sich unter 4 Gesichtspunkten zusammenfassen:

- *Erbliche Einflüsse.* Untersuchungen der letzten Jahre haben gezeigt, dass der Erbeinfluss beim Stottersyndrom nicht so hoch ist, wie man früher annahm. Bei etwa 8% der Fälle kann eine genetische Komponente wahrscheinlich gemacht werden.
- *Hirnorganische Einflüsse* werden bei einem nicht geringen Teil der Patienten mit Stottern gefunden. In diese Richtung weisen auch auffällige EEG-Befunde, die in einem relativ hohen Prozentsatz bei Stotterern festgestellt werden. Für die These einer organischen Ursache spricht auch die Tatsache, dass bei Patienten mit Hirnschädigungen in bis zu 20% der Fälle Stottern auftritt.
- Psy*chogene Einflüsse* spielen sicher eine erhebliche Rolle bei der Manifestation dieser Störung. Nach Schilling handelt es sich bei der Mehrzahl der Stotterer (68%) um Patienten mit neurotischen Störungen, bei 12% lassen sich psychogene Einflüsse nicht mit Sicherheit ausschließen, während bei nur 20% psychogene Einflüsse sicher auszuschließen sind.
- *Multifaktorielle Theorie.* Diese geht davon aus, dass mehrere Faktoren an der Entstehung des Syndroms beteiligt sind. So kann z.B. eine leichte zerebrale Dysfunktion in Verbindung mit gravierenden Umwelteinflüssen Stottern hervorrufen.

Therapie und Prognose. Entsprechend den multifaktoriellen Ansätzen zur Erklärung des Stotterns hat auch die Therapie verschiedene Gesichtspunkte zu berücksichtigen. Sie lassen sich unter 5 Aspekten ordnen:

- *Allgemeine Maßnahmen.* Diese richten sich vor allem an die Eltern und alle, die mit stotternden Kindern umgehen. Zu diesen Grundsätzen gehört: Nichtbeachten des Stotterns, aufmerksames und geduldiges Zuhören, wenn das Kind spricht, und Beseitigung bzw. Abmilderung der Bedingungen, die vermutlich zum Stottern geführt haben oder dieses unterhalten.
- *Übungsbehandlung.* Es existieren viele Übungsmethoden, die beim Stottern mit mehr oder weniger großem Erfolg angewandt werden. Sie umfassen im Wesentlichen: Atemübungen, logopädische Redeübungen, die Einbeziehung von Rhythmik, die Durchführung von Entspannungsübungen (z.B. autogenes Training) und die Benutzung des Prinzips der verzögerten Sprachrückkopplung.
- *Psychoanalytische Behandlung.* Diese geht davon aus, dass das Stottern Ausdruck einer neurotischen Störung aufgrund konflikthafter Erlebnisse ist. Im Rahmen einer analytisch *orientierten Spieltherapie wird versucht, diese Konflikte abzubauen.*
- *Verhaltenstherapie.* In der Sicht dieser Therapieform wird das Stottern als eine erlernte Verhaltensweise aufgefasst, die durch eine nach Lernprinzipien aufgebaute Behandlung wieder zum Verschwinden gebracht werden kann.
- *Medikamentöse Behandlung.* Sie kann in der Regel nicht kausal die Symptomatik beseitigen, wohl aber Angst- und Spannungszustände abmildern. Angewandt werden Chlordiazepoxid (Librium) und Butyrophenon-Derivate (z.B. Haldol). Vielfach werden mehrere der hier genannten Behandlungsmethoden miteinander kombiniert.

Zur *Prognose* ist zu sagen, dass bei rechtzeitiger und intensiver Behandlung ein Drittel der Patienten beschwerdefrei wird, ein Drittel deutliche Besserungen zeigt und ein weiteres Drittel unbeeinflusst bleibt.

Poltern

Unter Poltern versteht man eine Störung des Sprechablaufs, die durch überstürztes Reden, Verschlucken von Lauten, Silben oder Wörtern sowie Entstellungen oder Verstümmelungen von Bestandteilen der Sprache gekennzeichnet ist. Poltern wird in der ICD-10 unter der Kategorie F98.6 aufgeführt.

Symptomatik. Der Sprechvorgang wirkt beschleunigt und hastig, der Redefluss zerfahren. Die Sprache ist infolge Verwaschenheit der Artikulation oder Entstellung von Worten manchmal schwer zu verstehen. Im Gegensatz zum Stottern verbessert sich die Rede, wenn der Polterer seine Aufmerksamkeit darauf richtet.

Die Störung tritt bei 7-jährigen Kindern in etwa 1–1,5 % der Fälle auf, später verringert sich die Quote.

Ursachen. Die Störung wird im Wesentlichen auf erbliche Einflüsse oder hirnorganische Veränderungen zurückgeführt. Für Letzteres spricht auch ein hoher Anteil elektroenzephalographisch fassbarer, allerdings unspezifischer Veränderungen bei Kindern und Jugendlichen mit Poltern. Für Ersteres lässt sich die Tatsache anführen, dass sich in Familien häufig die gleiche Symptomatik findet.

Therapie. Die Art der Behandlung richtet sich nach der vorherrschenden Komponente. Beim Vorliegen eines reinen Polterns sind Sprechübungen erforderlich, wobei besonderer Wert auf langsames Sprechen, Zuwendung der Aufmerksamkeit auf den Sprechvorgang und Mitklopfen der Silbenzahl gelegt wird. Wichtig ist auch, dass man die Familie auf langsames Sprechen aufmerksam macht.

Sprachabbau- und Sprachverlustsyndrome

Sprachabbau- und Sprachverlustsyndrome kommen bei einer ganzen Reihe von *Stoffwechsel- und degenerativen Erkrankungen* vor. Sie müssen abgegrenzt werden von einem vorübergehenden Stillstand oder Rückschritt in der Sprachentwicklung, wie er bei manchen Kindern nach Infektionskrankheiten, Unfällen oder traumatischen Erlebnissen auftreten kann.

Sprachabbau bei kindlichen Demenzprozessen

Eine Reihe kindlicher Demenzprozesse (z. B. die subakute sklerosierende Panenzephalitis, die amaurotische Idiotie, die Dementia infantilis Heller, die diffuse Hirnsklerose sowie auch die Chorea Huntington) gehen vielfach mit Sprachstörungen einher, die sich zunächst in Form eines Sprachabbausyndroms manifestieren.

Die Symptomatik zeigt sich in Wortfindungsstörungen, sprachlichen Regressionsphänomenen, Dysarthrien, Dysphasien und Dyspraxien, dem Phänomen der Echolalie sowie in aphasischen Störungsmustern. Gleichzeitig kommt es oft zu einem Verlust der Spontansprache und der Sprechmotivation.

Die Diagnose dieser Erkrankungen erfolgt nicht aufgrund des Sprachabbaus, wenngleich die Art desselben bei einigen Störungsmustern, z. B. bei der Dementia infantilis Heller, spezifisch zu sein scheint.

Eine ausreichende *Therapie* ist meist nicht möglich. Sie richtet sich im Übrigen nach der zugrunde liegenden Erkrankung.

Sprachverlust im Rahmen von Aphasien

Von einer kindlichen Aphasie spricht man dann, wenn es bei bereits entwickelter Sprachfunktion aufgrund einer hirnorganischen Schädigung zum Sprachverlust kommt. In der ICD-10 werden Aphasien auf der IV. Achse unter der Kategorie R47.0 verschlüsselt.

Formen. Wie im Erwachsenenalter unterscheidet man eine *motorische* (Broca-Aphasie) von einer *sensorischen* Form (Wernicke-Aphasie). Bei Ersterer ist das Sprachverständnis weitgehend erhalten und die expressive Komponente bei der Sprachproduktion gestört, bei Letzterer ist das Sprachverständnis gestört, während die für die Sprachproduktion erforderlichen motorischen Abläufe nicht wesentlich beeinträchtigt sind. Als dritte Form wird die *totale Aphasie* unterschieden. Schließlich ist noch die *amnestische Aphasie* zu erwähnen, die sich in Form von Wortfindungsstörungen und Umschreibungen von Begriffen, die dem Patienten nicht einfallen, äußert. Neuere Untersuchungen haben gezeigt, dass die reinen Aphasieformen selten sind und die Mischformen überwiegen.

Diagnose. Die Diagnose erfolgt aufgrund einer klinischen und testpsychologischen Prüfung der Sprachfunktion. Dabei wird als erstes das *Sprachverständnis* geprüft, was durch Erteilen einfacher Aufträge geschehen kann. Anschließend prüft man die *expressiven Sprachfunktio-*

nen durch Nachsprechenlassen, Benennen von Gegenständen, Nacherzählenlassen von Geschichten usw. Oft sind bei Aphasien auch verschiedene nichtsprachliche Funktionen geschädigt. Die klinische Untersuchung kann durch *testpsychologische* Ergänzungsuntersuchungen erweitert werden, wobei man zweckmäßigerweise spezielle Verfahren anwendet, die sich hinsichtlich der Diagnostik aphasischer Störungen bewährt haben. Eines der besten Selektionsinstrumente für Aphasien ist der Token-Test, der auch im Kindesalter angewendet werden kann (s. Kap. 9).

Ursachen. Aphasische Störungen können durch eine Vielzahl hirnorganischer Prozesse (entzündliche Erkrankungen, degenerative Erkrankungen, Fehlbildungen, traumatische Hirnschäden) bedingt sein. Im Kindesalter stehen unter diesen Ursachen die Schädel-Hirn-Traumen an der Spitze. Man kann davon ausgehen, dass etwa 5% aller Hirntraumen im Kindesalter mit aphasischen Störungen einhergehen.

Therapie und Prognose. Die Behandlung der Aphasien erfordert spezielle Kenntnisse und ist deshalb nur in Spezialeinrichtungen möglich. Sie umfasst in der Regel drei Aspekte: sprachliche, psychotherapeutische und sozialmedizinische.

- Hinsichtlich der *Sprache* ist eine *Übungsbehandlung* angezeigt. Geübt werden einzelne sprachliche Segmente (Laute, Buchstaben, Silben) unter Zuhilfenahme von Bild- und Wortkarten, Lückentexten oder audiovisuellen Hilfsmitteln. Dabei ist wichtig, dass der Akzent weniger auf dem unsystematischen Üben von Lauten oder Buchstaben liegt, sondern vielmehr auf der Vermittlung von Regeln, die den Kindern wieder zu einem Verfügen über die Sprache verhelfen. Bei jüngeren Kindern ist dies noch nicht möglich. Wesentlich ist ferner, dass Sprachübungen stets in einem *kommunikativen Zusammenhang* erfolgen und dass in den Übungsprozess auch andere Leistungsbereiche wie Sprachverständnis, Schreiben oder Lesen einbezogen werden. Bei einer sehr schweren Aphasie muss die Sprache zunächst über nichtverbale Bereiche (Gesten und Gebärden, Schreiben, Zeichnen) angebahnt werden.
- *Psychotherapeutische Prinzipien:* Hierbei kommt es darauf an, den Patienten optimal zur Mitarbeit anzuregen, bei Mitpatienten oder Angehörigen Verständnis für seine Störung zu erreichen und sein Verhalten zur Umgebung wieder den alltäglichen Anforderungen anzupassen. Durch Rollenspiel und Gruppentherapie versucht man, diesen Zielen näher zu kommen.
- Die *sozialmedizinische Behandlung* schließlich erstreckt sich auf die Wiedereingliederung der Kinder und Jugendlichen in Familie, Schule und Beruf, wobei neben allgemeinen Maßnahmen individuell zugeschnittene Rehabilitationspläne zur Anwendung kommen.

Die *Prognose* hängt von verschiedenen Faktoren ab: u. a. von der Ätiologie, vom Schweregrad der Aphasie, vom Lebensalter, in dem die Schädigung eintritt, vom Vorliegen zusätzlicher Komplikationen und von der initialen Rückbildungsgeschwindigkeit nach Schädigungseintritt. Eine Frühbehandlung innerhalb der ersten Monate verspricht größere Erfolge als eine spät einsetzende Therapie. Dieses aus der Erwachsenenneurologie bekannte Prinzip trifft auch auf Kinder zu. Aus der Geschwindigkeit der initialen Rückbildung lassen sich prognostische Aussagen hinsichtlich der Wiedererlangung der Sprachfunktion ableiten. Der spontane Rückbildungsverlauf bzw. der Rückbildungsverlauf unter einer Therapie lässt sich nach speziellen Skalen, die den Schweregrad berücksichtigen, abschätzen.

Weiterführende Literatur

Amorosa, H., Noterdaeme, M: Rezeptive Sprachstörungen. Hogrefe, Göttingen 2002

Brack, U., Volpers, F.: Sprach- und Sprechstörungen. In: Steinhausen, H. - C., Aster, M. von (Hrsg.): Handbuch Verhaltenstherapie und Verhaltensmedizin bei Kindern und Jugendlichen. 2. Aufl. Beltz/PVU, Weinheim 2000

Freisleder, F. J., Amorosa, H. (Hrsg.): Demenzielle Syndrome im Kindes- und Jugendalter. Zuckschwerdt, Germering 2003

Grimm, H.: Störungen der Sprachentwicklung. 2. Aufl. Hogrefe, Göttingen 2003

Natke, U.: Stottern: Erkenntnisse, Theorien, Behandlungsmethoden. Huber, Bern 2000

Schönmackers, S.: Entspannungsverfahren in der Sprachtherapie mit polternden Kindern. Reinhardt, München 2002

Sick, U.: Poltern. Theoretische Grundlagen, Diagnostik, Therapie. Thieme, Stuttgart 2004

Steinhausen, H. - C., Aster, M. von (Hrsg.): Verhaltenstherapie und Verhaltensmedizin bei Kindern und Jugendlichen. 2. Aufl. Beltz, Weinheim 1998

Suchodoletz, W. von (Hrsg.): Therapie von Sprachentwicklungsstörungen. Kohlhammer, Stuttgart 2002

Thiel, M., Ochsenkühn, C.: Stottern bei Kindern und Jugendlichen. Springer, Berlin 2004

Wendlandt, W.: Sprachstörungen im Kindesalter. 4. Aufl. Thieme, Stuttgart 2000

Wirth, G.: Sprachstörungen – Sprechstörungen – Kindliche Hörstörungen. Deutscher Ärzte-Verlag, Köln 2000

23 Autistische Syndrome

H. Remschmidt und I. Kamp-Becker

Definition und Klassifikation

Die autistischen Syndrome zählen nach den beiden gängigen Klassifikationssystemen (ICD-10 und DSM-IV) zu den *tief greifenden Entwicklungsstörungen*, worunter eine Gruppe von Störungen zusammengefasst ist, die durch zwei Merkmale gekennzeichnet sind:
- Durch qualitative Beeinträchtigungen in der gegenseitigen Interaktion und Kommunikation und
- durch ein eingeschränktes, stereotypes, sich wiederholendes Repertoire von Interessen und Aktivitäten.

Diese qualitativen Beeinträchtigungen sind ein grundlegendes Funktionsmerkmal der betroffenen Person und zeigen sich in allen Situationen – sie variieren jedoch im Ausprägungsgrad. Diese Störungen bestehen von frühester Kindheit an und manifestieren sich in den ersten 5 Lebensjahren. Ein wesentliches Charakteristikum der tief greifenden Entwicklungsstörungen besteht auch darin, dass sie sich nicht zurückbilden, sondern bis ins Erwachsenenalter fortsetzen und durch therapeutische Interventionen bedeutsam gebessert, nicht aber geheilt werden können.

Die wichtigsten tief greifenden Entwicklungsstörungen nach ICD-10 sind:
- der frühkindliche Autismus (F84.0),
- der atypische Autismus (F84.1),
- das Rett-Syndrom (F84.2),
- andere desintegrative Störungen des Kindesalters (F84.3) und
- das Asperger-Syndrom (F84.5).

Epidemiologie

Wurde Autismus über viele Jahre mit einer Häufigkeit von 4–5 auf 10 000 beziffert, gehen Forscher heute von einer Häufigkeit von ca. 60 auf 10 000 aus. Bemerkenswert ist, dass in den neueren epidemiologischen Untersuchungen ein enormer Anstieg der Prävalenzzahlen zu verzeichnen ist. In Abb. 23.**1** sind neuere Studien zur Epidemiologie aufgeführt. Ersichtlich wird hier eine deutliche Varianz in den Angaben zur Prävalenz.

Inwieweit die *Prävalenzsteigerung* eine tatsächliche Zunahme der autistischen Syndrome

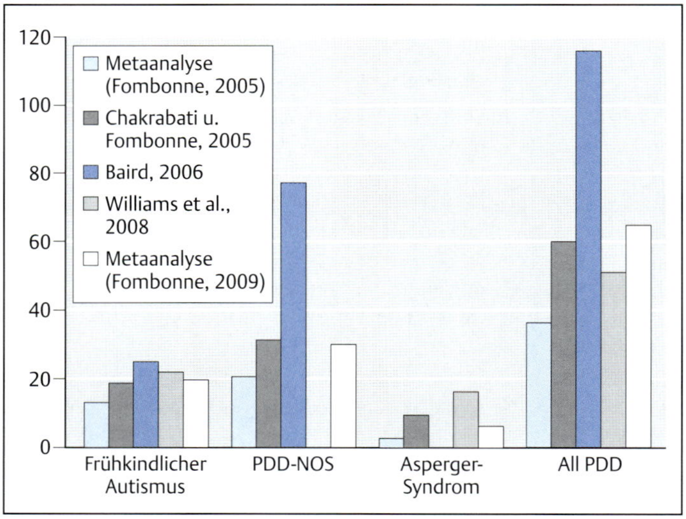

Abb. 23.**1** Prävalenzzahlen von Studien aus den Jahren 2005–2009 (PDD-NOS = pervasive developmental disorder not otherwise specified/ nicht näher bezeichnete tief greifende Entwicklungsstörung; ALL PDD alle tief greifenden Entwicklungsstörungen/ pervasive developmental disorders).

abbildet, ist Gegenstand kontroverser Diskussionen. Faktoren, die diskutiert werden, sind ein verbesserter Wissensstand, eine erhöhte Aufmerksamkeit gegenüber autistischen Symptomen, verbesserte Diagnostikinstrumente sowie die z.T. ungenauen diagnostischen Kriterien (insbesondere für die Diagnosen „atypischer Autismus" in der ICD-10 und „nicht näher bezeichnete tief greifende Entwicklungsstörung" im DSM-IV).

Ein weiterer bemerkenswerter Aspekt sind die Angaben zur *Intelligenz*: Ging man früher davon aus, dass bei drei Viertel aller autistischen Menschen eine geistige Behinderung vorliegt, so zeigen neuere Untersuchungen, dass 30% der Betroffenen eine milde bis moderate Beeinträchtigung der Intelligenz aufweisen, 40% eine deutliche geistige Behinderung zeigen und 30% über eine durchschnittliche Intelligenz verfügen. In einigen Studien fand sich aber auch ein geringerer Anteil an geistiger Behinderung, hier zeigten 29–60% der Betroffenen einen durchschnittlichen bis überdurchschnittlichen Intelligenzquotienten.

Über die Zeit gleich geblieben sind hingegen die Angaben zum *Geschlechterverhältnis* von autistischen Störungen. Es gibt ein eindeutiges und in allen epidemiologischen Studien bestätigtes Missverhältnis in dem Sinne, dass das männliche Geschlecht deutlich häufiger betroffen ist als das weibliche. Für alle autistischen Störungen fand sich in neueren Metaanalysen ein gemitteltes Verhältnis von 5,5 Jungen/Männer auf 1 Mädchen/Frau. Es findet sich ein Zusammenhang mit den kognitiven Fähigkeiten der Betroffenen. Betroffene Mädchen/Frauen weisen häufig eine begleitende Intelligenzminderung auf sowie eine Epilepsie. Bei Betroffenen mit einer Intelligenzminderung liegt das Verhältnis von männlich zu weiblich bei 2:1. Hingegen liegt das Verhältnis bei Betroffenen mit durchschnittlichen kognitiven Fähigkeiten bei ca. 5–6 (männlich) : 1 (weiblich).

Frühkindlicher Autismus

Symptomatik und Diagnosekriterien

In Tab. 23.**1** sind die diagnostischen Leitlinien bzw. Kriterien für den frühkindlichen Autismus nach ICD-10 und DSM-IV (gekürzt und sinngemäß) aufgeführt. Es wird ersichtlich, dass die Kriterien der beiden diagnostischen Systeme nahezu identisch sind.

Die in Tab. 23.**1** aufgeführten diagnostischen Kriterien umschreiben in allgemeiner Form die Symptomatik, die im Einzelfall sehr vielgestaltig

Tab. 23.**1** Diagnostische Leitlinien bzw. Kriterien für den frühkindlichen Autismus nach ICD-10 und DSM-IV (gekürzt und sinngemäß).

ICD-10	DSM-IV
1. Qualitative Beeinträchtigungen wechselseitiger sozialer Aktionen (z. B. unangemessene Einschätzung sozialer und emotionaler Signale; geringer Gebrauch sozialer Signale)	1. Qualitative Beeinträchtigung der sozialen Interaktion (z. B. bei nonverbalen Verhaltensweisen wie Blickkontakt, etc.; Beziehungsaufnahme zu Gleichaltrigen; Ausdruck von Gefühlen)
2. Qualitative Beeinträchtigung der Kommunikation (z. B. Fehlen eines sozialen Gebrauchs sprachlicher Fertigkeiten; Mangel an emotionaler Resonanz auf verbale und nonverbale Annäherungen durch andere Menschen; Veränderungen der Sprachmelodie)	2. Qualitative Beeinträchtigung der Kommunikation (z. B. verzögerte oder ausbleibende Sprachentwicklung; stereotyper oder repetitiver Gebrauch der Sprache; Fehlen von entwicklungsgemäßen Rollen- und Imitationsspielen)
3. Eingeschränkte Interessen und stereotype Verhaltensmuster (z. B. starre Routine hinsichtlich alltäglicher Beschäftigungen; Widerstand gegen Veränderungen)	3. Beschränkte repetitive und stereotype Verhaltensweisen, Interessen und Aktivitäten
4. Unspezifische Probleme wie Befürchtungen, Phobien, Schlaf- und Ess-Störungen, Wutausbrüche, Aggressionen, Selbstverletzungen	4. Beginn vor dem 3. Lebensjahr und Verzögerungen oder abnorme Funktionsfähigkeit
5. Manifestation vor dem 3. Lebensjahr	

sein kann und sich im Laufe der Entwicklung auch verändert. Die Kernsymptome des frühkindlichen Autismus werden im Folgenden spezifiziert.

Qualitative Beeinträchtigungen wechselseitiger sozialer Interaktionen. Den Eltern fällt frühzeitig auf, dass der Blickkontakt ihres Kindes auffällig ist, d.h. gar nicht vorkommt, inkonsistent ist oder wie ein „Hindurchblicken" erscheint, auch die reaktiven Lächelreaktionen („soziales Lächeln") sind deutlich reduziert (Abb. 23.**2**). Das Kind zeigt keine antizipatorischen Bewegungen (z.B. Ausstrecken der Arme, wenn es hochgenommen werden will). Die Gestik und die Mimik werden kaum zur Regulation sozialer Interaktionen verwendet. Diese Kinder vermissen einerseits häufig die Eltern bei Abwesenheit nicht und freuen sich beim Wiedersehen kaum, andererseits zeigen sie aber vielfältige Verhaltensweisen, die eine Bindung an die Bezugsperson implizieren (z.B. essen sie nur, wenn sie gefüttert werden). In fremden Situationen kommt es vor, dass diese Kinder einfach „davonlaufen", d.h. sie schauen nicht, ob die Eltern noch in Sichtweise sind, sie „rückversichern" sich nicht bei den Eltern.

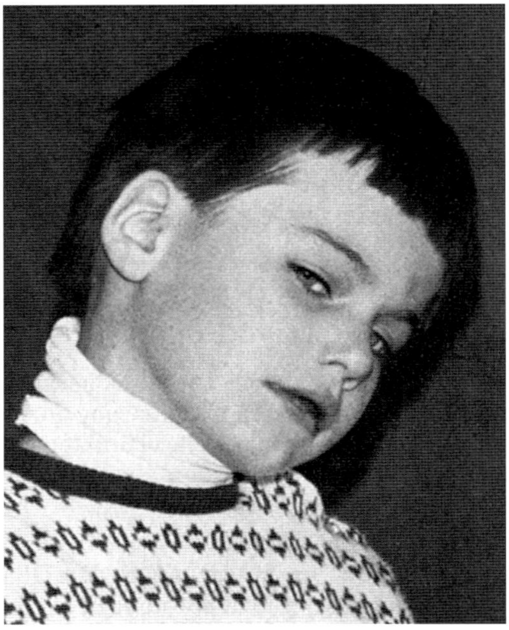

Abb. 23.**2** Kleinkind mit frühkindlichem Autismus. Der Blick ist häufig nicht auf die Außenwelt gerichtet.

Im Laufe der Entwicklung finden sie besser Kontakt zu Erwachsenen als zu Kindern, die uneinfühlsamer, lauter und bedrängender erlebt werden. Beziehungen zu Gleichaltrigen gestalten sich äußerst schwierig, entweder mit kompletter Kontaktverweigerung, aggressivem Verhalten anderen Kindern gegenüber, rein funktionalen Beziehungen oder auf sehr wenige Interessen und Aktivitäten reduzierte gemeinsame Beschäftigungen. Die Kinder zeigen ein deutlich reduziertes Verständnis von Emotionen und sozialen Situationen, was sich beispielsweise darin zeigt, dass sie auf die Emotionen anderer Menschen unangemessen reagieren und sich sozial unangemessen verhalten. Sie teilen nicht die Freude an einer Aktivität mit anderen Menschen, sie suchen keinen Trost, wenn sie sich verletzt haben usw.

Qualitative Beeinträchtigung der Kommunikation. Es fehlen bei autistischen Kindern Gesten mit symbolischem Gehalt und vor dem Sprachbeginn das Lallen/Brabbeln im Tonfall von Sprache. Etwa 50% der Kinder entwickeln keine oder sehr verspätet eine zunächst nicht kommunikative Sprache, die später (im Schulalter oder danach) einen partiellen kommunikativen Charakter gewinnt. Viele Kinder zeigen eine unmittelbare oder verzögerte Echolalie (echohaftes Wiederholen von Gesagtem), aus der auch die pronominale Umkehr beim Sprechen zu erklären ist: Die Kinder sprechen von sich in der zweiten oder dritten Person und lernen erst sehr spät, die eigene Person mit „ich" zu bezeichnen. Die Sprache ist durch grammatikalische Fehler gekennzeichnet, einige Kinder erfinden neue Wörter (Neologismen), die für sie eine spezielle Bedeutung haben können. Bei vielen Kindern ist auch die Stimme auffällig: Sie ist wenig melodisch; die Betonung von Wörtern oder Satzteilen ist oft inadäquat, die Sprachmelodie ist gleich bleibend, und der Sprechrhythmus erscheint oft abgehackt.

Das Spielverhalten der Kinder mit frühkindlichem Autismus ist – entsprechend ihrem Entwicklungsniveau und ihren kognitiven Fähigkeiten – ebenfalls deutlich auffällig: Gelingt das Herstellen einer gemeinsam geteilten Aufmerksamkeit („joint attention") – die Fähigkeit einen gemeinsamen Aufmerksamkeitsfokus auf ein Objekt herzustellen – nicht, so ist auch kein interaktives Spielen möglich. Spielzeug wird oft zweckentfremdet benutzt, z.B. werden alle möglichen Gegenstände ausdauernd zum Rotieren gebracht und fasziniert beobachtet. Funktionelles und sensomotorisches Spielen kommt vor, dabei werden die Spielsachen stereotyp aufgereiht, aneinander geklopft, berochen, beleckt etc. Häufig ist auch ein vorwiegendes Interesse an Teilen von Spielsachen zu beobachten, z. B. indem das Kind stereotyp die Räder des Spielzeugautos dreht oder die Autotüren immer wieder auf und zu macht. Ein symbolisches Spiel auf einer „So-tun-als-ob-Ebene", kommt nicht vor, genauso wenig wie soziale Rollenspiele mit anderen Kindern (kooperatives soziales Fiktions-/Illusionsspiel).

Eingeschränkte Interessen und stereotype Verhaltensmuster. Kinder mit frühkindlichem Autismus zeigen ein ängstlich-zwanghaftes Bedürfnis nach Gleicherhaltung der dinglichen Umwelt. Diese Veränderungsängste sind auf die für das jeweilige Kind subjektiv wichtigen Gegebenheiten ausgerichtet, z. B. Angst vor fremden Räumen, neuen Spazierwegen, neuen Speisen, neuen Kleidern, Umstellungen in der Wohnung, Änderungen im Tagesablauf. Störungen der Reaktion auf Sinnesreize sind ebenfalls häufig anzutreffen, z. B. reagieren die Kinder zunächst auf Sprache und Geräusche nicht, daneben kann aber eine selektive oder totale Geräuschüberempfindlichkeit bestehen. Häufig kommt es daher zu der Vermutung, dass eine Hörstörung vorliegen könnte.

Bei vielen autistischen Kindern kommt es zu zahlreichen Stereotypien, die als Selbststimulation von Sinnesbereichen gedeutet werden können, z. B. Augenbohren, Fächerbewegungen/Flattern der Hände vor den Augen („Manierismen"), rasches Herumpendeln mit dem Kopf, Schlagen mit den Händen auf die Ohren. Sie lehnen Berührungen und Zärtlichkeiten häufig ab, es kommt aber auch ein distanzloses Verhalten vor (das Kind setzt sich auch bei völlig fremden Personen auf den Schoß). Oftmals ist eine Unempfindlichkeit gegenüber Kälte und Schmerzreizen zu beobachten. Es bestehen oft umschriebene Ängste, z. B. vor bestimmten Tieren wie Hunden oder Insekten. Auch der Schlaf-Wach-Rhythmus ist häufig gestört.

Die Kernsymptome aus den drei genannten Bereichen zeigen eine entwicklungspsychologische Variabilität, bleiben aber bis ins Erwachsenenalter als persistierende und tief greifende Symptomatik erhalten. Zwar verbessern sich bei der Mehrzahl autistischer Menschen graduell das Kontakt- und Sozialverhalten, wenn man es mit der diesbezüglichen Symptomatik im Kindes- und Jugendalter vergleicht; auch werden gewisse Routinen im Alltag besser bewältigt, jedoch bleiben die basale Kommunikationsstörung, vielfach auch Stereotypien, Selbststimulationen, die eingeschränkten Interessen und auch die eingeschränkte Fähigkeit zur Kontaktaufnahme mit anderen Menschen erhalten.

Innerhalb der Diagnose des frühkindlichen Autismus unterscheidet man klinisch noch zwischen

- „Low-functioning-Autismus": Personen mit Intelligenzminderung und mit nur sehr geringen sprachlichen Fähigkeiten und
- „High-functioning-Autismus" oder auch hochfunktionaler frühkindlicher Autismus: Personen ohne Intelligenzminderung und mit guten verbalen Fähigkeiten.

Differentialdiagnose

Abgegrenzt werden muss der frühkindliche Autismus zunächst von den anderen tief greifenden Entwicklungsstörungen. Dies kann sich unter Umständen schwierig gestalten, da die Kernsymptome sich stark überschneiden. Insbesondere die Differentialdiagnose zwischen dem High-functioning-Autismus und dem *Asperger-Syndrom* ist in manchen Fällen sehr schwierig zu stellen. Das wichtigste Unterscheidungsmerkmal ist die früh einsetzende und differenzierte Sprachentwicklung sowie die höhere verbale Intelligenz der Patienten mit Asperger-Syndrom (s. unten).

Die Differentialdiagnose zu den *geistigen Behinderungen* ohne Autismus hingegen ist bei genauer Diagnostik lediglich in sehr jungem Alter etwas problematisch. Im Allgemeinen zeigen Kinder mit geistiger Behinderung nicht die charakteristischen Symptome des frühkindlichen Autismus. Bei der expressiven oder rezeptiven Sprachstörung ist die Qualität des Kontakts anders, diese Kinder sind meist bemüht, ihre Kommunikationsdefizite durch nonverbale Verhaltensweisen zu kompensieren.

Die Abgrenzung zur *Schizophrenie* erfolgt aufgrund der Anamnese und unter Berücksichtigung des Verlaufs. Kinder mit einer Schizophrenie weisen – im Gegensatz zu Kindern mit einer autistischen Störung – häufig Wahnsymptome oder Halluzinationen auf, haben dafür aber eine bis dahin mehr oder weniger unauffällige Vorgeschichte in Bezug auf die eigentliche psychotische Symptomatik.

Bei *Bindungsstörungen* und *Deprivationssyndromen* kommt es in der Regel zu einer deutlichen Besserung, wenn die Kinder in eine andere Umgebung gebracht werden.

Bei *mutistischen Störungen* und *Angststörungen* sind die Situationen, in den ein kontaktgestörtes Verhalten gezeigt wird, selektiv, d. h., es kommen auch viele Situationen vor, in denen ein angemessenes Kontaktverhalten gezeigt wird. Die Mimik und Gestik dieser Kinder ist deutlich weniger beeinträchtigt.

Komorbidität und Verlauf

Komorbide Erkrankungen. Die am häufigsten vorkommende komorbide Erkrankung ist die *Epilepsie*: Etwa 20–30% aller Menschen mit frühkindlichem Autismus entwickeln diese im Laufe ihres Lebens, wobei der Beginn häufig in der späten Adoleszenz oder im frühen Erwachsenenalter liegt.

Bei folgenden seltenen und gut diagnostizierbaren Syndromen kommt es zu einigen autistischen Symptomen bzw. zu einer Assoziation mit frühkindlichem Autismus: *Fragiles-X-Syndrom, tuberöse Sklerose, Neurofibromatose und Down-Syndrom.*

Weitere komorbide Störungen, die im Verlauf der autistischen Störungen auftreten, sind zusätzliche *psychische Störungen*. In manchen Fällen kommt es – insbesondere in Krisenzeiten, die entweder durch äußere Umstände (Umzug, Trennung der Eltern, Geburt oder Tod in der Familie usw.) oder durch innere Umstände (anstehende Entwicklungsaufgaben, die es zu bewältigen gilt wie Einschulung, Umschulung, Pubertät, Ablösung vom Elternhaus usw.) entstehen – zu zusätzlichen psychischen Störungen. Zum einen können bereits bestehende Symptome sich intensivieren (beispielsweise die Hyperaktivität, Autoaggressionen oder das ritualisierte Verhalten), andererseits können sich Symptome entwickeln, die einen eigenen Krankheitswert haben (beispielsweise affektive Störungen, Zwangsstörungen).

Prognose und Verlauf. Autistische Störungen persistieren über die gesamte Lebensspanne. Die Symptomatik zeigt sich vom Kindesalter bis ins Erwachsenenalter, variiert jedoch mit der Entwicklung. Wichtigste Indikatoren für die Prognose sind die Intelligenz und der Stand der Sprachentwicklung um das 5. bis 6. Lebensjahr. Verfügen die Kinder bis zu diesem Zeitpunkt über eine relativ gut entwickelte Sprachfähigkeit und eine gute Intelligenzausstattung (IQ > 80), so kann man mit einer vergleichsweise günstigen Prognose rechnen. Wie viele Menschen mit frühkindlichem Autismus gut sprechen lernen, ist noch nicht klar, hierzu liegen unterschiedliche Ergebnisse vor (die Angaben variieren zwischen 21 und über 70% der autistischen Menschen, die als Erwachsene relativ gute Sprachfähigkeiten zeigen).

Übersichten zu den bislang vorliegenden Längsschnittuntersuchungen zeigen, dass 1–2% im Erwachsenenalter fast unauffällig sind; 5–15% bewegen sich im Grenzbereich zur psychopathologischen Auffälligkeit; 16–25% bleiben weiterhin psychisch auffällig, lassen sich aber gut führen; bei über 60% muss der Langzeitverlauf jedoch als ungünstig bis sehr ungünstig angesehen werden, d. h., diese Menschen sind stets auf fremde Hilfe angewiesen. Im Erwachsenenalter besteht die Problematik in einer erheblichen Einschränkung im Arbeitsleben, Defizite in der sprachlichen Kompetenz und Sozialkompetenz, der Beziehungsgestaltung, in der Sexualität sowie in einer deutlich über dem Durchschnitt liegenden Mortalität. In den diesen Zahlen zugrunde liegenden Stichproben sind allerdings Menschen mit „Low-functioning-Autismus" überrepräsentiert.

Eine neuere Studie untersuchte den Verlauf bei erwachsenen Menschen mit frühkindlichem Autismus, deren Intelligenzquotient in der Kindheit nicht im Bereich der geistigen Behinderung lag. Nur eine Minderheit der Erwachsenen erreichten eine altersgerechte Unabhängigkeit, die meisten wohnten noch bei ihren Eltern oder in Einrichtungen, hatten keine Freunde und keine Beschäftigung. Die Kommunikationsfähigkeit war generell beeinträchtigt, die Fähigkeit zum Lesen und Schreiben war nur gering ausgeprägt.

Ein sehr gutes Funktionsniveau wurde definiert als selbstständige Lebensweise sowie das Vorhandensein von Freunden und einer Arbeitsstelle. Ein sehr schlechtes Funktionsniveau wurde definiert als starke Abhängigkeit, stationäre Unterbringung, keine Freunde. Nur 12% der untersuchten Patienten erreichten ein sehr gutes

Funktionsniveau (10% „gut", 19% „mittelmäßig"), die Mehrheit erreichte ein schlechtes (46%) bzw. sehr schlechtes (12%) Funktionsniveau. Personen mit einem IQ von mindestens 70 zeigten ein signifikant besseres Funktionsniveau als Personen mit einem niedrigeren IQ. Allerdings ist der prognostische Wert der Intelligenz für die Personen mit durchschnittlichem IQ gering, d.h., der Verlauf ist sehr unterschiedlich und nicht vollständig durch die Intelligenz vorherzusagen.

Weitere autistische Syndrome

Atypischer Autismus. Er unterscheidet sich vom klassischen frühkindlichen Autismus entweder dadurch, dass die betreffenden Kinder nicht alle Kriterien nach ICD-10 bzw. DSM-IV erfüllen, oder dadurch, dass die abnorme oder beeinträchtigte Entwicklung erst nach dem 3. Lebensjahr manifest wird. Kinder mit atypischem Autismus sind häufig erheblich intelligenzgemindert.

Rett-Syndrom. Hier kommt es nach zunächst unauffälliger (pränataler und perinataler) Entwicklung zwischen dem 7. und 24. Lebensmonat zu folgenden charakteristischen Symptomen: vollständiger Verlust des zielgerichteten Gebrauchs der Hände; Verlust oder Teilverlust der Sprache; Verlangsamung des Kopfwachstums und eigenartige, „windende" Bewegungsstereotypien der Hände. Die Störung kommt fast ausschließlich bei Mädchen vor und wird durch eine Mutation des im distalen Abschnitt der X-Chromosomen lokalisierten MECP2-Gens verursacht. Tritt diese Mutation bei männlichen Individuen auf, so ist sie in der Regel tödlich. Dies ist der Grund für das nahezu ausschließliche Vorkommen der Störung bei Mädchen.

Desintegrative Störung des Kindesalters (Heller'sche Demenz). Es kommt zu einem Verlust bzw. fortschreitendem Abbau der Sprache, der intellektuellen, der sozialen und kommunikativen Fähigkeiten der Kinder. Das adaptive Verhalten, die Darm- und Blasenkontrolle und motorische Funktionen sind ebenfalls betroffen. Die Störung tritt in der Regel zwischen dem 2. und 4. Lebensjahr auf und beginnt schleichend.

Asperger-Syndrom

Symptomatik und Diagnosekriterien

Diese Störung wird in der Regel später diagnostiziert als der frühkindliche Autismus, was vielleicht durch die fehlende Sprachentwicklungsverzögerung und die nicht vorhandene oder geringe kognitive Beeinträchtigung der Kinder zurückzuführen ist. Jungen sind bei dieser Störung im Vergleich zu Mädchen noch häufiger betroffen als beim frühkindlichen Autismus. Die Geschlechterrelation von Jungen zu Mädchen beträgt bis zu 8:1.

Beim Asperger-Syndrom fehlt die für den frühkindlichen Autismus charakteristische *Sprachentwicklungsverzögerung*. Die Sprachentwicklung erfolgt frühzeitig, die Kinder gewinnen eine wandlungsfähige Sprache mit großem Wortschatz. Sie reden jedoch wann sie wollen und ohne Anpassung an den Zuhörer und führen häufig Selbstgespräche. Andere Sprachauffälligkeiten wie Echolalie und Pronomenumkehr sind typisch für den frühkindlichen Autismus und kommen beim Asperger-Syndrom selten vor.

Die *Intelligenz* ist beim Asperger-Syndrom in der Regel höher ausgeprägt als beim frühkindlichen Autismus. Trotzdem sind auch Kinder/Jugendliche mit Asperger-Syndrom oft schlechte Schüler, da auch sie eine ausgeprägte Aufmerksamkeitsstörung haben, die dadurch entsteht, dass sie nicht von außen, sondern von innen abgelenkt werden: Sie sind mit sich selbst beschäftigt.

Der Störungsbeginn liegt beim Asperger-Syndrom um das 3. Lebensjahr und damit später als beim frühkindlichen Autismus (hier liegt der Beginn deutlich vor dem 3. Lebensjahr). Kinder mit Asperger-Syndrom werden meist dann auffällig, wenn besondere Anforderungen an ihre *soziale Eingliederungsfähigkeit* gestellt werden, also mit dem Besuch des Kindergartens oder spätestens dem der Schule.

Häufig haben sie übermäßig intensive, eng umgrenzte und praxisferne *Sonderinteressen*. Manchmal besteht auf bestimmten Wissensgebieten ein lexikalisches Wissen, es dominiert jedoch die reine Wissensspeicherung, und es unterbleibt meist die Einordnung des Wissens in größere Zusammenhänge.

Fehlen einer Verzögerung der Sprachentwicklung und der kognitiven Entwicklung. Die Diagnose nach ICD-10/DSM-IV verlangt, dass einzelne Wörter im 2. Lebensjahr oder früher gesprochen werden, erste Sätze im 3. Lebensjahr oder früher. Es darf somit keine Sprachentwicklungsverzögerung vorliegen! Die Intelligenz sollte mindestens im Normbereich oder auch darüber liegen.

Ferner sollte die frühkindliche Entwicklung bis zum 3. Lebensjahr unauffällig verlaufen sein, insbesondere sollten Selbsthilfefertigkeiten, das adaptive Verhalten und die Neugier an der Umwelt einer normalen intellektuellen Entwicklung entsprechen. Allerdings können die Meilensteine der motorischen Entwicklung etwas verspätet auftreten, und eine motorische Ungeschicklichkeit ist ein häufiges – aber kein notwendiges – diagnostisches Merkmal.

Qualitative Beeinträchtigung der sozialen Interaktion. Dieses Kriterium entspricht dem für den frühkindlichen Autismus. Darunter versteht man, dass die betreffenden Kinder und Jugendlichen sowohl in ihrem nicht-verbalen Verhalten (Gesten, Mimik, Gebärden, Blickkontakt) auffällig sind als auch durch ihre Unfähigkeit, zwanglose Beziehungen zu Gleichaltrigen oder Älteren herzustellen, auffallen. Sie können auch nicht emotional mitreagieren und somit an der Freude oder an Ärger und Wut anderer Menschen teilhaben.

Ungewöhnliche und sehr ausgeprägte umschriebene Interessen. Auch dieses entspricht dem Kriterium für Autismus, beim Asperger-Syndrom sind aber motorische Manierismen, ein besonderes Beschäftigtsein mit Teilobjekten oder mit nicht-funktionalen Elementen von Spielmaterial ungewöhnlich. Die Interessen sind häufig auf bestimmte Themen fokussiert und ungewöhnlich. Diese Sonderinteressen lassen diese Kinder häufig so faszinierend und eigentümlich erscheinen. Oft zeigen sie ein wie besessenes Interesse an Bereichen wie Mathematik, Technik, wissenschaftlichen Teilbereichen, Lesen (einige Kinder haben eine Vorgeschichte mit Hyperlexie) oder Teilbereichen von Geschichte oder Geographie. Die Sonderinteressen treten meist vor oder während des Schulalters auf. Die Kinder wollen alles über diese Themen wissen und tendieren dazu, das Gespräch darauf zu lenken oder sie bei Gesprächen oder beim Spielen beizubehalten. Häufig versuchen diese Kinder oder Jugendlichen auch über diese Sonderinteressen Kontakt zu anderen Menschen aufzunehmen, indem sie beispielsweise wildfremde Menschen auf ihre Themen ansprechen.

Diagnostische Kriterien. Seit der Erstbeschreibung durch Hans Asperger besteht eine erhebliche Kontroverse über die nosologische Validität des Asperger-Syndroms, insbesondere bezüglich seiner Abgrenzung zu den anderen autistischen Störungen. Erst 1993 wurde es in die ICD-10 aufgenommen und als „Störung von unsicherer nosologischer Validität" bezeichnet. Erst 1994 erfolgte die Aufnahme in das DSM-IV, wobei das Asperger-Syndrom hier unter den nicht weiter spezifizierten tief greifenden Entwicklungsstörungen („pervasive developmental disorder – not otherwise specified", PDD-NOS) genannt wird, jedoch keine eigene Ziffer hat. Trotz Aufnahme in die Klassifikationssysteme dauerte die Diskussion um die diagnostischen Kriterien des Asperger-Syndroms an. Eigene diagnostische Kriterien wurden neben Hans Asperger selbst von weiteren Autoren aufgestellt. Sehr unterschiedlich werden beispielsweise der Beginn der Störung sowie die motorische Ungeschicklichkeit und die speziellen Interessen gehandhabt.

Differentialdiagnose

Folgende Diagnosen müssen differentialdiagnostisch in Betracht gezogen werden: In der Abgrenzung von anderen autistische Störungen ist insbesondere der Ausschluss zum frühkindlichen Autismus auf hohem Funktionsniveau (*High-functioning-Autismus*) schwierig (s. oben).

Die Diagnose einer *schizoide Persönlichkeitsstörung* darf erst ab dem 16./17. Lebensjahr gestellt werden. Der Zusammenhang bzw. die klare Abgrenzung zum Asperger-Syndrom sind noch unklar. Bei der *Schizophrenie* kommt es zu einer andersartigen Symptomatik und zu einem anderen Verlauf.

Bei der *reaktiven Bindungsstörung* findet sich ebenfalls ein anderer Verlauf als beim Asperger-Syndrom, außerdem werden andere Ursachen bei dieser Störung angenommen.

Die Abgrenzung zu den *Zwangsstörungen* ist manchmal schwierig, da Zwangssymptome beim Asperger-Syndrom ebenfalls häufig vorkommen. Sie stellen aber nicht den „Kern" der Störung dar. Gleiches gilt für die Abgrenzung zur *zwanghaften Persönlichkeitsstörung* ist schwierig.

Komorbidität und Verlauf

Komorbide Erkrankungen. Es finden sich Hinweise darauf, dass Patienten mit Asperger-Syndrom ein geringfügig erhöhtes Risiko für eine *schizophrene Erkrankung*, aber auch für eine *psychotische Depression* und *bipolare Störung* zeigen. *Zwangsstörungen* sind häufig auftretende komorbide Störungen, ebenso das Tourette-Syndrom. Eine ebenfalls häufig vorkommende Begleiterkrankung ist die *Aufmerksamkeitsstörung*, die über eine autistisch gestörte Aufmerksamkeit hinausgeht und zu zusätzlichen Problemen führt. Bei Kindern findet sich vermehrt eine Aufmerksamkeits-Hyperaktivitäts-Störung (ADHS), während sich bei den Jugendlichen und Erwachsenen eher die Symptome einer Depression zeigen.

Insbesondere in der Adoleszenz und im frühen Erwachsenenalter ist die *Depression* die bedeutsamste Begleiterkrankung des Asperger-Syndroms. In dieser Zeit nimmt der Vergleich mit anderen Jugendlichen beträchtlich zu, die Identitätssuche bzw. -findung setzt ein, die hormonelle Umstellung bzw. psychosexuelle Entwicklung werden bedeutsam, was insgesamt häufig zu Krisen führt. Der Jugendliche mit Asperger-Syndrom wird sich seiner Andersartigkeit bewusst, der Wunsch nach sozialem Kontakt und die Anzahl von begleitenden Frustrationen nehmen zu. Konnten Ängste und Niedergeschlagenheit in der Vergangenheit noch durch stereotypes Verhalten und eine Konzentration auf spezielle Interessen in Schach gehalten werden, ist dies in der Pubertät häufig nicht mehr so möglich, und Depressionen und Angststörungen nehmen zu. Auch die Suizidgefahr steigt in dieser Zeit.

Wichtig ist es hier zu differenzieren, denn der reduzierte emotionale Ausdruck im Gesicht, der Mangel an Kontakt, die eingeschränkten Interessen und nicht zuletzt auch die motorische Ungeschicklichkeit lassen diese Patienten häufig depressiv erscheinen. Die typischen Symptome einer Depression finden sich in einer deutlich veränderten Stimmungslage, Selbstabwertung, reduziertem Appetit, Schlafstörungen, manchmal aber auch in einer Zunahme von zwanghaftem Verhalten.

Verlauf und Prognose. Zum Verlauf des Asperger-Syndroms ist zu sagen, dass diese Patienten in der Regel weniger Beeinträchtigungen zeigen als Patienten mit frühkindlichem Autismus. Allerdings ist die *Prognose* dennoch *weit schlechter* als bei nicht-autistischen Kindern bzw. auch schlechter als bei Patienten mit manchen anderen kinder- und jugendpsychiatrischen Erkrankungen wie beispielsweise Störungen des Sozialverhaltens. Die Symptomatik des Asperger-Syndroms variiert im Verlauf der Entwicklung jedoch inter- und intraindividuell sehr stark. Die Prognose ist abhängig von der Schwere der Symptomatik, den komorbiden Erkrankungen, den Betreuungsmöglichkeiten, dem familiären Umfeld und den therapeutischen Möglichkeiten/Maßnahmen. Damit ist die Prognose bei jedem einzelnen Individuum mit Asperger-Syndrom sehr unterschiedlich und schwierig zu stellen. Es ist nicht möglich, Vorhersagen zu treffen, übertrieben optimistische wie pessimistische Prognosen sind weder sinnvoll noch hilfreich.

Viele Studien haben gezeigt, dass gute sprachliche Fähigkeiten auch für den sozialen Bereich prognostisch günstig sind, und diese sprachlichen Fähigkeiten korrelieren stark mit der Intelligenz (s. oben). Trotzdem können das sprachliche Vermögen und die Intelligenz nicht die soziale Beeinträchtigung vorhersagen: Zwar verfügen Patienten mit einem Asperger-Syndrom über eine gute Intelligenz und über gute sprachliche Fähigkeiten (abgesehen von der Prosodie und pragmatischen Fähigkeiten), diese Menschen zeigen aber dennoch eine erhebliche soziale Beeinträchtigung. Diese liegt oft mehr als zwei Standardabweichungen unter ihren kognitiven Fähigkeiten. Der *Zusammenhang zwischen sprachlichem Vermögen und positivem Verlauf* scheint für den frühkindlichen Autismus größer zu sein als beim Asperger-Syndrom.

Autismusspektrumstörung

Tief greifende Entwicklungsstörungen stellen ein heterogenes Störungsbild dar, denen zwar eine grundlegende Beeinträchtigung im Bereich der sozialen Interaktion und Kommunikation sowie repetitives, stereotypes Verhalten gemeinsam sind, die jedoch auch von einer hohen Variabilität hinsichtlich des Grades der Beeinträchtigung sowie der kognitiven, verbalen, motorischen, sozialen und adaptiven Fähigkeiten gekennzeichnet sind. Diskutiert und untersucht wird die Frage der eindeutigen Abgrenzung der verschiedenen autistischen Syndrome voneinander.

In dem sich zurzeit in Überarbeitung befindlichen DSM-V wird nicht mehr zwischen den verschiedenen autistischen Störungen unterschieden. Es findet sich nur noch die Kategorie der Autismusspektrumstörung („autism spectrum disorder“). Über die Inklusion der Diagnose „Asperger-Syndrom“ unter dem Begriff der Autismusspektrumstörung wird noch diskutiert. Die Argumentation für die Subsumierung unter der Diagnosekategorie Autismusspektrumstörung ist, dass zwar eine Differenzierung zwischen Autismusspektrumstörung und anderen Störungsgruppen reliable und valide möglich ist, jedoch die Unterscheidung verschiedener Subgruppen des autistischen Spektrums im Entwicklungsverlauf inkonsistent ist. Das Konzept von Autismus als ein Spektrum reflektiere den gegenwärtigen Forschungsstand bezüglich der Pathologie und des klinischen Bildes.

Ätiologie

Autistische Syndrome gelten als Entwicklungsstörungen des zentralen Nervensystems („neurodevelopmental disorders“), die genetisch verursacht sind und mit Beeinträchtigungen basaler Hirnfunktionen einhergehen, die die Kontaktfähigkeit beeinflussen. Aufgrund vielfältiger Forschungsbemühungen gibt es heute keinen Zweifel mehr an einer biologischen Pathogenese der autistischen Syndrome, dennoch fehlt bislang ein schlüssiges Modell zur Ätiologie und Genese. Die bislang vorliegenden Ergebnisse sprechen jedoch für die Beteiligung folgender Faktoren: genetische Faktoren, assoziierte körperliche Erkrankungen, Hirnschädigungen bzw. Hirnfunktionsstörungen, biochemische Anomalien, neuropsychologische Defizite sowie die Wechselwirkung dieser Faktoren.

Diese Komponenten, die sich aufgrund verschiedener empirischer Untersuchungen für die Ätiologie und Genese autistischer Störungen als bedeutsam erwiesen haben, stehen vorerst unvermittelt nebeneinander und lassen sich noch nicht in ein geschlossenes ätiologisches Modell integrieren. Jedoch lassen sie sich in ein theoretisches Modell (Abb. 23.**3**) integrieren, das die verschiedenen Faktoren berücksichtigt.

Genetische Faktoren. Obwohl die exakte Ätiologie der autistischen Syndrome noch ungeklärt ist, ist ein beträchtlicher Einfluss genetischer Faktoren unbestritten, wofür Zwillings- und Familienstudien, chromosomale Aberrationen sowie molekulargenetische Befunde sprechen. Zwillingsstudien zeigen Konkordanzraten von 36–96% bei eineiigen sowie von 0% bei zweieiigen Zwillingen. Neuere Untersuchungen in einer populationsbasierten Zwillingsstudie weisen auf eine hohe Heritabilität (0,78–0,81) autistischer Merkmale hin, wobei auch für einzelne soziale, kommunikative und sich wiederholende, stereotype Verhaltensauffälligkeiten Konkordanzraten von 92% bei eineiigen Zwillingen sowie von 10% bei zweieiigen Zwillingen ermittelt wurden.

Trotz der hohen Heritabilitätsschätzungen konnten bislang keine genetischen Variationen identifiziert werden, die die Ätiologie der Mehrzahl der Autismusfälle erklären könnten. Bishe-

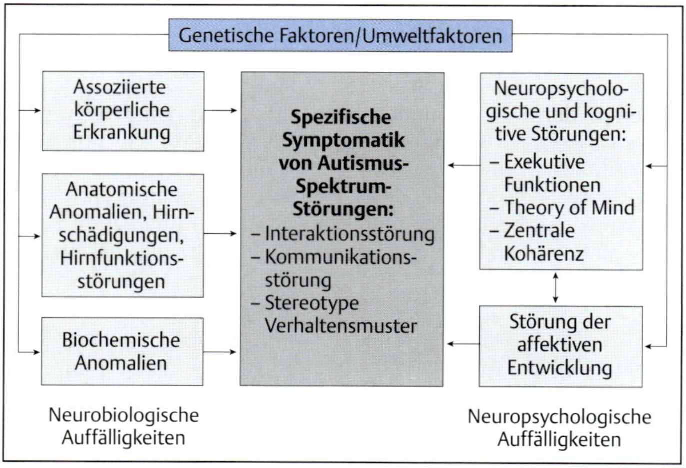

Abb. 23.**3** Modellvorstellungen zur Ätiopathogenese von autistischen Syndromen.

rige molekulargenetische Studien weisen darauf hin, dass sowohl seltene genetische Variationen bzw. chromosomale Aberrationen mit stärkerem Effekt als auch relativ wenige häufig vorkommende genetische Varianten mit kleinerem Effekt in verschiedenen Genen, die wiederum in unterschiedliche biologische Stoffwechselwege involviert sind, für die Ätiologie der autistischen Syndrome relevant sind. Zudem kann davon ausgegangen werden, dass komplexe genetische Prozesse aufgrund von Interaktionen verschiedener Gene und der Einflüsse von Umweltfaktoren an der Ätiologie beteiligt sind. Ebenso scheinen den autistischen Syndromen verschiedene Vererbungsmechanismen zugrunde zu liegen, je nachdem, ob die betroffenen Personen aus Simplex- oder Multiplex-Familien stammen.

Der großen phänotypischen Heterogenität liegt somit vermutlich eine große genetische Heterogenität zugrunde, wodurch die Identifizierung von genetischen Varianten, die an der Ätiologie dieser Störungen beteiligt sind, erheblich erschwert wird. Verdeutlicht wird dies unter anderem dadurch, dass Assoziationen von potentiell relevanten genetischen Variationen und Kandidatengenen mit autistischen Syndromen in weiterführenden Studien größtenteils nicht bestätigt werden.

Assoziierte körperliche Erkrankungen. Es wurde eine Vielzahl von körperlichen Erkrankungen identifiziert, die überzufällig gehäuft mit Autismus einhergehen: Epilepsie, tuberöse Sklerose, Fragiles-X-Syndrom, Neurofibromatose und unbehandelte Phenylketonurie. Es ist noch nicht geklärt, wie der jeweilige Zusammenhang zwischen diesen Erkrankungen und der autistischen Störung zu verstehen ist.

Hirnschädigungen bzw. Hirnfunktionsstörungen. Für die strukturellen Besonderheiten der Gehirne autistischer Menschen konnten Abweichungen in verschiedenen Hirnregionen nachgewiesen werden (Abnormitäten des Großhirns und des limbischen Systems, Abnormitäten im Zerebellum und in der unteren Olive). Zurzeit wird ein Modell unzureichender neuronaler Vernetzung diverser zerebraler Areale von vielen Forschern diskutiert. Damit werden autistische Störungen als Hirnfunktionsstörungen angesehen. Studien mit Hilfe von funktionellen Kernspintomographien (fMRT) konnten zeigen, dass Dysfunktionen des frontalen Kortex, der Amygdala, der Basalganglien und des Balkens mit Autismus assoziiert sind. So konnte beispielsweise nachgewiesen werden, dass sich Patienten mit Asperger-Syndrom bei der Erkennung von Gesichtern und Objekten von gesunden Probanden hinsichtlich ihrer Hirnfunktion signifikant unterscheiden. Sie aktivieren während einer Aufgabe zur Erkennung von Gesichtern mit unterschiedlicher emotionaler Qualität jene Strukturen des Temporallappens (Gyrus temporalis inferior rechts), die bei Gesunden für die Erkennung von Objekten zuständig sind, d. h., sie verarbeiten Gesichter wie Objekte.

Biochemische Anomalien. Die Ergebnisse biochemischer Untersuchungen sind noch nicht eindeutig interpretierbar. Diskutiert werden Veränderungen im dopaminergen und serotoninergen System.

Neuropsychologische Defizite. In diesem Bereich werden folgende Bereiche als psychologische Korrelate autistischer Störungen untersucht: Intelligenzstruktur, exekutive Funktionen, Störungen der „Theory of Mind“ und schwache zentrale Kohärenz.

- In Bezug auf die *Intelligenzstruktur* findet sich im Wechsler Intelligenztest bei Kindern/Jugendlichen mit frühkindlichem Autismus eine Tendenz zu guten Leistungen bei Subskalen zur Messung visuell-räumlicher Fähigkeiten und mechanischer Gedächtnisfunktionen. Bei Kindern/Jugendlichen mit Asperger-Syndrom findet sich häufig eine enorme Diskrepanz zwischen dem Verbal-IQ, der deutlich höher ausfällt, und dem Handlungs-IQ.
- Mit der Bezeichnung *„exekutive Funktionen“* umschreibt man eine Vielzahl von Vorgängen, die mit Planungsprozessen, Vorausschau und zielgerichtetem, problemorientiertem Handeln verbunden sind. In vielen Untersuchungen wurde gezeigt, dass Menschen mit einer autistischen Störung in diesen Bereichen deutliche Defizite zeigen.
- Unter *„Theory of Mind“* versteht man die Fähigkeit, den psychischen Zustand anderer Personen (z. B. deren Wünsche, Intentionen, Überzeugungen, Meinungen) zu erfassen. Eine große Zahl von Studien hat gezeigt, dass autistische Personen in diesem Bereich Schwierigkeiten haben.
- Die Theorie der *zentralen Kohärenz* besagt, dass Wahrnehmung und Denken bei autisti-

schen Menschen durch eine geringe zentrale Kohärenz geprägt ist: Reize werden nicht in ihrem Bezugssystem zu anderen Reizen und Informationen gesehen. Dies bedeutet, dass sie weniger den Kontext und die Zusammenhänge von Gegenständen und Objekten beachten, sondern ihre Wahrnehmung auf einzelne oder auch isolierte Details richten.

Diagnostik

Allgemeine Hinweise. Die Diagnose wird aufgrund der Vorgeschichte und der Beobachtung des Kindes in verschiedenen Situationen gestellt. Hierzu liegen mittlerweile eine Reihe von Interviews, Skalen und Beobachtungsverfahren vor, die für die Diagnostik des frühkindlichen Autismus geeignet sind. Neben der spezifischen psychiatrischen Klassifizierung (nach ICD-10, DSM-IV) sollten folgende Bereiche diagnostisch abgeklärt werden: komorbide Psychopathologie, Einschätzung des allgemeinen Entwicklungsstandes, der kognitiven Fähigkeiten und des adaptiven Verhaltens, der neuropsychologischen Funktionen, körperlich/neurologische Untersuchung (einschließlich einer Ableitung per EEG), molekulargenetische Untersuchung (z.B. zur Ausschlussdiagnostik des Fragiles-X-Syndroms).

Für die Diagnostik von autistischen Störungen gemäß ICD-10/ DSM-IV ist immer ein *multidisziplinäres Vorgehen* erforderlich. Darin einbezogene Kompetenzen stammen aus den Bereichen (Neuro-) Pädiatrie, Kinder- und Jugendpsychiatrie, klinische Psychologie, Sprachtherapie und Ergotherapie. Die gesammelten Angaben müssen dann in eine klinische Konsensusdiagnose zusammengefasst werden. Der diagnostische Prozess kann und sollte neben dem klinischen Urteil auch die Anwendung standardisierter Instrumente beinhalten. Der Einbezug von mindestens zwei Klinikern mit fundierter Erfahrung im Bereich Autismus ist meist notwendig.

In Tab. 23.**2** sind die Symptombereiche aufgelistet, die diagnostisch untersucht werden sollten.

Diagnostische Instrumente. Zur Früherkennung für Kleinkinder mit dem Verdacht auf frühkindlichen Autismus (ab dem 18. Lebensmonat) eignet sich die „Checklist for Autism in Toddlers“. Als Screeningverfahren gibt es in deutscher Sprache den „Fragebogen über Verhalten und soziale Kommunikation“, der ebenfalls für die Verdachtsdiagnose eines frühkindlichen Autismus konzipiert

Tab. 23.**2** Diagnostisch zu untersuchende Symptombereiche.

Bereich	Beschreibung
Qualitative Beeinträchtigung: soziale Interaktion	• Nonverbales Verhalten (Blickkontakt, Mimik, Gestik) • Kontaktverhalten, soziale Motivation • Theory of Mind/Empathie • Mangel an geteilter Freude/sozioemotionaler Gegenseitigkeit
Qualitative Beeinträchtigung: Kommunikation	• Verzögerung oder Störung der Sprachentwicklung • Sprachauffälligkeiten (stereotype Sprache, Echolalien, pronominale Umkehr) • Intonation, Sprechweise • Wechselseitige Kommunikation • Sprachverständnis • Verständnis sozialer Regeln der Kommunikation • Spielverhalten
Begrenzte, repetitive und stereotype Verhaltensweisen, Interessen und Aktivitäten	• Veränderungsängste/Zwänge/Rituale • Motorik • Manierismen • sensorische Interessen • Sonderinteressen, ungewöhnliche Beschäftigungen

wurde. Bei den vorhandenen Screeningverfahren zum frühkindlichen Autismus besteht allerdings das Problem, dass mildere Varianten der Störung bzw. solche ohne eine deutliche Sprachentwicklungsverzögerung unentdeckt bleiben.

Die „Marburger Beurteilungsskala zum Asperger-Syndrom (MBAS)" ist ein Fragebogen zum Screening von autistischen Störungen auf einem hohen Funktionsniveau bei Kindern und Jugendlichen im Alter zwischen 6 und 24 Jahren. Die MBAS erwies sich in empirischen Untersuchungen als reliabel und diagnostisch valide.

Zu den testtheoretisch am besten abgeklärten Instrumenten zur diagnostischen Einschätzung und Charakterisierung zählen das „Autism Diagnostic Interview – Revised" und die „Autism Diagnostic Observation Schedule – Generic". Die Kombination beider Verfahren (ADI-R und ADOS-G) hat sich als Goldstandard der strukturierten Diagnosestellung durchgesetzt. Beide Instrumente verfügen über einen Algorithmus, der streng die diagnostischen Richtlinien von ICD-10 und DSM-IV für den Autismus operationalisiert, sie erfordern jedoch klinische Erfahrung und ein spezifisches Training für die Durchführung und die Kodierung.

Therapie

Da die Ursache autistischer Störungen noch nicht bekannt ist, existieren derzeit auch keine kausalen Behandlungsansätze. Aufgrund der vielfältigen Symptomatik sind umfassende Behandlungsansätze sinnvoll, die auf verhaltenstherapeutischen Prinzipien beruhen und sich stets auf die Förderung mehrerer Funktionsbereiche beziehen. Am Anfang jeglicher Therapie steht zunächst eine ausführliche Diagnostik, um ein individuelles Profil der Stärken und Schwächen des Kindes/Jugendlichen zu erlangen und entsprechende Therapiemaßnahmen zu planen.

Verschiedene Methoden müssen in einem *multimodalen Therapieplan* zu einem ganzheitlichen Behandlungsansatz individuell miteinander kombiniert werden. Das Repertoire umfasst neben verhaltenstherapeutischen Maßnahmen pädagogische Programme, Frühförderung, medikamentöse Therapie sowie körperbezogene Verfahren (z. B. Ergotherapie). Um die neu erlernten Fertigkeiten und Fähigkeiten kontinuierlich einzuüben und vor allem, um einen Transfer auf reale Situationen zu ermöglichen, sind die Eltern als Kotherapeuten für eine erfolgreiche Therapie unverzichtbar. Selbsthilfeorganisationen und Elternvereinigungen unterstützen die Eltern bei dieser aufwendigen und beanspruchenden Aufgabe.

Zum aktuellen Zeitpunkt kann noch keine Intervention als evidenzbasiert bezeichnet werden. Verhaltenstherapeutische Interventionen, unter enger Einbeziehung der Eltern und des Umfeldes, können jedoch als am besten empirisch gesicherte Intervention angesehen werden.

Frühförderung. Der Frühförderung kommt eine besondere Bedeutung zu: Diese geht nach gesicherter Diagnose vom individuellen Entwicklungsprofil des einzelnen Kindes aus und versucht dieses durch gezielte Übungsmaßnahmen kontinuierlich zu verbessern. Bestandteile der Frühförderung sind Methoden der Verhaltenstherapie und auch der sensorischen Integrationsförderung. Untersuchungen haben gezeigt, dass Fortschritte in der Entwicklung nach 1–2 Jahren intensiver vorschulischer Intervention erreicht wurden. Die Kinder profitieren von der Frühforderung am meisten, wenn die Intervention sehr früh beginnt (zwischen 2 und 4 Jahren), wenn sie intensiv genug ist (15 und mehr Stunden pro Woche) und wenn die Dauer ausreichend ist (mindestens 1–2 Jahre oder mehr).

Verhaltenstherapie. Die Therapie der Wahl ist Verhaltenstherapie im Entwicklungskontext, d. h., sie orientiert sich an dem aktuellen Entwicklungsstand des Kindes/Jugendlichen, und die Ziele der verhaltenstherapeutischen Maßnahmen müssen im Entwicklungskontext klar bestimmt werden.

Ziele der verhaltenstherapeutischen Therapie können nur die Abschwächung der Symptome und der Auf- und Ausbau von Fähigkeiten sein, um dem Patienten ein so weit wie möglich eigenständiges Leben zu ermöglichen. Das Ausmaß der Symptome, der Defizite und der vorhandenen Fähigkeiten ist jedoch bei jedem Patienten unterschiedlich ausgeprägt, so dass immer ein individueller Therapieplan aufgestellt werden muss, angepasst an die Bedürfnisse des jeweiligen Patienten und dessen Familie.

Allgemeine Hinweise. Die Therapie autistischer Syndrome ist immer eine *Langzeittherapie*, da der Aufbau von Basisfähigkeiten wie etwa der Theory of Mind – die sich bei gesunden Kindern eher intuitiv und „nebenbei" entwickelt – bei

Menschen mit einer autistischen Erkrankung einer sehr langen und geduldigen, expliziten Anleitung bedarf. Aufgrund der mangelnden Fähigkeit zur Generalisierung müssen diese Fähigkeiten in vielen verschiedenen realen Situationen geübt werden.

Generell gilt für jedwede Form der Förderung und Therapie: Ein *möglichst früher Beginn* der therapeutischen Schritte ist von allergrößter Bedeutung für deren Erfolgsaussichten (was unter anderem auch in der Hirnentwicklung begründet ist).

Die Interventionen sollten grundsätzlich *hoch strukturiert sowie direktiver und konkreter als normal* üblich sein. Auch bedarf es zahlreicher Wiederholungen, bis der Patient das Gelernte verinnerlicht hat. Die individuelle Behandlung in einer Einzeltherapiesituation kann den nötigen Rahmen aus Struktur, Anleitung, Information und Unterstützung geben, den ein autistischer Mensch braucht, um verschiedenste Fähigkeiten für ein gesellschaftlich angepasstes Leben zu erlernen.

Allerdings muss angemerkt werden, dass aufgrund der hirnorganischen Einschränkungen nicht alle Fähigkeiten in dem Ausmaß gefördert werden können, wie dies nötig ist. Oft sind daher Anpassungen im Umfeld des Patienten im Sinne von Anpassung der Erwartungen an den Patienten ebenfalls wichtige Bestandteile einer Intervention, um diese stark unterentwickelten und daher nur wenig förderbaren Fähigkeiten weniger ins Gewicht fallen zu lassen. Therapeutische Maßnahmen bauen auf der visuellen Verarbeitung und dem Gedächtnis für Routinen auf.

Psychotherapie. Bei Menschen mit einem Asperger-Syndrom, die über etwas bessere Fähigkeiten zur Einsicht in eigene Gefühlszustände und Verhaltensweisen verfügen, ist eine psychotherapeutische Intervention zur Behandlung komorbider Störungen wie Depression oder Phobien oder zur Verbesserung des meist schlechten Selbstwertgefühls angezeigt.

Medikamentöse Therapie. Die Kernprobleme der autistischen Syndrome sind pharmakologisch nicht behebbar, häufig assoziierte Begleitsymptome und -störungen sind jedoch durch eine Medikation positiv beeinflussbar.

Weiterführende Literatur

Baird, G., Simonoff, E., Pickles, A., et al.: Prevalence of disorders of the autism spectrum in a population cohort of children in South Thames: the Special Needs and Autism Project (SNAP). Lancet 368 (9531): 210–215, 2006

Bölte, S. (ed.): Autismus. Spektrum, Ursachen, Diagnostik, Intervention, Perspektiven. Huber, Bern 2010

Chakrabarti, S., Fombonne, E.: Pervasive developmental disorders in prescholl children: confirmation of high prevalence. Am J Psychiatry 162 (6): 1133–1141, 2005

Fombonne, E.: Epidemiology of autistic disorder and other pervasive developmental disorders [see comment]. J Clin Psychiatry 66 (Suppl. 10): 3–8, 2005

Fombonne, E.: Epidemiology of pervasive developmental disorders. Pediatr Res 65 (6): 591–598, 2009

Kamp-Becker, I., Duketis, E., Sinzig, J., Poustka, L., & Becker, K. (2010). Diagnostik und Therapie von Autismus-Spektrum-Störungen im Kindesalter. Kindheit und Entwicklung, 19, 144 -157.

Remschmidt, H.: Autismus. 4. Auflage. Beck, München 2008

Remschmidt, H., Kamp-Becker, I.: Autistische Syndrome. In: H. Remschmidt (Hrsg.): Kinder- und Jugendpsychiatrie. Stuttgart: Thieme, Stuttgart 2005, S. 186–198

Remschmidt, H., Kamp-Becker, I.: Das Asperger Syndrom: Springer, Stuttgart 2006

Williams, K., MacDermott, S., Ridley, G., et al.: The prevalence of autism in Australia. Can it be established from existing data? J Paediatr Child Health 44 (9): 504–510, 2008

24 Andere (nicht autistische) Störungen des Kommunikationsverhaltens

H. Remschmidt

Elektiver Mutismus

Definition und Klassifikation

Unter Mutismus verstehen wir Nichtsprechen bei erhaltenem Sprachvermögen. Mutistisches Verhalten kommt vorwiegend bei Kindern und Jugendlichen vor, ist aber auch bei Erwachsenen zu beobachten. Nichtsprechen kann aus sehr verschiedenen Ursachen resultieren: aus einem reduzierten Sprechantrieb, aus Angst, als Reaktion auf Konflikte, als Trotz und Kommunikationsverweigerung, aber auch aus organischen Gründen oder im Rahmen von Psychosen. Manche Autoren haben daher vorgeschlagen, die Bezeichnung „Mutismus" auf *alle* Zustände des Nichtsprechens bei erhaltenem Sprachvermögen auszudehnen.

In der ICD-10 ist mutistisches Verhalten unter der Überschrift „Störungen sozialer Funktionen mit Beginn in Kindheit und Jugend" (F94) zusammengefasst. Diese Störungen werden als eine heterogene Gruppe aufgefasst mit Auffälligkeiten in den sozialen Funktionen, die sich, im Gegensatz zu den tief greifenden Entwicklungsstörungen, nicht primär durch eine konstitutionelle soziale Beeinträchtigung oder ein generelles Defizit in allen Bereichen sozialer Funktionen charakterisieren lassen. Bei diesen Störungen wird vielmehr angenommen, dass Milieufaktoren oder Deprivationen eine wichtige Rolle spielen.

Man unterscheidet einen *elektiven* vom *totalen Mutismus*. In ersterem Falle spricht die betroffene Person elektiv mit bestimmten Menschen und mit anderen nicht, während beim totalen Mutismus der sprachliche Kontakt zu allen Personen eingestellt wird.

Der elektive Mutismus tritt meist in der frühen Kindheit erstmals auf und ist bei Jungen und Mädchen gleich häufig. Das mutistische Verhalten findet sich meist bei sozial ängstlichen, empfindsamen und scheuen Kindern, die typischerweise in der vertrauten Umgebung (z. B. innerhalb der Familie oder mit Freunden) sprechen, im Kindergarten, in der Schule oder in fremden Situationen jedoch nicht.

Die diagnostischen Leitlinien nach der ICD-10 stützen sich auf folgende Kriterien:

- Normales oder nahezu normales Sprachverständnis,
- eine für die soziale Kommunikation ausreichende sprachliche Kompetenz,
- klare Hinweise darauf, dass die betroffene Person in einigen Situationen normal oder fast normal sprechen kann.

Für die Diagnose ist ferner erforderlich, dass eine gewisse Konstanz und Persistenz der Symptomatik vorliegt.

Epidemiologie

Beim elektiven Mutismus handelt es sich um eine seltene Störung. Sie tritt am häufigsten im Kindesalter auf (meistens zwischen 5 und 9 Jahren), in seltenen Fällen wird Mutismus erst in der Adoleszenz beobachtet. Bei einer sehr engen Definition des Syndroms kann von einer Rate von 0,8 auf 1000 bei Kindern dieser Altersstufe ausgegangen werden.

Diagnose und Differentialdiagnose

Die Diagnose wird gestellt durch die Anamnese und die direkte Beobachtung, wobei die oben angeführten Kriterien gegeben sein müssen.

Differentialdiagnostisch ist mutistisches Verhalten von folgenden anderen, in Tab. 24.**1** aufgeführten Störungen abzugrenzen.

Ätiologie und Genese

Nach neueren Erkenntnissen kann nicht mehr davon ausgegangen werden, dass es sich beim Mutismus um eine ausschließlich psychogene Störung handelt. Die Bedingungsfaktoren lassen

Tab. 24.**1** Differentialdiagnose des Mutismus.

Differentialdiagnose	Beschreibung
Sprachverlustsyndrome aufgrund hirnorganischer Schädigungen	Hier sind vor allem die Aphasien zu bedenken, bei denen der Sprachverlust stets aufgrund einer hirnorganischen Schädigung (Entzündung, Trauma, Tumor) zustande kommt. Die differentialdiagnostische Abgrenzung ist in der Regel nicht schwierig.
Hörstummheit (Audimutitas)	Sie kann vom Mutismus dadurch unterschieden werden, dass mutistische Kinder im Allgemeinen vor Eintritt der Störung normal gesprochen haben, selbst wenn ihre Sprachentwicklung etwas verzögert war. Kinder und Jugendliche mit Hörstummheit (wird oft auch als Entwicklungsaphasie bezeichnet) haben jedoch nie flüssig gesprochen, sodass dadurch eine Abgrenzung im Allgemeinen möglich ist. Im Übrigen findet man bei sorgfältiger neuropsychologischer Untersuchung bei der Audimutitas meist noch eine organische oder funktionelle Ursache der Störung.
Schizophrene Psychosen	Ihre Abgrenzung vom elektiven Mutismus erfolgt durch das Vorliegen zusätzlicher und für die Schizophrenie typischer Symptome, wobei auch die Antriebsseite zu berücksichtigen ist. Ein schwerer Antriebsmangel im Rahmen einer Depression kann ebenfalls für mutistisches Verhalten verantwortlich sein.
Taubheit oder eingeschränkte Hörfähigkeit	Auch bei Taubheit oder eingeschränkter Hörfähigkeit kann mutistisches Verhalten auftreten. Es lässt sich durch eine sorgfältige Prüfung des Gehörs oder neuropsychologische Zusatzuntersuchungen abgrenzen.

Tab. 24.**2** Bedingungsfaktoren mutistischen Verhaltens.

Bedingungsfaktor	Beschreibung
Entwicklungsverzögerungen	Ein Großteil der mutistischen Kinder und Jugendlichen zeigt deutliche Entwicklungsverzögerungen, besonders im sprachlichen Bereich.
Persönlichkeitsstruktur und Temperamentseigenschaften	Aus mehreren Untersuchungen geht hervor, dass elektiv mutistische Kinder auch vor Einsetzen ihrer Störung auffällig scheu, zurückgezogen, empfindsam und ängstlich waren. Sie haben meist eine übermäßig starke Bindung an ihre Mutter und sind demgemäß auch ausgesprochen trennungsängstlich.
Familienpathologie	In Familien mit mutistischen Kindern und Jugendlichen findet man gehäuft Persönlichkeitsstörungen und psychiatrische Erkrankungen der Eltern sowie eine hohe Rate an Disharmonie.

sich in drei Bereichen finden, die in Tab. 24.**2** dargestellt sind.

Die Ergebnisse empirischer Untersuchungen legen folgende Hypothese zur Erklärung mutistischen Verhaltens nahe: Durch die Entwicklungsverzögerungen, die prämorbiden Persönlichkeitsauffälligkeiten und die Familienpathologie werden die Voraussetzungen für mutistisches Verhalten geschaffen, welches bei Hinzutreten äußerer Belastungserlebnisse ausgelöst wird.

Therapie

Übereinstimmung herrscht heute darüber, dass alle Formen der Behandlung mehrdimensional sein müssen, d. h., sie müssen verschiedene Behandlungselemente umfassen. Zumindest ist eine individuelle Behandlung des einzelnen Patienten erforderlich, kombiniert mit entsprechenden Behandlungsmaßnahmen, die auch seine Umgebung einbeziehen.

Unter Berücksichtigung dieser allgemeinen Prinzipien wurden folgende Therapieelemente bzw. -methoden erfolgreich angewandt:

Verhaltenstherapie. Allgemeines Prinzip ist, Sprechen mit Erwachsenen und Therapeuten operant zu verstärken, um allmählich eine Generalisierung aufzubauen. Dabei wird zunächst mit einer Förderung des nonverbalen Kommunikationsverhaltens begonnen (Augenkontakt, Kommunikation durch schriftliche oder zeichnerische Verständigungsmöglichkeiten, Förderung der mimischen und gestischen Kommunikation). Im nächsten Schritt wird dann das sprachliche Verhalten systematisch gefördert und belohnt.

In den letzten Jahren wurden vermehrt kognitive Elemente im Sinne der kognitiven Verhaltenstherapie einbezogen, wobei von der Grundthese ausgegangen wird, dass die Ängstlichkeit des Kindes für das Nichtsprechen verantwortlich ist und dass das Nichtsprechen eine Art Angstreduktionsmechanismus verkörpert. Unter dieser Prämisse bieten sich zwei Strategien an: einerseits Angst mildernde Maßnahmen, die dem Kind die Angst vor dem Sprechen nehmen, und zum anderen eine positive Verstärkung aller sprachlichen Äußerungen.

Familientherapeutische Maßnahmen. Da familiäre Einflüsse bei der Auslösung und Verursachung mutistischen Verhaltens eine wesentliche Rolle spielen, ist die Einbeziehung der Familie von großer Bedeutung. Der familientherapeutische Zugang versucht zunächst, jene Einflüsse und Bedingungen ausfindig zu machen, die die Störung verursacht oder ausgelöst haben oder sie aufrechterhalten. Freilich kann bei der Behandlung des Mutismus die Familientherapie nicht den Schwerpunkt darstellen, schon deshalb, weil der Patient in dieser Situation in der Regel hartnäckig schweigt. Es empfiehlt sich eine Kombination von Einzeltherapie und Familienberatung. Entscheidend ist, dass neben den individuellen Maßnahmen auch Gruppenaktivitäten stattfinden und man alle Ebenen der Kommunikation (besonders auch die nichtsprachlichen) nutzt.

Psychosoziale Interventionen. Unter diesem Gesichtspunkt werden alle Maßnahmen zusammengefasst, die das jeweilige Lebensumfeld des Kindes einbeziehen. Es geht dabei neben der Familie um die jeweilige Bezugsgruppe (Kindergarten, Schule), die Freizeitaktivitäten, die Gruppen Gleichaltriger, im klinischen Setting auch um die Einbeziehung des jeweiligen Patienten in kreative Einzel- und Gruppenaktivitäten, um körperliche Betätigung und Sport, also um die Herstellung eines normalen kommunikativen Verhaltens auf allen altersgemäßen sozialen Ebenen.

Psychopharmaka. Entsprechend der von vielen Klinikern geteilten Auffassung, wonach sich mutistisches Verhalten im Bedingungsdreieck von Angst (soziale Phobie), Zwang und Depression bewegt, wurden auch einschlägige Medikamente angewandt, wobei vorerst die kasuistischen Berichte überwiegen. Diese erstrecken sich auf den in Deutschland nicht verfügbaren MAO-Hemmer Phenelzin sowie auf den selektiven Serotonin-Reuptake-Hemmer Fluoxetin, für den kontrollierte Studien mit positiven Ergebnissen vorliegen. Insofern kann Fluoxetin als eine wirksame Komponente im Behandlungsprogramm mutistischen Verhaltens angesehen werden, nicht jedoch als einzige oder dominierende Behandlungsmaßnahme.

Beispiel

Der 9-jährige Hermann kam in Begleitung seiner Eltern zur stationären Aufnahme, weil er vor 10 Monaten das Sprechen völlig eingestellt hatte und sich seit einigen Wochen weigerte, die Schule zu besuchen. Vor Eintreten der Symptomatik habe er noch an einer Klassenfahrt teilgenommen, die ihn aufgrund einer abwertenden Äußerung einer Lehrerin sehr belastet habe. Auch während dieser Fahrt habe er unter Bauchschmerzen gelitten.

Aus der *Vorgeschichte* ist erwähnenswert, dass Hermann, der durch Sectio geboren wurde, in der 5. Lebenswoche im Rahmen eines respiratorischen Infekts einen Atem- bzw. Herzstillstand erlitten hatte und wiederbelebt werden musste.

Nach problemlosem Besuch des Kindergartens sei der Junge im 6. Lebensjahr eingeschult worden. Die schulische Entwicklung verlief zunächst regelrecht, bis dann vor Eintreten der mutistischen Symptomatik erste psychosomatische Beschwerden, hauptsächlich Bauchschmerzen, aufgetreten seien. Das Verhältnis zu seinen beiden Geschwistern, einer 13-jährigen Schwester und einem 10-jährigen Bruder, wurde von den Eltern als unauffällig geschildert. Die Eltern berichteten über Hermann, dass sie ihn aufgrund seiner Entwicklungsstörungen sehr behütet und verwöhnt hätten, weshalb er in einigen Bereichen noch relativ unselbständig sei.

Bei der *Untersuchung* des körperlich zarten und hinsichtlich Größe und Gewicht in den unteren Perzentilenrängen liegenden Jungen ergab sich eine deutliche Störung der Grob- und Feinmotorik ohne pathologische Reflexauffälligkeiten. Bei der psychologischen Untersuchung erzielte er im sprachfreien Intelligenztest CFT-20 ein durchschnittliches Ergebnis (IQ = 104). Die Auswertung des GFT ergab einen extrem hohen, nicht mehr austabellierten Prozentrang von über 96,7, der auf eine Störung der visuomotorischen Koordination hinweist.

Nach dem Ergebnis des Angstfragebogens für Schüler leidet Hermann unter einer extrem hohen Prüfungsangst und Schulunlust. Im Merkmal „manifeste Angst" erreichte er ebenfalls einen Maximalwert.

Auf projektiver Ebene (Familie in Tieren, Satzergänzungstest, Düss-Fabeln) fanden sich deutliche Hinweise darauf, dass Hermann lebhafte aggressive Phantasien hat, die auf der Verhaltensebene offensichtlich nicht zum Vorschein kommen, wenn man von der Deutung absieht, dass nach psychodynamischer Auffassung mutistische Verhaltensweisen eine Folge der Hemmung aggressiver Impulse sein können.

Therapie und Verlauf: Nach anfänglich starker Heimwehreaktion lebte sich Hermann gut auf der Station ein. Er nahm zunächst nur Blickkontakt auf, vermied aber jegliche mimische oder gestische Kommunikation und hielt den Mund fest verschlossen. Im Einzelkontakt mit der Bezugsbetreuerin und in den Therapiestunden (Spieltherapie, kombiniert mit Verhaltenstherapie) vermochte sich Hermann in kleinen Schritten auf eine Wiederaufnahme der Kommunikation, zunächst schriftlich, dann mimisch und gestisch und zuletzt auch in Form von Lautäußerungen einzulassen. Als Hauptbelastungsfaktor äußerte er schriftlich wiederholt seine große Angst vor der Institution Schule. Diese äußerte sich in starken Angstreaktionen beim ersten Schulbesuch in der Klinik sowie in Form von Bauchbeschwerden. Nachdem der Schulbesuch mit steigender Stundenzahl und „Ausschleichen" der Begleitung durch die Einzelbetreuerin zunehmend angstfrei gelang, begann Hermann, wiederum begleitet von starken Angstreaktionen, zu sprechen, wobei er zunächst keinerlei Blickkontakt aufnahm.

In der Spieltherapie sowie in Spielsituationen mit anderen Mitpatienten und durch Beurlaubungen nach Hause stark motiviert, stellte sich dann relativ schnell wieder ein normales Kommunikationsverhalten ein.

Um eine Wiederholung der als Überforderung erlebten Schulsituation zu vermeiden, wurde mit den Eltern ein Schulwechsel auf eine andere Schule vereinbart.

Verlauf

Die wenigen bislang vorliegenden Verlaufsuntersuchungen erbrachten zusammenfassend folgende Ergebnisse: Zwischen 30 und 50% der mutistischen Kinder und Jugendlichen zeigen in einem Katamneseintervall von 5–10 Jahren ein normales Sprechverhalten und eine relativ gute psychosoziale Anpassung. In diese Gruppe gehören auch die Spontanremissionen. Die übrigen Patientinnen und Patienten zeigen meist deutliche Besserungen im Sprechverhalten, weisen aber auch noch nach vielen Jahren Kommunikationsstörungen auf, die durch Sprechscheu, Rückzugstendenzen und Angst vor zwischenmenschlichen Kontakten gekennzeichnet sind. Dies zeigt sich z.B. auch daran, dass sie bereits Telefongespräche als eine starke Belastung empfinden und diese lieber Familienangehörigen überlassen.

Reaktive Bindungsstörung

Definition, Klassifikation und klinisches Bild

Mit der Bezeichnung reaktive Bindungsstörung des Kindesalters ist ein abnormes Beziehungsmuster zu Betreuungspersonen umschrieben, das durch anhaltende Auffälligkeiten in den sozialen Beziehungen gekennzeichnet ist. Die Kinder haben geringe soziale Kontakte zu Gleichaltrigen, sie sind häufig aggressiv gegen sich selbst oder andere, können emotionale Bindungen nur unzureichend eingehen und wirken häufig unglücklich. Jüngere Kinder zeigen sehr widersprüchliche und ambivalente soziale Reaktionen, die am deutlichsten bei Verabschiedung oder Wiederbegegnung mit bekannten Personen sichtbar werden. Bezugspersonen haben oft das Gefühl, dass die Kinder sie nicht anschauen können, jedenfalls ihren Blick bei Begegnung abwenden. Die Kinder wirken emotional kaum ansprechbar, zeigen zuweilen auch Rückzugstendenzen oder aggressive Reaktionen. Es trifft aber nicht zu, dass die Kinder kein Interesse an der Kommunikation mit Gleichaltrigen zeigen. Ihre Kontakte sind allerdings nicht anhaltend und häufig durch negative emotionale Reaktionen gekennzeichnet. Bei manchen Kindern ist die Kommunikationsstörung auch von einer Wachstumsverzögerung begleitet.

In der ICD-10 ist die reaktive Bindungsstörung durch folgende Merkmale definiert: Beginn vor dem 5. Lebensjahr, deutlich widersprüchliche oder ambivalente soziale Reaktionen in verschiedenen Situationen, emotionale Störung mit Verlust emotionaler Ansprechbarkeit, sozialem Rückzug mit aggressiven Reaktionen auf eigenes Unglücklichsein oder das anderer, Nachweis, dass soziale Gegenseitigkeit und Ansprechbarkeit möglich ist und schließlich durch den Ausschluss der Kriterien, die für eine tief greifende Entwicklungsstörung gelten. In der ICD-10 wird ein *gehemmter* Typ von einem *ungehemmten* Typ der reaktiven Bindungsstörung unterschieden.

Die Definition im DSM-IV ist ähnlich: Auch hier wird eine gestörte und inadäquate soziale Bindung gefordert, die vor dem 5. Lebensjahr beginnt. Die Störung darf sich nicht lediglich auf einen Entwicklungsrückstand (wie bei der geistigen Behinderung) zurückführen lassen. Es müssen pathologische „Fürsorgemerkmale" vorliegen, die sich auf eine andauernde Missachtung der grundlegenden emotionalen Bedürfnisse des Kindes beziehen (sowohl emotionaler als auch in körperlicher Hinsicht), und es wird auf einen wiederholten Wechsel wichtiger Bezugspersonen abgehoben, was der Entwicklung stabiler Bindungen entgegenwirkt.

Ätiologie und Genese

Die Störung ist wahrscheinlich die Folge ausgeprägter Vernachlässigung durch Bezugspersonen, möglicherweise auch die Folge von Misshandlung oder sexuellem Missbrauch.

Nahezu immer treten reaktive Bindungsstörungen bei grob unangemessener Kinderbetreuung auf.

Diagnose und Differentialdiagnose

Die Diagnose wird gestellt aufgrund der *Vorgeschichte* (Hinweise auf Vernachlässigung, inkonstante Bezugspersonen, häufiger Milieuwechsel) und der klinischen Symptomatik, deren Hauptmerkmal eine *Beziehungsstörung* ist, die sich nicht in einer absoluten Beziehungsunfähigkeit äußert, sondern in flüchtigen Beziehungsaufnahmen, die nicht durchgehalten werden können und die begleitet sind von spärlichen sozialen Kontakten, Rückzugstendenzen, aggressivem Verhalten, verbunden mit Unglücklichsein, Übervorsichtigkeit und sehr widersprüchlichen sozialen Reaktionen, wie sie bei unauffälligen Kindern nicht gefunden werden. Die begleitende emotionale Störung besteht in Form von Apathie, Unglücklichsein und Furchtsamkeit.

Differentialdiagnostisch muss die Störung von den tiefgreifenden Entwicklungsstörungen unterschieden werden, was durch fünf Hauptmerkmale möglich ist (ICD-10):

- Im Gegensatz zu Kindern mit einer tiefgreifenden Entwicklungsstörung sind Kinder mit reaktiver Bindungsstörung in der Lage, soziale Beziehungen aufzunehmen und somit in ein Kommunikationsverhalten einzutreten.
- Das abnorme soziale Reaktionsmuster lässt sich durch Zuspruch und eine fördernde Umgebung positiv verändern, was bei tiefgreifenden Entwicklungsstörungen nicht der Fall ist.
- Kinder mit einer reaktiven Bindungsstörung zeigen, selbst wenn ihre Sprachentwicklung beeinträchtigt ist, nicht die für autistische Kinder charakteristischen Merkmale einer gestörten Kommunikation.
- Im Gegensatz zum Autismus finden sich bei Kindern mit einer reaktiven Bindungsstörung keine ausgeprägten kognitiven Defizite.
- Ebenso fehlen repetitive und stereotype Verhaltensmuster sowie eingeschränkte Interessen wie sie bei autistischen Störungen vorkommen.

Obwohl die reaktive Bindungsstörung häufig im Zusammenhang mit Vernachlässigung und Kindesmisshandlung auftritt, sollte sie nicht automatisch im Zusammenhang mit diesen Milieunoxen gestellt werden, da nicht alle misshandelten oder vernachlässigten Kinder eine reaktive Bindungsstörung zeigen.

Therapie, Verlauf und Prognose

Es ist ein Kennzeichen der reaktiven Bindungsstörung in den ersten Lebensjahren, dass sie sich deutlich bessern oder gar zurückbilden kann, wenn rechtzeitig eine Verbringung in ein förderndes, emotional ansprechendes und die Eigenart des Kindes akzeptierendes Milieu erfolgt. Die Anwendung weitergehender psychotherapeutischer Maßnahmen hängt von den objektivierbaren Hintergrundfaktoren ab und richtet sich auch nach Ausmaß und Schweregrad der Störung. Wenn diese den altersentsprechenden Entwicklungsgang eines Kindes gefährdet, so ist eine mittel- bis längerfristige psychotherapeutische Behandlung erforderlich.

Weiterführende Literatur

Brisch, K. H.: Bindungsstörungen. Klett-Cotta, Stuttgart 2003

Brisch, K. H. (Hrsg.): Bindung und seelische Entwicklung: Grundlagen, Prävention und klinische Praxis. Klett-Cotta, Stuttgart 2002

Brisch, K. H., Grossmann, K. E., Grossmann, K., Köhler, L. (Hrsg.): Bindung und seelische Entwicklungswege. Klett-Cotta, Stuttgart 2000

Ettrich, K. U. (Hrsg.): Bindungsentwicklung und Bindungsstörung. Thieme, Stuttgart 2004

Hill, J., Maughan, B. (eds): Conduct disorders in childhood and adolescence. Cambridge University Press, Cambridge 2001

Klitzing, K. von: Reaktive Bindungsstörungen. Springer, Heidelberg 2009

Kolvin, I., Fundudis, T.: Elective mute children: Psychological development and background factors. Journal of Child Psychology and Psychiatry 22, 219–232, 1981

Leonard, H., Dow, S.: Selective mutism. In: March, J. S. (ed.): Anxiety disorders in children and adolescents. Guilford Press, New York 1995, pp. 235–250

O'Connor, Th. G.: Attachment disorders of infancy and childhood. In: Rutter, M., Taylor, E. (eds): Child and adolescent psychiatry. 4th ed. Blackwell, Oxford 2002, pp. 776–782

Olbing, H., Bachmann, K. D., Gross, R. (Hrsg.): Kindesmißhandlung. Deutscher Ärzte-Verlag, Köln 1989

Remschmidt, H.: Mutismus. In: Esser, G. (Hrsg.): Lehrbuch der klinischen Psychologie des Kindes- und Jugendalters. 3. Aufl. Thieme, Stuttgart 2008, S. 286–292

Remschmidt, H., Poller, M., Herpertz-Dahlmann, B., Hennighausen, K., Gutenbrunner, C.: A follow-up study of 45 patients with elective mutism. European Archives of Psychiatry and Clinical Neuroscience 251: 284–296, 2001

Steinhausen, H. - C., Adamek, R.: The family history of children with elective mutism. European Child and Adolescent Psychiatry 6: 107–111, 1997

25 Schizophrene Störungen

H. Remschmidt

Schizophrene Psychosen sind schwer wiegende psychische Erkrankungen, die zu einer Desintegration der Persönlichkeit führen, die teils akut, teils schleichend unter Auftreten produktiver Symptome wie Wahnbildung und Halluzinationen verlaufen und sich von psychoreaktiven Störungen und neurotischen Entwicklungen durch den Verlust des Realitätsbezugs unterscheiden lassen.

Schizophrene Psychosen sind im Kindesalter schwer zu diagnostizieren, weil die Symptomatik von der Schizophrenie Erwachsener abweichen kann. Im Jugendalter nähert sich die Symptomatik derjenigen erwachsener Patienten an. Aber auch im Kindesalter kann man zwei Verlaufstypen unterscheiden: einen schleichenden, hebephrenieähnlichen Verlauf und eine akut einsetzende, schubartig verlaufende Form, gelegentlich auch mit katatonen Zustandsbildern.

Klassifikation

Die Klassifikation schizophrener Störungen (nach ICD-10 und DSM-IV) ist in Tab. 25.**1** in gekürzter Form wiedergegeben.

Im DSM-IV umfassen die *diagnostischen Kriterien* für eine schizophrene Störung a) eine Reihe charakteristischer psychotischer Symptome, b) die Verschlechterung gegenüber dem früher bestehenden Leistungsniveau (z.B. hinsichtlich Berufstätigkeit, sozialer Beziehung und Selbstversorgung) und c) eine zeitliche Kategorie (Krankheitsdauer von mindestens 6 Monaten). Durch die Einfügung dieser Zeitkategorie werden manche Patienten, die nach ICD-10 als schizophren diagnostiziert werden, im DSM-IV der Diagnose „schizophreniforme Psychosen" zugeordnet. Das DSM-IV enthält also eine restriktivere Form der Schizophrenie-Diagnose.

Epidemiologie

Etwa 4% aller Schizophrenien treten vor dem 15. Lebensjahr auf, etwa 1% vor dem 10. Lebensjahr. Unter den Patienten kinder- und jugendpsychiatrischer Kliniken liegt die Quote schizophrener Erkrankungen bei Kindern etwa bei 1–2%, bei Jugendlichen bei 2–3%. Es besteht ein leichtes Überwiegen der Jungen. Nach Erhebungen an klinischen Stichproben manifestieren sich etwa 10% der schizophrenen Psychosen zwischen 14 und 20 Jahren, 42% zwischen 21 und 30 Jahren. Etwa drei Viertel aller schizophren erkrankten Patienten sind zwischen 20 und 40 Jahre alt.

Tab. 25.**1** Klassifikation schizophrener und anderer wahnhafter Störungen nach ICD-10 und DSM-IV.

Schizophrenie, schizotype und wahnhafte Störungen (ICD-10)	**Schizophrenie und andere psychopathologische Störungen (DSM-IV)**
Schizophrenie (F20)	Schizophrenie (295)
• Paranoide Schizophrenie (F20.0) • Hebephrene Schizophrenie (F20.1) • Katatone Schizophrenie (F20.2) • Undifferenzierte Schizophrenie (F20.3) • Postschizophrene Depression (F20.4) • Schizophrenes Residuum (F20.5) • Schizophrenia simplex (F20.6)	• Paranoider Typus (295.30) • Desorganisierter Typus (295.10) • Katatoner Typus (295.20) • Undifferenzierter Typus (295.90) • Residualer Typus (295.60)
Schizotype Störung (F 21)	Schizophreniforme Störung (295.40)
Schizoaffektive Störungen (F 25)	Schizoaffektive Störung (295.70)

Klinisches Bild

Während im Kindesalter die klassischen Formen der Schizophrenie (paranoide, katatone, hebephrene Form, Schizophrenia simplex) selten sind, werden sie im Jugendalter deutlich häufiger. Die Symptomatik nähert sich derjenigen der Erwachsenen an. Im Hinblick auf die klinische Symptomatik kann man Symptome im kognitiven und im Wahrnehmungsbereich von solchen im emotionalen Bereich sowie von Störungen der Sprache, der Motorik und des Antriebs unterscheiden (Tab. 25.**2**, Abb. 25.**1**). Die geschilderte Symptomatik ist auch Bestandteil der diagnostischen Leitlinien bzw. Kriterien von ICD-10 und DSM-IV. Während in der ICD-10 neben *produktiven Symptomen* (Denkstörungen, Wahn und Halluzinationen) auch das Vorkommen *negativer Symptome* (verflachte oder inadäquate Affekte, Sprachverarmung, Gedankenabreißen) betont

Tab. 25.**2** Symptomatik schizophrener Störungen bei Kindern und Jugendlichen.

Symptomatik	Beschreibung
Symptome im kognitiven und im Wahrnehmungsbereich	Häufig sind formale Denkstörungen, Wahnideen und Halluzinationen. Was den Wahn betrifft, so tritt im Jugendalter bereits eine Systematisierung auf, die bei Kindern vor dem 10. Lebensjahr außerordentlich selten ist. Relativ häufig finden sich im Jugendalter aber leibhypochondrische Erlebnisse sowie Verfolgungs-, Beziehungs-, Beeinflussungs- und Vergiftungsideen. Unter den Halluzinationen überwiegen die akustischen, während im Kindesalter häufiger optische Halluzinationen vorkommen, bei denen differentialdiagnostisch auch immer an organische Zustandsbilder bzw. Intoxikationen gedacht werden muss.
Störungen im emotionalen Bereich, im Kontakt- und Sozialverhalten	Häufig findet man bei Jugendlichen eine ausgeprägte Rückzugs- und Isolationssymptomatik. Sie ziehen sich aus ihrer gewohnten Umgebung zurück, verlassen häufig nicht mehr das Zimmer, brechen bisherige Kontakte ab und machen zunächst den Eindruck extremer Sonderlinge. Nicht selten werden die Beziehungen zur Umwelt qualitativ umstrukturiert und Ersatzbeziehungen aufgebaut, die auch mit Personifizierungen von Gegenständen einhergehen können. Affektstörungen, insbesondere misstrauisch-ängstliche Grundstimmung, Affektlabilität, Negativismus und Regressionen auf infantile Verhaltensformen sind häufig.
Störungen der Sprache	Diese können sich in Veränderungen der Sprechweise, in gesteigertem Rededrang, Perseverationsneigung, Sprachstereotypien, Echolalie oder Phonographismus (Wiederholung der an den Patienten gerichteten Fragen) äußern. Bei früh manifest werdenden kindlichen Schizophrenien kann eine Abgrenzung der Sprachauffälligkeiten gegenüber der Autistensprache schwer sein. Es kommt häufig zu Wortneubildungen und zu einer Bedeutungsverschiebung oft gebrauchter Worte.
Störungen der Motorik	In der Spontanmotorik wird häufig eine allgemeine Disharmonisierung (Steifheit, Eckigkeit) sowie eine Reduktion der Spontanbewegungen beobachtet. Gelegentlich kommen katatone Bilder und kataleptische Erscheinungen vor. Relativ häufig sind motorische Stereotypien (z. B. eine stereotype Körperhaltung oder bizarre Fingerspiele). Auch die oft als Prodromi einer Schizophrenie auftretenden Zwangsphänomene äußern sich vielfach zunächst im motorischen Bereich.
Antriebsstörungen	Ein wichtiges Charakteristikum ist die häufig zu findende Antriebslosigkeit: die Jugendlichen haben jede Spontaneität und Initiative verloren. Sie sitzen stundenlang teilnahmslos im Zimmer und haben keinerlei Interesse, einer Unterhaltung zu folgen, zu lesen oder sich zu beschäftigen. Die Antriebslosigkeit kann so ausgeprägt sein, dass sie völlig regungslos dasitzen, weder sprechen noch essen und auch ihre Ausscheidungsfunktionen nicht mehr willentlich regulieren. Diesen Zustand bezeichnet man als Stupor.

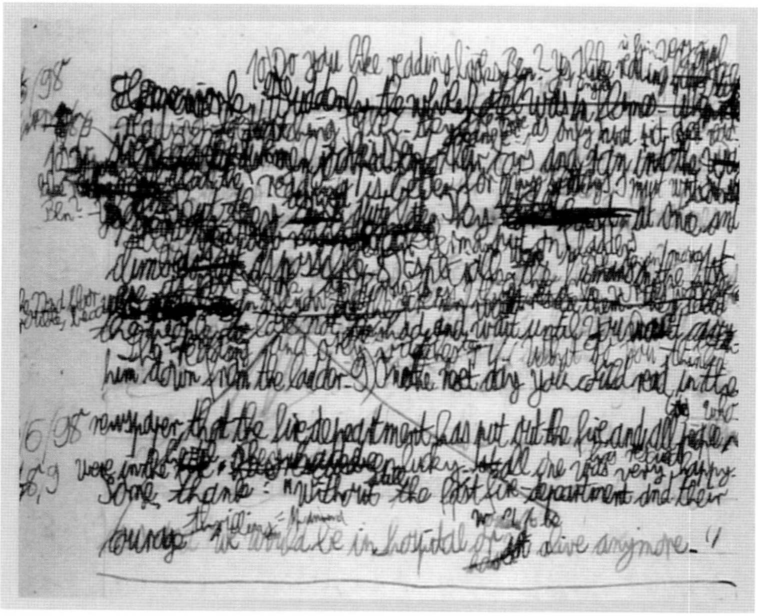

Abb. 25.1 Schriftbild bei akuter schizophrener Psychose (Gymnasiast, 13 Jahre). Innerhalb von Wochen kam es zu völligem Schrift-Sprach-Zerfall.

wird, gehören laut DSM-IV zu den diagnostischen Kriterien:

- charakteristische psychotische Symptomatik (Wahn, Halluzinationen, katatones Verhalten, inadäquater Affekt),
- Niveausenkung im Leistungs- und sozialen Bereich,
- Ausschluss einer schizoaffektiven oder affektiven Störung,
- Störungsdauer mindestens 6 Monate,
- Ausschluss einer organischen Ursache.

Formen der Schizophrenie

Paranoide (wahnbildende) Schizophrenie

Sie ist insgesamt die häufigste Schizophrenieform, tritt im Jugendalter bereits auf, hat aber ihren Häufigkeitsgipfel im Erwachsenenalter. Vorherrschend sind Wahnideen und akustische Halluzinationen. Daneben finden wir Störungen des Denkens und der Affektivität. Diese Form der Erkrankung führt meist nicht zu einer Persönlichkeitsveränderung, auch die Intelligenz bleibt oft unberührt. Sie ist der Prototyp der „positiven Schizophrenie".

Die *diagnostischen Leitlinien* von ICD-10 und DSM-IV betonen die produktive (positive) Symptomatik mit Wahn und/oder Halluzinationen im Vordergrund. Als hervorstechende diagnostische Merkmale werden in der ICD-10 genannt:

- Ich-Störungen wie Gedankenlautwerden, Gedankeneingebung oder Gedankenentzug und Gedankenausbreitung;
- Störungen der Wahrnehmung von Zeit, Raum, Farbe, Form, Körperbild usw.;
- Kontroll- und Beeinflussungswahn, Gefühl des Gemachten;
- akustische Halluzinationen, oft als Stimmen, die Gedanken und Handlungen kommentieren, oder dialogische Stimmen, die über den Betreffenden reden.

Darüber hinaus lassen die diagnostischen Leitlinien der ICD-10 auch negative Symptome wie Affektverflachung und Antriebsminderung als zusätzliche, nicht vorherrschende Symptome zu, während diese im DSM-IV ausgeschlossen bleiben (Tab. 25.1).

Hebephrenie

Die Hebephrenie beginnt meist nach der Pubertät unter den Zeichen der Antriebsverarmung, Denkzerfahrenheit, affektiven Verflachung und einer heiteren, läppischen Grundstimmung. Die

Erkrankung schreitet fort und mündet meist in einen Defekt. Die jugendlichen, sehr oft intelligenten und gewissenhaften Patienten versagen plötzlich in der Schule, ziehen sich von Freunden und aus der Familie zurück, verlieren alle Interessen und werden häufig zu Langzeitpatienten, die in Landeskrankenhäusern untergebracht werden müssen.

Häufig waren die Patienten bereits durch prämorbide Persönlichkeitszüge (Einzelgängertum, Scheu, Schüchternheit) gekennzeichnet. Die Diagnose Hebephrenie sollte erst nach mehrmonatiger Beobachtungszeit gestellt werden. Sie gehört wegen der raschen Entwicklung einer Minussymptomatik in die Gruppe der „negativen Schizophrenien".

Katatone Schizophrenie

Bei dieser Form stehen die motorischen Erscheinungen, akute Erregungen und Sperrungszustände (Stupor) sowie mutistisches Verhalten im Vordergrund. Befehlsautomatismus und Negativismus können alternieren. Daneben kommen aber auch viele andere der beschriebenen Symptome vor, am häufigsten Wahnideen und Halluzinationen, die auch mit einem traumähnlichen (oneiroiden) Zustand verbunden sein können.

Die *diagnostischen Leitlinien* von ICD-10 und DSM-IV enthalten übereinstimmend folgende Merkmale:

- katatoner Stupor oder Mutismus,
- Negativismus (unmotivierter Widerstand gegenüber Aufforderungen),
- Haltungsstereotypien und Rigidität (Einnehmen und Beibehalten bizarrer Körperhaltungen),
- Erregungszustand (unmotivierte motorische Erregung).

Die katatone Form der Schizophrenie kommt aus bislang ungeklärten Gründen (selteneres Auftreten von Infektionskrankheiten?) in den Industrieländern seltener vor als in Entwicklungsländern.

Schizophrenia simplex

Diese Form führt langsam und schleichend, ohne besonders auffällige Symptome, zum Defektzustand. Die Erkrankung beginnt meist im jugendlichen Alter. Die Patienten sind antriebsarm, abgestumpft, ohne Initiative und Energie, depressiv oder verstimmt und versagen in der Schule oder im Beruf. Häufig geben sie ihre gewohnte Tätigkeit auf oder wechseln die Stelle, lassen sich treiben und verwahrlosen. Das Erkennen solcher schizophrener Verläufe kann sehr schwierig sein, weil die üblichen diagnostischen Kategorien bei der insgesamt farblosen Symptomatik meist nicht zutreffen (Abb. 25.**2**).

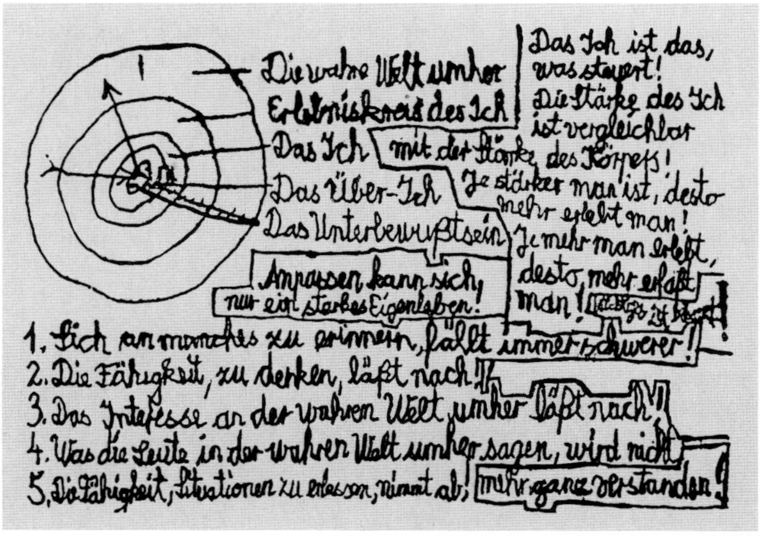

Abb. 25.**2** Zeichnung eines 17-jährigen Patienten mit einer schizophrenen Psychose, der seine subjektiv empfundene Niveausenkung im kognitiven und emotionalen Bereich ergreifend beschreibt. Er bedient sich dabei einer tiefenpsychologisch orientierten Nomenklatur, die er zuvor in Therapiegesprächen kennengelernt hatte. Der Patient wurde nach mehrfachen stationären Behandlungen dauerhaft in einem psychiatrischen Krankenhaus untergebracht.

Schizophrene Rest- und Defektzustände

Hierbei handelt es sich um chronische Formen der Schizophrenie, in der die Symptome, die von der akuten Phase weiter bestehen, meistens ihre Schärfe verloren haben. Das Gefühlsleben ist abgestumpft, die Denkstörungen, auch wenn sie grob auffällig sind, verhindern nicht, dass alltägliche Routinetätigkeiten ausgeübt werden können.

Synonyme sind: schizophrener Restzustand, schizophrener Defekt.

Schizoaffektive Psychosen

Von einer schizoaffektiven Psychose spricht man, wenn manische oder depressive Symptome gleichzeitig mit schizophrenen Symptomen auftreten. Dadurch entspricht die Störung diagnostisch weder einer Schizophrenie noch einer affektiven Psychose (manische oder depressive Phase). Entscheidend für die Diagnose ist die Gleichzeitigkeit der schizophrenen und affektiven Symptomatik. Tritt diese jeweils in verschiedenen Episoden der Krankheit auf, so ist die Diagnose schizoaffektive Psychose oder schizoaffektive Störung nicht zulässig. Je nachdem, welche affektive Symptomatik mit der schizophrenen gekoppelt ist, kann man nach ICD-10 eine schizomanische Störung von einer schizodepressiven und einer gemischten schizoaffektiven Störung unterscheiden. Das DSM-IV kennt eine ähnliche Unterscheidung (bipolarer vs. depressiver Typus). Bei dieser Form der Psychose sind Rezidive häufig, jedoch tritt kein Residual- oder Defektzustand ein. Die Diagnose sollte nur gestellt werden, wenn gleichzeitig ausgeprägte affektive und schizophrene Symptome feststellbar sind.

In den letzten Jahren sind aufgrund empirischer Untersuchungen *Zweifel aufgetaucht, ob die klassische Unterteilung der Schizophrenie* (Hebephrenie, katatone Schizophrenie, paranoide Schizophrenie, Schizophrenia simplex) *heute noch angemessen ist*. Derartige Zweifel hat K. Leonhard schon vor Jahren formuliert und in der letzten Auflage seines Buches „Die Aufteilung der endogenen Psychosen" (1986) eingehend begründet. Nach Leonhard ist die Beibehaltung dieser Einteilung zum Teil mitverantwortlich für die Stagnation der Schizophrenieforschung. Während Leonhard eine sehr differenzierte Unterteilung der schizophrenen Psychosen nach psychopathologischen und Verlaufskriterien vorschlägt, geht das Konzept der positiven (Typ-I-) und negativen (Typ-II-)Schizophrenie von einer dichotomen Aufteilung der Schizophrenien nach psychopathologischen Merkmalen aus, die inzwischen auch durch experimentelle klinische Untersuchungen untermauert werden konnte. In Tab. 25.**3** sind die wichtigsten Merkmale der beiden Schizophrenie-Typen wiedergegeben. Danach unterscheiden sie sich nicht nur hinsichtlich ihrer kli-

Tab. 25.**3** Einige wichtige Merkmale zur Kennzeichnung von Typ-I- und Typ-II-Schizophrenien.

Merkmal	Typ-I-Schizophrenie (positive Symptome, produktive Symptome, akute Schizophrenie)	Typ-II-Schizophrenie (negative Symptome, Rückzugssymptomatik)
Klinische Symptomatik	Halluzinationen, Wahn, positive Denkstörungen, gesteigerter Antrieb, Aggressivität, Erregung, bizarres Verhalten, Rededrang, Wortneubildungen	Affektive Verflachung, Antriebsarmut, sozialer und emotionaler Rückzug, Apathie, Spracharmut, verringerter Sprachantrieb, Anhedonie, negative Denkstörungen (Denkhemmung, Gedankenabreißen, Gedankensperre)
Aufmerksamkeit und Sensorik	Vermehre Ablenkbarkeit, „breitere" Aufmerksamkeit (broadened attention)	Verminderte Informationsverarbeitungskapazität, eingeengte Aufmerksamkeit (narrowed attention)
Hemisphärenfunktion	Linkshemisphärische Hypofunktion	Frontale Dysfunktion, bilaterale Funktionsstörung
Prämorbide Persönlichkeit	Keine auffälligen Einschränkungen im kognitiven Bereich und in der Motorik	Einschränkungen im kognitiven Bereich und in der Motorik

nischen Symptomatik und der prämorbiden Persönlichkeit, sondern auch hinsichtlich anderer, experimentell prüfbarer Funktionen.

Ätiologie und Genese

Die Diskussion zur Ätiologie und Genese schizophrener Erkrankungen im Kindes- und Jugendalter konzentriert sich im Wesentlichen auf die Wirksamkeit genetischer, organischer und psychogener Einflussfaktoren. Manche Autoren versuchen diese Gesichtspunkte in einem multifaktoriellen Konzept zu vereinigen. Von einer umfassenden Klärung der Ursachen schizophrener Erkrankungen sind wir trotz intensiver Forschung in aller Welt jedoch noch weit entfernt (Abb. 25.**3**).

Genetische Einflüsse

Über die Bedeutung genetischer Faktoren für die Verursachung der Schizophrenie in der Adoleszenz besteht kein Zweifel. Jedoch wird ihr Anteil unterschiedlich gesehen. In Tab. 25.**4** sind die

Tab. 25.**4** Risiko der Erkrankung an Schizophrenie für die Verwandten von Schizophrenen. Die Zahlen wurden aus den wichtigsten Untersuchungen zusammengestellt, in Klammern stehen die aus allen Untersuchungen berechneten Mittelwerte (nach Zerbin-Rüdin, 1985).

Verwandtschaftsgrad zu einem Schizophrenen	Erkrankungswahrscheinlichkeit
Eltern	5–10 (6,3 ± 0,3)
Kinder	9–16 (13,7 ± 1,0)
Geschwister	8–14 (10,4 ± 0,3)
Zweieiige Zwillinge	5–16
Eineiige Zwillinge	20–75
Kinder zweier erkrankter Eltern	40–68
Vettern und Basen	2–4 (3,5 ± 0,4)
Neffen und Nichten	1–4 (2,6 ± 0,3)
Enkel	2–8 (3,5 × 0,7)
Durchschnitt 0,85 (Prävalenz in der Gesamtbevölkerung)	

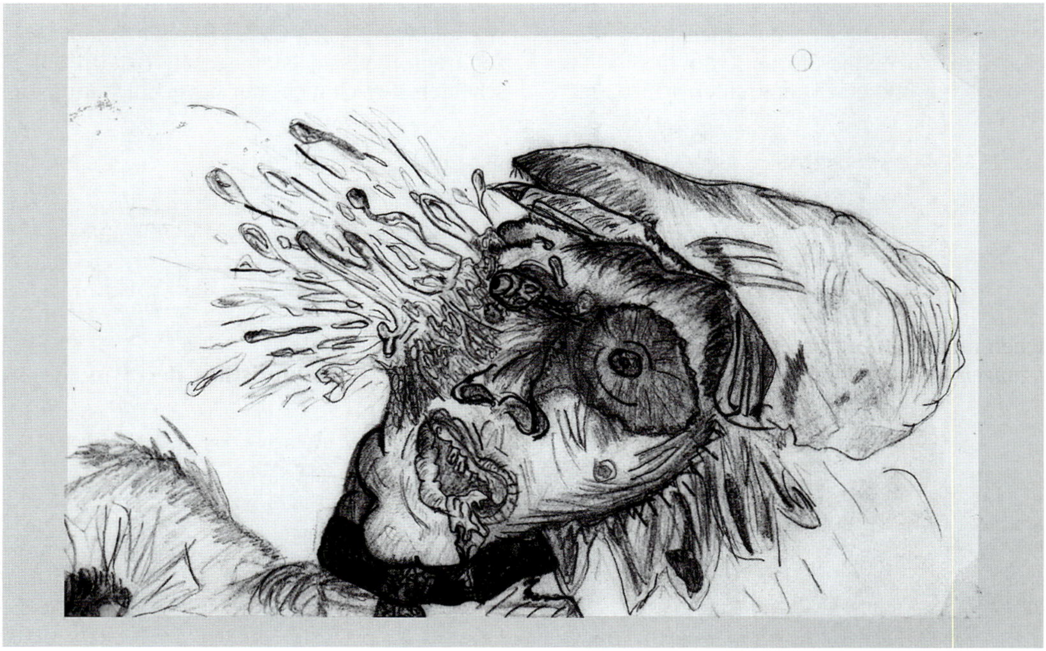

Abb. 25.**3** Bild eines 17-jährigen Patienten mit drogeninduzierter Psychose, in dem er das subjektive Erleben darstellt, sich selbst aufzulösen.

familiären Erkrankungsrisiken für schizophrene Syndrome wiedergegeben. Die hohe Konkordanz eineiiger Zwillinge weist auf das Vorhandensein genetischer Ursachen hin, zugleich aber auch darauf, dass Umwelteinflüsse eine nahezu ebenso große Bedeutung haben müssen. Dies ergibt sich aus der Höhe der Belastungsziffern.

Auch *Adoptionsstudien* haben den Erbeinfluss unterstrichen und seine Wechselwirkung mit Umwelteinflüssen herausgestellt. Schließlich sind auch die Ergebnisse der *High-Risk-Studien* geeignet, die genetische Komponente in der Ätiologie der Schizophrenien zu untermauern. Da die Wahrscheinlichkeit für das spätere Eintreten einer schizophrenen Erkrankung bei Kindern schizophrener Mütter zwischen 10 und 15% liegt, versuchte man in den so genannten High-Risk-Studien herauszufinden, ob diejenigen Kinder, die später einschlägig erkranken, schon in sehr frühen Stadien Merkmale aufweisen, die eine spätere schizophrene Erkrankung vorauszusagen gestatten.

Die vorliegenden Studien sprechen dafür, dass bestimmte Eigenschaften des Zentralnervensystems, wie geringgradig ausgeprägte Fähigkeit zur Habituation, das Auftreten schizophrener Erkrankungen begünstigen. Hierfür sprechen auch die elektroenzephalographischen Ergebnisse bei Kindern schizophrener Eltern. High-Risk-Studien dienen darüber hinaus aber auch dem Auffinden protektiver Faktoren, die das Eintreten schizophrener Erkrankungen verhindern können und die Ableitung präventiver Maßnahmen gestatten.

Organische Einflüsse

Aus zahlreichen Untersuchungen geht hervor, dass bei Kindern und Jugendlichen mit einer Schizophrenie häufiger als in einer durchschnittlichen Kinderpopulation Hinweise auf *Hirnschädigungen* bzw. *Hirnfunktionsstörungen* gefunden werden. Das Spektrum reicht von neurologischen Mikrobefunden über auffällige EEG-Befunde (Niederspannungs-EEG, vermehrte schnelle Aktivität und verminderte okzipitale Alpha-Aktivität) und eine geringere Habituationsfähigkeit bis zu verschiedenen neuropsychologischen Ausfällen (ausgeprägte Ablenkbarkeit, mangelnde Fähigkeit zur Filterung und Informationsreduktion von sensorischen Reizen, reduzierte Fähigkeit zur Abgrenzung wesentlicher und unwesentlicher Signale).

Aus dem Vorliegen dieser sehr verschiedenen Hinweise auf eine Hirnfunktionsstörung ist geschlossen worden, dass prä-, peri- oder postnatale Noxen bei vielen Kindern und Jugendlichen, die später eine Schizophrenie entwickeln, zu einer *hypoxischen Schädigung* geführt haben können, welche inbesondere das *limbische System* betrifft, da Teile desselben (Hippocampus und Amygdala) besonders empfindlich auf Sauerstoffmangel reagieren. Da das limbische System insbesondere für die Steuerung der Emotionen zuständig ist, könnten sich auf diese Weise durch die Überflutung des Individuums mit Emotionen Wahnsymptome und Halluzinationen erklären lassen. Im Einklang mit dieser These stehen die Untersuchungen über die mangelnde Habituationsfähigkeit schizophrener und für Schizophrenie disponierter Kinder, die sich in einer verkürzten Latenz der elektrodermalen Reagibilität auf akustische Reize zeigt.

Auch die bekannteste biochemische These, die *Dopamin-Theorie*, wonach bei schizophren Erkrankten eine Überempfindlichkeit der dopaminergen Rezeptoren vorwiegend im mesolimbischen System vorliegt, ist mit diesen Überlegungen vereinbar. In die gleiche Richtung deuten auch Befunde, wonach in Post-mortem-Studien an den Gehirnen Schizophrener um 20–30% kleinere limbische Endhirnstrukturen im Vergleich zu den Gehirnen neurologisch-psychiatrisch unauffälliger Personen gefunden wurden.

Psychogene Einflüsse

Etwas vereinfacht lassen sich drei Gruppen von Eigenschaften bzw. Einflussfaktoren unterscheiden: individuelle Charakteristika der Patienten, belastende Ereignisse und familiäre Einflüsse im weitesten Sinne.

Individuelle Charakteristika der Patienten. Etwa 50% der Kinder und Jugendlichen, die an einer Schizophrenie erkranken, sind bereits prämorbid auffällig. Sie werden als scheu, zurückgezogen, kontaktarm, introvertiert, als Sonderlinge, Grübler und überaus sensible Kinder beschrieben. In neuerer Terminologie entsprechen diese prämorbiden Auffälligkeiten am ehesten der negativen Schizophrenie (Typ-II-Schizophrenie). Aus psychoanalytischer Sicht wurde eine sehr ausgeprägte Mutter-Kind-Bindung beschrieben und eine Unfähigkeit der Kinder, ein stabiles Ich und klare Ich-Grenzen aufzubauen. Dadurch sind sie Umweltereignissen und Belastungen aller Art auch stärker ausgeliefert. Die bereits im vorherigen Abschnitt über organische Faktoren genannten Merkmale wie eingeschränkte Habituationsfähigkeit, reduzierte Selektivität der Wahrnehmung, Alphareduktion im EEG und Vorherrschen rascherer Wellen lassen sich auch als individuelle Charakteristika der Jugendlichen beschreiben, die ihre Vulnerabilität für belastende Ereignisse erhöhen. In dieser Hinsicht konvergieren die Ergebnisse aus sehr unterschiedlichen theoretischen Lagern, was manche Autoren zu der Auffassung geführt hat, dass der hippokampal-amygdoidale Neuronenkreis eine Art „Reizschutz" darstelle, welcher darüber entscheide, was an relevanter Information durchgelassen und was an irrelevanten Stimuli ausgegliedert wird.

Belastende Ereignisse. In vielen Untersuchungen wurde festgestellt, dass sowohl die Schizophrenie des Kindes- und Jugendalters als auch diejenige des Erwachsenenalters häufiger in den unteren sozialen Schichten vorkommt. Es wurde vermutet, dass Menschen aus den unteren sozialen Schichten höheren Lebensbelastungen ausgesetzt sind. Darüber hinaus wurde im Rahmen der Life-Event-Forschung angenommen, dass belastende Lebensereignisse wie Tod eines Elternteils, Scheidung der Eltern, Ablehnung des Kindes durch die Eltern oder zu enge Mutterbindung und extrem ungünstige persönliche Erfahrungen den Ausbruch einer Schizophrenie „triggern" können. Heute ist man sich jedoch darüber einig, dass derartige Faktoren höchstens eine auslösende Rolle in der Genese der Schizophrenie spielen können.

Familiäre Einflüsse. Die Bedeutung familiärer Einflüsse wird seit einigen Jahrzehnten diskutiert und hat in den letzten Jahren durch die „Expressed-Emotion-Forschung" neuen Auftrieb erhalten. Zunächst beschäftigten sich die Familienuntersuchungen zur Genese der Schizophrenien mit *sozialpsychiatrischen Fragestellungen*, die um folgende Theoreme gruppiert waren:

- pathologisches Vorbild in der Beziehung der Eltern,
- pathogene Beziehungslosigkeit in der Familie,
- Interaktionsstruktur als Paradigma einer schizophrenen Denkstörung. Diese Auffassung ist durch das „Double-Bind-Konzept" bekannt geworden, das sich jedoch nicht als spezifischer Erklärungsansatz für die Genese einer schizophrenen Erkrankung erwiesen hat.

Alle diese Theorien konvergieren in einer Reihe von Aussagen, die auch in der modernen Forschung zu den *„Expressed Emotions"* eine Rolle spielen: Die Eltern schizophrener Patienten werden überwiegend als unreife Personen gekennzeichnet, die ängstlich sind und an vielen Konflikten leiden; die Beziehung der Eltern ist oft tief greifend gestört und unbefriedigend; in der Familie ist das Rollengefüge rigide; das Familiengleichgewicht ist ausgelenkt, die Familienmitglieder sind gereizt und unausgeglichen und zeigen ein Übermaß an Emotionen. Der schizophrene Patient ist in ein pathologisches Familiensystem so eingegliedert, dass er sich aus eigener Kraft nicht befreien kann.

In Fortführung der Studien der sozialpsychiatrisch ausgerichteten Familienstudien haben sich sowohl im Hinblick auf die Erstmanifestation schizophrener Erkrankungen als auch auf die Rückfallhäufigkeit folgende *Familienvariablen* als *prognostisch zutreffend* erwiesen:

- devianter Kommunikationsstil der Eltern,
- negativer affektiver Stil in der Familie (hohes Ausmaß an Kritik, Schuldinduktion, übertriebenes emotionales Engagement),
- hohes Maß an Emotionsäußerungen innerhalb der Familie („expressed emotions").

Multifaktorielle Konzepte

Alle bisher genannten Einflüsse, die sich als ursächlich oder auslösend für schizophrene Erkrankungen erwiesen haben, drängen geradezu nach einer Integration in ein multifaktorielles Modell zur Ätiologie der Schizophrenien. Wenngleich noch viele Erkenntnisse für eine schlüssige Modellvorstellung fehlen, so lässt sich doch aufgrund der vorhandenen empirischen Daten Folgendes sagen:

Im Zentrum der schizophrenen Erkrankung kann ein *Regulationssystem zur Informationsverarbeitung* gesehen werden, das von verschiedenen Seiten aus störbar ist: durch organische Einflüsse (Infektionen, Sauerstoffmangel), durch intrapsychische Faktoren (Persönlichkeit, Ich-Struktur), durch genetische Faktoren und durch familiäre sowie psychosoziale Einflüsse (deviante Kommunikation, „expressed emotions", soziale Schichtzugehörigkeit, „life events"). Man kann vermuten, dass dieses System zur Selektion und Verarbeitung von Informationen mit dem *limbischen System* im Zusammenhang steht. Dafür spricht, dass das limbische System für Sauerstoffmangel besonders empfindlich ist (Bedeutung der prä- und perinatalen Schädigungsmöglichkeit) und dass bestimmte Viren (z. B. das Zytomegalie-Virus) eine besondere Affinität zum limbischen System haben, was jene Forscher betonen, die die „Infektionstheorie der Schizophrenien“ propagieren. Kommt es durch verschiedene Einflüsse zu einer Schwächung des limbischen Systems, so erkranken die Betreffenden vor allem dann an einer schizophrenen Psychose, wenn sie sowohl eine genetische Disposition aufweisen als auch belastenden familiären Ereignissen ausgesetzt sind.

Therapie und Rehabilitation

Medikamentöse Therapie

In der Akutphase der Schizophrenie ist eine neuroleptische Behandlung erforderlich. Ihr Erfolg ist vielfältig erwiesen. Bei dieser Behandlung macht man sich folgende Eigenschaften der Neuroleptika zunutze: die psychomotorische Ruhigstellung, die Dämpfung von Erregung und Aggressivität und die antipsychotisch-antischizophrene Wirkung.

Zur Behandlung *akut psychotischer Zustandsbilder* mit vorwiegend produktiver Symptomatik haben sich die Butyrophenon-Derivate als sehr wertvoll erwiesen (insbesondere Haloperidol und Benperidol) sowie die Phenothiazine Perazin (Taxilan), Fluphenazin (Dapotum, Lyogen), Perphenazin (Decentan) und Chlorprothixen (Truxal). Geht das akut psychotische Zustandsbild mit starker Unruhe einher, so empfiehlt es sich, die dämpfende Wirkung von Levopromazin (Neurocil) zu nutzen. Dieses klassische Konzept der medikamentösen Behandlung der Schizophrenie beginnt sich durch die Entwicklung der atypischen Neuroleptika zu verändern. Darunter versteht man Substanzen, die ein breiteres Rezeptorbindungsprofil haben als die typischen Neuroleptika (die vorwiegend Dopamin-2-Rezeptor-Antagonisten sind), kaum extrapyramidale Wirkungen haben und auch besser die Negativsymptomatik beeinflussen. Die wichtigsten Substanzen sind das Clozapin (Leponex), Olanzapin (Zyprexa) und Risperidon (Risperdal).

Die meisten Erfahrungen bei schizophrenen Kindern und Jugendlichen liegen inzwischen mit Clozapin vor, das allerdings wegen der beschriebenen Nebenwirkungen auf das Blut bildende System (Gefahr der Agranulozytose) besonderen Vorsichtsmaßnahmen unterliegt. So sind in den ersten 18 Wochen wöchentliche und danach monatliche Blutbildkontrollen erforderlich. Ferner erfordern die Richtlinien, dass vor dem Einsatz von Clozapin zwei andere Neuroleptika erfolglos angewandt wurden. Unter diesen Bedingungen sowie nach genauer Aufklärung der Eltern bzw. der Patienten über mögliche Nebenwirkungen ist Clozapin einsetzbar und im Allgemeinen sehr wirksam. Auch die beiden anderen atypischen Neuroleptika haben sich als wirksam erwiesen. Sie haben keine Nebenwirkungen auf das Blut bildende System und unterliegen daher auch nicht den besonderen Vorsichtsmaßnahmen und Verschreibungsbedingungen wie Clozapin, sind aber auch nicht gleichwertig hinsichtlich ihrer antipsychotischen Wirksamkeit.

Tab. 25.**5** gibt eine Übersicht über die wichtigsten typischen und atypischen Neuroleptika und ihre Dosierungen.

Tab. 25.**5** Wirkungsprofil ausgewählter Neuroleptika. (Die neuroleptische Potenz wurde in Relation zu Chlorpromazin (=1) angegeben. Die neuroleptische Potenz der atypischen Neuroleptika wurde nicht anhand der EPS-Schwelle bestimmt, sondern aufgrund der mittleren klinisch wirksamen Dosis.)

Substanz (Handelsname)	Sedierung	Positive Symptome	Negative Symptome	Neuroleptische Potenz	Übliche orale Dosierung (übliche Depotdosierung i. m.)
Typische hochpotente Neuroleptika					
Benperidol (Glianimon)	+	++	++	100	1–6 mg/Tag
Flupenthixol (Fluanxol) (-Decanoat)	+	++	++	50	2–10 mg/Tag (20–100 mg/2–4 Wochen)

Tab. 25.**5** (Fortsetzung).

Substanz (Handelsname)	**Sedierung**	**Positive Symptome**	**Negative Symptome**	**Neuroleptische Potenz**	**Übliche orale Dosierung (übliche Depotdosierung i. m.)**
Fluphenazin (Lyogen) (-Decanoat)	+(+)	+++	++	30	5–20 mg/Tag (12,5–100 mg/2–4 Wochen)
Fluspirilen (Imap)	+	+++	++	300	(2–10 mg/Woche)[a]
Haloperidol (Haldol) (-Decanoat)	+	+++	++	60	2–20 mg/Tag (50–300 mg/2–4 Wochen)
Perphenazine (Decentan) (-Enanthat)	++	+++	++	8	12–64 mg/Tag (50–200 mg/2 Wochen)
Pimozid (Orap)	+	+++	++	50	4–20 mg/Tag
Typische mittel- bis niedrigpotente Neuroleptika					
Chlorpromazin (Propaphenin)	+++	+++	++	1	150–600 mg/Tag
Chlorprothixen (Truxal)	+++	++	++	0,8	150–600 mg/Tag
Levomepromazin (Neurocil)	+++	++	++	0,8	75–600 mg/Tag
Perazin (Taxilan)	++	++	++	0,5	75–600 mg/Tag
Pipamperon (Dipiperon)	++			0,2	120–360 mg/Tag
Promethazin (Atosil)	+++				50–400 mg/Tag
Sulpirid (Dogmatil)	+	++	+++	0,5	100–800 mg/Tag
Thioridazin (Melleril)	+++	++	++	0,7	200–700 mg/Tag
Tiaprid (Tiapridex)	+				300–600 mg/Tag
Atypische Neuroleptika					
Amisulprid (Solian)	+	+++	+++		50–300 (400) mg/Tag[1] 200–800 (1200) mg/Tag[2]
Aripiprazol (Abilify)	+	+++	+++		10–30 mg/Tag
Clozapin (Leponex)	+++	+++	+++	(0,5–2)	25–600 mg/Tag
Olanzapin (Zyprexa)	++	+++	+++	(8–20)	10–20 mg/Tag
Olanzapinpamoat (Zypadhera 150/210/300/405 mg)[b]					150–300 mg/2 Wochen 300–405 mg/4 Wochen
Quetiapin (Seroquel)	+	+++	+++		150–750 mg/Tag
Risperidon (Risperdal) (Risperdal Consta 25/37,5/50 mg)[b]	+	+++	+++	(50)	1–12 mg/Tag (25–50) mg/2 Wochen)
Sertindol (Serdolect)[c]	+	+++	+++		16–24 mg/Tag
Ziprasidon (Zeldox)	++	+++	+++		80–160 mg/Tag
Zotepin (Nipolept)	++	+++	+++	(2)	75–300 mg/Tag

\+ = geringe oder keine Wirkung ++ = mittelstarke Wirkung +++ = starke Wirkung
[a] Nur als Depotmedikament verfügbar
[b] Derzeit einzige zugelassene Depotformulierungen für atypische Neuroleptika
[c] Die Zulassung für Sertindol in Deutschland ruhte zwischen 1998 und 2006 aufgrund von Verlängerungen des QT-Intervalls und Verursachung von Herzrythmusstörungen; die Wiedereinführung von Sertindol ist mit Auflagen verbunden (z. B. Reservestatus, EKG-Beobachtung etc.)
[1] Bei vorherrschender Negativsymptomatik
[2] Bei vorherrschender Positivsymptomatik

Bei psychotischen Zustandsbildern mit *nicht produktiver Symptomatik*, bei denen Antriebsarmut, Negativismus, autistisches Verhalten, Gehemmtheit und Rückzug im Vordergrund stehen, empfiehlt sich die Anwendung von Sulpirid (Dogmatil). Es wird auch über Erfolge mit Haldol und Fluphenazin (Lyogen, Dapotum) berichtet. Auch hier wird immer mehr auf eine Behandlung mit atypischen Neuroleptika übergegangen, nicht zuletzt aufgrund ihrer geringen bis fehlenden extrapyramidalen Nebenwirkungen.

Chronische schizophrene Psychosen stellen eine Indikation für *Depot-Neuroleptika* dar. Diese weisen das gleiche Wirkungsprofil auf wie kurz wirksame Neuroleptika und beeinflussen wie diese die produktiven Symptome (Halluzinationen, Wahn und Denkstörungen), aber auch autistische Verhaltensweisen, Zurückgezogenheit und psychomotorische Gehemmtheit.

Als Depot-Neuroleptika werden angewandt: Haldol-Decanoat, Fluphenazin-Decanoat (Dapotum-D, Lyogen-Depot), Fluspirilen (Imap) und Penfluridol (Semap). Die Applikation erfolgt intramuskulär, die Wirkungsdauer beträgt je nach Substanz zwischen einer und vier Wochen. Depot-Neuroleptika werden im Vergleich zu Kurzzeit-Neuroleptika relativ niedrig dosiert. Sie haben die gleichen Nebenwirkungen. Anstelle der Depot-Neuroleptika werden zunehmend auch atypische Neuroleptika eingesetzt.

Geläufige *unerwünschte Wirkungen* von typischen Neuroleptika sind: vegetative Nebenwirkungen (Hypersalivation, Akkommodationsstörungen, Miktionsstörungen, vermehrte Schwitzneigung), kardiovaskuläre Nebenwirkungen, hämatologische Nebenwirkungen, Leberveränderungen, endokrinologische Nebenwirkungen (z.B. Galaktorrhö, Gynäkomastie, Amenorrhö) und extrapyramidale Nebenwirkungen. Daneben können epileptische Anfälle als Folge einer Erniedrigung der Krampfschwelle vorkommen sowie psychische Nebenwirkungen, die allerdings unspezifisch sind.

Häufige unerwünschte Wirkungen von Clozapin sind Speichelfluss, Gewichtszunahme, zerebrale Anfallsneigung und mögliche Auswirkungen auf das Blut bildende System, die allerdings durch regelmäßige Blutbildkontrollen vermieden werden können. Olanzapin verursacht ebenfalls Speichelfluss und Gewichtszunahme, hat aber keine Nebenwirkungen auf das Blut bildende System. Risperidon verursacht im Gegensatz zum Clozapin und Olanzapin auch extrapyramidale Nebenwirkungen, die dosisabhängig sind. Es nimmt insofern eine Zwischenstellung zwischen den typischen und atypischen Neuroleptika ein. Auch zerebrale Anfälle werden unter Risperidon beobachtet.

Stützende Psychotherapie

Sie stellt eine gleichwertige Ergänzung der medikamentösen Therapie dar und umfasst folgende Maßnahmen: psychische Führung des Patienten, Ermutigung, Eingehen auf alltägliche Probleme und Sorgen, Steigerung des Selbstwertgefühls sowie der Kontakt- und Kommunikationsfähigkeit. Im Rahmen dieser *stützenden Psychotherapie* hat es sich als wichtig erwiesen, die Patienten nicht zu sehr regredieren zu lassen und ihrer Neigung zum Rückzug nicht nachzugeben.

Eine *aufdeckende Psychotherapie* ist bei schizophrenen Erkrankungen *in der Akutphase kontraindiziert*. Sie birgt aber auch bei chronischen Verläufen die Gefahr, den Rückfall in psychotische Episoden zu begünstigen. Der Grund liegt darin, dass eine zu starke Aufdeckung emotionaler und triebhafter Impulse die Verarbeitungsmöglichkeiten der Patienten übersteigt.

Umgang mit der kognitiven Basisstörung

Einen weiteren Ansatzpunkt für die Psychotherapie schizophrener Patienten bildet der Umgang mit den so genannten kognitiven Basisstörungen, die ihm zunächst verständlich gemacht werden müssen und die mit einem speziellen Trainingsprogramm angegangen werden können. Die kognitiven Denk-, Wahrnehmungs- und Handlungsstörungen äußern sich als Blockierungen, Gedankendrängen und Gedankenjagen, Gedankenleere, Vorstellungszwänge, als weitschweifiges, zerstreutes, leicht ablenkbares oder assoziatives und wenig gerichtetes Denken. Die Konzentration ist ebenso beeinträchtigt wie die Gedächtnisleistung und das unmittelbare Behalten. Die Wahrnehmung kann in quantitativer und qualitativer Hinsicht verzerrt sein. Es können Licht- und Geräuschempfindlichkeiten, sensorische Überwachheit, verschwommenes, verzerrtes sowie verformtes Sehen oder ähnlich gelagerte Störungen bestehen. Motorische Handlungsvollzüge können erschwert und blockiert sein. Es kommt zum Verlust von Fähigkeiten für automatisch oder halbautomatisch ablaufende Tätigkeiten, schließlich zu Zönästhesien und zu vegetativen Störungen. Solche Störungen müssen vom Therapeuten aktiv angesprochen werden, da die Patienten sie von sich aus oft nicht äußern. Verständlichmachen heißt in diesem Zusammenhang, dass dem Kind oder Jugendlichen verdeutlicht wird, dass diese Störungen, die er subjektiv ja recht gut angeben und schildern kann, mit seiner Grunderkrankung zusammenhängen und dass sie sowohl durch Übungsmaßnahmen als auch durch eine Behandlung der Grundstörung gebessert bzw. beseitigt werden können. Stellvertretend für andere, ähnlich strukturierte Therapieprogramme sei auf das integrierte psychologische Therapieprogramm für schizophrene Patienten (IPT) von Roder et al. (1988) hingewiesen (Abb. 25.**4**).

Diese Therapieprogramme liefern in abgestufter Folge ein Training zur Übung in kognitiven Differenzierungen, ein Training der sozialen Wahrnehmung und der Kommunikation bis hin zu Übungen, die Problemlösestrategien einüben sollen.

Beschäftigungs- und Arbeitstherapie

Ziel der *Beschäftigungstherapie* ist es, den häufig in sich gekehrten und verschlossenen Patienten psychisch aufzulockern und wieder gemeinschaftsfähig zu machen. Durch musische Betätigungen (Malen, Zeichnen, Arbeiten mit Ton) gelingt es, viele Patienten aus ihrer Reserve herauszuführen und über die manchmal überraschend guten Ergebnisse ihrer Gestaltungskraft ein optimistischeres Selbstbild zu erreichen.

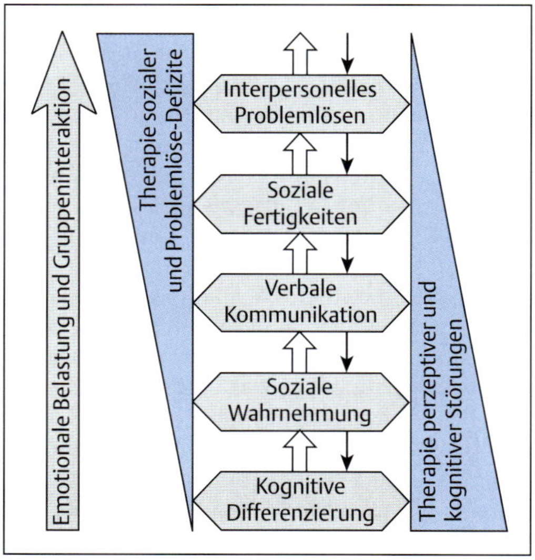

Abb. 25.**4** Das soziale Fertigkeiten-Training: Schematische Darstellung des Integrierten Psychologischen Therapieprogramms (IPT; nach Roder et al., 1988).

Die *Arbeitstherapie*, die vorwiegend im Jugendalter eingesetzt wird, will durch stufenweise Steigerung von körperlichen Anforderungen die Patienten an ihre Umwelt besser anpassen. Sie ist damit ein Teil der bei allen psychiatrisch Kranken angestrebten Rehabilitation.

Einbeziehung der Familie in die Therapie

Je jünger der Patient ist, umso wichtiger ist es, die Familie in den Behandlungsprozess einzubeziehen. Dabei liegt der Schwerpunkt nicht wie bei früheren Ansätzen bei einer ambitionierten Familientherapie mit einer Rekonstruktion der Rollen innerhalb der Familie, sondern ganz wesentlich in der Aufklärung der Familie über die Natur der Erkrankung, in der Beratung und der Einübung des Umgangs mit kritischen Situationen und in der Förderung familiärer Strategien zum Umgang mit Belastungen innerhalb und außerhalb der Familie. Im Hinblick auf die Schizophrenie des Jugendalters gibt es wenig systematisch untersuchte Programme. Im Bereich der Schizophrenie bei Erwachsenen haben sich jene Programme als wirkungsvoll erwiesen, die eine ausreichend dosierte neuroleptische Depotmedikation mit strukturierten stützenden Familienprogrammen kombinieren. Die Kombination dieser beiden Maßnahmen hat zwei wichtige Auswirkungen: das strukturierte Therapieprogramm mit den Familien kann dazu beitragen, dass der Patient weniger überschießenden und feindseligen Emotionen seitens anderer Familienmitglieder ausgesetzt ist; die neuroleptische Medikation trägt dazu bei, dass er aufgrund ihrer abschirmenden Wirkung weniger durch vorhandene Emotionen beeinträchtigt wird.

Rehabilitation

Etwa 40% der Adoleszenten, die an einer Schizophrenie erkranken, können aufgrund der Chronifizierung ihrer Erkrankung oder aufgrund ausgeprägter Störungen innerhalb ihrer Familien nicht unmittelbar nach der stationären Behandlung ihre schulischen oder beruflichen Tätigkeiten wieder aufnehmen und auch nicht in das häusliche Milieu zurückkehren. Für diese Gruppe ist ein Rehabilitationsprogramm erforderlich, das zum Ziel hat, die Patienten nach 1- bis 2-jähriger Rehabilitationsphase wieder in ihre gewohnte Umgebung zu integrieren oder für sie (und mit ihnen gemeinsam) eine neue Perspektive der schulischen und beruflichen Förderung zu erarbeiten. Ein derartiges Programm wurde an der Marburger Klinik, in Zusammenarbeit mit dem heilpädagogischen Heim Leppermühle, entwickelt. Es hat sich gezeigt, dass dieses Rehabilitationsprogramm den Störungen der Patienten angemessen ist und eine schrittweise Rückgliederung in den schulischen, beruflichen und familiären Bereich ermöglicht. Die 4 Phasen dieses Therapie- und Rehabilitationsprogramms sind in Tab. 25.**6** wiedergegeben. Die ersten beiden Phasen beziehen sich auf die Behandlung in der Klinik, die beiden folgenden in der Rehabilitationseinrichtung.

Verlauf und Prognose

Der Verlauf schizophrener Psychosen, die in der Adoleszenz beginnen, ist weniger untersucht worden als der Verlauf der im Kindes- und im Erwachsenenalter beginnenden. Dies mag damit zusammenhängen, dass die Psychosen in der Adoleszenz schon jenen des Erwachsenenalters zugeordnet wurden, sodass man wenige Unterschiede erwartete. Diese Annahme ist jedoch nicht richtig, wie die wenigen bisherigen Studien zeigen. Danach haben die in der Präpubertät und Adoleszenz beginnenden schizophrenen Psychosen einen ungünstigeren Verlauf als jene, die im Erwachsenenalter beginnen. Den ungünstigsten Verlauf weisen allerdings schizophrene Erkrankungen auf, die bereits im Kindesalter beginnen. Es wurden für das Erwachsenenalter in 25% der Fälle eine Vollremission ermittelt, in 50% der Fälle eine Teilremission und in 25% der Fälle ein chronischer Verlauf. Für die Adoleszentenpsychosen betrugen die Raten für die Vollremission 23%,

Tab. 25.**6** Die vier Phasen eines Behandlungs- und Rehabilitationsprogramms für Jugendliche mit schizophrenen Psychosen und ihre Ziele.

Akutphase	**Remissionsphase**	**Reha-Phase I**	**Reha-Phase II**
(klinische Behandlung)	(klinische Behandlung)	(Heimbetreuung)	(betreute Wohngruppe)
Stationäre Aufnahme	Weitere stationäre Behandlung	Depot-Medikation Gruppentherapie	Depot-Medikation, Verselbständigung in Gruppe
Neuroleptische Medikation	Neuroleptische Medikation	Einzeltherapie	
Baldige Aktivierung	Integration in Gruppe	Einübung der Tagesabläufe	Selbstversorgung
Einzeltherapie und Einzelbetreuung	Mitarbeit in AG	Schulbesuch	Anlerntätigkeit oder Lehre
Beschäftigungstherapie	Schulbesuch oder Einzelunterricht	Berufsfindung	
Kontakthalten zur Familie	Realitätstraining	Realitätstraining	
Gruppenaktivitäten (soweit möglich)	Konzentrationstraining	Kreative Förderung Familienkontakt	
	Stadtaktivitäten/Verselbständigung, Beurlaubungen, Familiengespräche		
Ziele:			
Beeinflussung der Akutsymptomatik Verhinderung von Rückzug und Chronifizierung	Reintegration im klinischen Bereich	Reintegration in größere Gemeinschaft, Realitätsanpassung, Berufsfindung und -vorbereitung	Selbstversorgung, berufliche Entwicklung

die Teilremission 25 % und für den chronischen Verlauf 52 %.

Weiterführende Literatur

Angst, J., Scharfetter, C.: Gedanken zum schizophrenen Spektrum aus epidemiologischer Sicht. Fortschritte der Neurologie und Psychiatrie 69 (Suppl. 2): 92–94, 2001

Deutsche Gesellschaft für Kinder und Jugendpsychiatrie et al. (Hrsg.): Leitlinie „Schizophrenie". 3. Aufl. Deutscher Ärzte-Verlag, Köln 2007

Marneros, A.: Schizoaffektive Störungen. Thieme, Stuttgart 1995

Remschmidt, H. (ed.): Schizophrenia in children and adolescents. Cambridge University Press, Cambridge 2001

Remschmidt, H. (Hrsg.): Schizophrene Erkrankungen im Kindes- und Jugendalter. Schattauer, Stuttgart 2004

Remschmidt, H., Martin, M., Schulz, E.: Schizophrene Psychosen. In: Remschmidt, H. (Hrsg.): Psychotherapie im Kindes- und Jugendalter. Thieme, Stuttgart 1997

Remschmidt, H., Wolf-Ostermann, K., Mattejat, F.: Schizophrene Erkrankungen im Jugendalter. Eine versorgungsepidemiologische Untersuchung an 305 konsekutiven stationären Behandlungsfällen. Nervenarzt 75: 663–674, 2004

Remschmidt, H., Martin, M., Fleischhaker, C., Theisen, F. M., Henninghausen, K., Gutenbrunner, C., Schulz, E.: Forty-two-years later: the outcome of childhood-onset schizophrenia. Journal of Neural Transmission 114: 505–512, 2007

Remschmidt, H., Martin, M., Theisen, F.: Schizophrene Störungen. In: Remschmidt, H., Mattejat, F., Warnke, A. (Hrsg.): Therapie psychischer Störungen bei Kindern und Jugendlichen. Thieme, Stuttgart 2008

Remschmidt, H., Theisen, F.: Schizophrenie. Springer, Heidelberg 2011

Roder, V., Brenner, H. D., Kienzle, N.: Integriertes Psychologisches Therapieprogramm bei schizophren Erkrankten IPT. 6. Aufl. Beltz, Weinheim 2010

Sauer, H.: Die nosologische Stellung schizoaffektiver Psychosen. Problematik und empirische Befunde. Nervenarzt 61: 3–15, 1990

Schmidt, M. H., Schultz, E., Blanz, B., Lay, B.: Verlauf schizoaffektiver Psychosen in der Adoleszenz. Zeitschrift für Kinder- und Jugendpsychiatrie 22: 253–261, 1994

26 Affektive Störungen

H. Remschmidt

Terminologie und Klassifikation. Unter der Bezeichnung „affektive Störungen" werden verschiedene, in Ätiologie, Symptomatik und Verlauf unterschiedliche Störungsbilder zusammengefasst, die folgende Gemeinsamkeiten aufweisen:

- sie sind gekennzeichnet durch ausgeprägte Veränderungen der Stimmungslage und des Antriebs mit oder ohne Angstbeteiligung. Die Stimmung kann nach der depressiven oder manischen Seite ausgelenkt sein;
- sie zeigen darüber hinaus auch regelmäßig Symptome im kognitiven Bereich und körperliche Symptome;
- sie neigen zu einem rezidivierenden Verlauf und vielfach zur Chronifizierung.

Ihre *Klassifikation* ist vorerst unbefriedigend und folgt pragmatischen klinischen Gesichtspunkten. In Tab. 26.**1** ist die Klassifikation nach ICD-10 und dem DSM-IV wiedergegeben.

In beiden Systemen können depressive Reaktionen, wenn sie dem jeweiligen Kriterium entsprechen, auch unter der Rubrik „Anpassungsstörungen" klassifiziert werden.

Depressive Störungen

Terminologie, Klassifikation und Epidemiologie

Unter der Bezeichnung „Depression" fasst man eine Reihe von Krankheitsbildern zusammen, die trotz einer gewissen Verschiedenheit, was ihre Ursachen, Verlauf und Behandlung betrifft, in einigen *kardinalen Symptomgruppen* übereinstimmen: 1. der traurigen, depressiven Grundstimmung, 2. der Denkhemmung und 3. der Hemmung von Handlungsfunktionen.

Die Symptomatik depressiver Zustandsbilder kann sehr vielgestaltig sein (Tab. 26.**2**). Emotional zeigen die Patienten neben der traurigen Grundstimmung eine ausgeprägte Antriebshemmung, einen Verlust der Interessen, vermehrte Angst und Irritierbarkeit, manchmal auch über den Tag verteilte Stimmungsschwankungen und häufig Schuldgefühle. Im *kognitiven* Bereich überwiegen Denkhemmungen, Grübeln, Konzentrationsstörungen, das Gefühl der Hilf- und Machtlosigkeit, eine negative Zukunftserwartung und Suizidgedanken. Schließlich sind *körperliche Symptome* wie Schlafstörungen, Appetit- und Gewichtsverlust, Müdigkeit, psychomotorische Verlangsamung oder auch Agitation, Libidoverlust, hypochondrische Beschwerden und eine Reihe von anderen körperlich-vegetativen Beschwerden wie Kopfschmerzen, Bauchschmerzen und Verdauungsstörungen vorhanden.

Tab. 26.**1** Klassifikation affektiver Störungen nach ICD-10 und DSM-IV.

ICD-10	DSM-IV
Manische Episode (F30)	Manische Episode (296.0)
Bipolare affektive Störung (F31)	Bipolare Störung (gemischt, manisch oder depressiv) (294/296)
Depressive Episode (F32)	Depressive Störungen
Rezidivierende Störung (F33)	• Major depression, einzelne Episode (296.2)
Anhaltende affektive Störungen (F34)	• Major depression, rezidivierend (296.3)
• Zyklothymie (F34.0)	Dysthyme Störung (300.4)
• Dysthymie (F34.1)	

Tab. 26.**2** Symptome einer ausgeprägten Depression.

Emotionale Symptome	Kognitive Symptome	Körperliche Symptome
• Traurige Grundstimmung • Antriebshemmung • Schuldgefühle • Interessenverlust • Angst/Irritierbarkeit • Gefühl der Erschöpfung • Gefühl der Gefühllosigkeit • Stimmungsschwankungen (Tagesschwankungen) • Suizidalität	• Denkhemmung/Grübeln • Konzentrationsstörungen • Selbstherabsetzung/Selbstkritik • Hilflosigkeit/Machtlosigkeit • Insuffizienzgefühle • Düstere Zukunftserwartung • Todesgedanken • Negative Einstellung zur eigenen Person • Katastrophenerwartung • Versündigungsideen • Verarmungsideen • Misserfolgsorientierung	• Schlafstörungen • Appetitverlust • Gewichtsverlust • Müdigkeit/Abgeschlagenheit • Psychomotorische Retardierung oder Agitation • Libidoverlust • Hypochondrische Beschwerden • Vegetative Beschwerden (Kopfschmerzen, Bauchschmerzen, Verdauungsstörungen)

Ein Großteil dieser Symptome ist den meisten Menschen vertraut. Nahezu jeder Mensch leidet zuweilen unter einer traurigen Grundstimmung, unter Insuffizienzgefühlen oder Schlafstörungen. Die Symptomebene allein reicht nicht aus, um ein Krankheitsbild „Depression" zu konstituieren. Von einer Depression als psychiatrischer Krankheit können wir erst dann sprechen, wenn

- eine mehr oder weniger regelhafte Kombination von Symptomen im emotionalen, kognitiven und körperlichen Bereich vorliegt,
- der Patient durch diese Symptomatik in der Wahrnehmung seiner alters- und entwicklungstypischen Lebensvollzüge beeinträchtigt ist und
- das depressive Syndrom persistiert.

Nachdem man früher stärker auf die emotionale und körperliche Symptomatik depressiver Störungen geachtet hatte, ist in den letzten Jahren der kognitive Bereich stark in den Vordergrund getreten. Patienten mit einer ausgeprägten Depression sind in ihrem Denken, ihrer Konzentrationsfähigkeit und ihrem Handlungsspielraum extrem eingeengt. Sie trauen sich nichts zu und erwarten auch von der Zukunft nichts Gutes. Beck (1976) hat die kognitiven Störungen depressiver Patienten in der „kognitiven Triade" zusammengefasst, wonach depressive Patienten ein negatives Bild von sich selbst, von der Welt und von der Zukunft haben.

Primäre und sekundäre Depression. Eine bei allen depressiven Zustandsbildern sehr wichtige Frage konzentriert sich darauf, ob die jeweils vorhandene Depression ein *eigenständiges* Krankheitsbild darstellt, also *primär* ist, oder sich erst *sekundär* entwickelt, nachdem eine andere Symptomatik vorausgegangen ist. Angesichts der Tatsache, dass depressive Zustandsbilder im Rahmen vieler psychiatrischer Erkrankungen vorkommen, ist diese Frage sowohl diagnostisch als auch differentialdiagnostisch von großer Bedeutung. So ist das Vorkommen depressiver Verstimmungen geläufig bei der Schizophrenie, bei der Anorexia nervosa, bei verschiedenen Persönlichkeitsstörungen, aber auch bei Angstzuständen unterschiedlicher Genese, nach hirnorganischen Erkrankungen, bei chronischen körperlichen Erkrankungen usw. Herkömmlicherweise wird eine derartige sekundäre Depression als *Zusatzdiagnose* klassifiziert. Hiergegen gibt es aber insofern auch Einwände, als die depressive Verstimmung z.B. bei der Schizophrenie in bestimmten Phasen, aber auch bei der Anorexia nervosa, als konstituierender Bestandteil der Erkrankung selbst aufgefasst werden kann. Beispielsweise beginnen 20% der schizophrenen Psychosen im Jugendalter mit einer depressiven Verstimmung. Aber auch im Verlauf der schizophrenen Erkrankungen treten immer wieder depressive Verstimmungen auf. Bei der Anorexia nervosa ist das gemeinsame Vorkommen ebenfalls ausgeprägt. Vorerst erscheint es aus unserer Sicht zweckmäßig, die depressive Verstimmung bei anderen Erkrankungen als zusätzliche Diagnose zu registrieren.

Entwicklungspsychopathologische Besonderheiten

Für das Verständnis depressiver Zustandsbilder in der Adoleszenz ist die Kenntnis einiger entwicklungspsychopathologischer Besonderheiten von Bedeutung (Rutter, 1986):

- Während *depressive Verstimmungen* im Kindesalter selten sind, nehmen sie in der Adoleszenz an Häufigkeit zu, mehr in Relation zu den Vorgängen in der Pubertät als zum chronologischen Alter.
- Ebenso nehmen *depressive Erkrankungen* in der Adoleszenz an Häufigkeit zu, wobei sich das Geschlechterverhältnis von einem Überwiegen der Jungen vor der Pubertät zu einer Dominanz der Mädchen nach der Pubertät verschiebt. Auch *manische Episoden* treten nach der Pubertät häufiger auf, obwohl sie in seltenen Fällen auch vor der Pubertät vorkommen können.
- Unmittelbare *Trauerreaktionen* auf Verlusterlebnisse sind im Kindesalter sowohl weniger ausgeprägt als auch von kürzerer Dauer als im Jugend- oder Erwachsenenalter.
- Erfolgreiche *Suizide* sind vor der Pubertät äußerst selten und zeigen in der Adoleszenz einen erheblichen Häufigkeitsanstieg, der zum Erwachsenenalter hin weiter progredient ist. Auch *Suizidversuche* werden in der Adoleszenz deutlich häufiger, erreichen ihren Häufigkeitsgipfel allerdings im frühen Erwachsenenalter im Gegensatz zu den Suiziden, deren Häufigkeit mit weiter zunehmendem Lebensalter ansteigt.
- Auch *Suizidgedanken* sind in der Adoleszenz häufig, zumindest in klinischen Populationen. Dabei überwiegen die Mädchen.

Depressive Episode

Definition und klinisches Bild. Die einzelne depressive Episode wird als eigenes Störungsbild abgegrenzt, weil bei ihrem erstmaligen Auftreten häufig nicht klar ist, ob sie Bestandteil einer umfassenden Störung ist. Charakteristisch sind die Kardinalsymptome depressiver Störungen wie gedrückte, traurige Grundstimmung, Antriebsminderung, Verlust der Interessen und Schlafstörungen trotz erhöhter Ermüdbarkeit. Hinzu treten als weitere häufige Symptome (ICD-10): Konzentrationsstörungen, vermindertes Selbstwertgefühl und Selbstvertrauen, Schuldgefühle, pessimistische Zukunftsperspektiven, Suizidgedanken oder -handlungen, Schlafstörungen, Appetit- und Gewichtsverlust, diffuse Ängste, mitunter auch motorische Unruhe und zahlreiche Konflikte (vgl. Abb. 26.**1**).

Bei manchen Patienten, insbesondere bei jungen Kindern, können die somatischen Symptome im Vordergrund stehen.

Für die Diagnose einer depressiven Episode wird eine Dauer von mindestens zwei Wochen vorausgesetzt. In der ICD-10 existiert auch eine Schweregradeinteilung (leichte, mittelgradige und schwere depressive Episode), die allerdings relativ unscharf ist. Bei der schweren Episode wird eine Variante mit psychotischen Symptomen (Wahn, Halluzination oder depressiver Stupor) von einer solchen ohne psychotische Symptome unterschieden.

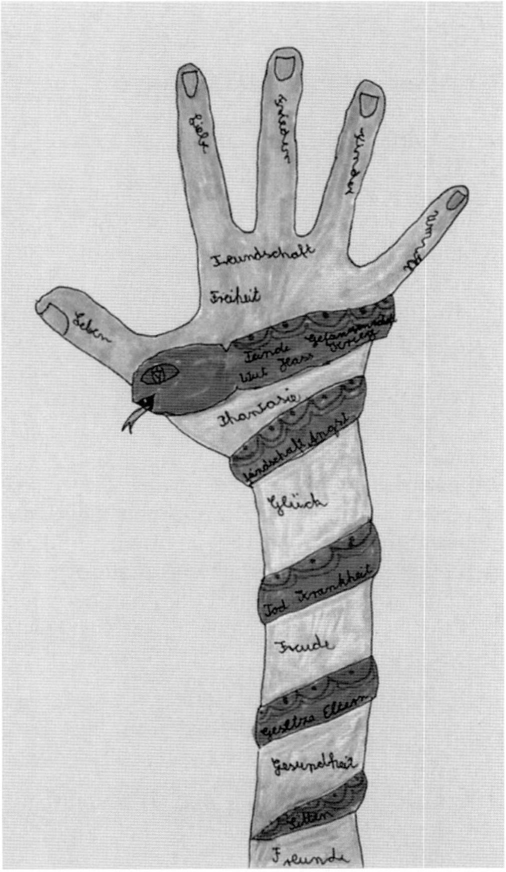

Abb. 26.**1** Bild einer 16-jährigen Patientin mit schwerer Depression. In der Beschriftung kommen die zentralen Konflikte zum Ausdruck.

Diagnose und Differentialdiagnose. Die Diagnose erfolgt aufgrund der Vorgeschichte und der klinischen Symptomatik. Inventare zur Diagnostik depressiver Störungen (Interview, Checklisten und Skalen) sind hilfreich.

Differentialdiagnostisch abgegrenzt werden müssen, neben anderen depressiven Störungen, körperliche Erkrankungen und schizophrene Psychosen, Letztere insbesondere dann, wenn psychotische Symptome mit der depressiven Episode assoziiert sind. Aufgrund der hohen Komorbidität depressiver Störungen mit Angststörungen und Störungen des Sozialverhaltens ist auch an originäre Störungen aus diesen Bereichen zu denken.

Ätiologie, Therapie, Verlauf, Prognose. Hierzu wird zusammenfassend für alle depressiven Störungen an anderer Stelle dieses Beitrags (s. S. 229 ff.) Stellung genommen.

Rezidivierende depressive Störung

Definition und Klassifikation. Die Symptomatik ist identisch mit derjenigen bei der depressiven Episode. Hinzu kommt das wiederholte, d. h. rezidivierende Auftreten der depressiven Episode, deren Dauer sehr unterschiedlich sein kann (Wochen und Monate). Die erste Episode kann in jedem Alter zwischen Kindheit und höherem Lebensalter auftreten. Auch bei der rezidivierenden depressiven Störung werden verschiedene Schweregrade unterschieden (leichte, mittelgradige und schwere rezidivierende depressive Episoden, Letztere ohne oder mit psychotischen Symptomen). Die schweren Formen der rezidivierenden depressiven Störung haben viel gemeinsam mit den depressiven Episoden im Rahmen einer bipolaren Erkrankung. Eine solche ist aber auszuschließen. Auch in der Anamnese dürfen keine hypomanischen oder manischen Episoden vorgekommen sein.

Manische Episode

Definition und klinisches Bild. Die manischen Episoden sind charakterisiert durch erhöhten Antriebsüberschuss, Distanzlosigkeit, planlose Umtriebigkeit und Hyperaktivität, gesteigertes Selbstwertgefühl und überhöhte Selbsteinschätzung; ferner durch Größenideen oder absolut unrealistische Zukunftspläne. In diesen Phasen benötigen die Kinder und Jugendlichen kaum Schlaf und sind ständig in Bewegung. Das manische Zustandsbild kann bei Kindern innerhalb von wenigen Tagen in ein depressives „umkippen".

Die manische Symptomatik ist im Kindesalter von einer starken Fluktuation der Symptomatik gekennzeichnet und gleicht oft eher einem erethischen Zustandsbild, wobei die in der Adoleszenz und im Erwachsenenalter häufige Euphorie meist fehlt.

In der Adoleszenz zeigt die Manie oft schizophrenietypische Symptome mit Wahn und Halluzinationen und kann somit leicht als schizophrene oder schizoaffektive Psychose fehlgedeutet werden. Eine sichere differentialdiagnostische Abgrenzung ist daher meist erst unter Beobachtung des weiteren Verlaufs möglich. Schizoaffektive Psychosen mit Manifestation in der Adoleszenz zeigen einen deutlich ungünstigeren Verlauf, als bislang vermutet wurde, und stehen somit den Frühmanifestationen schizophrener Psychosen hinsichtlich der Prognose näher als den affektiven Störungen.

Epidemiologie. Manische Episoden sind im Kindesalter selten und nehmen in der Adoleszenz an Häufigkeit zu. Exakte epidemiologische Angaben existieren nicht. Sie erweisen sich meist als Phase einer bipolaren affektiven Störung, was bei ihrem erstmaligen Auftreten allerdings noch nicht sicher beurteilt werden kann.

Diagnose und Differentialdiagnose. Die Diagnose ist bei einer ausgeprägten manischen Episode aufgrund der Vorgeschichte, der Exploration und der direkten Beobachtung relativ leicht möglich. Sie ist schwieriger bei hypomanischen Zuständen, bei denen die soziale Integration noch nicht auffällig gestört ist. Differentialdiagnostisch abgegrenzt werden müssen hirnorganische Zustandsbilder, schizophrene Psychosen, andere affektive Störungen und Persönlichkeitsstörungen.

Bipolare Störung

Definition und Klassifikation. Die Störung ist definiert durch den Wechsel von depressiven und manischen Episoden, die zwischenzeitlich durch Phasen normalen psychischen Befindens

(Remission) unterschiedlicher Zeitdauer unterbrochen sind. Störungen mit ausschließlich manischen oder hypomanischen Episoden, die im Kindes- und Jugendalter sehr selten sind, werden ebenfalls zu den bipolaren Störungen gerechnet. In beiden Klassifikationssystemen (ICD-10 und DSM-IV) werden Art und *Schweregrad* der gegenwärtigen Episode in eigenen Kategorien festgehalten, z.B. bipolare affektive Störung, gegenwärtig manische Episode ohne psychotische Symptome.

Epidemiologie. Bipolare Störungen sind im Kindesalter außerordentlich selten und liegen auch im Jugendalter unter 0,1 %. Die Lebenszeitprävalenz liegt zwischen 0,4 und 1 %.

Klinisches Bild, Diagnose und Differentialdiagnose. Zur Vereinheitlichung der Diagnostik bipolarer Störungen bei Kindern und Jugendlichen haben Anthony und Scott (1960) 10 Kriterien erarbeitet, die eine gute Richtschnur für die Diagnose darstellen und in Tab. 26.**3** aufgeführt sind.

Ein Teil dieser Kriterien ist natürlich bei der Erstdiagnose nicht erfüllt.

Depressive Episode. Vor der Pubertät fallen die Kinder meist durch eine extreme Hemmung, durch Grübeln, Angst- und Schuldgefühle, Antriebsmangel, Suizidgedanken, Entscheidungsunfähigkeit und Apathie auf. Die Verstimmungszustände sind meist kurzphasig: Absolute Antriebslosigkeit und Antriebsüberschuss bzw. Aggressivität können innerhalb von Stunden einander ablösen. Bei einer eingehenden Exploration zeigt sich dann auch, dass der Denkablauf verlangsamt ist und dass viele Kinder zu Zwangsphänomenen (z.B. Grübelzwang) neigen und Schuld- und Versündigungsideen äußern.

Häufig sind auch vegetative Funktionsstörungen wie Schlaflosigkeit, Appetitlosigkeit, Kopfschmerzen, Herzsensationen, Obstipation. Bei Mädchen bleibt häufig die Periode aus, oft klagen sie auch über ein Globusgefühl.

Tab. 26.**3** Diagnosekriterien für bipolare Störungen von Kindern und Jugendlichen (nach Anthony u. Scott, 1960).

Diagnosekriterien für bipolare Störungen von Kindern und Jugendlichen
1. Symptombild, das den klassischen Beschreibungen der bipolaren Störung entspricht
2. Homologe familiäre Belastung
3. Frühzeitige Neigung zu manisch-depressiven Reaktionsformen
4. Mindestens einmaliges Rezidivieren der Phasen
5. Zweiphasiger (manisch-depressiver) Verlauf
6. Unwahrscheinlichkeit exogener Einflüsse
7. Erhebliche Erkrankung im Sinne einer klinischen Behandlungsbedürftigkeit
8. Abnorme, extravertierte Persönlichkeit
9. Ausschluss einer organischen Ursache oder einer Schizophrenie
10. Absicherung der Diagnose durch den Verlauf

Manische Episode. Die manischen Episoden sind gekennzeichnet durch erhöhten Antriebsüberschuss, Distanzlosigkeit, planlose Umtriebigkeit und Hyperaktivität, ein gesteigertes Selbstwertgefühl und unrealistische Zukunftspläne. In diesen Episoden benötigen die Kinder und Jugendlichen kaum Schlaf und sind ständig in Bewegung. Das manische Zustandsbild kann innerhalb von wenigen Stunden in ein depressives „umkippen". Je jünger die Kinder sind, umso weniger ähnelt die Symptomatik der klassischen Form der Erkrankung im Erwachsenenalter. Nach Stutte (1963) unterscheiden sich bipolare Störungen im Kindesalter von denen des Erwachsenenalters durch die in Tab. 26.**4** dargestellten Merkmale.

Diagnose und Differentialdiagnose. Für die Diagnose ist zunächst neben der Symptomatik auch eine erhebliche Belastung wichtig sowie zur Absicherung eine (wenn auch kurze) Verlaufsbeobachtung.

Differentialdiagnostisch sind vor allem organische Zustandsbilder abzugrenzen. Katamnesen haben gezeigt, dass manische Zustandsbilder bei sehr jungen Kindern (unter dem 8. Lebensjahr) häufig auf einer nicht erkannten organischen Ursache beruhen.

Abzugrenzen sind andere affektive Störungen, Pubertäts- und Adoleszentenkrisen, die unter ähnlichem Bilde verlaufen können, die Pubertätshypochondrie, aber auch heredodegenerative Erkrankungen, die manchmal in Form manischer oder depressiver Episoden beginnen, wobei erst später dann der organische Hintergrund sichtbar wird.

Tab. 26.4 Unterschiede bei bipolaren Störungen zwischen Kindes- und Erwachsenenalter.

Unterschiede bei bipolaren Störungen zwischen Kindes- und Erwachsenenalter

- Sie sind kürzerphasig und zeigen keine so deutliche Wesensalteration. Es kommt viel rascher zum Phasenwechsel von der manischen zur depressiven Phase und umgekehrt.
- Sie richten sich in der Symptomatologie nach alterstypischen Ausdrucksformen.
- Sie zeigen häufig vegetative Funktionsstörungen, erst um die Pubertät erfolgt ein Feldwechsel in Richtung der Symptomatik bei Erwachsenen.
- Sie sind ferner gekennzeichnet durch ein häufiges Nebeneinandervorkommen von manischen und depressiven Phasen.
- Inhaltlich werden sie von Interessen, Konflikten und Triebzielen der jeweiligen Altersstufe mitgeprägt, wobei phobisch-anankastische und hypochondrische Syndrome häufig sind.
- Sie münden des Öfteren in einen schizoformen Zerfallsprozess ein.

Ätiologie und Genese. Eine wichtige Rolle spielen genetische Faktoren. Ist ein Elternteil manisch-depressiv erkrankt, so erkranken bis zu 24% der Kinder, etwa 12% der Geschwister, 3,4% der Enkel und rund 2,4% der Nichten und Neffen. Es gibt Anhaltspunkte dafür, dass exogene Faktoren die Krankheit zwar auslösen können, jedoch nicht die Ursache darstellen.

Es ist sicher, dass sowohl Anlage- als auch Umweltfaktoren zusammenspielen. Über den Anteil dieser beiden Faktoren sind aber keine verlässlichen Aussagen möglich.

Anhaltende affektive Störungen

Definition und Klassifikation. Unter dieser Bezeichnung sind in der ICD-10 „anhaltende und gewöhnlich fluktuierende Stimmungsstörungen“ beschrieben, „bei denen einzelne Episoden selten, wenn überhaupt, ausreichend schwer genug sind, um als hypomanische oder auch nur leichte depressive Episoden beschrieben zu werden. Da sie jahrelang andauern und manchmal den größten Teil des Erwachsenenlebens bestehen, ziehen sie beträchtliches subjektives Leiden und Beeinträchtigungen nach sich. Gelegentlich können jedoch wiederholte oder einzelne manische Episoden oder eine leichte oder schwere depressive Störung die anhaltende affektive Störung überlagern. Die anhaltenden affektiven Störungen sind besser hier als bei den Persönlichkeitsstörungen einzuordnen, da Familienstudien auf genetische Beziehungen zu den affektiven Störungen hinweisen, und weil sie gelegentlich denselben Behandlungen wie diese zugänglich sind“ (ICD-10). Zu dieser Rubrik gerechnet werden die Zyklothymia und die Dysthymia.

Zyklothymia

Bei der Zyklothymia handelt es sich um eine andauernde Instabilität der Stimmungslage, die sowohl durch leichte depressive Episoden als auch durch Episoden mit gehobener Stimmung gekennzeichnet ist. Obwohl es in der Definition heißt, dass sich diese Störung im frühen Erwachsenenalter entwickelt, gibt es auch Beobachtungen im Kindes- und Jugendalter, wenngleich die Diagnose in dieser Lebensphase außerordentlich schwer zu stellen ist. Hier hilft oft die Familienanamnese weiter, denn die Zyklothymia kommt gehäuft bei Verwandten von Patienten mit einer bipolaren affektiven Störung vor. Ferner entwickeln auch Personen mit einer Zyklothymia häufiger eine bipolare affektive Störung. Insofern können im Kindes- und Jugendalter Vorstufen einer bipolaren affektiven Störung in Form von zyklothymen Stimmungsschwankungen festgestellt werden.

Dysthymia

Bei der Dysthymia handelt es sich um eine chronische depressive Verstimmung, die meist monatelang anhält, aber immer wieder durch kürzere Perioden psychischen Wohlbefindens unterbrochen wird.

Kennzeichnend ist ein ausgeprägtes depressives Zustandsbild, das in der Regel einer traumatisierenden Erfahrung folgt. Die traumatisierende Erfahrung kann auch ein länger anhaltender Konflikt sein, mit dem sich das Kind oder der Jugendliche lang und kontinuierlich (oft auch unbewusst) beschäftigen. Meist ist außerdem eine ausgeprägte Angstsymptomatik vorhanden bzw. ein Mischzustand aus Angst und Depression. Wahnideen oder Halluzinationen fehlen, ebenso wie Tagesschwankungen. Der meist chronischdepressive Zustand ist von wechselnden Perioden (Tage oder Wochen) guten Befindens unterbrochen. Die Kinder oder Jugendlichen klagen über Antriebslosigkeit, depressive Grundstimmung, Schlafstörungen und Schwierigkeiten, mit den alltäglichen Anforderungen fertig zu werden. Die Störung beginnt in der Regel erst im Jugendalter und dauert meist mehrere Jahre an.

Die diagnostischen Leitlinien der ICD-10 betonen die Chronifizierung und die lange Dauer der Depression, die jedoch nicht den Schweregrad einer leichten oder mittelgradigen rezidivierenden depressiven Störung erreicht.

Differentialdiagnostisch abgegrenzt werden müssen vor allem andere Formen der Depression, insbesondere affektive Psychosen. Dies geschieht aufgrund der jeweiligen Symptomatik und der Vorgeschichte. Ferner sind schizophrene Erkrankungen, Depressionen im Rahmen der Anorexia nervosa oder im Zusammenhang mit körperlichen Erkrankungen abzugrenzen. Leitlinien für die Abgrenzung sind jeweils die bei den genannten Erkrankungen vorhandenen zusätzlichen Symptome, die Vorgeschichte sowie etwaige körperliche Befunde.

Ätiologie und Genese

Für die Manifestation affektiver Störungen ist eine Reihe von ursächlichen oder auslösenden Faktoren beschrieben worden. Zu ihnen gehören: genetische Prädisposition, Persönlichkeitsfaktoren, traumatische Erfahrungen, aktuelle psychosoziale Belastungen sowie physikalische Einwirkungen (z.B. Lichtentzug). Diese Faktoren und ihre Wechselwirkungen können zu einer Beeinträchtigung der Neurotransmittersysteme führen und letztlich die depressive oder auch manische Symptomatik hervorrufen.

Im Folgenden wird die in Abb. 26.**2** skizzierte Modellvorstellung erläutert.

Ursächliche und auslösende Faktoren

In Tab. 26.**5** sind ursächliche und auslösende Faktoren für affektive Störungen aufgeführt.

Genetische Prädisposition. Es besteht kein Zweifel, dass genetische Einflüsse für die Manifestation affektiver Störungen eine wichtige Rolle spielen, allerdings in einem – störungsbezogen – unterschiedlichen Ausmaß. Dies haben Familienstudien und Zwillingsstudien gezeigt.

In *Familienstudien* wurde gefunden, dass das höchste Wiederholungsrisiko bei Verwandten

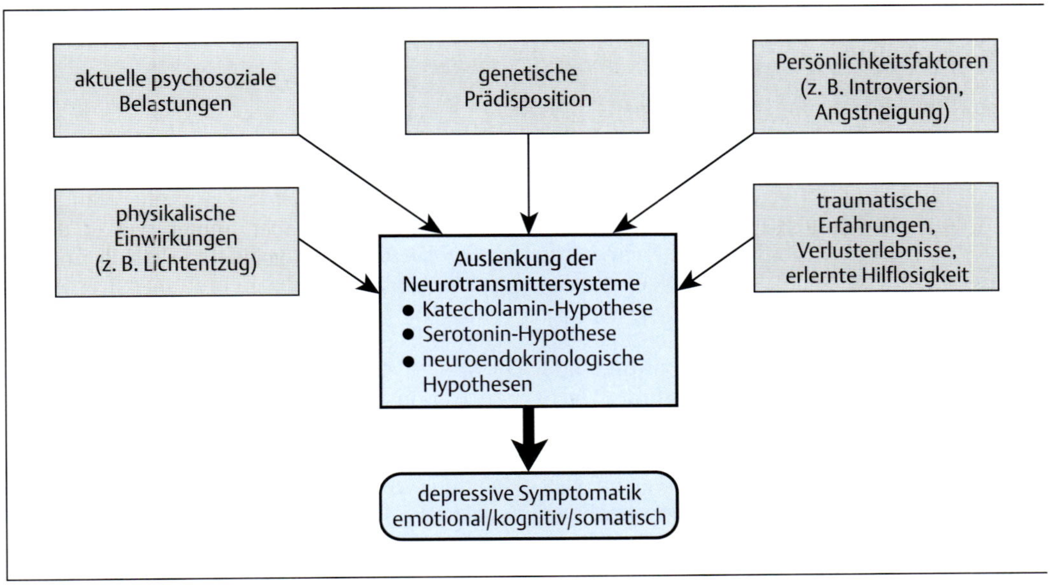

Abb. 26.**2** Ursächliche und auslösende Faktoren für affektive Störungen.

Tab. 26.5 Ursächliche und auslösende Faktoren für affektive Störungen.

Ursächliche und auslösende Faktoren für affektive Störungen
Genetische Prädisposition
Persönlichkeitsfaktoren
Traumatische Erfahrungen
Aktuelle psychosoziale Belastungen
Lichtentzug

bipolarer Indexfälle besteht (etwa 18%), während es unter Verwandten mit unipolaren Erkrankungen rund 7% beträgt.

In *Zwillingsstudien* wurden Konkordanzraten für eineiige Zwillinge bei den bipolaren Störungen von 73%, bei den unipolaren von 42% und bei den zweieiigen Zwillingen für beide Erkrankungstypen eine Konkordanzrate von 14% gefunden.

Dieses Ergebnis sowie auch Adoptionsstudien stützen die Bedeutung einer genetischen Verursachung. Trotz dieser Befunde wurde bis heute ein eindeutiger Erbgang noch nicht identifiziert.

Persönlichkeitsfaktoren. Auch Persönlichkeitsmerkmale wie Introversion, Angstbereitschaft oder Neurotizismus fördern die Manifestation depressiver Störungen. Es ist hier die Frage, inwieweit auch hier einerseits genetische Faktoren, andererseits frühe Erfahrungen und Erlebnisse bedeutsam sind.

Traumatische Erfahrungen und aktuelle psychosoziale Belastungen. Eine Vielzahl von Depressionsmodellen stützt sich auf das Vorliegen negativer früher Erfahrungen und aktueller Belastungen. Am bekanntesten ist das *Modell der erlernten Hilflosigkeit* von Seligman. Nach dieser These lernt eine Person, für die subjektiv wichtige Erlebnisse unkontrollierbar sind, mit der Zeit ein hilfloses Verhalten. Sie erlebt sich als machtlos hinsichtlich der Selbstkontrolle und erwartet demgemäß auch ein hilfloses Ausgeliefertsein in künftigen Situationen. Bei dem Versuch, die Ursache ihrer Hilflosigkeit zu ergründen, werden die die eigene Person entwertenden Kognitionen zum vorherrschenden Verhaltensstil. Dadurch wird die Umgebung nicht mehr realistisch wahrgenommen, sondern im Lichte der negativen Erwartungen.

Lichtentzug. Das *zirkadiane System* des Menschen ist ein Gefüge verschiedener ineinander verflochtener und aufeinander abgestimmter Rhythmen, wobei einzelne biologisch aktive Substanzen, wie Hormone und Neurotransmitter, in zeitabhängiger Weise unterschiedliche Wirkungen (Hemmung oder Stimulierung von biologischen Prozessen) ausüben können.

Der Zirbeldrüse (Pinealorgan) wird gemeinsam mit speziellen Kernen des ZNS (z. B. Nucleus suprachiasmaticus) eine wichtige Funktion in der photoperiodischen Steuerung biologischer Rhythmen zugeschrieben. Sie kann als ein Lichtsinnesorgan mit neurosekretorischer Funktion betrachtet werden, wobei das von ihr produzierte *Melatonin* in diesem Gefüge von großer Bedeutung ist. Die Melatoninsekretion kann beim Menschen durch helles Kunstlicht spezieller Wellenlänge (Phototherapie) oder Sonnenlicht unterdrückt werden.

Das bei schweren Depressionen (z. B. im Rahmen einer bipolaren Störung) alterierte zirkadiane Sekretionsmuster von Neurohormonen wie dem Melatonin und die therapeutische Beeinflussung durch Lichttherapie bei hierfür disponierten Subgruppen der Erkrankten verweisen möglicherweise auch auf Zusammenhänge mit den beobachteten jahreszeitlichen Schwankungen im Auftreten oder in der Exazerbation dieser Erkrankungen.

Vermittelnde biochemische Systeme

Nach dem in Abb. 26.2 postulierten Modell führen alle ursächlichen und auslösenden Faktoren im Endergebnis zu einer Beeinträchtigung der vermittelnden biochemischen Neurotransmittersysteme bzw. zu neuroendokrinen Veränderungen.

Die *Katecholaminhypothese* führt die Depression auf ein Defizit des Neurotransmitters Norepinephrin an wichtigen Stellen der Reizübertragung im ZNS zurück. Die *Serotoninhypothese* postuliert eine Erniedrigung der Serotoninkonzentration in den Schaltstellen des Zentralnervensystems. *Neuroendokrinologische Hypothesen* gehen von Störungen der Hypothalamus-Hypophysen-Nebennierenrinden-Achse und der Hypothalamus-Hypophysen-Schilddrüsen-Achse aus.

Über die Beeinträchtigung der Transmittersysteme sowie der neuroendokrinologischen Funktionen kommt es im Sinne einer „gemeinsamen

Endstrecke" zu den relativ einheitlichen emotionalen, kognitiven und somatischen Symptomen einer depressiven Episode oder, bei entsprechender Disposition, auch zu manischen oder bipolaren Zustandsbildern. Dabei spielen auch psychophysiologische Vermittlungen (Angstzustände, Nervosität, Schwitzneigung, Habituation) eine Rolle.

Therapie

Allgemeine Maßnahmen

Kinder und Jugendliche mit affektiven Störungen müssen, wenn eine ausgeprägte Suizidneigung besteht, stationär aufgenommen werden. Die Behandlung suizidaler Kinder und Jugendlicher ist eine Gratwanderung zwischen Einschränkung und Freizügigkeit. Eine sorgfältige Beobachtung auf Station ist erforderlich. Jeder Suizidversuch muss ernst genommen werden, auch wenn es immer wieder Kinder und Jugendliche gibt, die Suizidversuche aus „demonstrativen Gründen" unternehmen. Jedoch auch sie befinden sich in einer Notsituation (s. Kap. 40 „Selbstverletzung und suizidales Verhalten").

Die Suizidneigung lässt sich bereits vor Ausbruch der depressiven Erkrankung am „präsuizidalen Syndrom" feststellen. Darunter verstehen wir einen auffälligen Rückzug, ein Nachlassen der Interessen sowie Suizidgedanken, mitunter Ankündigungen von Suizidhandlungen. Neben der akuten Krisenintervention bei vorhandener Suizidalität gilt es jedoch auch zu berücksichtigen, dass eine schwere depressive Episode zu häufig lang anhaltenden kognitiven Leistungseinbußen und nachhaltigen psychosozialen Beeinträchtigungen bei den Kindern und Jugendlichen führen kann.

Bei schweren depressiven Episoden, speziell im Rahmen bipolarer Störungen und Suizidalität, ergibt sich eine Indikation zur medikamentösen Behandlung. Gerade bei Kindern und Jugendlichen sind jedoch zusätzliche psychotherapeutische und heilpädagogische Maßnahmen unter Einbeziehung der Eltern unerlässlich für die weitere Therapie.

Medikamentöse Behandlung

Der Stellenwert von *trizyklischen Antidepressiva* für die Behandlung depressiver Syndrome bei Kindern und Jugendlichen ist nach wie vor umstritten. Dies resultiert aus der Tatsache, dass die bislang vorliegenden doppelblind und plazebokontrollierten Studien bei depressiven Kindern und Jugendlichen keinen nennenswerten Vorteil des Verums gegenüber der Plazeboapplikation erbracht haben. Die Wirksamkeit der trizyklischen Antidepressiva setzt offenbar eine stärkere Ausreifung der Neurotransmittersysteme voraus, die erst im späten Jugendalter und frühen Erwachsenenalter gegeben ist.

Dennoch ergibt sich ein klinischer Nutzen der trizyklischen Antidepressiva. Sie werden eingesetzt, um gezielt eine schwere depressive Symptomatik zu beeinflussen, die Schlaflosigkeit abzumildern und die vielfach vorhandenen körperlichen Begleitsymptome zu behandeln. Besonders genau untersucht sind die Nebenwirkungen der trizyklischen Antidepressiva. Im Vordergrund stehen hier die meist passageren und dosisabhängigen anticholinergen und sympathomimetischen Nebenwirkungen, insbesondere Schwindel, Mundtrockenheit, orthostatische Hypotension, erhöhte Krampfbereitschaft, Tachykardie oder Veränderung der kardialen Reizleitung und Akkommodationsstörungen. Wegen der kardialen Nebenwirkungen ist vor und unter dem Einsatz dieser Medikamente unbedingt ein EKG abzuleiten, und es sind wegen der Beeinflussung der hirnelektrischen Aktivität entsprechende EEG-Kontrollen durchzuführen.

Nach der Einführung der *Selektiven Serotonin-Wiederaufnahmehemmer* (SSRI) hat sich der Einsatz der nicht-trizyklischen Antidepressiva in den letzten Jahren bei Erwachsenen, aber auch bei Kindern und Jugendlichen, immer stärker etabliert. Neben der guten Wirksamkeit liegt dies an der einfachen Handhabbarkeit (Dosierung) und an der guten Verträglichkeit (geringes Nebenwirkungsprofil) dieser Substanzen. Hierzu zählt insbesondere die geringe Rate an anticholinergen, antiadrenergen und antihistaminergen Nebenwirkungen. Allerdings wurde wiederholt ein vermehrtes Auftreten von Suizidgedanken (nicht Suizidversuchen) nach Einnahme von SSRI beobachtet. Deshalb muss dieser Aspekt sorgfältig beobachtet werden. Nach Metaanalysen aus dem Jahre 2007 überwiegt aber der Nutzen die Gefahren. Neben den SSRI wurden in jüngster

Zeit neue Antidepressiva entwickelt, die dosisabhängig die (teils kombinierte) Wiederaufnahme von Serotonin, Noradrenalin oder Dopamin hemmen und teilweise zusätzlich selektiv Serotonin-Rezeptoren blockieren. Eine Übersicht über die verschiedenen Antidepressiva wird in Kapitel 52 „Medikamentöse Behandlung" (S. 448 ff.) gegeben.

Lithiumpräparate werden bei bipolaren Störungen eingesetzt. Sie haben eine prophylaktische Wirkung im Hinblick auf manische und depressive Phasen einer endogen-phasischen Erkrankung. Als gesicherte Indikation gilt daher ihre Anwendung bei der akuten Manie sowie als Prophylaktikum bei affektiven Störungen unipolaren und bipolaren Verlaufs.

Auch *Carbamazepin* hat sich zur Behandlung mancher affektiver Störungen (Rezidivprophylaxe bipolarer und unipolarer psychotischer Phasen) und zur Rezidivprophylaxe bei schizoaffektiven Psychosen (hierbei häufig in Kombination mit Neuroleptika oder Antidepressiva) bewährt.

Schließlich liegen auch über eine Kombination von Lithium und Carbamazepin bei affektiven Störungen mit psychotischen Symptomen im Jugendalter positive Erfahrungen vor. Durch die Kombination beider Substanzen kommt man mit einer geringeren Lithiumdosis aus.

Die *unerwünschten Wirkungen* der Lithiumsalze, die auch bei gut kontrollierter Behandlung eintreten können, sind: feinschlägiger Tremor, Gewichtszunahme, Durst und Polyurie, Übelkeit, Störung der Schilddrüsenfunktion und EKG- bzw. EEG-Veränderungen. Von großer Bedeutung ist die Kenntnis der Symptome einer Lithiumintoxikation. Sie tritt bei einer Serumkonzentration von über 1,6–2 mmol/l auf und macht sich durch Symptome wie grobschlägigen Tremor und Ataxie, Müdigkeit, Benommenheit, starken Durst, verwaschene Sprache und u. U. auch Krampfanfälle bemerkbar. In allen Fällen einer Lithiumintoxikation ist eine intensivmedizinische Behandlung erforderlich. Sie kann durch eine sorgfältige Kontrolle des Lithium-Blutspiegels vermieden werden, der zwischen 0,8 und 1,2 mmol/l variieren soll, eher nach der unteren Grenze tendierend.

Psychotherapeutische Maßnahmen

Bei der Psychotherapie depressiver Syndrome (insbesondere der reaktiven und neurotischen Depression) haben sich die modernen Formen der Verhaltenstherapie (s. auch Beitrag „Psychotherapie", Teil IV) unter Nutzung kognitiver Aspekte in den letzten Jahren durchgesetzt und als Erfolg versprechend erwiesen. Dabei werden folgende Elemente berücksichtigt:

Aufbau einer tragfähigen Beziehung, Abbau belastender Kognitionen (Gedanken und Vorstellungen), Aufbau und Förderung positiver Lebensbezüge und sozialer Kontakte.

Die Erfolge der kognitiven Verhaltenstherapie bei Depressionen werden auf folgende Wirkkomponenten zurückgeführt:

- Vermittlung einer plausiblen Erklärung über die Natur der Erkrankung,
- Planung und Strukturierung des Tagesablaufs und des Handelns gemeinsam mit dem Patienten,
- positive Erfahrungen des Patienten mit den vorgeschlagenen Maßnahmen,
- Veränderung der kognitiven Erwartungshaltung des Patienten.

Die kognitiven Verhaltenstherapien der Depression sind jedoch nur bedingt bei den bipolaren Störungen indiziert, allenfalls als zusätzliche Maßnahmen.

Flankierende Maßnahmen

Hierunter sind alle Maßnahmen zu verstehen, die das Leben und das Lebensumfeld des Patienten berücksichtigen. In der Kindheit und Adoleszenz sind zwei Aspekte besonders zu berücksichtigen wie:

- *Einbeziehung der Eltern:* Die Eltern müssen über das Krankheitsbild aufgeklärt und in den Behandlungsplan einbezogen werden. Es kommt dabei darauf an, dass die Eltern auch an der „kognitiven Umstrukturierung" mitwirken, z. B. durch Vermittlung von Erfolgserlebnissen (psychoedukativer Ansatz).
- *Einbeziehung des schulischen und beruflichen Umfelds:* In vielen Fällen kann es nützlich sein, mit dem Klassenlehrer bzw. dem Anleiter einer beruflichen Ausbildungsstätte Kontakt aufzunehmen, wenn es um konkrete Fragen geht wie z. B. Verbesserung der Selbstbehaup-

tung in einer Leistungssituation oder vorübergehende Entlastung zu Beginn der Behandlung. Dies muss jedoch vorher mit dem Kind oder Jugendlichen besprochen werden und mit seinem Einverständnis erfolgen.

Zu den flankierenden Maßnahmen gehört auch die Verbesserung der Stellung des jeweiligen Patienten im Kreise Gleichaltriger, wozu die Eingliederung in eine Gruppe manchmal sinnvoll ist.

Verlauf und Prognose

Schwere depressive Störungen im Sinne der „Major Depression" verlaufen bei Kindern und Jugendlichen mit einer durchschnittlichen Dauer der Episoden von ca. 7 bis 9 Monaten wesentlich langwieriger, als früher vermutet wurde. Die aktuellen Verlaufsuntersuchungen belegen übereinstimmend Rückfallraten von 40% innerhalb der ersten 2 Jahre nach Erkrankungsbeginn und von 70% nach 5 Jahren. Höhere Rückfallraten zeigen speziell jene Kinder und Jugendlichen, die einem konfliktreichen familiären Klima ausgesetzt sind. Ferner zeigen die vorliegenden Längsschnittstudien, dass ca. 20 bis 40% der mit einer schweren depressiven Episode erkrankten Jugendlichen innerhalb eines Zeitraums von 5 Jahren eine bipolare Affektpsychose entwickeln. Ein jüngeres Ersterkrankungsalter mit einem depressiven Syndrom prädiziert dabei einen früheren Wechsel hin zur bipolaren Erkrankung. Kinder mit einer dysthymen Störung zeigen gehäuft (ca. 70%) nach 2 bis 3 Jahren einen Übergang in eine erste schwere depressive Episode und in ca. 13% der Fälle einen Übergang in eine bipolare Affektpsychose.

Weiterführende Literatur

Angold, A., Costello, E. J.: The epidemiology of depression in children and adolescents. In: Goodyer, I. M. (ed.): The depressed child and adolescent. 2nd ed. Cambridge University Press, Cambridge 2001, pp. 143–178

Assion, H.-J., Vollmöller, W.: Bipolare Störungen. Kohlhammer, Stuttgart 2005

Biederman, J., Kwon, A., Wozniak, J., et al.: Absence of gender differences in pediatric bipolar disorder: findings from a large sample of referred youth. Journal of Affective Disorders 83: 207–214, 2004

Birmaher, B.: New hope for children and teens with bipolar disorder. Three Rivers Press, New York 2004

Blanz, B.: Depressive Störungen. In: Remschmidt, H., Mattejat, F., Warnke, A. (Hrsg.). Therapie psychischer Störungen bei Kindern und Jugendlichen. Thieme, Stuttgart 2008

Braun-Scharm, H.: Depressionen und komorbide Störungen bei Kindern und Jugendlichen. Wissenschaftliche Verlagsgesellschaft, Stuttgart 2002

Essau, C. A.: Depression bei Kindern und Jugendlichen. Reinhardt, München 2002

Faedda, G. L., Baldessarini, R. J., Glovinsky, I. P., Austin, N. B.: Pediatric bipolar disorder: phenomenology and course of illness. Bipolar Disorders 6: 305–313, 2004

Friese, H.-J., Trott, G.-E. (Hrsg.): Depression in Kindheit und Jugend. Huber, Bern 1998

Goodyer, I. M. (ed.): The depressed child and adolescent. 2nd ed. Cambridge University Press, Cambridge 2001

Grunze, H., Walden, J.: Valproat bei manisch-depressiven (bipolaren) Erkrankungen. Thieme, Stuttgart 2004

Harrington, R. C.: Drepressive disorder in childhood and adolescence. Wiley & Sons, Chichester, N.Y., 1993

Harrington, R. C.: Kognitive Verhaltenstherapie bei depressiven Kindern und Jugendlichen. Hogrefe, Göttingen 2001

King, R. A., Apter, A. (eds): Suicide in children and adolescents. Cambridge University Press, Cambridge 2003

Marneros, A., Akiskal, H. S.(Hrsg.): Das neue Handbuch der bipolaren und depressiven Erkrankungen. 2. Aufl. Thieme, Stuttgart 2004

Mehler-Wex, C.: Depressive Störungen. Springer, Berlin 2008

Meyer, T. D., Kossmann-Böhm, S., Schlottke, P. F.: Do child psychiatrists in Germany diagnose bipolar disorders in children and adolescents? Results from a survey. Bipolar Disorders 6: 426–431, 2004

Remschmidt, H.: Bipolar disorders in children and adolescents. Current Opinion in Psychiatry 11: 379–383, 1998

Schou, M.: Die Lithiumtherapie affektiver Störungen. 6. Aufl. Thieme, Stuttgart 2005

Stiensmeier-Pelster, J., Schürmann, M., Duda, K. (Hrsg.): Depressions-Inventar für Kinder und Jugendliche. 2. Aufl. Hogrefe, Göttingen 2001

Walden, J., Grunze, H.: Bipolare affektive Störungen: Ursachen und Behandlung. 4. Aufl. Thieme, Stuttgart 2006

27 Angststörungen

H. Remschmidt

Definition und Klassifikation

Unter Angststörungen fasst man recht unterschiedliche klinische Syndrome zusammen, die durch zwei Merkmale gekennzeichnet sind:

- eine ungewöhnlich starke und situationsunangemessene Angstentwicklung und
- ein ebenso ausgeprägtes Vermeidungsverhalten.

Traditionell hat man eine auf ein bestimmtes Objekt oder eine bestimmte Situation bezogene Angst von einer generalisierten, unspezifischen, frei flottierenden Angst unterschieden. Die zuerst genannte Angst wird dem Krankheitsbild der *Phobie* zugerechnet, die zuletzt genannte dem der *Angstneurose*. Diese Unterscheidung wurde in der Folgezeit weiter differenziert, was jedoch nicht in jeder Hinsicht zu einer Klärung der Einteilung von Angstzuständen geführt hat.

In der ICD-10 werden phobische Störungen von anderen Angststörungen differenziert, wobei für die Agoraphobie zwei Varianten (ohne oder mit Panikstörung) unterschieden werden. Im DSM-IV dominiert die Panikstörung, die wiederum in eine solche mit und ohne Agoraphobie differenziert wird. Beide Klassifikationsschemata kennen die nicht objekt- oder situationsgebundene Angst in Form der Angstneurose oder der generalisierten Angststörung.

Versucht man, auf den Kern zu kommen und jene Elemente zum Einteilungsprinzip zu machen, die am ehesten geeignet sind, verschiedene Angstzustände voneinander zu differenzieren, so kann man drei Arten von Ängsten unterscheiden, die in Tab. 27.**1** dargestellt sind.

Alle Arten von Ängsten rufen Veränderungen auf drei Ebenen hervor, die jeweils unterschiedlich ausgeprägt sein können:

- Auf der *Erlebensebene*: Hierzu gehören Befürchtungen, Beeinträchtigungserlebnisse, Überlegungen zur Vermeidung bestimmter angstauslösender Situationen usw.
- Auf der *Verhaltensebene*: Hier geht es um Vermeidungsstrategien wie Flucht, Ausweichen, Weglaufen, Umgehen von Situationen, aber auch um so genannte Sicherheitssignale, die mit einer bestimmten Angst auslösenden Situation assoziiert sind. Darunter versteht man Objekte oder Situationen, die das Auftreten extremer Angst unwahrscheinlich machen, weil sie ein in der Regel rasch verfügbares Hilfeangebot darstellen (z. B. Telefon zum Anrufen des Therapeuten, Anwesenheit einer bestimmten Person, Tabletten in der Tasche).
- Auf der *physiologischen Ebene*: Hierzu gehören die allgemein bekannten physiologischen Begleiterscheinungen der Angst wie erhöhte Pulsfrequenz, Schwitzneigung, Atembeschleunigung usw.

Sowohl für die Diagnostik als auch für die Therapie ist die Unterscheidung dieser drei Ebenen wertvoll. Die verschiedenen Diagnosekriterien

Tab. 27.**1** Arten von Ängsten.

Art der Angst	Beschreibung
1. Phobische Ängste	Beziehen sich auf bestimmte Objekte und Situationen: Hierzu gehören die Agoraphobie, die sozialen und die monosymptomatischen Phobien (auch spezifische isolierte Phobien genannt).
2. Fluktuierende Ängste (Angstanfälle)	Sind nicht an ein bestimmtes Objekt oder eine bestimmte Situation gebunden und treten panikartig auf. Hierzu gehören die Panikstörungen oder Panikattacken.
3. Generalisierte Ängste	Treten nicht anfallsartig auf, sondern sind überdauernd und nicht an bestimmte Situationen oder Objekte gebunden. Diese Form der Angst wird auch als frei flottierende Angst bezeichnet.

machen stets von Merkmalen auf diesen drei Ebenen Gebrauch. Ebenso existieren therapeutische Zugänge zur Behandlung von Angstsyndromen, die auf alle drei Ebenen zurückgreifen.

Entwicklungspsychopathologie

Ängste kommen im Kindes- und Jugendalter häufig vor und haben, bezogen auf die jeweilige Entwicklungsphase, unterschiedliche Inhalte. Während Säuglinge ausgeprägte Ängste vor Geräuschen entwickeln, stehen im frühen Kindesalter Ängste vor fremden Menschen, vor Trennung oder Dunkelheit oder Phantasiegestalten im Vordergrund. Im Vorschul- und Schulalter entstehen oft phobische Ängste, im Schulalter Leistungsängste, und im Jugendalter sind soziale Ängste häufig.

In Tab. 27.**2** ist eine Übersicht über Ängste und Angststörungen im Verlaufe der Entwicklung von Kindern und Jugendlichen wiedergegeben und zu ihrem jeweiligen kognitiven Entwicklungsstand in Beziehung gesetzt.

Wann ist ein Angstzustand pathologisch?

Für den Kliniker ist die Unterscheidung sehr wichtig, wann ein Angstzustand krankhaften Charakter hat oder noch zu den physiologischen Auslenkungen gerechnet werden kann. Diese Unterscheidung lässt sich nicht ganz scharf ziehen. Es gibt dennoch Kriterien, die einigermaßen zuverlässig sind. Von einer pathologischen Angst kann man sprechen, wenn die in Tab. 27.**3** aufgeführten Kriterien gegeben sind.

Tab. 27.**2** Ängste und Angststörungen von Kindern und Jugendlichen im Verlauf ihrer Entwicklung (nach Carr, 1999, S. 404, u. Schneider, 2004, S. 10).

Alter	Psychologische bzw. soziale Kompetenz	Quelle entwicklungsphasentypischer Ängste	Beginnende Angststörung
0 – 6 Monate	Sensorische Fähigkeiten dominieren	Intensive sensorische Reize	
		Verlust von Zuwendung	
		Laute Geräusche	
6 – 12 Monate	Sensomotorische Schemata	Fremde Menschen	
	Ursache und Wirkung	Trennung	
	Objektkonstanz		
2 – 4 Jahre	Präoperationales Denken	Fantasiegestalten	Trennungsangst
	Fähigkeit zu imaginieren, aber unfähig, Fantasie und Realität zu trennen	Potenzielle Einbrecher	Spezifische Phobie vor Dunkelheit, Monstern usw.
	Dunkelheit		
5 – 7 Jahre	Konkret-operationales Denken	Naturkatastrophen (Feuer, Überschwemmung)	Spezifische Phobie vor Tieren, Blut, medizinischen Eingriffen
		Verletzungen	
	Fähigkeit, konkret-logisch zu denken	Tiere	
		Medienbasierte Ängste	
8 – 11 Jahre	Selbstwert basiert auf akademischen und sportlichen Leistungen	Schlechte schulische und sportliche Leistungen	Prüfungsangst
12 – 18 Jahre	Formal-operationales Denken	Ablehnung durch Gleichaltrige	Soziale Phobie
	Fähigkeit, Gefahr zu antizipieren		Agoraphobie
	Selbstwert durch Alterskameraden bestimmt		Panikstörung

Tab. 27.3 Kriterien für pathologische Angst.

Kriterien für pathologische Angst
1. Übermäßig ausgeprägte Angstintensität (quantitativer Aspekt)
2. Ungewöhnliche Inhalte und Objekte der Angstzustände (qualitativer Aspekt)
3. Unangemessenheit der Angstreaktion im Verhältnis zur Situation, in der sie auftritt
4. Chronifizierung der Angstsituation
5. Fehlen von Möglichkeiten des Individuums zur Reduktion bzw. Bewältigung der Angst
6. Spürbare Beeinträchtigung der alterstypischen Lebensvollzüge durch den Angstzustand

Hinzuweisen ist ferner auf die hohe Korrelation von Ängsten zwischen Eltern und ihren Kindern sowie auf bestimmte Familienstile (z.B. überprotektives Verhalten, symbiotische Beziehung zwischen Mutter und Kind), die das Auftreten massiver Angstzustände begünstigen.

Im Hinblick auf die Geschlechterverteilung überwiegen deutlich die Mädchen; das Verhältnis beträgt etwa 60 : 40. Bei spezifischen Phobien überwiegt noch stärker das weibliche Geschlecht.

Was den Erkrankungsbeginn betrifft, so treten viele monosymptomatische (spezifische) Phobien bereits im Kindesalter auf (insbesondere Tierphobien), während die sozialen Phobien meist um die Pubertät und in der Frühadoleszenz beginnen. Dies hat auch mit dem entwicklungstypischen Wandel der Angstthematik zu tun, die sich in der beginnenden Adoleszenz stark auf soziale Situationen verlagert.

Im Folgenden werden vier Gruppen von Angstsyndromen beschrieben, die in den gängigen psychiatrischen Klassifikationsschemata voneinander abgegrenzt werden:

- Phobische Angstsyndrome,
- Panikattacken und Agoraphobie,
- generalisierte Angststörung (Angstsyndrom, früher Angstneurose),
- als Besonderheit des Kindes- und Jugendalters Trennungsangst und Schulphobie.

Derartige Abgrenzungen sind nicht ohne eine gewisse Willkür möglich. Es gibt zwischen den Syndromen z.T. mannigfache Überschneidungen.

Phobische Angstsyndrome

Klinische Bilder, Diagnose und Differentialdiagnose

Monosymptomatische (spezifische) Phobien

Bei monosymptomatischen (spezifischen) Phobien bezieht sich die Angst auf bestimmte Objekte und Situationen. Besonders häufig sind Tierphobien (Spinnenphobie, Hundephobie, Pferdephobie); aber auch Angst vor geschlossenen Räumen (Klaustrophobie), vor großen und belebten Plätzen (Agoraphobie), vor Dunkelheit und vor bestimmten Situationen ist typisch. Die Agoraphobie wird im nächsten Abschnitt gemeinsam mit den Panikattacken abgehandelt, weil dieser Zusammenhang in den meisten Klassifikationsschemata heute so gesehen wird.

Kinder und Jugendliche mit spezifischen Phobien geraten in massive Angstzustände, wenn sie der jeweiligen Situation (Konfrontation mit Hunden, Spinnen usw.) ausgesetzt werden. Sie trachten daher danach, diese Situationen tunlichst zu meiden. Die Angstzustände gehen mit erheblichen vegetativen Erscheinungen einher (Schweißausbrüche, Harndrang, Tachykardie, Kreislauflabilität). Von der Persönlichkeitsstruktur her sind die Jugendlichen meist introvertiert, ängstlich, wenig durchsetzungsfähig und eng an eine Beziehungsperson gebunden. Nicht selten findet man in der Familie ähnliche Persönlichkeiten.

Die diagnostischen Kriterien für die spezifische Phobie (F40.2) der ICD-10 und des DSM-IV verlangen als Hauptmerkmale zweierlei:

- eine deutliche Furcht vor einem bestimmten Objekt oder einer bestimmten Situation, außer Agoraphobie (F40.0) oder sozialer Phobie (F40.1) und
- eine deutliche Vermeidung solcher Objekte und Situationen, außer Agoraphobie (F40.0) oder sozialer Phobie (F40.1).

Was die Objekte bzw. Situationen der monosymptomatischen Phobien betrifft, so existiert eine große Mannigfaltigkeit: Tierphobien, Höhenphobien, Klaustrophobie, Phobie vor der Dunkelheit, vor dem Fliegen, phobische Angst vor dem Zahnarztbesuch, vor Verletzungen, vor bestimmten Erkrankungen (Krankheitsphobie, neuerdings auch vor Aids) sind häufig. Früher hat man die monosymptomatischen Phobien nach dem Furchtobjekt bzw. der Situation benannt. Angesichts der ungeheuren Variabilität hat man hiervon mehr oder weniger Abstand genommen. Wo diese Bezeichnungen verwendet werden, dienen sie lediglich der Deskription der Störung.

Monosymptomatische Phobien entstehen überwiegend in der Kindheit, in der Adoleszenz oder im frühen Erwachsenenalter.

Diagnose und Differentialdiagnose. Die Diagnose erfolgt aufgrund der Anamnese und der klinischen Symptomatik, die z.T. direkt beobachtet werden kann. Ferner existiert eine Reihe von Instrumenten zur Objektivierung der phobischen Symptomatik. Differentialdiagnostisch abzugrenzen sind *andere* Angststörungen wie soziale Phobien, Panikattacken, Agoraphobie und die generalisierte Angststörung (früher Angstneurose), ferner Zwangssyndrome sowie schizophrene Psychosen, die ebenfalls mit starker Angstentwicklung einhergehen können. Die Abgrenzung erfolgt jeweils aufgrund der klinischen Symptomatik und ihres Kontexts mit anderen Symptomen (z.B. bei den schizophrenen Psychosen mit wahnhaften Phänomenen oder Halluzinationen).

Soziale Phobien

Soziale Phobien sind *häufige Angstmanifestationen des Jugendalters.* Mit der zunehmenden *Bedeutung bestimmter sozialer Situationen* für Jugendliche wird auch die Angst bzw. Furcht in diese Richtung gelenkt. Sie konzentriert sich häufig auf Prüfungssituationen, Essen oder Sprechen in der Öffentlichkeit, Treffen mit dem anderen Geschlecht, alle Formen des Auftretens in der Öffentlichkeit, wobei die Jugendlichen befürchten, dass es ihnen in der jeweiligen Situation schwindlig wird, dass sie erbrechen könnten oder dass man sie auslachen könnte. Die Furcht vor den entsprechenden Situationen geht mit den üblichen *physiologischen Veränderungen* eines mehr oder weniger ausgeprägten Angstzustands einher wie Tachykardie, Händezittern, Übelkeit, manchmal auch Drang zum Wasserlassen und Vermeidung von Blickkontakt.

Vielfach sind die Patienten nicht in der Lage, zwischen diesen körperlichen Manifestationen der Angst und der Angst auslösenden Situation zu unterscheiden. Sie halten häufig die körperlichen Angstmanifestationen für das primäre Problem. Die Symptomatik kann sich bis zu regelrechten Panikattacken steigern. Da die Patienten die jeweiligen Situationen zu vermeiden versuchen, isolieren sie sich immer mehr und verlieren häufig den Kontakt zu ihrer Gleichaltrigengruppe oder zu wichtigen alterstypischen Aktivitäten.

Im Gegensatz zu anderen Phobien sind soziale Phobien bei beiden Geschlechtern etwa gleich häufig.

Von ihrer Persönlichkeit her sind die Jugendlichen durch Zurückgezogenheit, Scheu, niedriges Selbstwertgefühl, Versagensangst und auch Furcht vor Kritik gekennzeichnet.

Diagnose und Differentialdiagnose. Die diagnostischen Leitlinien von ICD-10 und DSM-IV entsprechen im Wesentlichen jenen bei den monosymptomatischen Phobien, nur dass der Angst auslösende Stimulus die jeweilige soziale Situation ist. Die Diagnose erfolgt wie bei den anderen Phobien aufgrund der Anamnese und der sorgfältigen Beobachtung und Beschreibung der klinischen Symptomatik (durch den Patienten selbst, seine Eltern oder den Untersucher). Differentialdiagnostisch abgegrenzt werden müssen die gleichen Krankheitsbilder wie bei den monosymptomatischen Phobien.

Obwohl die *Benennung* der sozialen Phobien *nach der jeweiligen Situation* mehr oder weniger deskriptiven Charakter hat, so ist sie in diesem Falle dennoch sinnvoll, um häufige phobische Situationen zu charakterisieren. Dementsprechend unterscheidet man Prüfungsphobien, Krankheitsphobien (Nosophobien), Sexualphobien (Ängste im Zusammenhang mit der Sexualität), Schulphobien (die auf Trennungsängste zurückgehen), Klaustrophobien, Flugphobien usw. Eine besondere phobische Situation stellt die Herzphobie dar, die entweder zu den Krankheitsphobien gerechnet wird oder zu den Panikattacken.

Ätiologie und Genese

Die Ätiologie und Genese kann für monosymptomatische (spezifische) Phobien und für soziale Phobien gemeinsam besprochen werden, da ihre Entstehungsbedingungen viele Parallelen aufweisen.

Konstitutionelle und genetische Faktoren

Für die Bedeutung konstitutioneller und genetischer Faktoren bei der Entstehung von monosymptomatischen und sozialen Phobien existieren drei Argumente:

- Zwillingsstudien zeigen, dass Angstsyndrome generell bei eineiigen Zwillingen eine höhere Konkordanz aufweisen als bei zweieiigen, was auch für soziale Ängste gilt.
- Patienten mit Phobien zeigen im Vergleich zu gesunden Menschen eine ausgeprägtere generelle Erregung und eine geringere Fähigkeit zur Habituation.
- Angstzustände (nicht nur Phobien) treten familiär gehäuft auf.

Psychologische und psychosoziale Faktoren

Unter dieser Rubrik spielen prämorbide Persönlichkeitsmerkmale (Kontaktscheu, Depressionsneigung, sozialer Rückzug), familiäre Momente (ähnliche Verhaltensweisen in der Familie) und Konditionierungsvorgänge eine entscheidende Rolle. Letztere stellen Vermeidungsreaktionen dar, die in einer ganz umschriebenen, dem Patienten oft erinnerlichen Situation entstanden sind.

Dieser einfache Erklärungsansatz muss noch durch das Konzept der *Preparedness* ergänzt werden. Preparedness besagt, dass die Angstinhalte phobischer Patienten aus der Evolution zu erklären sind. Sie beziehen sich durchweg auf Objekte, mit denen in der Evolution Gefahren verbunden waren (z. B. gefährliche Tiere, Höhen, spitze Gegenstände), nicht jedoch auf die Errungenschaften der modernen Technik (z. B. Waschmaschinen, Autos, Radios oder Fernsehgeräte). Die Objekte phobischer Störungen waren also in der phylogenetischen Entwicklung Auslöser für Angst- und Vermeidungsreaktionen, die im Sinne des Überlebens der Art wichtig waren. Sie können daher nach Maßgabe dieser Theorie als *„phylogenetische Reminiszenz“* betrachtet werden.

Therapie

Psychotherapie

Sowohl bei monosymptomatischen (einfachen) als auch bei sozialen Phobien sind verschiedene Strategien der *Verhaltenstherapie* die Methoden der Wahl (s. Beitrag „Psychotherapie“, Teil IV). Sie wurden bislang von anderen Behandlungsmethoden, was ihre Wirksamkeit betrifft, weder erreicht noch übertroffen.

Systematische Desensibilisierung. Dieses von Wolpe entwickelte Verfahren hat teilweise schon historische Bedeutung, ist jedoch immer noch eine wirksame Methode zur Behandlung von Phobien. Das Prinzip besteht darin, dass der Patient *schrittweise*, zunächst gedanklich, dann real, *mit dem phobischen Objekt bzw. der betreffenden Situation konfrontiert wird.* Durch die Kombination mit einem Entspannungsverfahren (Autogenes Training oder Muskelrelaxation nach Jacobson) wird der Patient in die Lage versetzt, das angstauslösende Objekt oder die angstauslösende Situation zunächst in der Vorstellung, später auch in der Realität, zu ertragen. Die Aufstellung von Angsthierarchien erlaubt dabei ein schrittweises Vorgehen. Dieses Verfahren wurde in vielfältiger Weise weiterentwickelt.

Exposition und Reaktionsverhinderung (Flooding). Diese Methode enthält Elemente der systematischen Desensibilisierung, unterscheidet sich jedoch dadurch, dass der Patient *rascher der Angst auslösenden Situation oder dem Angst auslösenden Objekt ausgesetzt wird*, und in der Angstphase wird seine übliche Reaktion (z. B. Weglaufen, verschiedene Vermeidungstechniken) verhindert. Bei dieser therapeutischen Strategie sind folgende Gesichtspunkte zu beachten:

- *Sorgfältige Analyse und Erfassung der Angst auslösenden Objekte bzw. Situationen:* Dabei geht es darum, die Angst auslösenden Situationen so exakt wie möglich zu erfassen, gleichzeitig aber auch die Vermeidungsstrategien des Patienten und möglichst auch Ansätze für Bewältigungsstrategien. Auch phobische Patienten reagieren nicht nur über einen Vermeidungsmechanismus. Sie bieten fast immer auch Ansätze zur Bewältigung der Situation. An diesen kann man therapeutisch anknüpfen.
- *Sorgfältige und detaillierte Erklärung des Vorgehens:* Es ist von ausschlaggebender Bedeutung,

dem Patienten den Sinn und Zweck der Behandlungsmethode zu erläutern. Er muss auch wissen, dass der Erfolg erst nach einer zweifellos für ihn sehr belastenden Exposition möglich ist.

- *Konfrontation und Reaktionsverhinderung in einer Realsituation:* Im Gegensatz zur systematischen Desensibilisierung, die zunächst von fiktiven Situationen ausgeht, wird der Patient einer realen Situation ausgesetzt. Diese kann auch darin bestehen, dass man z.B. im klinischen Bereich eine entsprechende Angstsituation herstellt.

Bei der *Durchführung* sind drei Dinge zu beachten:

- Die Dauer der Exposition darf nicht zu kurz sein, damit die Angst nicht in den ersten Minuten schon abflaut und die Expositionssituation dann bei einem noch zu hohen Angstpegel beendet würde. Je nach Art und Intensität der Phobie ist eine Expositionsdauer von über 60 Minuten günstig.
- Dem Patienten muss versichert werden, dass ihm nichts passieren kann und dass das Aushalten der Angstsituation mit Sicherheit zur Angstreduktion führen wird.
- Der Therapeut steht dem Patienten während der schwierigen Zeit der Angstexposition verbal, unter Umständen auch durch körperliche Berührung (Festhalten, Handhalten) bei.

Mit dem Verfahren lässt sich eine Reihe von *zusätzlichen Behandlungselementen* kombinieren. Da Patienten mit phobischen Syndromen ohnehin außerordentlich ängstlich, scheu und zurückgezogen sind, empfiehlt sich, mit dem Verfahren ein *Selbstsicherheitstraining* zu kombinieren oder soziale Fertigkeiten in anderer Weise (z.B. durch Rollenspiel oder Modelllernen) einzuüben. Auch verschiedene Gruppenverfahren (Übungsgruppen oder Aussprachegruppen) haben sich bewährt.

Die Methode der Exposition und Reaktionsverhinderung hat sich bislang als das wirksamste Verfahren zur Behandlung von phobischen Syndromen erwiesen.

Kognitive Strategien. Auch die Anwendung kognitiver Strategien (mit oder ohne Entspannungsübungen) kann hilfreich sein. Zu ihnen gehören verschiedene Formen des Problemlösetrainings und des Selbstinstruktionstrainings, kombiniert mit einem Selbstsicherheitstraining. Kognitive Strategien scheinen aber der Methode der Exposition und Reaktionsverhinderung unterlegen zu sein.

Medikamentöse Therapie

Angewandt werden im Wesentlichen zwei Substanzgruppen: Antidepressiva und Benzodiazepine. Auf *Antidepressiva* sprechen Patienten mit generalisierten Angstzuständen besser an als solche mit monosymptomatischen. Im Übrigen hängt der Einsatz von Antidepressiva sehr stark davon ab, ob eine begleitende Depression vorliegt oder nicht.

Eine vorübergehende Anwendung von *Benzodiazepinen* kann bei schweren Angstzuständen auch im Jugendalter empfohlen werden, nicht jedoch über einen längeren Zeitraum (länger als 6 Wochen). Denn die Benzodiazepine bringen eine nicht unerhebliche Suchtgefahr mit sich.

Verlauf und Prognose

Im Gegensatz zur Vielzahl von Untersuchungen zur Therapie gibt es nur wenige zum Verlauf von phobischen Syndromen. Es scheint aber so zu sein, dass die unter phylogenetischem Aspekt sinnvollen Ängste (Tierphobien, Klaustrophobien, Höhenphobien) länger anhalten. Allerdings neigen auch soziale Phobien, wenn keine Behandlung erfolgt, zur Chronifizierung.

Günstige Faktoren für die Prognose sind: Fehlen einer ausgeprägten depressiven Verstimmung, Therapiemotivation und gute Fortschritte während der ersten Therapiestunden. *Ungünstige Faktoren* sind: ausgeprägte depressive Verstimmung, prämorbide Auffälligkeiten der Persönlichkeit und der sozialen Anpassung sowie Missbrauch von Alkohol oder Medikamenten.

Panikattacken und Agoraphobie

Diese beiden Störungsmuster werden zusammen beschrieben, weil sie gehäuft gemeinsam auftreten und in den herkömmlichen Klassifikationsschemata in mehr oder weniger fester Verbindung miteinander klassifiziert werden.

Klinisches Bild, Diagnose und Differentialdiagnose

Panikattacken

Definition und Klassifikation. *Kernmerkmal* der Panikattacken (Angstanfälle) sind schwere rezidivierende Angstattacken (Panikanfälle), die plötzlich auftreten und nicht an eine spezifische Situation oder besondere Umstände gebunden sind und von daher nicht vorausgesagt werden können. Die *Symptome* sind im Einzelfall sehr variabel, gehen jedoch immer mit einer Reihe von z.T. bedrohlich erscheinenden körperlichen Symptomen einher. Im DSM-IV sind 13 solcher Symptome aufgezählt: wie Atemnot oder Beklemmungsgefühle, Benommenheit, Unsicherheit, Ohnmachtsgefühl, Palpitation oder Tachykardie, Zittern oder Beben, Schwitzen usw.

Die Dauer der einzelnen Anfälle erstreckt sich in der Regel nur auf wenige Minuten, ihre Häufigkeit ist variabel (einige Anfälle im Monat bis zu mehreren täglich). Obwohl die Angstanfälle charakteristischerweise nicht an bestimmte Situationen gebunden sind, gibt es bei einigen Patienten diese Assoziation. Die betreffenden Situationen werden dann ängstlich gemieden (z.B. Busfahren oder Aufenthalt in einer Menschenmenge).

Diagnose und Differentialdiagnose. Die Diagnose erfolgt in aller Regel aufgrund der geschilderten Symptomatik. Selten hat man Gelegenheit, einen derartigen Angstanfall zu beobachten. Obwohl das Eintreten der Angstanfälle für den Patienten undurchschaubar und nicht vorhersagbar ist, so zeigen neuere Untersuchungen, dass interne körperliche Reize beim Patienten die Angst mit auslösen oder aufrechterhalten. Zum Beispiel werden Herzklopfen oder Atemnot kognitiv mit einer Lebensbedrohung in Verbindung gebracht.

Differentialdiagnostisch abzugrenzen sind in erster Linie *organische Erkrankungen*. Denn einige der beschriebenen körperlichen Merkmale können in Verbindung mit Vernichtungsangst auch beim Herzinfarkt auftreten. Ferner ist beim Mitralklappenprolaps eine ähnliche Symptomatik bekannt. Aber auch andere lebensbedrohliche körperliche Zustände können mit einer ähnlichen Symptomatik einhergehen. Deshalb ist eine sorgfältige körperliche Untersuchung vor der Annahme einer Psychogenese stets notwendig.

Abzugrenzen sind ferner *andere Angst- und Zwangssyndrome*, was aufgrund der Symptomatik und Entstehungsgeschichte, die jeweils unterschiedlich sind, möglich ist.

Agoraphobien

Definition, Klassifikation und klinisches Bild. Ursprünglich wurde mit Agoraphobie die Furcht vor großen weiten Plätzen bezeichnet. Von dieser Umschreibung ist man jedoch heute abgekommen. Die Bezeichnung Agoraphobie bezieht sich nicht nur auf Ängste vor weiten und offenen Plätzen, sondern ist heute eine Sammelbezeichnung für *Befürchtungen vor Öffentlichkeit und Menschenansammlungen* an vielen und sehr verschiedenen Orten.

In Anbetracht der Tatsache, dass sich die Agoraphobie auf verschiedene Situationen bezieht, die mit Öffentlichkeit und Ansammlung von Menschen einhergehen, wurde auch die Bezeichnung *„multiple Situationsphobien"* vorgeschlagen.

Es ist begreiflich, dass diese Störung besondere *Einschränkungen im alltäglichen Verhalten* mit sich bringt. Die Patienten haben vielfach die Befürchtung, sie könnten beim Betreten eines Platzes, eines Busses oder auch eines Kaufhauses kollabieren. Sie suchen in Menschenansammlungen (z.B. beim Besuch der Kirche oder beim Betreten eines Kaufhauses) stets nach Fluchtwegen, die dann vorübergehend ihrer Beruhigung dienen. Ein wesentlicher Zug der Agoraphobie liegt also in der wirklichen oder antizipierten *Einengung der Bewegungsfreiheit* oder dem Fehlen eines Fluchtwegs in der jeweiligen Situation. Die Störung ist häufig vergesellschaftet mit einer *depressiven Verstimmung*, mit *zwanghaften Symptomen* oder auch mit *sozialphobischen Ängsten*. Diese dürfen jedoch nicht das klinische Bild beherrschen, sonst müssten sie an anderer Stelle klassifiziert werden. Diese mögliche Verquickung verschiedener Angstphänomene zeigt aber, wie wenig eine eindeutige Abgrenzung zwischen verschiedenen Angstsyndromen möglich ist.

Die Störung beginnt, entsprechend dem alterstypischen Entwicklungsgang von Ängsten, in der Adoleszenz, das weibliche Geschlecht ist in der Regel deutlich stärker betroffen als das männliche.

Die *diagnostischen Kriterien* der ICD-10 und des DSM-IV stimmen weitgehend überein. In der ICD-10 wird gefordert,

- dass die psychischen und vegetativen Symptome primär Manifestation der Angst sind und nicht auf andere Symptome wie Wahn und Zwangsgedanken zurückgeführt werden können,
- dass die Angst in mindestens zwei der folgenden Situationen auftreten muss: in Menschenmengen, auf öffentlichen Plätzen, bei Reisen mit weiter Entfernung von zu Hause oder bei Reisen allein und
- dass das Vermeiden der phobischen Situation von entscheidender Bedeutung für die Störung ist.

Im DSM-IV wird eine enge Verbindung zwischen der Panikstörung und der Agoraphobie hergestellt.

Epidemiologie. Agoraphobien gehören zu den häufigsten Angstsyndromen. Die Langzeitprävalenz liegt zwischen 3,4 und 9%. Für Panikattacken wurde eine Lebenszeitprävalenz zwischen 1,4 und 2,4% der Allgemeinbevölkerung ermittelt.

Diagnose und Differentialdiagnose. Die Diagnose erfolgt aufgrund der beschriebenen oder beobachteten Symptomatik. *Differentialdiagnostisch* abgegrenzt werden muss das Syndrom von anderen Angstsyndromen und, sofern es mit Panikattacken einhergeht, von organischen Erkrankungen insbesondere aus dem Herz-Kreislauf-Bereich bzw. von Lungenerkrankungen.

Ätiologie und Genese

Panikattacken

Trotz vielfältiger Untersuchungen in den letzten Jahren sind die Ätiologie und Genese der Panikattacken noch nicht vollständig geklärt. Der Ablauf einzelner Panikanfälle geschieht nach regelhaft auftretenden Etappen im Sinne des Modells der positiven Rückkopplung. Man kann jedoch einige Faktoren aufzählen, die am Zustandekommen mitwirken.

Konstitutionelle und genetische Faktoren. Im Gegensatz zu phobischen Syndromen (einfachen Phobien, sozialen Phobien, aber auch Agoraphobien) ist die Evidenz für das Vorliegen einer stärkeren prämorbiden Angstbereitschaft bei Patienten mit Panikattacken nicht gesichert. Es ist auch fraglich, ob es ein spezifisches genetisches Risiko für diese Angstanfälle gibt. Allerdings ist bemerkenswert, dass Angstanfälle sowohl auf trizyklische Antidepressiva als auch auf Benzodiazepine positiv ansprechen, im Gegensatz zu den monosymptomatischen Phobien. Die Panikattacken stehen den generalisierten Angstzuständen (früher: Angstneurosen) ätiologisch näher als den Phobien.

Psychophysiologische Ansätze. Diese gehen von der Beobachtung aus, dass Angstanfälle häufig von den Patienten zuallererst über körperliche Symptome beschrieben werden. Dies führte zu der Annahme, dass die körperliche Symptomatik das primäre Ereignis und die emotionale Befindlichkeit der Angst das sekundäre ist. Die regelhafte Assoziation zwischen einer bestimmten körperlichen Symptomatik und einem massiven Angstzustand führt nach mehrmaligem Auftreten zu einer Konditionierung, die schwer zu unterbrechen ist und regelhaft wieder eintritt. Die Angstanfälle entstehen so durch eine positive Rückkopplung zwischen den körperlichen Symptomen und der sekundär eintretenden Angstreaktion.

Wenn dem so ist, so müssten auch interne *körperliche Auslöser* bei der Entstehung der Angstanfälle eine führende Rolle spielen. In der Tat zeigen neuere Untersuchungen, dass dies der Fall ist. So gesehen, haben die körperlichen Symptome eine Art „Triggerfunktion" für das Auftreten des Angstanfalls.

Agoraphobie

Konstitutionelle und genetische Faktoren. Inwieweit genetische Faktoren im engeren Sinne hierbei eine wichtige Rolle spielen, ist noch unklar. Es gibt aber zahlreiche Beobachtungen, wonach *in den Familien von Agoraphobikern Angstsyndrome* verschiedenster Art, auch Phobien, depressive Verstimmungen und Alkoholismus *vermehrt auftreten*. Inwieweit dieser gut abgesicherte Befund mehr für genetische Einflüsse oder mehr für psychosoziale Auswirkungen innerhalb der Familie spricht, muss angesichts des Fehlens von Adoptions- und Zwillingsstudien unklar bleiben.

Psychologische und psychosoziale Einflüsse. Seit langem ist bekannt, dass Agoraphobien im Gegensatz zu Panikattacken durch *belastende Lebensereignisse* ausgelöst werden können. Solche Ereignisse sind z. B. Krankheiten, Operationen, aber auch finanzielle Probleme oder Belastungen im familiären Umfeld. Die Patienten können sich allerdings häufig an die akute Auslösesituation nicht erinnern.

Therapie

Panikattacken

Entsprechend den Ausführungen zur Ätiologie und Genese der Panikattacken, nach denen die Beachtung körperlicher Symptome dem Angstanfall häufig vorausgeht, richten sich neuere Behandlungsmethoden sehr stark an der Konfrontation mit körpereigenen Reizen aus. Folgende Vorgehensweisen haben sich bewährt:

Konfrontationsbehandlung unter Berücksichtigung von Angstbewältigungsstrategien. Diese Vorgehensweise wurde primär für Patienten mit Panikattacken ohne Agoraphobie entwickelt. Das Vorgehen setzt eine sorgfältige Diagnostik voraus, in der einerseits körperliche Erkrankungen ausgeschlossen werden müssen und zum anderen die *Bedeutung möglicher körperlicher Auslöser* für die Angstanfälle genau eruiert werden muss. Wichtig ist, wie bei allen Behandlungen dieser Art, dass der Patient genau über die Vorgehensweise aufgeklärt wird. Je nachdem, welche körperlichen Sensationen den Angstanfall auslösen, wird spezifisch vorgegangen. Zum Beispiel empfiehlt sich ein atemzentriertes Vorgehen, wenn die Hyperventilation der entscheidende Angstauslöser ist. Bei allen körperlichen „Auslösern" empfiehlt es sich, diese auf physiologischem Wege herbeizuführen, also z. B. durch körperliche Anstrengung, und mit dem Patienten einen Vergleich der Symptomatik während des Angstanfalls und durch natürliche körperliche Anstrengung herbeizuführen. Dabei können auch Biofeedback-Methoden sinnvoll sein.

Vermittlung von Bewältigungsstrategien. Nahezu alle Patienten mit Angstanfällen haben bereits Ansätze für Bewältigungsstrategien entwickelt. Eine sorgfältige Eruierung derselben kann dazu führen, dass man sie für die Behandlung weiter ausbauen kann. Zur Unterstützung empfehlen sich auch Entspannungsübungen (Autogenes Training oder Muskelentspannung nach Jacobson) sowie Biofeedback-Techniken, z. B. zur Kontrolle der Herzfrequenz und der Atemfrequenz.

Kognitive Vorgehensweisen. Kognitive Momente spielen bei allen bislang erwähnten Behandlungsmethoden eine wichtige Rolle. Sie werden im Rahmen der verschiedenen Verfahren unter folgenden Gesichtspunkten eingesetzt:

- *Genaue Information des Patienten über die Vorgehensweise:* Damit verbunden sind auch häufig Erklärungen über die Genese der Störung, die für den Patienten nützlich sind.
- *Umbewertung von Angstzuständen:* Hierbei geht es häufig um einen Vergleich zwischen körperlichen Sensationen im Rahmen des Angstanfalls und unter natürlichen Bedingungen.
- *Kognitive Techniken zur Bewertung körperlicher und psychischer Symptome:* Hierbei soll der Patient lernen, wie seine z. T. irrationalen Befürchtungen mit beobachtbaren körperlichen Sensationen gekoppelt sind und wie er aus eigener Kraft (z. B. durch Entspannung oder Selbstinstruktionstraining) Einfluss nehmen kann auf seine Symptomatik.

Medikamentöse Behandlung. Als wirksam haben sich sowohl trizyklische Antidepressiva als auch Monoaminooxydasehemmer erwiesen. Die Neuentwicklungen der Letzteren vermeiden die gefürchtete und nahrungsabhängige Nebenwirkung des Blutdruckanstiegs. Auch Benzodiazepine haben sich als wirkungsvoll erwiesen. Wegen deren Suchtpotential ist jedoch den Antidepressiva der Vorzug zu geben. Allerdings beziehen sich diese Erfahrungen vorwiegend auf erwachsene Patienten. Gleiches gilt für die Anwendung von selektiven Serotonin-Wiederaufnahmehemmern. Bei voraussehbarem Auftreten von Panikstörungen in der Öffentlichkeit können auch Betablocker erfolgreich eingesetzt werden.

Agoraphobie

Die Behandlung der Agoraphobie erfolgt nach ähnlichen Prinzipien wie die Behandlung anderer phobischer Syndrome. Sofern sie mit Panikattacken gekoppelt ist, werden die hierfür erprobten Verfahren modifiziert, um die agoraphobische Komponente gezielt einzubeziehen. Auch bei der Agoraphobie hat sich die *Konfrontationsbehandlung* als die wirksamste erwiesen. Sie sollte, wo dies möglich ist, in vivo durchgeführt werden. Zunächst ist der Therapeut anwesend, später erhält der Patient die Instruktion, die jeweilige Situation selbst durchzuhalten. Was die Vorgehensweise bei der Konfrontationsbehandlung betrifft, so werden zwei Methoden praktiziert:

- das *schrittweise Vorgehen* unter langsamer Ausweitung des Aktionsradius und
- die *massierte Übung* mit direkter Exposition gegenüber der Angst auslösenden Situation über mehrere aufeinander folgende Tage.

Diese beiden Vorgehensweisen werden in unterschiedlicher Häufigkeit von den Patienten akzeptiert. Das schrittweise Vorgehen stösst auf weniger Ablehnung, die intensive Konfrontationstherapie mit massierter Übung hingegen führt in bis zu 25% der Fälle zu einem Therapieabbruch.

Auch bei der Agoraphobie hat sich der *medikamentöse Behandlungsansatz* – insbesondere bei komorbider Depression – mit trizyklischen Antidepressiva, Serotonin-Wiederaufnahmehemmern und Benzodiazepinen bewährt. Jedoch sollte er nie ausschließlicher Behandlungsansatz bleiben, sondern mit anderen Behandlungsmethoden kombiniert werden. Auch hier geschieht dies, um einen Rückfall nach Absetzen der Medikation zu vermeiden.

Verlauf und Prognose

Das Hauptmanifestationsalter von Angstanfällen und Agoraphobien liegt zwischen 20 und 30 Jahren. Etwa 10% treten vor dem 16. Lebensjahr auf. Beide Störungen haben eine starke Tendenz zur Chronifizierung, sofern keine Behandlung erfolgt und wenn sie längere Zeit (über ein Jahr) bereits bestehen. Es kommt auch zu Spontanremissionen, allerdings nicht, wenn die Störungen schon längere Zeit persistieren.

Die *sozialen Folgen* beider Syndrome sind ein ausgeprägtes Vermeidungsverhalten, das die Patienten häufig daran hindert, an den normalen und alterstypischen Lebensvollzügen teilzunehmen, und die Gefahr, alkohol- oder medikamentenabhängig zu werden. Denn vielfach werden Alkohol und Medikamente (am häufigsten Benzodiazepine) im Sinne einer „Selbstmedikation" über längere Zeiträume genommen, wodurch sich häufig eine Abhängigkeit entwickelt.

Generalisierte Angststörung

Klinisches Bild, Diagnose und Differentialdiagnose

Führendes Symptom dieser Störung ist die generalisierte, nicht an eine bestimmte Situation gebundene, *frei flottierende Angst*, die im Gegensatz zu den Panikattacken nicht plötzlich und episodisch auftritt, sondern als eine Art dauerhafte Grundbefindlichkeit persistiert und mit vielfältigen körperlichen Beschwerden wie Muskelverspannung, Schwitzen, Zittern, ständiger Nervosität, Herzklopfen, Schwindelgefühlen, gelegentlich auch mit Oberbauchbeschwerden, einhergeht. Häufig werden auch zukunftsgerichtete Befürchtungen und Besorgnisse ausgesprochen. Solche konzentrieren sich z.B. darauf, dass der Patient selbst oder ein naher Angehöriger erkranken oder einen Unfall erleiden könnte.

In den *diagnostischen Leitlinien* für die generalisierte Angststörung (F41.1) der ICD-10 werden drei Gruppen von Symptomen herausgestellt:

- Besorgnisse wie Kummer über zukünftiges Unglück, sich am Ende fühlen, Konzentrationsschwierigkeiten;
- motorische Spannungen in Form von körperlicher Unruhe, Spannungskopfschmerz, Zittern, Unfähigkeit, sich zu entspannen;
- vegetative Übererregbarkeit, die sich in Form von Schwitzen, Tachykardie, Tachypnoe, Schwindelgefühl, Mundtrockenheit oder auch in Benommenheit und Oberbauchbeschwerden äußert.

Die diagnostischen Leitlinien des DSM-IV betonen die unrealistische oder übertriebene Angst und Besorgnis bezüglich zweier oder mehrerer Lebensbereiche (z.B. Furcht vor Gefahren oder einem Unglück, Geldsorgen), die während mindestens 6 Monaten in der Mehrzahl der Patienten auftraten.

Es ist wichtig, dass sowohl die Angstsymptomatik als auch die beschriebenen körperlichen Symptome nicht im Zusammenhang mit einer körperlichen Erkrankung stehen dürfen und auch nicht auf eine affektive Störung oder eine Psychose zurückzuführen sind.

Differentialdiagnose: Ausgeschlossen werden müssen insbesondere Herz-Kreislauf-Erkrankungen und Lungenerkrankungen, ferner depressive Syndrome oder andere affektive Störungen, Zwangssyndrome und Psychosen, aber auch andere organische Erkrankungen (z. B. Hyperthyreose, Coffeinintoxikation).

Ätiologie und Genese

Bei der generalisierten Angststörung wird eine ausgeprägte prämorbide und familiär verbreitete Angstbereitschaft angenommen. Häufig besteht auch eine begleitende Depression oder zumindest eine Depressionsneigung. Der Häufigkeitsgipfel der generalisierten Angststörung liegt jenseits des 18. Lebensjahrs, jedoch tritt sie nicht selten auch bereits im Jugendalter auf. Sie beginnt häufig im Anschluss an eine depressive Verstimmung. Die Störung zeigt ein leichtes Überwiegen des weiblichen Geschlechts.

Therapie

Da die Störung keine spezifische Situationsbindung aufweist, ist eine entsprechende situationsbezogene Behandlung, z. B. durch die Methode der Exposition und Konfrontation, schwer möglich. Daher richten sich die Behandlungsmaßnahmen auf die *Angstreduktion* allgemein und auf die Entwicklung von *Bewältigungsstrategien* aus. In diesem Sinne können folgende Maßnahmen ergriffen werden:

Entspannungsübungen. Bewährt hat sich das Autogene Training oder auch die *Progressive Muskelentspannung* nach Jacobson. Das Autogene Training kann kombiniert werden mit spruchbandartigen Vorsätzen, die sich gegen die übertriebenen Ängste und Besorgnisse der Betreffenden richten (s. Beitrag „Psychotherapie", Teil IV).

Einbeziehung körperlicher Symptome in die Behandlung. Ähnlich wie bei den Panikattacken kann auch hier die körperliche Symptomatik in die Behandlung einbezogen werden. Denn die Patienten leiden ebenso an ihrer körperlichen Symptomatik wie an den Angstzuständen selbst. Durch die Hinlenkung der Aufmerksamkeit auf die körperliche Seite und ihre Einbeziehung in den Behandlungsablauf (z. B. auch im Rahmen von Entspannungsübungen) ist eine Möglichkeit der *Angstmilderung* gegeben. Auch der Vergleich zwischen körperlichen Sensationen im Rahmen der Angst und körperlichen Indikatoren einer natürlichen Anstrengung (z. B. Anstieg des Herzschlags, Zunahme der Atemfrequenz, Schwitzen) kann eine Umorientierung bei den Patienten erreichen.

Es kann dabei hilfreich sein, vom *Biofeedback* Gebrauch zu machen, weil auf diese Weise sowohl ein Entspannungszustand leichter erreicht wird als auch die Beeinflussung von körperlichen Symptomen durch den Patienten selbst möglich wird. Als persönlichkeitsstabilisierender Begleiteffekt tritt dabei regelmäßig mehr Zutrauen in die eigenen Fähigkeiten und Möglichkeiten ein, und das Selbstbewusstsein wird gesteigert.

Medikamentöse Behandlung. Eine *antidepressive* Medikation (bevorzugt Serotonin-Wiederaufnahmehemmer) wird häufig verabreicht, da die Störung oft im Anschluss an eine depressive Verstimmung beginnt. Auch *Benzodiazepine* wurden erfolgreich angewandt. Sie sollten aber nur über einen kürzeren Zeitraum (maximal 2 Monate) gegeben werden, weil bei ihnen (im Gegensatz zu den Antidepressiva) die Gefahr der Abhängigkeit gegeben ist. Auch bei der generalisierten Angststörung darf die medikamentöse Behandlung nie einzige Maßnahme sein. Dies aus zwei Gründen: einerseits besteht die Gefahr, dass der Patient die Verbesserung ausschließlich dem Medikament zuschreibt und auf die Entwicklung eigener Bewältigungsstrategien verzichtet; zum anderen besteht gerade bei dieser Einstellung eine hohe Rückfallgefahr nach Absetzen der Medikation.

Verlauf und Prognose

Der Verlauf der generalisierten Angststörung ist wechselhaft. Oft alternieren Perioden relativer Angstfreiheit mit einer Häufung von Angstzuständen. Die Störung beginnt im Gegensatz zu vielen Phobien meist erst in der Spätadoleszenz oder im Erwachsenenalter und neigt zur Chronifizierung. Die Prognose bezüglich einer Heilung ist umso ungünstiger, je länger die Störung besteht.

Trennungsangst und Schulphobie

Definition und Klassifikation

Trennungsangst. Mit dem Begriff Trennungsangst umschreibt man einen Angstzustand, der bei einer realen oder befürchteten Trennung von nahen Bezugspersonen entsteht. Im Säuglings- und Vorschulalter gehört ein gewisses Ausmaß an Trennungsangst zum normalen Verhalten des Kindes. Eine Störung liegt erst dann vor, wenn die Trennungsangst hinsichtlich ihrer Intensität und Dauer ungewöhnlich ist, wenn sie mit einer Beeinträchtigung der normalen alterstypischen Lebensvollzüge verbunden ist oder in einer Altersstufe auftritt, in der sie normalerweise bereits überwunden sein sollte, z. B. in der Adoleszenz.

In der ICD-10 sind ausführliche Kriterien für das Syndrom der Trennungsangst/Schulphobie wiedergegeben. Sie betonen die unrealistische Besorgtheit um die Hauptbezugsperson, um eine Trennung von derselben, die ausgeprägten Schulverweigerungstendenzen, die Unfähigkeit, allein – ohne die Hauptbezugsperson – zu Hause zu bleiben, und die mit dem Syndrom verbundenen körperlichen Symptome, die vor realen oder erwarteten Trennungssituationen besonders ausgeprägt sind. Zum Syndrom gehören ferner einerseits Unglücklichsein und Rückzug, zum anderen aber auch extreme Angst, Wutausbrüche, Schreien und Festklammern an der Bezugsperson, wenn eine Trennung bevorsteht.

Im DSM-IV sind die diagnostischen Kriterien ähnlich. Sie fordern darüber hinaus eine Dauer der Störung von mindestens 4 Wochen, einen Störungsbeginn vor dem 18. Lebensjahr und eine deutliche Beeinträchtigung.

Schulphobie. Eine besondere Manifestation der Trennungsangst ist die Schulphobie, die bei entsprechend disponierten und ängstlichen Kindern mehrere Altersgipfel durchlaufen kann: ein erster Häufigkeitsgipfel findet sich bereits im Kindergartenalter, ein zweiter zum Zeitpunkt der Einschulung und ein dritter in der Adoleszenz, wenn die Ablösung von den Eltern aktuell wird. Die genannten Häufigkeitsgipfel markieren alle in unserem Kulturkreis vorgesehenen Trennungssituationen, denen die Kinder bzw. Jugendlichen aufgrund ihrer oft übermäßig engen Beziehung zu einer primären Bezugsperson (meist der Mutter) nicht gewachsen sind.

Klinisches Bild, Diagnose und Differentialdiagnose

Das klinische Bild der Trennungsangst/Schulphobie ist durch *Schulverweigerung*, durch eine Reihe *massiver körperlicher Beschwerden* (z. B. morgendliche Übelkeit, Kopfschmerzen, Bauchschmerzen) insbesondere vor dem Schulgang und durch eine *übermäßig enge Bindung an eine Bezugsperson* (meist die Mutter) gekennzeichnet, der vielfach auch die Sorge des Kindes gilt. Obwohl die Störung als Schulphobie bezeichnet wird, liegt der Ort der Störung nicht in der Schule, sondern zu Hause.

Vielfach sind die ersten präsentierten Symptome die körperlichen Beschwerden, sodass zunächst eine körperliche Erkrankung vermutet wird, die nicht selten zu vielfältigen diagnostischen Maßnahmen Anlass gibt. Die Befürchtung, körperlich erkrankt zu sein, wird sowohl vom Jugendlichen als auch von seinen Eltern geteilt, sodass auch nach Ausschluss organischer Faktoren die Annahme einer Psychogenese für den Jugendlichen und seine Familie schwierig wird. Denn sie sind häufig einer fest gefügten „organischen Theorie" verhaftet und wehren die Vorstellung einer Psychogenese energisch ab.

Die auch bei diesem Syndrom zum Teil sehr vielfältigen Angstmanifestationen lassen sich alle mehr oder weniger auf die reale oder befürchtete Trennungssituation zurückführen, die das gemeinsame Element der verschiedenen Angst auslösenden Situationen darstellt.

Die Schulverweigerung ergibt sich oft erst sekundär aus den geklagten körperlichen Symptomen. Nur selten berichten die Kinder oder Jugendlichen als erstes von ihrer Angst, in die Schule zu gehen; sie berichten vielmehr über die körperlichen Beschwerden, die dann die Eltern veranlassen, die Kinder oder Jugendlichen zu Hause zu lassen und zunächst eine körperliche Untersuchung durchführen zu lassen. Insofern sind der Hausarzt, der Kinderarzt oder der Internist häufig die ersten, die mit Jugendlichen mit einer Schulphobie konfrontiert werden.

Die massive Angst kommt erst dann zum Ausdruck, wenn die Eltern die Kinder, häufig nach negativer körperlicher Untersuchung, zwingen wollen, in die Schule zu gehen. Dabei kann es zu panikartigen Angstzuständen und zu heftigen Auseinandersetzungen mit den Eltern kommen. Charakteristisch ist, dass die körperlichen Symptome vor dem geplanten Schulgang oder am

Wochenanfang besonders ausgeprägt sind, während sie in den Ferien weitgehend fehlen.

Epidemiologie. Über die Häufigkeit von Trennungsangst bzw. Schulphobie liegen nur unzureichende Angaben vor. Sie bewegen sich im Allgemeinen, auf die Schulphobie bezogen, zwischen 1% und 2% der schulpflichtigen Kinder. Das Geschlechterverhältnis zwischen Jungen und Mädchen erscheint ausgeglichen.

Differentialdiagnostisch muss zwischen Schulphobie, Schulangst und Schuleschwänzen unterschieden werden. Der Oberbegriff für alle drei Syndrome ist der der *Schulverweigerung* (Tab. 27.**4**). Die drei Störungsmuster unterscheiden sich strukturell deutlich voneinander. Während bei der Schulphobie keinerlei dissoziale Tendenzen vorliegen, sind diese beim Schuleschwänzen deutlich vorhanden. Schulphobische Jugendliche sind in der Regel gut begabt und haben mit der Schulleistung meist keine Schwierigkeiten. Sie haben auch bei detaillierter Exploration keine Angst vor Personen oder Situationen innerhalb der Schule (z.B. vor Lehrern oder vor bestimmten Unterrichtsgegenständen). Jugendliche mit Schulangst haben hingegen deutliche Ängste, die mit schulischen Faktoren direkt zusammenhängen, sei es Leistungsangst, sei es Angst vor Lehrern oder auch vor anderen Schülern.

Differentialdiagnostisch abgegrenzt werden müssen ferner organische Erkrankungen, da die Schulphobie ja zunächst meist durch eine Reihe von körperlichen Symptomen „maskiert" wird, depressive Syndrome, die ja ebenfalls häufig mit Angst einhergehen, und schizophrene Psychosen, bei denen es aufgrund einer wahnhaften Symptomatik, verbunden mit massiver Angst, zu einer Schulverweigerung kommen kann.

Ätiologie und Genese

Bedeutung der familiären Dynamik. Charakteristisch für die Schulphobie ist ein *übermäßig enges Bindungsverhalten* zwischen der Bezugsperson (meist der Mutter) und dem betroffenen Kind oder Jugendlichen. Diese enge Beziehung hat sich in aller Regel bereits in der frühesten Kindheit entwickelt und bis in die Adoleszenz fortgesetzt. Es handelt sich meist um ängstliche, kontaktgehemmte Kinder, die auch sehr ängstliche Mütter haben, welche eine Ablösung nicht gestatten. Diese enge symbiotische Bindung zwischen Mutter und Kind wird manchmal auch durch tragische Ereignisse, die in der Familie stattgefunden haben (z.B. Todesfälle), verstärkt. Die übermäßig enge Bindung zwischen Mutter und Kind lässt eine eigenständige Entwicklung und Abgrenzung des Kindes nicht zu. Die Mütter gestatten sich selbst auch nicht, Kritik an ihrem Kind zu üben. Vielmehr reagieren sie auf ablehnende Gedanken gegenüber dem Kind mit massiven Schuldgefühlen und einer Intensivierung ihrer überfürsorglichen Haltung. Der Vater spielt

Tab. 27.**4** Formen der Schulverweigerung (Quelle: Harbauer et al.; 1980, Lehrbuch der speziellen Kinder- und Jugendpsychiatrie. Springer, Berlin).

Faktoren	Schulphobie	Schulangst	Schulschwänzen
Symptomgenese	Verdrängung der Angst vor Verlassenwerden von der Mutter (Verlustangst) und Verschiebung auf das Objekt Schule	Ersatzloses Ausweichen vor Schulsituationen aus Angst vor Kränkungen (Schulversagen) und Demütigungen („Prügelknabe")	Vermeiden der unlustgetönten schulischen Leistungssituation durch Überwechseln in lustbetonte Verhaltensweisen
Pathogene Faktoren	Pathologische Mutter-Kind-Beziehungen und begründete kindliche Ängste vor dem Verlassenwerden	Psychische oder physische Insuffizienz (Lernschwäche bzw. -störung. Körperschwäche bzw. -fehlbildungen)	Mangelnde Gewissensbildung (Über-Ich-Schwäche) oder Ich-Schwäche (durch frühkindliche Frustrierung)
Effekt	Infantile Gemeinschaft mit der Mutter bleibt zunächst erhalten – Gefahr der Trennung bleibt bestehen	Durch Ausweichhandlungen zunächst affektive Erleichterung – aber Angst vor Kontaktabbruch der Eltern	Ambivalente Bejahung der Schulverweigerung und der Risiken der Ersatzhandlungen (Tagträumen, Dissozialität) – Furcht vor Strafe

in derartigen Familien öfter eine randständige Rolle; er ist eher passiv und wenig mit Erziehungsfragen beschäftigt. Deshalb ist er auch nicht in der Lage, ein Gegengewicht zum Erziehungsverhalten der Mutter darzustellen. Für das Kind bzw. den Jugendlichen resultiert daraus, dass in der Familie keine klare Ordnung, Abgrenzung und Anleitung besteht. Auch die generationalen Rollen sind undeutlich definiert. So kommt es, dass die Kinder bereits im Kindergarten- und im Vorschulalter übermäßig ängstlich sind und in der Folge Schwierigkeiten haben, den Kindergarten oder die Schule zu besuchen.

In der ganzen Dynamik haben die körperlichen Beschwerden einen besonderen Stellenwert, weil sie sowohl dem Patienten als auch der Familie eine organische Genese der Störung regelrecht nahe legen. Je länger die Abwesenheit von der Schule dauert, umso mehr kommen sekundäre Probleme zum Tragen. Beim ohnehin häufig depressiv verstimmten Kind oder Jugendlichen wächst die soziale Isolation, es entstehen ein schulischer Leistungsrückstand und auch sekundäre Befürchtungen beim Wiedereintritt in die Schule. So befürchten viele betroffene Kinder, dass sie von ihren Klassenkameraden entweder als krank angesehen werden oder als Schuleschwänzer und Faulenzer. Auf diese Weise entsteht ein verhängnisvoller Kreislauf, den weder das Kind noch die Familie von sich aus durchbrechen kann.

Verhaltenstherapeutische Sicht. In verhaltenstherapeutischer Sicht entspricht die Symptomatik des schulphobischen Jugendlichen einer *Vermeidungsreaktion*. Diese wird durch Angst auslösende Situationen herbeigeführt und durch das Verhalten der Mutter bzw. der Eltern verstärkt (operante Konditionierung).

Familienorientierte Betrachtungsweise. In systemtheoretischer Sicht wird die Schulphobie als eine Störung des gesamten Familiensystems betrachtet, die über eine Störung der Mutter-Kind-Dyade hinausgeht. Danach sind Familien mit einem schulphobischen Kind oder Jugendlichen durch mangelnde Geschlossenheit des elterlichen Systems, ungenügende Abgrenzung zwischen Eltern und Kind und eine Unfähigkeit der Eltern, das Kind mit den Realitätsanforderungen zu konfrontieren, gekennzeichnet.

Die hier genannten unterschiedlichen ätiologischen Zugangswege zur Trennungsangst bzw. Schulphobie schließen sich nicht gegenseitig aus. Vielmehr ergänzen sie sich wechselseitig. Je nach Alter des Kindes, Ausprägung der Schulphobie und zusätzlichen Schwierigkeiten und Problemen liefern sie auch Anhaltspunkte für die Durchführung einer angemessenen Behandlung.

Therapie

Einige *allgemeine Prinzipien* bei der Behandlung der Schulphobie sind in Tab. 27.**5** zusammengefasst (Mattejat, 1981).

Bei leichteren Fällen von Schulphobie kommt man mit diesen allgemeinen Prinzipien aus, nicht jedoch bei ausgeprägten und bereits länger bestehenden schulphobischen Syndromen. Bei

Tab. 27.**5** Allgemeine Prinzipien bei der Behandlung der Schulphobie (Mattejat, 1981).

Allgemeine Prinzipien bei der Behandlung der Schulphobie
1. Man sollte versuchen, den Jugendlichen so schnell wie möglich wieder in die Schule einzugliedern. Denn je länger die Schulverweigerung andauert, umso häufiger kommt es in der Familie zu einem sekundären pathogenen Zirkel, der zusätzliche Symptome und Befürchtungen in Gang setzt. Dieser erste Leitsatz bedeutet jedoch nicht, dass man die Kinder zwingen sollte, in die Schule zu gehen. Vielmehr soll durch eine Vielzahl von Maßnahmen ihre Zustimmung zum Schulbesuch erreicht und gegebenenfalls erleichtert werden (z. B. durch Begleitung einer Person).
2. Es muss gegenüber den Eltern und dem Patienten herausgearbeitet werden, dass keine körperliche Erkrankung besteht. Dies bedeutet jedoch nicht, dass man die körperliche Symptomatik vernachlässigen darf. Sie muss vielmehr als real akzeptiert und in den Behandlungsverlauf einbezogen werden.
3. Die Eltern sollten darin bestärkt werden, klare und durchsetzbare Entscheidungen für den Schulbesuch des Kindes zu treffen und diese auch konsequent durchzusetzen. Die Kinder bzw. Jugendlichen sind in die Absprachen mit einzubeziehen.
4. Schließlich ist eine sorgfältige Koordination der Maßnahmen mit allen involvierten Stellen (z. B. Schule, behandelndem Arzt) erforderlich, um Pannen zu vermeiden (etwa, dass das Kind von der Schule wieder nach Hause geschickt wird oder ein Krankheitsattest ausgestellt wird).

diesen muss eine längerfristige ambulante, tagesklinische oder in schwersten Fällen auch stationäre Behandlung durchgeführt werden, die bei Vorliegen einer depressiven Verstimmung auch den Einsatz von Antidepressiva (bevorzugt SSRIs) umfassen sollte. Eine derartige Medikation kann auch indiziert sein, wenn verhaltenstherapeutische und psychoedukative Maßnahmen (ambulant oder stationär) nicht zum Erfolg geführt haben.

Ein an der Marburger Universitätsklinik entwickeltes Programm für die stationäre Behandlung von ausgeprägten Schulphobien besteht aus 5 Phasen (Tab. 27.**6**).

Tab. 27.**6** 5-Phasen-Behandlungsmodell der Schulphobie.

Phase	Maßnahmen
1. Phase: *Vorbereitung der Familie, „Behandlungsvertrag", Aufnahme des Patienten*	Da sich Kinder und Jugendliche gegen eine stationäre Aufnahme sträuben, muss diese sorgfältig vorbereitet werden. Vielfach ist dies nur möglich durch eine ambulante Behandlung, die das Vertrauen zwischen dem Patienten, der Familie und dem Therapeuten festigen soll. Wenn dies entstanden ist, ist eine stationäre Aufnahme leichter möglich.
2. Phase: *Therapeutische Bearbeitung der Hintergrundproblematik (durchschnittliche Dauer: 1½–2 Monate)*	Diese längste Phase der stationären Behandlung konzentriert sich auf die Bearbeitung der familiären Hintergrundproblematik. Erforderlich hierzu sind intensive psychotherapeutische *Gespräche mit den Eltern* und besondere *Behandlungsmaßnahmen* mit dem Patienten. Zu diesen gehören z. B. die Verminderung der Abhängigkeit von den Eltern, Erhöhung der Selbständigkeit, Angst reduzierende Maßnahmen und Stärkung der Durchsetzungsfähigkeit gegenüber Gleichaltrigen. Wenn es gelingt, auf diesen Wegen Fortschritte zu erreichen, so kommt es zu einer allgemeinen Verbesserung der psychischen Situation des Patienten, auch was seine Selbstwertproblematik und die häufig begleitende depressive Verstimmung betrifft. Eine antidepressive Medikation kann dabei helfen. Während der zweiten Phase der Therapie findet ferner ein Besuch der Klinikschule statt. Diese ist in der Regel im gleichen Hause untergebracht und unterscheidet sich in vielerlei Hinsicht von den sonstigen öffentlichen Schulen (Möglichkeit zum Einzelunterricht, kleinere Klassen, individuelleres Eingehen auf die einzelnen Schüler, Schulbesuch mit Kindern, die ähnliche Störungen haben). Dadurch wird auch die Angst vor etwaigen schulgebundenen Situationen reduziert.
3. Phase: *Wiedereingliederung in die Schule (durchschnittliche Dauer: 3–4 Wochen)*	In dieser Behandlungsphase wird mit dem Versuch begonnen, den Jugendlichen in eine öffentliche Schule in der Stadt zu schicken. Diese schulische Wiedereingliederung muss allerdings sehr sorgfältig vorbereitet werden. Sie erfolgt zunächst schrittweise, für einige Stunden und unter aktiver Mithilfe des Therapeuten bzw. anderer Bezugspersonen auf der Station (Schwestern, Pfleger, Sozialarbeiter).
4. Phase: *Rückgliederung ins häusliche Milieu (durchschnittliche Dauer: 3–4 Wochen)*	Nach Stabilisierung des Schulbesuchs, der selbständig, ohne körperliche Beschwerden und ohne Ängste stattfinden muss, kann die Entlassung nach Hause erfolgen. Diese stellt jedoch, was den Besuch der Schule betrifft, immer eine kritische Situation dar. In dieser Phase werden nämlich die von der Klinik bislang ausgeübten Funktionen der Betreuung und Kontrolle wieder an die Eltern delegiert. Daher muss die Betreuung der Familie insgesamt intensiviert werden, um einen Rückfall zu vermeiden.
5. Phase: *Ambulante Nachbetreuung*	Eine ambulante Nachbetreuung ist dringend erforderlich. Sie ist aber, je nach Familienkonstellation und Erfolg der Maßnahmen, unterschiedlich eng und unterschiedlich lang. Geht der Jugendliche regelmäßig in die Schule und hat die bislang durchgeführte Therapie zu einer gewissen „Reorganisation der Familienstruktur" mit Auflockerung der allzu engen Bindung zwischen der Mutter und dem Jugendlichen geführt, so kann sie in größeren Abständen stattfinden. Ist der Schulbesuch noch kritisch und die Mutter-Kind-Bindung sehr eng, so sollte die ambulante Nachbehandlung in häufigeren Abständen (wöchentlich oder 14-tägig) stattfinden.

Verlauf und Prognose

Die Prognose der Schulphobie ist im Wesentlichen von drei Kriterien abhängig: 1. vom Alter der Patienten bei Störungsbeginn, 2. vom Schweregrad der Schulphobie und 3. von der Kooperationsbereitschaft der Eltern.

Was das *Alter* betrifft, so ist die Prognose umso günstiger, je jünger die Kinder sind und je früher sie in Behandlung kommen. Die Behandlungserfolge liegen je nach Intensität zwischen 30 und 60 %, also insgesamt relativ niedrig.

Im Hinblick auf den *Schweregrad* werden von verschiedenen Autoren zwei Formen der Schulphobie unterschieden: eine leichtere Form als akute neurotische Krise und eine schwere Form, die als tiefer gehende chronifizierte Persönlichkeitsstörung aufgefasst wird. Bei den leichteren Formen reicht in der Regel eine ambulante Behandlung aus. Die Erfolgsraten sind im Allgemeinen sehr hoch, nahezu 100 %. Die schweren Formen müssen in der Regel stationär behandelt werden. Die Prognose ist bei den schweren Formen selbst nach intensiver Behandlung relativ ungünstig.

Die *Kooperation mit den Eltern* ist insbesondere bei jüngeren Patienten von großer Bedeutung, während bei älteren Jugendlichen zwar ebenfalls mit den Eltern gearbeitet werden muss, aber stärker die introspektive Komponente beim Patienten selbst berücksichtigt werden muss.

Beispiel

Nach einer ambulanten Vorstellung wurde der 17-jährige L. zur stationären Behandlung aufgenommen. Bei der vielfältigen Symptomatik standen panikartige Angstattacken sowie ausgeprägte Hyperventilationstetanien im Vordergrund. Belastend waren für den Jugendlichen zusätzlich traumatische Ereignisse (Tod der Mutter, Beifahrer im PKW bei einem Verkehrsunfall mit tödlichen Verletzungen eines überrollten Mofafahrers, Konflikte in der Familie und Suizidversuche der Schwester).

Im Rahmen der stationären Behandlung kristallisierten sich die Bedingungen für die Panikattacken und Hyperventilationstetanien, die eng miteinander verwoben waren, heraus. Die panikartigen Angstanfälle wurden durch verschiedene Umstände ausgelöst und aufrechterhalten. Hierzu zählten: große weite Plätze, Räume mit einer Ansammlung von Menschen, Fahren mit dem Zug oder dem Auto, Bewältigung von bestimmten sozialen Situationen wie Einkaufen in Geschäften etc. Es wurde die Diagnose Agoraphobie mit Panikstörung (nach ICD-10: F40.0 und F41.0) und Hyperventilationstetanie (F45.3) gestellt.

Hinsichtlich der zentralen Symptomatik wählten wir verhaltenstherapeutische Behandlungsverfahren (Konfrontationsbehandlung mit Reaktionsverhinderung in vivo). Grundlage dafür war eine Angsthierarchie, die folgende Situationen mit ansteigendem Angsterleben umfasste: 1. Auf große weite Plätze gehen, 2. Einkaufen gehen, 3. mit dem Auto fahren, 4. mit dem Zug fahren, 5. ins Kino gehen, 6. ein Restaurant besuchen.

Nach entsprechender Vorbereitung und Einführung des Patienten in theoretische und praktische Gesichtspunkte bei der Behandlung panikartiger Angstanfälle mit der genannten Behandlungsmethode wurden zwei extrem angstbesetzte Situationen ausgewählt. Der Therapeut begleitete den Patienten zu einem Kino- und Restaurantbesuch. Beide Aktionen erstreckten sich über einen längeren Zeitraum (ca. 2 bis 3 Stunden). Vereinbarungsgemäß verhinderte der Therapeut durch gutes Zureden und seine körperliche Nähe zu dem Patienten, dass dieser vorzeitig diese Situationen verließ („Reaktionsverhinderung“). Es wurde dabei unter anderem beobachtet, dass L. ansatzweise zu hyperventilieren begann und andere Anzeichen des Angsterlebens zeigte, wie z. B. Schwitzen und ein leichtes Zittern der Extremitäten. Er stand jedoch die Exposition erfolgreich durch und erlebte bei wiederholten Konfrontationen zunehmend weniger Angstgefühle. Die Exposition auch anderer Situationen bewältigte er zunehmend ohne diese Begleitsymptomatik. – Der Circulus vitiosus, wie er in Abb. 27.**1** im Sinne des Modells der positiven Rückkoppelung bei Panikanfällen dargestellt ist, konnte somit erfolgreich unterbrochen werden.

Andere Umstände (Konflikte in der Familie, Schwierigkeiten in der Lehrausbildung), führten später zu einem Rückfall in diese Symptomatik, die jedoch weniger stark als zu Beginn ausgeprägt war. Bei weiteren stationären Aufnahmen konnten die Angstsymptome und die Konflikte wieder erfolgreich behandelt werden, sodass sich der Patient nach einem Wechsel aus der Familie in ein Psychotherapieheim stabilisierte und weitere stationäre Behandlungsmaßnahmen nicht mehr erforderlich waren.

Prävention von Angststörungen

Angesichts der Häufigkeit von Angstzuständen, die nahezu die Schwelle der Störung erreichen und bei Mädchen bis zu 20%, bei Jungen bis zu 15% in den Altersstufen bis zum 18. Lebensjahr vorkommen, ist der Gedanke nahe liegend, Präventionsmaßnahmen zu ergreifen, die dem Auftreten von Angststörungen, die sich in der Regel aus noch nicht krankhaften Angstzuständen entwickeln, vorbeugen. Einige dieser Programme sind beispielhaft in Tab. 27.7 wiedergegeben.

Tab. 27.7 enthält spezifische und generelle Interventionsprogramme. Die spezifischen sind auf die Bewältigung einer besonderen Lebenssituation gerichtet (z. B. STEP oder das Programm für Scheidungssituationen), andere haben einen weiteren Fokus wie z.B. das „Triple-P-Programm" oder das „GO-Programm". Die erwähnten Programme stützen sich praktisch alle auf kognitiv-behaviorale Ansätze und haben sich als wirksam in der Prävention von Angstzuständen erwiesen. Inwieweit sie eine Langzeitwirkung zur Vorbeugung ausgeprägter Angststörungen haben, muss derzeit offen bleiben.

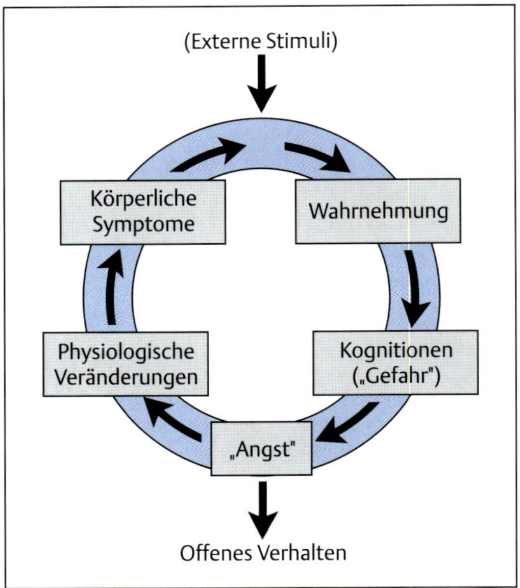

Abb. 27.1 Modell der positiven Rückkoppelung bei Panikanfällen (allgemeines Schema nach Margraf, J. und Schneider, 1990).

Tab. 27.7 Einige Programme zur Prävention von Ängsten und belastenden Erlebnissen (nach Junge u. Bittner, Springer 2004).

Fokus des Präventionsprogramms	Vorgehensweise	Autoren
Angst vor medizinischen Eingriffen	Reduktion der Angst durch Lernen am Modell sowie Training von Bewältigungsstrategien	Peterson u. Shigetomi, 1981
Umgang mit schwierigen Lebenssituationen	STEP (School Transition Environment Project): Förderung des Übergangs von Grund- auf weiterführende Schulen durch Unterstützungssysteme	Felner u. Adan, 1988
	Children of Divorce Parenting Program: Programm für Eltern in Scheidungssituationen für die Aufrechterhaltung einer positiven Eltern-Kind-Beziehung	Wolchik et al., 1993
Stressbewältigung	Vorbeugung von Stressfolgen durch kognitive Umstrukturierung und Problemlösetraining	Hains u. Ellmann, 1994
Familienintervention	„Triple P" (Positive Parenting Program): Reduktion und Vorbeugung von Verhaltensauffälligkeiten bei Kindern durch einen mehrstufigen systemischen Ansatz	Sanders et al., 2000
Angst und Depression	GO-Programm (Gesundheit und Optimismus): Psychoedukation bezüglich Angst und Depression (kognitiv und emotional)	Manz et al., 2001; Junge et al., 2001

Weiterführende Literatur

Becker, E., Margraf, J.: Generalisierte Angststörung. Beltz PVU, Weinheim 2002

Blanz, B.: Angststörungen. In: Herpertz-Dahlmann, B., Resch, F., Schulte-Markwort, M., Warnke, A. (Hrsg.): Entwicklungspsychiatrie. Schattauer, Stuttgart 2003, S. 592–608

Börner, R. J., Gülsdorff, B., Margraf, J., Osterheider, P., Philipp, M., Wittchen, H. U. (Hrsg.): Die Panikstörung. Diagnose und Behandlung. Schattauer, Stuttgart 2002

Carr, A.: The Handbook of Child and Adolescent Clinical Psychology. Routledge, London 1999

Felner, R. D., Adan, A. M.: The School Transition Environment Project: An ecological intervention and evaluation. In: Price, R. H., Cowen, E. L., Lorion, R. P., Ramos-McKay, J. (eds): 14 ounces of prevention: A case book for practitioners. American Psychological Association, Washington 1988, pp. 111–122

Joormann, J., Unnewehr, S.: Behandlung der Sozialen Phobie bei Kindern und Jugendlichen. Hogrefe, Göttingen 2002

Junge, J., Bittner, A.: Prävention von Angststörungen im Kindes- und Jugendalter. In: Schneider, S. (Hrsg.): Angststörungen bei Kindern und Jugendlichen. Springer, Berlin 2004, S. 390–415

Junge, J., Manz, S., Neumer, S., Margraf, J.: „GO! – Gesundheit und Optimismus" – Ein Programm zur primären Prävention von Angst und Depression bei Jugendlichen. In: Manz, R. (Hrsg.): Psychologische Programme für die Praxis. Prävention und Gesundheitsförderung. DGVT, Tübingen 2001, S. 41–76

King, N. J. (ed.): Trends in research on anxiety and school refusal. Pergamon, New York 2000

Klein, R. G., Pine, D. S.: Anxiety disorders. In: Rutter, M., Taylor, E. (eds): Child and adolescent psychiatry. 4th ed. Blackwell, Oxford 2002, pp. 486–509

Manz, R., Junge, J., Margraf, J.: Prävention von Angst und Depression bei Jugendlichen. Ergebnisse einer Follow-up-Untersuchung nach sechs Monaten. Zeitschrift für Gesundheitspsychologie 9: 168–179, 2001

Mattejat, F.: Ängste, Phobien und Kontaktstörungen. In: Esser, G. (Hrsg.): Lehrbuch der Klinischen Psychologie des Kindes- und Jugendalters. 2. Aufl. Thieme, Stuttgart 2003, S. 211–242

Mattejat, F.: Psychotherapie bei Angststörungen. In: Remschmidt, H. (Hrsg.): Praxis der Psychotherapie mit Kindern und Jugendlichen. 2. Aufl. Deutscher Ärzte-Verlag, Köln 2004

Peterson, L., Shigetomi, C.: The use of coping techniques to minimize anxiety in hospitalized children. Behaviour Therapy 12: 1–14, 1981

Remschmidt, H.: Angstsyndrome. In: Remschmidt, H. (Hrsg.): Psychotherapie im Kindes- und Jugendalter. Thieme, Stuttgart 1997, S. 198–219

Sanders, M. R., Markie-Dadds, C., Turner, K. M. T., Brechman-Toussaint, M.: Triple P – Positive Parenting Program. A guide to the system. Families International Publishing, Milton 2000

Schmidt-Traub, S.: Panikstörung und Agoraphobie. Ein Therapiemanual. 2. Aufl. Hogrefe, Göttingen 2000

Schneider, S.: Angststörungen bei Kindern und Jugendlichen. Springer, Berlin 2004

Schneider, S.: Angststörungen und Phobien (F93). In: Remschmidt, H., Mattejat, F., Warnke, A. (Hrsg.). Therapie psychischer Störungen bei Kindern und Jugendlichen. Thieme, Stuttgart 2008, S. 251–263

Schneider, S., Döpfner, M.: Leitlinien zur Diagnostik und Psychotherapie von Angst- und phobischen Störungen im Kindes- und Jugendalter. Kindheit und Entwicklung 13: 80–96, 2004

Schneider, S., Margraf, J.: Agoraphobie und Panikstörung. Hogrefe, Göttingen 1998

Silverman, W. K., Treffers, P. D. A. (eds): Anxiety disorders in children and adolescents. Research, assessment and intervention. Cambridge University Press, Cambridge 2001

Walter, R.: Psychotherapie bei Panikstörungen. In: Remschmidt, H. (Hrsg.): Praxis der Psychotherapie mit Kindern und Jugendlichen. 2. Aufl. Deutscher Ärzte-Verlag, Köln 2004

Wolchik, S. A., West, S. G., Westover, S.: The Children of Divorce Parenting Intervention: Outcome evaluation of an empirically based program. American Journal of Community Psychology 21: 293–331, 1993

28 Zwangsstörungen

B. Herpertz-Dahlmann und M. Simons

Definition und Klassifikation

Zwangsstörungen bestehen üblicherweise aus Zwangsgedanken und Zwangshandlungen. Zwangsgedanken sind sich wiederholende und persistierende Gedanken (z.B. der Gedanke, kontaminiert zu sein, oder Zweifel, ob die Tür geschlossen ist), die als aufdringlich oder einschießend (intrusiv), unangemessen und ichfremd (egodyston) erlebt werden. Weil sie zudem als ängstigend und belastend empfunden werden, versuchen die Betroffenen, diese Gedanken durch Gegenmaßnahmen zu neutralisieren. Dabei handelt es sich entweder um Zwangshandlungen (-rituale) wie übertriebenes Händewaschen, Kontrollieren oder Ordnen oder um mentale Rituale (Gedanken unterdrücken oder „Gegengedanken" denken).

In der ICD-10 werden Zwangsstörungen als eigenständige Kategorie (F42) verschlüsselt, zumeist als Zwangsstörung mit Zwangsgedanken und -handlungen (F 42.2). Abweichungen vom Vollbild der Diagnose werden als „Zwangsstörung mit vorwiegend Zwangsgedanken oder Grübelzwang" (F42.0), „Zwangsstörung mit vorwiegend Zwangshandlungen (Zwangsrituale)" (F42.1), „sonstige Zwangsstörungen" (F42.8) oder „nicht näher bezeichnete Zwangsstörungen" (F42.9) definiert. Da Zwangsphänomene auch bei gesunden Individuen vorkommen können, werden sie nur dann als psychiatrische Störung klassifiziert, wenn sie über einen längeren Zeitraum anhalten, die Alltagsfunktionen des Betroffenen stören und als quälend erlebt werden.

Die ICD-10 geht davon aus, dass Zwangssymptome für den Patienten als *eigene* Gedanken oder Impulse erkennbar sind, wodurch eine Abgrenzung zu psychotischen Störungen hergestellt wird. Jüngere Kinder können Zwangsphänomene jedoch häufig nicht als eigene Symptomatik erkennen. Weiterhin setzen die Leitlinien der ICD-10 voraus, dass sich der Patient zumindest gegen einige seiner Zwangsimpulse – wenn auch erfolglos – wehrt und diese als unangemessen und *egodyston* erlebt. Hier wird ein qualitativer Unterschied zu Stereotypien oder ritualistischen Phänomenen (wie z.B. bei der geistigen Behinderung oder beim Autismus) aufgezeigt, die ähnlich wie die Zwänge ständig wiederholt werden, aber im Allgemeinen *egosynton* sind. Allerdings wehren sich zwangskranke Patienten mit chronischem Verlauf vielfach nicht mehr gegen bestimmte Rituale oder Zwänge, sondern integrieren diese in ihren Tagesablauf. Das amerikanische Klassifikationsschema DSM-IV definiert daher zusätzlich einen Typus der Zwangserkrankung mit *mangelnder Einsichtsfähigkeit* („poor insight"), bei der der Betroffene nicht erkennt, dass seine Handlungen unvernünftig oder übertrieben sind.

Epidemiologie

Feldstudien bei Erwachsenen haben gezeigt, dass die Lebenszeitprävalenz bei 2–3%, die Punktprävalenz bei etwa 1,5% liegt. Im Jugendalter liegt die Punktprävalenz bei etwa 2%.

Die Zwangserkrankung kann bereits im Vorschulalter beginnen, das Durchschnittsalter bei Beginn im Kindesalter liegt etwa bei 10 Jahren.

> **Beispiel**
> Ein 4;9 Jahre alter Junge wurde akut in der Ambulanz vorgestellt, weil er seit einigen Wochen Angst vor Gift entwickelt hatte. Er weigerte sich, verschiedene Gegenstände (z.B. Türklinken) anzufassen aus Sorge, diese seien vergiftet. Bevor er etwas anfassen wollte, musste er sich zunächst bei der Mutter rückversichern, ob dies auch wirklich nicht giftig sei. Nach Kontakt mit vermeintlich giftigen Gegenständen musste er sich exzessiv die Hände waschen. In der weiteren Exploration berichtete die Mutter, dass die Familie im Garten tatsächlich einige giftige Pflanzen habe, die man nicht anfassen dürfe. Die Zwänge rührten offensichtlich daher, dass der Junge diese Warnungen auf andere Gegenstände generalisiert hatte.

In klinischen Populationen sind im Kindesalter Jungen häufiger betroffen als Mädchen; dies ist einerseits auf den früheren Beginn der Erkrankung bei Jungen, andererseits aber auch auf eine größere *psychiatrische Komorbidität* beim männlichen Geschlecht zurückzuführen (s. Diagnose und Differentialdiagnose). Im Jugend- und Erwachsenenalter scheint das Geschlechterverhältnis 1 : 1 zu betragen; einige Studien deuten sogar darauf hin, dass mehr Frauen als Männer betroffen sind.

Diagnose und Differentialdiagnose

Die häufigsten *Zwangshandlungen* im Kindes- und Jugendalter sind Waschrituale und Kontrollzwänge; *Zwangsgedanken* beinhalten Befürchtungen vor Kontamination mit Schmutz oder Sekreten sowie Ängste vor eigenen aggressiven Impulsen. Während des Verlaufs der Erkrankung ändert sich vielfach die Zwangssymptomatik.

Beispiel

B. entwickelte mit 15 Jahren einen Waschzwang aufgrund von Angst vor Bakterien und Ansteckung sowie nach Begegnungen mit dunkelhäutigen Menschen. Zwei Jahre später quälte ihn der Gedanke, sich mit bösen Menschen identifizieren zu können, und er vermied Blickkontakt mit Menschen, die er nicht kannte. Mit 20 Jahren fürchtete er Umweltgifte und hatte den Impuls, „böse Mächte“ bei der Arbeit am Computer besiegen zu müssen, indem er wiederholte Cursorbewegungen gegen den Uhrzeigersinn durchführte.

Ist der Patient in der Lage, das Unrealistische seiner Gedanken oder Handlungen zu erkennen, lässt sich die Diagnose im Allgemeinen problemlos stellen. Nicht selten treten Zwangserkrankungen aber auch im *Vorfeld einer Schizophrenie* auf, wobei sie vielfach als von „außen gemacht“ erlebt werden. Ein gutes Beispiel für die nicht immer leichte Differentialdiagnose zwischen Zwangserkrankung und schizophrener Sympto-

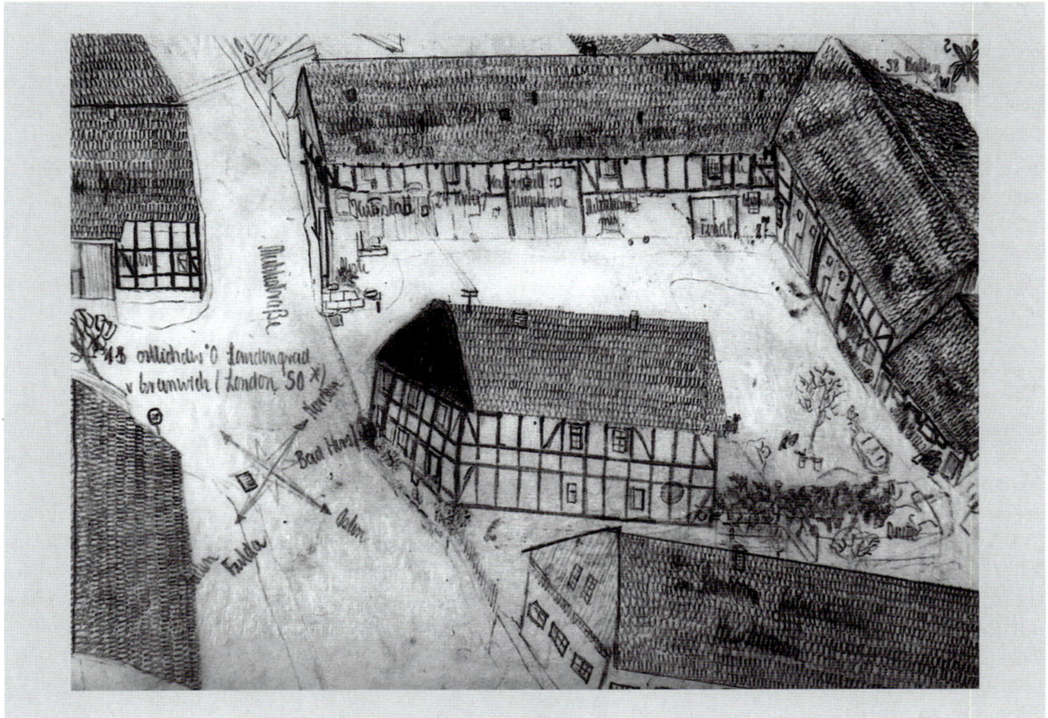

Abb. 28.1 Bild eines 15-jährigen Patienten mit Zwangssymptomatik, welches das elterliche Anwesen darstellen soll.

matik ist der Waschzwang von Lady Macbeth aus Shakespeare's gleichnamigem Drama.

Im Text heißt es dazu im 5. Auftritt, 1. Szene:

Arzt: „Was macht sie nun? Schaut, wie sie sich die Hände reibt."

Kammerfrau: „Das ist ihre gewöhnliche Gebärde, dass sie tut, als wüsche sie sich die Hände. Ich habe wohl gesehen, dass sie es eine Viertelstunde hintereinander tat."

Lady Macbeth: „Da ist noch ein Fleck ... Fort, verdammter Fleck, fort, sag' ich! ... Aber wer hätte gedacht, dass der alte Mann noch so viel Blut in sich hätte? ... Wie, wollen diese Hände denn nie rein werden? ... Noch immer riecht es hier nach Blut. Alle Wohlgerüche Arabiens würden diese kleine Hand nicht wohlriechend machen."

Zwangsgedanken und Zwangshandlungen können außerdem bei schweren depressiven Erkrankungen auftreten, weiterhin im Rahmen von Tic-Störungen. Da viele Patienten im Verlauf ihrer Erkrankung zusätzlich zur primären Tic-Symptomatik Zwangsstörungen entwickeln, ist die Differentialdiagnose zwischen komplexen Tic-Störungen und Zwangsphänomenen nicht immer einfach. Ritualistische Phänomene und Stereotypien im Rahmen von Intelligenzminderung und tiefgreifenden Entwicklungsstörungen müssen ebenfalls von Zwangssymptomen unterschieden werden (s. oben). Auch essgestörte Patienten empfinden Zwangshandlungen, die sich auf Essen und Gewicht beziehen (z. B. stündliches Wiegen), nicht als überflüssige oder unsinnige Handlung.

Bei einem Viertel bis zur Hälfte aller zwangskranken Patienten wird eine zusätzliche Angstsymptomatik beobachtet.

Ätiologie und Genese

Genetische Befunde

Patienten, die vor Erreichen des 18. Lebensjahres an einer Zwangsstörung erkranken, scheinen ein doppelt so hohes familiäres Risiko zu haben als Patienten, die in einem späteren Lebensalter erkranken. Der frühere Erkrankungsbeginn ist darüber hinaus mit einem erhöhten familiären Risiko für Tic-Erkrankungen und Knabenwendigkeit verbunden. Molekulargenetische Untersuchungen konzentrieren sich zurzeit auf Kandidatengene des serotoninergen und dopaminergen Neurotransmitter-Systems. Auch der exzitatorische Neurotransmitter Glutamat scheint eine besondere Rolle zu spielen.

Neurobiologische Befunde

Mit den Fortschritten der morphometrischen und funktionellen Bildgebung konnten zerebrale Strukturen bei zwangskranken Patienten identifiziert werden, die eine Störung der Informationsverarbeitung in kortiko-striato-thalamo-kortikalen Regelkreisen vermuten lassen, die für die Planung und Durchführung motorischer und kognitiver Aufgaben verantwortlich sind. Dabei ließen sich Veränderungen im orbito-frontalen Cortex, im anterioren Gyrus cinguli, in den Basalganglien, im Corpus callosum und im Thalamus nachweisen, die – möglicherweise je nach Subtyp der Zwangserkrankung – unterschiedlich ausgeprägt sind. Befunde der funktionellen Kernspintomographie zeigen eine Hyperaktivität der orbito-striatalen Systeme („Hyperfrontalität") nach Symptomprovokation bei zwangskranken Patienten, die nach erfolgreicher Intervention – sowohl durch Verhaltenstherapie als auch durch die medikamentöse Behandlung – rückläufig ist.

Neuropsychologische Befunde unterstützen die Annahme einer Dysfunktion in orbitalen frontostriatalen Bereichen: so finden sich Defizite in den Exekutivfunktionen, insbesondere in der Reaktionsunterdrückung und im Arbeitsgedächtnis.

Eine kleine Subgruppe der kindlichen Zwangserkrankungen ist möglicherweise auf eine neuroimmunologische Ursache zurückzuführen. Es handelt sich um eine im Kontext einer Infektion mit beta-hämolysierenden Streptokokken der Gruppe A (z. B. Pharingitis, Angina, Scharlach) oft sehr akut entstandene Zwangs- oder Tic-Symptomatik (PANDAS = Pediatric Autoimmune Neuropsychiatric Disorders Associated with Streptococcal Infections), die vor allem bei jungen Kindern auftritt. Entsprechend der Chorea minor wird vermutet, dass die Ursache dieser Erkrankung in einer Kreuzreaktion von primär gegen beta-hämolysierende Streptokokken der Gruppe A gerichteten Antikörpern gegen Basalganglien liegt. Eine prophylaktische Behandlung mit Antibiotika ist allerdings umstritten.

Therapie, Verlauf und Prognose

Verhaltenstherapie und medikamentöse Therapie stellen die beiden Säulen bei der Behandlung der Zwangserkrankung dar (Tab. 28.**1**). Besonders bei jungen Patienten sollten die Eltern in die Behandlung einbezogen werden, da sie oft unfreiwillig die Zwangssymptome bei ihren Kindern verstärken.

Verhaltenstherapie. Als wichtigste verhaltenstherapeutische Methode zur Behandlung von Zwangshandlungen ist die *Exposition mit Reaktionsverhinderung* zu nennen. Die Patienten lernen, sich den Angst auslösenden Gedanken und Situationen auszusetzen (Exposition bzw. Konfrontation), ohne die Zwangshandlungen auszuführen (Reaktionsverhinderung). So wäre es z. B. einem Patienten mit Kontaminationsängsten nicht gestattet, nach Berührung von Türklinken die Hände zu waschen (s. Kap. 44). In der Regel wird bei Kindern und Jugendlichen die graduierte (gestufte) Exposition angewandt mit einer sukzessiven Erhöhung des Schwierigkeitsgrades.

In der *metakognitiven Therapie* lernen die Patienten zu erkennen, dass sie ihren Gedanken zu viel Bedeutung beimessen, indem sie sie mit Handlungen („Wenn ich denke, ich habe jemanden verletzt, dann habe ich ihn wahrscheinlich verletzt") oder Ereignissen („Wenn ich denke, dass meine Hände schmutzig sind, dann sind sie auch schmutzig") gleichsetzen. Je mehr es ihnen gelingt, die Zwangsgedanken als bedeutungslos abzutun, desto weniger müssen sie sie unterdrücken oder durch Rituale neutralisieren. In Verhaltensexperimenten lernen sie, Gedanken und Handlungen besser zu differenzieren (z. B. „Versuche, durch reine Gedankenkraft das Telefon vom Schreibtisch zu stoßen"). Durch gezielte Exposition gegenüber den Zwangsgedanken (die beispielsweise auf eine Endloskassette oder CD gesprochen und in der Übung angehört werden) machen die Patienten die Erfahrung, dass ihre Gedanken folgenlos bleiben. Die früher empfohlene „Gedankenstopp-Technik" gilt mittlerweile als kontraindiziert, da sie auf die überbewerteten Gedanken fokussiert und damit der Aufrechterhaltung der Probleme dient.

Tab. 28.**1** Behandlung von Zwangshandlungen.

Behandlung von Zwangshandlungen
Psychoedukation von Patient und Eltern
Verhaltenstherapeutische Intervention • gestufte Exposition mit Reaktionsverhinderung • metakognitive Strategien • familienbezogene Interventionen
Bei Nichtansprechen, unzureichender Kooperation und/oder starker Beeinträchtigung der Alltagsfunktionen zusätzliche medikamentöse Therapie mit SSRI oder Clomipramin, ggf. Augmentation mit Risperidon

Medikamentöse Therapie. Die Behandlung sollte stets mit einer Verhaltenstherapie beginnen. Bei unzureichender Besserung oder Kooperation ist eine Kombination mit einer medikamentösen Therapie sinnvoll. Studien haben gezeigt, dass die Rückfallquote unter Verhaltenstherapie sowie unter kombinierter medikamentöser und verhaltenstherapeutischer Behandlung signifikant geringer als bei ausschließlich medikamentöser Behandlung ist.

Als Medikamente haben sich Serotonin-spezifische Antidepressiva (Clomipramin) und selektive Serotonin-Wiederaufnahmehemmer (SSRI, z. B. Fluoxetin, Fluvoxamin, Sertralin, Citalopram) als wirksam erwiesen. Wegen der besseren Verträglichkeit sind SSRI vorzuziehen; bislang ist nur Fluvoxamin für die Behandlung von Kindern und Jugendlichen zugelassen. Der Behandlungserfolg setzt in der Regel frühestens nach 2–4 Wochen ein. Die maximale Wirkung wird meist erst nach 8–12 Wochen beobachtet. **Die Dosierung beträgt das Zwei- bis Dreifache der Dosis, die zur Behandlung von Depressionen verwandt wird.** Bei Ansprechen auf die Medikation ist die therapeutische Dosis mindestens 12 Monate aufrechtzuerhalten. Das Absetzen der Medikation sollte sehr langsam erfolgen.

30–50% aller Kinder und Jugendlichen mit Zwangsstörungen zeigen – auch bei ausreichend langer Gabe – eine ungenügende Reduktion der Zwangssymptomatik unter dem jeweiligen Medikament. In diesen Fällen empfiehlt sich ggf. die Augmentation mit Clomipramin oder einem atypischen Neuroleptikum. Eltern und Patient sollten über die Nebenwirkungen der Medikamente genau aufgeklärt werden, u. a. über das Auftreten suizidalen Verhaltens. Die Rückfallquote ist sehr hoch. Mehr als die Hälfte der Patienten verschlechtert sich nach Absetzen der medikamentösen Behandlung.

Prognose. Mit Hilfe der verbesserten Behandlungsmöglichkeiten sowohl im Bereich der Psycho- als auch Pharmakotherapie kann bei der Mehrzahl der Zwangspatienten die Krankheitssymptomatik deutlich reduziert werden. Allerdings steht eine Evaluation der Langzeiterfolge durch die neueren Methoden noch aus. Bisherige Langzeitstudien weisen auf eine eher ungünstige Prognose hin. Bei 30–70% aller Kinder und Jugendlichen trat ein chronischer Verlauf auf. Häufig kamen weitere psychiatrische Störungen hinzu, vor allem affektive Störungen, Angsterkrankungen und Persönlichkeitsstörungen.

Weiterführende Literatur

Pediatric OCD Treatment Study (POTS) Team: Cognitive-behavior therapy, sertraline, and their combination for children and adolescents with obsessive-compulsive disorder. Journal of the American Medical Association 292: 1969–1976, 2004

Simons, M.: Zwangsstörung. In: Schneider, S., Markgraf, J. (Hrsg.): Lehrbuch der Verhaltenstherapie. Bd. 3. Springer, Berlin, Heidelberg 2009, S.629–646

Vorderholzer, U., Hohagen, F.: Zwangsstörungen (ICD-10 F4). In: Vorderholzer, U; Hohagen, F. (Hrsg.): Therapie psychischer Erkrankungen: State of the Art 2010/2011. 6.Aufl. Urban & Fischer, München 2011, S.219–232

Wewetzer, C.: Zwangsstörungen. In: Remschmidt, H., Mattejat, F., Warnke, A. (Hrsg.): Therapie psychischer Störungen bei Kindern und Jugendlichen. Thieme, Stuttgart 2008, S.287–295

Wewetzer, C., Simons, M., Konrad, K., Walitza, S., Herpertz-Dahlmann, B.: Zwangsstörungen. In: Herpertz-Dahlmann, B., Resch, F., Schulte-Markwort, M., Warnke, A. (Hrsg.): Entwicklungspsychiatrie. 2.Aufl. Schattauer, Stuttgart 2008

Wewetzer, C., Walitza, S.: Zwangsstörungen im Kindes- und Jugendalter. In: Gerlach, M., Mehler-Wex, C., Walitza, S., Warnke, A., Wewetzer, C. (Hrsg.): Neuro-Psychopharmaka im Kindes- und Jugendalter. 2.Aufl. Springer, Wien, New York 2009, S.507–512

29 Konversionsstörungen und dissoziative Störungen

H. Remschmidt

Terminologie, Klassifikation und Epidemiologie

Der Begriff der *Konversion* (Freud, 1894) soll ausdrücken, dass die in einem sexuellen Triebwunsch steckende psychische Energie in ein körperliches Symptom umgewandelt, also konvertiert wird. Die verdrängten Wünsche gelangen durch die Konversionssymptome zur symbolischen Darstellung. Auf diese Weise wird das psychische Gleichgewicht wiederhergestellt. Häufig ist dabei ein Missverhältnis zwischen der psychischen Einstellung und der Schwere der vorgegebenen Symptome zu beobachten. Die relative Gleichgültigkeit der Patienten wird als „belle indifférence" bezeichnet. Nach dieser Interpretation ist eine Konversionssymptomatik in engem Zusammenhang mit der Hysterie zu sehen. Der Begriff wird in den letzten Jahren jedoch nicht mehr ausschließlich im Sinne eines psychoanalytischen Erklärungsmodells herangezogen, sondern ebenso phänomenologisch-deskriptiv angewandt.

Die Bezeichnung *Dissoziation* umschreibt eine Unterbrechung der normalen Integration psychischer Funktionen wie Bewusstsein, Wahrnehmung, Gedächtnis, Identität, Persönlichkeit und unter Umständen auch motorische Kontrolle.

Klassifikation. In der ICD-10 wird der Terminus „Hysterie" wegen seiner vielen und unterschiedlichen Bedeutungen vermieden. Die Bezeichnungen dissoziative Störungen und Konversionsstörungen werden synonym gebraucht. Im DSM-IV wird zwischen Konversionsstörungen und dissoziativen Störungen unterschieden.

Für die folgende Darstellung gehen wir von einer Dreiteilung aus, die folgende Syndrome unterscheidet:

- Konversionsstörungen (Manifestationen mit vorwiegend körperlicher Symptomatik),
- dissoziative Störungen (Manifestationen mit vorwiegend psychischer Symptomatik),
- die histrionische Persönlichkeit.

Epidemiologie. Angesichts des Fehlens repräsentativer Untersuchungen zur Häufigkeit dieser Störungen in Feldstichproben ist man auf Angaben aus klinischen Populationen bzw. nicht repräsentativen Stichproben angewiesen. Im Krankengut kinder- und jugendpsychiatrischer Kliniken wird die Häufigkeit von Konversionssyndromen und hysterischen Manifestationen zwischen 1,5 und 5 % angegeben. In den meisten Studien überwiegen die Mädchen gegenüber den Jungen im Verhältnis 3 : 1 bis 4 : 1.

Konversionsstörungen

Untersuchungen an kinder- und jugendpsychiatrischen Patienten zeigen, dass sich rund 40 % aller Konversionssyndrome in Anfällen oder Bewegungsstörungen äußern und jeweils 13 % in psychogenen Lähmungen oder sensoriellen Ausfällen.

Was die Einweisung in die klinische Behandlung betrifft, so werden Jugendliche mit Konversionssyndromen fast immer in Allgemeinkrankenhäuser oder neurologische Kliniken eingewiesen. Diese Einweisungsmodalitäten spiegeln die Einschätzung der Symptomatik wider, die häufig primär als körperliche angesehen wird.

Psychogene Anfälle

Definition und klinisches Bild. Psychogene Anfälle stehen unter den Konversionssyndromen im Kindes- und Jugendalter hinsichtlich der Häufigkeit an erster Stelle, gefolgt von psychogenen Gangstörungen und Dämmerzuständen. Man kann aber auch immer wieder Patienten beobachten, die gleichzeitig an einer Epilepsie und an psychogenen Anfällen leiden. Die wichtigsten *Merkmale* psychogener Anfälle sind in Tab. 29.**1** aufgeführt.

Obwohl die hier angeführten Merkmale recht typisch für psychogene Anfälle sind, kann ihre Differentialdiagnose allerlei Schwierigkeiten bie-

Tab. 29.**1** Die wichtigsten Merkmale psychogener Anfälle.

Merkmale psychogener Anfälle
• Plötzliches oder allmähliches Einsetzen • Auftreten meist in Gegenwart anderer • Dauer in der Regel länger als epileptische Anfälle • Auslösung durch ein Erlebnis oder eine Belastungssituation • Bizarre und unkoordinierte Bewegungen, die sich von epileptischen Anfallsmustern meist unterscheiden • Fehlen neurologischer und elektrophysiologischer Merkmale (z. B. Babinski-Reflex, EEG-Auffälligkeit, Zungenbiss, Einnässen, postparoxysmaler Schlaf) • Seltenes Auftreten von Verletzungen • In etwa 10 % der Fälle zusätzliche epileptische Anfälle

ten. Denn psychogene Anfälle können einerseits *epileptische Anfälle* „imitieren", andererseits können sie sich mit diesen auch kombinieren, sodass der gleiche Patient epileptische *und* psychogene Anfälle aufweist.

Relativ häufig ist eine Ähnlichkeit von psychogenen und epileptischen Anfällen festzustellen. Dies betrifft insbesondere Patienten, die an beiden Anfallsformen leiden.

Differentialdiagnose. Abgegrenzt werden muss eine Reihe von anderen Störungen und Erkrankungen wie Epilepsien und andere neurologische Erkrankungen, synkopale Anfälle, Hyperventilationstetanie und hypoglykämischer Bewusstseinsverlust, Tics, Persönlichkeitsstörungen und schizophrene Psychosen.

Psychogene Lähmungen und Bewegungsstörungen

Definition und klinisches Bild. Bei diesen Störungen sind in der Regel komplexe und sinnvolle Bewegungsabläufe wie Gehen, Stehen und andere willkürliche Bewegungen aufgehoben (Abb. 29.**1**). Bemerkenswert ist dabei, dass Ausmaß und Lokalisation der Bewegungsstörung nicht mit den Gesetzmäßigkeiten der Innervation übereinstimmen, sondern sich an laienhaften Körpervorstellungen ausrichten. So kann der Muskeltonus je nach Körperhaltung wechselhaft sein. Bei Wechsel der Körperlage kommt es oft zu Innervationen der Muskulatur, sodass Stützhaltungen entstehen. Bei Stehversuchen beobachtet man oft ein Einknicken in den Kniegelenken und ein Hinfallen der Patienten ohne größere Verletzungsgefahr. Gelegentlich kommt es auch zu regelrechten Lähmungen, die keinerlei Beweglichkeit mehr zulassen.

Auch so genannte *„hysterische Kontrakturen"* können sich ausgehend von kleineren Traumata oder orthopädischen Behandlungsmaßnahmen entwickeln. Sie lassen sich nicht aufgrund eines

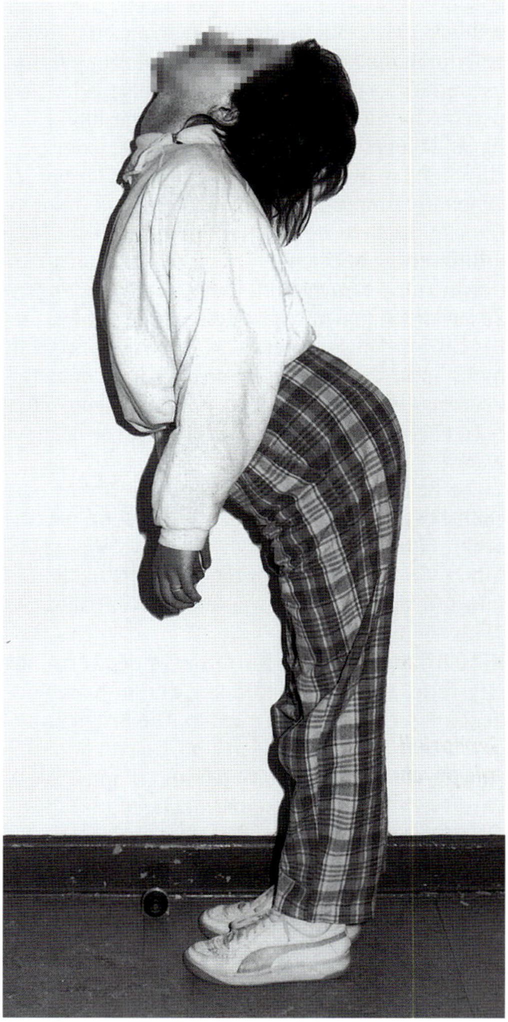

Abb. 29.**1** 18-jährige Patientin mit der Diagnose Psychogene Bewegungsstörung im Rahmen einer histrionischen Neurose.

organischen Befundes erklären und bieten den Patienten die Möglichkeit, sich an eine organische Symptomatik zu fixieren. Die Folge sind körperliche Behandlungsmaßnahmen (von der physikalischen Therapie bis zu operativen Eingriffen). Andererseits können sich aufgrund der Inaktivitätsatrophie wirkliche Kontrakturen ergeben.

Psychopathologisch sind an den Patienten häufig folgende Beobachtungen zu machen:

- Die Symptomatik erscheint zweckgerichtet und hat einen Ausdrucksgehalt, der mit der auslösenden Situation zusammenhängen kann.
- Die Symptomatik hat einen demonstrativen Charakter.
- Im bemerkenswerten Gegensatz zur Schwere der Symptomatik steht die Einstellung des Patienten hierzu, die sich als Gleichgültigkeit oder Indolenz beschreiben lässt (so genannte „belle indifférence").
- Die finale Orientierung ist Außenstehenden sichtbar, dem Patienten jedoch nicht.

Differentialdiagnose. Da die Vielfalt der Symptomatik bei psychogenen Lähmungen und psychogenen Bewegungsstörungen außerordentlich groß ist (Schmerzsyndrome, Sensibilitätsstörungen, Bewegungseinschränkungen verschiedenster Art, Kombination mit anderen Konversionssyndromen wie sensoriellen Störungen, Dämmerzuständen usw.), ist die Differentialdiagnose nicht einfach. Da organische Vorschädigungen prädisponierend sein können und auch die Gefahr besteht, dass man neurologische Erkrankungen übersieht, ist eine sehr sorgfältige neurologische Diagnostik erforderlich. Immerhin erweisen sich 10–15 % scheinbare Konversionssyndrome in der Katamnese als organische Erkrankungen.

Sensorielle Ausfälle mit psychogenem Hintergrund

Definition und klinisches Bild. Sie zeigen sich als psychogene Sehstörungen, psychogene Taubheit oder Einschränkung des Gehörs (uni- oder bilaterale Hypakusis), als Einschränkung der Sehfähigkeit oder besondere optische Wahrnehmungen in Form von Mikropsien oder Makropsien. Nicht selten sind diese Symptome vergesellschaftet mit einer Umdämmerung des Bewusstseins, psychogenen Amnesien oder anderen Konversionssymptomen.

Differentialdiagnose. Sensorielle Ausfälle psychogenen Ursprungs sind stets abzugrenzen gegenüber organischen Erkrankungen. Sie dürfen erst dann als gesichert angenommen werden, wenn bei sorgfältiger Sinnesprüfung und nach entsprechender neurologischer Untersuchung, einschließlich zusätzlicher apparativer Methoden, eine neurologische Erkrankung ausgeschlossen werden kann und darüber hinaus die typischen Symptome einer Konversionsstörung (finale Orientierung, Krankheitsgewinn, demonstratives Verhalten oder „belle indifférence" usw.) vorhanden sind.

Dissoziative Störungen (Manifestationen mit vorwiegend psychischer Symptomatik)

Definition und klinisches Bild. Die Dissoziation betrifft am häufigsten die Gedächtnisfunktionen (Amnesien), die Integrität der Person (Depersonalisationserlebnisse, multiple Persönlichkeit) und das Bewusstsein (Trance-Zustände).

Die dissoziativen Störungen sind insgesamt im Kindes- und Jugendalter selten und umfassen die nachfolgend beschriebenen Syndrome, deren gemeinsame Kennzeichen sind: plötzliches Auftreten (psychogene Amnesie, psychogenes Weglaufen), Störungen der Identität (Depersonalisationserlebnisse, multiple Persönlichkeit) und Störung des Realitätsbezugs ohne psychotischen Hintergrund.

Psychogene Amnesie

Die *diagnostischen Kriterien* von ICD-10 und DSM-IV betonen übereinstimmend folgende Merkmale:

- Eine plötzlich eintretende Unfähigkeit, sich an wichtige aktuelle und persönliche Ereignisse zu erinnern. Der Erinnerungsverlust ist dabei so umfassend und ausgedehnt, dass er durch gewöhnliche Vergesslichkeit nicht erklärt werden kann. Er zentriert sich in der Regel auf traumatische Ereignisse (z. B. Unfälle, Trauerfälle) und ist meist unvollständig. Er endet meist so abrupt wie er eingetreten ist.
- Die Störung ist nicht auf eine organische Schädigung, Intoxikation (Alkohol) oder eine multiple Persönlichkeitsstörung zurückführbar.

Eine psychogene Amnesie kann mit Verwirrtheit und Desorientierung einhergehen, was die Differentialdiagnose zu organisch bedingten Amnesien schwierig macht.

Beispiel
Ein 14-jähriger Jugendlicher, der seinen besten Freund getötet hatte, konnte sich in den ersten 48 Stunden nach dem Ereignis an die Tat und ihre Details nicht erinnern. Als er nach Vollendung der Tat zu Hause angekommen war, rief er wiederholt bei dem getöteten Jungen zu Hause an, um ihn zum Turnen abzuholen. Die Erinnerung endete zunächst an jenem Punkt, als der Tötungsvorgang begann und setzte erst beim Verhör der Polizei wieder ein, als man dem Jungen verschiedene Details zur Rekonstruktion seiner Erinnerung anbot.

Differentialdiagnose. *Organisch verursachte Amnesien* können dadurch abgegrenzt werden, dass ihr Auftreten nicht mit einer massiven seelischen Belastung einhergeht und meist eine Reststörung übrig bleibt. Dies gilt auch für *intoxikationsbedingte Amnesien* (verschiedene Gifte, Alkohol). Amnesien nach langjährigem Alkoholgenuss (Korsakow-Syndrom) lassen sich dadurch abgrenzen, dass das Kurzzeitgedächtnis beeinträchtigt ist, während das Langzeitgedächtnis ungestört ist. Ferner ist das Ausfüllen der Gedächtnislücken durch Konfabulationen typisch.

Amnesien nach *Hirntraumen* sind manchmal schwer von psychogenen Amnesien zu unterscheiden. Denn ein schwerer Unfall kann zugleich auch eine schwere psychische Belastung darstellen. Bei Schädel-Hirn-Traumen tritt, z. B. im Rahmen einer Contusio, eine retrograde Amnesie auf, die auch einen begrenzten Zeitraum vor dem Eintritt des Unfalls umfasst. Die Erinnerungslücke schrumpft, bildet sich aber häufig nicht ganz zurück.

Schließlich sind Amnesien darauf verdächtig, dass in dieser Zeit ein *epileptischer Anfall* stattgefunden haben könnte.

Eine Amnesie kann auch *simuliert* sein. Diese Möglichkeit kann durch Widersprüche in den Antworten der Betroffenen sowie durch inkonstante und variierende Angaben abgegrenzt werden.

Depersonalisationssyndrom

Im Rahmen von dissoziativen Störungen kann es auch zur Depersonalisation und Derealisation kommen, deren Kennzeichen ein partieller Realitätsverlust ist, ohne dass der Realitätsbezug insgesamt (etwa wie bei schizophrenen Psychosen) gestört ist.

Bei der *Depersonalisation* entsteht beim Betroffenen das Gefühl, dem eigenen Ich fremd gegenüber zu stehen, was oft mit dem Empfinden einhergeht, als würden einzelne Körperteile nicht zum eigenen Körper gehören. Bei der Derealisation wird die Umgebung (Personen, Gegenstände) als fremd und unwirklich erlebt.

Bei der *Depersonalisation* im Rahmen dissoziativer Störungen, um die es hier geht, kommen keine Halluzinationen und kein Wahn vor. Die Patienten sind sich ihrer Entfremdungserlebnisse bewusst, sind durch diese auch erheblich beunruhigt, finden sich aber in der Realität durchaus zurecht.

Differentialdiagnose. Die wichtige Abgrenzung ist diejenige gegenüber schizophrenen Störungen. Es ist wichtig zu wissen, dass Depersonalitätserlebnisse im Jugendalter keineswegs immer für eine schizophrene Psychose pathognomonisch sind.

Multiple Persönlichkeit (dissoziative Identitätsstörung)

Bei diesem Syndrom, dessen Hauptmerkmal die Existenz zweier oder mehrerer „Personen" innerhalb eines Individuums ist, werden von den Betreffenden die verschiedenen Personen, die sich in ihnen vereinigen, jeweils als eine Einheit mit ganz bestimmten Verhaltensweisen, Erinnerungen und Beziehungen wahrgenommen. Häufig geben die Betreffenden an, dass die eine oder andere Persönlichkeit dem anderen Geschlecht angehört oder jünger ist als sie selbst. Die einzelnen Subpersönlichkeiten haben oft einen eigenen Namen und ganz spezifische, für sie typische Verhaltensweisen.

Die Störung tritt manchmal schon im Kindesalter, häufiger in der Adoleszenz auf und ist schwer zu beeinflussen. Sie soll eher bei Jugendlichen und jungen Erwachsenen vorkommen, die im Kindesalter misshandelt wurden oder an anderen schweren emotionalen Traumen gelitten haben.

Differentialdiagnose. In erster Linie ist an eine schizophrene Psychose zu denken, vor allem wenn die Patienten berichten, sie hätten die Stimmen der jeweiligen (in ihnen selbst vereinigten) Personen gehört.

In diesen Zusammenhang gehören wahrscheinlich auch die *Phantasiegefährten*, die man bei Kindern oder Jugendlichen mitunter feststellen kann. Es handelt sich dabei um Pseudohalluzinationen oder auch lebhafte Vorstellungen, die zum Inhalt haben, dass die betreffenden Kinder oder Jugendlichen eine Person oder Gestalt sich vorstellen oder halluzinieren, die fest zu ihnen gehört, die sie ständig begleitet, mit der sie sich unterhalten können und die als jahrelanger Begleiter mitwächst und älter wird. Diese Symptomatik ist nicht identisch mit der Symptomatik schizophrener Psychosen, denn der übrige Realitätsbezug bleibt erhalten.

Psychogenes Weglaufen (Fugue)

Diagnostische Kriterien des psychogenen Weglaufens (Fugue) in Anlehnung an ICD-10 sind:

- Merkmale der dissoziativen Amnesie;
- plötzliches Verlassen der gewohnten Umgebung, gegebenenfalls Annahme einer neuen Identität;
- Aufrechterhalten der einfachen Selbstversorgung (Essen, Waschen) und einfacher sozialer Interaktionen mit Fremden.

Das Weglaufen erfolgt oft ganz unvorhersehbar und plötzlich. Die neu angenommene Identität unterscheidet sich von der früheren häufig erheblich: primärpersönlich stille und in sich gekehrte Jugendliche werden plötzlich gesellig, kontaktfreudig und beginnen neue Aktivitäten, die manchmal ungezielt und aus dem Vorhergehenden gar nicht verständlich sind. Insofern muss man bei derartigen Wandlungen auch an eine beginnende manische Phase denken. Gelegentlich kommt es im Rahmen derartiger Zustände zu Delikten oder aggressiven Handlungen, die nicht mit der sonst ruhigen und angepassten Primärpersönlichkeit vereinbar scheinen.

Differentialdiagnose. Abgegrenzt werden müssen organische psychische Störungen, die sich meist durch entsprechende Erinnerungslücken, Aufmerksamkeits- und Bewusstseinsstörungen ausschließen lassen. Unter ihnen muss insbesondere eine psychomotorische Epilepsie abgegrenzt werden. Auch eine psychogene Amnesie ist auszuschließen.

Histrionische Persönlichkeitsstörung

Darunter versteht man „eine Persönlichkeitsstörung, die durch oberflächliche und labile Affektivität, Dramatisierung, einen theatralischen, übertriebenen Ausdruck von Gefühlen, durch Suggestibilität, Egozentrik, Genusssucht, Mangel an Rücksichtnahme, erhöhte Kränkbarkeit und ein dauerndes Verlangen nach Anerkennung, äußeren Reizen und Aufmerksamkeit gekennzeichnet ist" (ICD-10, F60.4).

Diese Persönlichkeitsvariante wird hier erwähnt, da sie sinngemäß in den Bereich der konversiven und dissoziativen Manifestationen gehört, wobei sich die Symptomatik nicht in Form körperlicher oder psychischer Detailsymptome zeigt, sondern in einer entsprechenden Haltung der gesamten Persönlichkeit (s. Kap. 34: „Persönlichkeitsstörungen und Störungen der Impulskontrolle").

Diagnose und Differentialdiagnose der Konversions- und der dissoziativen Störungen

Die Diagnose stützt sich auf eine sorgfältige Anamnese, auf die negativen Ergebnisse einer neurologischen Untersuchung (einschließlich Zusatzuntersuchungen) und eine ausführliche psychiatrische und psychologische Untersuchung. Diese müssen das kognitive Funktionsniveau, die emotionalen Besonderheiten und die Persönlichkeitsstruktur berücksichtigen und vor allem den möglichen Zusammenhang zwischen Symptomatik und typischen Auslösesituationen bzw. Konflikten herausarbeiten.

Differentialdiagnostisch müssen hysterische und Konversionssyndrome von folgenden Erkrankungsgruppen abgegrenzt werden:

- Abgrenzung von psychosomatischen Erkrankungen. Die wesentlichen Gesichtspunkte hierzu hat Alexander bereits 1943 herausgearbeitet. Sie sind in Tab. 29.2 wiedergegeben.
- Abgrenzung von Lähmungen und psychogenen Anfällen von anderen psychogenen Bewegungsstörungen. Im Hinblick auf die Differentialdiagnose zwischen Konversionssyndromen

Tab. 29.2 Differentialdiagnose zwischen psychophysiologischen (psychosomatischen) Reaktionen und (hysterischen) Konversionsreaktionen (nach Alexander, 1943).

Psychopathologische (psychosomatische) Reaktionen	Konversionsreaktionen
• Betroffen sind Organe, die vom autonomen Nervensystem kontrolliert werden • Symptomatik reduziert nicht Angst • Symptome haben keine symbolische Bedeutung • Gewebeschädigung kann lebensbedrohlich sein	• Betroffen sind Körperteile, die vom willkürlichen Nervensystem gesteuert werden • Symptomatik reduziert (bindet) Angst • Symptome haben eine symbolische Bedeutung und sind Ausdruck des jeweiligen Konflikts • Keine Gewebeschädigung (allenfalls Atrophie), nie lebensbedrohlich

und psychogenen Anfällen kann z. B. die Video-EEG-Technik weiterhelfen. Aber auch gegenüber Tics, der Hyperventilationstetanie und hypoglykämischen Zuständen mit Bewusstseinsverlust müssen verschiedene Konversionssyndrome abgegrenzt werden.
- Abgrenzung von schizophrenen Psychosen. Gerade im Jugendalter kommen nicht selten schizophrene Erkrankungen vor, die sich zunächst in Form von „hysterischen Merkmalen" äußern. Die differentialdiagnostische Abgrenzung ergibt sich meist erst nach einer längeren Beobachtungszeit.

Ätiologie und Genese

Nach Berblinger (1960) lassen sich die Vorstellungen zur Ätiologie und Pathogenese der Konversionssyndrome und der dissoziativen Störungen auf drei Grundmechanismen reduzieren:
- Inaktivierung von Organen und Organsystemen (z. B. bei Lähmungen oder Bewegungsstörungen oder sensoriellen Ausfällen).
- Gesteigerte funktionelle Autonomie des psychischen Apparats (Funktionssteigerung). Dies trifft z. B. bei psychogenen Anfällen und bei überschießenden motorischen Bewegungsabläufen zu.
- Verminderte funktionelle Autonomie des psychischen Apparats (z. B. bei Dämmerzuständen, Amnesien).

Diese drei Grundmechanismen gehen mehr von einer Deskription der Krankheitserscheinungen aus und verzichten bewusst auf weiter gehende, meist nicht beweisbare ätiologische Zusammenhänge.

Zwar gibt es eine große Zahl von Theorien zur Ätiologie und Genese dieser Störungen, bislang sind sie aber nicht in der Lage, ihre Entstehung schlüssig und widerspruchsfrei zu erklären. Deshalb wird auf sie im Folgenden nicht im Einzelnen eingegangen, sondern es werden verschiedene Faktoren herausgestellt, deren Integration in eine schlüssige Theorie noch aussteht. Solche Faktoren sind in Tab. 29.3 zusammengefasst.
- *Genetische Belastungen:* Konversions- und dissoziative Störungen treten in bestimmten Familien gehäuft auf. Dieses Phänomen ist in zweifacher Weise interpretierbar: als genetische Belastung und als familiäre Symptomtradition. Obwohl bei neurotischen Erkrankungen, zu denen diese Manifestationen zu rechnen sind, Umweltfaktoren eine größere Rolle spielen, sind doch auch genetische Faktoren von Bedeutung.
- *Persönlichkeitsstruktur:* Auch in der Persönlichkeitsstruktur zeigen sich disponierende Faktoren.

Tab. 29.3 Faktoren, die Ätiologie und Genese von Konversionsstörungen und dissoziativen Störungen beeinflussen.

Einflussfaktoren auf Ätiologie und Genese von Konversionsstörungen und dissoziativen Störungen
1. Genetische Belastungen
2. Persönlichkeitsstruktur
3. Vorbild in der Familie oder in der Nachbarschaft
4. Konflikt- und Überforderungssituation
5. Bedeutung einer eigenen Erkrankung in der Vorgeschichte für die „Symptomwahl"
6. Krankheitsgewinn
7. Begünstigung durch organische Hirnschädigungen

- *Vorbild in der Familie oder in der Nachbarschaft:* In verschiedenen Studien wurde nachgewiesen, dass Patienten mit Konversionssyndromen in bis zu 60% der Fälle in ihrer Familie oder in der unmittelbaren Umgebung ein Vorbild haben, dessen Symptomatik sie „imitieren". Natürlich handelt es sich dabei um einen unbewussten Vorgang und nicht um ein bewusstes Nachahmen oder gar um Simulation.
- *Konflikt- und Überforderungssituation:* Die biographische Analyse der Symptomatik zeigt häufig, dass das Auftreten von Konversionsstörungen durch Konflikt- und Überforderungssituationen begünstigt wird. Nicht selten hat die Symptomatik auch eine symbolische Bedeutung. Die Natur eines Konflikts kann aber recht unterschiedlich sein. Die psychoanalytische These, wonach sich die Symptomatik auf verdrängte ödipale Trieb- bzw. Inzestwünsche zurückführen lässt, entzieht sich einem empirischen Nachweis.
- *Bedeutung einer eigenen Erkrankung in der Vorgeschichte für die „Symptomwahl":* Auch eine eigene Vorerkrankung kann die Symptomwahl beeinflussen, z.B. ein stattgehabter Unfall mit einer realen Lähmung kann später zu einer psychogenen Lähmung führen.
- *Krankheitsgewinn:* Alle Konversions- und dissoziativen Störungen bringen für den Patienten einen unmittelbaren oder mittelbaren Krankheitsgewinn, der sich in zweifacher Weise zeigt: zum einen werden die Anforderungen seitens der Umgebung reduziert, zum anderen erhält der Patient mehr Aufmerksamkeit und Zuwendung.
- *Begünstigung durch organische Hirnschädigungen:* Hirnorganische Vorschädigungen können das Auftreten von Konversionssyndromen begünstigen. Dies lässt sich recht deutlich bei Epilepsiekranken zeigen.

Therapie

Wenn der auslösende Konflikt und die vielfach typische Überforderungssituation erkannt sind, so gilt es, diese im Rahmen der Behandlung zu beseitigen oder abzumildern. In diesem Sinne gehört zur Behandlung stets eine Veränderung der allgemeinen Lebensbedingungen des Patienten. Vielfach ist aber auch auf der Symptomebene eine Übungsbehandlung erforderlich, z.B. bei einer psychogenen Lähmung ein schrittweises Üben der Fortbewegung. Den Patienten kann dabei erklärt werden, dass sie im Rahmen ihrer Erkrankung das Gehen verlernt haben, und was man verlernt habe, müsse man schrittweise wieder lernen.

Die Behandlung erfolgt in aller Regel als individuelle Therapie, denn Gruppenbehandlungen begünstigen das Dominanzbedürfnis der Patienten und damit zumindest im Anfangsstadium ein Wiederauftreten der Symptomatik.

Wenn die Familie an der Verursachung, Auslösung und Aufrechterhaltung der Symptomatik beteiligt ist, muss sie unbedingt in die Behandlung einbezogen werden. In der Regel hängen die Konflikte und Überforderungssituationen sehr eng mit der Familie bzw. der sonstigen Umgebung des Patienten und den dort herrschenden Bedingungen zusammen. Die Modifikation der jeweiligen Lebensbedingungen ist aber nicht leicht. Man kann nicht davon ausgehen, dass man diese Bedingungen grundsätzlich und tiefgreifend verändert, sondern muss schon zufrieden sein, wenn sich diese in einigen wichtigen Bereichen so modifizieren lassen, dass der Patient weniger im Konfliktfeld steht.

Liegen zusätzliche Erkrankungen vor (z.B. epileptische Anfälle), so erfolgt die Behandlung nach den gleichen Prinzipien, jedoch ist der Stellenwert der Medikation im Gesamtbehandlungsplan besonders wichtig. Die wichtigsten *allgemeinen Behandlungsprinzipien* sind in Tab. 29.**4** zusammengefasst.

Von entscheidender Bedeutung für das Gelingen der Psychotherapie sind zwei Faktoren: der Therapeut muss seine Beziehung sehr genau den Möglichkeiten des Patienten anpassen, und er sollte mit voreiligen Deutungen und symbolischen Interpretationen außerordentlich vorsichtig sein. Es kommt ganz wesentlich darauf an, dem Patienten andere Bewältigungsstrategien zu vermitteln, sodass er seine Symptomatik nicht mehr benötigt.

Verlauf und Prognose

Erstmalig aufgetretene Konversionssyndrome sind in der Regel gut zu behandeln und rasch zu beheben. Die Behandlung gestaltet sich schwieriger, wenn die Symptomatik bereits lange besteht und dem Patienten wiederholt einen erheblichen Krankheitsgewinn gebracht hat. Folgende Bedin-

Tab. 29.**4** Die wichtigsten Behandlungsprinzipien bei Konversionsstörungen und dissoziativen Störungen.

Behandlungsprinzipien bei Konversionsstörungen und dissoziativen Störungen
1. Nach *Identifikation des Konflikts* (Auslösers) Vermittlung (Erarbeitung) anderer Bewältigungsstrategien durch Anwendung verhaltenstherapeutischer Maßnahmen einschließlich kognitiver Strategien.
2. *Übungsbehandlung* unter Berücksichtigung relevanter Situationen. Diese beginnt stets als Einzeltherapie.
3. *Gegebenenfalls Einsatz von Suggestivmaßnahmen:* Patienten mit Konversions- und dissoziativen Störungen sind in der Regel sehr suggestibel. Daher können Suggestivmaßnahmen (z. B. Hypnose, zielgerichtete suggestive Beeinflussung) auch zur Behandlung eingesetzt werden. Es empfiehlt sich aber nicht, die Behandlung ausschließlich oder überwiegend auf Suggestivmaßnahmen zu stützen. Zu Beginn der Behandlung kann man sie allerdings nutzen.
4. *Einbeziehung der Familie und des sozialen Umfelds:* In welcher Form dies geschieht, muss im Einzelfall analysiert werden. Die Umstrukturierung setzt sich zum Ziel, das soziale Umfeld so zu modifizieren, dass der Patient den durch die Symptomatik erzielten Krankheitsgewinn nicht benötigt.
5. *Kombination medikamentöser und psychotherapeutischer Behandlung* bei Vorliegen einer zusätzlichen organischen Erkrankung, z. B. einer Epilepsie.
6. Erst im zweiten oder dritten Schritt Gespräche über eine mögliche *„symbolische Bedeutung“ der Symptomatik*. Dem Patienten ist diese symbolische Bedeutung in der Regel nicht bewusst. Wenn man sie zu Beginn der Behandlung bereits anspricht, so wird die Krankheit vom Patienten oft schuldhaft verarbeitet, oder er fühlt sich gedemütigt. Wenn er aber im Laufe der Behandlung, die ja stets über mehrere Wochen sich erstreckt, mehr Einblick in seine Persönlichkeit und seine Reaktionsweisen erlangt, so kann er auch den Zweck bzw. Sinn der Symptomatik erkennen und damit im Sinne einer echten Einsicht auch die mögliche symbolische Bedeutung.

gungen erschweren das therapeutische Vorgehen:

- Chronifizierung der Störung (Krankheitsdauer länger als 2–3 Jahre);
- zusätzliches Vorliegen einer anderen Erkrankung (z.B. eines Anfallsleidens bei gleichzeitig vorhandenen psychogenen Anfällen);
- schwer wiegende psychische Folgen einer organischen Erkrankung (z.B. organische Wesensänderung oder Demenz);
- inkonsequente Führung des Patienten durch eine „insuffiziente Umgebung“;
- Intelligenzminderung und geringe Differenzierung der Persönlichkeit;
- ausgesprochen histrionische Persönlichkeitsstruktur.

Weiterführende Literatur

Aster, M. von: Psychotherapie bei Konversionsstörungen. In: Remschmidt, H. (Hrsg.): Praxis der Psychotherapie mit Kindern und Jugendlichen. 2. Aufl. Deutscher Ärzte-Verlag, Köln 2004, S. 127–150

Brunner, R., Resch, F., Parzer, P., Koch, E.: Heidelberger Dissoziations-Inventar (HDI). Swets Test Service, Frankfurt 1999

Brunner, R., Parzer, P., Resch, F.: Dissoziative Symptome und traumatische Lebensereignisse bei Jugendlichen mit einer Borderline-Störung. Persönlichkeitsstörungen, Theorie und Therapie 5: 4–12, 2001

Brunner, R., Resch, F.: Dissoziative und somatoforme Störungen. In: Herpertz-Dahlmann, B., Resch, F., Schulte-Markwort, M., Warnke, A. (Hrsg.): Entwicklungspsychiatrie. Schattauer, Stuttgart 2003, S. 727–753

Brunner, R., Resch, F.: Dissoziative Störungen. In: Remschmidt, H., Mattejat, F., Warnke, A. (Hrsg.). Therapie psychischer Störungen bei Kindern und Jugendlichen. Thieme, Stuttgart 2008, S. 265–277

Fiedler, P.: Dissoziative Störungen. Hogrefe, Göttingen 2002

Fiedler, P.: Dissoziative Störungen und Konversion. 2. Aufl. Beltz/PVU, Weinheim 2001

Jans, T., Warnke, A.: Der Verlauf dissoziativer Störungen im Kindes- und Jugendalter – eine Literaturübersicht. Zeitschrift für Kinder- und Jugendpsychiatrie und Psychotherapie 27: 139–150, 1999

Lynn, S.J., Rhue, J. W. (eds): Dissociation: Clinical and theoretical perspectives. Guilford Press, New York 1994

Reddemann, L., Hoffmann, A., Gast, U.: Psychotherapie der dissoziativen Störungen. Thieme, Stuttgart 2004

Remschmidt, H.: Konversionssyndrome. In: Remschmidt, H. (Hrsg.): Psychotherapie des Kindes- und Jugendalters. Thieme, Stuttgart 1997, S. 243–249

Stores, G.: Practitioner review: Recognition of pseudoseizures in children and adolescents. Journal of Child Psychology and Psychiatry 40: 851–857, 1999

30 Belastungs- und Anpassungsstörungen

G. Schulte-Körne

Die Belastungs- und Anpassungsstörungen stehen in einem engen zeitlichen Zusammenhang mit einer situativen Belastung. In der Regel klingen sie mit zunehmendem zeitlichem Abstand zu dem belastenden Ereignis wieder ab. Das belastende Lebensereignis kann entweder ein Trauma sein, welches zu einer akuten Belastungsstörung oder einer posttraumatischen Stressreaktion führt, oder es handelt sich um eine umschriebene psychosoziale Veränderung im Leben, die zu einer anhaltend unangenehmen Situation geführt hat und die schließlich eine Anpassungsstörung hervorruft.

In diesem Sinne klassifiziert das ICD-10 die reaktiven Störungen in

- Akute Belastungsstörung (F43.0),
- Posttraumatische Belastungsstörung (F43.1),
- Anpassungsstörung (F43.2).

Im DSM-IV werden die hier besprochenen Störungen unter der Kategorie 309 („Anpassungsstörungen") verschlüsselt.

Obwohl auch weniger schwere psychosoziale Belastungen bzw. Lebensereignisse Beginn und Erscheinungsbild zahlreicher psychiatrischer Störungen auslösen und beeinflussen können (z. B. depressive Erkrankungen, Angststörungen, Hyperkinetisches Syndrom), ist ihre ätiologische Bedeutung nicht immer deutlich. In jedem Fall hängt die Störung zusammen mit der *individuellen Vulnerabilität* des Patienten, das heißt, die „Auslösefaktoren" sind weder nötig noch ausreichend, um das Auftreten und die Art der Erkrankung zu erklären. Im Gegensatz dazu entstehen die hier aufgeführten Störungen immer als direkte Folge eines akuten und schweren Traumas oder einer kontinuierlichen Belastung. Das belastende Ereignis oder die andauernde, unangenehme Situation sind der primäre, ausschlaggebende Kausalfaktor.

Bei den krankheitsauslösenden Ereignissen handelt es sich um Belastungen, die jeden Menschen betreffen können, obgleich sie nicht immer zu einer psychiatrischen Störung führen müssen.

Akute Belastungsreaktion

Definition. Die akute Belastungsreaktion (ICD-10: F43.0) wird beschrieben als eine vorübergehende Störung von beträchtlichem Schweregrad, die bei einem psychisch nicht manifest gestörten Menschen als Reaktion auf eine außergewöhnliche, körperliche oder seelische Belastung auftritt und im Allgemeinen innerhalb von Stunden oder Tagen abklingt (Tab. 30.**1**). Das auslösende Ereignis kann ein überwältigendes traumatisches Erlebnis mit einer ernsthaften Bedrohung des Patienten oder einer geliebten Person sein (z. B. Naturkatastrophe, Unfall, Krieg, Verbrechen, Vergewaltigung) oder eine ungewöhnlich plötzliche und bedrohliche Veränderung im sozialen Umfeld bzw. des Beziehungsnetzes des Betroffenen (z. B. Verlust durch Todesfall, ein Brand). Die individuelle Vulnerabilität und die zur Verfügung

Tab. 30.**1** Diagnostische Leitlinien der akuten Belastungssituation nach ICD-10.

Diagnostische Leitlinien der akuten Belastungssituation nach ICD-10
1. Es muss ein unmittelbarer und klarer *zeitlicher Zusammenhang* zwischen einer ungewöhnlichen Belastung und dem Beginn der Symptome vorliegen. Die Reaktion beginnt innerhalb weniger Minuten, wenn nicht sofort.
2. Es tritt ein gemischtes und gewöhnlich *wechselndes Bild* auf; nach dem anfänglichen Zustand von „Betäubung" werden Depression, Angst, Ärger, Verzweiflung, Überaktivität und Rückzug beobachtet. Kein Symptom ist längere Zeit vorherrschend.
3. Die Symptome sind *rasch rückläufig*, längstens innerhalb von wenigen Stunden, wenn eine Entfernung aus der belastenden Umgebung möglich ist. In den Fällen, in denen die Belastung weiter besteht oder in denen sie naturgemäß nicht reversibel ist, beginnen die Symptome in der Regel nach 24 bis 48 Stunden abzuklingen und sind gewöhnlich nach 3 Tagen nur noch minimal vorhanden.

stehenden Bewältigungsmechanismen spielen beim Auftreten und beim Schweregrad der akuten Belastungsreaktion eine Rolle. Dies wird daran deutlich, dass nicht alle Personen, die eine außergewöhnliche Belastung erleben, auch eine Störung entwickeln.

Symptome und Verlauf. Die Symptome beginnen typischerweise mit einer Art von „Betäubung", einer gewissen Bewusstseinseinengung und eingeschränkten Aufmerksamkeit, einer Unfähigkeit, Reize zu verarbeiten, und Desorientiertheit. Diesem Zustand kann ein weiteres Sichzurückziehen aus der Umweltsituation folgen (bis hin zu dissoziativem Stupor) oder aber ein Unruhezustand und Überaktivität wie Fluchtreaktion oder Fugue. Meist treten vegetative Zeichen panischer Angst wie Tachykardie, Schwitzen und Erröten auf. Die Symptome erscheinen im Allgemeinen innerhalb von Minuten nach dem belastenden Ereignis und gehen innerhalb von 2 oder 3 Tagen, oft innerhalb von Stunden, zurück. Es kann eine teilweise oder vollständige *Amnesie* für diese Episode vorliegen.

Therapie. Im Vordergrund stehen *supportive Maßnahmen*, wie intensive Zuwendung zum Patienten, Herausnahme aus einer belastenden Umgebung, Einbeziehung von Eltern oder anderen Vertrauenspersonen zur Beruhigung des Kindes. Wenn möglich, sollte die direkte Ansprache des auslösenden Ereignisses erfolgen. Bei akuter Erregung ist die kontinuierliche Überwachung oder sogar eine vorübergehende stationäre Aufnahme erforderlich. Der kurzfristige Einsatz von Tranquilizern bzw. von niederpotenten Neuroleptika zur Minderung des Erregungszustands kann erforderlich sein.

Posttraumatische Belastungsstörung

Die posttraumatische Belastungsstörung (PTBS) ist eine Krankheitsentität, die erst in den letzten Jahrzehnten vermehrte Aufmerksamkeit gefunden hat und seit 1980 in der DSM-Klassifikation und seit 1989 in der ICD-Klassifikation aufgenommen wurde (ICD-10: F43.1; Tab. 30.**2**).

Definition. Die PTBS entsteht als eine verzögerte Reaktion auf ein belastendes Ereignis außergewöhnlicher Bedrohung oder katastrophenartigen Ausmaßes (kurz oder lang anhaltend), die bei fast jedem Betroffenen eine tiefe Verzweiflung hervorrufen würde. Das Ereignis soll in Angst, Hilflosigkeit oder Horror erlebt worden sein. Mögliche auslösende Ereignisse sind in Tab. 30.**3** zusammengestellt.

Epidemiologie. Die Häufigkeitsangabe bei Kindern und Jugendlichen liegen abhängig von der Untersuchungsmethode, der Stichprobenrekrutierung, der Art des Traumas, der vergangenen Zeit zwischen dem Trauma und der Erhebung und dem untersuchten Zeitraum. *Kinder* scheinen gefährdeter zu sein als Erwachsene, eine PTBS zu entwickeln. Besonders belastend sind Gewalttaten innerhalb der Familie, die in einem sehr hohen Prozentsatz zu einer PTBS führen. Etwa 7–14% der Jugendlichen entwickeln nach einer Traumatisierung eine PTBS. Das Risiko ist deutlich erhöht (bis zu 80%), wenn sexuelle Gewalt erlebt wird.

Pathogenese. Bislang gibt es keine ausreichende Erklärung zur Pathogenese. Bei Erwachsenen und – soweit untersucht – auch bei Kindern bzw. Jugendlichen wurden jedoch auffällige Veränderungen der Stresshormonkonzentrationen (z. B. Herabregulation der hypothalamisch-hypophysären Achse) bzw. damit in Verbindung stehen-

Tab. 30.**2** Diagnostische Leitlinien der PTBS (ICD-10: F43.1).

Diagnostische Leitlinien der PTBS
Diese Störung soll nur dann diagnostiziert werden, wenn sie innerhalb von 6 Monaten nach einem traumatisierenden Ereignis von außergewöhnlicher Schwere aufgetreten ist.
Zusätzlich zu dem Trauma muss eine wiederholte unausweichliche Erinnerung oder Wiederinszenierung des Ereignisses in Gedächtnis, Tagträumen oder Träumen auftreten.
Ein deutlicher emotionaler Rückzug, Gefühlsabstumpfung, Vermeidung von Reizen, die eine Wiedererinnerung an das Trauma hervorrufen könnten, sind häufig zu beobachten, aber für die Diagnose nicht wesentlich.
Die vegetativen Störungen, die Beeinträchtigung der Stimmung und das abnorme Verhalten tragen sämtlich zur Diagnose bei, sind aber nicht von erstrangiger Bedeutung.

Tab. 30.3 Potentielle Auslöser einer PTBS.

Art der Katastrophe	Beispiele
Naturkatastrophen	Hurrikan, Erdbeben, Überschwemmungskatastrophe
Unfälle	Verkehrsunfälle, Schiffsunglück, Staudammbruch
Gewalttaten	Schulbusentführung, Amoklauf in der Schule
Beobachtete Gewalttaten	Zeuge von Vergewaltigung, Mord oder Selbstmord eines Elternteils
Kriegserlebnisse	Flucht, Folter, Vertreibung
Missbrauch	Anwendung massiver körperlicher Gewalt, sexueller Missbrauch

den Rezeptoren (z.B. verminderte noradrenerge Rezeptoraktivität) gefunden, die als Folge einer chronischen Stressreaktion verstanden werden. Hinzu kommt eine Reihe von Vulnerabilitäts- und Resilienzfaktoren, die Einfluss auf die Entstehung einer PTBS haben. Entwicklungspsychologische Faktoren sind ferner von Bedeutung. Bereits vor einem Trauma bestehende dysfunktionale Kognitionen werden durch ein Trauma bestätigt und verstärkt.

Typische Symptome sind:

- *Wiederholtes Erleben* des Traumas in sich aufdrängenden Erinnerungen (Nachhallerinnerungen, Flashbacks) oder in Träumen.
- Ein andauerndes Gefühl von Betäubtsein und emotionaler Stumpfheit, *Gleichgültigkeit* gegenüber anderen Menschen, Teilnahmslosigkeit der Umgebung gegenüber, Anhedonie.
- *Vermeidung* von Aktivitäten und Situationen, die Erinnerungen an das Trauma wachrufen könnten. Üblicherweise findet sich Furcht vor und Vermeidung von Stichworten, die den Leidenden an das ursprüngliche Trauma erinnern könnten. Selten kommt es zu dramatischen, akuten Ausbrüchen von Angst, Panik oder Aggression, ausgelöst durch ein plötzliches Erinnern und intensives Wiedererleben des Traumas oder der ursprünglichen Reaktion darauf.
- Zusätzlich finden sich in der Regel die Symptome einer *vegetativen Übererregbarkeit*: Vigilanzsteigerung, übermäßige Schreckhaftigkeit, Schlafstörungen, Irritabilität, Konzentrationsstörungen und motorische Hyperaktivität.

Symptome bei Kindern und Jugendlichen (Tab. 30.**4**). Die Diskussion, ob im Kindes- und Jugendalter die Symptome in der oben beschriebenen Form zur Diagnosestellung notwendig sind, ist noch nicht endgültig abgeschlossen. Ohne Zweifel prägen die *entwicklungsspezifischen Besonderheiten* des jeweiligen Lebensabschnittes das klinische Bild.

An kinderspezifischen Symptomen wird in der ICD-10 die Aggressivität bei Kindern und Jugendlichen erwähnt, das DSM-IV hebt den Verlust bereits erlernter, entwicklungsbedingter Fähigkeiten, Wiederholungsspiele und unspezifische Alpträume hervor.

Kinder scheinen mehr als Erwachsene unter wiederkehrenden Erinnerungen zu leiden. Diese treten meist in Ruhe, z.B. beim Einschlafen, oder bei Langeweile auf und können als Tagträume imponieren. Ein- und Durchschlafstörungen sind ebenfalls ein häufiges Symptom, die dabei auftretenden Alpträume haben nicht unbedingt das Trauma zum Inhalt. Die Kinder leiden vermehrt unter *Ängsten*, wie z.B. Dunkelangst oder die Angst allein zu schlafen. Gerade bei jüngeren Kindern sind solche unspezifischen Symptome klinisch bedeutsam, während bei *Adoleszenten* die Symptome mehr denen der Erwachsenen ähneln.

Ängste, verbunden mit Symptomen der Übererregbarkeit, können sich bei Kindern mit der Symptomatik des Hyperkinetischen Syndroms (Hyperaktivität, Ablenkbarkeit, Impulsivität) vermischen.

Unbewusste oder bewusste Wiederinszenierungen des Traumas im Spiel oder in Zeichnungen sind häufig zu beobachten und können in den therapeutischen Prozess mit einbezogen werden.

Nach schweren Traumata können Kinder und Jugendliche mit *Panikattacken* reagieren.

Insbesondere bei männlichen Jugendlichen wurden eine vermehrte Aggressivität sowie ein *Verlust der Impulskontrolle* beobachtet.

Kinder erleben häufiger längere Zeitabschnitte mit wiederkehrenden Erinnerungen, diese kön-

Tab. 30.**4** Spezifische und unspezifische kinder- und jugendpsychiatrische Symptome der PTBS.

Spezifische Symptome	Unspezifische Symptome
Wiederinszenierungen des Traumas im Spiel, Zeichnungen oder verbal	Schlafstörungen
Anhaltende Beschäftigung mit bestimmten Wörtern oder Symbolen, die in einem mehr oder weniger direkten Zusammenhang mit dem Trauma stehen	Ängste (bei kleineren Kindern z. B. Trennungsängste, Fremdenangst, Angst vor Monstern oder Tieren)
Wiedererleben des traumatischen Geschehens im Wachen und beim Schlafen	Alpträume (ohne direkten inhaltlichen Bezug zum Trauma)
Subjektiver Eindruck des aktuellen Wiedererlebens des Traumas (Flashback)	Aggressives Verhalten (z. B. Wutausbrüche), Verlust der Impulskontrolle
	Regressives Verhalten
	Verlust von bereits erlernten Entwicklungsschritten
	Sozialer Rückzug
	Dissoziative Symptome bei Jugendlichen (z. B. Derealisation, Depersonalisation, selbstverletzendes Verhalten, Substanzabusus)
	Konzentrationsstörungen, insbesondere in der Schule
	Somatoforme Symptome (z. B. Bauch- oder Kopfschmerzen)
	Übererregbarkeit

nen alternieren mit längeren Episoden von Vermeidungsverhalten und emotionaler Stumpfheit. Seltener kommen diese Symptome zusammen vor.

Diagnosestellung. Wichtig ist, dass stets beide Eltern und das Kind zu dem traumatischen Ereignis und den potentiellen PTBS-Symptomen befragt werden. Immer wieder wird beobachtet, dass Eltern und Lehrer die Belastung des Kindes durch das Trauma unterschätzen. Auch die Kinder dissimulieren oft, deswegen sollten spezifische Fragen nach Wiedererleben, Vermeidungsverhalten und Übererregbarkeit, aber auch nach allen oben aufgeführten unspezifischen Symptomen gestellt werden. Bei kleineren Kindern kann die Spielbeobachtung relevant sein.

Vier Wochen nach dem Trauma noch auffällige Kinder sollten psychiatrisch vorgestellt werden. Jedoch ist auch bei den klinisch unauffälligen Kindern besondere Aufmerksamkeit geboten. Eine aktiv-aufsuchende therapeutische Haltung wird empfohlen.

In *forensischen Fällen* sollte der klinische und der forensische Untersucher stets eine andere Person sein.

Prognose. Die vorhandenen Studien sind so unterschiedlich, dass keine einheitliche Aussage getroffen werden kann. Unstreitig ist, dass eine unbehandelte PTBS bei einem hohen Prozentsatz einen chronischen Verlauf nimmt. Das Vorliegen einer PTBS erhöht das Risiko, eine Persönlichkeitsstörung, Substanzmissbrauch, delinquentes Verhalten und eine depressive Störung zu entwickeln. Als *prognostisch günstig* gelten eine intakte, unterstützende Familienstruktur, die sofortige Verfügbarkeit von Hilfe im sozialen Umfeld sowie die Solidarisierung mit Gleichbetroffenen.

Versuche, durch das Erlernen von Coping-Strategien *präventiv* zu wirken, wurden in Israel erprobt, um z. B. mit terroristischen Übergriffen und Raketenangriffen besser umgehen zu können. Eine protektive Wirkung konnte jedoch nicht erzielt werden.

Therapie. Die empirische Überprüfung der Effizienz von verschiedenen Therapieansätzen im Kindes- und Jugendalter ist noch nicht ausreichend, jedoch zeigt eine Reihe von Studien den Nutzen der *kognitiven Verhaltenstherapie* in der Einzel- und Gruppenpsychotherapie. Die in Tab. 30.**5** enthaltenen Komponenten sollten stets

Tab. 30.5 Therapiebausteine bei der PTBS.

Therapiebausteine bei der PTBS
• Direkte Exploration des Traumas • Das Vermitteln von spezifischen Stressmanagement-Techniken (progressive Muskelrelaxation, Gedankenstopp, Atemtechniken) • Erfragen und Korrektur von inkorrekten Attributionen hinsichtlich des Traumas (z. B. „Es war meine Schuld"; „Nichts ist mehr sicher"; „Ich hätte das Omen wahrnehmen müssen") • Einbeziehen der Eltern bzw. anderer Erziehungspersonen in die Therapie

in der Therapie vorhanden sein. Der Umfang der kognitiven Verhaltenstherapie sollte mindestens 10 Sitzungen umfassen, die Wirksamkeit einer Kurzzeittherapie (< 3 Sitzungen) ist bisher nicht belegt.

Das Einbeziehen der Eltern ist wesentlich, denn das Verhalten der Eltern im Umgang mit dem Trauma (eigene Traumatisierung, Ängstlichkeit oder Verschweigen des Traumas) prägt das Verhalten des Kindes. Der Einbezug der Eltern ist auch therapeutisch von Nutzen.

Häufig werden in der gestuft vorgehenden kognitiven Psychotherapie zunächst *Coping-Strategien* vermittelt, bevor das Trauma wieder erinnert und bearbeitet wird. Durch die erlernten Coping-Strategien wird die Kontrolle über Gedanken und Gefühle wieder erlernt und somit die massive Überflutung mit Ängsten und anderen Emotionen bei der Trauma-Reexposition beherrschbar und einer Bearbeitung zugänglich.

Bei dem Versuch, die verlorene Kontrolle und Sicherheit über sich selbst wieder zu gewinnen, ist der Aufbau bzw. der Nutzen von vorhandenen sicheren *interpersonellen Bindungen* ein wichtiger Fokus in der Behandlung, der den Kindern hilft, die inneren Zustände wieder selbst zu regulieren.

Anhaltendes Reden über die traumatischen Erinnerungen kann bei Kindern auch zu Widerstand und Verschlechterung führen, in diesen Fällen sind *spieltherapeutische Ansätze* häufig hilfreich.

Ob die individuelle Psychotherapie der Gruppentherapie überlegen ist, kann nicht generell beantwortet werden. Sicherlich prägen die Art des Traumas und die örtlichen therapeutischen Möglichkeiten die Wahl. Abhängig vom Trauma kann es notwendig sein, das Kind aus dem gefährdenden Umfeld (z. B. körperlicher oder sexueller Missbrauch in der Familie) herauszunehmen.

Der Nutzen von Psychopharmaka in der Therapie ist derzeit empirisch nicht gesichert. Die Medikation sollte, wenn sie indiziert erscheint, symptomorientiert ausgewählt werden. SSRI werden aufgrund der tolerablen Nebenwirkungen und dem wiederholten Hinweis auf Effektivität bei Kindern eingesetzt.

Anpassungsstörung

Die Anpassungsstörung ist eine im Kindes- und Jugendalter häufiger diagnostizierte Störung, wobei sie eine problematische diagnostische Kategorie darstellt.

Definition. Die ICD-10 beschreibt die Anpassungsstörung (F43.2) als Zustände von subjektivem Leiden und emotionaler Beeinträchtigung, die soziale Funktionen und Leistungen behindern und die während des Anpassungsprozesses nach einer entscheidenden Lebensveränderung aufgetreten sind.

Unter entscheidenden Lebensereignissen werden keine extremen Traumata wie bei der PTBS verstanden, sondern belastende Lebensereignisse (z. B. schwere körperliche Krankheit, Störungen des psychosozialen Netzes bzw. Umfeldes wie Trauerfall, Trennungserlebnis, Emigration, Flucht). Die Belastung kann dabei nur den Einzelnen oder auch seine Gruppe betreffen.

Die individuelle Disposition oder Vulnerabilität spielt bei dem möglichen Auftreten und bei der Form der Anpassungsstörung eine größere Rolle als bei den anderen in diesem Kapitel besprochenen Krankheitsbildern; es ist aber dennoch davon auszugehen, dass das Krankheitsbild ohne die Belastung nicht entstanden wäre.

Epidemiologie. Es liegen nicht sehr viele Studien zur Krankheitshäufigkeit vor, in der Gesamtpopulation wird die Prävalenz mit 4–7 % angegeben, in verschiedenen klinischen kinder- und jugendpsychiatrischen Stichproben liegt die Prävalenz mit 7–65 % deutlich höher (Newcorn et al., 1992).

Symptome. Die Symptome sind uneinheitlich. Hierzu gehören z. B. depressive Stimmung, Angst,

Besorgnis, ein Gefühl, unmöglich zurecht zu kommen, vorauszuplanen oder in der gegenwärtigen Situation fortfahren zu können, ferner eine Einschränkung bei der Bewältigung der alltäglichen Routine. Bei Jugendlichen können Störungen des Sozialverhaltens, wie zum Beispiel aggressives oder dissoziales Verhalten, zu dieser Störung gehören. Bei Kindern gehören regressive Phänomene wie das Wiederauftreten von Bettnässen, Babysprache oder Daumenlutschen häufig zu diesem Syndrom.

Insgesamt werden bei Kindern und Jugendlichen häufig (nicht weiter klassifizierte) Verhaltensauffälligkeiten beschrieben. Sie neigen oft zu einem Ausagieren der Belastung, im Gegensatz dazu dominieren bei Erwachsenen in einem hohen Prozentsatz depressive Symptome das klinische Bild.

Suizidalität ist ein häufiges Symptom. Ebenfalls häufig sind Schlafstörungen und vegetative Symptome.

Klinische Studien bei Jugendlichen nennen als den häufigsten auslösenden Belastungsfaktor *Schulschwierigkeiten*, gefolgt von familiären Problemen, ersten Partnerschaftskonflikten und durch Substanzabusus bedingten Problemen.

Bei der Anpassungsstörung ist somit eine sorgfältige Gewichtung vorzunehmen, inwieweit die Belastung und/oder die prämorbide Persönlichkeit krankheitsauslösend sind (Tab. 30.**6**). Für die Therapie eines Kindes oder Jugendlichen hat es jedoch wesentliche Implikationen, ob z. B. eine depressive Störung, eine Angst- oder eine Anpassungsstörung besteht. Der komplexe und schwierige Zusammenhang zwischen Stressor und psychiatrischer Erkrankung ist bei dieser Diagnose besonders problematisch. Hinzu kommt, dass die potentielle Symptomvariation sehr breit und unspezifisch ist. Im Kindes- und Jugendalter ist die Symptomatik häufig auch vermischt. Aufgrund der fehlenden, klar abgegrenzten operationalen diagnostischen Kriterien ist die Anpassungsstörung keine sehr reliable und valide Diagnose.

Prognose. Größere Studien zur Prognose liegen nicht vor. Die vorliegenden Daten zeigen, dass Betroffene mit leichten bis mäßig schweren Symptomen in der Regel gesunden. Ein nicht unerheblicher Prozentsatz der Kinder und Jugendlichen entwickelt jedoch im Verlauf der Erkrankung schwerere, psychopathologisch relevante Symptome. Das Andauern von Verhaltensauffälligkeiten war ein bedeutsamer Prädiktor für eine negative Entwicklung.

Therapie. Psychotherapeutische Ansätze stehen im Vordergrund mit dem Ziel,

- den Stressor zu beseitigen oder zu reduzieren,
- effektiveren Umgang mit dem Stressor zu entwickeln, falls dieser nicht beseitigt werden kann,
- dem Aufbau eines unterstützenden therapeutischen bzw. sozialen Umfelds und
- ggf. dem Erarbeiten einer neuen Perspektive.

Wichtig ist, zunächst mit dem Patienten den Zusammenhang zwischen Symptomatik und Stressor herauszuarbeiten. Von wesentlicher Bedeutung für den therapeutischen Prozess ist die *Verbalisation* des krankheitsauslösenden Geschehens und die damit für den Patienten verbundenen Implikationen.

Bei *Schulleistungsstörungen* kommt der Diagnostik eine bedeutende Rolle zu, um die Störung richtig einzuordnen (beispielweise bei der Legasthenie). Die Aufklärung der Eltern und der Lehrer über die der Anpassungstörung zugrunde liegende Störung kann entscheidend für den therapeutischen Erfolg sein.

Tab. 30.**6** Diagnostische Leitlinien der Anpassungsstörung (ICD-10: F43.2).

Diagnostische Leitlinien der Anpassungsstörung
Die Diagnose hängt ab von einer sorgfältigen Bewertung der Beziehung zwischen: • Art, Inhalt und Schwere der Symptome; • Anamnese und Persönlichkeit und • belastendem Ereignis, Situation oder Lebenskrise.
Das Vorhandensein des dritten Kriteriums soll eindeutig nachgewiesen sein, und es müssen überzeugende, wenn auch vielleicht nur vermutete Gründe dafür sprechen, dass die Störung ohne Belastung nicht aufgetreten wäre.
Die mögliche Symptomatik ist unspezifisch, es kann sich um affektive, somatoforme Störungen oder Störungen des Sozialverhaltens handeln. Art und Schwere der Symptome können wechseln.
Die Störung beginnt im Allgemeinen innerhalb eines Monats nach dem belastenden Ereignis oder der Lebensveränderung. Die Symptome halten meist nicht länger als 6 Monate an.

Pharmakotherapeutische Interventionen (Antidepressiva, Anxiolytika) können im Einzelfall hilfreich sein.

Weiterführende Literatur

Cohen, J. A.: Treating acute posttraumatic reactions in children and adolescents. Biological Psychiatry 53: 827–833, 2003

Fischer, G., Riedesser, P.: Lehrbuch der Psychotraumatologie. 3. Aufl. Reinhardt (UTB), München 2003

Heeman, A., Schulte-Markwort, M., Ruhl, U., Knölker, U.: Posttraumatische Belastungsstörung bei Kindern und Jugendlichen. Kindheit und Entwicklung 7: 129–142, 1998

Kultalahti, T. T., Rosner, R.: Risikofaktoren der Posttraumischen Belastungsstörungen nach Trauma-Typ-I bei Kindern und Jugendlichen. Kindheit und Entwicklung 17: 210–218, 2008

Newcorn, J. H., Strain, J.: Adjustment disorder in children and adolescents. Journal of the American Academy of Child and Adolescent Psychiatry 31: 318–326, 1992

Practice parameters for the assessment and treatment of children and adolescents with posttraumatic stress disorder. Journal of the American Academy of Child and Adolescent Psychiatry 37 (Supplement 10): 4–26, 1998

Schepker, R.: Posttraumatische Belastungsstörung im Kindesalter – Diagnose, Verlaufsprädiktion und therapeutische Strategien. Zeitschrift für Kinder- und Jugendpsychiatrie und Psychotherapie 25: 46–56, 1997

Steil, R., Straube, E. R.: Posttraumatische Belastungsstörung bei Kindern und Jugendlichen. Übersichtsarbeit. Zeitschrift für Klinische Psychologie und Psychotherapie 31 : 1–13, 2002

Van der Kolk, B.: Zur Psychologie und Psychobiologie von Kindheitstraumata. Praxis der Kinderpsychologie und Kinderpsychiatrie 47: 19–35, 1998

31 Somatoforme Störungen

K. Hennighausen

Symptomatik und Klassifikation

Die Begriffe „somatoforme Störung“ und „Somatisierungsstörung“ stammen aus dem amerikanischen Klassifikationssystem DSM. Dort werden auch die Konversionsstörungen zu den somatoformen Störungen gezählt, da auch die Konversionsstörungen durch organisch nicht begründbare körperliche Symptome gekennzeichnet sind. Die dissoziativen Störungen, deren Merkmal eine Beeinträchtigung von kognitiven oder psychischen Funktionen (Bewusstsein, Gedächtnis usw.) ist, werden dort zu einer eigenen Kategorie zusammengefasst. Unter der Annahme gleicher pathogenetischer Zusammenhänge bei Konversionsstörungen und dissoziativen Störungen und aus historischen Gründen wurden in der ICD-10 die somatoformen Störungen von den vorgenannten abgetrennt. Die Schwierigkeiten in der Konzeptualisierung der genannten Störungen zeigen sich historisch gesehen auch in den unterschiedlichen Begriffen, die für diese Störungsbilder gewählt wurden.

Erste Beschreibungen von Krankheitsbildern, die durch multiple, organisch nicht erklärbare körperliche Beschwerden gekennzeichnet sind, finden sich bereits im Altertum. In der ägyptischen Medizin wurde angenommen, dass diese Beschwerden durch eine Verlagerung (Wanderung) der Gebärmutter bedingt sind, was zum Begriff der „Hysterie“ (griechisch hystera: Gebärmutter) führte. Eine klassische Darstellung der Somatisierungsstörung findet sich 1859 in einer Monographie von Paul Briquet („Traité, Clinique et Thérapeutique à l'Hystérie“).

Der Begriff „somatoforme Störungen“ bedeutet, dass die Symptomatik zwar wie eine körperliche (somatische) Krankheit aussieht, sich jedoch nicht auf eine organische Ursache zurückführen lässt. Die somatoformen Störungen sind in der ICD-10 unter der Gruppe F45 aufgeführt und umfassen:

- die Somatisierungsstörung (F45.0),
- die undifferenzierte Somatisierungsstörung (F45.1),
- die hypochondrische Störung (F45.2),
- die somatoforme autonome Funktionsstörung (F45.3),
- die anhaltende somatoforme Schmerzstörung (F45.4)
- sowie sonstige somatoforme Störungen (F45.8) und nicht näher bezeichnete somatoforme Störung (F45.9).

Im DSM-IV findet sich für die hier behandelten Störungen die Kategorie 300 („Somatoforme Störungen“).

Gemeinsames Kennzeichen der somatoformen Störungen ist die wiederholte Darbietung *körperlicher Symptome* in Verbindung mit hartnäckigen Forderungen nach medizinischen Untersuchungen trotz wiederholter negativer Untersuchungsergebnisse. Auch wenn organische Befunde vorhanden sind, erklären diese nicht die Art und das Ausmaß der Symptome und die innerliche Beteiligung des Patienten. Bei Kindern und Jugendlichen werden die Forderungen nach medizinischer Abklärung und Behandlung zunächst von den Eltern, im weiteren Verlauf der Störung aber auch zunehmend von den Betroffenen selbst vorgetragen.

Auch wenn Beginn und Fortdauer der Symptome eine enge Beziehung zu unangenehmen Lebensereignissen, Schwierigkeiten oder Konflikten aufweisen, widersetzen sich Patient und Eltern gewöhnlich den Versuchen, die Möglichkeit einer *psychischen Ursache* zu diskutieren. Weiterhin besteht bei diesen Störungen häufig ein gewisses Aufmerksamkeit suchendes (histrionisches) Verhalten, besonders bei Patienten, die empfindlich darauf reagieren, dass es ihnen nicht gelungen ist, Ärzte von der grundsätzlich körperlichen Natur ihrer Erkrankung und von der Notwendigkeit weiterer Nachforschungen und Untersuchungen zu überzeugen.

Somatisierungsstörung. Sie gilt als Prototyp der somatoformen Störungen. Die diagnostischen Kriterien nach ICD-10 sind in Tab. 31.**1** dargestellt. Charakteristisch sind *multiple*, wie-

Tab. 31.1 Diagnostische Kriterien der Somatisierungsstörung nach ICD-10.

Diagnostische Kriterien der Somatisierungsstörung
1. Mindestens zwei Jahre anhaltende multiple und unterschiedliche körperliche Symptome, für die keine ausreichende somatische Erklärung gefunden wurde;
2. hartnäckige Weigerung, den Rat oder die Versicherung mehrerer Ärzte anzunehmen, dass für die Symptome keine körperliche Erklärung zu finden ist;
3. eine gewisse Beeinträchtigung familiärer und sozialer Funktionen durch die Art der Symptome und das daraus resultierende Verhalten.

derholt auftretende und häufig wechselnde körperliche Symptome, die sich auf jeden Körperteil oder jedes Körpersystem beziehen können. Am häufigsten sind gastrointestinale Beschwerden (wie Schmerz, Aufstoßen, Rumination, Erbrechen, Übelkeit), abnorme Hautempfindungen (wie Jucken, Brennen, Prickeln, Taubheitsgefühl) und Ausschlag sowie sexuelle und menstruelle Störungen. Früher gebräuchliche Begriffe für diese Störung sind: multiple psychosomatische Störung, multiples Beschwerdesyndrom, Hysterie, Briquet-Syndrom.

Undifferenzierte Somatisierungsstörung. Hierbei werden (bei ähnlicher Symptomatik) nicht alle diagnostischen Kriterien einer Somatisierungsstörung erfüllt (z.B. das Zeitkriterium). Synonym gebraucht wird auch der Begriff „undifferenzierte psychosomatische Störung". Im amerikanischen Klassifikationsschema DSM-IV wird auch die *Neurasthenie* hierzu gezählt.

Hypochondrische Störung. Vorherrschendes Kennzeichen ist die beharrliche Beschäftigung mit der Möglichkeit, an einer oder mehreren schweren und fortschreitenden körperlichen Krankheiten zu leiden. Im Gegensatz zur Somatisierungsstörung ist die Aufmerksamkeit weniger auf bestimmte Symptome oder Beschwerden gerichtet als vielmehr auf die Befürchtung, an einer bestimmten Krankheit zu leiden. Bei Somatisierungsstörungen findet sich häufig ein multipler Medikamentenmissbrauch, nicht aber bei hypochondrischen Störungen (verordnete Medikamente werden eher aus Angst vor Nebenwirkungen nicht eingenommen). Auch die im Jugendalter nicht so seltene Befürchtung, körperlich „entstellt" oder hässlich zu sein, ist, wenn sie das Ausmaß einer seelischen Störung erreicht, hier einzuordnen (Synonyme: körperdysmorphe Störung, Dysmorphophobie, „Thersites-Komplex").

Somatoforme autonome Funktionsstörung. Die Symptome werden so geschildert, als beruhten sie auf der körperlichen Krankheit eines *Systems* oder eines *Organs*, das weitgehend oder vollständig vegetativ innerviert und kontrolliert wird, so etwa des Herz-Kreislauf-Systems, des Magen-Darm-Trakts oder des Atmungssystems. Oft lassen sich hier auch objektivierbare Befunde erheben (z.B. Tachykardie, Hyperventilation, Durchfälle).

Anhaltende somatoforme Schmerzstörung. Hier besteht ein andauernder, schwerer und quälender Schmerz, der durch eine körperliche Störung nicht vollständig erklärt werden kann.

Epidemiologie

Somatisierungsstörung. Die Lebenszeitprävalenz der Somatisierungsstörung beträgt ca. 2 bis 3% für Frauen und ca. 0,3% für Männer (wenn die gleichen diagnostischen Kriterien wie bei Frauen angewandt werden). Da sich bei der Somatisierungsstörung die Beschwerden häufig auf „gynäkologische" Symptome konzentrieren (Menstruation, Schwangerschaft), wird angenommen, dass der erhebliche Geschlechterunterschied zumindest teilweise auch auf methodische Erfassungsprobleme zurückzuführen ist. Die Somatisierungsstörung ist bei *Kindern unter 9 Jahren sehr selten*. Das Vollbild der Störung entwickelt sich in den meisten Fällen in der Mitte des 3. Lebensjahrzehnts, wobei häufig der Beginn der Symptomatik im Jugendalter liegt. Bezüglich der Prävalenzrate und auch der Geschlechterunterschiede scheinen kulturelle Faktoren eine Rolle zu spielen. So gibt es eine Reihe von kulturkreisabhängigen Syndromen, die nur Männer betreffen. Auch Unterschiede zwischen Untersuchern spielen eine Rolle: So wird das Syndrom von Ärzten häufiger diagnostiziert als von „Nicht-Ärzten" (mit entsprechend weniger Fachwissen um mögliche organische Ursachen).

Undifferenzierte Somatisierungsstörung. Einige Untersucher nehmen an, dass die undifferenzierte Somatisierungsstörung die häufigste somatoforme Störung ist und ebenfalls eine Überrepräsentanz des weiblichen Geschlechts aufweist. Da es sich hierbei vermutlich um eine „mildere" Ausprägung der Somatisierungsstörung handelt, sind die diagnostischen Kriterien weniger restriktiv und die Prävalenzraten entsprechend höher anzunehmen.

Hypochondrische Störung. Prävalenzraten sind nicht bekannt. Die Häufigkeit bei Patienten in allgemeinmedizinischen Praxen wurde mit 4 bis 9% angegeben. Hypochondrische Symptome fanden sich in Abhängigkeit von kulturellen Faktoren in 3 bis 13% der Bevölkerung. Dabei ist zu bedenken, dass hypochondrische Symptome und Krankheitsängste auch bei anderen Störungen vorkommen können (Depression, Angststörungen). Die Störung scheint bei beiden Geschlechtern gleich häufig vorzukommen.

Somatoforme autonome Funktionsstörung. Die Angabe von Prävalenzraten ist hier noch schwieriger. Dies liegt zum einen daran, dass in anderen Klassifikationsschemata (z.B. DSM) diese Störung ebenfalls bei der Somatisierungsstörung eingeordnet wird. Auf der anderen Seite sind die Kriterien nach ICD nicht genügend operationalisiert und vegetative Reaktionen auf Belastungen und Stress prinzipiell eine normale und häufige physiologische Reaktion. Es stellt sich hier also die Frage, ab welchem Schweregrad von einer autonomen Funktionsstörung gesprochen werden kann.

Anhaltende somatoforme Schmerzstörung. Auch hier ist eine einigermaßen zufrieden stellende Angabe von Prävalenzraten nicht möglich. So stellen chronische Schmerzsyndrome zwar die häufigste Ursache von „Krankschreibungen" dar, die Abgrenzung zwischen organisch bedingten Schmerzen und psychogenen Schmerzen ist jedoch ausgesprochen schwierig, zumal die funktionellen Zusammenhänge zwischen organischem Befund und subjektiv erlebtem Schmerz noch weitgehend unklar sind.

Komorbidität und Differentialdiagnosen

In erster Linie sind hier die *depressiven Störungen* zu nennen. Bei einem erheblichen Anteil von Patienten mit einer Somatisierungsstörung besteht auch gleichzeitig eine depressive Störung. Unklar bleibt dabei, inwieweit es sich um zwei unabhängige Krankheitsbilder (echte Komorbidität) handelt oder ob hier sekundäre Phänomene eine Rolle spielen. Das klinisch beliebte Konzept der larvierten oder somatisierten Depression sieht die somatischen Symptome als Folge einer depressiven Erkrankung an. Andererseits wurde aber auch bei chronischen Schmerzpatienten die Entwicklung von depressiven Zustandsbildern als Folge des chronischen Schmerzes beschrieben.

Weiterhin finden sich Zusammenhänge mit *Persönlichkeits- und Angststörungen*. Insbesondere finden sich bei weiblichen Betroffenen gehäuft histrionische Persönlichkeitsstörungen. Sowohl die körperlichen Empfindungen bei der Somatisierungsstörung als auch die verfestigten Krankheitsängste bei der hypochondrischen Störung müssen abgegrenzt werden von körperbezogenen Halluzinationen und Wahnvorstellungen bei der Schizophrenie. Die somatoformen Störungen müssen von der Simulation unterschieden werden, die gewöhnlich durch unmittelbare Krankheitsgewinne (Rentenbegehren, Entschädigung für Unfallfolgen) gekennzeichnet ist und willentlich kontrolliert wird. Weitere Differentialdiagnosen betreffen die Angststörungen (insbesondere die Panikstörung) und die artifizielle Störung. Hilfreich bei den differentialdiagnostischen Überlegungen ist in jedem Fall die oft mühsame, ausführliche Dokumentation und Berücksichtigung der bisherigen Krankheitsgeschichte.

Ätiologie

Weder die genaue Ursache der somatoformen Störungen noch die Existenz einer einheitlichen Ursache sind bekannt. In einer Reihe von Untersuchungen konnte für die Somatisierungsstörung eine familiäre Häufung gezeigt werden. Das relative Risiko, ebenfalls an einer Somatisierungsstörung zu leiden, beträgt für weibliche Verwandte 1. Grades ca. 20%. Weiterhin finden sich bei männlichen Verwandten von weiblichen Betroffenen gehäuft dissoziale Persönlichkeitsstörungen und Alkoholabhängigkeit. Im Gegensatz dazu scheint die Somatisierungsstörung bei Männern eher mit Angststörungen assoziiert zu sein. In einer Adoptionsstudie wurden sowohl genetische wie auch Umwelteinflüsse gefunden. In Abhängigkeit von verschiedenen psychotherapeutischen Schulen wurden unterschiedliche Modelle zur Ätiologie der Störung entwickelt. Auf den historischen Zusammenhang mit dem Konzept der „Hysterie" wurde bereits hingewiesen. Traumatische Kindheitserlebnisse (Misshandlung, Missbrauch) finden sich immer wieder in Falldarstellungen und wurden auch schon von Briquet als ein häufiges Phänomen beschrieben.

Verlauf und Therapie

Die somatoformen Störungen sind meistens bereits chronifizierte Störungen mit einem mehr oder weniger fluktuierenden Verlauf. Bevor die Patienten psychiatrisch vorgestellt werden, ist in der Regel bereits eine Reihe von ärztlichen Konsultationen, Untersuchungen und Behandlungen erfolgt. Obwohl der *Beginn der Symptomatik* häufig im frühen Jugendalter liegt, erfolgt nur selten bereits in diesem Alter eine kinder- und jugendpsychiatrische Vorstellung. Meist liegen zum Zeitpunkt der Vorstellung schon negative soziale, schulische und familiäre Folgeerscheinungen der Störung vor, sodass häufig initial eine stationäre Behandlung erforderlich ist.

Aufgrund der Tatsache, dass störungsbedingt häufige Arztwechsel, Behandlungsabbrüche und Parallelkonsultationen vorliegen, spielt der *Aufbau einer Vertrauensbeziehung* für den Therapieverlauf eine entscheidende Rolle. Sowohl die Betroffenen wie auch die Eltern sind häufig auf eine „noch nicht entdeckte" organische Ursache fixiert und stehen einer psychotherapeutischen Behandlung misstrauisch bis ablehnend gegenüber. In Tab. 31.**2** ist beispielhaft der Ablauf einer psychotherapeutischen Behandlung dargestellt.

Die Wirksamkeit spezifischer Therapieverfahren bei somatoformen Störungen im Kindes- und Jugendalter ist bisher nur unzureichend untersucht. In kontrollierten Studien bei Erwachsenen konnten Wirksamkeitsnachweise für die *kognitive Verhaltenstherapie* und mit geringer Effektstärke für kurzzeitige psychodynamische Therapieverfahren erbracht werden.

Weniger eindeutig ist die Studienlage bei der *medikamentösen Behandlung*. Hier konnte in einigen Studien eine gewisse Wirksamkeit für Antidepressiva gezeigt werden. Dabei waren die

Tab. 31.**2** Psychotherapeutische Ziele und Maßnahmen bei somatoformen Störungen (nach Hiller u. Rief, 1999, Somatoforme Störungen. In: Berger, Psychiatrie und Psychotherapie. Urban & Schwarzenberg, München).

Ziele	Maßnahmen
Vertrauensvolle Beziehung herstellen	Von Patient und Eltern die körperlichen Beschwerden ausführlich darstellen lassen, Verständnis zeigen, Akzeptanz signalisieren
Behandlungsmotivation aufbauen	Mit Patient und Eltern Ziele und Teilziele der Therapie erarbeiten, unrealistische Ziele relativieren und psychotherapeutische Möglichkeiten aufzeigen (z. B. Stressreduktion, Entspannung, Problemlösung)
Psychosomatisches Krankheitsverständnis entwickeln	Zusammenhänge zwischen körperlichen und psychischen Prozessen demonstrieren (z. B. durch Verhaltensexperimente, Symptomtagebücher, Biofeedback-Methoden)
Somatomedizinische Maßnahmen auf ein vertretbares Minimum reduzieren	Medikamentenkonsum auf medizinisch notwendige Mittel reduzieren, ärztliche Rückversicherungen möglichst vermeiden, Vereinbarung einer zeitkontingenten ärztlichen Versorgung
Abbau von inadäquatem Schon- und Vermeidungsverhalten	Aufbau von körperlichen und sportlichen Aktivitäten, Abbau von Vermeidungsverhalten bezüglich schulischer und sozialer Anforderungen, Übernahme von altersgemäßer Selbstverantwortung
Umattribuierung von Krankheitsüberzeugungen	Krankheitsängste und -überzeugungen offen ansprechen, Alternativerklärungen suchen und überprüfen
Verbesserung der Lebensqualität	Förderung von sozialen Kontakten, Unternehmungen in der Freizeit, Hobbys, Interessen, Vereine

Behandlungseffekte aber deutlich geringer als z. B. bei der Behandlung von Depressionen. Tranquilizer wirken oft hinsichtlich der Akutsymptomatik, jedoch besteht langfristig ein erhebliches Abhängigkeitsrisiko (insbesondere bei der Somatisierungsstörung), und auftretende Toleranz- und Entzugserscheinungen können die Symptomatik beträchtlich verschlimmern.

Weiterführende Literatur

Abbass, A., Kisely, S., Kroenke, K.: Short-term psychodynamic psychotherapy for somatic disorders. Systematic review and meta-analysis of clinical trials. Psychotherapy and Psychosomatics 78: 265–274, 2009

Brunner, R., Resch, F.: Dissoziative und somatoforme Störungen. In: Herpertz-Dahlmann, B., Resch, F., Schulte-Markwort, M., Warnke, A. (Hrsg.): Entwicklungspsychiatrie. Schattauer, Stuttgart 2007, S. 940–968

Deutsche Gesellschaft für Kinder- und Jugendpsychiatrie, Psychosomatik und Psychotherapie, Bundesarbeitsgemeinschaft Leitender Klinikärzte für Kinder- und Jugendpsychiatrie, Psychosomatik und Psychotherapie, Berufsverband der Ärzte für Kinder- und Jugendpsychiatrie, Psychosomatik und Psychotherapie (Hrsg.): Leitlinie „Somatoforme Störungen". Deutscher Ärzte-Verlag, Köln 2007

Fritz, G. K., Fritsch, S., Hagino, O.: Somatoform disorders in children and adolescents: A review of the past ten years. Journal of the American Academy of Child and Adolescent Psychiatry 36: 1329–1338, 1997

Garralda, M. E.: Practitioner Review: Assessment and management of somatization in childhood and adolescence: A practical perspective. Journal of Child Psychology and Psychiatry 40: 1159–1167, 1999

Goodyer, I. M., Mitchell, C.: Somatic emotional disorders in childhood and adolescence. Journal of Psychosomatic Research 33: 681–688, 1989

Grant, J. E., Kim, S. W., Crow, S. J.: Prevalence and clinical feature of body dysmorphic disorder in adolescent and adult psychiatric inpatients. Journal of Clinical Psychiatry 62: 517–522, 2001

Hessel, A., Geyer, M., Schumacher, J., Brähler, E.: Somatoforme Beschwerden bei Jugendlichen in Deutschland. Psychotherapeut 48: 109–116, 2003

Hiller, W., Rief, W.: Somatoforme Störungen. In: Berger, M. (Hrsg.): Psychische Erkrankungen – Klinik und Therapie. Urban & Fischer, München 2009, S. 719–736

Ipser, J. C., Sander, C., Stein, D. J.: Pharmacotherapy and psychotherapy for body dysmorphic disorder. Cochrane Database of Systemativ Reviews 2009, Issue 1, 2009

Kroenke, K.: Efficacy of treatment for somatoform disorders: a review of randomized controlled trials. Psychosomatic Medicine 69: 881–888, 2007

Lieb, R., Mastaler, M., Wittchen, H.-U.: Gibt es somatoforme Störungen bei Jugendlichen und jungen Erwachsenen? Verhaltenstherapie 8: 81–93, 1998

Morschitzky, H.: Somatoforme Störungen. Diagnostik, Konzepte und Therapie bei Körpersymptomen ohne Organbefund. Springer, Wien 2000

Rief, W.: Die somatoformen Störungen – großes unbekanntes Land zwischen Psychologie und Medizin. Zeitschrift für Klinische Psychologie 25: 173–189, 1996

Rief, W., Hiller, W.: Somatisierungsstörung und Hypochondrie. Hogrefe, Göttingen 1998

32 Essstörungen

B. Herpertz-Dahlmann

Definition und Klassifikation

Die *Anorexia nervosa* (Pubertätsmagersucht) ist durch ein extremes *Streben nach Schlanksein* gekennzeichnet, wobei Untergewicht und Gefährdung der eigenen Gesundheit in Kauf genommen werden. Typisch für die *Bulimia nervosa* ist ebenfalls eine ständige Beschäftigung mit Figur und Gewicht; Diätphasen werden durch unkontrollierbare *Heißhungerattacken* unterbrochen. Die ICD-10-Kriterien für die Anorexia und Bulimia nervosa gehen aus Tab. 32.**1** hervor.

Im DSM-IV werden die hier abgehandelten Störungen unter der Kategorie 307 („Essstörungen") verschlüsselt.

Bei Mädchen in der Präpubertät und Pubertät ist ein BMI von 17,5 vergleichsweise zu hoch angesetzt. Für diese Altersgruppe ist es sinnvoller, die jeweiligen Altersperzentilen zum Vergleich heranzuziehen, wobei die 10. Altersperzentile als kritische Untergewichtsgrenze für die Diagnose einer Anorexia nervosa gewertet werden sollte (Berechnung s. Internet: www.mybmi.de) (Abb. 32.**1**).

Neben den klassischen Erkrankungen unterscheidet die ICD-10 noch atypische Formen, bei denen nicht alle Kernmerkmale bei sonst recht typischem klinischem Bild erfüllt sind (*atypische Anorexia nervosa*: F50.1, *atypische Bulimia nervosa*: F50.3). Atypische oder unspezifische Essstörungen (nach DSM-IV) sind die häufigsten Essstörungsformen des Jugend- und Erwachsenenalters. Zusätzlich gibt es *Mischformen* beider Erkrankungen, indem z. B. eine magersüchtige Patientin unter Heißhungerattacken leidet und Erbrechen selbst induziert oder Abführmittelmissbrauch betreibt. Magersüchtige Patienten mit zusätzlichen bulimischen Symptomen sind in Bezug auf medizinische Komplikationen besonders gefährdet und haben eine schlechtere Prognose als Patientinnen, die ausschließlich fasten.

Die so genannte *„Binge Eating Disorder"* (Essstörung mit Essattacken) wird vornehmlich, aber nicht nur bei Adipositas beobachtet. Sie ist durch wiederkehrende Episoden von Heißhunger und Essattacken gekennzeichnet, ohne dass zusätzliche Maßnahmen zur Gewichtsreduktion ergrif-

Tab. 32.**1** ICD-10-Kriterien für Anorexia und Bulimia nervosa.

Anorexia nervosa	Bulimia nervosa
Körpergewicht mindestens 15 % unterhalb der Norm bzw. Body-Mass-Index* ≤ 17,5	Andauernde Beschäftigung mit Essen und Heißhungerattacken, bei denen große Mengen Nahrung in kurzer Zeit konsumiert werden
Der Gewichtsverlust ist selbst verursacht	Versuche, dem dick machenden Effekt des Essens durch verschiedene Verhaltensweisen entgegenzusteuern, zum Beispiel selbstinduziertes Erbrechen, Laxanzienabusus, restriktive Diät etc.
Körperschemastörung und „überwertige" Idee, zu dick zu sein	Krankhafte Furcht, zu dick zu werden Häufig Anorexia nervosa in der Vorgeschichte
Endokrine Störung auf der Hypothalamus-Hypophysen-Gonaden-Achse	
Bei Erkrankungsbeginn vor der Pubertät Störung der pubertären Entwicklung einschließlich des Wachstums, die nach Remission häufig reversibel ist	

* Body-Mass-Index = Körpergewicht in kg/(Körpergröße in m)^2

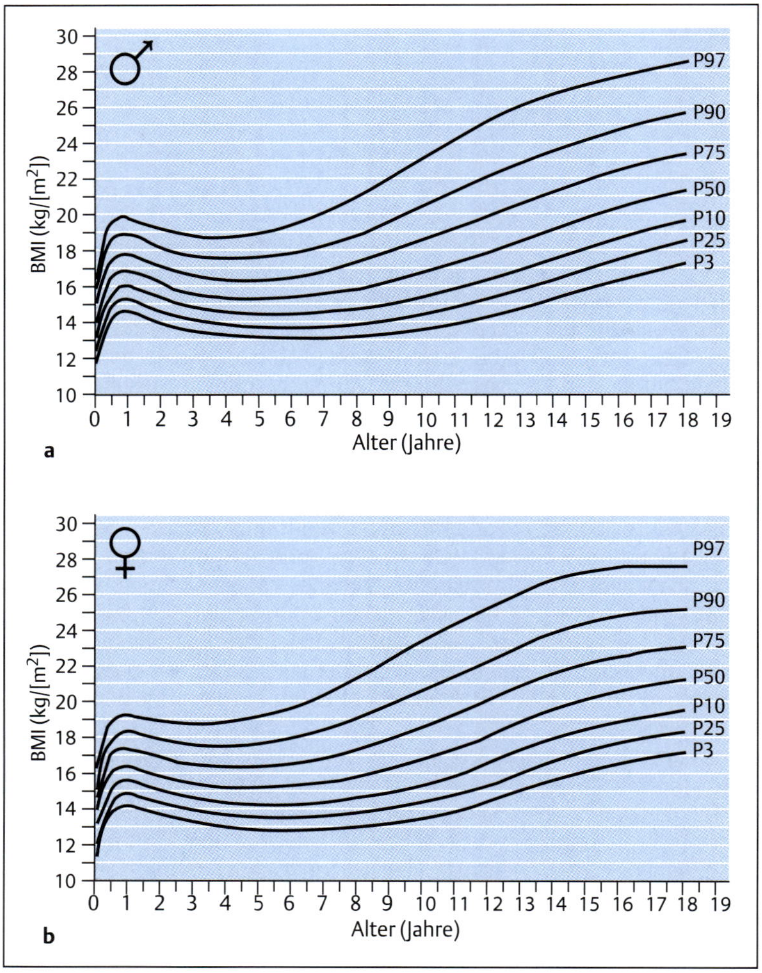

Abb. 32.**1** Perzentilen für den Body-Mass-Index für Jungen (a) und Mädchen (b) im Alter von 0–18 Jahren (nach K. Kromeyer-Hauschild et al.: Monatsschrift für Kinderheilkunde 149: 807–818, Springer 2001).

fen werden, und weist eine hohe psychiatrische Komorbidität (affektive Störungen und Angsterkrankungen) auf.

Epidemiologie

Die meisten Befunde sprechen dafür, dass die Häufigkeit der Essstörungen in den letzten 20 Jahren weitgehend konstant geblieben ist. Bei den 15- bis 24-jährigen Mädchen und jungen Frauen liegt die Prävalenz der *Anorexia nervosa* zzt. zwischen 0,3 und 1%, d.h., dass fast jedes 100. Mädchen in dieser Altersgruppe erkrankt ist. Die Anorexia nervosa ist die dritthäufigste chronische Erkrankung in der weiblichen Adoleszenz und weist damit in dieser Altersgruppe die höchste Inzidenz auf. Auch bei den 10- bis 14-Jährigen wird ein Anstieg der Inzidenz vermutet, der wahrscheinlich mit dem früheren Einsetzen der Pubertät zusammenhängt. In bestimmten Risikogruppen (z.B. Balletttänzerinnen, Fotomodelle, bestimmte Sportarten) kann die Prävalenz sogar bis zu 25% betragen. Frauen sind deutlich häufiger betroffen als Männer; das Geschlechterverhältnis beträgt ca. 10 : 1.

Während ein erster Altersgipfel der Magersucht bei 14 Jahren liegt, beginnt die *Bulimie* bei den meisten Betroffenen in der späten Adoleszenz. Sie ist häufiger als die Anorexia nervosa und tritt bei 2–3% aller jungen Mädchen und Frauen auf. Auch *junge Männer* können an einer Bulimie erkranken, wobei das männliche Geschlecht ähnlich wie bei der Pubertätsmagersucht sehr viel seltener betroffen ist als das weibliche.

Nur ein kleiner Teil der Betroffenen sucht professionelle Hilfe.

Diagnose und Differentialdiagnose

Die *Anorexia nervosa* beginnt im Allgemeinen damit, dass junge Mädchen auf hochkalorische Nahrungsmittel verzichten; viele beschränken sich auf so genannte gesunde Kost, z.B. Obst, Joghurt und Vollkornbrot. Ein Teil der Patienten berichtet, dass der Anlass der Gewichtsreduktion negative Äußerungen aus der Klasse, dem Freundeskreis oder der Familie, die sich auf ein vermeintlich zu hohes Gewicht oder ihre Figur bezogen, gewesen sei. Viele Betroffene können aber keine Ursache für den Beginn ihrer Erkrankung nennen. Die Gewichtsabnahme erfolgt unterschiedlich schnell: während ein Teil der Patienten langsam und kontinuierlich an Gewicht verliert, nehmen andere innerhalb weniger Monate um 25% ihres Ausgangsgewichts ab. Je schneller die *Gewichtsabnahme* erfolgt, desto gravierender sind die somatischen Veränderungen (s. unten).

Neben einer rigorosen Diät betreiben viele Betroffene zusätzlich eine *exzessive körperliche Aktivität*, indem sie joggen, Fahrrad fahren oder ständig gymnastische Übungen durchführen. Diese ist auch durch hungerabhängige biologische Faktoren bedingt (z.B. Veränderungen des Leptin-Stoffwechsels) und unterliegt damit nicht nur einer kognitiven Regulation. Magersüchtige Patienten zeigen fast immer ein sehr *wählerisches Essverhalten*, welches durch besondere Essensrituale gekennzeichnet ist. Ihr Körpererleben ist häufig durch die bereits oben genannte *Körperschemastörung* (s. Abb. 32.**5**) gekennzeichnet, die zu einer Überschätzung der Körperproportionen, insbesondere von Hüfte, Oberschenkel und Bauch, führt.

Darüber hinaus zeichnen sich anorektische Patienten durch typische *Persönlichkeitsmerkmale* aus: hierzu gehören Ehrgeiz, Fleiß, Beharrlichkeit und Zähigkeit, Introvertiertheit und eine häufig gut durchschnittliche bis überdurchschnittliche Intelligenz.

Beispiel

Die 16-jährige Sabrina wurde stationär aufgenommen, da sie bei einer Größe von 1,58 m nur noch 38 kg wog. Noch vor zwei Jahren war Sabrina mit einem Gewicht von 58 kg deutlich übergewichtig. Man habe sie damals häufig gehänselt, sodass sie alles daran setzte, abzunehmen. Es sei ihr gelungen, durch Diätmaßnahmen über ca. 1½ Jahre ihr Körpergewicht um 8 kg zu reduzieren. Dabei sei es Sabrina sehr gut gegangen, und sie habe sich wohl gefühlt. Um die Weihnachtszeit nahm sie dann um mehrere Kilogramm auf 54 kg zu, und es sei ihr dieses Mal sehr schwer gefallen, erneut an Gewicht abzunehmen. Seit einigen Monaten habe sie sich daraufhin zu drastischen Diätmaßnahmen entschlossen. So aß sie beispielsweise nur eine Scheibe Schwarzbrot oder ein Joghurt am Tag. Manchmal nahm sie nichts anderes als einige Nüsse zu sich. Sie spüre weder Hunger noch Sättigung.

Im Laufe der letzten Monate habe sich Sabrina sehr verändert. Sie denke nur noch über Essen, Gewicht und Figur nach und könne sich auf nichts anderes mehr konzentrieren. Sie habe sich von ihren Freunden zurückgezogen und sei dort nicht mehr so anerkannt wie früher. Obwohl sie immer eine gute Schülerin war, falle ihr das Lernen zunehmend schwerer, und sie könne sich schlechter konzentrieren. Bei geringfügigen Anlässen fange sie an zu weinen und könne nicht mehr damit aufhören. Selbst das Reiten, das ihr früher so viel Spaß gemacht habe, mache ihr jetzt keine Freude mehr. Die Mutter meinte, sie könne nicht verstehen, was aus ihrer Tochter geworden sei.

Die *Heißhungerattacken* bei der *Bulimia nervosa* sind durch die Ingestion hochkalorischer, meist leicht verdaulicher Speisen, die keiner Zubereitung bedürfen (z.B. Kuchen, Süßigkeiten, belegte Brote) gekennzeichnet (Abb. 32.**2**). Sie gehen mit dem Gefühl des *Kontrollverlusts* einher und treten in Situationen besonderer Anspannung, innerer Leere oder bei Langeweile auf. Innerhalb einer kurzen Zeitspanne nehmen die Patienten meist heimlich große Mengen an Nahrungsmitteln bis zu mehreren 1000 kcal zu sich. Der Anfall wird erst durch das Auftreten von ausgeprägtem Völlegefühl, Übelkeit, Müdigkeit oder durch das Hinzukommen dritter Personen unterbrochen.

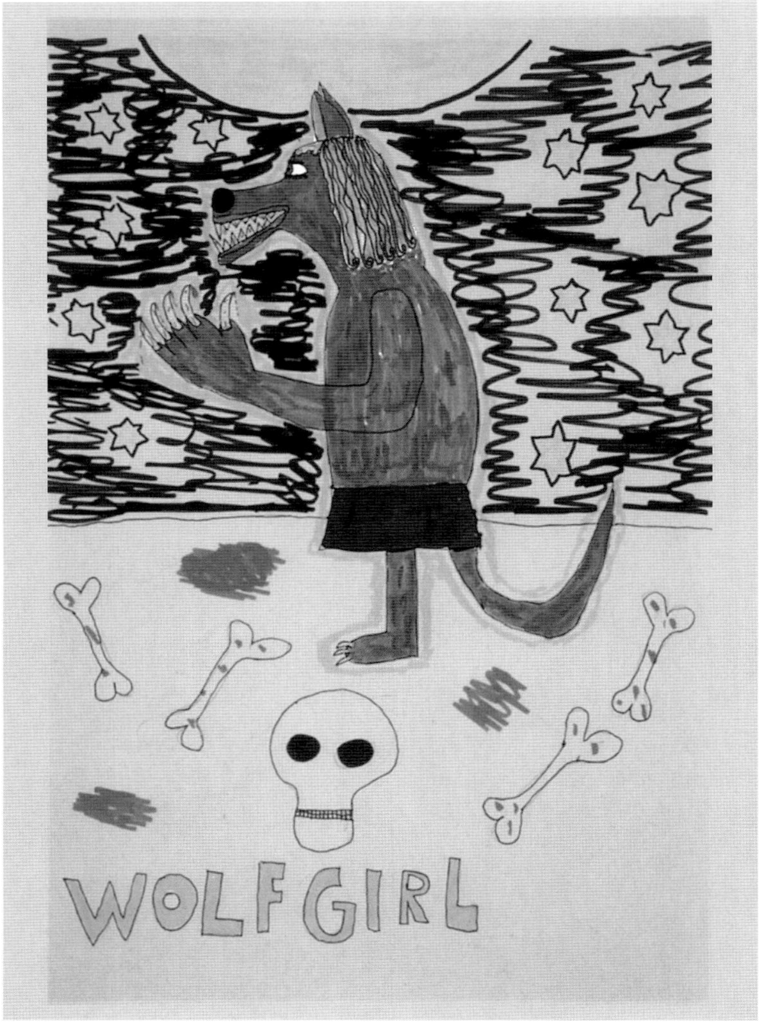

Abb. 32.**2** Bild einer 17-jährigen Patientin mit Bulimie. Die Patientin malt sich selber als einen unersättlichen Wolf, dessen Hunger nicht gestillt werden kann.

Zur Vermeidung einer Gewichtszunahme entledigen sich die Patienten der aufgenommenen Speisen mit Hilfe von *Erbrechen* und/oder *Abführmitteln* oder betreiben *exzessive körperliche Aktivität*. Bulimische Patienten sind im Allgemeinen extravertierter und impulsiver als anorektische Mädchen und leiden weniger unter Störungen der Sexualität.

Somatische Veränderungen sind bei beiden Erkrankungen häufig (Tab. 32.**2**). Dabei gilt die Faustregel, dass die körperlichen Veränderungen umso gravierender sind, je niedriger das Gewicht, je schneller die Gewichtsabnahme bzw. je höher die Heißhunger-Attackenfrequenz ist. Die pubertäre Erkrankung an Magersucht kann Folgen für das Erwachsenenalter haben: die Patientinnen entwickeln eine Osteopenie und bei chronischem Verlauf eine Osteoporose. Nach neueren Erkenntnissen geht man davon aus, dass eine längere Krankheitsdauer auch Auswirkungen auf die Hirnentwicklung in der Adoleszenz hat.

Neben den somatischen Veränderungen zeigen essgestörte Patienten eine hohe *psychiatrische Komorbidität*. Besonders häufig sind depressive Verstimmungen, die sich meist mit Gewichtszunahme bzw. Rückgang der Heißhungerattacken bessern. Weiterhin werden bei der Anorexia nervosa vielfach Zwangsrituale und Angststörungen (vor allem eine soziale Phobie) beobachtet. Aus diesem Grunde wird die Anorexia nervosa auch

Tab. 32.**2** Körperliche Veränderungen bei Anorexia und Bulimia nervosa.

Untersuchungsbereich	Körperliche Veränderung
Inspektion	Trockene, schuppige Epidermis (A*)
	Lanugobehaarung (A)
	Akrozyanose, Cutis marmorata (A)
	Haarausfall
	Speicheldrüsenschwellung
	Ausgeprägte Karies (B)
	Schwielen an den Fingern oder Läsionen am Handrücken (durch wiederholtes manuelles Auslösen des Würgereflexes)
	Minderwuchs (A) und verzögerte Pubertätsentwicklung (A)
Labor	Blutbildveränderungen (Leukopenie, Anämie und Thrombozytopenie) (A)
	Elektrolytstörungen (Hypokaliämie)
	Erhöhung von Transaminasen, Amylase und harnpflichtigen Substanzen
	Veränderungen im Lipidstoffwechsel
	Erniedrigung von Gesamteiweiß und Albumin
	Zinkmangel
Endokrinologie	Störung der Hypothalamus-Hypophysen • Nebennierenrinden-Achse, • Schilddrüsen-Achse, • Gonaden-Achse
	Erhöhung des Wachstumshormons
	Erniedrigung von Leptin und von IGF-1
Übrige	MRT-Veränderungen (Pseudoatrophia cerebri)
	Ösophagitis
	EKG-Veränderungen
	Durch Laxanzienabusus induzierte Komplikationen (z. B. Osteomalazie, Malabsorptions-Syndrome, schwere Obstipation)
	Osteopenie, Osteoporose

* Symptome, die sich ausschließlich auf eines der beiden Krankheitsbilder beziehen, sind mit dem jeweiligen Buchstaben (A oder B) gekennzeichnet (nach Herpertz-Dahlmann u. Hebebrand, Schattauer)

manchmal zu den Zwangsspektrumsstörungen (s. Kap. 28 „Zwangsstörungen") gezählt. Bulimische Patienten entwickeln weitere Störungen der Impulskontrolle (z. B. Selbstverletzungsverhalten, Drogenmissbrauch). Eine komorbide Borderline-Persönlichkeitsstörung ist nicht selten.

Das klinische Bild der *Anorexia nervosa* ist im Allgemeinen so typisch, dass die Diagnose keine Schwierigkeiten bereitet (Abb. 32.**3**).

Allerdings müssen somatische Erkrankungen, die mit Gewichtsverlust einhergehen (z. B. onkologische und endokrinologische Erkrankungen, entzündliche Darmerkrankungen) ausgeschlossen werden. Auch Hirntumoren, vor allem im Bereich des Hypothalamus, können wie eine anorektische Symptomatik imponieren. Zum Ausschluss eines zerebralen Tumors empfiehlt sich daher eine neuroradiologische Diagnostik, vor allem bei atypischen Formen (kindliche Patienten, männliches Geschlecht, Fehlen der Gewichtsphobie).

Die *Bulimie* wird oft erst nach längerer Krankheitsdauer diagnostiziert, da die Patienten ihre Symptomatik verheimlichen. Wird durch eine

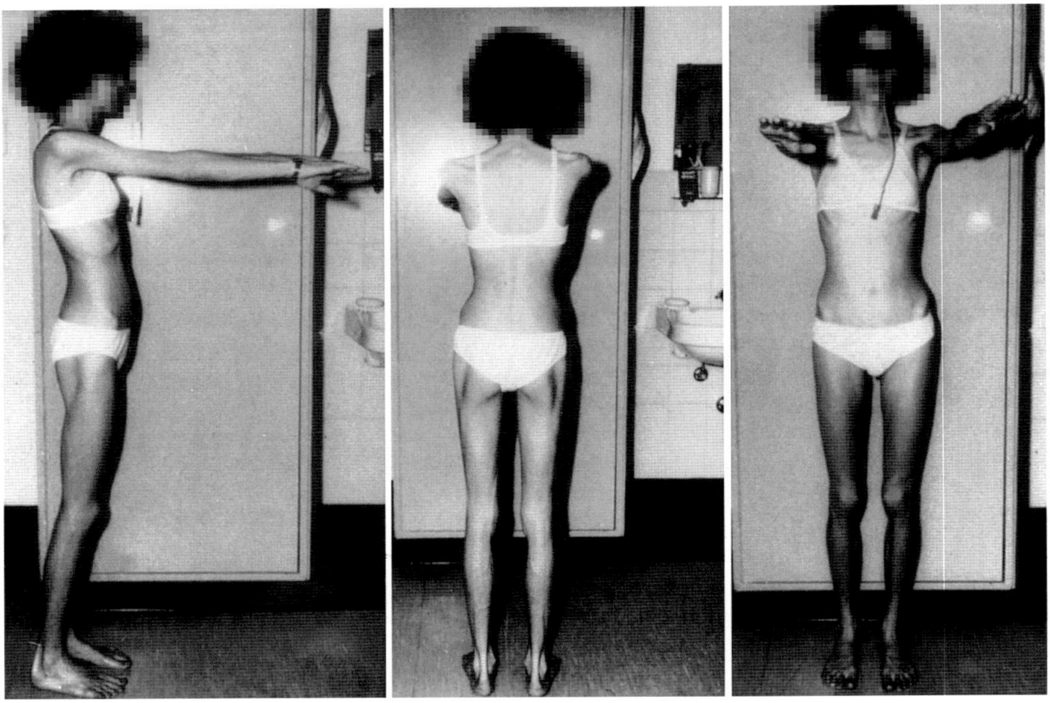

Abb. 32.**3** 16-jährige Patientin mit Magersucht.

genaue Anamnese der Teufelskreis von Heißhungerattacken und Erbrechen bzw. Abführmittelmissbrauch offensichtlich, ist die Diagnose leicht zu stellen.

Ätiologie und Genese

Die Ätiologie der Essstörungen ist multifaktoriell (Abb. 32.**4**). Systematische Familienstudien verweisen auf die Bedeutsamkeit genetischer Faktoren. So ist die Prävalenz von Essstörungen bei Familienmitgliedern magersüchtiger und bulimischer Patienten im Vergleich zu gesunden Kontrollpersonen um das 7- bis 12fache erhöht. Verwandte anorektischer Patienten haben neben dem erhöhten Risiko für eine Magersucht auch ein höheres Risiko für bulimische und atypische Essstörungen (und umgekehrt) als Verwandte nicht essgestörter Indexprobanden. Darüber hinaus lässt sich in Familien anorektischer Patienten eine erhöhte Prävalenz depressiver Störungen sowie von Angst- und Zwangserkrankungen nachweisen, in Familien bulimischer Patientinnen eine Häufung von Übergewicht. Molekulargenetische Untersuchungen konzentrieren sich auf Kandidatengene für die Transmission der Appetitregulation und des oben beschriebenen Verhaltens. Hier werden in erster Linie das serotoninerge und das dopaminerge System untersucht, aber auch das noradrenerge und Opiatsystem sowie diverse neuroendokrine Parameter, die an der Regulation von Nahrungsaufnahme und Energieverbrauch beteiligt sind.

Soziokulturelle Einflüsse sind als Triggerfaktoren für die Entstehung einer Essstörung anzusehen. Für ihre Bedeutung sprechen die hohe Prävalenz der Essstörungen in den westlichen Kulturkreisen, das erhöhte Auftreten bei Einwanderern in diese Länder gegenüber ihren Landsleuten in den Heimatländern, die Zunahme in der zweiten Hälfte des letzten Jahrhunderts und die hohe Prävalenz in Risikogruppen, die ein besonders ausgeprägtes Schlankheitsideal haben (s. oben).

Während man noch in den 70er Jahren *familiäre Einflüsse* als den wichtigsten Faktor in der Ätiologie der Essstörung ansah, ist man heute der Meinung, dass Störungen der familiären Interaktion eine Folge, aber nicht Ursache der

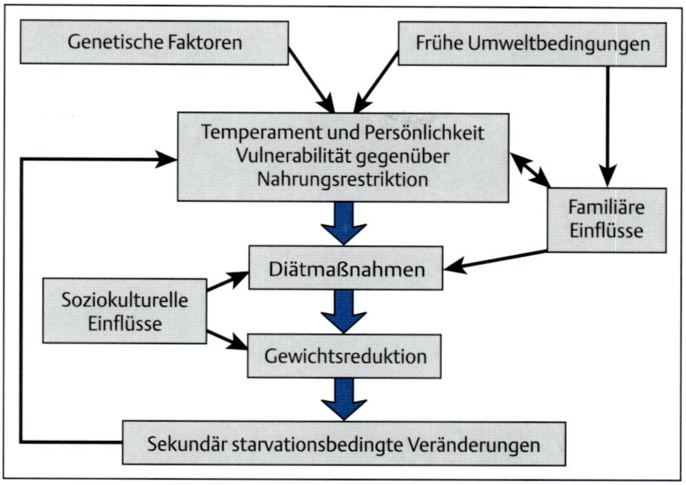

Abb. 32.**4** Genese der Essstörungen (nach Herpertz-Dahlmann u. Hebebrand, 2008).

Essstörung sind. Darüber hinaus nehmen die typischen Persönlichkeitsmerkmale anorektischer Patienten – ausgeprägtes Harmoniebedürfnis und Ängstlichkeit – Einfluss auf das familiäre Funktionsniveau und provozieren einen behütenden, möglicherweise auch einengenden Erziehungsstil.

Es gibt allerdings Hinweise dafür, dass der Krankheitsverlauf durch eine gestörte familiäre Interaktion negativ beeinflusst wird, sodass eine Unterstützung der Familie während der Behandlung der Patientin notwendig und sinnvoll ist (s. Therapie). Essgestörte Patienten weisen in ihrer Vorgeschichte häufiger Missbrauchserfahrungen auf als gesunde junge Frauen, jedoch nicht häufiger als Frauen mit anderen psychiatrischen Erkrankungen, sodass es sich eher um einen unspezifischen Risikofaktor für psychiatrische Erkrankungen im Allgemeinen handelt. Allerdings scheint der Schweregrad der Essstörung bei solchen mit Missbrauchserfahrung gravierender zu sein als bei Patientinnen ohne diese traumatische Erfahrung, insbesondere bei bulimischen Patientinnen.

Therapie, Verlauf und Prognose

Die Entscheidung, ob eine Patientin unter stationären oder ambulanten Bedingungen behandelt werden soll, richtet sich nach dem Schweregrad der Essstörung. Ausgeprägtes Untergewicht, häufige Heißhungerattacken, bedrohliche körperliche und psychische Veränderungen (z. B. Suizidabsichten) sowie eine festgefahrene familiäre Situation bedingen eine stationäre Aufnahme; anderenfalls kann eine ambulante Therapie auf Probe durchgeführt werden. Die „Probezeit" sollte bereits zu Beginn der Behandlung vereinbart werden, da eine Therapie ohne objektivierbare Gewichtszunahme nicht zu verantworten ist.

Oberstes Ziel der therapeutischen Maßnahmen bei der *Anorexia nervosa* ist die *Gewichtsnormalisierung*. Als Zielgewicht sollte ein Body-Mass-Index zwischen der 15. und 25. Altersperzentile definiert werden, obwohl es hierfür keine empirisch belegten Kriterien gibt. Studien haben allerdings gezeigt, dass ein höherer BMI bei Entlassung ein prognostisch günstiger Indikator ist. Der Maßstab für ein ausreichendes Körpergewicht sollte das Erreichen der Gewichtsmarke sein, bei der die Menstruation wieder eintritt. Hilfestellung bei der Gewichtsrehabilitation erhalten die Patienten durch ein verhaltenstherapeutisches Programm, bei dem die einzelnen Schritte der Gewichtszunahme durch die Erweiterung des Aktivitätsradius verstärkt werden (Tab. 32.**3**). Bei ausgeprägter Kachexie und häufig damit verbundener Gastroparese (verminderte Motilität des Magens) kann manchmal eine Sondierung erforderlich werden, die die Patientin entlasten soll.

Neben der Gewichtszunahme ist eine *Normalisierung des Essverhaltens* erforderlich, das auch für die *Bulimia nervosa* wesentliches therapeutisches Ziel ist. Sehr hilfreich wird von den Patienten die *Psychoedukation* durch Therapeut und Ernährungsberaterin erlebt, in der sie über die

Tab. 32.3 „Verstärkerplan" für die Gewichtszunahme.

Gewicht	Aktivitäten
35 kg	Essensplan, eine Stunde Ruhe nach den Mahlzeiten; Ausgang nur in Begleitung des Krankenpflegepersonals
37 kg	Teilnahme an einer Schulstunde
39 kg	Ausdehnung der Besuchszeiten am Wochenende
40 kg	Zwei Stunden Schule am Tag, Teilnahme an Gruppenaktivitäten außerhalb der Station
42 kg	Zusammenstellung der Zwischenmahlzeiten nach Wunsch der Patientin
44 kg	Schulbesuch ohne Einschränkung, freie Wahl von Frühstück und Abendessen, Wochenendbesuch zu Hause
46 kg	Essen nach Wahl, Besuch der Heimatschule, zunehmend längere Aufenthalte zu Hause

Vertrag zwischen Corinna (15 Jahre) und der Stationsärztin
Aufnahmegewicht: BMI 13,7 (Körpergewicht 35 kg, Körpergröße 1,60 m)
Zielgewicht: BMI 18,0 (46 kg, Körpergröße 1,60 m)

somatischen Folgen der Essstörung und eine gesunde Ernährung informiert werden. Zu Beginn der Behandlung werden bulimische Patientinnen aufgefordert, ein Ernährungstagebuch zu führen, in dem sie die Art und Menge der verzehrten Speisen sowie Zeitpunkt und situative Besonderheiten von Heißhungerattacken protokollieren. Die Ernährungsprotokolle werden gemeinsam mit den Patienten analysiert und Alternativvorschläge erarbeitet. Zur Normalisierung des Essverhaltens gehört die Einführung so genannter „verbotener Speisen", die Ausbalancierung der Nährstoffe (z. B. Integration fetthaltiger Nahrungsmittel), die Vermeidung zu großer Trinkmengen vor oder während des Essens sowie die Einhaltung regelmäßiger, auch warmer Mahlzeiten.

Neben der Ernährungstherapie nehmen *psychotherapeutische Methoden* einen breiten Raum ein. Die *kognitiv-behaviorale Therapie* beschäftigt sich mit der zentralen Bedeutung von Figur und Gewicht für das Selbsterleben der Patienten. Sie wurde primär für die Bulimie entwickelt und geht davon aus, dass die ständige und intensive Beschäftigung mit Figur und Gewicht sowohl auslösende als auch aufrechterhaltende Funktionen für die Essstörung hat. Figur- und Gewichtsprobleme induzieren eine restriktive Diät, die ihrerseits Heißhungerattacken provoziert, die zu Erbrechen oder Abführmittelmissbrauch führen und einen Teufelskreis unterhalten. Im Dialog zwischen Therapeut und Patient werden die das Aussehen und das Gewicht betreffenden dysfunktionalen Gedanken hinterfragt und im Laufe der Therapie auf das Kernproblem der meisten essgestörten Patienten, die unzureichende Selbstakzeptanz, zurückgeführt und durch andere Problemlösungsstrategien ersetzt.

Psychodynamisch-tiefenpsychologische Elemente können in der Therapie eine Rolle spielen, wenn offensichtliche Konflikte zur Entwicklung der Essstörung beigetragen haben (z. B. ein sexueller Missbrauch in der Anamnese, Scheidung der Eltern, Geschwisterrivalität etc.).

Bei jugendlichen Patienten muss grundsätzlich die *Familie* in die Behandlung einbezogen werden. Die Hilfestellung für die Familie kann von der Eltern- und Familienberatung über die strukturierende Familientherapie mit dem Ziel der gemeinsamen Entwicklung von Lösungskonzepten bis hin zur beziehungsorientierten Familientherapie reichen. Zur Verbesserung der Kooperation hat sich die Psychoedukation in der Elterngruppe mit vier bis acht Elternpaaren als sehr effektiv erwiesen. Für den Erfolg der familienorientierten Maßnahmen ist entscheidend, dass die Eltern nicht zu Schuldigen für die Entwicklung der Essstörung gemacht werden, sondern als Kooperationspartner für die Behandlung gewonnen werden können. Bis auf die Familientherapie gibt es bei der jugendlichen Anorexia nervosa keine gesicherte Evidenz für die Überlegenheit einer spezifischen Therapie.

Gesicherte Erkenntnisse zur Wirksamkeit einer *medikamentösen Therapie* bei der *Anorexia nervosa* liegen nicht vor. In jüngster Zeit gibt es Hinweise für die Wirksamkeit atypischer Neuroleptika, insbesondere von Olanzapin, die einer Replikation bedürfen. Zur Osteoporoseprophylaxe empfiehlt sich eine ausreichende Substitution von Calcium und Vitamin D. Eine Therapie mit *Serotonin-Wiederaufnahmehemmern* (SSRI; Fluoxetin, Fluvoxamin) kann bei *bulimischen Patientinnen* mit hoher Heißhungerattackenfrequenz sehr hilfreich sein und eine psychotherapeutische Behandlung unterstützen.

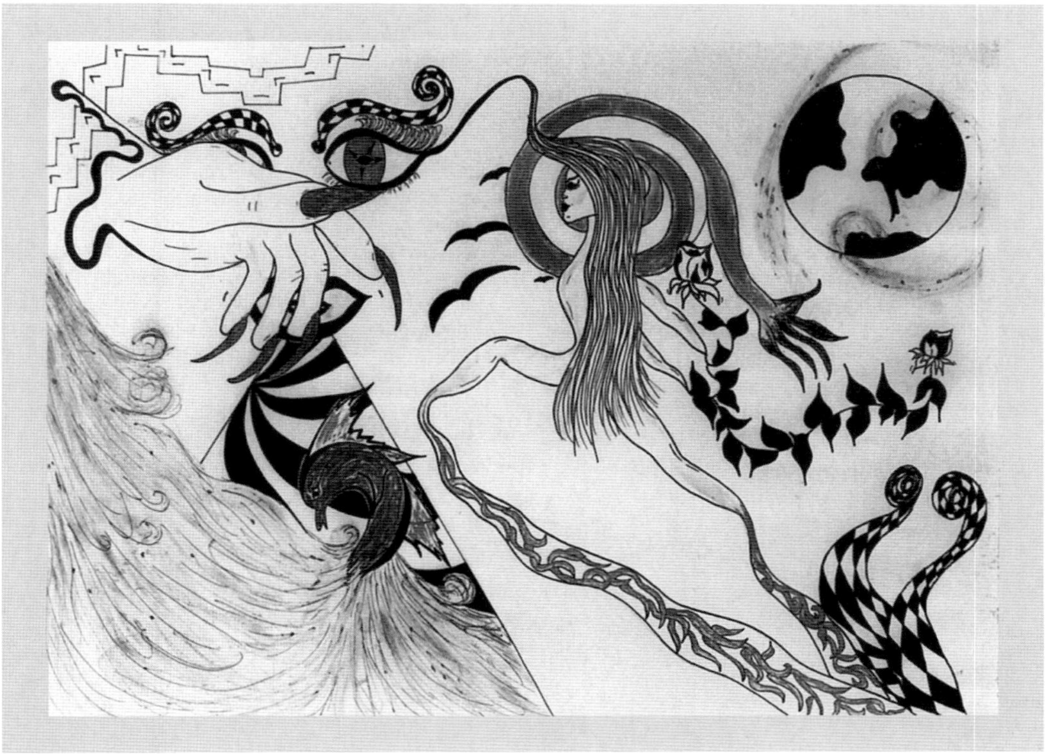

Abb. 32.5 Bild einer 15-jährigen Patientin mit Anorexie, in dem diese ihre Körperschemastörung thematisiert, s. S. 279.

Für den Verlauf der Essstörung gilt die Regel, dass „die Zeit die Wunden heilt". Die häufigsten Rückfälle erfolgen in den ersten Monaten und Jahren nach Entlassung. Viele Patientinnen zeigen trotz Gewichtsstabilisierung über einen langen Zeitraum ein auffälliges Essverhalten. Die Prognose der adoleszenten *Anorexia nervosa* ist günstiger als die der erwachsenen Form. Zehn Jahre nach Entlassung aus stationärer Behandlung weisen drei Viertel der ehemaligen Patienten mit Pubertätsmagersucht keine Essstörung mehr auf; allerdings entwickeln nicht wenige andere psychiatrische Erkrankungen, wobei es sich meist um Angst- und Suchterkrankungen, affektive Störungen oder Zwangserkrankungen handelt. Persönlichkeitsstörungen aus dem ängstlich-vermeidenden und zwanghaften Formenkreis sind nicht selten. Auch geheilte Patienten klagen noch lange Zeit über Probleme im Bereich von Partnerschaft und Sexualität. Die *Mortalitätsrate* liegt mit ca. 5 % deutlich höher als für die gleichaltrige Normalbevölkerung. Für Patienten mit einer adoleszenten Erkrankungsform ist sie niedriger als für solche mit späterem Erkrankungsbeginn.

Zum Verlauf der *Bulimia nervosa* liegen nicht so viele Erkenntnisse vor. Nach 5 bis 10 Jahren zeigen noch ein Drittel bis ein Viertel der Patientinnen das Vollbild der Erkrankung. Weitere Störungen, die im Verlauf auftreten, sind affektive Erkrankungen, Angststörungen und Suchterkrankungen sowie Borderline-Persönlichkeitsstörungen.

Für beide Essstörungen gilt, dass die Patienten eine langfristige psychotherapeutische Betreuung brauchen, die in Krisensituationen immer wieder aktualisiert werden muss.

Weiterführende Literatur

APA (American Psychiatric Association) Work Group on Eating Disorders: Practice guideline for the treatment of patients with eating disorders (3nd ed.). American Journal of Psychiatry 163: S4 – S54, 2006

DGKJP (Deutsche Gesellschaft für Kinder- und Jugendpsychiatrie und -psychotherapie): Leitlinien zur Diagnostik und Therapie von psychischen Störungen im Säuglings-, Kindes- und Jugendalter. Essstörungen (F 59). 3. Aufl. Deutscher Ärzte-Verlag, Köln 2007

Herpertz-Dahlmann, B., Hagenah, U.: Essstörungen. In: Remschmidt, H., Mattejat, F., Warnke, A. (Hrsg.): Therapie psychischer Störungen bei Kindern und Jugendlichen. Ein integratives Lehrbuch für die Praxis. Thieme, Stuttgart 2008, S. 296–311

Herpertz-Dahlmann, B., Hebebrand, J.: Adolescent eating disorders and obesity. Child Adolesc Psychiatr Clin N Am 18: 1, 2009

Herpertz-Dahlmann, B., Hebebrand, J.: Ess-Störungen. In: Herpertz-Dahlmann, B., Resch, F., Schulte-Markwort, M., Warnke, A.: Entwicklungspsychiatrie. Schattauer, Stuttgart 2008, 835–864

Deutsche Gesellschaft für Psychosomatische Medizin und Ärztliche Psychotherapie e.V. (DGPM), Deutsches Kollegium für Psychosomatische Medizin (DKPM), Deutsche Gesellschaft für Psychiatrie, Psychotherapie und Nervenheilkunde (DGPPN), Deutsche Gesellschaft für Kinder- und Jugendpsychiatrie, Psychosomatik und Psychotherapie e.V. (DGKJP), Deutsche Gesellschaft für Psychologie (DGPs) (Hrsg.): S3 Leitlinie Diagnostik und Behandlung der Essstörungen. http://www.awmf.org/leitlinien/detail/II/051-026.html

33 Adipositas

J. Hebebrand

Definition

Adipositas impliziert einen für das Alter und Geschlecht überdurchschnittlichen Anteil der Fettmasse am Gesamtkörpergewicht. Somit müsste im Prinzip zur Diagnosestellung einer Adipositas stets die Körperzusammensetzung berücksichtigt werden. Hierzu gibt es verschiedene Verfahren, die jedoch meist nicht ohne weiteres verfügbar sind oder aber zu aufwendig bzw. zu wenig reliabel sind, um in größerem Stil in der medizinischen Praxis berücksichtigt werden zu können. In der Medizin hat sich als allgemeines Maß zur Beurteilung des relativen Gewichts der *Body-Mass-Index* durchgesetzt (BMI; Körpergewicht in Kilogramm, dividiert durch das Quadrat der Körperlänge in Meter: kg/m^2). Körpergewichte verschiedener Personen können gewissermaßen körperhöhenbereinigt verglichen werden.

Für die Definition der Adipositas im Erwachsenenalter anhand des BMI kann die WHO- Einteilung (1997) herangezogen werden. Diese definiert „Untergewicht" durch einen BMI <18,5 kg/m^2, „Normalgewicht" durch einen BMI zwischen 18,5 und 24,9 kg/m^2 und „Präadipositas" durch Werte zwischen 25 und 29,9 kg/m^2. Ab einem BMI von 30 kg/m^2 spricht man von Adipositas, wobei diese noch unterteilt werden kann in Grad-1- (30–34,9 kg/m^2), Grad-2- (35–39,9 kg/m^2) und Grad-3- (>40 kg/m^2) Adipositas. Da der BMI eine deutliche Alters- und Geschlechtsabhängigkeit zeigt, ist es gerade für das Kindes- und Jugendalter sinnvoll, Übergewicht und Adipositas über die 90. bzw. 97. BMI-Altersperzentile zu definieren (s. unter www.mybmi.de; entsprechende Kurven in Kap. 32: „Essstörungen"). Gemäß der neuen Daten des Kinder- und Jugendgesundheitssurveys erfüllten 2005 15% und 6% der 3- bis 17-jährigen Kinder und Jugendlichen die vorgenannten BMI-Kriterien (≥90. und ≥97. BMI-Altersperzentile; www.mybmi.de) für Übergewicht bzw. Adipositas (www.kiggs.de).

Bei allen Definitionen der Adipositas ist grundsätzlich zu berücksichtigen, dass es sich letztlich um willkürliche Abgrenzungen handelt. Zur Bestimmung der BMI-Altersperzentilen oder des so genannten Normalgewichts sollte möglichst auf eine repräsentative Bevölkerungsstichprobe Bezug genommen werden. Zu berücksichtigen ist auch, dass sich im Verlauf der Zeit durch veränderte Umweltbedingungen die Gewichtsverteilung in einer Bevölkerung ändern kann.

Epidemiologie

In den meisten Industrie- und in vielen Schwellenländern ist es zu einer Zunahme der Adipositas gekommen. Aus den USA soll hierzu exemplarisch eine Studie erläutert werden: hierbei wurde die Adipositas und extreme Adipositas über die 85. bzw. 95. BMI-Perzentile definiert, wobei die Referenzstudie zwischen 1963 und 1980 durchgeführt worden war (Troiano et al., 1995). Bei der Untersuchung von 1817 Kindern im Alter von 6–11 Jahren, die zwischen 1988 und 1994 erfolgte, waren die Prävalenzraten für Adipositas bzw. extreme Adipositas um 40% bzw. 100% angestiegen.

Basierend auf einer repräsentativen Teilstichprobe (n = 9944) aller 99.500 Einschüler der Stadt Aachen zwischen 1968 und 1999 konnte ein Anstieg des durchschnittlichen BMI nachgewiesen werden. Die durchschnittlichen jährlichen Anstiege für diesen 30-jährigen Zeitraum betrugen für die 10., 50. und 90. BMI-Perzentile 0,02, 0,02 und 0,04 kg/m^2. Diese Untersuchung bestätigte somit, dass im oberen Perzentilbereich die Zunahmen am höchsten ausfallen (Herpertz-Dahlmann et al., 2003).

In einer klinischen Inanspruchnahmepopulation konnten wir eine Zunahme des Ausprägungsgrads der Adipositas bei Kindern und Jugendlichen aus Deutschland nachweisen. Das untersuchte Kollektiv setzte sich aus Kindern und Jugendlichen zusammen, die in einer Kinderklinik wegen ihres meist extremen Übergewichts behandelt wurden. Beim Vergleich des durchschnittlichen Aufnahme-BMI aus dem Jahre 1985 mit dem des Jahres 1995 fand sich ein

Anstieg um 1,9 BMI-Punkte. Innerhalb dieses Extremkollektivs zeigte sich zudem, dass die Jungen (9. Dezile) mit dem höchsten Körpergewicht aus dem Jahre 1995 ein um 5 BMI-Punkte höheres Gewicht hatten als 1985; bei den Mädchen betrug der entsprechende BMI-Anstieg ca. 2,5 kg/m² (Abb. 33.**1**).

Zusammenfassend ist festzuhalten, dass es in den westlichen Industrieländern zu einer deutlichen Zunahme der Prävalenz der Adipositas gekommen ist. Es gibt in verschiedenen Ländern seit einigen Jahren Hinweise dafür, dass die Prävalenzraten auf hohem Niveau ein Plateau erreicht haben. Ganz offensichtlich wirken sich die im Laufe der letzten 40 Jahre erfolgten Umweltveränderungen ungünstig auf Kinder und Jugendliche aus, die zu Adipositas prädisponiert sind.

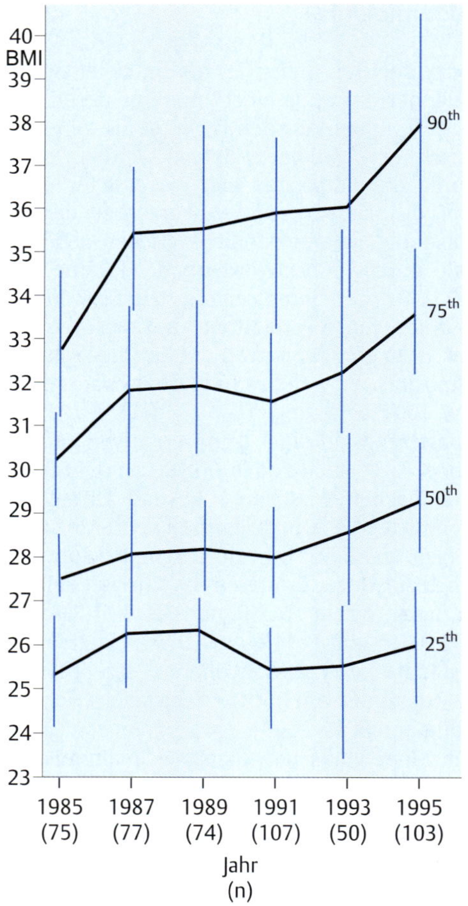

Abb. 33.**1** Anstieg der BMI-Werte klinischer Inanspruchnahme-Population extrem adipöser männlicher Kinder und Jugendlicher aus den Jahren 1985–1995 der Klinik Hochried, Murnau (Barth et al., 1996).

Komorbidität und Folgeerkrankungen der Adipositas im Kindes- und Jugendalter

Während des 1. Lebensjahrs kommt es aufgrund eines ausgeprägten Wachstums der Adipozytenzahl und -größe zu einer deutlichen Gewichtszunahme (Babyspeck). Hiernach fällt der BMI aufgrund des stärkeren Längenwachstums vorübergehend bis zum ca. 6. Lebensjahr ab. Sodann steigt der BMI bis ins höhere Erwachsenenalter kontinuierlich an.

Der BMI im Alter von einem Jahr hat zwar eine nachweisbare, jedoch nur sehr geringe Vorhersagekraft für den BMI im Alter von 35 Jahren. Adipositas im 1. und 2. Lebensjahr bedingt ein nur geringfügig erhöhtes Risiko für Adipositas im jungen Erwachsenenalter. Hingegen beträgt die Wahrscheinlichkeit für die adulte Adipositas bei Bestehen einer Adipositas bei 6-jährigen und älteren Kindern über 50% im Vergleich zu 10% für nicht-adipöse Kinder. Das Risiko ist höher bei Kindern mit extremer Adipositas. Falls ein oder beide Elternteile adipös sind, ist das Risiko für das Fortbestehen der Adipositas ebenfalls erhöht (Abb. 33.**2**). Untergewichtige Säuglinge, die postnatal rasch an Gewicht zunehmen („catch-up growth"), haben ein erhöhtes Adipositasrisiko.

Adipositas im Kindes- und Jugendalter kann – aber seltener als im Erwachsenenalter – u. a. mit Diabetes mellitus Typ 2, Hypertonie und Hyperlipidämien assoziiert sein. Die metabolische Situation von Kindern und Jugendlichen mit Adipositas lässt sich durch eine Gewichtsabnahme positiv beeinflussen. Gelenkerkrankungen (Wirbelsäulenfehlhaltungen, Arthrose) können sich bereits im Kindesalter einstellen. Eine erhöhte Morbidität und Mortalität extrem adipöser Kinder und Jugendlicher ist mehrfach in Katamnesestudien nachgewiesen worden. Dem abdominell-viszeralen kommt gegenüber dem gynoiden (gluteofemoralen) *Fettverteilungsmuster* ein wesentlich größeres Risiko zu.

Insbesondere für Jugendliche ist die psychosoziale Beeinträchtigung durch die Adipositas anzuführen, die meist mit einem mehr oder minder ausgeprägten Leidensdruck einhergeht. Junge Erwachsene mit Adipositas sind beruflich

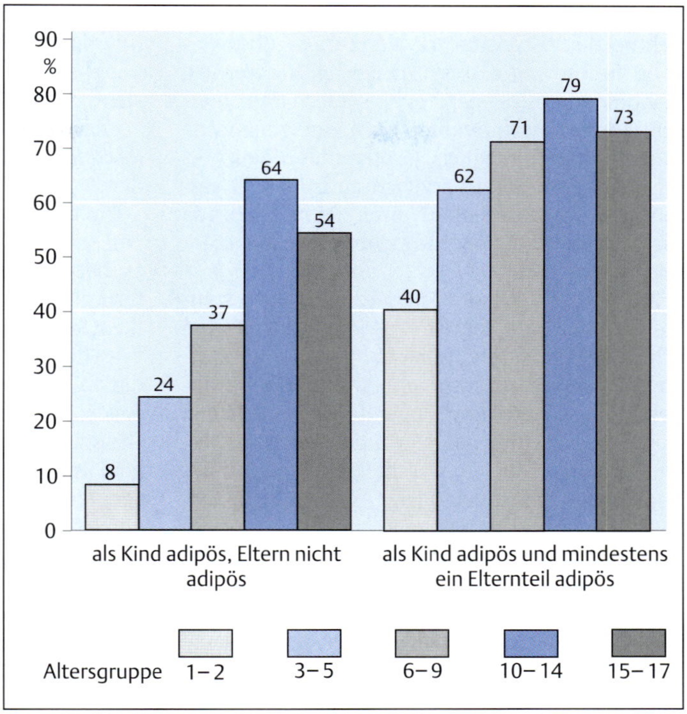

Abb. 33.2 Wahrscheinlichkeit in Prozent des Fortbestehens einer frühmanifesten Adipositas im Erwachsenenalter in Abhängigkeit vom Alter zum Untersuchungszeitpunkt und des Vorliegens einer Adipositas bei mindestens einem Elternteil (Whitaker et al., 1997).

und finanziell benachteiligt, wobei dies insbesondere auf Frauen zutrifft. Auch bleiben adipöse Erwachsene häufiger als Normalgewichtige unverheiratet. Bei extremer Adipositas muss am Arbeitsmarkt von einer deutlichen Benachteiligung ausgegangen werden.

Mehrere epidemiologisch orientierte Untersuchungen bei Erwachsenen mit Adipositas haben überraschenderweise keine bzw. nur geringfügig erhöhte Raten an psychiatrischen Störungen feststellen können. Hingegen sind wiederholt deutlich erhöhte Raten an *affektiven Störungen* bei solchen Personen ermittelt worden, die sich einer Therapie ihrer Adipositas unterziehen. Dies gilt besonders für solche Patienten, die zusätzlich eine so genannte „Binge Eating Disorder" aufweisen. Im Rahmen dieser Essstörung haben Betroffene Essattacken, die mit Kontrollverlust einhergehen. Im Gegensatz zur Bulimia nervosa kommt es nicht zu einer Gegenregulation. Die Prävalenz der „Binge Eating Disorder" beträgt ca. 2–3% und kommt primär in Verbindung mit einer Adipositas vor. Diese Essstörung kommt auch bei Kindern und Jugendlichen vor.

Es gibt nur einzelne systematische psychiatrisch orientierte Untersuchungen an übergewichtigen Kindern und Jugendlichen; in einer eigenen Untersuchung an extrem adipösen Jugendlichen, die sich einer Langzeitrehabilitationsmaßnahme unterzogen, fanden sich ca. zweifach erhöhte Raten für affektive Störungen und Angststörungen gegenüber altersgematchten Kontrollen. Kontrolljugendliche mit Adipositas wiesen gegenüber Normalgewichtigen keine erhöhte Rate für psychiatrische Störungen auf. In jüngster Vergangenheit wird eine überzufällig häufige Assoziation von *hyperkinetischen Störungen* und Übergewicht diskutiert.

Ätiologie und Genese

Als Ursache für die Adipositas im Kindes- und Jugendalter ist ein Zusammenspiel zwischen *genetischer Prädisposition* und *äußeren Faktoren* zu diskutieren. Da in der Regel der Beitrag jedes einzelnen Gens bzw. Umweltfaktors klein sein dürfte, bereitet deren Identifikation wissenschaftlich erhebliche Schwierigkeiten. Nur unter Heranziehung sehr großer Fallzahlen lassen sich die kleinen Effekte nachweisen.

Umweltfaktoren. Die rezente erhebliche Zunahme der Adipositasprävalenz muss überwiegend auf Umweltfaktoren zurückgeführt werden, obwohl durch vermehrte Partnerschaften zwischen adipösen Individuen auch eine genetische Mitbedingung möglich erscheint. Möglicherweise kommt es im Vergleich zu früher zu vermehrten Partnerschaften unter Betroffenen, da die soziale Stigmatisierung der Adipositas stark zugenommen hat.

Im Hinblick auf die *Energiezufuhr* ist festzustellen, dass die letzten 30 Jahre durch eine erhebliche Zunahme der so genannten Fast-Food-Produkte gekennzeichnet sind, die besonders auf Kinder und Jugendliche eine hohe Anziehungskraft ausüben. Mit dem heute in vielen Familien üblichen Taschengeld sind Kinder und Jugendliche in der Lage, sich Süßigkeiten, Knabbereien, zuckerhaltige Getränke und andere Nahrungsmittel in größerem Umfang und ggf. auch ohne Wissen der Eltern zu besorgen. Die Essgewohnheiten haben sich in vielen Familien stark verändert. Während früher gemeinsame und regelmäßige Mahlzeiten an der Tagesordnung waren, ist es heute vielfach üblich, dass sich die Familienmitglieder einzeln ihre Mahlzeiten zubereiten. Vergleicht man Kinder übergewichtiger Eltern mit Kindern normalgewichtiger Eltern, so zeigt sich, dass erstere einen höheren Fettanteil zur Deckung ihres Energieverbrauchs zu sich nehmen. Falls eine Mutter adipös ist, bedingt dies eine signifikant erhöhte Fettaufnahme ihrer Kinder im Vergleich zu Kontrollkindern.

Es werden aber auch Abnahmen des durchschnittlichen Energieverbrauchs als Ursache für die Zunahme der Adipositasprävalenz diskutiert. So ist beispielsweise in England die Anzahl der Personenkraftfahrzeuge pro Familie und der Fernsehkonsum parallel mit der Zunahme der Adipositas angestiegen, wohingegen die durchschnittliche Energiezufuhr im Verlauf der Jahre leicht gesunken ist. Bei Kindern und Jugendlichen in Deutschland erscheinen uns die Zunahme des Fernsehkonsums und die rasche Verbreitung von PC-Spielen von Bedeutung. Im Hinblick auf das Fernsehen ist festzuhalten, dass die öffentlich-rechtlichen Fernsehanstalten ihr Programm zeitlich erheblich ausgeweitet haben, einschließlich eines Kindersenders. Privatsender ermöglichen seit einigen Jahren Fernsehen rund um die Uhr; die entsprechenden Programme richten sich nicht selten speziell an Kinder bzw. Jugendliche, wobei in den Werbeblöcken häufig für hochkalorische Nahrungsmittel geworben wird. Die Dauer des täglichen *Fernsehkonsums* stellt, unabhängig von der sozialen Schichtzugehörigkeit und anderen Variablen, einen *Risikofaktor* für die Entstehung einer Adipositas dar.

Die beschriebenen Faktoren sind nicht isoliert von anderen gesellschaftlichen Veränderungen zu betrachten. Der Anteil allein erziehender Elternteile hat stark zugenommen. Die wirtschaftliche Situation von Familien mit Kindern hat sich verschlechtert; häufig arbeiten beide Eltern, sodass die Kinder einen erheblichen Anteil des Tages auf sich selbst gestellt sind. Die Zahl der Großfamilien ist weiter rückläufig. Kinder, die eine mangelhafte körperliche Hygiene aufwiesen, hatten einer prospektiven dänischen Studie zufolge ebenso wie die Kinder, von denen die entsprechenden Schullehrer den Umfang der elterlichen Unterstützung als gering einstuften, ein erhöhtes Risiko, adipös zu werden. Die Autoren diskutieren hierbei Vernachlässigung durch die Eltern als den zugrunde liegenden Wirkmechanismus (Lissau, 1994).

Mütterliches Rauchen in der Schwangerschaft bedingt ein erhöhtes Risiko für die Entwicklung einer kindlichen Adipositas. Dem Stillen kommt mutmaßlich keine protektive Bedeutung zu. Der Genuss von Limonade und anderen zuckerhaltigen Getränken trägt zur Entwicklung von Übergewicht bei. In den letzten Jahren sind bei Kindern und Jugendlichen in prospektiven Studien erhöhte Werte in Depressionsskalen als weiterer Risikofaktor ermittelt worden. Eine kurze Schlafdauer wurde ebenfalls als Risikofaktor für Übergewicht identifiziert.

Genetische Faktoren. Das Vorkommen einer Adipositas bei einem oder beiden Elternteilen stellt den *größten Risikofaktor* für die Entstehung einer kindlichen Adipositas dar. Bis zu 80% der übergewichtigen Kinder haben zumindest ein übergewichtiges Elternteil, mindestens 25% haben zwei übergewichtige Eltern. Jedoch kann hieraus nicht notwendigerweise auf die Wirksamkeit genetischer Faktoren geschlossen werden, da adipöse Eltern ihre Kinder auch durch ihr Ess- und Bewegungsverhalten prägen. Im Folgenden wird auf die Erkenntnisse zur Genetik der Adipositas eingegangen, zumal dieser Bereich der Adipositasforschung durch die Aufdeckung verschiedener monogener Formen eindeutig die Bedeutung genetischer Faktoren für Hyperphagie und Adipositas belegt.

Das Ausmaß der *Erblichkeit des Körpergewichts* ist umstritten. Realistische Schätzungen liegen zwischen 40% und 70%. Die Erblichkeitsschätzungen beruhen auf Zwillings-, Adoptions- und Familienstudien, wobei sowohl getrennt als auch gemeinsam aufgewachsene ein- und zweieiige Zwillingspaare untersucht wurden. Die beiden Zwillinge eines Paares unterschieden sich im Hinblick auf ihren BMI nicht in Abhängigkeit davon, ob sie gemeinsam oder getrennt aufgewachsen waren. Die Intrapaarkorrelation der gemeinsam und getrennt aufgewachsenen eineiigen Zwillinge betrug jeweils 0,7 und ist damit hoch. Gemäß dieser, aber auch anderer Zwillings- und Adoptionsstudien hat demnach das gemeinsame Aufwachsen kaum einen Einfluss auf das Körpergewicht. Lediglich im Kindesalter könnten gemeinsame Umweltfaktoren Varianz des BMI erklären.

Für die Entstehung von Übergewicht bzw. Adipositas wird in der Regel eine *multifaktorielle Genese* (Zusammenspiel von Umwelt- und genetischen Faktoren) angenommen. Man geht davon aus, dass zahlreiche Erbanlagen (Polygenie) einen Einfluss auf das Körpergewicht haben. Diese Erbanlagen können Energieaufnahme (z.B. Appetit, Geschmackspräferenzen, Resorption) und Energieverbrauch (körperliches Aktivitätsniveau, Ruheumsatz) beeinflussen. Der genetische Anteil am Grundumsatz und am täglichen Aktivitätsniveau beträgt ca. 40% bzw. 25%. Bei der genetischen Analyse ist zusätzlich Heterogenie zu berücksichtigen: Bei verschiedenen Personen können unterschiedliche Erbanlagen an der Entstehung der Adipositas beteiligt sein (Bouchard, 1995). In genomweiten Assoziationsstudien wurden gegenwärtig (Stand: September 2010) ca. 35 Genlozi zuverlässig identifiziert. Die entsprechenden Allele bedingen eine Zunahme des Körpergewichts von ca. 150 bis 1500 g.

Syndromale Formen der Adipositas, die mit Intelligenzminderungen und Dysmorphiezeichen einhergehen, sind bereits seit längerem bekannt. Das bekannteste Beispiel ist das *Prader-Willi-Syndrom*, das mit einer ausgeprägten Hyperphagie einhergeht (Abb. 33.**3**). Das Essverhalten dieser Kinder ist gekennzeichnet durch fast ständigen Hunger, sodass die Eltern häufig dazu übergehen, Lebensmittel unter Verschluss zu halten. Die Kinder reagieren gereizt, falls man ihnen das Essen verwehrt. Sie sind sehr geschickt darin, sich Nahrungsmittel zu verschaffen, wobei im Einzelfall auch Mülltonnen nach Essbarem durchsucht werden. Welche(s) Gen(e) auf Chromosom 15q 11–13 für die Hyperphagie bzw. die Adipositas verantwortlich ist/sind, steht derzeit noch nicht eindeutig fest.

Bei Mäusen sind in den letzten Jahren alle monogenen Formen der Adipositas aufgeklärt worden. Die Identifikation der entsprechenden Gene hat einen Einblick in wichtige Regulationssysteme ermöglicht, die für die Aufrechterhaltung eines konstanten Körpergewichts von Be-

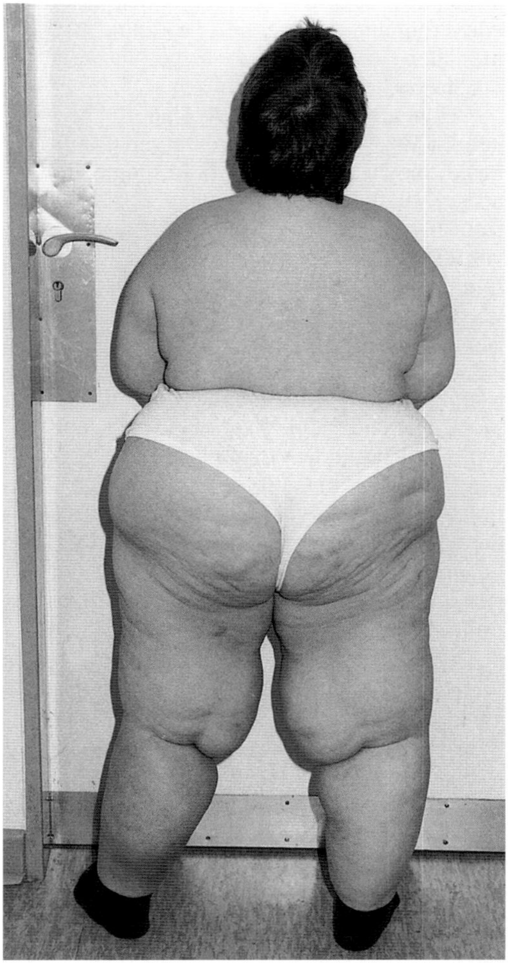

Abb. 33.**3** Ein 11½-jähriges Mädchen mit Prader-Willi-Syndrom. Der Ausprägungsgrad der Adipositas ist selbst für das Vorliegen eines Prader-Willi-Syndroms als extrem anzusehen. Bei einem Körpergewicht von 108 kg und einer Körperlänge von 141 cm beträgt der Body-Mass-Index 54,3 kg/m².

deutung sind. Insbesondere ist die Entdeckung des *Hormons Leptin* und des entsprechenden Rezeptors zu nennen.

In jüngster Vergangenheit sind auch beim Menschen sehr seltene monogene Formen der Adipositas abgegrenzt worden, die auf Mutationen in Genen beruhen, die Auswirkungen auf die Leptinfunktion haben. Sie gehen nicht mit einer Intelligenzminderung einher. Die Adipositas stellt sich rasch innerhalb der ersten Lebensmonate ein und nimmt extreme Ausmaße an. Das Essverhalten der Kinder scheint dem der Kinder mit Prader-Willi-Syndrom vergleichbar zu sein. Offensichtlich bedingen die Mutationen besonders eine Erhöhung der Energiezufuhr; eine im Säuglingsalter sich einstellende Hyperphagie ist ein diagnostisches Leitsymptom.

Weltweit sind gegenwärtig über 100 Mutationen im Melanocortin-4-Rezeptorgen (MC4R) bekannt, die zu Übergewicht prädisponieren. Derartige Mutationen kommen bei ca. 2–4% aller stark übergewichtigen Kinder und Jugendlichen vor. Bei erwachsenen Männern und Frauen mit funktionell relevanten Mutationen ist das Gewicht um ca. 15 bzw. 30 kg höher als bei ihren Familienangehörigen ohne Mutation; es handelt sich demnach um einen geschlechtsabhängigen Hauptgeneffekt. Kinder und Jugendliche mit Mutationen im MC4R unterscheiden sich phänotypisch nicht eindeutig von anderen gleichaltrigen Individuen mit Adipositas. Die durch Mutationen im MC4R bedingte Adipositas wird semidominant vererbt. Kürzlich konnte im MC4R ein Polymorphismus identifiziert werden, der vor der Entwicklung von Übergewicht schützt. In Deutschland tragen ca. 3,5% aller Menschen diesen Polymorphismus; im Erwachsenenalter ist ihr BMI im Durchschnitt um 0,5 kg/m^2 erniedrigt. Somit ließ sich erstmalig eindeutig ein „Polygen" dingfest machen.

2007 wurde das FTO-Gen (FTO: fat mass and obesity associated) in Zusammenhang mit Adipositas gebracht: Für ein spezifisches Allel Homozygote (ca. 16% der Bevölkerung) weisen ein um durchschnittlich 3 kg, Heterozygote ein um 1,5 kg erhöhtes Körpergewicht auf (Frayling et al. 2007).

Therapie und Prävention

Trotz der „Adipositas-Epidemie" und deren gesundheitsökonomischer und -politischer Bedeutung fehlen weltweit systematische Studien zur Behandlung der Adipositas im Kindes- und Jugendalter. Die Ergebnisse der bislang vorliegenden Studien, die an hoch selektionierten Patientenklientelen erfolgten, lassen sich nicht auf die Gesamtheit aller Kinder und Jugendlichen mit Adipositas übertragen. Während solche Studien im Einzelfall durchaus achtbare Erfolge erbrachten (Abb. 33.**4**), ist insgesamt zu konstatieren, dass die Erfolge einer konventionellen Adipositas-Therapie insgesamt relativ bescheiden sind. Bei Kindern und Jugendlichen äußert sich eine erfolgreiche Therapie in einer dauerhaft beibehaltenen Absenkung des BMI-Perzentils oder des BMI-SDS-Wertes. Aufgrund des noch erfolgenden Längenwachstums reicht hierfür im Prinzip bei Heranwachsenden eine Beibehaltung des aktuellen Körpergewichts aus. Die dennoch bescheidenen Erfolge, die sich zudem lediglich bei einer Subgruppe aller Behandelten einstellen, sind nicht in Einklang zu bringen mit den hochgesteckten Erwartungen der Kinder und Jugendlichen mit Adipositas bzw. ihrer Angehörigen.

Die Therapie konzentriert sich primär auf eine Reduktion der Energiezufuhr und/oder eine Erhöhung des Energieverbrauchs. In den meisten verhaltenstherapeutisch orientierten Therapieprogrammen wird versucht, beide Seiten der Energiebilanz zu beeinflussen. Möglicherweise kommt es bei einzelnen Kindern und Jugendlichen durch Diäten zu überschießenden Gewichtszunahmen („Jo-Jo-Effekt"), die quasi als Nebenwirkung einer Therapie häufig nicht als solche ausgewiesen werden.

In Deutschland werden in einzelnen Regionen ambulante Therapieprogramme für übergewich-

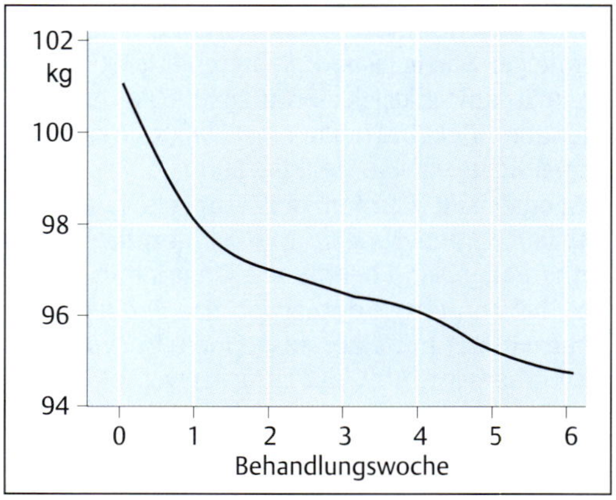

Abb. 33.**4** Der Gewichtsverlauf eines 13-jährigen Jungen unter einer sechswöchigen stationären Behandlung.

tige Kinder und Jugendliche angeboten. Hervorzuheben ist das Programm „Obeldicks“, das motivierte Familien einbezieht und wissenschaftlich erfolgreich evaluiert wurde. Die Wirksamkeit von stationären Kurz- und Langzeit-Rehabilitationsmaßnahmen ist bei Kindern und Jugendlichen mit Adipositas nach wie vor unzureichend systematisch dokumentiert. Der durchschnittliche BMI von 40 Jugendlichen, die für ca. 6 Monate stationär behandelt wurden, war ein Jahr nach Entlassung aus der entsprechenden Einrichtung trotz erheblicher Gewichtsabnahmen während der Maßnahme gegenüber dem Ausgangswert fast unverändert. 35% der so behandelten Jugendlichen hatten einen um mindestens 5% reduzierten BMI zum Katamnesezeitpunkt; auf der anderen Seite wiesen einzelne Jugendliche ein um 20kg gegenüber dem Ausgangsgewicht erhöhtes Körpergewicht auf (unveröffentlichte Daten).

Gegenwärtig ist nur ein einziges Medikament – der Lipasehemmer Orlistat – zur Behandlung der Adipositas im Jugend- bzw. Erwachsenenalter zugelassen. Es gibt vereinzelt Berichte zur Wirksamkeit chirurgischer Verfahren bei extremer Adipositas im Jugendalter.

Gerade weil sich dennoch die Therapie als insgesamt sehr schwierig darstellt, wird der Ruf nach präventiven Maßnahmen zunehmend lauter. Durch Verzicht auf zuckerhaltige Getränke konnte ebenso wie unter Verringerung des Fernsehkonsums in manchen, aber nicht allen präventiv orientierten Ansätzen eine Reduktion des BMI erzielt werden. In anderen Studien zeigte sich hingegen, dass es beispielsweise offenbar auch für die körperliche Aktivität individuell vorgegebene Ausmaße gibt: So ließ sich durch Interventionen in Schulen die körperliche Aktivität deutlich erhöhen, gleichzeitig fiel die körperliche Aktivität außerhalb der Schule jedoch ab, sodass sich insgesamt im Durchschnitt keine Erhöhung des Energieverbrauchs einstellte.

Da individuelle und familienbasierte Präventionsmaßnahmen aufwändig sind, sie zudem nur kleine Effekte zeitigen, werden vielfach gesellschaftliche bzw. politische Maßnahmen durchgeführt bzw. erwogen. In einigen Ländern der EU ist beispielsweise Fernsehwerbung zu Nahrungsmitteln während Kindersendungen untersagt. Auch gibt es Überlegungen, „ungesunde“ Nahrungsmittel stärker zu besteuern bzw. „gesunde“ Lebensmittel (Obst, Gemüse) zu subventionieren. Um der Adipositas-Epidemie entgegenzuwirken, ist an die Stärkung der Verankerung des Schulsports, die Einrichtung geeigneter Spielflächen und an städtebauliche Maßnahmen zu denken. Da möglicherweise in Zukunft – bedingt durch die Zunahme der Adipositas – die Lebenserwartung fallen könnte, wird die Erarbeitung und wissenschaftliche Evaluation geeigneter Präventivmaßnahmen eine zunehmende Bedeutung erlangen.

Beispiel

Die 13-jährige Patientin S. mit extremer Adipositas (Körpergewicht und -höhe: 125kg bzw. 159cm; BMI: 49,4kg/m²; BMI-BMI-Perzentile >99) wird von einer Kinderklinik zur Weiterbehandlung an unsere Klinik verwiesen. Als Folge der Adipositas ist ein Belastungshochdruck diagnostiziert worden. Die Familie stammt aus Jugoslawien und lebt seit sieben Jahren in Deutschland, wobei der leibliche Vater der Patientin in Jugoslawien blieb. Die Mutter, selbst adipös, ist in zweiter Ehe verheiratet; der Stiefvater ist Schichtarbeiter in einer Fabrik. Die Patientin hat einen 5-jährigen Halbbruder, der als „schlechter Esser“ bezeichnet wird und leicht untergewichtig ist. Im Rahmen der initiierten Familientherapie wurde die schwierige soziale Situation der Familie thematisiert.

Überraschenderweise nahm die Patientin in den ersten drei Monaten der Therapie 15kg ab, wobei es hiernach zu einem Gewichtsstillstand über einen einjährigen Zeitraum kam, obwohl zwischenzeitlich auch auf wöchentlicher Basis eine Einzeltherapie erfolgte. Hierbei wurden Essens- und Bewegungspläne abgesprochen. Eine Anbindung an eine ambulante Sportgruppe für Jugendliche mit Adipositas konnte bei fehlenden lokalen Möglichkeiten nicht realisiert werden. Aufgrund des Gewichtsstillstands wurde eine Kinderrehabilitationsmaßnahme beantragt; die sechswöchige Behandlung führte zu einer Abnahme auf 98kg.

Unter Fortführung der Familientherapie gelang es der Patientin, zwei Jahre nach Therapiebeginn auf 85kg abzunehmen; Erbrechen und andere „Purging“-Verhaltensweisen traten nach Angabe der Patientin nicht auf.

Weiterführende Literatur

Frayling, T. M., Timpson, N. J., Weedon, M. N. et al.: A common variant of FTO gene is associated with body mass index and predisposes to childhood and adult obesity. Science 316: 889–894, 2007

Reinehr, T., Dobe, M., Kersting, M.: Therapie der Adipositas im Kindes- und Jugendalter. Hogrefe, Göttingen 2003

Wabitsch, M., Hebebrand, J., Kiess, W., Zwiauer, K. (Hrsg.): Adipositas bei Kindern und Jugendlichen. Grundlagen und Klinik. Springer, Berlin, Heidelberg 2005

Internetadressen:

www.mybmi.de

www.adipositas-online.com

34 Persönlichkeitsstörungen und Störungen der Impulskontrolle

S. Herpertz und B. Herpertz-Dahlmann

Persönlichkeitsstörungen

Definition und Klassifikation

Eine Persönlichkeitsstörung liegt gemäß der psychiatrischen Klassifikationssysteme ICD-10 und DSM-IV vor, wenn Persönlichkeitszüge starr und wenig angepasst sind und zu persönlichem Leiden und/oder gestörter sozialer Funktionsfähigkeit führen. Die Persönlichkeitsstörung beginnt in der Kindheit und Jugend, ist situationsübergreifend und geht von einer hohen zeitlichen Stabilität aus, die in inzwischen vorliegenden Langzeitstudien aber nicht bestätigt werden konnte (Zanarini et al., 2010). Sie manifestiert sich in mehreren Funktionsbereichen wie Affektivität, Antrieb, Impulskontrolle, Wahrnehmung und Denken sowie in den Beziehungen zu anderen. Das Zustandsbild einer Persönlichkeitsstörung darf weder auf andere psychiatrische Störungen zurückzuführen noch Folge einer organischen Schädigung sein. Menschen, für die der Begriff „Persönlichkeitsstörung" zutrifft, sind im eigentlichen Sinne nicht psychiatrisch krank, vielmehr sind für sie Normvarianten einzelner Persönlichkeitsmerkmale in einem extremen Ausprägungsgrad kennzeichnend.

Neben der kategorialen Beschreibung von Prototypen mittels Merkmalskatalogen mit definierten Einschluss- und Ausschlusskriterien kommen in der Forschung und zunehmend auch in der klinischen Diagnostik Persönlichkeitsdimensionen zur Anwendung. Sie basieren auf der Messung des Ausprägungsgrades von sog. Eigenschaftsfaktoren und berücksichtigen, dass es keine qualitative Andersartigkeit der Persönlichkeitszüge zwischen Allgemeinbevölkerung und klinischen Gruppen persönlichkeitsgestörter Patienten gibt, sondern die Unterschiede vielmehr im Ausprägungsgrad oder auch in der speziellen Merkmalskonstellation liegen. Neben Neurotizismus und Extraversion werden derzeit Verträglichkeit, Gewissenhaftigkeit und Offenheit gegenüber neuen Erfahrungen oder auch Belohnungsabhängigkeit, Schadensvermeidung und Suchen nach Neuem als basale Persönlichkeitsdimensionen beschrieben.

Die Diagnose einer Persönlichkeitsstörung sollte in der Adoleszenz aufgrund der noch vorhandenen Entwicklungspotentiale zurückhaltend gestellt werden. Da aber auch eindeutige Kontinuen zwischen Verhaltensmustern in Kindheit und Jugend und denen im Erwachsenenalter bekannt sind, kann die Diagnose einer Persönlichkeitsstörung in der späten Adoleszenz sinnvoll sein. Laut ICD-10 ist die Diagnose einer Persönlichkeitsstörung vor Abschluss der Pubertät, d. h. vor dem 16.–17. Lebensjahr, „wahrscheinlich unangemessen". Grundlegende Persönlichkeitsdimensionen sind aber schon früher – zum Teil schon im Kindesalter – beurteilbar und zeigen eine höhere zeitliche Stabilität als die einzelnen Persönlichkeitsstörungsdiagnosen.

Epidemiologie

Die Häufigkeit von Menschen mit auffälliger Persönlichkeit dürfte in der Allgemeinbevölkerung nach den Angaben sowohl deutscher als auch amerikanischer Studien zwischen 3 % und 8 % betragen. Unter unausgelesenen psychiatrischen Patienten wurde nach einer internationalen Studie der WHO von 1994 bei mindestens 39,5 % eine Persönlichkeitsstörung nach ICD-10 diagnostiziert. Bei einer kinder- und jugendpsychiatrischen Inanspruchnahmepopulation wurde bei einem Viertel der Patienten eine Persönlichkeitsstörung gefunden. Die höchsten Prävalenzen zeigen der Borderline-Typus der emotional instabilen Persönlichkeitsstörung sowie die zwanghafte und ängstliche Persönlichkeitsstörung. Die Prävalenzen für die einzelnen Störungen zeigen mit Ausnahme der antisozialen Persönlichkeitsstörung geringe Geschlechtsunterschiede in der Allgemeinbevölkerung, vorausgesetzt, standardisierte Interviewverfahren werden benutzt.

Diagnose und Differentialdiagnostik

In der ICD-10 werden im Einzelnen 8 Persönlichkeitsstörungstypen unterschieden, die in Tab. 34.1 zusammengefasst sind.

Paranoide Persönlichkeitsstörung

Leitsymptome der paranoiden Persönlichkeitsstörung, die im Jugendalter kaum zu beobachten ist, sind ein ausgeprägtes Misstrauen, verbunden mit der durchgängigen und ungerechtfertigten Tendenz, die Handlungen anderer als absichtlich zurückweisend oder auch bedrohlich zu interpretieren. Die ICD-10-Konzeption beinhaltet auch narzisstische Persönlichkeitszüge, wenn sie ein

Tab. 34.**1** Übersicht über die verschiedenen Typen der Persönlichkeitsstörung nach ICD-10.

Spezifische Persönlichkeitsstörungen	ICD-10-Kategorie	Hauptmerkmale
Paranoide	***F60.0***	Ausgeprägtes Misstrauen, verbunden mit der durchgängigen und ungerechtfertigten Tendenz, die Handlungen anderer als absichtlich zurückweisend oder auch bedrohlich zu interpretieren
Schizoide	***F60.1***	Eingeschränkte emotionale Erlebnis- und Ausdrucksfähigkeit, Anhedonie, emotionale Kühle, Einzelgängertum, soziale Gleichgültigkeit und Isoliertheit, im Kontakt scheu und verschlossen
Dissoziale	***F60.2***	Habituelle Neigung zu Devianz und Delinquenz, die sich in vielen Fällen schon in der Kindheit zeigt; charakterliche Besonderheiten wie Mangel an Empathie, Gefühlskälte, Egozentrismus sowie defizitäre Gewissensbildung; ferner finden sich Impulsivität, andauernde Reizbarkeit, Unzuverlässigkeit, Bindungsschwäche sowie Unter- oder Fehlbesetzung sozialer Normen
Emotional instabile	***F60.3***	*Impulsiver Typus:* mangelhafte Impulskontrolle und Affektsteuerung, leicht erregbar und insbesondere in Frustrationssituationen Neigung zu Ausbrüchen von gewalttätigem und bedrohlichem Verhalten *Borderline-Typus:* Instabilität im Bereich von Stimmung und in zwischenmenschlichen Beziehungen, Identitätskrisen, aggressive Durchbrüche unter emotionaler Belastung, autoaggressive Tendenzen bis hin zu drastischen Selbstbeschädigungs- und parasuizidalen Handlungen
Histrionische	***F60.4***	Abhängig von äußerer Aufmerksamkeit, Bestätigung und Anerkennung; labile und oberflächliche Affektivität, Hang zur Dramatisierung, Unechtheit und Koketterie; übermäßiges Interesse an der eigenen körperlichen Attraktivität sowie ein unangemessen verführerisches Verhalten; leicht suggestibel; Mangel an gleichmäßig durchgehaltenen Zielen und Werten mit der Folge von Unbeständigkeit besonders im zwischenmenschlichen und partnerschaftlichen Bereich
Anankastische	***F60.5***	Gewissenhaftigkeit, Perfektionismus, Ordentlichkeit, Normentreue, Rigidität, Unentschlossenheit, Unsicherheit; belastete zwischenmenschliche Beziehungen
Ängstlich (vermeidende)	***F60.6***	Selbstunsicherheit, Minderwertigkeitsgefühle sowie Ängstlichkeit; schüchtern, angespannt, hölzern im Kontakt, große Angst vor Erlebnissen der Zurückweisung und Ablehnung
Abhängige	***F60.7***	Unfähigkeit, das eigene Leben selbständig zu führen; geringe Bereitschaft zur Übernahme von Selbstverantwortlichkeit; in Zweierbeziehungen ständige Angst vor Verlust und Alleingelassenwerden, verbunden mit dem Bemühen um Anpassung und Nachgiebigkeit

überhöhtes Selbstwertgefühl, verbunden mit Egozentrismus, bei der paranoiden Persönlichkeitsstörung aufführt.

Differentialdiagnostisch muss die paranoide Persönlichkeitsstörung von der wahnhaften Störung mit Verfolgungswahn abgegrenzt werden. Jene ist durch klar umgrenzte, anhaltende, nicht einfühlbare Wahnvorstellungen gekennzeichnet.

Schizoide Persönlichkeitsstörung

Die schizoide Persönlichkeitsstörung zeichnet sich durch eine eingeschränkte emotionale Erlebnis- und Ausdrucksfähigkeit aus, die in Anhedonie, emotionaler Kühle, in Einzelgängertum sowie sozialer Gleichgültigkeit und Isoliertheit ihren Ausdruck findet. Schizoide Persönlichkeiten sind scheu, verschlossen und meiden nähere Beziehungen, missachten aber auch gesellschaftliche Normen und Regeln.

Differentialdiagnostische Überlegungen müssen insbesondere den *Asperger-Autismus* einschließen, der neben einer schweren Kontaktstörung mit einer Einengung des Interessenfeldes oder auch stereotypen Verhaltensweisen einhergeht. Differentialdiagnostisch ist auch an blande beginnende schizophrene und affektive Psychosen zu denken.

Dissoziale Persönlichkeitsstörung

Während das DSM-IV die Diagnose einer dissozialen („antisozialen") Persönlichkeitsstörung ausdrücklich erst ab dem 18. Lebensjahr gestattet, gibt die ICD-10 keine entsprechend enge Grenze vor. Zentrales Merkmal der dissozialen Persönlichkeitsstörung ist eine habituelle Neigung zu Devianz und Delinquenz, die sich in vielen Fällen schon in der Kindheit zeigt. Eine spätere dissoziale Persönlichkeitsstörung wird besonders häufig bei Individuen beobachtet, die schon sehr früh eine Störung des Sozialverhaltens (early starters) aufweisen. Sie ist eingebettet in charakterliche Besonderheiten wie *Mangel an Empathie, Gefühlskälte, Egozentrismus* sowie *defizitäre Gewissensbildung*. Fernerhin finden sich Persönlichkeitsmerkmale wie Impulsivität, andauernde Reizbarkeit, Unzuverlässigkeit, Bindungsschwäche sowie Unter- oder Fehlbesetzung sozialer Normen. Es findet sich eine hohe Komorbidität mit Störungen durch psychotrope Substanzen.

Die dissoziale Persönlichkeitsstörung muss von dem großen Bereich der nicht psychopathologisch relevanten Dissozialität abgegrenzt werden.

Emotional instabile Persönlichkeitsstörung

Die emotional instabile Persönlichkeitsstörung umfasst zwei Typen, den impulsiven und den Borderline-Typus. Während in der Kinder- und Jugendpsychiatrie die Diagnose des *impulsiven Typus* besonders bei jugendlichen Straftätern mit impulsiven Delikten zu erwägen ist, findet sich der Borderline-Typus vor allem bei Mädchen in der Adoleszenz. Die Konzeption des impulsiven Typus beschreibt Persönlichkeiten mit mangelhafter Impulskontrolle und Affektsteuerung, die leicht erregbar sind und insbesondere in Frustrationssituationen zu Ausbrüchen von gewalttätigem und bedrohlichem Verhalten neigen.

Der *Borderline-Typus* zeichnet sich durch ein tiefgreifendes Muster der Instabilität aus, das sich im Bereich von Stimmung, zwischenmenschlicher Beziehungsgestaltung und Identitätskrisen niederschlägt. Neben kurzwelligen Stimmungsauslenkungen sind an typischen Verhaltensmerkmalen aggressive Durchbrüche unter emotionaler Belastung sowie insbesondere autoaggressive Handlungen bis hin zu drastischen Selbstbeschädigungs- und parasuizidalen Handlungen zu nennen.

Die emotional instabile Persönlichkeitsstörung muss von organischen Wesensänderungen besonders infolge Frontalhirnschädigungen unterschieden werden, wie sie im Rahmen einer perinatalen Hirnschädigung, posttraumatischer oder postenzephalitischer Verfassungen auftreten können. Der Borderline-Typus stellt nach empirischen Untersuchungen eine hinreichend abgrenzbare diagnostische Kategorie dar und zeigt keinen fließenden Übergang zu den affektiven oder schizophrenen Psychosen. Er muss allerdings unterschieden werden vom psychoanalytischen Konstrukt des Borderline-Organisationsniveaus oder unscharfen, vieldeutigen Sammelkategorien wie Borderline-Syndrom oder Borderline-Störung.

Histrionische Persönlichkeitsstörung

Die Verhaltensweisen von Menschen mit histrionischer Persönlichkeitsstörung (von lat.: histrio = Schauspieler) zielen darauf ab, *anders zu erscheinen, als sie sind.* Sie sind abhängig von äußerer Aufmerksamkeit, Bestätigung und Anerkennung. Ihre Affektivität ist labil, oberflächlich bei einem Gespür für Atmosphäre, aber auch einem Hang zur Dramatisierung, Unechtheit und Koketterie. Typisch sind ein übermäßiges Interesse an der eigenen körperlichen Attraktivität sowie ein unangemessen verführerisches Verhalten. Für die leicht suggestiblen histrionischen Persönlichkeiten ist ein Mangel an gleichmäßig durchgehaltenen Zielen und Werten mit der Folge von Unbeständigkeit besonders im zwischenmenschlichen und partnerschaftlichen Bereich bezeichnend.

Die histrionische Persönlichkeitsstörung muss in erster Linie von anderen Persönlichkeitsstörungen, insbesondere der Borderline-, der dissozialen und der abhängigen Persönlichkeitsstörung abgrenzt werden, kann aber auch gemeinsam mit diesen auftreten.

Anankastische Persönlichkeitsstörung

Die anankastische Persönlichkeitsstörung, die nur selten schon im Jugendalter zu Tage tritt, ist durch Gewissenhaftigkeit, Perfektionismus, Ordentlichkeit und Normentreue charakterisiert. Zu ihrer Rigidität treten häufig noch Unentschlossenheit und Unsicherheit hinzu. Zwischenmenschliche Beziehungen sind belastet, da zwanghafte Menschen nicht nur unerbittlich und kontrollierend mit sich selbst, sondern auch mit anderen sind.

Differentialdiagnostisch ist die *Abgrenzung zur Zwangsstörung* zu beachten, die sich durch umschriebene und meist egodystone Zwangssymptome auszeichnet.

Ängstliche (vermeidende) Persönlichkeitsstörung

Hauptmerkmale der ängstlichen oder auch vermeidenden Persönlichkeitsstörung sind Selbstunsicherheit, Minderwertigkeitsgefühle sowie Ängstlichkeit. Menschen mit selbstunsicherer Persönlichkeitsstörung sind schüchtern, angespannt, hölzern im Kontakt und haben große Angst vor Erlebnissen der Zurückweisung und Ablehnung, die sie deshalb inständig zu meiden suchen. Trotz ihres großen Wunsches nach Akzeptiertwerden und Zuneigung verfügen sie aufgrund ihrer mangelnden sozialen Kompetenz oft nur über wenige zwischenmenschliche Beziehungen.

Eine differentialdiagnostische Differenzierung zwischen ängstlich-vermeidender Persönlichkeitsstörung und generalisierter sozialer Phobie ist lediglich anhand der allgemeinen Kriterien einer Persönlichkeitsstörung möglich, d.h. das störende Verhaltensmuster der ängstlichen Persönlichkeitsstörung ist tiefgreifend und bezieht sich auf eine Vielfalt unterschiedlicher Situationen.

Dependente (asthenische) Persönlichkeitsstörung

Die abhängige Persönlichkeitsstörung äußert sich in einer Unfähigkeit, das eigene Leben selbständig zu führen. Vor dem Hintergrund der Selbsteinschätzung als hilflos und schwach sowie bei geringer Bereitschaft zur Übernahme von Selbstverantwortlichkeit wird in allen Lebenssituationen nach Unterstützung durch andere gesucht. In Zweierbeziehungen besteht eine ständige Angst vor Verlust und Alleingelassenwerden, verbunden mit dem Bemühen um Anpassung und Nachgiebigkeit.

Differentialdiagnostische Abgrenzungen sind gegenüber anderen Persönlichkeitsstörungen, insbesondere dem Borderline-, dem histrionischen oder dem ängstlich-vermeidenden Typus, notwendig; die genannten Persönlichkeitsstörungstypen treten aber auch nicht selten gemeinsam auf.

In die Kategorie *„andere spezifische Persönlichkeitsstörungen“* können z.B. jene Typen eingeordnet werden, die in der amerikanischen DSM-IV-Klassifikation Anwendung finden, so die narzisstische, die passiv-aggressive und die depressive Persönlichkeitsstörung. Ferner können auch solche Typen klassifiziert werden, die der herkömmlichen Psychopathie-Lehre entstammen, z.B. die haltlose Persönlichkeitsstörung oder auch subaffektive Persönlichkeitsvarianten wie die hyperthyme oder zyklothyme. Die schizotypische Persönlichkeitsstörung, ein weiterer Typus aus dem DSM-IV, wird in der ICD-10 zum schizophrenen Spektrum gezählt, was angesichts von Familienuntersuchungen und biologischen Befunden berechtigt erscheint. Die Kategorie *„kombinierte Persönlichkeitsstörung“* ist vorgesehen für Persönlichkeitsstörungen und -anomalien, die häufig zu Beeinträchtigungen führen, aber nicht spezifische Symptombilder aufweisen wie die anderen Störungen.

Ätiologie und Genese

Biologische Befunde

Die Beteiligung hereditärer Faktoren an der Entwicklung der normalen Persönlichkeit wie bei der Ausbildung von Persönlichkeitsstörungen ist durch zahlreiche Zwillings- und Adoptionsstudien gesichert, die genetisch zu erklärende Varianzanteile zwischen 40% und 75% anzeigen. Insbesondere für den Bereich der sozial störenden Persönlichkeitsvarianten wurden familiäre Häufungen wiederholt beschrieben. Neuere Forschung konzentriert sich auf die Suche biologischer Marker, die spezifisch für bestimmte Persönlichkeitsdimensionen, kaum aber für einzelne Persönlichkeitsstörungen sind. Danach stehen Impulsivität bzw. gestörte Aggressionskontrolle mit einer verminderten Aktivität des serotonergen Transmittersystems in Zusammenhang. Ferner weisen neuropsychologische und radiologische Untersuchungen darauf hin, dass sich bei Personen mit Persönlichkeitsstörungen häufiger als bei Normalpersonen Hinweise auf diffuse oder umschriebene Hirnveränderungen finden. Bei einer Borderline-Persönlichkeitsstörung findet sich in der funktionellen Bildgebung konsistent eine frontolimbische Dysfunktion als Korrelat der Affektregulationsstörung. Erste Hinweise für eine Persönlichkeitsstörung können kindliche Aufmerksamkeitsstörungen und vermindertes Arousal (z.B. niedrige Herzfrequenz und Hautleitwert) sein, die besonders im Vorfeld einer antisozialen Persönlichkeitsstörung berichtet werden. Aktuelle Befunde zeigen Wechselwirkungen zwischen genetischen Polymorphismen (z.B. MAO-A-Aktivität) und ungünstigen Erziehungseinflüssen bzw. Lebensereignissen in der Genese der antisozialen Persönlichkeitsstörung und ihren Vorläufern im Jugendalter auf.

Psychosoziale Befunde

Psychologische und soziale Faktoren werden in erster Linie darüber entscheiden, ob eine biologische Disposition zu einer manifesten Persönlichkeitsstörung führt. Sie können nicht nur Risikofaktoren sein, sondern auch Schutzfunktion haben. Als bedeutsam werden die Qualität der elterlichen Zuwendung, so ihr Maß an Fürsorglichkeit und Verlässlichkeit, ihre Fähigkeit zur flexiblen Anpassung an die kindlichen Bedürfnisse und auch die Ermutigung zu Autonomie und Loslösung gewertet. Als konkrete belastende Bedingungen für spätere psychische Störungen werden insbesondere Heimaufenthalt, Trennungs- und Verlusterlebnisse, unvollständige Familie, familiäre Aggressivität, Gewalt, Vernachlässigung und Desorganisation, körperliche und sexuelle Misshandlungen sowie psychische Erkrankungen der Eltern angegeben. Sozial schwierige Bedingungen können im individuellen Fall auch darüber entscheiden, ob ein Mensch mit abnormen Persönlichkeitszügen in seinem Leben kompensiert bleibt oder angesichts sozialer Belastungen eine Persönlichkeitsstörung manifest wird.

Therapie

Bei der Behandlung der Persönlichkeitsstörungen ist ein multimodales Vorgehen angezeigt. Die *Psychotherapie im Jugendalter* beinhaltet verhaltensmodifizierende, z.T. auch pädagogische und soziotherapeutische Vorgehensweisen; im fortgeschrittenen Behandlungsverlauf können auch die Biographie rekonstruierende, psychodynamische Techniken zur Anwendung kommen. In vielen Fällen wird eine Beratung der Eltern und/oder Erziehungspersonen oder auch eine strukturierend stützende *Familientherapie* indiziert sein. Maßnahmen der Jugendhilfe müssen häufig in Betracht gezogen werden. Spezifische Ausführungen zur Therapie der für die Kinder- und Jugendpsychiatrie bedeutsamsten Persönlichkeitsstörungen werden im Folgenden gegeben.

Dissoziale Persönlichkeitsstörung

Bei der dissozialen Persönlichkeitsstörung werden am ehesten klar strukturierte Programme zur Verhaltensmodifikation für sinnvoll erachtet, die Konditionierungsverfahren und Gruppentherapien einsetzen, in denen der Patient immer wieder mit den Konsequenzen seines Verhaltens konfrontiert wird. Es ist zu berücksichtigen, dass eine Untergruppe dissozialer Persönlichkeiten durch Strafreize wenig konditionierbar ist, schlecht aus Erfahrungen lernt oder ein sog. Risiko-Such-Verhalten zeigt. Im Einzelnen kommen Techniken der Verhaltensbeobachtung und Selbstkontrolle sowie Trainingsprogramme zur Verbesserung sozialer Fertigkeiten zur Anwendung. Auch sollte auf das meist negative Selbstkonzept fokussiert werden. Psychopharmakologische Behandlungsversuche können bei impulsiver Aggressivität mit atypischen Neuroleptika (z. B. Risperidon, Quetiapin) angezeigt sein. SSRI zeigen positive Effekte bei Aggressivität und Impulsivität, die mit affektiven Störungen, aber auch anderen psychiatrischen Erkrankungen verbunden sind. Die besonderen Vorsichts- und Aufklärungsmaßnahmen bei Verordnung von SSRI im Kindes- und Jugendalter sind zu beachten.

Emotional instabile Persönlichkeitsstörung vom Borderline-Typus

Ein kognitiv-verhaltenstherapeutisches Vorgehen zielt in erster Linie auf eine Verbesserung von Affektregulation und Impulskontrolle ab und beinhaltet eine sorgfältige Analyse auslösender Situationen für Affektauslenkungen und (selbstschädigende) Impulshandlungen unter Verwendung von Techniken der Selbstbeobachtung und Selbstkontrolle. Im Weiteren werden die Patienten zur Affektdifferenzierung und -benennung angeleitet und ein Fokus auf das dichotome Denken gelegt. Im Rahmen eines Fertigkeitentrainings werden alternative Formen der Spannungsabfuhr geübt, aber auch die Selbstachtsamkeit, die Frustrationstoleranz sowie die soziale Kompetenz.

Kürzlich wurden erste Effizienzstudien für eine auf die Bedürfnisse des Jugendalters angepasste Borderline-spezifische Psychotherapie, die Dialektisch-Behaviorale Therapie (DBT-A), vorgelegt. Vorrangige Ziele dieses Verfahrens sind eine Verbesserung der Emotionsregulation und der Spannungstoleranz, die Verarbeitung traumatischer Beziehungserfahrungen und eine altersentsprechend selbstständige Alltagsbewältigung.

Während anfänglich oft symptomorientierte, verhaltenstherapeutische Behandlungsstrategien überwiegen, wird bei gestiegener Belastbarkeit zur Verdeutlichung pathologischer Beziehungsmuster der Rückgriff auf frühere Beziehungserfahrungen hilfreich sein. Es geht um Einsicht in Zusammenhänge zwischen biographischen Erfahrungen und aktuellen konflikthaften Beziehungen sowie um ein Verstehen der Symptomatik als einst sinnvoller, aber in der aktuellen Lebenssituation dysfunktionaler Anpassungsversuch an häufig traumatisierende Beziehungserfahrungen.

Psychopharmakologisch sind Störungen der Affektivität und konfliktträchtige Impulsivität mit atypischen Neuroleptika, insbesondere Aripiprazol, Olanzapin und Risperidon, oder auch Valproat zu behandeln.

Histrionische Persönlichkeitsstörung

Bei der histrionischen Persönlichkeitsstörung wird eine stützend-psychoedukative und konfrontative Elemente enthaltende psychotherapeutische Behandlung auf die Abhängigkeit von Bestätigung und Anerkennung durch andere abzielen. Unter einem kognitiv-verhaltenstherapeutischen und interaktionellen Schwerpunkt wird der Therapeut einerseits den Patienten ermutigen, eigene Gefühle, Meinungen und Wünsche wahrzunehmen und im zwischenmenschlichen Kontakt zu behaupten. Andererseits werden aber auch die oft übergroßen und selbstbezogenen Erwartungen an andere Menschen mit den realen Möglichkeiten von Beziehungen verglichen. Gruppengespräche können von großem Wert sein, weil hier die Besonderheiten des zwischenmenschlichen Kontakts deutlich hervortreten, wodurch der Patient auf eigene Interaktionsschwierigkeiten aufmerksam wird und neue Beziehungsstile kennen lernen und ausprobieren kann.

Ängstlich-vermeidende Persönlichkeitsstörung

Hier bieten sich insbesondere kognitiv-verhaltenstherapeutische Gruppenbehandlungen im Sinne eines Social-Skills- sowie eines Selbstsicherheitstrainings an. Sie können ergänzt werden durch Verhaltensmodifikationen, die auf die Desensibilisierung gegenüber Angst auslösenden Stimuli abzielen. Eine psychodynamisch-konfliktorientierte Psychotherapie wird bei ausgeprägten Beziehungsstörungen angezeigt sein. Gelegentlich ist eine psychopharmakologische Unterstützung mit serotonerg wirksamen Antidepressiva indiziert, insbesondere wenn eine zusätzliche umschriebene Angststörung oder depressive Verstimmung vorliegen.

Dependente Persönlichkeitsstörung

Hier ist es zunächst wichtig, die dependente Gestaltung zwischenmenschlicher Beziehungen dem Patienten transparent zu machen und biographische Zusammenhänge zu verstehen. Therapieziel wird es dann sein, den Patienten zu ermutigen, eigene Wünsche und Interessen zu vertreten, eigene Ressourcen zu erkennen und zu aktivieren sowie aufkommende Verlustängste auszuhalten.

Verlauf und Prognose

Es gibt erst vereinzelte kontrollierte Therapiestudien, insbesondere bei der Borderline- und der selbstunsicheren Persönlichkeitsstörung im Erwachsenenalter. Danach liegen die meisten Positivbefunde bei der Borderline-Persönlichkeitsstörung für die dialektisch-behaviorale Therapie vor, Wirksamkeit konnte aber auch für die mentalisierungsbasierte Therapie, die übertragungsfokussierte sowie auch für die Schematherapie gezeigt werden. *Katamnestische Studien*, die einen hinreichenden Beobachtungszeitraum überblicken, verweisen darauf, dass Persönlichkeitsstörungsdiagnosen sehr viel weniger stabil sind, als lange angenommen. So wird die 2-Jahres-Stabilität bei 40–60% angenommen. Speziell bei der Borderline-Persönlichkeitsstörung waren nach 8 Jahren 85% remittiert. Allerdings darf die hohe Remissions- und Rückfallrate nicht darüber hinwegtäuschen, dass die Dysfunktionalität stärker persistiert und ca. ein Drittel langfristig nicht voll arbeitsfähig werden.

Für bestimmte temperamentsnahe Persönlichkeitszüge dagegen ist tatsächlich eine hohe Stabilität anzunehmen, so für emotionale Instabilität und Ängstlichkeit. Der Ausprägungsgrad der Verhaltensauffälligkeiten scheint nicht unerheblich von den situativen Bedingtheiten und Ansprüchen des jeweiligen Lebensabschnitts abzuhängen. So wird z.B. eine ängstliche Persönlichkeit in der Adoleszenz, wo Entscheidungen und Orientierungen gefordert sind, besonders stark unter ihrer mangelnden sozialen Kompetenz leiden.

Das *Suizidrisiko* in der Gesamtgruppe der persönlichkeitsgestörten Individuen wird mit einer dreifachen Erhöhung gegenüber der Allgemeinbevölkerung angegeben. In Hinsicht auf die verschiedenen Typen findet sich die höchste Suizidrate in den Populationen der Borderline- und der narzisstischen Persönlichkeitsstörung. Entsprechende Häufigkeitsangaben werden für Patienten mit Borderline-Persönlichkeitsstörung mit 4–8% angegeben. Eine ausreichende soziale Integration wird bei zwei Drittel der Borderline-Patienten angegeben, während die psychosoziale Adaptation bei der dissozialen Persönlichkeitsstörung, aber auch bei der paranoiden und schizoiden deutlich schlechter angegeben wird. Eine bessere Prognose in Bezug auf die soziale Integration wird dagegen bei der histrionischen, zwanghaften, dependenten und selbstunsicheren Persönlichkeitsstörung berichtet.

Störungen der Impulskontrolle

Zu den Störungen der Impulskontrolle zählen nach der ICD-10-Klassifikation das *Pathologische Spielen*, die *Pathologische Brandstiftung*, die *Kleptomanie* sowie die *Trichotillomanie*. Die Prävalenz dieser Störungen ist im Kindes- und Jugendalter insgesamt gering; beim Pathologischen Spielen sowie bei der Pathologischen Brandstiftung überwiegt das männliche, bei der Kleptomanie und der Trichotillomanie des Jugend- und Erwachsenenalters das weibliche Geschlecht. Neben einer genetischen Disposition, die familiäre Verteilungsmuster nahe legen, sind die Störungen der Impulskontrolle am besten lerntheoretisch als maladaptive Bewältigungsversuche von negativen emotionalen Verfassungen erklärbar. An die Stelle situationsadäquater negativer Gefühle treten Spannungszustände, die im Sinne eines Thrills als angenehm empfunden werden und negative Verstärkungsprozesse einleiten. Im Weiteren werden die einzelnen Störungsbilder zusammenfassend hinsichtlich Diagnostik, Differentialdiagnostik, Verlauf und Therapie dargestellt.

Pathologisches Spielen

Pathologisches Spielen ist durch die Unfähigkeit charakterisiert, dem Impuls zum Glücksspiel zu widerstehen, obwohl schwerwiegende, persönliche, familiäre oder berufliche Konsequenzen drohen. Bezeichnend sind eine *ständige gedankliche Beschäftigung mit Spielen* sowie eine aufkommende Unruhe beim Versuch, auf das Spielen zu verzichten. Pathologisches Spielen wird oft vor Familienangehörigen oder Freunden verheimlicht. Dieses Störungsbild muss von gewohnheitsmäßigem und sozialem Spielen unterschieden werden, bei dem Kontrollmöglichkeiten für den Betroffenen verblieben sind.

Die Störung nimmt häufig einen chronischen Verlauf mit zunehmenden Sanktionen und schließlich sozialem Abstieg. Die Effizienz kognitiv-verhaltenstherapeutischer Behandlungsprogramme wurde in den letzten Jahren in kontrollierten Studien nachgewiesen. Hier kommen im Anschluss an eine detaillierte Verhaltensanalyse insbesondere Selbstkontrolltechniken sowie imaginäre Desensibilisierung durch wiederholte Konfrontation mit Reizen, die gewöhnlich das Spielen einleiten, zur Anwendung. Der Gedanke an Spielverzicht wird mit der Instruktion zur Entspannung gekoppelt. Auch eine In-vivo-Exposition mit primärer Fremd- und späterer Eigenkontrolle hat sich als hilfreiche Maßnahme erwiesen. Bei Auftreten von pathologischem Spielen in der Adoleszenz und Aufrechterhaltung der Symptomatik durch ein pathologisches Milieu ist eine stationäre Behandlungsmaßnahme in einer Jugendhilfeeinrichtung sinnvoll. Eine Strukturierung des Alltags, verbunden mit dem Wiedereinstieg in Schul- oder Berufsausbildung, kann für jugendliche pathologische Spieler sehr sinnvoll sein.

Pathologische Brandstiftung (Pyromanie)

Unter pathologischer Brandstiftung versteht man wiederholte Brandstiftungen, die nicht selten erstmals in der Kindheit auftreten, ohne dass erkennbare Motive vorliegen. Es besteht eine Faszination gegenüber allen Themen, die mit Feuer in Verbindung stehen. Die seltene Pyromanie ist zu unterscheiden von entwicklungsbedingtem Experimentieren mit Feuer in der Kindheit oder von Brandstiftungen, die bei Jugendlichen mit Störungen des Sozialverhaltens zu beobachten sind.

Neben verschiedenen Aversionstechniken gibt es erste positive Erfahrungen mit Maßnahmen des „Monitorings" (Dokumentation der Emotionen, die bei dem Wunsch nach Feuerlegung auftreten) und der „Sättigung" (wiederholtes Feuermachen unter Aufsicht). Darüber hinaus sind pädagogische Maßnahmen indiziert.

Pathologisches Stehlen (Kleptomanie)

Die betroffene Person kann nicht dem Impuls widerstehen, Dinge zu stehlen, die weder dem persönlichen Gebrauch noch der Bereicherung dienen. Die Handlungen erfolgen nicht aus Ärger oder Rache. *Die echte Kleptomanie ist im Vergleich zum gewöhnlichen Ladendiebstahl extrem selten.*

Die Störung kann einen sporadischen, episodischen und chronischen Verlauf nehmen. In Einzelfalldarstellungen wurden aversive Techniken verwandt. Ansonsten bleibt es bei dem allgemeinen Rat, die gefährdenden Situationen, also Kaufhäuser oder auch Geschäfte, nicht mehr alleine aufzusuchen.

Trichotillomanie

Die Trichotillomanie beschreibt einen unbezähmbaren Impuls, die *Haare auszureißen*, mit der Folge eines beträchtlichen Haarverlusts. Die Trichotillomanie wird in der aktuellen Literatur häufiger in konzeptueller Nähe mit den Zwangs- als mit den Impulskontrollstörungen gesehen.

Bei der vor dem 6. Lebensjahr auftretenden und noch nicht chronifizierten Trichotillomanie, die oft auch als gutartige „Angewohnheit" aufgefasst wird, reichen im Allgemeinen aufklärende sowie stützend-strukturierende Maßnahmen aus. Einer differenzierten Behandlung bedarf üblicherweise der in der frühen Adoleszenz beginnende Subtyp, der zu Habituierung und späterer Chronifizierung neigt. Hier kommen positive Verstärkung bei Unterlassung des Verhaltens, das Erlernen von Selbstbeobachtung sowie das Einüben alternativer Verhaltensweisen in Antwort auf den Impuls, das sog. Habit Reversal, zur Anwendung. In behandlungsresistenten Fällen empfiehlt sich ein Versuch mit Serotonin-spezifischen Psychopharmaka, z. B. Clomipramin oder SSRI; allerdings scheinen verhaltenstherapeutische Techniken mit Reaktionsumkehr erfolgversprechender.

Weiterführende Literatur

Bohus, M. (Hrsg.): Borderline-Störungen. Hogrefe, Göttingen 2002

Chamberlain, S.R., Menzies, L., Sahakian, B. Y., Fineberg, N. A.: Lifting the veil on Trichotillomania. Am. Y. Psychiatry 164: 568–574, 2007

Derevensky, J. L. (ed.): Gambling problems in youths. Theoretical and applied perspectives. Kluwer Academic/Plenum, New York 2004

Deutsche Gesellschaft für Kinder- und Jugendpsychiatrie et al. (Hrsg.): Leitlinie „Persönlichkeitsstörungen". 3. Aufl. Deutscher Ärzte-Verlag 2007

Döring, S., Sachse, R., Habermeyer, V., Rudolf, G., Herpertz, S.C., Renneberg, B.: Psychotherapie bei Persönlichkeitsstörungen. In: Herpertz, S.C., Casper, F., Mundt, C. (Hrsg.): Störungsorientierte Psychotherapie. Elsevier, München 2007, S. 445–489

Fiedler, P.: Persönlichkeitsstörungen. 5. Aufl. Beltz/PVU, Weinheim 2001

Herpertz, S., Bohus, M., Buchheim, B., et al.: S2-Leitlinien Persönlichkeitsstörungen. Steinkopf-Verlag, Heidelberg 2008

Herpertz-Dahlmann, B., Herpertz, S.C.: Persönlichkeitsstörungen. In: Herpertz-Dahlmann, B., Resch, F., Schulte-Markwort, M., Warnke, A. (Hrsg.): Entwicklungspsychiatrie. Schattauer, Stuttgart 2008, 1052–1077

Herpertz-Dahlmann, B., Simons, R.: Persönlichkeitsstörungen (unter besonderer Berücksichtigung der Borderline-Störung). In: Remschmidt, H., Mattejat, F., Warnke, A. (Hrsg.): Therapie psychischer Störungen im Kindes- und Jugendalter. Ein integratives Lehrbuch für die Praxis. Thieme, Stuttgart 2008, S. 326–336

Herpertz-Dahlmann, B., Simons, M.: Entwicklung und Differentialdiagnose von Borderline-Symptomen im Kindes- und Jugendalter. In: Dulz, B., Herpertz, SC., Kernberg, O., Sachse, U. (Hrsg.): Borderline Handbuch, 2. Aufl. Schattauer, Stuttgart 2011

Juksch, V., Salbach-Andrae, H., Lehmkuhl, U.: Persönlichkeitsentwicklung im Kindes- und Jugendalter. Nervenarzt: 80: 1322–1326, 2009

Kolko, D. J.: Efficacy of cognitive – behavioral treatment and fine safety education for children, who set fines: initial and follow-ups outcomes. Journal of Child Psychology and Psychiatry 42: 359–369, 2001

Müller-Spahn, F., Margraf, J.: Wenn Spielen pathologisch wird. Karger, Basel 2003

Petry, J.: Glücksspielsucht: Entstehung, Diagnostik und Behandlung. Hogrefe, Göttingen 2003

Petry, N. M.: Pathological gambling. American Psychological Association, Washington D. C. 2005

Pronisch, T.: Internationale Diagnosen-Checklist für Persönlichkeitsstörungen nach ICD-10 und DSM-IV. 2. Aufl. Huber, Bern 2002

Rathus, J. H., Miller, A. L.: Dialectical behavior therapy adapted for suicidal adolescents. Suicide and Life-Threatening Behavior 32: 146–157, 2002

Rohde-Dachser, C.: Das Borderline-Syndrom. 7. Aufl. Huber, Bern 2004

Schneck, K., Schlüter-Müller, S.: Persönlichkeitsstörungen im Jugendalter. Springer, Heidelberg 2008

Stoffers, U., Lieb, K.: Psychopharmakotherapie der Borderline-Persönlichkeitsstörung. In: Dulz, B., Herpertz, S.C., Kernberg, O., Sachse, U. (Hrsg.): Borderline Handbuch, 2. Aufl. Schattauer, Stuttgart 2011

Warnke, A.: Störungen der Impulskontrolle und abnorme Gewohnheiten. In: Schneider, S. (Hrsg.): Enzyklopädie der Psychologie, Bd. Störungen bei Kindern und Jugendlichen. Hogrefe, Göttingen 2005

Zanarini, M. C., Frankenburg, F. R., Reich, D. B., Fitzmaurice, G.: Time to attainment of recovery from borderline personality disorder and stability of recovery: a 10-year prospective follow up study. Am J Psychiatry 167: 663–667, 2010

35 Alkohol- und Drogenabhängigkeit

C. Fleischhaker und E. Schulz

Definition und Klassifikation

Die ICD-10 klassifiziert übergreifend die einzelnen Zustände, die durch Alkohol, Drogen und andere psychotrope Substanzen verursacht werden, wie in Tab. 35.**1** dargestellt. Im DSM-IV steht für diese Störungen die Kategorie „Störungen im Zusammenhang mit psychotropen Substanzen" zur Verfügung.

Von der akuten Intoxikation unterscheidet die Klassifikation der WHO den schädlichen Gebrauch (F1X.1). Aus diesem hat sich ein Abhängigkeitssyndrom (F1X.2) entwickelt, wenn 3 oder mehr der folgenden Kriterien zusammen mindestens einen Monat lang bestanden haben:

- ein starkes Verlangen oder eine Art Zwang, die Substanz zu konsumieren;
- die verminderte Kontrolle über den Substanzgebrauch;
- ein körperliches Entzugssyndrom, wenn die Substanz reduziert oder abgesetzt wird;
- Toleranzentwicklung gegenüber den Substanzeffekten;
- Einengung auf den Substanzgebrauch, deutliche Vernachlässigung anderer Vergnügungen oder Interessen;
- anhaltender Substanzgebrauch trotz eindeutig schädlicher Folgen.

Tab. 35.**1** Klassifikation nach ICD-10 von Störungen, die durch psychotrope Substanzen verursacht werden können.

ICD-10-Kategorie	Störung
F1X.0	Akute Intoxikation mit folgender Subdifferenzierung:
F1X.00	Ohne Komplikationen
F1X.01	Mit Verletzungen oder anderen körperlichen Schäden
F1X.02	Mit anderen medizinischen Komplikationen (z. B. Hämatemesis, Aspiration)
F1X.03	Mit Delir
F1X.04	Mit Wahrnehmungsstörungen
F1X.05	Mit Koma
F1X.06	Mit Krampfanfällen
F1X.07	Pathologischer Rausch (gilt nur für Alkohol)

Von einem *Entzugssyndrom* (F1X.3) wird gesprochen, wenn der absolute oder relative Entzug einer Substanz, die wiederholt oder zumeist über einen längeren Zeitraum und/oder in höherer Dosierung konsumiert wurde, zu einem entsprechenden Symptomkomplex führt.

Beginn und Verlauf des Entzugssyndroms sind zeitlich begrenzt und abhängig von der Substanz, Art und Dosis, die unmittelbar vor dem Absetzen verwendet wurde.

Das Entzugssyndrom darf nicht durch eine unabhängige körperliche Erkrankung oder eine andere psychiatrische Störung verursacht werden. Darüber hinaus können beim Entzugssyndrom weitere Komplikationen, wie z. B. Krampfanfälle, hinzutreten.

Weiter werden noch Zustandsbilder als Folge von Alkohol- und Substanzmissbrauch unterschieden, die in Tab. 35.**2** aufgeführt sind.

Tab. 35.**2** Weitere Komplikationen als Folge von Alkohol- und Substanzmissbrauch nach ICD-10.

ICD-10-Kategorie	Zustandsbild
F1X.4	Entzugssyndrom mit Delir
F1X.5	Psychotische Störung
F1X.6	Durch Alkohol oder psychotrope Substanzen bedingtes amnestisches Syndrom
F1X.7	Durch Alkohol oder psychotrope Substanzen bedingter Restzustand und verzögert auftretende psychotische Störung
F1X.8	Andere, durch Alkohol oder psychotrope Substanzen bedingte psychische oder Verhaltensstörung

Epidemiologie

In der vom Europarat initiierten ESPAD-Studie (2007) wurde an der Grundgesamtheit aller Schüler der 9. und 10. Jahrgangsstufen an Regelschulen der Umfang und die Einstellung zum Drogenkonsum untersucht. Diese Untersuchung wurde 2007 zum vierten Mal durchgeführt. In den letzten 12 Monaten waren entsprechend dieser Untersuchung nur 5% der Jungen und 5% der Mädchen in Deutschland alkoholabstinent. Ein mindestens 10-maliger Alkoholkonsum in den letzten 30 Tagen wurde von 15% der Jungen und 10% der Mädchen berichtet. Cannabis hatten schon 20% dieser Jugendlichen einmal probiert, und 5% gaben einen Cannabismissbrauch von öfter als 1-mal pro Woche an. Diese epidemiologischen Daten entsprechen den Ergebnissen der aktuellen Untersuchung der Bundeszentrale für gesundheitliche Aufklärung (2008).

Für Ecstasy wird aktuell in Deutschland bei Jugendlichen eine Lebenszeitprävalenz von 3% angegeben. Die Lebenszeitprävalenz von Amphetaminen und Kokain bei Jugendlichen und jungen Erwachsenen liegt hingegen zwischen 3% und 5%, die von Heroin noch deutlich darunter.

Alkopops waren entsprechend der Repräsentativbefragung der Bundeszentrale für gesundheitliche Aufklärung (2003) die beliebtesten alkoholischen Getränke bei den 14- bis 17-jährigen Jugendlichen. 48% der Jugendlichen tranken mindestens einmal pro Monat Alkopops. Seit dem Jahre 2005 sinkt der regelmäßige Konsum alkoholischer Mischgetränke wieder. Diese Entwicklung gilt für beide Geschlechter, wobei die weiblichen Jugendlichen 2008 den Ausgangswert von 1986 erreichten, die männlichen Jugendlichen hingegen liegen trotz des Rückgangs noch um 30% über dem Niveau von 1986.

Dieser *Rückgang* ist vermutlich nicht zuletzt auf das seit Juli 2004 wirksame Gesetz zur Erhebung einer Sondersteuer für spirituosenhaltige Alkopops (Alkopops-Steuergesetz) zurückzuführen, die eine deutliche Erhöhung der Verkaufspreise bzw. den Rückzug einiger Hersteller aus diesem Getränkesegment zur Folge hatte. So kann das Alkopops-Steuergesetz als ein Faktor für den Rückgang des regelmäßigen Konsums spirituosenhaltiger Alkopops angesehen werden.

Entsprechend den Ergebnissen der Drogenaffinitätsstudie zeigt sich ein *Rückgang* des regelmäßigen *Alkoholkonsums* bei 12- bis 25-jährigen Jugendlichen und jungen Erwachsenen von 44% im Jahre 1979 auf 29% im Jahre 2008. Im Durchschnitt gibt es Jahr für Jahr 0,5 Prozentpunkte weniger Jugendliche, die mindestens einmal pro Woche Alkohol trinken. Diese Reduktion des Alkoholkonsums gilt für beide Geschlechter. 21,8% der männlichen Jugendlichen und 12,8% der weiblichen Jugendlichen trinken aktuell wöchentlich Alkohol. Am häufigsten wird bei den Jugendlichen bei beiden Geschlechtern Bier getrunken, gefolgt von bier-/weinhaltigen Mischgetränken oder Cocktails. An dritter Stelle der Häufigkeit folgen bei Mädchen und Jungen Spirituosen. Fast alle Jugendlichen und jungen Erwachsenen haben Erfahrung mit Alkohol. In der Gruppe der 12- bis 25-Jährigen haben 88,8% mindestens einmal im Leben Alkohol getrunken. Diejenigen Jugendlichen, die bisher noch keinen Alkohol getrunken haben, gehören überwiegend zu der jüngeren Altersgruppe von 12–17 Jahren, von der 24,2% bisher noch nie Alkohol getrunken haben. Auch innerhalb dieser Altersgruppe gibt es wiederum altersbezogene Unterschiede. Bis zu einem Alter von 15 Jahren haben 34,8% der Jugendlichen noch keinen Alkohol probiert. In der Altersgruppe der 16- bis 17-Jährigen sind es jedoch nur 6,1%. Bei den jungen Erwachsenen sinkt dieser Prozentsatz dann noch einmal auf 2,6%, die abstinent leben. Zwischen den beiden Geschlechtern gibt es diesbezüglich keine Unterschiede.

Im Weiteren wird in der aktuellen Drogenaffinitätsstudie *riskanter Alkoholkonsum* untersucht. Darunter wird ein Trinkverhalten verstanden, das sich negativ auf die gesundheitliche und (psycho-) soziale Entwicklung von Jugendlichen auswirken kann. Als Indikator für riskanten Konsum wird das *Binge-Trinken* verstanden, bei dem fünf und mehr Gläser alkoholischer Getränke hintereinander getrunken werden. Der Anteil der 12- bis 17-jährigen Jugendlichen, die in den letzten 30 Tagen mindestens eine Episode mit Binge-Trinken angegeben haben, lag 2008 bei 20,4%, wobei mehr männliche (23%) als weibliche Jugendliche (17,7%) dieses Verhalten zeigen. Binge-Trinken ist somit seit 2004 leicht rückläufig. Der Anteil der Jugendlichen mit wöchentlichem Binge-Trinken ist deutlich geringer mit 5,8%. Für diesen Bereich zeigen sich eine leichte Reduktion des wöchentlichen Binge-Trinkens beim männlichen Geschlecht und ein leichter Anstieg bei weiblichen Jugendlichen. Ein weiterer Indikator zur Messung riskanten Trinkverhaltens ist die *Alkoholrauscherfahrung*. Insgesamt geben 8,3% der 12- bis 17-jährigen Jugendlichen an, in den letzten 30 Tagen einen Alkoholrausch gehabt zu haben. Dies trifft wiederum häufiger für männliche (9,9%) als für weibliche Jugendliche (6,7%) zu.

Betrachtet man die Häufigkeit des riskanten Alkoholkonsums zwischen den *Schulformen*, ergibt sich folgendes Bild. Nur 2,3% der Schüler, die das Gymnasium besuchen, zeigen ein wöchentliches Binge-Trinken, verglichen mit 6,2% von Schülern an Haupt- und Realschulen.

Die ESPAD-Studie (2003) und die Drogenaffinitätsstudie (BZgA, 1994) zeigen, dass sich der Anteil der Jugendlichen mit Alkoholrauscherfahrungen in den letzten Jahren praktisch nicht verändert hat: Bei den 14- bis 17-Jährigen hatten 45% mehrmals einen schweren Rausch und bei den 18- bis 20-Jährigen waren es 77%. Es zeigt sich, dass der Alkoholkonsum von Jugendlichen, besonders erste Alkoholrauscherfahrungen, vielfach im privaten Umfeld stattfinden, z.T. sogar gemeinsam mit den Eltern oder anderen Familienangehörigen. Der wichtigste soziale Kontext des jugendlichen Alkoholtrinkens, in dem sich entscheidet, ob und wie viel getrunken wird, ist jedoch weiterhin die Gruppe der gleichaltrigen Freunde. So schreiben die Jugendlichen dem Alkohol auch vor allem eine geselligkeitsfördernde und deutlich weniger eine belastungsreduzierende Wirkung zu.

Die Lebenszeitprävalenz für den *Cannabiskonsum* bei Jugendlichen in Deutschland hat sich entsprechend der Drogenaffinitätsstudie zwischen 1990 und 2004 zunächst mehr als verdoppelt auf Werte zwischen 15 und 20% und ist seit 2004 rückläufig mit einer aktuellen Lebenszeitprävalenz von 9,6%. Die Lebenszeitprävalenz des Cannabiskonsums für 18- bis 25-Jährige hat sich im Gegensatz zur Entwicklung bei Jugendlichen seit 2004 auf Werte um 40% stabilisiert.

Die Entwicklung in Bezug auf *Kokain* (Lebenszeitprävalenz: 2,2%) und *Heroin* (Lebenszeitprävalenz 0,3%) scheint sich hingegen auf einer relativ geringeren Prävalenzrate stabilisiert zu haben.

Das Durchschnittsalter bei Erstkonsum der verschiedenen Drogen (entsprechend der VERSO-Studie) liegt für Alkohol bei 12,4 Jahren, für Cannabis bei 14,6 Jahren und für Ecstasy bei 16,3 Jahren. LSD, Kokain und Heroin werden erstmals in einem Durchschnittsalter zwischen 17 und 17,5 Jahren konsumiert.

Weiter zeigen die verschiedenen Studien, dass der Gebrauch von Ecstasy mit einem hohen Risiko für die Entwicklung einer Abhängigkeit vergesellschaftet ist.

Symptomatologie und Diagnostik

Alkohol

Alkohol ist nach der oralen Aufnahme bereits wenige Minuten später im Blut nachweisbar, ebenso beginnt rasch die Elimination, wobei der größte Teil durch die Leber über Acetaldehyd und Acetat oxydativ verstoffwechselt wird. Nach Resorptionsende sinkt die *Blutalkoholkonzentration* um 0,1 bis 0,2 Promille/Stunde. Der Wirkort des Alkohols ist primär vor allem die Zellmembran der Nervenzellen, wodurch Alkohol verschiedenste Transmittersysteme aktiviert und moduliert. Bei chronischem Alkoholabusus ergibt sich auch eine qualitative Veränderung von verschiedenen Rezeptorproteinen.

Zu den *gewünschten Effekten* des Alkohols gehört eine erhöhte Kontakt- und Redefreude, eine Steigerung des Selbstwertgefühls, eine leichte Euphorie, eine Steigerung der Libido, aber auch dosisabhängig eine Sedierung und Schlafförderung.

Die bekannten *psychopathologischen Auswirkungen* hängen vom Intoxikationsgrad ab und reichen vom leichten Rauschzustand (verminderte Kritikfähigkeit, Enthemmung, erhöhte Mitteilungsfreudigkeit, Euphorie) über gereiztes und aggressives Verhalten mit erheblicher Enthemmung und motorischer Koordinationsstörung bis zur Somnolenz und zum Koma bei schwerer Intoxikation. Nach einem Rausch besteht zumindest teilweise eine Amnesie.

Bei chronischem Alkoholabusus mit physischer und psychischer Abhängigkeit kommt es neben einer dysphorischen Grundstimmung gehäuft auch zur *Suizidalität*. Bei diesen Patienten werden auch deutliche Leistungseinbußen und Gedächtnisstörungen in Kombination mit einer emotional abgestumpften Persönlichkeitsstruktur deutlich.

Bezüglich verschiedener neurologischer und internistischer Störungen (z.B. Doppelbilder, Ataxie, Dysmetrie, Dyspraxie und Dysarthrie bei höheren Blutalkoholkonzentrationen bis zur Narkose reichend und einhergehend mit Atemdepression sowie weitgehender Areflexie und konsekutiv gehäuft auftretender Aspiration) sei auf entsprechende Fachliteratur verwiesen.

Auswirkungen des chronischen Alkoholabusus, wie sie sich vor allem im Erwachsenenalter zeigen (z. B. Neuropathien, Pankreatitiden, Hepatopathien etc.), sind im Kindes- und Jugendalter seltener anzutreffen. Ebenso sind *Alkoholentzugssyndrome* mit Delir die Ausnahme.

Weiter sei darauf hingewiesen, dass Alkohol ein spezifisches Risiko für Kinder darstellt, wenn die Kindesmutter während der Schwangerschaft Alkoholmissbrauch betreibt. Je nach Intensität und Chronizität des Alkoholkonsums in der Schwangerschaft entwickelt sich eine *Alkoholembryopathie.*

Als Leitsyndrome der Alkoholembryopathie sind folgende Auffälligkeiten zu nennen:

- statomotorische und mentale Retardierung mit fazialer Dystrophie und Dysmorphie (z. B. Epikantus, antimongoloide Achse, Strabismus, Nasolabialfalten, schmales Lippenrot, Obergaumen- und Untergaumenspalte, Retrogenie);
- Hyperaktivität;
- Muskelhypotonie;
- darüber hinaus sind eine Vielfalt fakultativer Symptome möglich (z. B. Herzfehler, Hernien, anomale Handfurchen etc.).

Cannabis

Die für die psychotrope Wirkung verantwortliche Verbindung in allen Cannabisprodukten ist das Δ^9-Tetrahydrocannabinol (THC). Das THC wird mit einer Halbwertszeit von 35–50 Stunden eliminiert. Schon nach einmaligem Gebrauch lassen sich daher noch 7 Tage später Abbauprodukte im Urin nachweisen. Aufgrund dieser langen Halbwertszeit kumuliert das THC bei häufiger Anwendung. Innerhalb von ca. 8 Tagen werden etwa 30 % der Cannabinoide über die Niere und 50 % über den Darm ausgeschieden.

Da Cannabis in Form von Haschisch und Marihuana zu den am häufigsten konsumierten Rauschdrogen gehört, ist es gerade in der aktuellen Kontroverse um die weitgehende „Freigabe" dieser Droge wichtig hervorzuheben, dass die seit langem speziell im Jugendalter bekannten *psychopathologischen Auswirkungen* auch in vollem Umfang Eingang in die international anerkannte Klassifikation Psychischer Störungen (DSM-IV) gefunden haben (Tab. 35.**3**).

In den letzten Jahren hat offensichtlich der Gehalt an Δ^9-Tetrahydrocannabinol, aufgrund einer selektiven Pflanzenzüchtung, um teilweise das Dreifache zugenommen. Unter den durch Cannabiskonsum ausgelösten Störungen sind im *physischen Bereich* Konjunktivitis, Entzündungen der oberen Luftwege, Kopfschmerzen, Übelkeit, Erbrechen, gelegentlich auch Ataxie, Blutdruckabfall und Abschwächung der Muskelkraft hervorzuheben.

Die *psychischen Auswirkungen* erstrecken sich auf Veränderungen von Aktivität, Antrieb und Psychomotorik. Es kommt zu Apathie oder euphorischer Stimmung, zu Veränderungen der Wahrnehmung und des Denkens bis hin zu paranoiden Inhalten und Halluzinationen. Die Einschränkung kognitiver Funktionen führt u. a. zu nachlassenden Schulleistungen, häufig gefolgt von Umschulungen oder Schulabbrüchen.

Bei häufigem Gebrauch von Cannabis kann sich ein Abhängigkeitssyndrom mit oder ohne Entzugssymptomatik entwickeln, und auch beim isolierten Gebrauch der Droge können psychotische Zustandsbilder mit Wahn und Halluzinationen auftreten. Das *Amotivationale Syndrom* beschreibt die bei regelmäßigem Cannabiskonsum zu beobachtende Antriebsminderung. Hierbei findet sich nicht nur eine Verringerung des Antriebs, sondern auch von Aktivität und Psychomotorik, begleitet von Interessenverlust und häufig ausgeprägten Lern- und Leistungsstörungen. PET-Studien belegen einen direkten Zusammenhang zwischen der Dosis an Tetrahydrocannabinol, den unmittelbaren psychischen Auswirkungen und den akuten ZNS-toxischen Effekten, mit einer besonderen Betonung im frontalen Kortex, dem Gyrus cinguli und der Insula im Großhirn.

Tab. 35.**3** Störungen durch Cannabiskonsum (entsprechend international anerkannten diagnostischen Kriterien, DSM-IV, 1996).

Störungen durch Cannabiskonsum
Cannabismissbrauch
Cannabisabhängigkeit • mit Entzugssymptomatik • ohne Entzugssymptomatik
Cannabisintoxikation
Cannabisintoxikationsdelir
Cannabisinduzierte psychotische Störung • mit Wahn • mit Halluzinationen
Cannabisinduzierte Angststörung
Cannabisinduziertes amotivationales Syndrom

Drogen mit Amphetaminwirkung („Speed")

Amphetamine werden aufgrund der guten Lipidlöslichkeit fast vollständig aus dem Dünndarm resorbiert. Der Amphetamingehalt ist im Gehirn etwa achtmal höher als im Plasma. Amphetamine werden sowohl unverändert als auch nach Hydroxylierung in der Leber und konjugiert mit Glucuronsäure über die Nieren ausgeschieden. Je saurer der Harn, desto mehr Amphetamin wird ausgeschieden, da die Rückresorption in den Nierentubuli nahezu unterbleibt.

Amphetamine werden als Tabletten, Kapseln, Dragees, Injektionslösungen und weißes, kristallines Pulver gehandelt. Verwendet wird es auch in Kombination mit LSD (Frisco Speed), Kokain, Heroin (Speed Ball) oder auch Barbituraten. Konsumiert werden Amphetamine oral, i.v., geschnupft oder geraucht. Der Wirkungseintritt ist je nach Applikationsform sehr rasch (z.B. ca. 10 Sekunden bei gerauchtem Amphetamin), die Wirkdauer beträgt zwischen 2 Stunden bei oral zugeführtem Amphetamin und bis zu 24 Stunden bei gerauchtem Amphetamin.

Vorübergehend wirken Amphetamine leistungssteigernd und euphorisierend, begleitet von Appetitlosigkeit und herabgesetztem Schlafbedürfnis. An Nebenwirkungen zeigen sich optische und akustische *Halluzinationen*, Unruhe, Gereiztheit, Nervosität und Bewusstseinstrübungen. An körperlichen Symptomen kommt es zu einer Erhöhung von Blutdruck, Herzfrequenz (Tachykardie und Arrhythmien) und einer Hyperthermie. Bei Langzeitabusus besteht die Gefahr der Neurotoxizität, wobei sich auch Enzephalorrhagien und Apoplexien entwicklen können. Bei häufigem Gebrauch kommt es zu einer Toleranzentwicklung mit Dosissteigerung und verstärktem Auftreten von dysphorischen Verstimmungen.

Neben akuten oder vorübergehenden paranoidhalluzinatorischen Störungen treten auch lang andauernde *affektive Störungen* und chronische paranoid-halluzinatorische Verläufe auf. Rezidive im Sinne von Flashback-Phänomenen sind sowohl durch unspezifische psychische Anspannung als auch durch Alkohol und weiteren multiplen Substanzmissbrauch auslösbar.

Kokain

Als Droge wird Kokain meist geschnupft oder geraucht und selten gespritzt, da es enteral schlecht resorbiert und durch Hydrolyse inaktiviert wird. Die enterale Bioverfügbarkeit liegt nur bei etwa 30% bis 40%. In der Leber wird Kokain zu Norkokain verstoffwechselt, einem pharmakodynamisch aktiven Metaboliten. Nach intravenöser Injektion hat Kokain eine Plasmahalbwertszeit von etwa 60 Minuten. Wird das Kokain geschnupft, so werden auch aufgrund der lokal vasokonstriktorischen Wirkung höhere Kokainplasmaspiegel mit deutlich längerer Wirkdauer über einige Stunden erreicht.

Kokain wird entweder als kristallines Salz oder als Kokainbase (Crack) gehandelt. Die Kokainbase wird vorwiegend geraucht, da sie leichter flüchtig ist als das Kokainhydrochlorid. Geraucht erreicht Kokain einen sehr viel schnelleren und höheren Wirkspiegel als bei anderer Verabreichung. Kokain reduziert das Schlafbedürfnis, bewirkt eine motorische Unruhe, und nicht selten wird über ein *initiales Glücksgefühl* berichtet. Diese Wirkung ist jedoch meist nur von kurzer Dauer und wird häufig von akuten *Angst- und Panikzuständen* mit z.T. ausgeprägter Aggressionsneigung abgelöst. Es können sich bei längerfristigem Gebrauch anhaltende depressive Verstimmungen und chronisch *paranoid-halluzinatorische Syndrome* entwickeln.

Komplikationen werden zumeist durch die starke sympathomimetische Aktivität des Kokains ausgelöst. Besonders lebensbedrohlich sind akute Arrhythmien und andere kardiovaskuläre Komplikationen. Daneben finden sich gehäuft eine Hyperthermie und auch Krampfanfälle.

LSD (Lysergsäurediethylamid)

LSD wird im Plasma zu 40% bis 70% an Eiweiß gebunden. Die Halbwertszeit beträgt beim Menschen etwa 3 Stunden. Nach der Einnahme von LSD dominieren zunächst *vegetative Effekte*, wie Schwächegefühl, Schwindel, Parästhesien und Tremor. Herzfrequenz und Körpertemperatur können ansteigen. Regelmäßige Symptome sind eine Erhöhung der Reflexerregbarkeit und weite Pupillen, gelegentlich kommt es auch zu Schweißausbrüchen und Tränenfluss. Innerhalb von Minuten baut sich eine Spannung auf mit abrupten Wechseln zwischen Euphorie und Dysphorie.

In der zweiten und dritten Stunde treten visuelle Illusionen und Synästhesien, wie das farbige Sehen von Tönen, auf. Die Erscheinungen sind äußerst vielfältig und werden durch Variablen wie Persönlichkeit, Umgebung und Erwartungshaltung beeinflusst.

Ecstasy (MDMA) und Eve (MDE)

Ecstasy und Eve sind die derzeit wichtigsten Vertreter der Gruppe der Methylendioxyamphetamine, den so genannten Entaktogenen. 3,4-Methylen-Dioxy-Metamphetamin (MDMA oder Ecstasy) wurde erstmals 1912 synthetisiert und 1914 als Appetitzügler patentiert. Es handelt sich chemisch um ein ringsubstituiertes Phenylisopropylamin, das eine chemische Strukturverwandtschaft sowohl zu den Halluzinogenen als auch zu Amphetaminen zeigt.

Entaktogene werden als Tabletten, Kapseln und als weißes kristallines Pulver gehandelt. Es werden auch Mischungen mit Amphetaminen wegen der unterschiedlichen Wirkung verwendet.

Die Dosierung von MDMA beträgt zumeist zwischen 80–150 mg, die von MDE zwischen 100 und 140 mg. Der Wirkungseintritt findet sich nach etwa einer Stunde, die Wirkdauer beträgt ca. 4 Stunden. Einzelne Metabolite lassen sich noch nach 7 Tagen im Urin nachweisen, wobei es sich jedoch hierbei um pharmakodynamisch inaktive Substanzen handelt.

An psychotropen Wirkungen werden eine *milde Euphorie* und eine *erhöhte emphatische Kommunikationsbereitschaft* beschrieben. Aufgrund dieser Eigenschaften wurde das MDMA in der Vergangenheit speziell in der Schweiz und in den Vereinigten Staaten im Rahmen von tiefenpsychologisch fundierten Psychotherapien angewandt. Seit Beginn der 90er Jahre ist MDMA als „Tanzdroge“ bei Jugendlichen verstärkt verbreitet. Aufgrund seines Missbrauchspotentials wurde MDMA als Betäubungsmittel eingestuft.

Es konnte gezeigt werden, dass der Gebrauch von Ecstasy mit einem erhöhten Risiko für die Entwicklung einer Abhängigkeit einhergeht. Ecstasy-Konsumenten klagen gehäuft über *körperliche Beschwerden* und *psychische Beeinträchtigungen* in Form von Konzentrationsstörungen und Denkstörungen bis hin zu Derealisations- und Depersonalisationsphänomenen und protrahierten Nachhall-Psychosen. Schwer wiegende Komplikationen treten in Form von gesteigerter Suizidalität, paranoidem Erleben, aggressiven Durchbrüchen und lebensbedrohlichen Zwischenfällen mit Hyperpyrexie, Rhabdomyolyse und disseminierter intravasaler Gerinnung in Erscheinung. Die im Tierversuch eindeutig nachgewiesenen neurotoxischen Wirkungen innerhalb des serotoninergen Systems sind im Hinblick auf ihre Relevanz beim Menschen weiterhin Gegenstand aktueller Forschung. Langfristige kognitive Störungen konnten inzwischen nach chronischem Ecstasy-Abusus auch beim Menschen nachgewiesen werden.

Opioide

Das derzeit am häufigsten als Suchtmittel verwendete Opioid ist das Heroin. Das Diacetylmorphin (Heroin) entsteht durch Acetylierung des Morphins. Heroin wird sehr viel schneller metabolisiert als Morphin. Heroin hat im Vergleich zum Morphin eine stärkere, rascher eintretende und länger anhaltende *analgetische und euphorisierende Wirkung*, bei gleichzeitig geringer ausgeprägter Sedierung. Heroin kann sowohl intravenös als auch intramuskulär gespritzt und auch geschnupft werden. Letzteres ist unter Jugendlichen jedoch zumeist nur ein Durchgangsstadium zum intravenösen Gebrauch.

Die *neuropsychiatrische Symptomatik* entsteht einerseits als Folge der Sucht, andererseits als Folge der toxischen Wirkung des Heroins und der Fremdbeimengungen des „Straßenheroins“. Nach einer Überdosis kommen verschiedene Grade der Bewusstseinsstörung vor, von schwer komatösen Zustandsbildern bis hin zu Durchgangssyndromen, die teilweise längerfristig persistieren können. Die chronische Einnahme führt häufig zu Depressionen, Sexual- und Schlafstörungen und Dysfunktionen im vegetativen Nervensystem. Die häufigsten neurologischen Störungen sind Nystagmus, Koordinations- und Sensibilitätsstörungen sowie ein Tremor. Seltener kommen hingegen ein Parkinson-Syndrom, Ataxie, Enzephalomalazie oder eine toxische Amblyopie vor. Von Seiten der peripheren Nerven treten vor allem Neuropathien und Neuritiden auf. Als Muskelschädigung wird außer chronischen Myopathien auch das eher seltene Krankheitsbild der akuten Rhabdomyolyse beschrieben. Hinzu kommen noch neuropsychiatrische Symptome als Folge von infektiösen Erkrankungen (u. a. Hepatitis, HIV-Infektion).

Drogeninduzierte Psychosen im Jugendalter

Für sämtliche derzeit von Jugendlichen bevorzugt konsumierten Drogen gilt, dass sie psychotische Zustandsbilder auslösen und spezifische drogeninduzierte Psychosen hervorrufen können. Es handelt sich teilweise um typische Halluzinogene, wobei speziell LSD, Kokain, Phencyclidin („Angel Dust"), aber auch die vielfältigen als „Speed" bezeichneten Amphetaminderivate, ebenso wie Ecstasy, häufig begünstigt durch den multiplen Substanzmissbrauch, zu *schwerwiegenden psychopathologischen Zustandsbildern* führen können (Tab. 35.**4**).

Generell lässt sich feststellen, dass sich die Psychopathologie drogeninduzierter und schizophrener Psychosen im Akutstadium auf der Symptomebene oftmals nur schwer voneinander abgrenzen lässt. Differentialdiagnostisch gilt es vorrangig die substanzinduzierte psychotische Störung und die persistierende Wahrnehmungsstörung von der Schizophrenie, der schizophreniformen und der kurzen psychotischen Störung abzugrenzen. Folgende Hinweise können dafür sprechen, dass die Symptome durch eine nicht substanzinduzierte psychotische Störung verursacht werden (nach DSM-IV):

- Auftreten der Symptomatik vor Beginn der Substanzeinnahme,
- Hinweise auf nicht substanzinduzierte psychotische Episoden in der Vorgeschichte,
- Persistenz der Symptomatik über eine beträchtliche Zeitspanne nach Beendigung des akuten Entzugs.

Bei den persistierenden Wahrnehmungsstörungen (Flashbacks) handelt es sich um das Wiederauftreten von Wahrnehmungsstörungen, die während der Intoxikation mit der Rauschdroge aufgetreten waren. Gerade bei jugendlichen Patienten resultieren aus diesen nicht selten durch Cannabis, LSD und Kokain induzierten Störungen erhebliche Beeinträchtigungen im sozialen, familiären und schulischen Bereich.

Tab. 35.**4** Klinisch bedeutsame psychopathologische Zustandsbilder bei Drogenkonsum.

Psychopathologische Zustandsbilder bei Drogenkonsum
• Horror- und Panikerlebnisse • Echo-Psychosen • Paranoide Psychosen • Halluzinationen • Depressionen und Ängste • Suizid-Impulse • Aggressive Durchbrüche • Unruhezustände und Desorientierung

Schizophrenien unterscheiden sich von drogeninduzierten Psychosen hinsichtlich der Ätiologie, der Prämorbidität und des Verlaufs. Es fehlen bislang jedoch ausreichende Untersuchungen zur Klärung der Frage, wie häufig genuine drogeninduzierte Psychosen im Langzeitverlauf in Schizophrenien übergehen können bzw. ob ein vorausgehender Substanzmissbrauch bei vorhandener Vulnerabilität den Ausbruch der Schizophrenie vorverlagert und generell begünstigt.

Für die zur Chronifizierung neigenden schweren psychiatrischen Erkrankungen, wie die schizophrenen Psychosen im Jugendalter, gilt jedoch, dass ein komorbider Substanzmissbrauch den Verlauf ganz eindeutig verschlechtert. Dies zeigt sich an einer verminderten Compliance, erhöhten Rückfallraten, verschlechterten Bedingungen für eine soziale Reintegration und Rehabilitation sowie an erhöhten Suizidraten.

Ätiologie und Komorbidität

Über die Ursachen der Alkohol- und Drogenabhängigkeiten gibt es mehr Vermutungen als gesicherte Kenntnisse. Übereinstimmung besteht jedoch dahingehend, dass es die „Suchtpersönlichkeit" zur Entwicklung von süchtigem Verhalten nicht gibt. Eine Alkoholabhängigkeit kann z. B. bei den verschiedensten Persönlichkeitstypen auftreten. Ein etwas höheres Risiko scheint nur bei „antisozialen Persönlichkeiten" mit aggressivem und impulsivem Verhalten und mangelnder Fähigkeit, sich an soziale Regeln zu halten, zu bestehen.

Die Entwicklung einer Abhängigkeit wird durch ein *komplexes Zusammenspiel verschiedener individueller Faktoren* (genetische Belastung, Lerngeschichte, psychosoziale Entwicklung etc.), *Umweltbedingungen* und die *spezifische Wirkung der jeweiligen Droge* erklärt. Dies bedeutet, dass bei einer hohen gegebenen individuellen Disposition (z. B. genetische Belastung) schon eine geringe Exposition ausreicht, um eine manifeste Abhängigkeit auszubilden.

Das Wissen um die Zusammenhänge zwischen Substanzmissbrauch und -abhängigkeit mit komorbiden kinder- und jugendpsychiatrischen Störungsbildern eröffnet neue Möglichkeiten für das Verständnis von *Risikofaktoren* für Suchterkrankungen und deren Früherkennung. Hierbei handelt es sich um ein kompliziertes Wechselspiel zwischen Persönlichkeitsmerkmalen, erhöhter Vulnerabilität für eine psychische Störung und familiären sowie psychosozialen Belastungen.

Die Problematik der Komorbidität des Drogenmissbrauchs im Jugendalter lässt sich folgendermaßen beschreiben:

- Bei vielen psychopathologischen Symptomen handelt es sich um Folgen des Drogenmissbrauchs (z. B. Amotivationales Syndrom bei Cannabismissbrauch, drogeninduzierte Psychosen).
- Eine Reihe von kinder- und jugendpsychiatrischen Erkrankungen begünstigen das Auftreten und beeinflussen den Verlauf eines Drogenmissbrauchs (z. B. Hyperkinetisches Syndrom, Störung des Sozialverhaltens, sich entwickelnde antisoziale Persönlichkeitsstörungen).
- Der Drogenmissbrauch beeinflusst wiederum den Verlauf der psychiatrischen Störung (z. B. depressive Syndrome, Bulimia nervosa).
- Familiäre und psychosoziale Risikofaktoren begünstigen die Entwicklung einer Drogenproblematik und deren Aufrechterhaltung (z. B. Broken-Home-Situation, familiäre Belastungen mit Suchterkrankungen und antisozialen Persönlichkeitsstörungen, Deprivationssyndrome, Misshandlung, sexueller Missbrauch).

Externalisierende Störungen und Suchterkrankungen

Fasst man die vorliegenden Verlaufsstudien zusammen, so ergibt sich, dass Kinder mit einem Hyperkinetischen Syndrom in der Langzeitkatamnese signifikant häufiger dissoziales Verhalten und Drogenmissbrauch gegenüber den Kontrollgruppen zeigen. Den bereits im Kindesalter vorhandenen aggressiv-expansiven Verhaltensauffälligkeiten kommt somit eine hohe prädiktive Wertigkeit für Alkohol- und Drogenmissbrauch im Jugendalter zu – dies meist in Kombination mit einer persistierenden Störung des Sozialverhaltens.

Das Hyperkinetische Syndrom kommt häufiger bei biologischen Verwandten 1. Grades vor. Zusätzlich belegen zahlreiche Studien, dass bei den Familienmitgliedern von Kindern mit einem Hyperkinetischen Syndrom eine höhere Prävalenz von affektiven Störungen, Angststörungen, antisozialen Persönlichkeitsstörungen und Suchterkrankungen vorliegt.

Eine *Störung des Sozialverhaltens* kann bereits im Vorschulalter auftreten, gewöhnlich liegt der Beginn jedoch in der späteren Kindheit oder frühen Adoleszenz. Die Störung des Sozialverhaltens ist häufig mit frühen Sexualkontakten, Rauchen, Alkohol- und Drogenmissbrauch vergesellschaftet. Relevante Risikofaktoren für die Entwicklung einer Störung des Sozialverhaltens sind in Tab. 35.**5** zusammengefasst.

Ein komorbider Alkohol- und/oder Substanzmissbrauch erhöht das Risiko einer bleibenden Störung des Sozialverhaltens. Darüber hinaus ist es wichtig zu betonen, dass Alkohol und die derzeit von Jugendlichen häufig konsumierten Drogen wie LSD, Kokain, Ecstasy (MDMA), Amphetamine, aber auch Cannabis, sowohl allein als auch in Kombination mit Alkohol, das Auftreten von aggressivem und gewalttätigem Verhalten nachhaltig begünstigen. Bei chronischem und zumeist multiplem Substanzmissbrauch erhöht sich zugleich die Rate an Suizidversuchen und vollendeten Suiziden im Jugendalter.

Tab. 35.**5** Risikofaktoren für die Entwicklung einer Störung des Sozialverhaltens.

Risikofaktoren für die Entwicklung einer Störung des Sozialverhaltens
• Zurückweisung und Vernachlässigung durch die Eltern
• Körperliche Misshandlung und/oder sexueller Missbrauch
• Inkonsequente Erziehung
• Inadäquate Betreuung
• Häufiger Wechsel der Bezugspersonen
• Abnorme intrafamiliäre Beziehungsmuster
• Schwieriges Temperament des Kindes
• Vorgeschichte mit Hyperkinetischem Syndrom
• Schwieriges soziales Umfeld

Internalisierende Störungen und Suchterkrankungen

Die Adoleszenz gilt als der Lebensabschnitt, in dem depressive Syndrome, Angsterkrankungen und Suchterkrankungen ein Maximum der Erstmanifestationen aufweisen. Dabei ist von Bedeutung, dass auch Kinder und Jugendliche mit primär externalisierenden Störungen, speziell mit einer Störung des Sozialverhaltens, erhöht Gefahr laufen, später affektive Störungen, Angststörungen und somatoforme Störungen zu entwickeln. Ein Substanzmissbrauch begünstigt bei Jugendlichen das Auftreten von depressiven Syndromen, und Kinder und Jugendliche mit depressiven Störungen zeigen ein erhöhtes Risiko für die Entwicklung von Alkoholmissbrauch und Drogenproblemen. Die höchsten Suizidraten finden sich in diesem Zusammenhang bei Jugendlichen mit Alkohol- und/oder Drogenmissbrauch und einem depressiven Syndrom. Es wird angenommen, dass mindestens 25% aller *Suizidversuche* im Jugendalter in einem Zusammenhang mit Alkohol- bzw. Drogenmissbrauch stehen.

Alkohol- und Substanzmissbrauch begünstigen ferner das Auftreten von *Angststörungen* im Jugendalter. Dabei imponieren die phobischen Störungen, speziell die soziale Phobie. Im Gegensatz zu den depressiven Syndromen ist aber im Jugendalter nach wie vor unklar, inwiefern primäre Angsterkrankungen das Auftreten eines Substanzmissbrauchs begünstigen.

Zusammenhänge zwischen Essstörungen und Substanzmissbrauch im Jugendalter

Jugendliche mit einer Anorexia nervosa lassen sich nach DSM-IV in zwei klinische Subtypen differenzieren:

- *Restriktiver Typus:* Der Gewichtsverlust wird in erster Linie durch Diäten, Fasten oder übermäßige körperliche Betätigung erreicht.
- *„Binge-Eating-/Purging"-Typus:* Hierbei zeigen die Betroffenen regelmäßige „Fressanfälle" (Binge-Eating) und/oder Purging-Verhalten in Form von selbstinduziertem Erbrechen oder dem Missbrauch von Laxanzien.

Verglichen mit dem restriktiven Typus zeigt die zweite Subgruppe (Binge-Eating-/Purging-Typ) eine größere Affektlabilität und im weiteren Verlauf der Erkrankung eine erhöhte Komorbidität mit Alkohol- und Drogenmissbrauch. Deutlich höher ist das Risiko für Substanzmissbrauch und -abhängigkeit bei der Bulimia nervosa. Bei dieser Essstörung finden sich häufiger Zeichen einer Impuls-Kontroll-Störung, Übergänge in Persönlichkeitsstörungen vom instabilen Typus (Borderline-Persönlichkeitsstörungen), affektive und Angststörungen. Häufig werden Stimulanzien (u.a. Amphetaminderivate) konsumiert, um den Appetit und das Gewicht zu kontrollieren.

Therapie und Prävention bei Suchtproblemen im Kindes- und Jugendalter

Bei Suchtproblemen im Kindes- und Jugendalter ist die Kenntnis von *entwicklungspsychopathologischen Besonderheiten* sowohl für die Diagnostik als auch für die Therapie von entscheidender Bedeutung. Die Suchtproblematik markiert nicht selten ein Scheitern an den altersabhängigen Entwicklungsaufgaben und -anforderungen. Substanzmissbrauch und -abhängigkeit finden sich daher u.a. auch im Rahmen von Adoleszentenkrisen. Hierbei handelt es sich um Normvarianten des Erlebens und Verhaltens in der Adoleszenz. Zur Symptomatik gehören Auffälligkeiten im Bereich des Erlebens (Selbstwertskrupel, Schuldgefühle, Insuffizienzgefühle, körperliche und seelische Selbstwertkonflikte) und/oder des Verhaltens, wie beispielsweise Weglaufen, Suizidversuche, übertriebene Protesthaltung sowie Alkohol- und Drogenkonsum.

Neben den Reifungskrisen gilt es, unbewältigte Lebenskonflikte und primäre psychische Störungsbilder bei den Kindern und Jugendlichen mit einer Suchtproblematik zu erkennen. An dieser Stelle soll jedoch hervorgehoben werden, dass Suchtprobleme bei Kindern und Jugendlichen auch durch Überforderungssituationen in der Schule, z.B. im Rahmen einer Grenzbegabung, einer nicht erkannten Lernbehinderung oder von Teilleistungsstörungen, wie der Legasthenie, auftreten können. Das diagnostische Vorgehen bei Verdacht auf eine Suchtproblematik im Kindes- und Jugendalter beinhaltet daher stets neben der körperlichen und neurologischen Untersuchung und ergänzend zur psychopathologischen Untersuchung auch die psychologische Diagnostik. Letztere umfasst im Rahmen einer ausführlichen Leistungsdiagnostik auch die Überprüfung schulischer Fertigkeiten wie Lesen,

Schreiben und Rechnen und wird durch entsprechende Verfahren zur Emotional- und Persönlichkeitsdiagnostik ergänzt (s. Kap. 9).

Bei der *Behandlung von Suchtproblemen* im Kindes- und Jugendalter stehen psychotherapeutische Verfahren – meist verhaltenstherapeutische und gesprächspsychotherapeutische Ansätze – in Verbindung mit familienzentrierten Vorgehensweisen und sozialrehabilitativen und pädagogischen Maßnahmen im Mittelpunkt der therapeutischen Bemühungen. Sie können speziell bei der Akutbehandlung, während der Entgiftung und beim Vorliegen schwerer körperlicher Entzugserscheinungen durch eine medikamentöse Behandlung ergänzt werden. Das Vorgehen orientiert sich hierbei an den Indikationsstellungen, die aus dem Bereich der Erwachsenenpsychiatrie bekannt sind. Für die Altersgruppe der vorwiegend jugendlichen Patienten mit einer Suchtproblematik gibt es hinsichtlich der Pharmakotherapie keine wesentlich vom Erwachsenenalter abweichenden Vorgehensweisen.

Die Komorbidität von kinder- und jugendpsychiatrischen Störungen mit Alkohol- und Drogenmissbrauch ist erheblich, wie die vorangestellte Darstellung verdeutlicht. Eine rein soziologische, psychologische und pädagogische Betrachtung des Drogenproblems ohne Berücksichtigung der relevanten kinder- und jugendpsychiatrischen Störungsbilder kann daher nicht ausreichen, um langfristig wirkungsvolle präventive Strategien zu etablieren.

Aktuelle Langzeitstudien vom Kindergartenalter bis in die Adoleszenz belegen auf eindrucksvolle Weise, dass Risikokinder für eine Suchterkrankung schon in jungem Alter erkannt werden können. Diese Risikokinder zeigen bereits im Kindergartenalter aggressiv-expansives Verhalten, mangelnde Selbstkontrolle, erhöhte Impulsivität, sind leicht erregbar, gefahrenblind, zeigen vorschnelles Handeln, eine ausgeprägte Suche nach unmittelbaren Verstärkern, eine erhöhte Empfindlichkeit für Außenreize, verhalten sich häufig rücksichtslos und zeigen deutliche Defizite in den sozial-adaptiven Fähigkeiten. Im weiteren Verlauf ergibt sich eine hohe Überschneidung dieser Merkmale mit den sich entwickelnden Störungen des Sozialverhaltens. Die hier genannten Temperamentsmerkmale sowie ein früher Beginn der dissozialen Probleme bereits im Vorschulalter, aggressives Verhalten, ungenügende Sozialfertigkeiten, schlechte Beziehungen zu Gleichaltrigen und später hinzutretende Schulschwierigkeiten können als Risikomerkmale für eine Störung im Sozialverhalten und für Alkohol- und Drogenmissbrauch angesehen werden. Kinder mit diesen Temperamentsmerkmalen und entsprechenden sozialen Auffälligkeiten bedürfen daher einer frühzeitigen Diagnostik und Therapie.

Fern- und Idealziel einer jeden Therapie Drogenabhängiger müssen *Drogenfreiheit, Deliktfreiheit und berufliche bzw. soziale Anpassung* sein. Es bedarf jedoch keiner weiteren Erläuterung, dass diese Ziele in der Praxis kaum realisierbar sind. Deshalb ist eine Reihe bescheidener Ziele in den letzten Jahren formuliert worden. Sie müssen jeweils individuell für jeden Drogenabhängigen bzw. für kleine Gruppen Drogenabhängiger festgelegt werden.

Derartige *Therapieziele* versucht man, mit den im Folgenden angegebenen Methoden zu erreichen, wobei die Methoden jeweils unter übergeordneten Gesichtspunkten in ein einheitliches Konzept einbezogen werden müssen. Diese Konzepte entsprechen weitgehend denjenigen der Erwachsenenpsychiatrie und sind jeweils den altersentsprechenden Entwicklungsaufgaben adäquat zu adaptieren.

Dabei ist zu unterscheiden zwischen den Sofortmaßnahmen und den Maßnahmen innerhalb einer sog. therapeutischen Kette.

Sofortmaßnahmen

Wegen der Verschiedenartigkeit der Mittel lassen sich an dieser Stelle allgemein verbindliche Richtlinien bei Intoxikationen nicht aufstellen, jedoch seien folgende Hinweise gegeben. Als allgemeine Regeln gelten: Atemwege frei halten, ggf. künstliche Beatmung, je nach Situation Herz-Kreislauf-Unterstützung, Infusion eines Plasmaexpanders, Magenspülung, Antidot, wenn die vorhandene und genommene Droge bekannt ist; dringender Transport ins Krankenhaus. In einigen Fällen muss mit dem Auftreten epileptiformer Anfälle gerechnet werden.

Für die gesamte Phase der Sofortmaßnahmen gilt: *den Kranken nicht allein zu lassen!*

„Therapeutische Kette"

Die therapeutischen und Rehabilitationsmaßnahmen können nur effizient sein, wenn sie dem Rahmen eines umfassenden therapeutischen Konzepts zugeordnet sind, und zwar in einer adäquaten zeitlichen Folge. Dieses Nacheinander verschiedener Maßnahmen wird als therapeutische Kette bezeichnet. Man kann dieses Programm nur in einer Richtung durchlaufen (Rückfällige ausgenommen), wobei kein Glied der Kette ausgelassen werden darf. Viele *Misserfolge* von Therapieversuchen hängen unter anderem damit zusammen, dass keine derartige therapeutische Kette vorhanden war oder dass sie zu früh abgebrochen wurde. Damit ist allerdings nicht ausgesagt, dass ein Durchlaufen einer solchen bereits die Wirksamkeit der Therapie garantiert.

Die zeitliche Abfolge verschiedener therapeutischer Maßnahmen ist in Tab. 35.**6** zusammengefasst.

In jeder Therapiephase sind auch detaillierte Untersuchungen (z. B. Laboruntersuchungen, psychologische Untersuchungen) notwendig. Der professionelle Standpunkt in der Durchführung variiert in den verschiedenen Phasen. Während in den Phasen 2 und 3 die medizinisch-psychiatrisch-psychotherapeutische Behandlung im Vordergrund steht, überwiegen in den Phasen 1, 4 und 5 pädagogische, sozialpädagogische und psychologische Aufgaben.

Tab. 35.**6** Zeitliche Abfolge verschiedener therapeutischer Maßnahmen.

Zeitliche Abfolge verschiedener therapeutischer Maßnahmen
1. Kontaktaufnahme: Beratungsstelle, Kontaktzentrum, Aufnahmeheim
2. Entziehung und Entgiftung: Therapie somatischer Komplikationen
3. Intensive Entwöhnungsbehandlung: Psychotherapie, Gruppentherapie, therapeutische Gemeinschaft, medikamentöse Therapie, Verhaltenstherapie
4. Nachbehandlung und Wiedereingliederung, Rehabilitation: Gruppentherapie, Arbeitstherapie, therapeutische Wohngemeinschaft
5. Prophylaxe und Prävention: Informationen, Erziehung, Aufklärung, gesetzliche Maßnahmen

Kontaktaufnahme und Einführung des Patienten in das Therapieprogramm. Dieser Schritt kann z. B. durch Beratungsstellen, Kontaktzentren, Aufnahmeheime usw. realisiert werden. Ziel der 1. Phase ist es, den Drogenkonsumenten möglichst freiwillig so weit zu bringen, dass er seine Therapiebedürftigkeit erkennt und sich zur Behandlung bereit erklärt. Oftmals bietet ein Gespräch mit Nichtärzten eine bessere Voraussetzung zur Motivation.

Entziehung und Entgiftung. In dieser Phase dominiert die medizinische Behandlung, die in der Regel stationär durchgeführt wird, da ambulante Versuche der Entgiftung und Entziehung nur sehr widersprüchliche Ergebnisse erbrachten. Entscheidend ist, dass bereits während dieser Behandlungsphase mit weitergehenden psychologischen und psychotherapeutischen Behandlungsansätzen begonnen wird und dass ein Vertrauensverhältnis zu den therapeutisch tätigen Mitarbeitern entsteht. In der Phase der Entgiftung sind verschiedene medikamentöse Maßnahmen angezeigt, denn hier bzw. in unmittelbarem Anschluss an sie erfolgt auch die Behandlung somatischer Komplikationen (Hepatitis, Abszesse, Thrombosen, Sepsis usw.).

Entwöhnungsbehandlung. In lückenlosem Anschluss an Entziehung und Entgiftung beginnt eine über mehrere Monate durchgeführte Entwöhnungsbehandlung. Diese soll in entsprechend ausgestatteten Entwöhnungsstationen stattfinden. In dieser Phase geht man von dem Ziel aus, den Drogenkonsumenten dabei zu helfen, wieder Halt, Sinn und Aufgaben zu finden. In dieser Phase setzt eine *intensive Psychotherapie* – vor allem *Gruppentherapie* – ein, die am zweckmäßigsten in eine therapeutische Gemeinschaft eingegliedert ist. Es finden ferner parallel dazu ggf. medikamentöse Behandlung, Verhaltenstherapie und Trainingsmethoden statt. Die Behandlung in dieser Phase ist nicht mehr ausschließlich eine ärztliche – psychologische und sozialpädagogische Aspekte werden immer wichtiger.

Nachbehandlung und Wiedereingliederung/Rehabilitation. In dieser Therapiephase erfolgt die eigentliche Eingliederung in einen geordneten Tagesablauf mit regelmäßiger Arbeit, Sport, Spiel, kreativen Tätigkeiten bei Weiterführung der psychotherapeutischen Behandlungen. Der Schwerpunkt in der Behandlung und Betreuung liegt nun im Bereich der Sozialpädagogik und Sozialtherapie.

Prophylaxe, Erziehung und Prävention. Auch diese hier zuletzt genannte Phase stellt eine therapeutische Aktivität dar, die ebenfalls in ein Gesamtkonzept eingegliedert werden muss. Ihre Bedeutung liegt eigentlich im Vorfeld der Drogenabhängigkeit, in der Prävention. Jedoch hat es sich als zweckmäßig erwiesen, ehemalige Drogenabhängige für diese Aufgabe mit einzusetzen.

Das *Krankenpflegepersonal* spielt bei der Durchführung der Behandlung Drogenabhängiger eine entscheidende Rolle. Es geht darum, dass gerade dieser Mitarbeiterkreis ganz besonders zuverlässig ist, dem permanenten Drängen der Süchtigen nach ihren Drogen nicht nachgibt, „hart" und konsequent bleibt und dabei ständig eine sorgfältige Überwachung des Drogenabhängigen durchführt. Der Phantasie Drogenabhängiger, an ihre Gifte zu kommen, sind kaum Grenzen gesetzt. Abgesehen von den üblichen Verstecken (einschließlich Vagina und Darm) genügt es z. B., eine Briefmarke mit LSD anzufeuchten und sie auf einer normalen Ansichtspostkarte an den Patienten zu schicken. Dieser braucht dann nur noch das „Klebemittel" zu sich zu nehmen. Haschisch kann z. B. in Kuchen eingebacken werden, als Tee zubereitet oder als schmackhaftes Kleingebäck serviert werden. Für fast alle Drogen gibt es derartige Tarnungsmöglichkeiten, sodass man zum Schutz der Patienten stets wachsam sein muss. Gleichzeitig darf es aber nicht vorkommen, dass Schwestern oder Pfleger, ebenso wie andere Mitarbeiter, moralisierend und mit Beschuldigungen auf die Patienten einwirken. Damit wären von vornherein alle therapeutischen Bemühungen zum Scheitern verurteilt. Schließlich sind die *Drogenabhängigen schwer kranke Patienten*, die an ihrer Krankheit auch sterben können, wofür die zunehmende Zahl Jugendlicher, die an einer Überdosierung z. B. von Heroin gestorben sind, einen traurigen Beweis liefert.

Die hier nur stichpunktartig aufgeführte inhaltliche Gestaltung der sog. therapeutischen Kette bedarf eines gut funktionierenden Mitarbeiterstabes und geeigneter Räumlichkeiten. Sie fordert aber auch ein hohes Maß an persönlichem Einsatz und Engagement sowie ein fundiertes Fachwissen, wobei die nüchtern-sachliche Erkenntnis, dass auch bei dem geschilderten hohen therapeutischen Aufwand Erfolgsquoten relativ niedrig liegen dürften, miteinbezogen werden muss.

Weiterführende Literatur

ASAM (American Society of Addiction Medicine) Principles of Addiction Medicine. ASAM, Chevy Chase, Maryland 1995

Bornhäuser, A.: Alkoholabhängigkeit bei Jugendlichen und jungen Erwachsenen. Huber, Bern 2001

Gastpar, M., Mann, K., Rommelspacher, H. (Hrsg.): Lehrbuch der Suchterkrankungen. Thieme, Stuttgart 1999

Gölz, J.: Moderne Suchtmedizin. Diagnostik und Therapie der somatischen, psychischen und sozialen Symptome. Thieme, Stuttgart 1998

Thomasius, R., Schulte-Markwort, M., Küstner, U. J., Riedesser, P. (Hrsg.): Suchtstörungen im Kindes- und Jugendalter. Schattauer, Stuttgart 2009

Tölle, R., Doppelfeld, E. (Hrsg.): Alkoholismus. Deutscher Ärzte-Verlag 2005

36 Störungen des Sozialverhaltens, Dissozialität und Delinquenz

T. Vloet und B. Herpertz-Dahlmann

Störungen des Sozialverhaltens, Dissozialität

Definition und Klassifikation

Oppositionelle, dissoziale und aggressive Verhaltensweisen sind Teil des normalen Entwicklungsprozesses von Kindern. Sie sind dem Erlernen sozialer Verhaltensweisen nicht grundsätzlich abträglich und können im Regelfall durch Erziehungsmaßnahmen kanalisiert werden. Dem gegenüber steht die dauerhafte und durchgängige Missachtung natürlicher Regeln des Zusammenlebens, die mit einem funktionierenden Sozialleben nicht vereinbar ist und daher in praktisch allen Gesellschaftssystemen abgelehnt und sanktioniert wird.

Darauf bezieht sich der Sammelbegriff der *Dissozialität*, der persistierende und schwerwiegende Verhaltensweisen beschreibt, die gegen die Prinzipien und gültigen sozialen Normen einer Gesellschaft verstoßen. *Delinquenz* hingegen ist ein juristischer Begriff, der die Zuwiderhandlung gegen staatliche Gesetze meint.

Als diagnostischer Terminus beinhalten *Störungen des Sozialverhaltens* schließlich Aspekte der beiden zuvor genannten Begriffe und definieren sie unter einem psychopathologischen Gesichtspunkt. Sie umfassen zahlreiche Verhaltensweisen, die von Lügen, Streiten und Schuleschwänzen über körperliche Aggressionen, bis hin zur Grausamkeit gegenüber anderen Menschen oder Tieren und schweren Gewaltdelikten reichen.

ICD-10-Klassifikation. In der ICD-10 spiegelt sich dieses breite Spektrum unterschiedlicher Erscheinungsformen in der Vielzahl verschiedener Subtypen von Störungen des Sozialverhaltens wider. Insgesamt werden 10 verschiedene Formen differenziert, die mehrheitlich in der Kategorie F91 verschlüsselt werden. Dazu kommen weitere Subtypen, die in Kombination mit anderen psychiatrischen Störungen auftreten und aufgrund unterschiedlicher pathogenetischer Mechanismen bzw. therapeutischer Strategien in jeweils eigenständigen Kategorien klassifiziert werden (Tab. 36.**1**).

Störungen, die sich auf den *familiären Rahmen* beziehen (F91.0) oder vorwiegend *oppositionelles/aufsässiges Verhalten* bezeichnen (F91.3), treten vorwiegend bei jüngeren Kindern auf. Sie werden aufgrund einer wahrscheinlich günstigeren Prognose eigenständigen Subgruppen zugeordnet.

Die Differenzierung dissozialer Störungen in die Kategorien *fehlende* (F91.1) bzw. *vorhandene soziale Bindungen* (F91.2) bezieht sich auf die Fähigkeit des Kindes oder Jugendlichen, persön-

Tab. 36.**1** Störungen des Sozialverhaltens gemäß ICD-10.

ICD-10-Kategorie	Störung
F90.1	Hyperkinetische Störung des Sozialverhaltens
F91.0	Auf den familiären Rahmen beschränkte Störung des Sozialverhaltens
F91.1	Störung des Sozialverhaltens bei fehlenden sozialen Bindungen
F91.2	Störung des Sozialverhaltens bei vorhanden sozialen Bindungen
F91.3	Störung des Sozialverhaltens mit oppositionellem, aufsässigem Verhalten
F91.8	Andere Störungen des Sozialverhaltens
F91.9	Nicht näher bezeichnete Störung des Sozialverhaltens
F92.0	Störung des Sozialverhaltens mit depressiver Störung
F92.8	Andere kombinierte Störung des Sozialverhaltens und der Emotionen
F92.9	Nicht näher bezeichnete kombinierte Störung des Sozialverhaltens und der Emotionen

liche Bindungen, vor allem zu Gleichaltrigen, einzugehen.

Kinder mit *hyperkinetischer Störung des Sozialverhaltens* (F90.1) erfüllen die Kriterien beider Einzelstörungen (d. h. sowohl von Störungen des Sozialverhaltens als auch der Aufmerksamkeitsdefizit-Hyperaktivitätsstörung, ADHS) und zeigen meist einen ungünstigeren Verlauf als Kinder, die nur von einer Störung betroffen sind (s. auch Abschnitt „Diagnose und Differenzialdiagnose").

Patienten mit *depressiver Störung des Sozialverhaltens* (F92.0) stellen eine distinkte Gruppe der affektiven Störungen dar, die sich in Bezug auf Symptomatik, Therapie und Prognose von depressiven Störungen ohne dissoziale Symptomatik unterscheidet. Im Vergleich zur Letzteren zeigen sie im Verlauf eine im Vergleich weniger ausgeprägte depressive Symptomatik, dafür aber häufiger Drogenmissbrauch und Suizidversuche.

DSM-IV-Klassifikation. Im Vergleich zur ICD-10 unterscheidet das amerikanische Klassifikationsschema DSM-IV lediglich zwei Subtypen, die zwar definitorisch ähnlich sind, sich aber dennoch klar voneinander abgrenzen lassen. Die *„oppositional defiant disorder"* (ODD; 313.81) betrifft meist Kinder im Kindergarten- oder Grundschulalter, die durch weniger schwerwiegende Symptome oppositioneller Verhaltensweisen charakterisiert sind. Hauptmerkmal ist ein durchgängiges Muster wiederkehrenden, trotzigen und ungehorsamen Verhaltens. Sie haben eine insgesamt günstigere Prognose als Kinder und Jugendliche mit so genannter *„conduct disorder"* (CD; 312.81), die durch gravierendes dissoziales Verhalten mit körperlicher Aggressivität gegenüber Menschen oder Tieren, Zerstören fremden Eigentums und/oder delinquente Verhaltensweisen auffallen.

ODD und CD sind sowohl von einem Entwicklungsstandpunkt aus als auch unter hierarchischen Gesichtspunkten zu betrachten. Entwicklungspsychopathologisch zeigen Kinder häufig zunächst eine Störung des Sozialverhaltens mit oppositionellen Verhaltensweisen und erfüllen bei ungünstiger weiterer Entwicklung schließlich die Kriterien einer Störung des Sozialverhaltens im Sinne einer CD.

Epidemiologie

Delinquente Verhaltensweisen stellen ein ernst zu nehmendes gesellschaftliches Problem dar. Vor allem in den 1990er-Jahren war ein drastischer Anstieg im Kindes- und Jugendalter zu beobachten (s. auch „Delinquenz"), wobei sich in den letzten Jahren eine eher rückläufige Tendenz zeigt. Störungen des Sozialverhaltens sind eine der häufigsten kinder- und jugendpsychiatrische Störungen überhaupt und stellen in 30 bis 50% der Fälle den Inanspruchnahmegrund für kinder- und jugendpsychiatrische Einrichtungen dar. Aufgrund unterschiedlicher Diagnosekriterien und verschiedener Erhebungsverfahren sind Befunde zur *Prävalenz* nicht einheitlich und reichen bei Kindern und Jugendlichen von ca. 2 bis fast 12%. Generell ist die Prävalenz in Städten höher als in ländlichen Regionen. Kinder und Jugendliche in niedrigeren sozialen Schichten zeigen häufiger dissoziale Verhaltensweisen als in höheren (s. auch „Ätiologie und Genese").

Weiter sind Jungen typischerweise öfter und zudem früher betroffen als Mädchen und zeigen außerdem mehr aggressive Formen. Die Diskrepanz im *Geschlechterverhältnis* von 3 : 1 bis 5 : 1 zu ungunsten der Jungen ist abhängig vom Alter zum Zeitpunkt der Erhebung und verringert sich, je später die Erhebung erfolgt. Mit dem späteren Beginn der Störung bei Mädchen könnte eine tendenziell bessere Prognose assoziiert sein (s. unten), wobei einschränkend festzuhalten ist, dass bisher kaum Daten zu dissozialem Verhalten beim weiblichen Geschlecht vorliegen. Zudem zeigen Mädchen offenbar eher verdecktes dissoziales Verhalten (z. B. Weglaufen, Betrug, Diebstähle, Prostitution), was eine differenzierte Beurteilung der Bedeutung von Störungen des Sozialverhaltens in diesem Kontext weiter erschwert.

Diagnose und Differenzialdiagnose

Nach der ICD-10 wird die Diagnose einer Störung des Sozialverhaltens gestellt, wenn die Verhaltensweisen eines Kindes oder Jugendlichen wichtige, altersentsprechende soziale Erwartungen *andauernd und schwerwiegend* verletzen. Isolierte dissoziale Handlungen allein sind hingegen nicht ausreichend. Dissoziale Verhaltensweisen können auch im Kontext anderer Störungen auftreten. Dazu zählen die Aufmerksamkeitsstörungen oder die Kombination mit emotionalen Störungen (s. jeweils oben). Bei Psychosen (vor allem schizophrenen bzw. manischen Erkrankungen) sowie hirnorganischen Persönlichkeits- bzw. Verhaltensänderungen tritt Dissozialität insbesondere in Form aggressiver Verhaltensweisen auf. Sie kann dann Ausdruck eines beängstigenden Wahnerlebens oder imperativer Halluzinationen sein bzw. bei der Manie im Rahmen von Antriebssteigerung sowie dysphorischer Verstimmung und Gereiztheit auftreten. Bei Patienten mit geistiger Behinderung oder hirnorganischem Psychosyndrom treten verbale und körperliche Aggressionen oft raptusartig auf und sind Hinweis auf eine mangelnde Steuerungsfähigkeit.

Generell ist bei Störungen des Sozialverhaltens von einer hohen Rate *komorbider psychiatrischer Erkrankungen* auszugehen. Erwartungsgemäß finden sich häufige Komorbiditäten im Bereich des Drogenmissbrauchs sowie des Alkohol- und Zigarettenkonsums. Besonders häufig ist auch die Kombination aus *ADHS* und Störungen des Sozialverhaltens. Während einerseits eine ADHS die Wahrscheinlichkeit für das zusätzliche Auftreten einer Störung des Sozialverhaltens um den Faktor 10 erhöht, treten andererseits gerade ausgeprägte Formen von Störungen des Sozialverhaltens kaum ohne komorbide ADHS auf. Aufgrund des überzufällig häufigen gemeinsamen Auftretens von Störungen des Sozialverhaltens und ADHS wurde in die ICD-10 die hyperkinetische Störung des Sozialverhaltens (F90.1, s. oben) als eigenständige Diagnose eingeführt. Dabei wird auch immer wieder die Frage gestellt, ob es sich dabei um *eine* nosologische Entität handelt, die die Symptomatik beider Einzelstörungen umfasst. Hier deutet die aktuelle Datenlage an, dass die Überschneidung beider Störungen auf einer gemeinsamen genetischen Grundlage beruhen könnte. So ist anzunehmen, dass zumindest bei einem Teil der Betroffenen ein „echter Hybrid" als selbstständiges Störungsbild im Sinne einer *hyperkinetischen Störung des Sozialverhaltens* besteht. In anderen Fällen scheint hingegen diese Komorbidität durch das gleichzeitige Auftreten beider Einzelstörungen bedingt zu sein.

Daneben treten *Angsterkrankungen* (ca. 3fach erhöhtes Risiko) und *depressive Störungen* (ca. 6fach erhöhtes Risiko) vermehrt bei Kindern und Jugendlichen mit Störungen des Sozialverhaltens auf. Die emotionalen Störungen entwickeln sich im Allgemeinen später als die primäre dissoziale Störung. Schließlich finden sich auch gehäuft umschriebene Entwicklungsstörungen (hier besonders im Bereich Lesen und Schreiben) sowie Sprachentwicklungsstörungen.

Die Bedeutung komorbider Störungen wird jüngst auch im Hinblick auf die Prognose und Effektivität therapeutischer Maßnahmen diskutiert, wobei besonders Angststörungen eine wichtige Rolle zu spielen scheinen. Während eine unterdurchschnittliche Ängstlichkeit mit Merkmalen wie verminderter Reue und mangelndem Mitgefühl assoziiert zu sein scheint und als prognostisch ungünstig zu bewerten ist, könnten Betroffene mit erhöhter Ängstlichkeit möglicherweise eher von speziellen psychotherapeutischen Verfahren profitieren und von einer besseren Prognose gekennzeichnet sein. Hier fehlen bisher jedoch entsprechende Verlaufsuntersuchungen.

Ätiologie und Genese

Allgemein kann davon ausgegangen werden, dass ein familiäres Umfeld mit einer Disposition zu dissozialen Verhaltensweisen häufig ungünstige Entwicklungsbedingungen für Kinder beinhaltet (z.B. unzureichende elterliche Aufsicht, aggressiver Erziehungsstil; s. unten). Zusätzlich rufen Kinder mit dissozialen Auffälligkeiten durch ihr Verhalten verstärkt negative Reaktionen ihrer Umwelt hervor und tragen damit ebenfalls zur Beeinträchtigung ihres Entwicklungsmilieus bei. Dieser Prozess, bei dem elterliches und kindliches Problemverhalten in ungünstiger Weise in Wechselwirkung tritt und ineinander greift, wird auch mit *Konzept der Passung* beschrieben.

Biologische Risikofaktoren. Neben aversiven Umweltbedingungen spielen biologische Risikofaktoren eine entscheidende Rolle. Die Ursache für die Entstehung dissozialer Störungen wird in der Interaktion beider Faktoren gesehen, wobei die Wahrscheinlichkeit der Manifestation der Symptomatik mit der Anzahl der Risikofaktoren wächst.

Entsprechend stellen biologische Risikofaktoren einen bedeutsamen Faktor für die Ätiologie dissozialen Verhaltens dar, erklären diese Verhaltensweisen jedoch nicht vollständig. Es ist zu beachten, dass biologische Korrelate dissozialen Verhaltens (auch „biologische Marker" genannt) nicht notwendigerweise Ausdruck einer angeborenen Disposition sind. Vielmehr können sie auch als „Erfahrungsspuren“ der bisherigen Lebensgeschichte verstanden werden, die Veränderungen in der Funktionsweise neuronaler Netzwerke verursacht haben und damit Ausdruck der „neuronalen Plastizität“ im Kindesalter sind. In diesem Zusammenhang liegen vor allem genetische, neuropsychologische, endokrinologische, physiologische und neurochemische Befunde vor, die jeweils mit dissozialem Verhalten assoziiert werden (Abb. 36.**1**).

Neben der familiären Häufung von dissozialem Verhalten findet das *genetische Risiko* vor allem Ausdruck in den Ergebnissen von Zwillings- und Adoptionsstudien. Bei monozygoten Zwillingen wurde eine höhere Konkordanz dissozialen Verhaltens als bei dizygoten Paaren nachgewiesen. Adoptivkinder waren ähnlich häufig betroffen wie ihre leiblichen Verwandten.

Molekulargenetische Studien legen Zusammenhänge zwischen den Mutationen der Serotoninrezeptorgene $5\text{-}HT_{1a}$ und $5\text{-}HT_{1b}$ sowie erhöhter Aggressivität nahe. Ein anderes intensiv untersuchtes Kandidatengen im dopaminergen System ist das Dopamin-D4-Rezeptor-Gen, bei dem ein signifikanter Zusammenhang zwischen einem speziellen Polymorphismus und Temperamenteigenschaften wie Neugierverhalten sowie einer Störung der exekutiven Funktionen zu bestehen scheint.

Zu den genetisch vermittelten Faktoren, welche die Wahrscheinlichkeit für dissoziales bzw. delinquentes Verhalten erhöhen, zählen neben niedriger Intelligenz auch hormonelle Einflüsse, autonome Reaktivität, Temperaments- und Persönlichkeitsmerkmale sowie neuropsychologische Auffälligkeiten (s. unten).

Die bereits erwähnte Unterscheidung umweltbedingter und hereditärer Faktoren wird auch dadurch erschwert, dass einige Umweltfaktoren bereits vor der Geburt wirksam werden (z. B. Nikotin- und Alkoholabusus oder unzureichende Ernährung der Mutter), andererseits auch Adoptions- und Pflegefamilien ähnliche Probleme wie die Ursprungsfamilie aufweisen können.

Die Komplexität der vermutlich zugrunde liegenden Interaktion genetischer und umweltvermittelter Faktoren deutet sich in Ergebnissen neuerer Studien an. So konnte gezeigt werden,

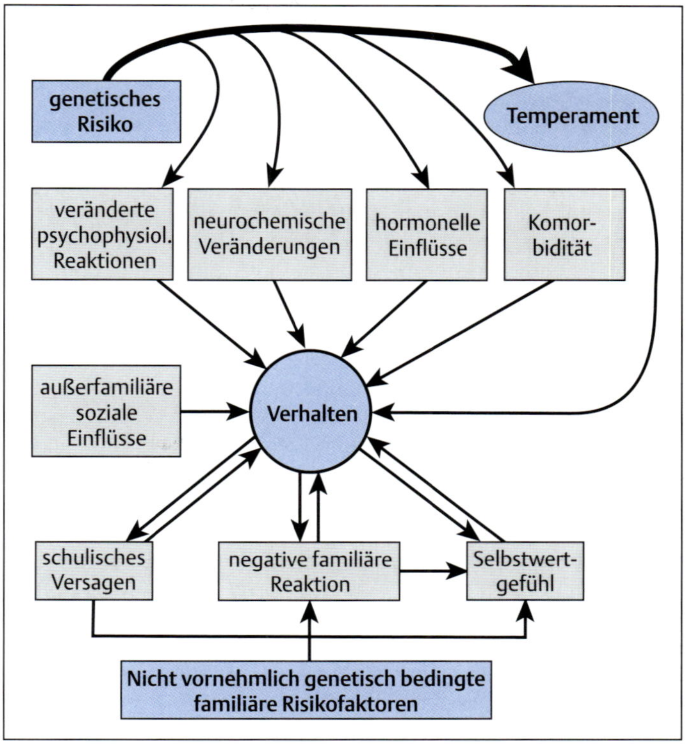

Abb. 36.**1** Entstehungsmodell dissozialer Verhaltensweisen.

dass eine gestörte neuronale Emotionsverarbeitung eng mit dissozialen Störungen assoziiert ist. Diese scheint unter anderem aufzutreten, wenn eine erniedrigte Aktivität eines bestimmten Neutrotransmitter-Stoffwechselenzyms (hier die Monoaminoxidase A) vorliegt. Es wir angenommen, dass die verminderte Enzymaktivität die entsprechenden neuronalen Netzwerke „labilisiert" und sie damit anfälliger für den Einfluss aversiver Umweltbedingungen macht. Nach den Daten einer groß angelegten Kohortenstudie war das Vorhandensein des entsprechenden Allels (genetischer Risikofaktor) allein nicht ausreichend für eine dissoziale Entwicklung. Das Risiko dafür stieg nur bei denjenigen Personen drastisch an, die als Kinder Misshandlungen erfahren hatten (aversiver Umwelteinfluss). Untersuchungen zur Gen-Umwelt-Interaktion liegen auch für das serotoninerge System vor. Dies wäre dann insgesamt eine biologische Grundlage für Gen-Umwelt-Interaktionsprozesse in der Entwicklung dissozialer Verhaltensweisen.

Neurochemische Untersuchungen zeigen vor allem Veränderungen der noradrenergen, dopaminergen und serotoninergen Neurotransmission auf. Besonders konsistent sind hierbei Untersuchungsergebnisse, die einen Zusammenhang zwischen reduzierter, zentralnervöser Serotoninaktivität und verstärktem aggressivem Verhalten gefunden haben.

Psychophysiologische Antwortmuster, die als Parameter z. B. den Hautleitwert oder die Herzfrequenz einschließen, haben wiederholt ein vermindertes Aktivitätsniveau des autonomen Nervensystems bei Kindern und Jugendlichen mit dissozialem und aggressivem Verhalten nachgewiesen. Es wird angenommen, dass ein vermindertes autonomes Aktivitätsniveau als aversiv erlebt wird und damit „reizsuchendes Verhalten" wahrscheinlicher macht. Zudem wird das Lernen aus Strafe aufgrund einer verminderten, konditionierten Angstreaktion erschwert. Insgesamt erhöhen diese beiden Faktoren die Wahrscheinlichkeit für dissoziales Verhalten. Längsschnittstudien deuten darauf hin, dass ein niedriges Aktivierungsniveau des autonomen Nervensystems sogar eine prädiktive Aussagekraft hinsichtlich des späteren Auftretens aggressiver und delinquenter Verhaltensweisen zu haben scheint. Im Gegensatz dazu wird eine intensive Reagibilität des autonomen Nervensystems als protektiver Faktor gegenüber der Entwicklung dissozialen Verhaltens gewertet.

Für den Einfluss *hormoneller Faktoren* spricht die hohe Prävalenz dissozialen Verhaltens beim männlichen Geschlecht. Die männlichen Hormone (Androgene) haben offenbar nicht nur Einfluss auf die Ausbildung bestimmter Hirnfunktionen, es konnte sogar ein direkter Zusammenhang zwischen dem Serumspiegel männlicher Sexualhormone und aggressiven Verhaltensweisen nachgewiesen werden. Daneben konnten entsprechend den bereits dargestellten psychophysiologischen Befunden auch Veränderungen des neuroendokrinen Stresssystems im Sinne einer verminderten Aktivität und Reagibilität des Hypophysen-Nebennierenrinden-Systems gezeigt werden.

Zu den *neuropsychologischen Veränderungen* zählen ein erniedrigter verbaler Intelligenzquotient, Teilleistungsstörungen (hier in erster Linie eine Lese-/Rechtschreibschwäche) sowie räumlich konstruktive Störungen. Diese kognitiven Einschränkungen wurden vor allem bei Kindern mit früher Manifestation einer schwerwiegenden dissozialen Symptomatik nachgewiesen („early-onset-Subtype", s. unten).

Durch die Entwicklung moderner Bildgebungsverfahren war es in den letzten Jahren möglich, auch größere Gruppen von Kindern und Jugendlichen mit Störungen des Sozialverhaltens im Hinblick auf *neurostrukturelle* und -funktionelle Veränderungen zu untersuchen. Hier zeigten sich vor allem bei Kindern mit frühen und ausgeprägten Störungen des Sozialverhaltens ähnliche strukturelle Veränderungen wie bei Erwachsenen mit antisozialer Persönlichkeitsstörung. Dies gilt insbesondere für frontolimbische Regionen, die möglicherweise mit einer verminderten Inhibition aggressiven Verhaltens, einer reduzierten Fähigkeit zum Erlernen von Vermeidungsverhalten und moralischer Sozialisation assoziiert sind. Entsprechende funktionelle Untersuchungen bei dissozialen Kindern und Jugendlichen deuten auf eine gestörte Emotionsverarbeitung (unter anderem im Bereich der Amygdala) hin.

Aversive Umweltbedingungen. Neben den beschriebenen biologischen Risikofaktoren spielen aversive Umweltbedingungen eine bedeutende Rolle. Dissoziale Entwicklungen treten besonders häufig bei Kindern und Jugendlichen auf, die in schwierigen familiären Verhältnissen aufwachsen. Als gravierende familiäre Risikofaktoren haben sich vor allem psychiatrische Störungen der Mutter bzw. Dissozialität der Eltern herausgestellt.

Schwerwiegend sind auch anhaltende und tiefgreifende Eheprobleme mit offen ausgetragenen Konflikten, aggressiven Verhaltensweisen und wiederholtem Wechsel der Bezugspersonen. Die bedeutsamsten Belastungen sind Vernachlässigung und Misshandlung des Kindes sowie ein impulsiv-aggressiver Erziehungsstil (s. auch unten). Dabei umfasst „Vernachlässigung" auch Aspekte wie das mangelnde Wissen über die für Kinder notwendige Tagesgestaltung, eine mangelnde Kontrolle und Betreuung sowie geringes Interesse an den kindlichen Aktivitäten.

Bei entsprechend disponierten Jugendlichen scheint auch die wiederholte Teilnahme an Gewaltdarbietungen z. B. im Fernsehen oder Computer die Bereitschaft zur Ausübung von Gewalt zu erhöhen.

Mit dem Eintritt in die Adoleszenz nimmt der Einfluss Gleichaltriger (so genannte „peer group") gegenüber dem der Eltern zu. Negative Prägungen durch ein kriminelles Umfeld oder dissoziale Cliquen (vor allem bei Mädchen) werden in diesem Lebensalter wirksam und können eine dissoziale Entwicklung mit auslösen oder verstärken.

Resilienz. Auch wenn viele Jugendliche zahlreichen Risikofaktoren für eine dissoziale Entwicklung ausgesetzt sind, nehmen nicht alle eine derart negative Entwicklung. Hier spielt Resilienz (also die Wirksamkeit protektiver Faktoren) eine bedeutende Rolle. Obwohl in jüngster Zeit das Forschungsinteresse daran stetig zugenommen hat, existieren dazu nur sehr wenige Untersuchungen. Derzeit werden als protektive Faktoren angenommen: eine positive Beziehung zu einem wichtigen Erwachsenen (z. B. Lehrer oder Gruppenleiter), Freundschaften zu sozial integrierten Jugendlichen, eine niedriges Neugierverhalten (und damit einhergehend eine bessere Impulskontrolle), positive soziale Fähigkeiten wie Durchhaltevermögen in der Schule oder am Arbeitsplatz und eine gute Intelligenz.

Therapie

Die Behandlung dissozialen Verhaltens ist mühsam und langwierig, da es im Allgemeinen mehr als ein Zielsymptom gibt und nicht nur das Kind selbst, sondern häufig auch seine Umgebung ein entsprechendes Problemverhalten aufweist. Trotz dieser Schwierigkeiten kommt der Behandlung aggressiver und dissozialer Störungen zunehmend eine hohe gesundheitspolitische und gesellschaftliche Relevanz zu.

Entsprechend der Vielfältigkeit dissozialer Störungen existieren unterschiedliche und zum Teil komplexe Präventions- und Interventionsprogramme. Das Spektrum reicht von multimodalen, stringent lernpsychologisch orientierten Gruppenprogrammen, Kombinationen mit Jugendhilfemaßnahmen bis hin zur Frühintervention in Kindergärten und Anwendungen von Gewaltpräventionsmaßnahmen in Schulen.

Vor allem bei Kindern mit frühem Störungsbeginn, die eine hohe Persistenz der Störung bis in das Erwachsenenalter zeigen (s. auch oben) ist der Schwerpunkt auf Präventionsmaßnahmen bzw. eine Frühintervention zu legen. Liegt bereits eine gravierende dissoziale Problematik vor, ist die Prognose sehr ungünstig, da mit zunehmendem Schweregrad der dissozialen Entwicklung auch die Änderungsresistenz zunimmt.

Generell hat sich eine Kombination mehrer Behandlungsmethoden (Multisystemprogramme), die in verschiedenen Bereichen und mit unterschiedlichen bzw. auf spezielle Subgruppen abgestimmten Zielsetzungen arbeiten, als am ehesten effektiv erwiesen. Dies gilt insbesondere dann, wenn Komorbiditäten (wie eine ADHS) bestehen und diese suffizient behandelt werden können. Während bei jüngeren Kindern eher *elternzentrierte Verfahren* zur Anwendungen kommen, sind *individuumzentrierte Maßnahmen* vornehmlich bei älteren Kindern und Jugendlichen indiziert. Daneben bietet sich häufig eine Kombination von *Jugendhilfemaßnahmen* an bzw. stehen in einigen Fällen auch *pharmakotherapeutische Maßnahmen* zur Verfügung.

Elternzentrierte Verfahren, schulbasierte Programme

Vorschul- und Grundschulkinder profitieren besonders von der Behandlungsform des *Elterntrainings*, bei der die Eltern angeleitet werden, das Verhalten ihres Kindes in der häuslichen Umgebung zu steuern und zudem die Eltern-Kind-Beziehung zu verbessern. Konkrete Ziele dieser Programme sind etwa die Förderung gemeinsamer Spielzeiten, klare und direkte Anweisungen oder Regeln sowie eine allgemeine Tagesstrukturierung. Die konsistente Anwendung von Konsequenzen und der Einsatz von Lob und anderen

Verstärkern, die erwünschtes Sozialverhalten fördern sollen, werden empfohlen, um der in diesen Fällen häufig vorliegenden Eltern-Kind-Interaktion im Sinne einer so genannten „Verstärkerfalle" (auch „coercive circle" genannt) zu entgegnen. Davon spricht man, wenn adäquate Interaktionen und Anpassung des Kindes nicht wahrgenommen werden, die Eltern aber schon bei kleineren Vergehen mit harten Strafen reagieren. Diese werden vor dem Hintergrund der „Nichtbeachtung" der adäquaten Verhaltensweisen als eine Form von „Zuwendung" erlebt, wodurch langfristig die Wahrscheinlichkeit für dissoziales Verhalten beim Kind erhöht wird.

Neben der Verbesserung der Erziehungskompetenz der Eltern sollen weiter eine Verminderung der Symptomatik durch Einführung von Familienregeln, Verbesserung des Familienklimas sowie der Familienkommunikation erreicht werden. Die gute Effektstärke von Elterntrainings wurde bei Kindern unterschiedlicher Altersgruppen und mit unterschiedlichen Formen von Störungen des Sozialverhaltens wiederholt nachgewiesen.

Eine Abwandlung elternzentrierter Verfahren stellen *schulbasierte Programme* dar, die vor allen Dingen im angloamerikanischen Bereich verbreitet sind. Diese Programme werden häufig von Lehrern oder Schulsozialarbeitern durchgeführt und zeigen eine stabile, bis zu 3 Jahren nach Beendigung des Programms anhaltende positive Auswirkung auf die dissoziale Symptomatik.

Individuumzentrierte Maßnahmen

Diese ergänzen die zuvor genannten Verfahren vor allem bei älteren Kindern und Jugendlichen durch individuelle therapeutische Elemente. Eine wirksame *verhaltenstherapeutische* Technik ist z. B. das Problemlösetraining. Es hat zum Ziel, soziale Situationen differenzierter wahrzunehmen und die Steuerungsfähigkeit bei den meist sehr impulsiven Kindern und Jugendlichen zu verbessern. Als weitere individuumzentrierte Maßnahmen sind unter anderem Stressbewältigungsstrategien, soziales Kompetenztraining und Stärkung von Selbstkontrolle und Selbstwertgefühl möglicherweise hilfreich.

In größeren Gruppen kann das Übernehmen unterschiedlicher Positionen im Rollenspiel, z. B. der Rolle des Opfers, aber auch einer Führungsrolle, geübt werden. Zusätzliche Wirkfaktoren im Vergleich zur Einzeltherapie sind Bestätigung durch Gleichaltrige, eine Rückmeldung von diesen bezüglich des eigenen Verhaltens sowie das Einfühlen in das Erleben und das Empfinden anderer. Bei gruppentherapeutischen Verfahren bzw. (teil-)stationären pädagogischen Maßnahmen empfehlen sich gemischte Gruppen von sozial auffälligen und nicht gestörten Kindern, da in einer Gruppe von ausschließlich auffälligen Kindern entsprechendes Verhalten eher verstärkt werden kann.

Förderungen, die sich nicht nur auf einzelne verhaltenstherapeutische Techniken, sondern auf eine breite Schulung sozialer Kompetenzen sowie musischer und akademischer Fähigkeiten beziehen, *verbessern* die vegetative Reagibilität und stellen damit einen protektiven Faktor dar (s. auch Abschnitt „Ätiologie und Genese"). Allerdings wurde dieser Effekt bisher nur einmalig bei kleineren Kindern nach Förderung über mehrere Jahre gezeigt und noch nicht repliziert. Der Befund deutet jedoch die in diesem Alter hohe neuronale Plastizität an und lässt vermuten, dass eine verminderte autonome Reagibilität als Risikofaktor einer dissozialen Entwicklung (s. oben) kein unabwendbares „Handicap" darstellt, sondern möglicherweise durch früh einsetzende und langfristige Förderung beeinflussbar ist.

Pharmakotherapie

Pharmakotherapeutische Maßnahmen sind bei der akuten symptomatischen Behandlung von aggressiv-impulsiven Verhaltensweisen in Form *niedrig- und mittelpotenter Neuroleptika* (wie Pipamperon oder Levomepromazin) hilfreich.

Niedrige Dosen *atypischer Neuroleptika* zeigen eine gute Wirksamkeit bei aggressiven Handlungen, die in Verbindung mit niedriger Intelligenz oder geistiger Behinderung sowie bei Autismus auftreten. Risperidon ist mit dieser Indikation in Deutschland ab dem 5. Lebensjahr zugelassen. Im Rahmen eines individuellen Heilversuchs kann eine entsprechende Medikation auch bei normal begabten Kindern und Jugendlichen mit ausgeprägten Störungen des Sozialverhaltens angezeigt sein. Wesentliche *Nebenwirkungen* sind eine Gewichtszunahme, Sedierung sowie ein erhöhter Prolaktinspiegel. In Einzelfällen wird nächtliches Einnässen beobachtet.

Bei Kindern mit hyperkinetischer Störung des Sozialverhaltens (s. oben) ist in erster Linie eine

Behandlung mit *Psychostimulanzien* wie Methylphenidat angezeigt. Diese haben in kontrollierten Studien eine gute Wirksamkeit nicht nur auf die Aufmerksamkeitsleistung, sondern auch im Hinblick auf Aggressivität, Impulsivität und weiteres dissoziales Verhalten gezeigt. Bei nicht ausreichender Wirksamkeit einer Stimulanzientherapie allein kann eine *Komedikation mit Risperidon* in niedriger Dosierung erfolgen.

Jugendhilfemaßnahmen

Eine wichtige Ergänzung zu den oben genannten Therapien stellen Jugendhilfemaßnahmen dar. Vor allem bei so genannten „Multiproblemfamilien" sind Veränderungen der dissozialen Symptomatik häufig nur in Kombination mit geeigneten Jugendhilfemaßnahmen möglich. In diesen Fällen muss gemeinsam mit den Jugendhilfebehörden (Jugendämtern) nach alternativen oder zusätzlichen Möglichkeiten der *pädagogischen Unterstützung* für Kind und Familie gesucht werden. Das Kinder- und Jugendhilfegesetz enthält einen differenzierten Katalog, der gestufte Maßnahmen (z.B. Erziehungsbeistand, sozialpädagogische Familienhilfe, heilpädagogische Tagesgruppe) bis hin zur intensiven sozialpädagogischen Einzelbetreuung und außerhäuslichen stationären Unterbringung (z.B. in einer speziellen Wohngruppe) umfasst.

Aus kinder- und jugendpsychiatrischer Sicht ist bei einigen Jugendlichen mit schwerwiegenden dissozialen Problemen eine *geschützte Unterbringung* erforderlich. Dabei geht es nicht darum, Kinder „wegzuschließen", sondern den Betroffenen einer intensiven pädagogischen Förderung und schulischen bzw. beruflichen Ausbildung unter gestützten Bedingungen zuzuführen.

Verlauf

Grundsätzlich zeigt der Verlauf von Störungen des Sozialverhaltens eine große Heterogenität, wobei jedoch typischerweise aggressive Formen in der Adoleszenz tendenziell abnehmen und gleichzeitig nicht aggressive Formen eine kontinuierliche Prävalenzzunahme zeigen. Verlaufsuntersuchungen bei unterschiedlichen Stichproben haben ergeben, dass weniger als die Hälfte aller Kinder und Jugendlichen mit Störungen des Sozialverhaltens auch als junge Erwachsene dissoziales Verhalten aufweisen.

Langzeituntersuchungen betonen die Bedeutung des *Manifestationsalters* für die Prognose dissozialer Entwicklungen. So ist die Wahrscheinlichkeit, eine dissoziale Persönlichkeitsstörung im Erwachsenenalter (ICD-10: F60.2 bzw. DSM-IV: 301.7) zu entwickeln, besonders hoch, wenn schwerwiegende dissoziale Handlungen früh in der Entwicklung auftreten. Auf dieser Grundlage differenziert das DSM-IV bei der Conduct Disorder zwischen einer Frühmanifestation (early-onset subtype), die vor dem 10. Lebensjahr beginnt, und einem „late-onset subtype", bei dem erste dissoziale Verhaltensweisen erst nach dem 10. Lebensjahr auftreten. Hierbei scheinen im Gegensatz zur Frühmanifestation dissoziale Verhaltensweisen nur zeitlich begrenzt aufzutreten und die Betroffenen eine bessere Prognose zu haben. Neuere Untersuchungen haben jedoch aufgezeigt, dass ein Beginn dissozialer Symptomatik im späteren Kindesalter bzw. Jugendalter nicht generell mit einer günstigen Prognose assoziiert ist. So kommt in diesen Fällen offenbar vermehrt verdeckt dissoziales Verhalten vor, was zur Annahme geführt hat, dass überhaupt keine dissoziale Symptomatik vorliegt.

Aber auch wenn sich das dissoziale Verhalten nicht bis in das Erwachsenenalter fortsetzt, gelingt die psychosoziale Adaptation der Betroffenen in vielen Fällen nicht. Hier ist von einer hohen Prävalenz psychiatrischer Störungen, die vor allem Alkohol- und Drogenabusus einschließt, auszugehen. Zudem besteht eine erhöhte Gefährdung durch Suizide oder Unfälle. Viele Betroffene scheitern in der Partnerschaft und/oder im Beruf. Morbidität und Mortalität sind gegenüber Kontrollstichproben deutlich erhöht. Weitere Fortschritte auf dem Gebiet der Therapie- und Präventionsforschung sind daher dringend erforderlich.

Delinquenz

Wie bereits ausgeführt, bezieht sich der Begriff *Delinquenz* auf Handlungen, die durch staatliche Kontrollinstanzen geahndet werden. Kinder unter 14 Jahren sind strafunmündig, Jugendliche zwischen 14 und 18 Jahren unterliegen dem Jugendstrafrecht. Bei mangelnder Reife kann auch ein Heranwachsender, also ein 18-, aber noch nicht 21-Jähriger, nach jugendstrafrechtlichen Normen behandelt werden. Seit Mitte der 1990er-Jahre weist die Statistik des Bundeskriminalamtes einen deutlichen Zuwachs von Kindern und Jugendlichen in der Gesamtzahl von tatverdächtigen Personen in Deutschland auf. Diese ist in den letzten Jahren leicht rückläufig (Abb. 36.**2**).

Dabei fand sich zuletzt eine Verdoppelung von Straftaten, die mit gefährlicher und schwerer Körperverletzung einhergingen. Nicht berücksichtigt ist bei diesen Daten die als erheblich einzuschätzende Dunkelziffer.

Ätiologie und Genese der Delinquenz entsprechen im Wesentlichen den Konzepten zur Dissozialität, wie sie im vorangegangenen Abschnitt beschrieben wurden. Die Ursachen für die Zunahme der Jugendkriminalität in den letzten 20 Jahren sind nicht eindeutig geklärt. Erklärungsmodelle sind die sich ausweitende Auflösung der Familie und die damit einhergehende Vereinsamung der Kinder, zudem eine vermehrte Konfrontation mit Gewalt in den Medien bzw. ein zunehmender Werteverlust sowie Rücksichtslosigkeit in unserer Gesellschaft. Daneben könnte der statistisch nachgewiesene Anstieg dissozialer Verhaltensweisen auch ein verändertes Anzeigeverhalten der Bevölkerung widerspiegeln.

Behandlungsstrategien umfassen neben den genannten Vorgehensweisen bei dissozialen Störungen auch die im Jugendstrafrecht vorgesehenen Erziehungsmaßnahmen, die von der Erziehungsbeistandschaft über Arbeitsauflagen bis hin zu stationären pädagogischen Maßnahmen reichen. Eine genaue Darstellung findet sich in Kapitel V dieses Buches „Gerichtliche Aufgaben und Organisations-/Strukturfragen der Kinder- und Jugendpsychiatrie" (s. S. 495 ff.).

Auch hier sprechen ein früher Beginn der delinquenten Handlungen, ein weites Spektrum und eine hohe Frequenz unterschiedlicher Vergehen sowie schwerwiegende dissoziale Handlungen und familiäre Belastungen für eine *schlechte Prognose*. Auch wenn die Anzahl und der Schweregrad der Delikte bei einer Vielzahl der Betroffenen nach dem 30. Lebensjahr deutlich abnehmen, existiert offenbar eine Kerngruppe von überwiegend männlichen Jugendlichen, deren körperliche Gewaltbereitschaft gegen den allgemeinen Trend in der Adoleszenz noch weiter zunimmt. Solche „Intensivtäter" machen zwar nur rund 5 % der delinquenten Jugendlichen aus, sie sind aber für über 50 % aller kriminellen Handlungen verantwortlich.

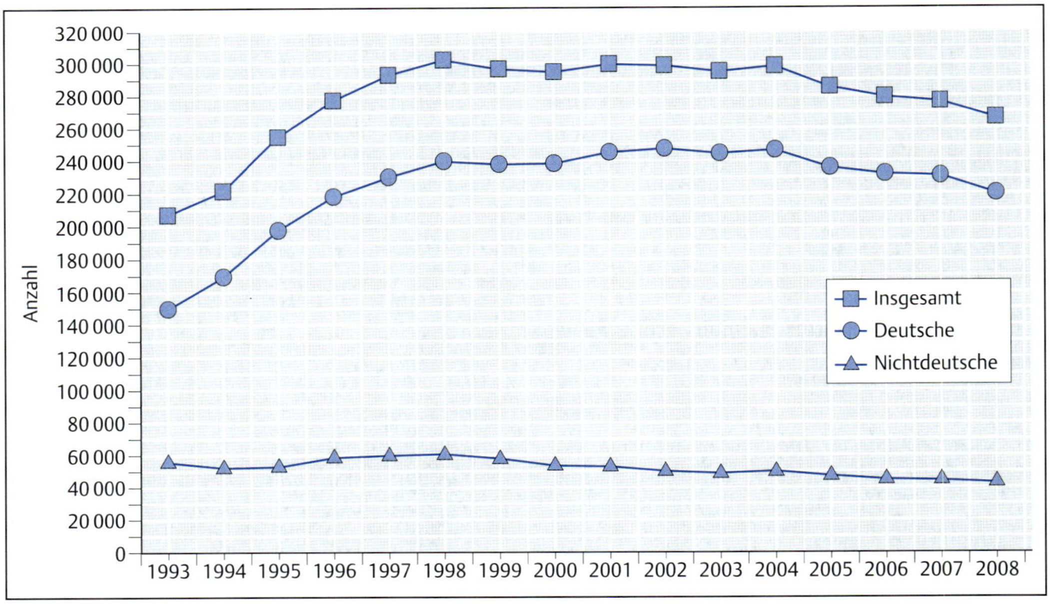

Abb. 36.**2** Entwicklung tatverdächtiger Jugendlicher (Anzahl der Straftaten dieser Altersgruppe insgesamt; Quelle: www.bka.de).

Fallbeispiel

Die Mutter des 12-jährigen Marvin berichtet, dass der Junge schon als Säugling ständig geschrien habe. Sie habe ihn kaum beruhigen können und sich oft von ihm zurückgewiesen gefühlt. Bereits im Kindergarten sei Marvin durch Aggressivität gegenüber den anderen Kindern und den Betreuerinnen aufgefallen. Zuhause widersetze er sich jetzt sämtlichen Regeln, könne sich kaum allein beschäftigen und sei sehr impulsiv. Vorstellungsanlass sei ein aggressiver Impulsdurchbruch, bei dem Marvin seine Mutter geschlagen und gebissen habe.

Aktuell drohe ein Schulverweis, da Marvin Klassenkameraden getreten und bespuckt habe. Zudem sei seine Lehrerin von ihm derart provoziert worden, dass diese ihn aus dem Unterricht verwiesen habe. In der Untersuchungssituation selbst verhält sich Marvin angepasst und erklärt, dass er sich durch seine Mutter und Klassenkameraden provoziert fühle. Er selber würde geärgert und habe daher das Recht, „sich zu wehren".

Die Kindsmutter berichtet weiter, dass Marvin zuletzt durch einen Diebstahl in einem Kaufhaus aufgefallen sei, wobei er erstmals Kontakt zur Polizei gehabt habe. In den letzten Wochen sei er vermehrt von zuhause abgängig gewesen und einmal auch über Nacht nicht nach Hause gekommen. Die Mutter vermutet, dass er mit älteren Jugendlichen, die ebenfalls dissoziales Verhalten zeigen würden, viel Zeit verbringen würde. Seit einigen Monaten rauche er. Marvins Vater habe keinen Kontakt mehr zum Jungen und sei nach einem Gewaltdelikt bereits seit mehreren Jahren in Haft. Marvin habe drei weitere Geschwister von jeweils unterschiedlichen Vätern, die nach Angaben der Mutter ebenfalls große Probleme mit dem Regelverhalten hätten.

Weiterführende Literatur

Deutsche Gesellschaft für Kinder- und Jugendpsychiatrie und -psychotherapie et al. (Hrsg.): Leitlinie „Störungen des Sozialverhaltens", 3. Aufl. Deutscher Ärzte-Verlag, Köln 2007

Farrington, D., Welsh, B.: Prevention and early detection of conduct disorder and delinquency. In: Remschmidt, H., Belfer, M., Goodyer, J. (eds.): Facilitating pathways. Springer, Berlin 2004

Matthys, W., Poustka, F., van Engeland, H., Resch, F.: Störungen des Sozialverhaltens. In: Herpertz-Dahlmann, B., Resch, F., Schulte-Markwort, M., Warnke, A. (Hrsg.): Entwicklungspsychiatrie, 2. Aufl. Schattauer, Stuttgart 2008

Moffitt, T. E., Arseneault, L., Jaffee, S. R., Kim-Cohen, J., et al. Research review: DSM-IV conduct disorder: research needs evidence base. J Child Psychol Psychiatry 49: 3–33, 2008

Quaschner, K., Theisen, F. M.: Störungen des Sozialverhaltens. In: Remschmidt, H., Mattejat, F., Warnke A. (Hrsg.): Therapie psychischer Störungen bei Kindern und Jugendlichen. Thieme, Stuttgart 2008

Remschmidt, H., Walter, R.: Kinderdelinquenz: Gesetzesverstöße Strafunmündiger und ihre Folgen. Springer, Heidelberg 2009

Steinhausen, H. C., Bessler, C.: Jugenddelinquenz: Entwicklungspsychiatrische und forensische Grundlagen und Praxis. Kohlhammer, Stuttgart 2008

van Goozen, H. M., Fairchild, G., Snoek, H., Harold, G. T. (2007). The evidence for a neurobiological model of childhood antisocial behaviour. Psychol Bull 133: 149–182, 2007

Vloet, T. D., Herpertz, S. C., Herpertz-Dahlmann, B.: Ätiologie und Verlauf kindlichen dissozialen Verhaltens-Risikofaktoren für die Entwicklung einer antisozialen Persönlichkeitsstörung. Z Kinder Jugendpsychiatr Psychother 34: 101–135, 2006

Vloet, T. D., Konrad, K., Herpertz, S. C., Matthias, K., et al.: Entwicklungsfaktoren dissozialer Störungen – die Bedeutung des autonomen Stresssystems. Fortschr Neurol Psychiatr 78: 131–138, 2010

37 Störungen der Sexualentwicklung und des Sexualverhaltens

H. Remschmidt und M. Martin

Definition und Klassifikation. Bei allen Auffälligkeiten der Sexualentwicklung und des Sexualverhaltens von Kindern und Jugendlichen ist zunächst die Frage zu stellen, ob es sich um Durchgangsstufen bzw. vorübergehende Varianten sexuellen Verhaltens handelt. Auch ist zu klären, ob es sich um eine sexuelle Reifungsverfrühung oder -verzögerung handelt.

Was die Klassifikation betrifft, so sind in der ICD-10 und im DSM-IV weitere Differenzierungen vorgesehen. ICD-10 und DSM-IV unterscheiden Störungen der Geschlechtsidentität von Störungen der Sexualpräferenz. Im Folgenden legen wir eine noch weiter gehende Differenzierung zugrunde, ohne alle Störungen im Einzelnen zu besprechen, und fügen Störungen der Sexualentwicklung (Verfrühungen und Verzögerungen) sowie Normvarianten sexuellen Verhaltens hinzu.

Verfrühungen und Verzögerungen der sexuellen Entwicklung (Pubertas praecox, Pubertas tarda)

Verfrühungen der sexuellen Entwicklung

Man muss die konstitutionelle sexuelle Reifungsverfrühung von der Pubertas praecox unterscheiden. Bei ersterer handelt es sich um eine meist familiäre Entwicklungsvariante. Letztere kann ebenfalls idiopathisch-konstitutionell vorkommen, ist aber oft durch eindeutige organische Erkrankungen (Enzephalitis, Hydrozephalus, Tumor oder Fehlbildungen) bedingt.

Konstitutionelle sexuelle Reifungsverfrühung

Hierbei ist der Zeitplan der körperlichen und sexuellen Reifung vorverlegt. Das heißt, sowohl bei Jungen als auch bei Mädchen treten der pubertäre Wachstumsschub und alle typischen Zeichen der Pubertät früher ein. Diese körperliche Reifungsverfrühung hat psychische Konsequenzen (s. Kap. 2).

Pubertas praecox

Definition. Vorzeitiges Auftreten der sekundären Geschlechtsmerkmale, sexueller Bedürfnisse und sexueller Verhaltensweisen. Zum Teil steht der Zeitpunkt in extremem Gegensatz zur alterstypischen Norm.

Diagnose und Differentialdiagnose. Am stärksten ins Auge springend ist die Entwicklung der pubertären Merkmale weit vor der dafür vorgesehenen Zeit. Insofern sind jene Fälle von Pubertas praecox besonders auffällig, die sich im Kindesalter entwickeln. Im psychosexuellen Bereich sind die Kinder und Jugendlichen durch starke sexuelle Triebhaftigkeit und ihr Bestreben nach sexueller Zuwendung gekennzeichnet. Diese Verhaltensweisen sind vorwiegend bei Jungen, weniger bei Mädchen zu beobachten. Kinder mit geistigem Entwicklungsrückstand sind bei der Pubertas praecox eindeutig überrepräsentiert.

Die *Diagnose* wird nach dem klinischen Bild gestellt. Maßgebend ist die auffällige Diskrepanz zwischen Lebensalter und körperlicher bzw. sexueller Entwicklung. Hormonuntersuchungen ergänzen die klinische Diagnostik. Eine echte Pubertas praecox liegt nur vor, wenn der gesamte puberale Reifungsablauf, gesteuert durch den Hypothalamus, verfrüht eintritt. Liegen nur einige Zeichen der Reifungsbeschleunigung vor, die durch endokrine Überproduktion ausgelöst sind, so spricht man von einer *Pseudopubertas praecox*. Alle Formen sind gekennzeichnet durch das *verfrühte Auftreten* der sekundären Geschlechtsmerkmale, Beschleunigung von Längen- und Knochenwachstum und dessen vorzeitige Beendigung.

Ätiologie und Genese. Man unterscheidet drei Formen der echten Pubertas praecox:

- durch Hamartome des Tuber cinereum im Hypothalamus,
- durch verschiedene andere zerebrale Erkrankungen (z. B. Hydrozephalus, Pinealome) und
- als so genannte idiopathische Pubertas praecox, die überwiegend Mädchen betrifft.

Außerdem existiert die oben erwähnte *konstitutionell bedingte frühe Geschlechtsentwicklung*, die allerdings nicht pathologisch, sondern als Normvariante aufzufassen ist. Eine rechtzeitige Diagnostik und Behandlung dieser Störungen ist vor allem deshalb wichtig, weil bei diesen Kindern das Wachstum vorzeitig zum Abschluss kommt und somit ein z.T. erheblicher Minderwuchs resultiert. In der *Therapie* kommt es darauf an, die vorzeitige Sekretion der gonadotropen Hormone zu unterdrücken, was durch synthetische Gestagene oder Cyproteronacetat geschieht. Eine frühzeitige Therapie erhöht die Chance der Kinder, als Erwachsene eine annähernd normale Größe zu erreichen.

Verzögerungen der sexuellen Entwicklung

Die *Pubertas tarda* wird am häufigsten durch die so genannte *konstitutionelle Entwicklungsverzögerung* hervorgerufen, die familiär auftritt und sich in einer Retardierung der Entwicklungsabläufe um 2 bis 3 Jahre zeigt. Im Endergebnis erreichen die Kinder eine normale Größe und volle sexuelle Entwicklung, nur geschieht dies verzögert. Die konstitutionelle Entwicklungsverzögerung betrifft meist Jungen. Bei diesen ist der gesamte Pubertätsablauf bei Erhaltung der zeitlichen Sequenz um zwei bis drei Jahre verzögert. Die Störung ist in der Praxis von großer Bedeutung, da sie bis zu 2,5 % aller Jungen betrifft.

Bei diesen Kindern lassen sich keinerlei endokrinologische Auffälligkeiten nachweisen. Sie erreichen letztlich eine normale Körpergröße und volle sexuelle Reife.

Von großer Bedeutung sind die *psychischen Implikationen* dieser Störung. Zunächst ist das Bewusstsein, hinsichtlich einer Reihe von Merkmalen hinter der Altersgruppe zu rangieren, für die Betroffenen selbst eine große Belastung, die sich in Minderwertigkeitsgefühlen, Identitätsstörungen und hypochondrischen Befürchtungen zeigen kann. Verstärkt werden diese nicht selten durch die soziale Reaktion auf die verzögerte Entwicklung, die sich im Kreise Gleichaltriger in Form von Hänseleien, Nichtbeachtung und Ausschluss von wichtigen altersspezifischen Aktivitäten und bei Erwachsenen als übertrieben zum Ausdruck gebrachte Sorge um die weitere Entwicklung äußern kann. Letzteres bezieht sich insbesondere auf die Eltern dieser Kinder, die z.T. allerdings selbst einen verzögerten Pubertätsablauf aufwiesen. Insofern kann man sie, nachdem die Diagnose gestellt ist, beruhigen.

Eine Therapie erübrigt sich bei dieser Variante.

Normvarianten sexuellen Verhaltens

Masturbation (Onanie)

Definition. Masturbation (Onanie) oder Selbstbefriedigung sind synonyme Begriffe. Man bezeichnet damit eine bewusst herbeigeführte sexuelle Erregung, die durch Manipulation an den Genitalien bis zum Eintritt der sexuellen Befriedigung herbeigeführt wird.

Die Onanie ist in der Adoleszenz eine normale Durchgangserscheinung und *keine Störung* des Sexualverhaltens. Sie kann aber exzessive Formen annehmen, sodass sie zum Beratungs- und Behandlungsgegenstand werden kann.

Epidemiologie. In der Pubertät und der beginnenden Adoleszenz kommt die Onanie am häufigsten vor und ist zugleich die am meisten praktizierte Form der sexuellen Befriedigung. Bis zum 20. Lebensjahr haben rund 92 % der Jungen und 33 % der Mädchen entsprechende Erfahrungen. Der Häufigkeitsgipfel liegt bei Jungen zwischen dem 16. und 20. Lebensjahr, bei Mädchen und Frauen steigt die Onanieerfahrung kontinuierlich bis ins 4. Lebensjahrzehnt an (62 %).

Diagnose und Differentialdiagnose. Masturbation kommt bereits im Vorschulalter vor und hat bei emotional deprivierten Kindern oft den Charakter einer *Ersatzbefriedigung*. Sie ist bei jüngeren Kindern u.U. behandlungsbedürftig, wenn sie exzessiv und ohne Rücksicht auf die Umgebung durchgeführt wird. Die Pubertät ist naturgemäß ein Stadium gehäufter masturbatorischer Handlungen. Sie entstehen gewissermaßen zwangsläufig, weil die Jugendlichen starke sexuelle Bedürfnisse verspüren, aber diese noch nicht heterosexuell ausleben können.

Mit der Onanie sind häufig *abwegige Vorstellungen über ihre Schädlichkeit* oder ihre Folgewirkungen verbunden. Derartige Folgen (von der geistigen Verblödung bis zur chronischen Nervenkrankheit) werden auch heute noch manchmal von Erziehungspersonen angedroht. Darüber hinaus hat die religiöse Erziehung vielfach noch kein angemessenes Verhältnis zu dieser normalen Durchgangserscheinung sexuellen Verhaltens gefunden, sodass die Masturbation häufig den Makel des „Sündhaften" oder „Verworfenen" hat. Entsprechend konzentrieren sich die Sorgen von vielen Kindern und Jugendlichen um diese Themenkreise. Man kann erhebliche seelische Entlastung erreichen, wenn man mit ihnen offen über die Probleme spricht und ihre z.T. recht abwegigen Vorstellungen und Befürchtungen (z.B. Schuldgefühle, Befürchtung sexuell abwegig veranlagt zu sein) zurechtrückt.

Fixierung masturbatorischer Handlungen: Bei einem kleinen Teil der Jugendlichen kann sich die sexuelle Befriedigung ausschließlich auf die Onanie konzentrieren, sodass sie später Schwierigkeiten im heterosexuellen Kontakt haben. Sind die sexuellen Phantasien während des Onanierens auf einen gegengeschlechtlichen Partner gerichtet, so ist mit einer guten Prognose zu rechnen. Bei weniger günstigen Verläufen handelt es sich um homosexuelle Phantasien oder sadomasochistische Ausrichtungen der Phantasietätigkeit.

Therapie, Verlauf und Prognose. Bei allen psychischen Problemen in der Adoleszenz muss der Sexualbereich erkundet werden. In diesem Zusammenhang sollte auch auf die von dem jeweiligen Jugendlichen praktizierten Formen der sexuellen Befriedigung eingegangen werden. Dabei kommt man zwangsläufig auf das Thema Onanie. Wenn die Frage der Phantasieausrichtung abgeklärt ist, so ergeben sich folgende therapeutische Vorgehensweisen:

- Aufklärung über altersentsprechendes Sexualverhalten;
- entlastende Gespräche bezüglich gefürchteter Folgen der Onanie;
- Eingehen auf die individuelle Problemlage des Patienten und seine Phantasien;
- bei kontaktgestörten und zurückgezogenen Adoleszenten Anbahnung von Kontakten zum anderen Geschlecht.

Homoerotische Neigungen (Homosexualität)

Definition und Klassifikation. Unter homoerotischen Neigungen versteht man die vorwiegend auf das gleiche Geschlecht gerichtete sexuelle Zuneigung mit oder ohne körperliche Beziehung. Liegt sie in ausgeprägter Form vor, so spricht man von Homosexualität, bei Frauen auch von lesbischem Verhalten.

Homosexualität ist keine psychische Störung. Demgemäß existiert auch keine entsprechende diagnostische Kategorie in den beiden Klassifikationssystemen ICD-10 und DSM-IV. Wohl aber werden in der ICD-10 Störungen unterschieden, die in Verbindung mit Homosexualität zu sehen sind, z.B. sexuelle Reifungskrisen mit Schwierigkeiten hinsichtlich der sexuellen Orientierung (F 66.0). Da diese den Kinder- und Jugendpsychiater immer wieder beschäftigen, werden sie ausführlicher beschrieben.

Epidemiologie. Es ist schwer, in der Adoleszenz die Prävalenzrate homoerotischen oder homosexuellen Verhaltens festzustellen, nicht zuletzt deshalb, weil dieses häufig ein Durchgangsstadium darstellt und nicht dauerhaft erhalten bleibt. Andererseits zeigt sich bei einem Teil der Jugendlichen eine bereits fixierte homosexuelle Neigung, die im Erwachsenenalter dann bestehen bleibt.

Bei erwachsenen Männern wird eine Häufigkeit von rund 4% für homosexuelles Verhalten angegeben, die Rate der lesbischen Frauen soll etwa 1–2% betragen. Die hier genannten Zahlen betreffen aber nur fixierte homosexuelle Verhaltensweisen. In Wirklichkeit sind homosexuelle Handlungen wesentlich häufiger.

Diagnose und Differentialdiagnose. Nach dem Erscheinungsbild und dem Verlauf kann man folgende Verhaltensweisen unterscheiden:

- Homosexualität als entwicklungsabhängige Durchgangsphase,
- pseudohomosexuelles Verhalten,
- fixierte Homosexualität (Neigungshomosexualität).

1. Homosexuelle Neigungen als *Durchgangsstadium* findet man nicht selten in der Präpubertät und Pubertät. Homosexuelle Handlungen als Durchgangsphase der sexuellen Entwicklung haben oft den Charakter einer Ersatzhandlung

für angestrebte, aber noch nicht realisierte Beziehungen zum anderen Geschlecht. Sie werden später von heterosexuellen Verhaltensweisen und Bedürfnislagen abgelöst. Die pubertierenden Jugendlichen sind sich ihrer psychosexuellen Identität noch nicht sicher und durchlaufen vielfach sowohl hinsichtlich ihrer sexuellen Identität als auch im Hinblick auf den Partnerbezug eine „Suchphase", die zwischen den beiden Geschlechtern hin und her pendelt. Gerade auf dem Höhepunkt des sexuellen Triebdrucks, der zwischen dem 16. und 18. Lebensjahr erreicht wird, ist ein heterosexueller Partnerbezug in der Regel noch nicht hinreichend möglich, sodass, gefördert durch entsprechende Gelegenheiten, sexuelle Aktivitäten dem gleichen Geschlecht zugewandt werden.

2. Als *pseudohomosexuelles Verhalten* bezeichnet man eine homosexuelle Betätigung, die nicht oder nur in geringem Ausmaß einer eigenen homosexuellen Neigung entspringt, sondern aus Erwerbsgründen oder zur Erlangung von Vorteilen zugelassen oder aktiv ausgeübt wird. Das bekannteste Beispiel ist die Tätigkeit der „Strichjungen".

3. Unter *fixierter Homosexualität (Neigungshomosexualität)* versteht man die dauerhafte sexuelle Ausrichtung auf das gleiche Geschlecht. Sie muss sich jedoch nicht ausschließlich auf homosexuelles Verhalten beziehen; es gibt durchaus Adoleszente und auch Erwachsene mit einer mehr oder weniger bisexuellen Veranlagung, wobei homosexuelles und heterosexuelles Verhalten kombiniert auftreten. In dieser Typologie kann man also Homosexuelle mit und ohne heterosexuelle Kontakte unterscheiden sowie Heterosexuelle mit und ohne homosexuelle Kontakte.

Ätiologie und Genese. Während homosexuelle Verhaltensweisen in der Adoleszenz als entwicklungspsychologisch zu verstehende Durchgangsphasen aufgefasst werden können und die Pseudohomosexualität kein eigentliches homosexuelles Verhalten darstellt, wird die *fixierte Homosexualität* (Neigungshomosexualität) hinsichtlich ihrer Genese und Ätiologie auch heute noch sehr unterschiedlich bewertet. Im Wesentlichen werden drei ätiologische Hypothesen diskutiert:

- *Genetische Hypothese:* Als Argumente hierfür werden Zwillingsstudien angeführt. Sie zeigen jedoch, dass man nur einen relativ geringen genetischen Einfluss auf die Entstehung der männlichen Homosexualität annehmen kann.
- *These der homoerotischen Prägung des Gehirns in der pränatalen Entwicklung:* Nach dieser Hypothese werden das Geschlecht und auch die Sexualpräferenz pränatal durch die Androgenkonzentration geprägt. Je nach Höhe der Androgenkonzentration variiert die Veranlagung von der Homo- bis zur Heterosexualität.
- *These der frühen Umwelteinflüsse:* Danach sollen für die Homosexualität ungewöhnliche Beziehungen zu den Eltern verantwortlich sein; u. a. wird ein überaus enger Kontakt zur Mutter bei männlichen Homosexuellen beschrieben.

Therapie. Die Therapie richtet sich nach der Art der Homosexualität sowie nach dem Behandlungsbedürfnis und muss immer die soziale Umgebung mit berücksichtigen. Während bei Jugendlichen mit vorübergehenden homoerotischen Neigungen Störungen der sexuellen Identität im Vordergrund stehen, geht es bei der *Neigungshomosexualität* als fixierter Störung, wenn überhaupt Leidensdruck und Behandlungswunsch vorhanden sind, um eine Umorientierung der Sexualität auf das andere Geschlecht. Dies ist sehr langwierig und oft gar nicht zu erreichen.

Verlauf und Prognose. Bei der Neigungshomosexualität bleiben homosexuelle Verhaltensweisen im weiteren Lebenslauf recht stabil. Infolge der gesellschaftlichen Reaktionen und Sanktionen entstehen häufig sekundäre Komplikationen. Was die Partnerbeziehung betrifft, so existieren alle Spielarten: vom häufigen Partnerwechsel bis zur relativ stabilen homosexuellen Dauerbeziehung von eheähnlichem Charakter. Bei häufig wechselnden Partnerschaften besteht eine Reihe von Gefahren, von denen die Aids-Infektion die gravierendste ist.

Störungen der Geschlechtsrollenidentität, Transvestitismus und Transsexualismus

Störungen der Geschlechtsrollenidentität in der Kindheit und Präadoleszenz

Definition und Klassifikation. Es besteht eine Diskrepanz zwischen der körperlich eindeutigen Geschlechtsfestlegung und dem jeweiligen Rollenverhalten. Die Begriffe „atypisches Geschlechtsrollenverhalten" und „atypische psychosexuelle Entwicklung" sind synonym. Die betroffenen Jugendlichen zeigen in Kleidung, Gewohnheiten und Beziehungen zum anderen Geschlecht Verhaltensweisen, die im Gegensatz zur eigenen Geschlechtsrolle stehen. Störungen der sexuellen Identität sind oft schon im Kindergartenalter sichtbar, seltener treten sie erstmals um die Pubertät auf.

Die ICD-10 spricht von einer Störung der Geschlechtsidentität in der Kindheit (F64.2) mit dem Hauptcharakteristikum, dem anderen Geschlecht angehören zu wollen, ohne Umwandlungswunsch wie bei der Transsexualität. Auch im DSM-IV ist eine eigene Kategorie für diese Störung vorgesehen (Geschlechtsidentitätsstörung).

Epidemiologie. Die Störung ist insgesamt sehr selten. Epidemiologische Angaben sind uns nicht bekannt.

Klinisches Bild. Hauptmerkmal ist der ausgeprägte und anhaltende Wunsch, dem anderen Geschlecht anzugehören, verbunden mit der Ablehnung des eigenen Geschlechts und seiner biologischen und sozialen Attribute. In extremer Form kann dies dazu führen, dass die eigenen Genitalien abgelehnt werden, was in die Hoffnung oder Behauptung eingekleidet wird, dass sich diese mit zunehmendem Älterwerden zurückbilden werden. Gleichzeitig zeigen die Kinder das dem jeweils anderen Geschlecht zugeschriebene Verhalten, was meist bereits im Vorschulalter sichtbar wird.

Bei *Jungen* zeigt es sich darin, dass sie in der Kleidung und im Spiel sich mädchenhaft verhalten. Das heißt, sie haben eine ausgesprochene Vorliebe für Spielsachen, die gewöhnlich bei Mädchen zu finden sind, wie Puppen und Puppenküchen, während jungentypische Spielzeuge abgelehnt werden. Diesem Verhalten entspricht auch die Einengung des Kontakts auf das weibliche Geschlecht; die Spiele und Gewohnheiten von Jungen werden als zu rau abgelehnt, Kontakte mit Mädchen werden bevorzugt.

Nicht selten wird ein derartiges Verhalten durch die Eltern herbeigeführt, die Jungen im Vorschulalter gern als Mädchen kleiden, die Haartracht wie bei einem Mädchen gestalten und auch im erzieherischen Verhalten die Jungen wie Mädchen behandeln. Diese Tendenz kann Ausdruck davon sein, dass der jeweilige Junge eigentlich als Mädchen erwünscht war, dieser unerfüllte Wunsch der Eltern also in ihrem erzieherischen Verhalten fortwirkt.

Bei *Mädchen* zeigt sich das gegengeschlechtliche Verhalten in der Bevorzugung ausgesprochen männlicher Gewohnheiten und Verhaltensweisen. Die Mädchen kleiden sich wie Jungen, laufen nur in Hosen herum, lieben aggressive Spiele und kaprizieren sich oft auf Sportarten (z. B. Fußball, Schießen), die normalerweise vom männlichen Geschlecht bevorzugt werden.

Nach bisher vorliegenden Untersuchungen wird gegengeschlechtliches Verhalten im Vorschulalter von den Eltern meist als passagere Erscheinung betrachtet. Diese suchen erst dann Hilfe, wenn das Verhalten nach der Einschulung noch besteht und sich auch weiterhin fortsetzt.

Ätiologie und Genese. Eine schlüssige Theorie zur Ätiologie und Genese der Störung liegt noch nicht vor. Entsprechend den wenigen Untersuchungen an größeren Zahlen derartiger Kinder, Jugendlicher und ihrer Familien scheinen folgende Faktoren bedeutsam zu sein: konstitutionelle Faktoren, ausgeprägte einschlägige Erziehungshaltung der Eltern, enge Bindung von Müttern an ihre Kinder (bevorzugt Jungen), Fehlen gleichgeschlechtlicher Partner.

Endokrine Befunde sind bei dieser Variante der sexuellen Ausreifung bislang nicht bekannt geworden.

Diagnose und Differentialdiagnose. Die Diagnose wird aufgrund der Anamnese und der Exploration des jeweiligen Jugendlichen gestellt. Stets ist an eine *Transsexualität* zu denken, die immer mit dem *Wunsch nach operativer Geschlechtsumwandlung* verbunden ist. Auch der Transvestitismus ist abzugrenzen, dessen Kennzeichen der sexuelle Lustgewinn durch das Verkleiden ist. Dieser fehlt bei der hier beschriebenen Störung der sexuellen Identität. Schließlich ist auch an *Homosexualität* oder an *endokrine Störungen* zu denken. In jedem Falle sollte eine endokrinologische mit einer psychiatrischen und psychologischen Untersuchung verbunden werden.

Für die Einordnung der Störung ist maßgebend, dass bei den allermeisten Kindern und Jugendlichen trotz ihrer Neigung zu gegengeschlechtlichen Verhaltensweisen die sexuellen Wunschvorstellungen und Phantasien dem anderen Geschlecht und nicht dem eigenen gelten.

Therapie. Vor Beginn einer Therapie muss sorgfältig abgeklärt werden, ob die betreffenden Jugendlichen überhaupt den Wunsch haben, eine Geschlechtsidentität im Sinne ihrer originären Geschlechtszugehörigkeit zu entwickeln. Wenn dies der Fall ist, so besteht auch meist eine Motivation für die Behandlung. In vielen Fällen wurden bereits im Kindesalter erfolglose Versuche durchgeführt, und der Wunsch in der Adoleszenz geht gar nicht von den Jugendlichen selbst aus, sondern von ihren Eltern. In diesen Fällen wird man eine eigentliche Therapie gar nicht durchführen können, sondern sich auf *Beratungsmaßnahmen* beschränken, die sich auf folgende Themen konzentrieren:

- *Beim Jugendlichen:* Aufklärung über die Natur der Störung, Erkundung der individuellen Lebensperspektive, Klärung der sexuellen Wünsche und Phantasien, Anbahnung von Gruppenaktivitäten und eines besseren Sozialverhaltens im Falle von Kontaktarmut und Rückzug, Behandlung begleitender Störungen (z. B. einer Depression oder einer neurotischen Fehlentwicklung).
- *Bei den Eltern:* Aufklärung über die Natur der Störung, Hinweis auf die Hartnäckigkeit und die fehlende Therapiemotivation. Es sollten stets einige gemeinsame Gespräche mit den Eltern und dem Jugendlichen geführt werden, um alle offenen Fragen und Sorgen von beiden Seiten her anzusprechen und um gegenüber dem Jugendlichen den Eindruck zu vermeiden, man gebe vertrauliche Informationen, über die er in einer Einzelsituation berichtet hat, an die Eltern weiter.

Verlauf und Prognose. Sie hängen davon ab, ob das gegengeschlechtliche Verhalten in eine echte *Transsexualität* einmündet oder nicht. In ersterem Falle muss die Prognose als ungünstig angesehen werden; es taucht regelmäßig der Wunsch nach operativer Geschlechtsumwandlung auf. In letzterem Falle ist die Prognose günstiger. Auch ist die Quote sekundärer psychischer Störungen anderer Art dann viel geringer als bei der Transsexualität.

Transvestitismus

Definition und Klassifikation. Beim Transvestitismus handelt es sich um eine sexuelle Verhaltensabweichung, bei der sexuelle Lust durch das Anlegen von Kleidern des anderen Geschlechts erreicht wird. Dabei besteht kein ständiges Bemühen, die Identität des anderen Geschlechts zu übernehmen. Die Bezeichnung ist in der ICD-10 und im DSM-IV gleichlautend *transvestitiver Fetischismus.*

Epidemiologie. Transvestitismus kommt bei männlichen und weiblichen Kindern und Jugendlichen vor. Angaben zur Epidemiologie liegen nur für Erwachsene vor. Danach muss mit einem Fall auf 100 000 bei Männern und auf 400 000 bei Frauen gerechnet werden.

Diagnose und Differentialdiagnose. Die Diagnose kann meist schon aufgrund der Anamnese gestellt werden. Charakteristisch für den Transvestitismus ist die sexuelle Befriedigung, die mit dem Tragen von Kleidern des anderen Geschlechts verbunden ist. Die Störung ist verwandt mit fetischistischen Neigungen. In vielen Fällen ist diese „Verkleidung“ kombiniert mit anderen Attributen des jeweils anderen Geschlechts (Bevorzugung entsprechender Verhaltensweisen).

Von der *Transsexualität* wird der Transvestitismus dadurch abgegrenzt, dass kein Wunsch nach *operativer Geschlechtsumwandlung* besteht und das Spezifische im „Verkleidungsvorgang“ und der durch ihn herbeigeführten Befriedigung liegt. Transvestiten streben jedoch nicht an, dauerhaft dem anderen Geschlecht anzugehören. Abgegrenzt werden müssen ferner genitaldysplastische Transvestiten (*Pseudo-Hermaphroditismus*). Hierzu ist eine sorgfältige körperliche und endokrinologische Untersuchung erforderlich. Schließlich sind transvestitische Neigungen auch am Beginn einer *schizophrenen Psychose* bekannt.

Ätiologie und Genese. Ein körperliches Substrat des Transvestitismus ist bislang nicht gefunden worden. Nur in 2–8% der Fälle wurden Chromosomenanomalien, meist aus der Klinefelter-Gruppe (XXY), gefunden. Bei vielen Kindern und Jugendlichen lässt sich die Neigung, Kleider des anderen Geschlechts zu tragen, bis in die frühe Kindheit zurückverfolgen. Sie wird schließlich in der Präpubertät und Adoleszenz zum unwiderstehlichen Drang. Auch im Transvestitismus zeigt sich eine gestörte Geschlechtsrollenidentität, wobei die sexuelle Partnerwahl bei männlichen Transsexuellen etwa je zur Hälfte homosexuell bzw. heterosexuell ausgerichtet ist. In der Adoleszenz ist Transvestitismus häufig mit Fetischismus vergesellschaftet (fetischistischer Transvestitismus), der sich darin zeigt, dass die männlichen Jugendlichen Damenkleidung entwenden und sie in fetischistischer Weise zur sexuellen Befriedigung (Onanie) verwenden.

Therapie, Verlauf und Prognose. Die meisten Transvestiten sind für eine Behandlung nicht motiviert und auch schwer motivierbar. Manchmal wird ein Behandlungsversuch durch ein Gerichtsverfahren eingeleitet, wobei es dann ebenfalls zuerst um die Erarbeitung einer Therapiemotivation geht.

Aber selbst bei vorhandener Therapiemotivation sind die Erfolgsaussichten gering, denn die transvestitischen Neigungen sind immer ausgesprochen lustbetont und oft bereits jahrelang fest verankert. Meist werden verhaltenstherapeutische Methoden angewandt, z. B. Gegenkonditionierung und Aversionstherapie.

Was *Verlauf* und *Prognose* betrifft, so hält sich die Störung, wenn sie einmal fixiert ist, ziemlich hartnäckig. In einigen Fällen ist auch ein Übergang in Transsexualität beobachtet worden, jedoch betrifft dies nur eine Minderheit. In der Adoleszenz gibt es aber relativ häufig *vorübergehende transvestitische Verhaltensweisen* im Zusammenhang mit besonderen Anreizen zur Masturbation.

Transsexualismus

Definition und Klassifikation. Beim Transsexualismus handelt es sich um eine Störung der Geschlechtsrollenidentität, deren Hauptmerkmal der *unabänderliche Wunsch ist, dem jeweils anderen Geschlecht anzugehören* und diese Zugehörigkeit durch eine geschlechtsumwandelnde Operation herbeiführen zu lassen. Dieser Wunsch ist die konsequente Fortsetzung der psychischen Konstellation dieser Kinder und Jugendlichen, die sich insofern als verunglückte Naturen empfinden, als in einem anatomisch männlichen Körper ein komplett weiblich denkender und fühlender Mensch (und umgekehrt) steckt.

Die diagnostischen Leitlinien der ICD-10 betonen neben dem Umwandlungswunsch, dass die transsexuelle Identität mindestens 2 Jahre durchgehend bestanden haben muss und nicht Symptom einer anderen Störung sein darf (z. B. Schizophrenie, genetische oder geschlechtschromosomale Abnormitäten). Im DSM-IV ist keine eigene Kategorie Transsexualismus vorgesehen. Die Störung wird unter der Rubrik Geschlechtsidentitätsstörung eingeordnet.

Epidemiologie. Transsexualismus kommt bei beiden Geschlechtern vor und ist bei Frauen häufiger als bei Männern (3 : 2). Insgesamt ist die Störung selten. Sie kommt im kinder- und jugendpsychiatrischen Krankengut daher nur gelegentlich vor. Wenn solche Jugendlichen in die Sprechstunde kommen oder von den Eltern in die Klinik gebracht werden, so handelt es sich zumeist um eine sehr ernste Problematik, die durch zusätzliche psychische Störungen (z. B. suizidale Tendenzen, Depressionen, aggressives Verhalten) gekennzeichnet ist.

Klinisches Bild. Bei männlichen Transsexuellen reicht die Erinnerung an die weibliche Rollenfixierung bis in die früheste Kindheit zurück. Die Jugendlichen streben stets eine operative Geschlechtsumwandlung an, die letztlich nachvollziehen soll, was schon immer ihr Wunsch war, nämlich dem anderen Geschlecht anzugehören und diesem auch anatomisch zu entsprechen. Das Hauptmerkmal der Transsexualität besteht also darin, vollständig und dauerhaft, ja irreversibel, die *Identität des anderen Geschlechts*, unglückseligerweise aber den falschen Körper zu haben. Männliche transsexuelle Jugendliche kleiden sich weiblich, entsprechen auch in Gestik, Mimik, Sprache und Bewegungen weitgehend einer Frau. Sie bekennen sich offen zur weiblichen Geschlechtsrolle, streben eine Änderung ihres Vornamens an, eine Behandlung mit weiblichen Geschlechtshormonen und schließlich die operative Geschlechtsumwandlung.

Aufgrund dieser typischen Konstellation ergibt sich im Alltag eine Vielzahl von Konflikten: So ist es für viele transsexuelle Jugendliche z.B. ein großes Problem, ob sie eine Herren- oder Damentoilette aufsuchen sollen. Häufig möchten sie nicht mehr mit ihrem eigenen Vornamen angeredet werden, sondern mit einem, der dem jeweils anderen Geschlecht angehört.

Häufig entstehen Probleme der Einwilligung in eine Heilbehandlung, wenn die Jugendlichen eine hormonelle Behandlung anstreben oder gar eine Geschlechtsumwandlung vor dem 18. Lebensjahr. Daneben leiden sie oft sehr stark darunter, dass sie als effeminierte Homosexuelle betrachtet werden.

Bei weiblichen Transsexuellen ergeben sich ganz analoge Symptome und Konflikte. Diese seien durch folgende Kasuistik veranschaulicht:

Beispiel
Ein 17-jähriges Mädchen kam zwei Jahre vor dem Abitur in die Sprechstunde mit dem dringenden Wunsch nach einer geschlechtsumwandelnden Operation. Es wollte seit der frühen Kindheit ein Junge sein, kleidete und benahm sich seither wie ein Junge. Wie eine nähere Untersuchung zeigte, hatte die Patientin eine ausschließlich männliche Identität entwickelt und wurde in ihrer Klasse auch mit dem Vornamen „Norbert" angesprochen, den sie sich selbst gegeben hatte. Mehrere Behandlungsversuche konnten an dieser Einstellung nichts ändern. Die Patientin erstrebt nach wie vor die geschlechtsumwandelnde Operation und ist über die dabei erfolgenden anatomischen Veränderungen und auch über die rechtlichen Folgen genau informiert.

Diagnose und Differentialdiagnose. Die Transsexualität muss abgegrenzt werden von *anderen Störungen der sexuellen Identität*. Auch *schizophrene Psychosen* müssen ausgeschlossen werden. Bei diesen kann ebenfalls der Wunsch nach einer geschlechtsumwandelnden Operation auftreten. Er ist in diesem Fall jedoch immer neueren Datums und lässt sich nicht wie bei Transsexuellen jahrelang zurückverfolgen. Im übrigen gestatten auch die anderen typischen Symptome für eine Schizophrenie die Abgrenzung.

Ätiologie und Genese. Die Vorstellungen hierzu sind in Tab. 37.**1** zusammengefasst.

Therapie. Die vielen Versuche, Transsexuelle mit Hilfe psychotherapeutischer Maßnahmen zu ihrer dem anatomischen Geschlecht entsprechenden sexuellen Identität zurückzuführen, sind im Wesentlichen erfolglos geblieben. Bei einer echten und über Jahre bestehenden Transsexualität in der Adoleszenz bleiben nur zwei Möglichkeiten:

- mit der Störung zu leben, was permanente Konflikte und zusätzliche psychiatrische Komplikationen (häufige Suizidversuche, neurotische Fehlentwicklungen) bedeutet, oder

Tab. 37.**1** Ätiologie und Genese des Transsexualismus.

Einflussfaktoren	Beschreibung
Neuroendokrine Prägung des Geschlechts im pränatalen Stadium	Bereits im pränatalen Stadium kann durch Androgen-Wirkung beim weiblichen Feten eine gegengeschlechtliche Entwicklung in den Zentren des Hypothalamus induziert werden. Das Fehlen von Androgenen soll umgekehrt bei männlichen Feten eine Entwicklung in Richtung des weiblichen Geschlechts begünstigen. Eine sexualhormonabhängige Gehirndifferenzierung ist jedenfalls bekannt. Wenn diese These zuträfe, so läge bei der Transsexualität eine „konnatale Neuroendokrinopathie" vor.
Defekte der zentralnervösen Sexualsteuerung	Möglicherweise liegen bei Transsexuellen pathologische Veränderungen im Temporallappenbereich vor.
Familiäre Hintergrundfaktoren	In verschiedenen Kasuistiken wurden für männliche Transsexuelle folgende Faktoren herausgearbeitet: Abwesenheit des Vaters in der Familie, Störungen der Geschlechtsrollenidentität beim Vater, symbiotische Beziehung der Jungen zur Mutter, dem anatomischen Geschlecht entgegengesetzte Erziehungspraktiken.
Genetische Faktoren	Gelegentlich tritt Transsexualität familiär gehäuft auf, sodass auch genetische Faktoren nicht ganz ausgeschlossen werden können. Sie dürften bei dieser Störung aber keine führende Rolle einnehmen.

- Durchführung einer geschlechtsumwandelnden Operation.

Beide Alternativen erfordern eine langfristige psychische Führung und gegebenenfalls eine begleitende Psychotherapie.

Die meisten transsexuellen Jugendlichen sehen ihre Störung nicht als Störung, sodass die erste Alternative häufig nicht weiter verfolgt werden kann. Sie haben von den Möglichkeiten einer geschlechtsumwandelnden Operation gehört und wollen darüber genau informiert werden. Diese Informationen mit allen Details (einschließlich anatomischer Abbildungen) gehören zu den ersten Aufgaben in der Behandlung von Transsexuellen.

Verlauf und Prognose. Nachuntersuchungen nach geschlechtsumwandelnden Operationen haben den anfänglichen Optimismus, den man dieser Behandlungsmethode entgegenbrachte, inzwischen empfindlich gedämpft, sodass psychotherapeutische bzw. verhaltenstherapeutische Vorgehensweisen wieder häufiger versucht werden.

Störungen der Sexualpräferenz (Paraphilien)

Exhibitionismus

Definition und Klassifikation. Bei dieser vorwiegend männliche Jugendliche und Männer betreffenden Verhaltensabweichung wird sexuelle Lust durch *Zurschaustellen der Geschlechtsorgane* gegenüber Personen des anderen Geschlechts oder gegenüber Kindern erreicht. Meist wird die sexuelle Befriedigung durch Masturbation während oder nach der exhibitionistischen Handlung erreicht.

Die diagnostischen Leitlinien von ICD-10 und DSM-IV betonen den impulshaften sexuellen Drang zum Entblößen der eigenen Genitalien, der vielfach als „schwer kontrollierbar und persönlichkeitsfremd" (ICD-10) erlebt wird. Im DSM-IV wird ein Zeitraum von mindestens 6 Monaten für die Existenz der Symptomatik vorausgesetzt.

Epidemiologie. Es ist schwer, die Häufigkeit exhibitionistischer Handlungen zu objektivieren. Befragungen an unausgelesenen Stichproben von Jugendlichen sind nicht bekannt. Als Delikt tritt Exhibitionismus relativ häufig in Erscheinung, wenngleich die meisten exhibitionistischen Handlungen nicht angezeigt werden. So wurden in der polizeilichen Kriminalstatistik 1997 ca. 10000 Fälle unter der Rubrik „Exhibitionistische Handlungen und Erregung öffentlichen Ärgernisses" erfasst. Jedoch nur 11,5% der verdächtigten Täter gehörten der Altersgruppe der Kinder, Jugendlichen und Heranwachsenden an.

In der jugendpsychiatrischen Begutachtungspraxis kommt Exhibitionismus relativ häufig vor. Von Bedeutung ist eigentlich nur der männliche Exhibitionismus, der weibliche spielt praktisch keine Rolle. Von Exhibitionismus sollte man erst nach Eintreten der Pubertät oder Adoleszenz sprechen.

Klinisches Bild. In der Regel handelt es sich um männliche Jugendliche, die sich verbergen und bei Herannahen meist unbekannter weiblicher Personen ihre Genitalien zur Schau stellen und dabei onanieren. Meist halten die Jugendlichen eine größere Distanz ein. Das Erschrecken der Frauen ist oft beabsichtigt und dient der sexuellen Luststeigerung. Die exhibitionistische Handlung wird durch Masturbation bis zur Ejakulation beendet. Die Intention der Exhibitionisten besteht nicht darin, durch das Zeigen der eigenen Genitalien zum Geschlechtsverkehr aufzufordern, sondern ausschließlich im sexuellen Lustgewinn durch diese Handlungen. Dementsprechend fliehen die meisten Jugendlichen, wenn die betreffenden Personen auf sie zugehen.

Von ihrer *Persönlichkeit* her sind exhibitionierende Jugendliche meist kontaktarm, gehemmt und haben ausgeprägte Schwierigkeiten mit heterosexuellen Kontakten. Sie sind ausgesprochen schüchtern und schamhaft und leiden an zahlreichen Insuffizienzgefühlen. In ihrer sexuellen Reifeentwicklung sind sie häufig verzögert. Oft sind sie nicht hinreichend aufgeklärt und stammen aus Familien, in denen der Sexualität eine ablehnende Haltung entgegengebracht wird.

Therapie und Prognose. Die meisten exhibitionierenden Jugendlichen kommen nicht freiwillig in Behandlung, sondern durch Auflage des Gerichts. In dieser Situation ist zunächst ein therapeutisches Klima herzustellen, dem die gerichtlich ausgesprochene Auflage anfangs entgegensteht. Die Erfahrung hat aber gezeigt, dass die Jugendlichen mit der Zeit Vertrauen gewinnen und sehen, dass sie von der Behandlung profitieren. Die Behandlung muss die in Tab. 37.**2** genannten Gesichtspunkte beachten.

Die *Prognose* ist günstig, wenn man mit diesen Jugendlichen in ein gutes Gespräch kommt, die *Therapiemotivation* gegeben ist und es gelingt, ihre sozialen Hemmungen abzubauen.

Fetischismus

Definition und Klassifikation. Beim Fetischismus handelt es sich um eine überwiegend beim männlichen Geschlecht vorkommende sexuelle Verhaltensabweichung, bei der die sexuelle Erregbarkeit und Befriedigung mit dem Vorhandensein oder Berühren bestimmter Gegenstände, die meist dem weiblichen Geschlecht zugeordnet werden, gekoppelt ist. Solche Gegenstände sind z. B. Damenwäsche, Damenschuhe, Ledermäntel, Pelze, aber auch Abbildungen des weiblichen Körpers mit den entsprechenden Attributen. Die sexuelle Befriedigung wird durch Masturbation herbeigeführt, wobei die betreffenden Gegenstände die sexuelle Erregung und Befriedigung steigern. Die jeweiligen Objekte dienen als „Pars pro Toto", als *Ersatz für den realen Partner*, der vielfach „hinzuphantasiert" wird. In der ICD-10 gehört der Fetischismus zu den Störungen der Sexualpräferenz (Paraphilien). Im DSM-IV wird wiederum eine mindestens sechsmonatige Dauer der Symptomatik für die Diagnose gefordert.

Epidemiologie. Es liegen keine Angaben zur Häufigkeit vor. Die Störung ist jedoch insgesamt sehr selten. Sie kommt ganz überwiegend beim männlichen Geschlecht und kaum bei Frauen vor.

Klinisches Bild. Vom Fetischismus sollte man erst ab der Pubertät oder Präpubertät sprechen. Es existieren zwar bereits im Kindesalter fetischistische Neigungen, diese haben jedoch in der Regel nicht den beim Fetischismus üblicherweise zu findenden sexuell triebhaften Charakter.

Beim Fetischismus handelt es sich um eine sexuelle Verhaltensabweichung, in der die Partnerphantasien fast immer heterosexueller Natur sind, der gegengeschlechtliche Partner aber aufgrund von Hemmungen unerreichbar erscheint. Bei Jugendlichen, die zum Fetischismus neigen, handelt es sich um kontaktgestörte, gehemmte, an *Selbstunsicherheit* leidende junge Menschen, die weibliche Attribute des entbehrten Partners zur Steigerung ihrer sexuellen Lustempfindungen benutzen. Bei langjährigem Bestehen fetischistischer Neigungen kann eine Fixierung auftreten, die dazu führt, dass die Betreffenden auch später nur dann sexuelle Befriedigung verspüren, wenn die entsprechenden Objekte (z. B. Lederkleidung) während des Sexualakts anwesend sind.

Viele Gegenstände, die im Rahmen fetischistischer Handlungen benutzt werden, stellen eine Art Ersatz für den menschlichen Körper dar.

Es kann durchaus zu aggressiven Handlungen gegenüber Frauen kommen, indem sich die betreffenden Jugendlichen gewaltsam die Objekte, die sie zur Steigerung ihrer sexuellen Empfindungen benötigen, zu verschaffen versuchen. Dies soll an folgender Kasuistik verdeutlicht werden:

Tab. 37.**2** Behandlung des Exhibitionismus.

Maßnahme	Beschreibung
Nachholen und Erweitern der sexuellen Aufklärung und Information	Viele exhibitionierende Jugendliche wurden über sexuelle Fragen nicht hinreichend aufgeklärt und haben ein bescheidenes Wissen über Sexualität und Sexualverhalten. Dies muss in der Therapie nachgeholt werden.
Behandlung zugrundeliegender Störungen	Hier ist die meist schwere Kontaktstörung zu erwähnen, die mit starken Insuffizienzgefühlen verbunden ist. Ein wichtiges Therapieziel ist, den Jugendlichen aus dieser Situation herauszuführen, was allerdings bedeutet, dass auch sein sozialer Kontaktraum erweitert werden muss.
Vermittlung von altersentsprechenden Kontaktangeboten in heterosexuell zusammengesetzten Gruppen	Es sollte versucht werden, die meist kontaktgestörten und gehemmtem Jugendlichen in Gruppen zu vermitteln, in denen sie in natürlicher Weise Umgang mit dem anderen Geschlecht haben können, sodass sie mit der Zeit ein unbefangeneres Verhältnis zum anderen Geschlecht gewinnen.

Beispiel
Ein 21-jähriger Bundeswehrsoldat entriss einem Mädchen eine Lederjacke, die er als fetischistisches Objekt zum Onanieren benötigte. Als er von der Polizei festgenommen wurde, entdeckte man im Kofferraum seines PKW weitere „Fetisch-Objekte" in Form von Lackmänteln, Lackstiefeln und Lederkleidungsstücken, die er zum Teil gekauft, zum Teil entwendet hatte. Aufgrund einer Auflage des Gerichts erfolgte eine zweijährige psychotherapeutische Behandlung in lockeren Abständen mit dem Ziel, den kontaktgestörten Adoleszenten an ein normales Sexualverhalten heranzuführen. In der Bewährungszeit von zwei Jahren wurden keine weiteren Auffälligkeiten in der genannten Richtung bekannt.

Ätiologie und Genese. Aus *lerntheoretischer Sicht* wird angenommen, dass fetischistisches Verhalten durch eine Konditionierung sexueller Reaktionen auf ganz bestimmte Objekte erfolgt. Diese Objekte werden meist im Sinne einer Pars-pro-Toto-Vorstellung mit einer Person des anderen oder auch des eigenen Geschlechts in Verbindung gebracht. Durch Masturbation und Orgasmus wird die Konditionierung verstärkt und aufrechterhalten.

Therapie. Die Behandlung konzentriert sich auf die Anbahnung natürlicher sexueller Reaktionen unter schrittweiser „Ausklammerung" des Fetischs. Dies geschieht zumeist nach verhaltenstherapeutischen Prinzipien. Ein entscheidender Schritt ist dabei auch der Abbau von Angst und Scheu vor dem anderen Geschlecht, die meist bei Fetischisten bestehen.

Weiterführende Literatur

Beier, K. M., Bosinski, H. A. G., Hartmann, U., Loewit, K.: Sexualmedizin. Urban & Fischer, München 2001

Bosinski, H. A. G.: Nosologie der Geschlechts-identitätsstörungen – Historischer Hintergrund und aktuelle Klassifikationssysteme. Sexologie 3: 92–105, 1997

Buddeberg, C.: Sexualberatung. 4. Aufl. Thieme, Stuttgart 2005

Clement, U. (Hrsg.): Transsexualität. Behandlung und Begutachtung. Schattauer, Stuttgart 1996

Cohen-Kettenis, P. T., Gooren, L. J. G.: Transsexualism: A review of etiology, diagnosis, and treatment. Journal of Psychosomatic Research Review 46: 315–333, 1999

Deutsche Gesellschaft für Kinder- und Jugendpsychiatrie et al.: Leitlinie „Störung der Geschlechtsidentität (F 64) sowie der sexuellen Entwicklung und Orientierung (F 66)". 3. Aufl. Deutscher Ärzte-Verlag, Köln 2007

Eicher, W.: Transsexualismus. 2. Aufl. G. Fischer, Stuttgart 1992

Fiedler, P.: Sexuelle Orientierung und sexuelle Abweichung. Beltz, Weinheim 2004

Hartmann, U., Becker, H.: Störungen der Geschlechtsidentität: Ursachen, Verlauf, Therapie. Springer, Wien 2002

Hebebrand, K., Hebebrand, J., Remschmidt, H.: Medikamente in der Behandlung von Paraphilien und hypersexuellen Störungen. Fortschritte der Neurologie und Psychiatrie 70: 462–475, 2002

Hebebrand, K., Hebebrand, J., Remschmidt, H.: Sexuelle Reife, Sexualverhalten und Einstellung zur Sexualität von Jugendlichen – eine Synopsis rezenter deutscher Studien: Teil I: Sexuelle Reife, Sexual- und Verhütungsverhalten. Kinder- und Jugendmedizin 2: 19–25, 2002

Hebebrand, K., Hebebrand, J., Remschmidt, H.: Sexuelle Reife, Sexualverhalten und Einstellung zur Sexualität von Jugendlichen – eine Synopsis rezenter deutscher Studien: Teil II: Aufklärung, Einstellungen und Konfliktfelder. Kinder- und Jugendmedizin 2: 65–72, 2002

Hemminger, U.: Störungen der Sexualentwicklung und des Sexualverhaltens. In: Remschmidt, H., Mattejat, F., Warnke, A. (Hrsg.): Therapie psychischer Störungen bei Kindern und Jugendlichen. Thieme, Stuttgart 2008, S. 464–472

Kockott, G., Fahrner, E. M.: Sexualstörungen. Thieme, Stuttgart 2004

Remschmidt, H.: Psychiatrie der Adoleszenz. Thieme, Stuttgart 1992

Schmidt, G. (Hrsg.): Jugendsexualität. Enke, Stuttgart 1993

Schmidt, G.: Jugendsexualität – Veränderungen in den letzten vier Jahrzehnten. Kinder- und Jugendmedizin 2: 26–30, 2002

Sigusch, V.: Transsexualismus. Forschungsstand und klinische Praxis. Nervenarzt 68: 870–877, 1997

Sigusch, V. (Hrsg.): Sexuelle Störungen und ihre Behandlung. 4. Aufl. Thieme, Stuttgart 2006

Strauss, B. (Hrsg.): Psychotherapie der Sexualstörungen. 2. Aufl. Thieme, Stuttgart 2004

Strauss, B.: Sexualität und Persönlichkeitsentwicklung. Persönlichkeitsstörungen 19: 553–562, 2001

Strauss, B.: Sexualität. In: Herpertz-Dahlmann, B., Resch, F., Schulte-Markwort, M., Warnke, A. (Hrsg.): Entwicklungspsychiatrie. Schattauer, Stuttgart 2008

38 Körperliche Misshandlung und Vernachlässigung

H. Remschmidt

Definition und Epidemiologie

Definition. *Kindesmisshandlung* beschreibt die nicht unfallbedingte körperliche Verletzung eines Kindes oder Jugendlichen durch einen Elternteil oder eine Betreuungsperson, Kindesvernachlässigung den Mangel eines Minimums an Pflege oder Beaufsichtigung eines Kindes.

In der Literatur finden sich verschiedene verwandte Begriffe. Die häufigsten sind: „Child Abuse", „Child Neglect", „Non-accidental Trauma" (NAT). 1962 prägten Kempe und Mitarbeiter den Begriff „Battered Child Syndrome". Dieser Begriff löst das Phänomen der Kindesmisshandlung von der einzelnen Person des Misshandelnden ab und bringt es in den sozialen Kontext, aus dem heraus Kindesmisshandlungen verständlich werden. In den letzten Jahren zentrierte sich der Begriff der Kindesmisshandlung auf die Familie als denjenigen Ort, an dem Gewalt gegen Kinder ihren traurigen Höhepunkt findet.

Epidemiologie. Nach Angaben der polizeilichen Kriminalstatistik werden jährlich in Deutschland etwa 1700 Fälle von Kindesmisshandlung durch Eltern oder erwachsene Erziehungspersonen registriert. Man kann davon ausgehen, dass *das Dunkelfeld die Zahl der registrierten Fälle bei weitem übersteigt*. Die vorliegenden Schätzungen müssen als unzuverlässig angesehen werden. Sie bewegen sich zwischen 20 000 und 400 000 Fällen pro Jahr in Deutschland. Bei rund 10% der Kinder, die wegen Verletzungen ärztlich untersucht werden, besteht der Verdacht auf Kindesmisshandlung, bei weiteren 10% auf Kindesvernachlässigung.

Diagnose und Differentialdiagnose

Körperliche Kindesmisshandlung und -vernachlässigung ebenso wie sexueller Missbrauch müssen im Gesamtkontext „Gewalt in der Familie" gesehen werden. Denn die Gewaltanwendung gegenüber Kindern ist oft nur eine von mehreren Varianten gewalttätigen Verhaltens innerhalb der Familie oder familienähnlichen Gemeinschaft.

In Tab. 38.**1** ist eine Übersicht über die verschiedenen Varianten gewalttätigen Verhaltens in Familien wiedergegeben.

Hier werden nur gewalttätige Verhaltensweisen von Eltern gegenüber ihren Kindern dargestellt. Die übrigen in der Tabelle angegebenen Formen gewalttätigen Verhaltens bleiben außer Acht. Die Tabelle soll aber zeigen, dass sie von großer Relevanz sind.

Auffälligkeiten des Kindes

An eine Kindesmisshandlung oder -vernachlässigung muss man denken, wenn beim Kind folgende Beobachtungen, die in Tab. 38.**2** dargestellt sind, gemacht werden können.

Im Einzelnen kann das klinische Bild durch folgende Merkmale gekennzeichnet sein: körperliche Schäden, Wachstumsstörungen, intellektuelle Beeinträchtigung, emotionale Störungen und Verhaltensauffälligkeiten sowie Beeinträchtigungen der Persönlichkeit.

Tab. 38.**1** Formen der Gewaltausübung in der Familie (nach Remschmidt et al., 1990).

Formen der Gewaltausübung in der Familie
Gewalt zwischen Partnern • Gewalt gegen die (Ehe-)Frau • Vergewaltigung in der Ehe (Partnerschaft) • Gegengewalt der (Ehe-)Frau • Folgen für die Kinder als Zeugen elterlicher Gewalt
Gewalt zwischen Eltern und Kindern • Körperliche Misshandlung und Vernachlässigung • Seelische Misshandlung • Seelischer Missbrauch und Inzest
Gewalt von Kindern gegen ihre Eltern
Gewalt zwischen Geschwistern
Gewalt gegen ältere Menschen in der Familie

Tab. 38.2 Hinweise auf Seiten des Kindes auf mögliche Misshandlung oder Vernachlässigung.

Hinweise auf Seiten des Kindes auf mögliche Misshandlung oder Vernachlässigung
• Nicht erklärbarer körperlicher Befund, Hinweise auf frühere Verletzungsfolgen
• Zeichen für physische und psychische Vernachlässigung, für die sich keine adäquate Erklärung (z. B. Ernährungsstörung) findet
• Besonders ausgeprägte Ängstlichkeit des Kindes
• Bei jüngeren Kindern Fehlen des Schutzsuchens bei den Eltern und Zugehen auf andere Erwachsene in einer für das Kind neuen bzw. angstbesetzten Situation
• Bei älteren Kindern „Mauern" gegen alle Anzeichen eines Konflikts sowie gleichzeitig Zeichen überangepassten Verhaltens

Verhalten und Auffälligkeiten der Eltern

Entsprechend der Bezeichnung „Misshandlungssyndrom", die ja den Kontext mehrerer Faktoren umschreibt, muss auch dem Verhalten und den Auffälligkeiten der Eltern besondere Bedeutung beigemessen werden. Bei Vorliegen der in Tab. 38.3 genannten Faktoren ist an eine Kindesmisshandlung oder -vernachlässigung zu denken.

Bei vielen Fällen liegt eine Kombination mehrerer dieser Faktoren vor. Hinzu kommen oft noch Merkmale der sozialen Situation wie Arbeitslosigkeit, soziale Diskriminierung oder spezielle Konflikte.

Für die Diagnose der Kindesmisshandlung und -vernachlässigung sind anamnestische Angaben ausschlaggebend. Aber gerade sie sind aus begreiflichen Gründen oft nicht zu erhalten oder sehr unzuverlässig.

„Münchhausen-Stellvertreter-Syndrom"

Beim Münchhausen-Stellvertreter-Syndrom handelt es sich um eine besondere Form der Kindesmisshandlung, wobei die körperlichen Symptome beim Kind durch eine Bezugsperson (meist Mutter) bewusst herbeigeführt werden. Die Bezeichnung ist angelehnt an das Münchhausen-Syndrom bei Erwachsenen, bei dem die Patienten sich selbst Verletzungen zufügen oder körperliche Beschwerden erfinden oder sogar Laborbefunde produzieren, die zu nicht indizierten Behandlungen oder gar Operationen führen.

Tab. 38.3 Hinweise auf Seiten der Eltern auf mögliche Misshandlung oder Vernachlässigung.

auf Seiten der Eltern auf mögliche Misshandlung oder Vernachlässigung
• Diskrepanz zwischen Befund des Kindes und Schilderung der Eltern
• Nicht kooperatives bis feindseliges Verhalten der Eltern
• Verweigerung und Verzögerung der ärztlichen Untersuchung
• Inadäquate Reaktion gegenüber der Verletzung des Kindes
• Hinweise auf Erregungszustände und Verlust der Kontrolle
• Kein Besuch stationär aufgenommener Kinder
• Misshandlung und Vernachlässigung in der eigenen Vorgeschichte
• Infantile eheliche Gemeinschaft oder Partnerbeziehung
• Starke Isolierungstendenzen der Familie, Fehlen von Nachbarschaftskontakten
• Unrealistische Erwartungen an das Kind
• Häufiger Arzt- oder Krankenhauswechsel
• Alkoholmissbrauch

Symptomatik. Von den Bezugspersonen werden Symptome des Kindes berichtet bzw. Verletzungen herbeigeführt, die beim Kind Untersuchungen, Krankenhausaufenthalte oder Behandlungen zur Folge haben. Die geschilderte bzw. zu beobachtende Symptomatik ist dabei sehr vielgestaltig: Es kann sich um Hautausschläge, Blutbeimengungen im Stuhl oder im Urin, berichtete Fieberanfälle, Überdosierung von Medikamenten, vorgetäuschte Unfallverletzungen etc. handeln.

Nahezu immer sind Frauen Täterinnen. Sie kommen häufig aus medizinischen Berufen und haben oft detaillierte Kenntnisse im Hinblick auf die vorgetäuschten Krankheiten oder Verletzungen. Meist haben sie eine übertrieben enge und besorgte Beziehung zu ihrem Kind. In der Vorgeschichte sind bei den misshandelnden Bezugspersonen häufig selbst Misshandlungen, Depressionen, Essstörungen, Drogenmissbrauch oder Persönlichkeitsstörungen festzustellen.

In der Diagnostik ist auf Folgendes zu achten:
- Überprüfung, ob die Symptomatik auch bei Trennung von der vermuteten Erzeugerin der Symptomatik auftritt;
- Erhebung einer ausführlichen Familienanamnese des Kindes und Einbeziehung der bisherigen Untersuchungsbefunde;
- Ausführliche Anamnese beider Eltern im Hinblick auf eigene Erkrankungen, Auffälligkeiten, frühere Misshandlungen oder Beeinträchtigungen;
- Durchführung von Laboruntersuchungen nach mehrtägiger Trennung von der Bezugsperson, die im Verdacht steht, die Symptomatik erzeugt zu haben;
- ausführliche Dokumentation der Befunde im Hinblick auf mögliche gerichtliche Folgen.

Der Verdacht auf ein Münchhausen-Stellvertreter-Syndrom fußt auf denselben Hinweisen, wie sie für die körperliche Misshandlung in den Tab. 38.**2** und Tab. 38.**3** wiedergegeben sind. Ein wichtiger Unterschied besteht in der ausgesprochenen Besorgtheit der misshandelnden Person und häufig ihren dezidierten Kenntnissen über die jeweilige Erkrankung, die vorgegeben wird.

Behandlungsmaßnahmen. Der wichtigste Schritt ist zunächst die Diagnosestellung, die manchmal sehr schwierig ist. Wenn die Diagnose gestellt ist, so ist in allererster Linie das Kind vor weiteren Misshandlungen zu schützen, was nicht selten einen Entzug des Aufenthaltsbestimmungs- bzw. Sorgerechts erfordert. Die weiteren Maßnahmen hängen davon ab, inwieweit eine Kooperation mit der misshandelnden Person bzw. misshandelnden Familienmitgliedern erreichbar ist. In vielen Fällen ist, gerade bei Kooperationsbereitschaft, eine längere Behandlung der jeweiligen Bezugsperson erforderlich. Ansonsten richten sich die therapeutischen Maßnahmen an den gleichen Grundsätzen aus wie bei anderen Formen der körperlichen Kindesmisshandlung.

Ätiologie und Genese

In den letzten Jahren hat sich die Erkenntnis durchgesetzt, dass Kindesmisshandlungen und -vernachlässigungen durch ein multifaktorielles Geschehen zustande kommen. Im Einzelfall können die einzelnen Faktoren unterschiedlich gewichtet sein.

In Tab. 38.**4** sind einige wichtige Faktoren wiedergegeben, von denen aus empirischen Untersuchungen bekannt ist, dass sie an der *Verursachung* der Kindesmisshandlung und -vernachlässigung beteiligt sind.

Es handelt sich um Einflussfaktoren, die entweder das Kind betreffen oder die Eltern oder auch die Familie als Ganzes. Letztere sind deswegen bedeutsam, weil sich herausgestellt hat, dass familiäre Faktoren einerseits zur Genese der Misshandlung und Vernachlässigung in hohem Maße beitragen und weil zum anderen auch über die Einbeziehung der Familien die Behandlung der Störung am ehesten möglich ist.

Die verschiedenen theoretischen Ansätze zur Klärung der Kindesmisshandlung und -vernachlässigung lassen sich unter drei Gesichtspunkten zusammenfassen:

Tab. 38.**4** Risikofaktoren für das Zustandekommen einer Kindesmisshandlung (nach Remschmidt, 1985).

Kind	Eltern	Familienmerkmale
• Niedriges Geburtsgewicht und Unreife (30 %) • Missbildungen und Deformationen • Unerwünschtheit • Entwicklungsstörungen (bis 70 %) • Normabweichendes und unerwartetes Verhalten	• Psychiatrische Erkrankung (Alkoholismus, Psychose, Persönlichkeitsstörungen) • Bestimmte Persönlichkeitszüge (mangelnde Impulssteuerung, Sensitivität, Isolationstendenz, hoher Angstpegel) • Misshandlungen in der eigenen Vorgeschichte • Körperliche Züchtigung wird akzeptiert • Mangel an erzieherischer Kompetenz • Hohe Rate an aggressivem Verhalten • Niedrige positive und hohe negative Interaktionsrate • Relativ niedriger Ausbildungsstand	• Niedriges Einkommen • Arbeitslosigkeit des Vaters • Kinderreichtum • Isolation von der Gemeinschaft • Streit und eheliche Auseinandersetzungen

- individuumzentrierte Ansätze, die die Ursachen in den unmittelbaren Beziehungspersonen (also meist bei den Eltern) sehen;
- psychosoziale Erklärungsansätze, die die Hauptursache in den sozialen Bedingungen sehen, und
- interaktionelle Ansätze, die in der Wechselwirkung verschiedener Einflussfaktoren die führende Ursache sehen.

Heute herrscht Einigkeit darüber, dass der interaktionelle Ansatz das vielschichtige Geschehen der Kindesmisshandlung und -vernachlässigung am besten erklären kann. Dieser Ansatz geht von vier Grundannahmen aus, die in Tab. 38.**5** erläutert werden.

Kindesmisshandlungen und -vernachlässigungen entstehen also in der Regel dadurch, dass die dargestellten kindlichen und elterlichen Faktoren zusammenwirken. Treten zusätzliche Schwierigkeiten auf, so entlädt sich die Spannung in einer Aggression gegenüber dem hilflosesten Teil der Familie, dem Kind. So gesehen sind die meisten Kindesmisshandlungen *Ausdruck der Unfähigkeit bzw. der Hilflosigkeit von Eltern* oder anderen Bezugspersonen, mit dem Kind und seinen speziellen Bedürfnissen angemessen umzugehen. Misshandelte Kinder leiden später überdurchschnittlich häufig an psychischen Störungen wie posttraumatischen Belastungsstörungen, Somatisierungsstörungen, Essstörungen, Alkohol-, Drogen- und Medikamentenmissbrauch und Depressionen.

Therapie, Rehabilitation und Prävention

Akute Intervention und Indikationsstellung für das weitere Vorgehen

Wer mit misshandelten und vernachlässigten Kindern zu tun hat, der versteht sich immer auch als Anwalt der Kinder. Insofern neigt er leicht dazu, beim Vorliegen eines Misshandlungstatbestands rechtliche Maßnahmen, etwa die *Entziehung des Rechts der elterlichen Sorge*, einzuleiten. Dieser Weg sollte jedoch nicht der erste, sondern der letzte sein.

Zwar existieren zahlreiche gesetzliche Regelungen vom Grundgesetz über das Bürgerliche Gesetzbuch, das Jugendhilfegesetz bis zum Strafgesetzbuch. Jedoch muss stets im Einzelfall geprüft werden, wie es zur Kindesmisshandlung kam und welche Möglichkeiten der Behandlung bestehen.

Es ist ein großer Unterschied, ob ein Kind in systematisch vorbereiteter Weise sadistisch gequält wird oder ob eine überforderte Mutter mit fünf Kindern in einer Krisensituation so zuschlägt, dass das Kind ernsthaft verletzt wird.

Für die Indikationsstellung bezüglich weiterer Behandlungsmaßnahmen sind folgende Faktoren wichtig:

- Zunächst muss ein Urteil darüber gebildet werden, ob bei einer schwer wiegenden Kindesmisshandlung eine Wiederholungsgefahr besteht. In solchen Fällen muss das Kind aus der Familie herausgenommen werden.
- Danach ist zu prüfen, ob bei dem misshandelnden Elternteil eine behandlungsbedürftige

Tab. 38.**5** Grundannahmen des interaktionellen Ansatzes zur Erklärung von Kindesmisshandlung.

Grundannahmen	Beschreibung
Fehlen eines adäquaten erzieherischen Verhaltens bei den Eltern	Die Eltern sind häufig durch mangelhafte affektive Bindungen gekennzeichnet. Sie haben nicht gelernt, mit schwierigen Situationen fertig zu werden und wurden häufig früher selbst misshandelt.
Besondere Eigenschaften der misshandelten Kinder	Diese weisen häufig besondere Merkmale auf, die sie leicht zu Opfern von Misshandlungen werden lassen (vgl. Tab. 38.**4**).
Herausbildung einer besonderen, die Gewaltausübung begünstigenden sozialen Interaktion	Die Neigung der Eltern zur Gewaltanwendung wird durch bestimmte Merkmale des Kindes gleichsinnig beeinflusst, sodass sich beide Faktoren addieren oder gar potenzieren können. Auf diese Weise kann es zu einer Eskalation der Gewaltanwendung kommen.
Begünstigung gewalttätiger Interaktionen durch Umgebungsfaktoren	Solche sind: seelische Belastungen in der Familie, psychiatrische Erkrankungen eines oder beider Elternteile, niedriges Einkommen, Isolierung von der Gemeinschaft usw.

psychiatrische Erkrankung vorliegt. Wenn dies gegeben ist, so muss eine entsprechende Behandlung eingeleitet werden.
- Aus der Einzelanalyse des Falles lässt sich ableiten, welche Art einer Kindesmisshandlung vorliegt und ob es möglich sein wird, mit den Kindern oder den Bezugspersonen im Sinne einer therapeutischen Intervention zusammenzuarbeiten. Kann diese Frage bejaht werden, so lässt sich diese Zusammenarbeit während des stationären Aufenthalts des Kindes beginnen, und es wird im Verlauf der Behandlung entschieden, wann eine ambulante Fortführung der Behandlung möglich ist.

Der akuten Gefahr, die durch Misshandlungen für die Kinder entsteht, versucht man immer mehr durch institutionelle Maßnahmen zu begegnen. Unter ihnen spielen zunächst die Kliniken (Kinderkliniken, kinder- und jugendpsychiatrische Kliniken) eine wichtige Rolle, ferner existieren an verschiedenen Stellen Kinderschutzzentren und Frauenhäuser. Letztere sind besonders dann von Bedeutung, wenn die Mütter der Kinder ebenfalls von Misshandlungen betroffen sind. Ein Teil dieser akuten Fälle ist durch den Alkoholismus des Vaters (oder auch der Mutter) bedingt.

Psychotherapeutische Arbeit mit den Eltern und der Familie

Übergeordnetes Ziel derartiger Interventionen ist die Modifikation des elterlichen bzw. partnerbezogenen Verhaltens. Zum einen sollen die eigenen frühkindlichen Defizite der Eltern durch intensive Zuwendung kompensiert werden („re-parenting"), zum anderen wird versucht, die tiefer liegenden *Ursachen des Verhaltens* zu eruieren. Der zuletzt genannte Ansatz sollte ergänzt werden durch Trainingsprogramme, die rasch verhaltenswirksam werden. Tiefenpsychologisch orientierte Behandlungsmodelle, die sich primär auf die Ursachen des Fehlverhaltens und die eigene Kindheit konzentrieren, sind selten allein wirksam, weil die Frage der *Umsetzung in konkrete Verhaltensweisen* nicht bearbeitet wird und eine kurzfristige Verbesserung der Familiensituation unbedingt erforderlich ist. Eine individuelle Behandlung ist besonders dann angezeigt, wenn schwer wiegende psychopathologische Züge, Persönlichkeitsstörungen und eine defiziente eigene Sozialisation vorliegen.

Psychotherapeutische Arbeit mit dem Kind

Auch das misshandelte Kind benötigt ganz individuelle psychotherapeutische Hilfen, da häufig Störungen im emotionalen Bereich und oft auch langfristige Beeinträchtigungen der Persönlichkeit nach der Misshandlung festzustellen sind. Derartige Hilfen sind auch deshalb wichtig, um zu verhindern, dass sich der Zyklus der Misshandlung wiederholt und dass aus dem misshandelten Kind später selbst ein misshandelnder Elternteil wird.

Die Therapie muss auf Alter und Entwicklungsstand abgestimmt sein. Bei jüngeren Kindern empfiehlt sich eine Spieltherapie, bei älteren Kindern Behandlungen, die stärker verbale Elemente berücksichtigen. Das Ziel ist zunächst, dem Kind zu helfen, seine Ängste und Konflikte auszudrücken und zu verarbeiten, das häufig verloren gegangene Vertrauen zu Erwachsenen wiederherzustellen und ein angemessenes Selbstwertgefühl wiederzuerlangen. Die Erfolge der Behandlung sind umso größer, je eher die Eltern die Veränderung beim Kind akzeptieren und bereit sind, sich selbst zu ändern. Diese Beobachtung zeigt deutlich, wie eng im Sinne des Misshandlungssyndroms Veränderungen der Kinder und Veränderungen der Eltern zusammenhängen.

Rezidivprophylaxe

Schon in der Akutsituation der Kindesmisshandlung muss man sich ein Urteil darüber bilden, ob eine Rückfallgefahr vorliegt. Diese ist für das Kind immer bedrohlich und oft auch lebensgefährlich. Die Gefahr eines Rezidivs ist nicht einfach abzuschätzen. Bedacht werden müssen dabei die in Tab. 38.**6** aufgeführten Gesichtspunkte.

Tab. 38.6 Rezidivprophylaxe bei Kindesmisshandlung.

Faktor	Beschreibung
Persönlichkeit und Folgen der Misshandlung für die Eltern	Die Wiederholungsgefahr einer Kindesmisshandlung ist groß, wenn die Eltern bzw. der misshandelnde Elternteil psychiatrisch auffällig sind oder die Persönlichkeit als extrem reizbar und explosibel beschrieben werden muss. In solchen Fällen ist zunächst eine Herausnahme des Kindes aus der Familie dringend indiziert, weil durch die Wiederholung der Misshandlung schwere Schäden für das Kind entstehen können. Auch ausgeprägter Alkoholmissbrauch verstärkt die Wiederholungsgefahr.
Persönlichkeit und Folgen der Misshandlung für das Kind	Auch seitens des misshandelten Kindes gibt es Einflüsse, die eine Wiederholungsgefahr begünstigen: ängstliches Verhalten, Leistungsversagen, ein immer stärkeres Abweichen von der elterlichen Erwartung, Regression in der eigenen Entwicklung (z. B. Wieder-Einkoten, Wieder-Einnässen) tragen dazu bei, dass der misshandelnde Elternteil das Kind immer mehr ablehnt und in Situationen, in denen die Belastung zu groß wird, erneut auf das Kind einschlägt.
Art und Ausmaß der Misshandlung	Es gibt Misshandlungen, die so ausgeprägt sind, dass eine Entfernung des Kindes aus der Familie in jedem Fall in der Akutphase indiziert ist. Hierzu gehören Formen der Misshandlung, die schon primär lebensbedrohlich sind wie Würgen, Beibringen massiver Kopfverletzungen, Schlagen mit Gegenständen und ausgesprochen sadistische Verhaltensweisen, denen ohnehin ein hohes Wiederholungsrisiko innewohnt. Aber auch „mildere" Arten der Misshandlung geben keine Garantie für ein künftiges Unterlassen gewalttätiger Handlungen gegenüber dem Kind.
Einsichts- und Kooperationsfähigkeit der Familie	Auch wenn die Familie bzw. der misshandelnde Elternteil wenig Einsicht in sein Fehlverhalten hat, die Verletzungen des Kindes verharmlost oder fadenscheinige Erklärungen für die Verletzungen hat, die nicht stimmen können, ist die Wiederholungsgefahr groß. Gleiches gilt für eine Verweigerung der Kooperation durch die Familie sowie für beobachtete Hinweise eines emotional kalten und barschen Umgangs der Eltern mit ihren bereits misshandelten Kindern.

Weiterführende Literatur

Deegener, G., Körner, W. (Hrsg.): Kindesmisshandlung und Vernachlässigung. Ein Handbuch. Hogrefe, Göttingen 2005

Deegener, G.: Kindesmissbrauch. Erkennen – Helfen – Vorbeugen. 5. Aufl. Beltz, Weinheim 2010

Egle, U. T., Hoffmann, S.O., Joraschky, P. (Hrsg.): Sexueller Missbrauch, Misshandlung, Vernachlässigung. 3. Aufl. Schattauer, Stuttgart 2004

Folks, D. G.: Munchhausen's syndrome and other factitious disorders. Neurological Clinics 13: 267–281, 1995

Helfer, M. E., Kempe, R. S., Krugman, R. D. (Hrsg.): Das misshandelte Kind. 5. Aufl. Suhrkamp, Frankfurt 2002

Herrmann, B., Dettmeyer, R., Banaschak, S., Thyen, U.: Kindesmisshandlung. 2. Aufl. Springer, Heidelberg 2010

Martinius, J., Frank, R. (Hrsg.): Vernachlässigung, Missbrauch und Misshandlung von Kindern. Huber, Bern 1990

Murray, J. B.: Munchhausen Syndrome/Munchhausen Syndrome by Proxy. The Journal of Psychology 131, 343–352, 1997

Noeker, M.: Artifizielle Störung und artifizielle Störung by proxy. Praxis der Kinderpsychologie und Kinderpsychiatrie 53: 449–467, 2004

Olbing, H., Bachmann, K. D., Gross, R. (Hrsg.): Kindesmißhandlung. Deutscher Ärzte-Verlag, Köln 1989

Remschmidt, H.: Misshandlungsfolgen: Seelische Belastungen und Spuren im Gehirn. Deutsches Ärzteblatt, 108, 285–286, 2011

39 Sexueller Missbrauch und sexuelle Misshandlung

H. Remschmidt

Definition und Klassifikation

Unter *sexuellem Missbrauch* versteht man die Einbeziehung von Kindern und Jugendlichen in sexuelle Aktivitäten, deren Funktion und Tragweite sie nicht überschauen können. Sexueller Missbrauch ist auch dann gegeben, wenn die sexuellen Aktivitäten nicht ausdrücklich gegen den Willen eines Kindes und ohne die Anwendung von Gewalt erfolgen.

Von *sexueller Misshandlung* wird gesprochen, wenn es zur Gewaltanwendung kommt und die sexuellen Aktivitäten gegen den Willen des Kindes herbeigeführt werden. Eine häufige Form des sexuellen Missbrauchs ist der Inzest, worunter man die Ausübung des Geschlechtsverkehrs mit Familienangehörigen versteht. Dabei sind sexuelle Beziehungen zwischen Vater und Tochter bzw. Stiefvater und Stieftochter am häufigsten. Jeder Fall sexuellen Missbrauchs von Kindern ereignet sich in einer asymmetrischen Macht- und Abhängigkeitssituation zu Ungunsten des kindlichen Opfers.

In den gängigen Klassifikationssystemen (ICD-10 und DSM-IV) ist eine eigene Kategorie für sexuellen Missbrauch bzw. sexuelle Misshandlung nicht vorgesehen. Ihre Folgen lassen sich am ehesten unter der Kategorie der posttraumatischen Belastungsstörung (F43.1) zusammenfassen.

Epidemiologie

Etwa jeder 3. bis 4. Erwachsene wurde als Kind einmal sexuell belästigt. Nach Erhebungen in den USA geben rund 5–10% der erwachsenen Frauen an, inzestuöse Erfahrungen zu haben. Letztere sind meist nicht punktuelle Ereignisse, sondern haben im Durchschnitt 2–3 Jahre angehalten.

Nach Angaben der polizeilichen Kriminalstatistik ereignen sich jährlich in der Bundesrepublik rund 15000 Fälle von sexuellem Missbrauch, wobei an diesen Taten mehr als 15000 Kinder als Opfer beteiligt waren (unter ihnen rund 77% Mädchen).

Aus diesen Zahlen wird deutlich, dass bei verschiedenen Taten mehrere Kinder Opfer waren. Nach Erhebungen des Bundeskriminalamts entfallen von den sexuellen Straftatbeständen etwa 36% auf sexuellen Missbrauch von Kindern (§176 StGB), 24% auf Exhibitionismus (§183 StGB), 22% auf Vergewaltigung (§177 StGB) und rund 8% auf sexuellen Missbrauch von Schutzbefohlenen (§174 StGB) und Inzest (§173 StGB).

Die Opfer sexuellen Missbrauchs und sexueller Misshandlung sind vor allem Mädchen, von denen rund 80% unter 14 Jahren sind. Die Täter sind überwiegend Männer im Alter zwischen 25 und 40 Jahren.

Diagnose und Differentialdiagnose

Sexueller Missbrauch von Kindern und Jugendlichen kommt in sehr unterschiedlichen Formen und mit unterschiedlichen Begleitumständen vor. Je nach Art und Umständen und auch im Hinblick auf die möglichen Folgen kann man den intrafamiliären vom extrafamiliären sexuellen Missbrauch unterscheiden, die jeweils mit oder ohne Gewaltanwendung erfolgen können.

Ohne Gewaltanwendung findet in der Regel die sexuelle Verführung Minderjähriger statt, wobei es aber fast regelmäßig zur Ausübung eines erheblichen psychischen Drucks kommt, der oft nicht minder schwere Folgen für die betroffenen Kinder hinterlässt als die physische Gewalt. Unter physischer Gewaltanwendung werden Kinder zur Duldung oder zur Durchführung sexueller Manipulationen gezwungen, vergewaltigt oder gar, nach Ausführung der Misshandlung, getötet.

Eine zuverlässige Übersicht über die einzelnen Formen der sexuellen Misshandlung von Kindern wird durch das große Dunkelfeld, die Tabuisierung dieser Straftat und auch durch das sehr unterschiedliche Anzeigeverhalten erschwert. Bei der intrafamiliären sexuellen Misshandlung unterbleibt die Anzeige oft aus Angst vor dem Täter, aus Furcht, die Familie insgesamt an den Pranger zu stellen, häufig aber auch deshalb, weil die Familie befürchten muss, durch die Bestrafung des Vaters oder Stiefvaters, die meist die Täter sind, in wirtschaftliche Not zu geraten.

Aufgrund dieser und anderer Schwierigkeiten stützen sich die umfangreichen Erhebungen über den sexuellen Missbrauch von Kindern im Wesentlichen auf die retrospektiven Angaben von Erwachsenen über ihre Kindheit. Danach stehen bei den Opfern beiderlei Geschlechts Vaginal- oder Analverkehr an erster Stelle, gefolgt von oralgenitalen Kontakten bei männlichen und genitalen Manipulationen bei weiblichen Opfern. Andere Praktiken kommen bei Opfern beiderlei Geschlechts etwa gleich häufig vor.

Jedes diagnostische Vorgehen im Hinblick auf sexuellen Missbrauch und sexuelle Misshandlung beginnt damit, dass der Untersucher an diese Möglichkeit denkt und entsprechende Verdachtsmomente ernst nimmt. Hinweise auf möglichen sexuellen Missbrauch erhält man gewöhnlich auf einem der in Tab. 39.**1** aufgeführten Wege.

Innerhalb dieser breiten Kategorien kann die Wahrscheinlichkeit bislang nur grob geschätzt werden, dass sexueller Missbrauch tatsächlich stattgefunden hat. Insbesondere bei den in Tab. 39.**2** genannten Hinweisen sollte eine ausführliche Diagnostik im Hinblick auf sexuellen Missbrauch erfolgen.

Die diagnostischen Probleme sind jedoch groß. Da sich körperliche Hinweise nur bei einem kleinen Teil der Opfer von sexuellem Missbrauch finden, erhält die psychiatrische Diagnostik einen hohen Stellenwert in der Validierung von Anklagen. Viele Daten aus verschiedenen Quellen müssen zusammengeführt werden, bevor man sich eine fundierte Meinung bilden kann. Die Diagnostik des sexuellen Missbrauchs ist eine komplizierte und herausfordernde Aufgabe. Weder in Bezug auf das Kind noch in Bezug auf den Täter gibt es eindeutige Merkmale bzw. Symptome und entsprechend kein sicheres diagnostisches Instrument. Ein Viertel bis ein Drittel der „inzestuösen Väter" imponieren vom Verhalten und psychopathologisch als ganz normal. Darüber hinaus ist die psychische Situation des Kindes meist sehr schwierig und seine Gefühle sind ambivalent.

Im Rahmen der Diagnostik sollten die in Tab. 39.**3** dargestellten allgemeinen Prinzipien berücksichtigt werden.

Differentialdiagnose. Wenn es keine direkten Hinweise auf sexuellen Missbrauch oder sexuelle Misshandlung gibt und das Kind in der erwähnten Weise auffällig ist, muss an andere Traumata im Sinne der posttraumatischen Belastungsstörungen gedacht werden.

Folgen sexuellen Missbrauchs bei Kindern und Jugendlichen

Diesbezüglich lassen sich kurzfristige von mittel- bis langfristigen Folgen unterscheiden, die jeweils nicht nur vom Tatbestand als solchem, sondern auch von den Begleitumständen (z. B. Gewaltanwendung, Familienangehöriger als Täter, Situation der Heimlichkeit) abhängen.

Als *kurzfristige Folgen* sind bekannt: körperliche Verletzungen, Schmerzen, Enttäuschung, Misstrauen, Resignation und Depression, massive Beeinträchtigung des Selbstwertgefühls, Ge-

Tab. 39.**1** Hinweise auf sexuellen Missbrauch I.

Hinweise auf sexuellen Missbrauch
• Aussage des Kindes • Gestörtes Verhalten oder Verhaltensänderungen des Kindes • Physische Symptome oder Anzeichen • Verknüpfung mit anderen Formen der Misshandlung • Beschuldigungen durch Eltern, Verwandte oder andere Erwachsene

Tab. 39.**2** Hinweise auf sexuellen Missbrauch II.

Hinweise auf sexuellen Missbrauch
• Altersunangemessenes Sexualverhalten oder -wissen des Kindes • Aussage des Kindes über sexuellen Missbrauch oder Inzest • Körperliche Hinweise, die einen sexuellen Missbrauch vermuten lassen • Bericht eines Geschwisterkindes oder anderer Informanten über einen sexuellen Missbrauch

Tab. 39.3 Allgemeine diagnostische Prinzipien bei sexuellem Missbrauch.

Diagnostische Prinzipien bei sexuellem Missbrauch
1. Art und Gründlichkeit der diagnostischen Bemühungen sollten in einer vernünftigen Relation zum Ausmaß des Verdachts im jeweiligen Einzelfall stehen (Prinzip der Verhältnismäßigkeit).
2. Traumatische Konsequenzen der körperlichen Untersuchung sollten vermieden werden, indem z. B. die Untersuchung bei Widerstand aufgeschoben wird und Berührungen auf das Notwendigste beschränkt bleiben.
3. Multiple Untersuchungen sollten möglichst vermieden werden. Die zuerst gewählte Vertrauensperson sollte das Kind zu allen Untersuchungen begleiten können.
4. Externe Informationsquellen sollten soweit wie möglich genutzt werden. Dabei geht es in erster Linie um eine Objektivierung von Verhaltensänderungen oder Auffälligkeiten des Kindes, ohne dass der Missbrauchsverdacht vorzeitig mitgeteilt wird.
5. Bei Aussagen von Kindern oder Jugendlichen ist stets auch deren Glaubwürdigkeit zu bedenken. Falsche Aussagen durch Kinder sind eher selten, im Jugendalter jedoch häufiger. Auch die Möglichkeit einer Falschbezichtigung muss erwogen werden, insbesondere wenn es sich um psychisch auffällige Jugendliche handelt.

fühl der Ohnmacht und des Ausgeliefertseins, Leistungsversagen in der Schule, sozialer Rückzug, Suizidgedanken oder Suizidversuche.

Beim sexuellen Missbrauch innerhalb der Familie kommen Kinder und Jugendliche (meist Mädchen) regelmäßig in Loyalitätskonflikte bezüglich ihrer Eltern. Ist der Vater oder Stiefvater der Täter, so verbietet er regelmäßig dem sexuell missbrauchten Kind, mit der Mutter über den Tatbestand zu sprechen, was das Verhältnis des Kindes zur Mutter tiefgreifend stört. Das Gebot der Geheimhaltung und der Heimlichkeit liegt als bedrückende Last auf dem Opfer, das sich gegen den sexuellen Missbrauch als schwächstes Glied im Machtgefüge nicht wirksam wehren kann. Oft wird die versuchte Gegenwehr durch Gewaltanwendung zunichte gemacht. Nicht selten wissen aber auch die Mütter vom sexuellen Missbrauch der Töchter durch den Vater, dulden ihn aber machtlos und stillschweigend, weil sie die wirtschaftlichen Folgen durch einen Strafprozess gegen den Vater fürchten oder den Ehepartner nicht verlieren möchten.

Die *mittel- bis langfristigen Folgen* liegen im Wesentlichen in drei Bereichen:

Beeinträchtigung der sexuellen Befriedigung und Partnerschaftsstörungen. Der sexuelle Missbrauch stellt für viele Kinder und Jugendliche das erste sexuelle Erlebnis mit einem „Partner" dar, der beiden Geschlechtern angehören kann, in der Regel viel älter ist und aufgrund seiner „Machtstellung" das sexuelle Primärerlebnis nicht nur durch Gewaltanwendung oder andere unschöne Umstände entwertet, sondern völlig asymmetrisch gestaltet. Der sexuelle Akt wird dadurch für die Opfer mit dem Gefühl des Ausgeliefertseins, der Machtlosigkeit und der Unterlegenheit assoziiert, was keinerlei Eigenständigkeit oder Initiative erlaubt. In späteren Partnerschaften reproduziert sich häufig dieses Muster und kann nur durch viel Verständnis für das ehemals missbrauchte Kind mühsam abgebaut werden.

Störungen der Identitätsentwicklung. Auch die Identitätsentwicklung und die Übernahme der jeweiligen Geschlechtsrolle kann durch die Erfahrung eines länger währenden sexuellen Missbrauchs erheblich beeinträchtigt werden; z. B. entwertet der sexuelle Missbrauch eines Mädchens durch den eigenen Vater oder Stiefvater nicht nur das Bild des Vaters und das Bild eines männlichen Partners, sondern auch die Beziehung der Eltern untereinander. Da die eheliche Beziehung der Eltern für ein Kind zunächst als Modell für heterosexuelle Beziehungen schlechthin gilt und auch für ein angemessenes Rollenverhalten, entsteht diesbezüglich Unsicherheit und Unfähigkeit, altersgemäße Lern- und Identifikationsprozesse erfolgreich zu bewältigen.

Psychische Störungen und Erkrankungen. Sexuell missbrauchte und misshandelte Kinder zeigen nicht nur kurzfristig und unmittelbar nach den Erlebnissen psychische Störungen und Verhaltensauffälligkeiten, sondern können auch, besonders bei langjährigem sexuellem Missbrauch, langfristig chronische Konflikte oder schwere psychische Erkrankungen davontragen. Häufig sind depressive Verstimmungen, Appetit- und Schlafstörungen sowie Suizidgedanken, massive Lern- und Leistungsstörungen, Verwahrlosungstendenzen, die oft neurotischen Charakter haben und mit Weglaufen, ausgeprägtem Oppositionsverhalten und der Ablehnung jeder familiären Beziehung assoziiert sind, sowie hysterische Reaktionen und Konversionssyndrome. Bei letzteren hatte Freud in seinen frühen Schriften zunächst an den Inzest als führende Ursache gedacht, was er in späteren Arbeiten auf „Inzestphantasien" reduzierte. Schließlich sind im Rahmen von Selbstwertkrisen auch Suizidversuche sowie selbstverletzendes und destruktives Verhalten bekannt.

Es ist ferner wichtig zu wissen, dass die Auseinandersetzung mit dem sexuellen Missbrauch in zeitlicher Hinsicht verschiedene Phasen durchläuft, was Summit (1981) im Hinblick auf die Verarbeitung inzestuöser Erlebnisse zur Unterscheidung von vier Phasen (Geheimhaltung, Hilflosigkeit, Akkommodation, Enthüllung) veranlasst hat.

Ätiologie und Genese

Im Hinblick auf Ätiologie und Genese können individuumzentrierte Ansätze von interaktionsorientierten und soziologischen unterschieden werden.

Individuumzentrierte Ansätze. Diese gehen von bestimmten Täter- und Opfermerkmalen aus. Bei den Tätern handelt es sich häufig um introvertierte, zurückhaltende, passive, unter sozialer Isolierung leidende Männer überwiegend aus dem sozialen Nahraum. Sie haben oft selbst eine Vorgeschichte mit physischer oder sexueller Misshandlung und ein geringes Selbstwertgefühl, sind egozentrisch und autokratisch im Umgang mit den Familienmitgliedern. Häufig handelt es sich um narzisstische Persönlichkeiten mit wenig ausgeprägten Fähigkeiten, zwischenmenschliche Beziehungen und insbesondere sexuelle Partnerschaften aufzunehmen.

Interaktionsorientierte Ansätze. Sie betrachten den sexuellen Missbrauch innerhalb einer Familie nicht als Versagen eines Individuums, sondern als Störung des gesamten Familiensystems. In dieser Sichtweise ist z.B. der Inzest nicht der Beginn, sondern die Folge einer länger bestehenden schwer wiegenden intrafamiliären Kommunikationsstörung.

Inzestfamilien haben Schwierigkeiten, mit den Grenzen zwischen den Familienmitgliedern umzugehen (so genannte „verstrickte Familien"). Sie neigen dazu, zwischen der Familie und der Umwelt besonders starre Grenzen zu errichten. Dies führt dazu, dass sich nahezu alle Aktivitäten innerhalb der Familie abspielen, während nach außen eine Abriegelung betrieben wird. Dies führt zur Isolation der Familie und zu einer großen wechselseitigen Abhängigkeit der Familienmitglieder. Dadurch werden die Generations- und Rollengrenzen zwischen den Familienmitgliedern verwischt. Kinder übernehmen z.T. die Rolle Erwachsener, Erwachsene haben unrealistische Erwartungen an die Kinder, von der Übernahme erwachsenentypischer Verantwortung für die Familie bis zur Befriedigung sexueller und emotionaler Bedürfnisse der Eltern.

Aufgrund dieser intrafamiliären Verstrickung aller Familienmitglieder und der Entwicklung von z.T. symbiotischen Beziehungen wird einerseits sexueller Missbrauch erleichtert, andererseits die Anzeige eines solchen für unmöglich gehalten, da der jeweils andere Elternteil sich ebenfalls in starker Abhängigkeit von dem Misshandelnden befindet. Auf diese Weise kommt dem sexuellen Missbrauch vielfache Bedeutung im Hinblick auf intrafamiliäre Konfliktvermeidung oder Konfliktregulierung zu.

Soziologische Erklärungsansätze. Sie beziehen neben wirtschaftlichen Faktoren und defizienten Sozialisationsbedingungen folgende Faktoren ein:

- Wandel der Sexualmoral (Enttabuisierung der Sexualität, Verwischung der Grenzen zwischen erlaubten und unerlaubten sexuellen Handlungen, hohe Erwartungen hinsichtlich sexueller Befriedigungsmöglichkeiten);
- Bedrohung der klassischen dominanten Sexualrolle des Mannes, die bei Männern Angst vor den sexuellen Wünschen der Frauen erzeugt;
- Zunahme der Ehescheidungen und der unvollständigen Familien bzw. der Familien, in denen Erwachsene mit nicht blutsverwandten jungen Mädchen zusammenleben;
- Zunahme der sozialen Isolation von Familien (Trend zur abgegrenzten und auf sich bezogenen Kleinfamilie).

Alle bisherigen Untersuchungen zeigen, dass der sexuelle Missbrauch am häufigsten in der Familie oder im Bekanntenkreis zustande kommt. Über die Hälfte des sexuellen Missbrauchs von Mädchen ereignet sich innerhalb der Familie, und über ein Drittel wird durch der Familie bekannte Personen begangen, während unbekannte Täter nur 12% ausmachen. Bei männlichen Opfern überwiegen ebenfalls Familienmitglieder und Bekannte als Täter, unbekannte Personen sind etwas häufiger als bei weiblichen Opfern vertreten.

Therapie, Rehabilitation, Prävention

Alle Behandlungsmaßnahmen müssen sowohl der aktuellen Situation als auch den Folgen des sexuellen Missbrauchs Rechnung tragen. Psychotherapeutische Maßnahmen sind stets in einen Gesamtplan zu integrieren, der alle Betroffenen und darüber hinaus auch die mit dem Fall befassten Instanzen (Jugendamt, Gericht, Kliniken etc.) einbezieht. Interventionen lassen sich also nicht nur im engeren Sinne unter dem Blickwinkel der Psychotherapie betrachten, sondern in einem umfassenderen Kontext, in dem die Psychotherapie freilich einen wichtigen Platz hat.

Akute Intervention und Indikationsstellung für das weitere Vorgehen

Zunächst muss man sich ein Bild über Art und Ausmaß des sexuellen Missbrauchs bzw. der sexuellen Misshandlung machen und die akute Gefährdung, der das Kind weiterhin ausgesetzt ist, abschätzen. Deshalb empfiehlt es sich zunächst in jedem Falle, die Gefahr einer weiteren Misshandlung durch Trennung von dem Misshandelnden zu unterbinden. Dies gelingt nicht ohne juristische Maßnahmen im Sinne des Kindesschutzes.

Im nächsten Schritt ist dann die Indikation für das weitere Vorgehen zu stellen. Dabei kann man drei Interventionen unterscheiden:

Primäre Strafintervention. Bei ihr erfolgen eine Trennung des Kindes vom Misshandler und eine Verurteilung desselben. Diese Vorgehensweise geht (direkt oder indirekt) davon aus, dass die Verantwortung und Schuld ausschließlich beim Misshandler liegt. Diese Auffassung hat auch Folgen für die Familie, indem sie häufig zu einer dauerhaften Verurteilung der Vaterfigur führt, die langfristige Auswirkungen auf alle Familienmitglieder haben kann.

Primäre Kinderschutzintervention. Sie bringt das Kind vor der Familie in Schutz, d.h., sie nährt häufig auch die Interpretation, dass beiden Eltern der Vorwurf des Versagens gemacht werden muss und nicht nur demjenigen, der die Misshandlung ausgeführt hat. Damit wird das Kind häufig auch jenem Elternteil entzogen, zu dem es eine gute Beziehung hat. Durch die Entfernung des Kindes aus der Familie werden die Eltern oft von eigenen Problemen abgelenkt und entwickeln nun eine neue Solidarität im „Kampf um das Kind“. Das Kind wiederum entwickelt häufig Schuldgefühle, weil es die Entfernung aus der Familie als seine eigene Schuld empfindet.

Primäre therapeutische Intervention. Sie versucht, ob mit oder ohne Entfernung des Kindes aus der Familie, die gesamte Familie in ein therapeutisches Konzept einzubeziehen, welches nicht auf Bestrafung des Misshandlers abzielt, sondern auf eine Rekonstruktion einer angemessenen Familiensituation. Die grundlegenden therapeutischen Schritte dieser Vorgehensweise sind in Tab. 39.**4** wiedergegeben.

Tab. 39.**4** Grundlegende therapeutische Schritte in der Behandlung der sexuellen Kindesmisshandlung (nach Fürniss, 1989).

Therapeutische Schritte in der Behandlung der sexuellen Kindesmisshandlung
1. Die Misshandlung stoppen
2. Der Vater als Täter übernimmt die alleinige Verantwortung für die Misshandlung. Damit übernimmt er väterliche Verantwortung
3. Beide Eltern übernehmen gleiche elterliche Verantwortung für das allgemeine Wohlergehen des Kindes. Wiederherstellung der Generationsgrenze
4. Arbeit an der Mutter-Tochter-Beziehung. Problem: emotionale Distanz zwischen Mutter und Kind. Enttäuschung des Kindes und Rivalität mit der Mutter
5. Arbeit am emotional-sexuellen Partnerkonflikt. Problem: sexueller Konflikt vermischt mit emotionaler Unreife und Abhängigkeit
6. Arbeit an der Beziehung zwischen Vater und Tochter. Problem: Gefühle des Kindes über Hass, Liebe, Ohnmacht und Macht; Vaters Eifersucht und Kontrollbedürfnis

Wie die Tabelle zeigt, erfolgt die therapeutische Intervention in sechs Schritten, die sorgfältig aufeinander abgestimmt sein müssen.

Wenn aufgrund der aktuellen Umstände des jeweiligen Falles eine primäre therapeutische Intervention nicht möglich ist und andere Interventionen bereits stattgefunden haben (z.B. Strafintervention oder Kinderschutzintervention), so lässt sich eigentlich in jedem Stadium der Weg zur therapeutischen Intervention finden. Dies sollte auch jeweils angestrebt werden.

Psychotherapeutische Arbeit mit dem Opfer

Wenngleich der Schwerpunkt der Intervention auf der Familie liegt, so bedeutet dies nicht, dass die individuelle Arbeit mit dem misshandelten Kind (sei es allein oder in der Gruppe) weniger wichtig wäre. Sie ist von ausschlaggebender Bedeutung und beginnt in der Regel als individuelle Psychotherapie, kann aber, je nach Alter des Kindes, auch in der Kleingruppe ebenfalls betroffener Kinder fortgesetzt werden.

In der Regel empfiehlt es sich, mit dem Kind individuell zu beginnen, wobei je nach Alter des Kindes auch Hilfsmittel wie entsprechende Puppen und Spielmaterialien hilfreich verwendet werden können. Bei Kindern im Schulalter ist bereits der verbale Zugang recht gut möglich.

Therapieziele bei beiden Vorgehensweisen sind (Fürniss, 1989):

- Hilfestellung für das Kind, über die sexuelle Misshandlung zu sprechen;
- Unterrichtung über die Anatomie der Geschlechtsorgane und die sexuelle Entwicklung;
- Hilfestellung zum Aufbau eines angemessenen Selbstwertgefühls;
- Hilfestellung zur Entwicklung von Selbständigkeit und Entscheidungsfähigkeit. Dadurch soll das Gefühl der Machtlosigkeit überwunden werden, das sexuell missbrauchte und misshandelte Kinder häufig kennzeichnet.

Juristische Interventionen

Erfahrungen in verschiedenen Ländern haben gezeigt, dass mit der bloßen Bestrafung des Täters nicht viel erreicht ist. Daher hat sich der Leitsatz herausgebildet „Therapie statt Strafe". In vielen Fällen kann dieser Leitsatz jedoch nicht befolgt werden. Er wird heute auch wieder etwas kritischer gesehen. Denn es gibt immer wieder Fälle, in denen wegen der Schwere der Misshandlung, der Rückfälligkeit des Täters und seiner Weigerung, an einer Behandlung mitzuwirken, eine Bestrafung unvermeidlich ist. Das Vorbild der USA hat gezeigt, dass man eine Anzeigepflicht mit einer Behandlungspflicht durchaus sinnvoll kombinieren kann. Als Folge der Anzeigepflicht wird zumindest ein größerer Teil von Tätern identifiziert. Durch die damit gekoppelte Behandlungspflicht ist die Chance einer Behandlung gegeben, die sehr häufig ein Auseinanderbrechen der Familie verhindert.

Weiterführende Literatur

Bange, D., Körner, W. (Hrsg.): Handwörterbuch Sexueller Missbrauch. Hogrefe, Göttingen 2002

Deegener, G.: Kindesmissbrauch. Erkennen – Helfen – Vorbeugen. 5. Aufl. Beltz, Weinheim 2010

Deutsche Gesellschaft für Kinder- und Jugendpsychiatrie, Psychosomatik und Psychotherapie et al.: Leitlinien „Vernachlässigung, Misshandlung, sexueller Missbrauch. Leitlinien zur Diagnostik und Therapie von psychischen Störungen im Säuglings-, Kindes- und Jugendalter. Deutscher Ärzteverlag, Köln 2006 (S. 423–435)

Egle, U. T., Hoffmann, S.O., Joraschky, P. (Hrsg.): Sexueller Missbrauch, Misshandlung, Vernachlässigung. 4. Aufl. Schattauer, Stuttgart 2005

Fürniss, T. H.: Krisenintervention bei sexueller Mißhandlung in der Familie – Erfahrungen aus Großbitrannien. In: Olbing, H., Bachmann, K. D., Gross, R. (Hrsg.): Kindesmißhandlung, Deutscher Ärzteverlag, Köln 1989 (S. 77–89)

Helfer, M. E., Kempe, R. S., Krugman, R. D. (Hrsg.): Das misshandelte Kind. 5. Aufl. Suhrkamp, Frankfurt 2002

Herrmann, B., Dettmeyer, R., Banaschak, S., Thyen, U.: Kindesmisshandlung. 2. Aufl. Springer, Heidelberg 2010

Körner, W., Lenz, A. (Hrsg.): Sexueller Missbrauch. Hogrefe, Göttingen 2004

Olbing, H., Bachmann, K. D., Gross, R. (Hrsg.): Kindesmißhandlung. Deutscher Ärzte-Verlag, Köln 1989

Richter-Appelt, H.: Sexuelle Traumatisierungen. Im: Strauß, B. (Hrsg.): Therapie der Sexualstörungen. 2. Aufl. Thieme, Stuttgart 2004 (S. 169–177)

40 Selbstverletzung und suizidales Verhalten

C. Fleischhaker und E. Schulz

Klassifikation und Symptomatologie

Unter dem Begriff selbstverletzendes Verhalten werden verschiedene Auffälligkeiten zusammengefasst, deren gemeinsames Ziel die Beschädigung des eigenen Körpers ist. Es gibt eine Vielzahl synonymer Bezeichnungen, die in Tab. 40.**1** aufgeführt sind.

Obwohl selbstverletzendes Verhalten und suizidales Verhalten gemeinsam haben, dass sich ein schädigender Impuls gegen den eigenen Körper richtet, so unterscheiden sie sich aber doch darin, dass selbstverletzendes Verhalten in der Regel nicht auf die Beendigung des eigenen Lebens hinzielt, sondern dass die *wiederholte Beschädigung des eigenen Körpers* das zentrale Phänomen darstellt. Die Wiederholungstendenz gehört ebenso dazu wie die Verletzung als solche. Insofern ist es auch gerechtfertigt, selbstverletzendes Verhalten in gewissem Sinne als *habituelle Verhaltensweise* zu bezeichnen.

Mit Bezug auf die Klassifikation muss hervorgehoben werden, dass es sich beim selbstverletzenden Verhalten nicht um eine Diagnose handelt, sondern um Verhaltensweisen, die in der Regel mit einem komplexen Störungsbild im Rahmen verschiedenster Erkrankungen vergesellschaftet sind. Tab. 40.**2** zeigt, bei welchen kinder- und jugendpsychiatrischen Erkrankungen und Störungsbildern das selbstverletzende Verhalten gehäuft anzutreffen ist.

Tab. 40.**1** Nomenklatur des selbstverletzenden Verhaltens.

Synonyme Bezeichnungen des selbstverletzenden Verhaltens
• Selbstdestruktives Verhalten • Selbstbestrafendes Verhalten • Autoaggressives Verhalten • Automutilatio • Masochistisches Verhalten • Selbstverstümmelung

Die gebräuchlichen Klassifikationsschemata subsumieren das selbstverletzende Verhalten unter die Kategorie *stereotype Bewegungsstörungen mit selbstverletzendem Verhalten* (307.3; DSM-IV), bzw. differenzieren zwischen einer stereotypen Bewegungsstörung *mit* und *ohne* Selbstverletzung (F98.4; ICD-10).

Unter der Bezeichnung *stereotypes selbstverletzendes Verhalten* werden folgende Verhaltensweisen eingeschlossen: wiederholtes Kopfschlagen, Ins-Gesicht-Schlagen, In-die-Augen-Bohren, Beißen in Hände, Lippen oder andere Körperpartien. Diese Formen der Selbstbeschädigung treten meist in Verbindung mit einer Intelligenzminderung auf. Neben diesen Symptomen des selbstverletzenden Verhaltens treten jedoch auch bei Kindern und Jugendlichen habituelle Verhaltensweisen in Erscheinung, die durchaus zu gesundheitlichen Beeinträchtigungen und teilweise auch zu lebensbedrohlichen Selbstbeschädigungen führen können. Hierzu gehören: Trichotillomanie mit Trichophagie, die Rumination

Tab. 40.**2** Selbstverletzendes Verhalten bei kinder- und jugendpsychiatrischen Erkrankungen und Störungsbildern.

Selbstverletzendes Verhalten bei kinder- und jugendpsychiatrischen Erkrankungen und Störungsbildern
• Autismus • Geistige Behinderung • Stoffwechselstörungen und Fehlbildungssyndrome (z. B. Lesh-Nyhan-Syndrom; Cornelia-De-Lange-Syndrom) • Psychosen • Zwangssyndrome • Gilles-de-la-Tourette-Syndrom • Deprivationssyndrome • Störungen des Sozialverhaltens • Persönlichkeitsstörungen (besonders Borderline-Typ) • Essstörungen (besonders Bulimia nervosa)

Tab. 40.3 Symptomatik bei selbstverletzendem Verhalten im Kindes- und Jugendalter.

Symptomatik bei selbstverletzendem Verhalten im Kindes- und Jugendalter
• Kopfschlagen • Sich beißen • Sich kratzen • Stich- und Schnittverletzungen • Verbrennungen, z. B. mit Zigaretten • Quetschungen • Bohren in Augenhöhlen und Körperöffnungen • Haare ausreißen

Tab. 40.4 Risikofaktoren für suizidales Verhalten im Jugendalter.

Risikofaktoren für suizidales Verhalten im Jugendalter
• Verlust einer bedeutungsvollen Bezugsperson • Broken-Home-Situation • Suizid in der Familie • Soziale Isolation • Probleme im Sexualbereich • Aggressives und/oder delinquentes Verhalten • Alkohol- und Drogenmissbrauch • Hoher Leistungsdruck (Überforderung) • Nachahmungssuizid

und die Pica-Symptomatik. Tab. 40.**3** fasst die häufigsten Symptome im Rahmen des selbstverletzenden Verhaltens zusammen.

Nach Favazza u. Rosenthal (1993) lässt sich selbstverletzendes Verhalten folgendermaßen unterteilen:

- *Major Self-Mutilation:* Eher seltene Handlungen mit jedoch schwerer Selbstbeschädigung und Verstümmelung in Form von Enukleation, Amputation und Kastration. Eine seltene Form des selbstverletzenden Verhaltens, die jedoch häufiger bei Patienten mit Psychosen oder Drogenintoxikationen angetroffen wird.
- *Stereotypic Self-Mutilation:* Ritualisiertes, stereotypes Verhaltensmuster ohne erkennbare symbolische Bedeutung. Häufig im Rahmen von geistiger Behinderung.
- *Superficial or Moderate Self-Mutilation:* Sich-Schneiden, -Ritzen etc. mit eher sporadischem Auftreten und nicht selten demonstrativem Charakter. Es handelt sich bei Jugendlichen um die häufigste Form des selbstverletzenden Verhaltens und findet sich gehäuft bei Störungen des Sozialverhaltens, instabilen Persönlichkeitsstörungen vom Borderline-Typ, neurotischen Störungen und Essstörungen.

Differentialdiagnostisch muss suizidales von chronisch selbstverletzendem Verhalten bei Jugendlichen abgegrenzt werden. Zu selbstverletzendem Verhalten zählen Sich-Schneiden, -Ritzen und andere autoaggressive und Hochrisiko-Verhaltensweisen, wie sie häufig bei Jugendlichen mit Störungen des Sozialverhaltens und instabilen Persönlichkeitsstörungen (Borderline-Typus) anzutreffen sind.

Suizidale Krisen werden bei diesen Störungsbildern häufig von Phasen mit gesteigertem selbstverletzendem Verhalten eingeleitet und begleitet. Generell muss die Exploration bei Verdacht auf Suizidalität im Jugendalter klären, ob latente Suizidgedanken und genaue Vorstellungen über die suizidale Vorgehensweise gegeben sind. Jede Suiziddrohung, so demonstrativ sie sich auch darstellen mag, muss dabei ernst genommen werden. Suiziddrohungen und demonstrativ anmutende parasuizidale Handlungen besitzen nicht selten eine Appellfunktion und verweisen auf bereits manifeste psychische Störungen und/oder zugrunde liegende akute bzw. chronische Belastungen im familiären und sozialen Umfeld. Zumeist sind diese Belastungsfaktoren zugleich Risikofaktoren für fortbestehende Suizidalität und Selbstbeschädigung. Als empirisch gesicherte Risikofaktoren für suizidales Verhalten im Jugendalter gelten in diesem Sinne die in Tab. 40.**4** aufgeführten Punkte.

Das *präsuizidale Syndrom* kann dabei als Vorläufer einer manifesten Suizidalität angesehen werden. Es ist gekennzeichnet durch situative und dynamische Einengung, durch Einengung der zwischenmenschlichen Beziehungen und der Wertwelt sowie durch Suizidphantasien mit Todeswünschen. Weitere wichtige Anhaltspunkte für eine manifeste Suizidalität sind das Ausmaß vorhandener Dysphorie, Angst, Desorganisiertheit, die stark erhöhte Impulsivität und unkontrollierbare affektive Labilität.

Im Hinblick auf *Suizidalität* gilt es zu unterscheiden zwischen:

- *Suizid-Drohung:* symbolische Handlungen, Gesten, verbale Äußerungen;

- *Suizid-Versuche:* Bei 70–80% der Jugendlichen, die einen Suizid versucht haben, wurde dieser auch vorher angekündigt. 10–15% werden sich später selbst töten;
- *vollendeter Suizid:* zweithäufigste Todesursache im Jugendalter nach Verkehrsunfällen, hohe Dunkelziffer.

Epidemiologie

Suizid steht bei Kindern statistisch an 10. Stelle aller Todesursachen und stellt in der Adoleszenz ein zahlenmäßig sehr viel größeres Problem dar. In der Altersgruppe der 15- bis 25-Jährigen stehen vollendete Suizide an zweiter Stelle der Todesursachen. Schwere depressive Syndrome und affektive Psychosen sind mit einem deutlich erhöhten Suizidrisiko behaftet. Suizide bedingen ca. 12% der Gesamt-Mortalität in dieser Altersgruppe. Die Zahl der Suizidversuche liegt wesentlich höher als die Zahl der vollendeten Suizide. Bei entsprechend hoher Dunkelziffer wird davon ausgegangen, dass Suizidversuche etwa 8- bis 10-mal häufiger vorkommen als Suizide. Suizidversuche werden von Mädchen etwa 2- bis 3-mal häufiger als von Jungen ausgeführt, während bei den vollendeten Suiziden das männliche Geschlecht deutlich überwiegt. Dabei bevorzugen die Jungen in 80% bis 90% der Fälle „aggressive“ Methoden wie Erhängen, Erdrosseln, Ersticken, Erschießen. Mädchen bevorzugen die Selbsttötung durch Vergiftung.

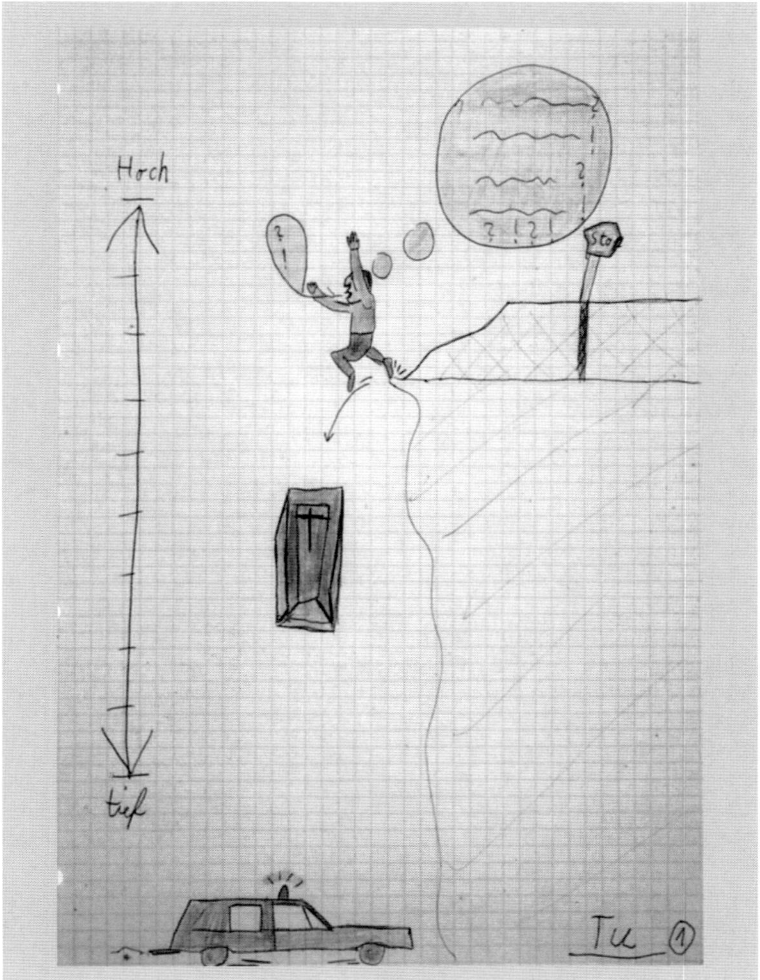

Abb. 40.**1** Bild eines 14-jährigen Patienten mit Suizidideen.

Selbstverletzendes Verhalten muss ähnlich wie suizidales Verhalten als multikausal bedingtes Störungsbild angesehen werden und tritt entsprechend mit einer Vielzahl von möglichen Verursachungsfaktoren in Erscheinung. Im Hinblick auf die Epidemiologie findet sich ein gehäuftes Auftreten bei ganz unterschiedlichen psychiatrischen Erkrankungen und Störungsbildern. In der Allgemeinbevölkerung gibt es eine Auftretensrate von unter 1%. Bei geistig behinderten Heiminsassen werden Raten bis zu 40%, bei Anorexia nervosa und Bulimia nervosa von 35–40%, bei Persönlichkeitsstörungen von ca. 34% und bei Gefängnisinsassen von 24% gefunden. Bei Jugendlichen mit Störungen des Sozialverhaltens, Delinquenz und aggressivem Verhalten wird selbstverletzendes Verhalten bei annähernd 40% der Betroffenen beschrieben. Kinder und Jugendliche mit Blindheit zeigen sehr hohe Raten von Stereotypien und selbstverletzendem Verhalten, in einzelnen Untersuchungen bis nahezu 100%. Zwischen 42 und 66% von weiblichen Adoleszenten um das 20. Lebensjahr mit selbstverletzendem Verhalten berichten von körperlichem und/oder sexuellem Missbrauch in der Vorgeschichte.

Ätiologie und Pathogenese

Sowohl suizidales als auch selbstverletzendes Verhalten sind, wie bereits erwähnt, multikausal und somit durch eine Vielzahl von unterschiedlichen Störungsbildern und Belastungsfaktoren bedingt.

Gestützt auf Forschungsergebnisse der letzten Jahre zeigt sich jedoch, dass sowohl eine Störung der Impulskontrolle als auch eine Störung der Affektregulation als dimensionale Aspekte, über einzelne diagnostische Kategorien hinweg, wichtige psychopathologische Merkmale bei Subgruppen von Patienten mit Persönlichkeitsstörungen (speziell vom emotional instabilen Typus), mit Substanzmissbrauch und Essstörungen darstellen.

Selbstverletzendes Verhalten zeigt darüber hinaus auch Beziehungen zu Verhaltensweisen, wie sie im Rahmen von Suchtverhalten anzutreffen sind. Dieser Zusammenhang stützt sich auf die folgenden Befunde:

- Selbstverletzendes Verhalten zeigt eine ausgeprägte Wiederholungstendenz. Dies wird damit in Verbindung gebracht, dass die durch eine Autoaggression bedingte Stimulation zu einer verstärkten Ausschüttung von körpereigenen Opiaten führt und diese wiederum als positive Verstärker wirken und somit das selbstverletzende Verhalten aufrechterhalten.
- Selbstverletzendes Verhalten führt zu einer Angst- und Spannungsreduktion bei den betroffenen Patienten.
- Die Unterbrechung des selbstschädigenden Verhaltens durch Zwangsmaßnahmen kann zu einer Art regelrechter „Entzugssymptomatik" führen, die sich in Form von Angst, Agitation oder sogar Halluzinationen äußern kann.

Die häufig chronische Selbstbeschädigung mit den Merkmalen süchtigen Verhaltens dient bei diesen Patienten u. a. der vorübergehenden Entlastung von affektiven Spannungszuständen und Depersonalisationserleben.

Untersuchungen zum Persönlichkeitsprofil von Patienten mit selbstverletzendem Verhalten und solchen mit suizidalem Verhalten ergaben interessante Zusammenhänge: Patienten mit Suizidversuchen zeigen deutlich höhere Belastungen in den Dimensionen Neurotizismus, Introversion und Angst, während Patienten mit selbstverletzendem Verhalten höhere Belastungen in den Dimensionen Extraversion und Neurotizismus bei deutlich niedrigeren Angstwerten erzielten. Dies deckt sich mit Befunden von Eysenck (1965), der zeigen konnte, dass Menschen mit einer extravertierten Persönlichkeit sich schwerer auf Schmerzreize konditionieren ließen und auch weniger Angst vor Schmerzreizen zeigten als andere Menschen. Die Persönlichkeitsdimension der Extraversion ergab bei diesen Untersuchungen eine deutlich geringere konditionierte Vermeidungsreaktion auf Schmerzreize.

Aktuelle Forschungsergebnisse stützen diese früheren Beobachtungen: Patienten mit einer Persönlichkeitsstörung vom Borderline-Typus und häufigem selbstverletzendem Verhalten adaptierten rasch auf wiederholte Schmerzreize und zeigten eine erhöhte Schmerzschwelle. Patienten mit selbstverletzendem Verhalten und der subjektiven Angabe, während der selbstschädigenden Handlung keine Schmerzen zu spüren, zeigten bei der Applikation von Schmerzreizen eine Zunahme positiver Affekte. Diese Patienten zeigten psychopathologisch eine erhöhte Impulsivität und in der Vorgeschichte neben der hohen Rate an selbstverletzendem Verhalten auch vermehrt Suizidversuche.

Therapie

Im Rahmen der Kinder- und Jugendpsychiatrie gehört der Umgang mit Suizidalität und selbstverletzendem Verhalten mit zu den schwierigsten therapeutischen Herausforderungen – oft im Sinne von Notfall- und Kriseninterventionen.

Suizidalität erfordert in der Regel eine stationäre Intervention unter Berücksichtigung der zugrunde liegenden psychischen Erkrankung (z.B. depressives Syndrom, akute Belastungsreaktion, posttraumatische Störungen, bipolare oder schizophrene Psychosen, drogeninduzierte Psychosen, Essstörungen, Störungen des Sozialverhaltens etc.) und der familiären bzw. psychosozialen Belastungsfaktoren. Je nach Grunderkrankung ist dabei auch eine medikamentöse Behandlung erforderlich, so beispielsweise bei zugrunde liegenden Psychosen oder einem schweren depressiven Syndrom. Auch hier bedingt die Komplexität und die meist multikausale Genese des suizidalen Verhaltens eine multimodale und auf das Individuum abgestimmte Therapieplanung. Gesprächspsychotherapeutische, supportive, kognitive, familienzentrierte und verhaltenstherapeutische Methoden können in unterschiedlicher Gewichtung zur Anwendung gelangen.

Für die Behandlung von *selbstverletzendem Verhalten* bei sich im Jugendalter entwickelnder instabiler Persönlichkeitsstörung vom Borderline-Typus, bei Zwangsstörungen, Essstörungen, Deprivationssyndromen gilt es häufig im Rahmen von Kriseninterventionen akute suizidale Impulse bei chronifizierten selbstbeschädigenden Handlungen differentialdiagnostisch abzugrenzen (Fleischhaker u. Schulz 2010). Die Behandlung des selbstverletzenden Verhaltens bei den hier angesprochenen Störungsbildern erfolgt stärker im Rahmen der Grunderkrankung, wobei lebensgeschichtliche Bedingungen (Deprivation, Misshandlung, sexueller Missbrauch), aktuelle abnorme Lebensumstände und die situativen Bedingtheiten für das Auftreten von selbstverletzendem Verhalten einen für die Therapie bedeutsamen Stellenwert einnehmen. Bei chronifizierten Zuständen der Selbstbeschädigung und tiefgreifender sozialer Beeinträchtigung durch die zugrundeliegende psychiatrische Erkrankung können auch längerfristig angelegte rehabilitative Maßnahmen notwendig werden.

Der wirkungsvollen Behandlung des selbstverletzenden Verhaltens kommt unabhängig von der zugrundeliegenden psychiatrischen Erkrankung in zweierlei Hinsicht eine große Bedeutung zu: Zum einen geht es um die Abwehr einer Gefährdung und bleibenden gesundheitlichen Beeinträchtigung durch die Selbstbeschädigung, und zum anderen kann durch den Abbau des selbstverletzenden Verhaltens in vielen Fällen eine Verbesserung der Integration, sozialen Interaktion und spezifischer Fördermöglichkeiten erreicht werden. Tab. 40.5 fasst einige der *verhaltenstherapeutischen Interventionen* im Rahmen der Behandlung von schweren Formen des selbstverletzenden Verhaltens zusammen.

Tab. 40.5 Verhaltenstherapeutische Maßnahmen (Auswahl) im Rahmen der Behandlung des selbstverletzenden Verhaltens.

Verhaltenstherapeutische Maßnahmen bei selbstverletzendem Verhalten
• Verhaltensanalyse als Grundlage der Therapieplanung
• Aufbau alternativer Verhaltensweisen
• Kognitive Therapieansätze
• Entzug von Zuwendung
• Korrekturverfahren

Die hier erwähnten Therapieverfahren sollten Teil eines multimodalen Therapieprogramms sein, welches sich am Schweregrad der Symptomatik, an bedingenden und aufrechterhaltenden Faktoren für das selbstverletzende Verhalten sowie an den aus der Verhaltensanalyse abgeleiteten Implikationen orientiert. Hierbei gilt es zunächst auf der Verhaltensebene zwischen zwei unterschiedlichen Formen des selbstverletzenden Verhaltens zu unterscheiden: Die erste Form kommt durch eine *extrinsische Motivation* zustande und wird durch äußere Einflüsse und Gegebenheiten aufrechterhalten (z.B. durch Zuwendung im Falle des Auftretens des selbstverletzenden Verhaltens oder wenn selbstverletzendes Verhalten zur Vermeidung von Angst auslösenden und überfordernden Situationen führt). Die zweite Form wird durch *intrinsische Faktoren* aufrechterhalten, wobei die Selbststimulation überwiegt und Umgebungs- und Verstärkungsbedingungen weitgehend ohne Einfluss sind.

Aufbau alternativer Verhaltensweisen: Es wird versucht, an die Stelle des selbstverletzenden Verhaltens ein anderes Verhalten zu setzen. Ein

Kind mit einem autistischen Syndrom lernt dabei beispielsweise statt in sein Gesicht auf ein Kissen zu schlagen, welches ihm der Therapeut entgegenhält. Das Kind lernt schließlich, dieses Kissen selbständig mit sich zu führen.

Entzug von Zuwendung kann im Rahmen von Kontingenzmanagements eingesetzt werden. Es handelt sich um die Einführung eines aversiven Reizes oder die Entfernung eines positiven Reizes. Diese Methode kann zwar kurzfristig sehr effektiv sein, führt in der Regel aber nur zu einer kurzfristigen Verhaltensunterdrückung statt zu stabilen Verhaltensänderungen.

Korrekturverfahren: Hierbei wird versucht, das selbstverletzende Verhalten durch das Einüben von Wiederherstellungshandlungen (z.B. Reinigen des blutverschmierten Fußbodens, der Kleidung etc.) zu vermindern.

Kognitive Therapieansätze gelangen in Kombination mit verhaltenstherapeutischen Techniken bei affektiver Imbalance und impulsiver Störung im Zusammenhang mit selbstverletzenden Verhaltensweisen bei Neurosen, Persönlichkeitsstörungen und Essstörungen zur Anwendung (z.B. Selbstinstruktionstraining, Selbstkontrollmethoden).

Zur Behandlung von selbstverletzenden und suizidalen Verhaltensweisen bei Jugendlichen mit Symptomen einer emotional instabilen Persönlichkeitsstörung vom Borderline-Typus hat sich in den letzten Jahren die verhaltenstherapeutisch orientierte Dialektisch-Behaviorale Therapie für Adoleszente (DBT-A) bewährt. Die DBT-A besteht für die Jugendlichen aus einer Einzeltherapie, regelmäßigen Familiengesprächen, einem Fertigkeitentraining in der Gruppe unter Integration eines nahen Angehörigen und einer Telefonberatung durch den Einzeltherapeuten.

Bei Kindern und Jugendlichen mit selbstverletzendem Verhalten im Rahmen von geistiger Behinderung, einem autistischen Syndrom oder speziellen Stoffwechselerkrankungen (z.B. Lesh-Nyhan-Syndrom) überwiegen häufig intrinsische Faktoren, weswegen in Abhängigkeit vom Schweregrad der Symptomatik auch eine medikamentöse Behandlung mit in den Therapieplan integriert werden sollte.

Unter den *nicht-medikamentösen Behandlungsansätzen* haben sich die Verhaltenstherapie und hierbei die Kombination aus verschiedenen Verstärkermethoden als wirksam erwiesen. Es erscheint wichtig in diesem Zusammenhang hervorzuheben, dass bei der institutionellen Betreuung von Kindern und Jugendlichen mit selbstverletzendem Verhalten und tiefgreifenden Entwicklungsstörungen (z.B. Autismus) auf den Einsatz aversiver Komponenten in der Therapie häufig verzichtet werden kann, wenn eine entsprechende Schulung der Mitarbeiter und eine adäquate personelle Ausstattung vorhanden sind. Der Aufbau alternativer Verhaltensweisen, die Kombination mit Korrekturverfahren, Verstärkerverfahren („differential reinforcement"), die Einführung von Selbstverstärkern sowie spezielle Trainingsprogramme gelten als wirkungsvolle nicht-medikamentöse Behandlungsformen für diese Patientengruppe.

Weiterführende Literatur

Fleischhaker, C., Schulz, E.: Psychotherapie bei selbstverletzendem Verhalten. In: Remschmidt, H. (Hrsg.): Praxis der Psychotherapie mit Kindern und Jugendlichen. Störungsspezifische Behandlungsformen und Qualitätssicherung. 2.Aufl. Deutscher Ärzte-Verlag, Köln 2004, S.208–223

Fleischhaker, C., Böhme, R., Schulz, E.: Dialektisch-behaviorale Therapie für Adoleszente (DBT-A). In: F. Mattejat (Hrsg.): Lehrbuch der Psychotherapie, Band 4: Verhaltenstherapie mit Kindern, Jugendlichen und ihren Familien. München: CIP-Medien, München 2006 (S.633–647)

Fleischhaker, C., Schulz, E.: Borderline-Persönlichkeitsstörungen im Kindes- und Jugendalter. Springer, Berlin 2010

Herpertz-Dahlmann, B.: Depressive Syndrome und Suizidversuche. In: Remschmidt, H. (Hrsg.): Psychotherapie im Kindes- und Jugendalter. Thieme, Stuttgart 1997, S.232–242

King, R. A., Apter, A. (eds): Suicide in Children and Adolescents. Cambridge University Press, Cambridge 2003

Mühl, H. von, Neukäter, H., Schulz, K., Böttjer, E.: Selbstverletzendes Verhalten bei Menschen mit geistiger Behinderung. Haupt (UTB Taschenbuch), Bern 1999

Petermann, F., Winkel, S.: Selbstverletzendes Verhalten. Hogrefe, Göttingen 2005

Resch, F.: Der Körper als Instrument zur Bewältigung seelischer Krisen: Selbstverletzendes Verhalten bei Jugendlichen. Deutsches Ärzteblatt 98: 2266–2271, 2001

Sachse, U.: Selbstverletzendes Verhalten: Psychodynamik – Psychotherapie. 6.Aufl. Vandenhoeck und Ruprecht, Göttingen 2002

Shaffer, D., Piacentini, J.: Suicide and attempted suicide. In: Rutter, M., Taylor, E., Hersov, L. (eds): Child and adolescent psychiatry. Blackwell Scientific, Oxford 1994, pp.407–424

41 Psychische Störungen bei chronischen Erkrankungen und Behinderungen

P. M. Wehmeier und N. Barth

Allgemeine Gesichtspunkte

Behinderungen, Mehrfachbehinderungen und chronische Erkrankungen sind im Kindes- und Jugendalter relativ häufig. Das ist unter anderem auf die hohen medizinischen Standards in der industrialisierten Welt zurückzuführen. Durch den medizinischen Fortschritt gerade der letzten Jahre sind viele schwer oder bisher tödlich verlaufende Erkrankungen behandelbar geworden, sodass die Betroffenen eine längere Lebenserwartung haben. Dieser Gewinn geht jedoch mit einem hohen Behandlungsaufwand für die betroffenen Kinder bzw. Jugendlichen einher, deren Lebensqualität sowohl durch die Krankheit als auch durch die Notwendigkeit der Behandlung deutlich eingeschränkt sein kann. Tab. 41.**1** zeigt die Prävalenzen verschiedener chronischer Krankheiten oder Behinderungen. Etwa jedes zehnte Kind ist betroffen, wobei der Schweregrad der Erkrankung von leicht (z. B. mildes Asthma bronchiale) bis zu lebensbedrohlich oder gar tödlich (z. B. Mukoviszidose, Tumorerkrankungen) reicht.

Tab. 41.**1** Häufigkeit verschiedener chronischer Erkrankungen und Behinderungen im Kindes- und Jugendalter (nach Steinhausen, 2002).

Krankheit	Häufigkeit (%)
Asthma bronchiale	1,8–4,9
Körperbehinderung	1,7–3,2
Epilepsie	0,4–0,9
Chronische Niereninsuffizienz	0,3–0,6
Zerebralparese	0,1–0,6
Taubheit	0,07–0,9
Angeborene Herzfehler	0,07–0,4
Diabetes mellitus	0,03–0,13
Blindheit	0,03–0,1
Hämophilie	0,08
Mukoviszidose	0,02–0,05
Leukämie	0,01

Über das komplexe Zusammenspiel der Folgen, die eine chronische Erkrankung oder Behinderung durch z. B. regelmäßige Krankenhausaufenthalte für ein Kind oder einen Jugendlichen haben kann, informiert Tab. 41.**2**. Diese krankheitsbedingten Einschränkungen sind aus entwicklungspsychiatrischer Sicht von immenser Bedeutung, da sie den Nährboden für die Entstehung psychischer Erkrankungen darstellen können. Das betroffene Kind oder der betroffene Jugendliche muss regelmäßig z. T. hohe Dosen an Medikamenten einnehmen, die mit mehr oder weniger schweren Nebenwirkungen einhergehen können (z. B. Diabetes mellitus, Mukoviszidose). Hier läuft die Notwendigkeit der Compliance nicht selten dem Autonomiestreben eines Jugendlichen in der Pubertät zuwider. Andere Erkrankungen oder Behinderungen gehen mit körperlichen Entstellungen einher, die häufig zu Schamgefühlen führen und krankhaft verarbeitet werden können. Nicht zu vergessen sind die regelmäßigen Klinikaufenthalte, die bei schwereren Erkrankungen erforderlich sind und die zu häufigen Trennungen des Kindes von seiner Familie führen.

Die Pubertät stellt Kinder ohnehin vor hohe Anforderungen, die bei Kindern mit chronischen Erkrankungen oder Behinderungen häufig noch viel höher sind. In einer Lebensphase, in der es um die zunehmende Ablösung von den Eltern geht, sind diese Kinder aufgrund ihrer Erkrankung oder Behinderung in besonderem Maße auf die Hilfe ihrer Eltern (oder primären Bezugspersonen) angewiesen. Dadurch können schwerwiegende Konflikte zwischen dem Autonomiebestreben des Kindes und dessen Hilfsbedürftigkeit entstehen, die dann auch die Eltern vor hohe Anforderungen stellen. Manche Eltern nehmen eine überprotektive Haltung gegenüber dem Kind ein. Demzufolge fällt es ihnen oft schwer, dem Kind auf angemessene Art und Weise seine Grenzen aufzuzeigen. Das kann wiederum regressive Tendenzen beim Kind fördern,

Tab. 41.**2** Körperliche und psychische Auswirkungen chronischer Erkrankungen und Behinderung im Kindes- und Jugendalter.

Körperlich	Psychisch
Beeinträchtigte Körperfunktionen	Folgen von Entstellung und/oder Narben nach Operationen
Beeinträchtigung der Sinnesorgane	Folgen disproportionierter Körperform (z. B. ungewöhnliche Körpergröße, lange Gliedmaßen oder Fassthorax, extremes Untergewicht bei Mukoviszidose)
Hirnfunktionsstörung mit einhergehender geistiger Behinderung	Stigmatisierung und Ausgrenzung aus der Peergroup
Folgen medizinischer Behandlung	Verändertes Selbsterleben
Folgen chirurgischer Eingriffe	Störung der Persönlichkeitsentwicklung
Drohende Wiedererkrankung	Selbstverletzendes Verhalten
Notwendigkeit einer Dauermedikation	
Nebenwirkungen von Medikamenten	
Erhöhte Sterblichkeit	

was dann zu noch größerer Überprotektion durch die Eltern führen kann. Dies erschwert mitunter die Durchführung medizinisch notwendiger Maßnahmen.

Ursachen psychischer Störungen

Die Ursachen für psychische Störungen bei chronischen Erkrankungen und Behinderungen sind vielfältig und komplex. Zur Verdeutlichung sind die wesentlichen pathogenetischen Faktoren und deren Zusammenhänge in Abb. 41.**1** aufgeführt. Beispielsweise hängt die Auswirkung eines Diabetes mellitus auf das Kind sehr stark von der Häufigkeit der Insulingabe, dem Ausmaß der familiären Unterstützung, dem Umgang des jeweiligen Kindes mit der Erkrankung, aber auch von der Auswirkung der Erkrankung auf das Verhalten in der Peergroup ab. Unter Peergroupverhalten versteht man die Interaktion und die Auseinandersetzung eines Jugendlichen mit Gleichaltrigen (Freunde, Klassenkameraden). Die Peergroup gewinnt gerade in der Phase der Pubertät und der Adoleszenz entwicklungspsychologisch zunehmend an Bedeutung. Durch Analyse dieser individuellen Faktoren ist das Spannungsfeld, in dem sich das betroffene Kind befindet, besser verstehbar.

Auswirkungen chronischer Erkrankungen

Betrachtet man die Folgen, die eine chronische Erkrankung oder Behinderung auf die Psyche eines Kindes oder Jugendlichen hat, muss man zwischen unspezifischen und spezifischen Auswirkungen unterscheiden.

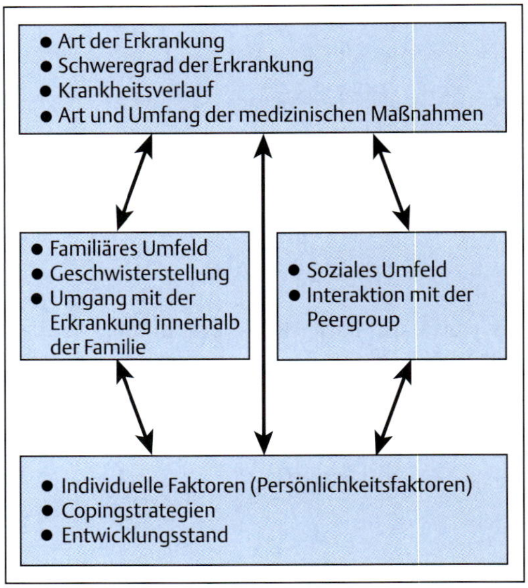

Abb. 41.**1** Mögliche Einflussfaktoren auf die Entwicklung einer psychischen Störung bei Kindern und Jugendlichen mit einer chronischen Erkrankung oder einer Behinderung (nach Steinhausen, 2002).

Bei Diskussion der *unspezifischen Auswirkungen* ist es zunächst wichtig, entwicklungspsychiatrische Gesichtspunkte zu bedenken: Jüngere Kinder erleben eine chronische Erkrankung eher als magisch-strafend und leiden unter der Einschränkung ihrer Spielmöglichkeiten. Jugendliche empfinden eher Wut und Ohnmacht angesichts einer Entstellung oder einer krankheitsbedingten Lebensqualitätsminderung, gleichzeitig leiden sie häufig sehr unter der Ausgrenzung aus ihrer in diesem Lebensabschnitt sehr wichtigen Peergroup. Weiterhin ist in der Pubertät der so wichtige Autonomieprozess zu beachten, der durch eine chronische Erkrankung, die z. B. ein striktes Medikamentenregime erfordert, stark beeinträchtigt sein kann. Hieraus können sich oppositionelle Verweigerungshaltungen, depressive bis suizidale Krisen sowie andere psychische Störungen entwickeln (z. B. somatoforme Störungen bei Morbus Crohn im Intervallstadium). Die meisten Patienten neigen zu Verschlossenheit und gewähren nur selten Einblick in ihre Probleme. Es fällt ihnen oft schwer, ihr Selbsterleben mitzuteilen und ihre Emotionen adäquat auszudrücken.

Die *spezifischen Auswirkungen* sind krankheitsbezogen und bezeichnen typische Auswirkungen einer bestimmten Erkrankung auf die Psyche. Hier ist beispielsweise die Luftnot beim Asthma bronchiale zu nennen, die über einen Circulus vitiosus (Teufelskreis) eine Angsterkrankung auslösen kann. Hier ist das organische Symptom Auslöser einer „spezifischen" psychischen Störung.

Klassifikation psychischer Störungen bei chronischen Erkrankungen und Behinderungen

Die primäre körperliche Erkrankung wird je nach betroffenem Organ- oder Funktionssystem nach dem jeweiligen Kapitel der ICD-10 (Internationale statistische Klassifikation der Krankheiten und verwandter Gesundheitsprobleme) klassifiziert. Besteht eine zusätzliche psychische Störung, so wird diese nach Kapitel F (Psychische Störungen) der ICD-10 klassifiziert, z. B. „akute Belastungsreaktion" (F43.0) oder „Anpassungsstörung" (F43.2).

Wenn aber die körperliche Krankheit von der psychischen Störung abhängt oder aufgrund psychischer Faktoren schlimmer wird (z. B. ein Asthma bronchiale durch Erwartungsangst, Sorgen oder emotionale Konflikte), wird die psychische Störung nach ICD-10 unter „psychologische Faktoren und Verhaltensweisen bei anderorts klassifizierten Krankheiten" (F54) klassifiziert.

Spezielle Probleme bei einzelnen Krankheitsbildern

Nachfolgend wird auf die psychischen Probleme bzw. psychiatrischen Störungen, die aufgrund einer chronischen Erkrankung oder Behinderung auftreten können, näher eingegangen.

Asthma bronchiale

Das Asthma bronchiale ist eine Erkrankung, in deren Verlauf es zu Zuständen starker Atemnot kommt. Ursache ist eine Entzündung der Bronchien und Bronchiolen, einhergehend mit einem Bronchospasmus. Die Atemnot wird als bedrohlich bis lebensbedrohlich erlebt und geht mit einem schweren Krankheitsgefühl einher. Als Auslöser sind in erster Linie Allergene zu nennen, aber auch Infektionen, Kälte, forcierte Anstrengung und Zustände erhöhten Stresses können einen Asthmaanfall auslösen. Das Asthma tritt rezidivierend auf und kann im Verlauf in ein chronisches Asthmaleiden übergehen. Die medikamentöse Behandlung setzt sich aus einer Akutmedikation und bei schweren Formen aus einer Prophylaxe zusammen. Von zentraler Bedeutung ist die so genannte Asthmaschulung, die eine regelrechte Anwendung der Medikation vermittelt, aber auch auf ein psychisches Coping mit einem Asthmaanfall eingeht. Atemnot impliziert Angst, die wiederum in vermehrte und forcierte Atmung (Hyperventilation) übergehen und somit einen Circulus vitiosus auslösen kann. Entspannungsverfahren wie etwa die progressive Muskelrelaxation nach Jacobson oder das autogene Training sind hier gut wirksam.

Ein zweites wichtiges psychisches Moment bei der Genese des Asthmas bronchiale ist eine erhöhte Ängstlichkeit vor einem erneuten Asthmaanfall. Dies kann auf Seiten des Kindes zu einem Rückzugsverhalten bis hin zu depressiven Störungen führen. Auf Seiten der Eltern ist vor dem Hintergrund der oftmals lebensbedrohlich wirkenden Atemnotzustände ein überprotektives Verhalten nicht selten. Häufig sind bei asthmakranken Kindern auch Anpassungsstörungen mit vorwiegend emotionaler Symptomatik, da Kränkungen und Ausschluss aus der Peergroup (z. B. Einschränkung beim Sport) vorausgehen können.

Die Therapie sollte von einem in der Asthmatherapie erfahrenen Therapeuten erfolgen. Im Vordergrund sollte eine solide medikamentöse Basistherapie stehen, die die Anfallshäufigkeiten und Ausprägung der Asthmaanfälle reguliert. Hier ist zunächst über gute Aufklärung sowie durch vertrauensbildende Maßnahmen eine ausreichende Compliance beim Kind herzustellen. Psychotherapeutisch haben sich verhaltenstherapeutische Programme wie z. B. Selbstmanagementtraining zur Verhinderung des Circulus vitiosus (s. oben) und eine konfliktzentrierte Einzelpsychotherapie bewährt. In beratenden Familiengesprächen sollte auf die eventuell vorliegende Überprotektion und damit einhergehende Ängstlichkeit bei den Eltern eingegangen werden.

Körperbehinderung

Es gibt unterschiedliche Formen der Körperbehinderung. Sie betreffen in der Regel das zentrale Nervensystem (ZNS) und/oder den Bewegungsapparat (Knochen/Skelettmuskulatur). So wirkt sich eine Körperbehinderung in erheblichem Maße auf das Aussehen und den natürlichen Bewegungsablauf eines Kindes aus.

Die Körperbehinderungen lassen sich in drei Gruppen einteilen:

- prä- oder perinatal entstandene Körperbehinderungen (z. B. peripartale Asphyxie, Zerebralparese, Dysmelie, Spina bifida und andere körperliche Fehlbildungen);
- nach der Geburt auftretende Erkrankungen (z. B. Stoffwechselkrankheiten, neurodegenerative Erkrankungen etc.);
- erworbene Körperbehinderungen (meist nach Unfällen oder als Folge von Infektionen).

Für die Behandlung ist wichtig, ob die Körperbehinderung mit einer Hirnschädigung mit resultierender Intelligenzminderung verbunden ist. Dies ist beispielsweise bei 30–60 % der Kinder mit Zerebralparese der Fall. Kinder mit organischer Hirnschädigung haben auch ein erhöhtes Risiko für die Entwicklung psychischer Störungen. Hier treten v. a. Aktivitäts- und Aufmerksamkeitsstörungen, autistische Störungen und depressive Bilder auf.

Bei der Therapie muss stets auch an die Persönlichkeitsentwicklung körperbehinderter Kinder und Jugendlicher gedacht werden. Sie sind häufig ängstlich, gehemmt, passiv und scheu und tendieren zu sozialem Rückzug. Ebenso verfügen diese Kinder häufig über ein geringes Selbstvertrauen. Diese Faktoren in Verbindung mit Ausschluss aus der Gruppe der Gleichaltrigen führen häufig zur sozialen Isolierung. Hieraus resultieren nicht selten emotionale Störungen bis hin zu dissozialen Entwicklungen.

Körperlich behinderte Kinder stoßen bei Gleichaltrigen häufig auf Ablehnung oder Unsicherheiten im Umgang miteinander. Hier sind Stigmatisierung, soziale Ausgrenzung oder das Zuschreiben der Rolle des besonders Hilflosen von zentraler Bedeutung. Die Aufnahme sexueller Kontakte stellt körperbehinderte Jugendliche vor besondere Probleme. Es ist sehr wichtig, dieses Thema in der psychiatrisch-psychotherapeutischen Begleitung der Betroffenen aufzugreifen.

Die Entwicklung körperlich behinderter Kinder und Jugendlicher wird in erheblichem Maße vom sozialen und dem familiären Umfeld mitbestimmt. Manche Eltern reagieren enttäuscht auf ihr Kind und können eine ablehnende Haltung ihm gegenüber einnehmen, manche überfordern ihr Kind, während andere es überversorgen und auf diese Weise ein überprotektives Verhalten zeigen. Ebenso wichtig ist die Einbindung und Versorgung gesunder Geschwister in den betroffenen Familien. Hier ist es vorrangig, den Eltern behutsam zu vermitteln, dass ein möglichst normaler, altersadäquater Umgang mit dem Kind zugleich die beste Form der Hilfe darstellt. Gleichzeitig sollte für die Eltern ausreichend Raum gewährt werden, um über ihre eigenen Gefühle gegenüber dem Kind zu reden. Hier können Eltern- und/oder Selbsthilfegruppen hilfreich sein.

Epilepsie

Epilepsie ist ein Überbegriff, unter dem eine Reihe verschiedener zerebraler Anfallsleiden unterschiedlicher Ätiologie zusammengefasst werden. Die Erkrankung kann zu jedem Zeitpunkt im Laufe der Kindheit erstmalig auftreten, die Erstmanifestation erfolgt jedoch besonders häufig im Laufe des 1. Lebensjahres.

Während das einmalige Auftreten z. B. von Fieberkrämpfen keinen Anlass zur Sorge bietet, erfordern Absencen, fokale oder psychomotorische Anfälle größere Aufmerksamkeit. In etwa einem Viertel der Fälle kommt es zur Chronifizierung des Anfallsleidens. Viele Kinder mit einer Epilepsie haben z. T. schwerwiegende psychiatrische Auffälligkeiten, sodass eine spezifische Behandlung notwendig ist. Hier sind dementielle Abbauprozesse, psychogene Anfälle, epileptische Wesensveränderungen und Wesensveränderungen durch die antiepileptische Medikation als Beispiele zu nennen.

Die Häufigkeit psychischer Störungen bei Kindern mit Epilepsie wird mit 50–60% angegeben. Zusätzlich können mehrere Faktoren die Symptomatik fördern: früher Krankheitsbeginn und damit früher Einfluss auf die psychische Entwicklung, Ausmaß der emotionalen Störung (z. B. Scham, Selbstwertverlust) und unzulängliche Bewältigungsstrategien, Folgen der sozialen Stigmatisierung und mögliche Wesensveränderung unter einer antiepileptischen Therapie.

Die Diagnostik der Epilepsie ist komplex und erfordert große Sorgfalt. Die umfangreiche Diagnostik benötigt eine gewisse Zeit, die die Eltern der betroffenen Kinder häufig mit großer Angst durchstehen. Die Art und Weise, wie eine Familie letztlich mit der Diagnose umgeht, hängt auch davon ab, welche Vorstellungen die Familie von der Ätiologie und Prognose der Erkrankung hat. Ein Erkrankungsbeginn im Jugendalter bedeutet sowohl für den Patienten als auch für seine Eltern eine besondere Belastung. Die Selbständigkeit und Unabhängigkeit des Patienten ist durch das Anfallsrisiko erheblich eingeschränkt.

Obwohl die Epilepsie meist ohne Veränderung des äußeren Erscheinungsbildes einhergeht, führen die Anfälle selbst zu einer ausgeprägten sozialen Stigmatisierung des Patienten. Dies ist darauf zurückzuführen, dass viele Menschen Anfälle mit „Irrsinn", Hinfälligkeit oder Tod verbinden. Hinzu kommen die erforderlichen Einschränkungen der körperlichen Aktivität (z. B. Sport, Fahrradfahren etc.). Bei der Durchsetzung solcher Einschränkungen kommt es (gerade in der Pubertät) oft zu schweren Konflikten, da die objektive Hilfsbedürftigkeit des Kindes im Widerspruch zu seinem subjektiven Autonomiebestreben steht. So kann die Erkrankung aufgrund der zeitweilig erlebten Hilflosigkeit erhebliche Auswirkungen auf das Selbstwertgefühl des Patienten, seine soziale Position und die intrafamiliäre Kommunikation haben.

In der Therapie der Epilepsie geht es primär darum, Anfallsfreiheit zu erreichen. Zum anderen ist es wichtig, die psychiatrische Symptomatik zu behandeln und die betroffenen Kinder und Jugendlichen in ihrem Streben nach Unabhängigkeit und Selbstbestimmung zu unterstützen. Gelingt dies, so steigern sich ihr Selbstwertgefühl und ihre soziale Kompetenz.

Chronisches Nierenversagen

Nierenversagen kann in jedem Alter auftreten, so auch im Kindes- und Jugendalter. Bei terminaler Niereninsuffizienz ist eine Nierenersatzbehandlung erforderlich. Die medizinische Behandlung des chronischen Nierenversagens ist mit massiven psychischen Belastungen verbunden, die den betroffenen Kindern und ihren Familien ein Höchstmaß an Kooperation abverlangt und sie vor erhebliche Adaptationsprobleme stellt.

Durch die *häufigen Krankenhausaufenthalte* sind die betroffenen Kinder ständig mit ihrer Krankheit konfrontiert. Sie leiden häufig unter dem Gefühl des Ausgeliefertseins und entwickeln regelrechte *Existenzängste*. Besonders jüngere Kinder, die keine Einsicht in das Krankheitsgeschehen haben, erleben die Krankenhausaufenthalte häufig als Strafe und wehren sich gegen die Behandlung. Mangelnde Kooperation aufgrund fehlender Einsicht zieht noch größeres Leid nach sich und kann Ausdruck latenter Suizidalität sein.

Die meisten Kinder und Jugendlichen mit chronischem Nierenversagen entwickeln eine *psychische Störung*. Je schwerer die Nierenerkrankung ist, desto größer ist die Wahrscheinlichkeit des Auftretens schwerer psychischer Symptome (z. B. Aggression, Angst, Depression, sozialer Rückzug, Regression und übermäßige Abhängigkeit von den Eltern).

Während die Betroffenen vor der Nierentransplantation von der Dialyse abhängig sind, sind sie nach der Transplantation auf immunsuppressive Medikamente angewiesen. Ein großes Problem ist die Wachstums- und Entwicklungsstörung, die auch nach einer erfolgreichen Transplantation in der Regel in unzureichendem Maße aufgeholt wird. Darüber hinaus sind manche Kinder in ihrer körperlichen Leistungsfähigkeit eingeschränkt. Die Angst vor einer Abstoßungsreaktion fördert das Gefühl der Abhängigkeit und des Ausgeliefertseins. Wird als Lebendtransplantat die Niere eines Angehörigen verwendet, kann sich eine problematische intrafamiliäre Dynamik entwickeln. Bei einer Leichennierentransplantation tritt das Problem unkalkulierbarer Wartezeiten auf (etwa 1–5 Jahre). Zudem beschäftigt sich der transplantierte Patient natürlich auch mit der Frage der Herkunft des Transplantats: Woher kommt das Organ? Wer ist der Spender? Woran ist der Spender gestorben?

In vielen Fällen ist eine enge *psychotherapeutische Begleitung* des Patienten und seiner Familie erforderlich. Diese Begleitung kann die Akzeptanz der Erkrankung mit ihrer ernsten Prognose erleichtern und die Entwicklung von Bewältigungsstrategien fördern. Dabei ist es wichtig, einerseits die Kompetenzen des einzelnen Patienten zu berücksichtigen und andererseits die Ressourcen der Familie zu mobilisieren. Auf diese Weise kann dem Auftreten psychischer Störungen vorgebeugt werden. Manchmal verbessert sich die familiäre Situation im Laufe des ersten Jahres nach der Transplantation. Manche Patienten entwickeln jedoch im Verlauf ihrer Erkrankung eine regelrechte psychiatrische Störung (z. B. Depression). Dann ist eine spezifische psychotherapeutische *Behandlung* erforderlich.

Angeborene Herzfehler

Angeborene Herzfehler sind *eine der häufigsten angeborenen Fehlbildungen*. Sie können genetisch bedingt sein, spontan auftreten oder aber auf Einflüsse in der Frühschwangerschaft zurückzuführen sein (z. B. Virusinfekte wie Röteln oder andere Noxen). Viele angeborene Herzfehler treten im Laufe der ersten Lebenstage in Erscheinung. Die *Reaktion der Eltern* auf die Diagnose eines angeborenen Herzfehlers ist verständlicherweise heftig und häufig mit Ängsten und Schuldgefühlen verbunden. Symptome des Kindes wie beispielsweise Zyanose, Atemnot, Störung der Nahrungsaufnahme und des Wachstums können zu Überbehütung durch die Eltern führen. Daher ist eine ausführliche und systematische Beratung der Eltern erforderlich, die auch auf ihre individuellen Ängste und Wünsche eingehen sollte.

Heute führen *herzchirurgische Eingriffe* bei vielen Herzfehlern zu guten Resultaten, insbesondere wenn Aussicht auf eine vollständige Korrektur besteht. Viele Eltern und Patienten erleben die Erkrankung jedoch auch nach einem erfolgreichen Eingriff als große Bedrohung. Je älter die Kinder sind, desto wichtiger ist das Gespräch über ihre Erkrankung. Das Kind sollte in jedem Fall die Gelegenheit bekommen, seine eigenen Ängste und Phantasien auszudrücken.

Die *Häufigkeit psychischer Störungen* bei Kindern mit angeborenen Herzfehlern hängt in erheblichem Maße vom operativen Erfolg ab. Kinder, die nach dem Eingriff asymptomatisch sind, entwickeln weitaus seltener eine psychische Störung als Kinder mit postoperativer Restsymptomatik. Doch auch nach vollständiger Korrektur kann eine psychiatrische Symptomatik persistieren, insbesondere wenn eine Interaktionsstörung zwischen dem Kind und seinen überbesorgten Eltern besteht.

Kinder und Jugendliche mit angeborenem Herzfehler sehen sich häufig durch ihre geringere körperliche Leistungsfähigkeit benachteiligt und durch ihr Erscheinungsbild stigmatisiert (z. B. Narben, Zyanose). Hinzu kommen Zukunftsängste, die sich beispielsweise als Sorge um die Berufsausübung äußern können. Manche Betroffenen versuchen, ihre Selbstwertproblematik durch übermäßige Leistungen in der Schule zu kompensieren.

Diabetes mellitus

Der Diabetes mellitus ist eine Störung des Glucosestoffwechsels, die durch überhöhte Glucosespiegel im Blut gekennzeichnet ist und zu einer *Vielzahl schwerer Symptome*, Komplikationen und Spätfolgen führen kann (z. B. Neuropathie, Retinopathie). Diese Spätfolgen treten jenseits eines für das Kind überschaubaren Zeitraums auf. Im Kindes- und Jugendalter tritt der Diabetes am häufigsten als insulinabhängiger Diabetes mellitus (Typ I) auf, der ein Leben lang bestehen bleibt. Die Behandlung der Krankheit erfordert eine kontrollierte Ernährung und regelmäßige Insulinsubstitution. Darüber hinaus muss der Glucosespiegel im Blut regelmäßig bestimmt werden. Die Behandlung stellt die betroffenen Kinder vor hohe Anforderungen und erfordert dementsprechend große Kooperationsbereitschaft.

Kinder mit Diabetes mellitus haben überdurchschnittlich häufig *emotionale Probleme* und zeigen *Verhaltensauffälligkeiten*, wobei diese Auffälligkeiten unterschiedlicher Art sein können und nicht diabetesspezifisch sind. Jugendliche haben häufig depressive und aggressive Gefühle. In manchen Fällen treten schwere psychiatrische Störungen auf bis hin zu Suizidversuchen.

Diese Problematik erfordert eine sorgfältige psychiatrische Diagnostik und *psychotherapeutische Begleitung*, insbesondere wenn häufige Stoffwechselentgleisungen auftreten oder andere körperliche Symptome zu beklagen sind: Diese können nämlich auf emotionale Probleme oder unzureichende Kooperation des Patienten hinweisen. Es ist in jedem Fall wichtig, dass die Patienten die Erkrankung gemäß ihrer intellektuellen Fähigkeit verstehen und die Notwendigkeit der Behandlung einsehen. Emotionale Störungen oder Verhaltensauffälligkeiten können mittels stützender Gespräche und verhaltenstherapeutischer Maßnahmen gezielt behandelt werden. Da die Erkrankung häufig auch zu erheblichen Konflikten zwischen Eltern und ihrem Kind führt, ist in vielen Fällen die Einbeziehung der gesamten Familie indiziert, um die intrafamiliäre Kommunikation zu verbessern und Strategien zur Problembewältigung zu entwickeln.

Dyspeptische Syndrome – Somatoforme Bauchschmerzen

Dyspeptische Syndrome, d. h. das Vorliegen von Bauchschmerzen mit unterschiedlicher Lokalisation und in unterschiedlicher Qualität ohne Vorliegen eines somatischen Befundes, sind relativ häufig in der kinderärztlichen Praxis und führen nicht selten zur Vorstellung in der Kinder- und Jugendpsychiatrie, oft mit dem Hinweis, es würde sich um „psychosomatische Beschwerden" handeln. Diese auch als „Bauchkinder" bezeichneten Patienten erhalten dann häufig die Diagnose „somatoforme Bauchschmerzen".

Kennzeichnend für dieses Störungsbild ist zum einen die Hartnäckigkeit der Symptomatik, zum anderen aber auch die Verzweiflung des Kindes und seiner Eltern darüber, dass bisher hierfür keine Ursache gefunden wurde. Psychopathologisch treten häufig Ängstlichkeit, große Besorgnis, Depressivität und sozialer Rückzug bei den Kindern und Jugendlichen auf. Die Eltern sind nicht selten fordernd bis imperativ und verlangen, dass der Ursache nun endlich auf den Grund gegangen werden müsse. Nicht selten findet im Vorfeld ein „Doktorhopping" mit wiederholter, ausführlicher körperlicher Diagnostik statt, die letztlich zu einer Fixierung der Symptomatik im lerntheoretischen Sinne führt.

Nicht selten finden sich bei gründlicher Anamneseerhebung rezidivierende Gastroenteritiden, Helicobacter-pylori-Gastritiden, Appendektomien oder andere gastroenterologische Erkrankungen bei den Patienten. Die Erfahrung einer organischen Vorerkrankung besteht also meist im Vorfeld.

Das psychotherapeutische Vorgehen bedarf zunächst eines behutsamen Umgangs mit den Betroffenen und deren Angehörigen, sodass eine Vertrauensbasis geschaffen wird. Dazu gehört zum einen, die Symptomatik zunächst als solche ernst zu nehmen, zum anderen aber auch der Hinweis an die Betroffenen, dass derartige Symptome auch seelischer Natur sein können. Eine „organo-psychische" Aufklärung ist also von großer Wichtigkeit. Im weiteren Verlauf sind verhaltenstherapeutische Techniken, wie „Löschen" durch demonstratives Nichtbeachten, oder andere positiv verstärkende Verfahren (z. B. Belohnungssysteme) gut wirksam. Eine Familienberatung bzw. -therapie sollte parallel erfolgen.

Mukoviszidose (Zystische Fibrose)

Die Mukoviszidose ist die häufigste angeborene Stoffwechselerkrankung der weißen Bevölkerung mit einer geschätzten Inzidenz von etwa 1 : 3000. Ihr liegt eine Mutation im so genannten CF-Gen zugrunde, die letztlich eine Eindickung des Sekrets in der Lunge, im Pankreasgang sowie in den Gallengängen bedingt. Die Folge ist eine schwere chronische Lungenerkrankung mit häufig assoziiertem Diabetes mellitus und chronischen Leberschäden. Die körperlichen Stigmata können ein so genannter Fassthorax, Trommelschlägelfinger und starkes Untergewicht sein. Aufgrund der Multimorbidität sind ein sehr strenges Medikamentenregime, regelmäßige Physiotherapie und eine sehr hohe Compliance der Patienten notwendig. Durch rezidivierende Infektionen und andere Komplikationen sind häufige Krankenhausaufenthalte notwendig. Es gibt keine Möglichkeit, die Mukoviszidose zu heilen, doch dank moderner Therapiemethoden ist heute ein Überleben bis ins Erwachsenenalter durchaus möglich. In den letzten Jahren besteht auch die

Möglichkeit von Lungentransplantationen im Finalstadium.

Das Risiko, eine psychiatrische Störung zu entwickeln, ist bei Kindern mit Mukoviszidose relativ niedrig, während von der Krankheit betroffene Jugendliche häufiger unter psychischen Störungen leiden. Zu nennen sind an erster Stelle depressive Syndrome, dissoziale Auffälligkeiten und Essstörungen, die sich auf der Basis des häufigen Untergewichts entwickeln. Ursächlich ist an dieser Stelle die hohe Belastung der Jugendlichen durch ihre Grundkrankheit, die notwendige und gleichzeitig labile Compliance und die ständige krankheitsbedingte Ausgrenzung aus der Peergroup zu diskutieren. Im Gespräch v. a. mit den betroffenen Jugendlichen ist häufig ein ausgeprägtes Autonomiestreben festzustellen.

Die Familien zeigen meist hohe Kompetenzen bei der Behandlung ihres betroffenen Familienmitglieds, gleichzeitig kann es aber zu Spannungen kommen, sofern z. B. andere Geschwister in ihren Bedürfnissen zurückstehen müssen.

Die Psychotherapie sollte zunächst im Rahmen der Gesprächspsychotherapie ein stabiles Vertrauensverhältnis zwischen Therapeut und Patienten schaffen, weiterhin ist ein konfliktzentriertes Arbeiten von großem Wert. Flankierende verhaltenstherapeutische Maßnahmen haben sich ebenfalls als wirksam erwiesen. Die Einbindung der Familie in den psychotherapeutischen Prozess ist aus oben ausgeführten Überlegungen unerlässlich.

Leukämie

Die Leukämie ist die *häufigste maligne Erkrankung im Kindesalter.* Davon macht die akute lymphoblastische Leukämie (ALL) den größten Teil aus. Die Erkrankung erfordert eine Chemotherapie, und häufig wird zusätzliche eine Strahlentherapie des Schädels durchgeführt. In den letzten Jahren haben sich die Behandlungsergebnisse erheblich verbessert, sodass heute die Wahrscheinlichkeit, die Erkrankung zu überleben („Event Free Survival"), bei etwa 86 % liegt.

Trotz wirkungsvoller Therapiemethoden wird Leukämie noch heute in besonderem Maße mit Leiden und Tod assoziiert. Die meisten Eltern sind bei der Diagnosestellung sehr betroffen, und manche bezweifeln sogar die Diagnose. So benötigen Eltern und Kinder in jedem Fall eine ausführliche Beratung und eingehende Begleitung während des Krankheitsverlaufs. Wie gut das betroffene Kind selbst die Erkrankung bewältigt, hängt auch davon ab, wie viel Unterstützung es durch die Familie erfährt, wie gut die Beziehung zwischen den Eltern ist, wie offen die familäre Kommunikation ist und ob neben der Leukämie weitere Stressoren vorhanden sind.

Die *Behandlung* selbst ist eine schwere Belastung für den Patienten. Die Chemotherapie ist mit schweren Nebenwirkungen verbunden (z. B. Infektionsanfälligkeit, Übelkeit, Erbrechen, Haarausfall). Darüber hinaus führt die Strahlenbehandlung des Schädels in manchen Fällen zu einer Intelligenzminderung um etwa 10 IQ-Punkte, was Lernprobleme zur Folge haben kann.

Angesichts dieser Belastungen ist die Häufigkeit emotionaler Störungen oder Verhaltensauffälligkeiten bei Kindern mit Leukämie relativ gering. Obwohl die Häufigkeit solcher Auffälligkeiten zwei Jahre nach der Diagnosestellung größer als bei gesunden Kindern ist, scheinen Kinder mit Leukämie Bewältigungsmechanismen zu entwickeln, sodass sich die allgemeine Häufigkeit psychischer Auffälligkeiten vier Jahre nach der Diagnosestellung normalisiert, wenn man von den erwähnten Lernproblemen absieht.

Psychotherapeutische Behandlung von Kindern und Jugendlichen mit chronischen Erkrankungen und Behinderungen

Entscheidend für das psychische Wohlergehen chronisch kranker oder behinderter Kinder und Jugendlicher ist eine gute Kooperation zwischen dem betroffenen Kind, seinen Eltern, den behandelnden Ärzten und dem hinzugezogenen Psychiater bzw. Psychotherapeuten. Die Aufgabe des Psychotherapeuten ist es, den Patienten stützend zu begleiten, zusammen mit ihm Bewältigungsstrategien zu entwickeln, die allgemeine psychosoziale Anpassung des Patienten zu fördern und ggf. psychische Störungen gezielt zu behandeln (Tab. 41.**3**).

Eine Erfolg versprechende Behandlung setzt zunächst eine Kenntnis der jeweiligen Spezifika der unterschiedlichen Erkrankungen und Behinderungen voraus, wie z. B. die Entwicklung einer sekundären Essstörung auf dem Boden eines chronischen Untergewichts bei der Mukoviszi-

Tab. 41.**3** Psychiatrische Behandlungsziele bei chronischen Erkrankungen und Behinderungen im Kindes- und Jugendalter.

Psychiatrische Behandlungsziele
• Unterstützung der medizinischen Behandlung • Förderung der Compliance • Psychologische Begleitung des Patienten • Therapie psychischer Störungen • Ggf. Krisenintervention • Symptomkontrolle • Prävention • Förderung der psychosozialen Anpassung • Förderung der sozialen Reintegration • Rehabilitation

dose als Folge einer depressiven Stimmungslage. Des Weiteren ist es unabdingbar, sich in die intrapsychischen Vorgänge des Betroffenen und in die jeweilige kommunikative Situation innerhalb der Familie hineinzudenken. Wenn ein Psychiater bzw. Psychotherapeut hinzugezogen wird, geht es folglich darum, zunächst eine vertrauensvolle Beziehung zum Patienten und seiner Familie aufzubauen. Da chronisch kranke oder behinderte Kinder jedoch wenig über ihre Empfindungen sprechen, müssen häufig nonverbale Zugangsweisen (z.B. gemeinsames Spielen, Malen oder Musizieren) eingesetzt werden. So ergeben sich sowohl Anknüpfungspunkte für Gespräche als auch Möglichkeiten für erste unterstützende Interventionen.

Im Fall einer schwereren psychischen Störung kann eine regelrechte Psychotherapie erforderlich sein. Dazu stehen die verschiedensten Therapiemethoden zur Verfügung, die im Rahmen einer kombinierten Behandlung auch parallel angewandt werden können: u.a. Verhaltenstherapie, klientenzentrierte Verfahren, Entspannungstechniken, tiefenpsychologische Ansätze und Spieltherapie. Vor Beginn einer Behandlung sollte eine ausführliche Diagnostik erfolgen, die dem Psychotherapeuten wichtige Informationen über das Störungsbild gibt und der Indikationsstellung dient. So ist beispielsweise eine IQ-Diagnostik von Bedeutung, wenn es um die Frage der Überforderung oder das Grundverständnis des Patienten über seine Erkrankung geht.

Zur Beratung des Patienten gehört unbedingt auch eine Beratung der Familie in medizinischen und psychiatrischen Fragen (Tab. 41.**4**). Es ist wichtig, dass Eltern ihrem Kind im Behandlungsverlauf genug Unterstützung geben. Dazu gehören emotionale Zuwendung, ein gewisses Maß an Lenkung und Kontrolle bei gleichzeitiger Zulassung von Autonomiebestrebungen des Kindes, Förderung der sozialen Integration und Anregung zu angemessener körperlicher Aktivität. Der Therapeut sollte den Eltern bei der Erfüllung

Tab. 41.**4** Aufgaben der psychologischen Betreuung des chronisch kranken Kindes (nach Steinhausen, 2002).

Aufgaben der Eltern	Ärztlich-psychologische Aufgaben
Entwicklung einer angemessenen Erziehung durch: • Emotionale Zuwendung • Angemessenes Maß an Lenkung und Kontrolle • Förderung sozialer Integration • Förderung angemessener körperlicher Aktivitäten	Informationsvermittlung Beratung der Familie und der sozialen Umwelt in: • medizinischen Fragen • pädagogisch-psychologischen Fragen Sicherstellung des Behandlungsprogramms • medizinisch • psychologisch Psychologische Prävention • Angstreduktion bei diagnostisch-therapeutischen Maßnahmen durch Vorbereitung und Aufklärung Psychotherapie • Einzelpsychotherapie für das Kind bzw. die Eltern • Gruppentherapie für Jugendliche • Partnertherapie • Verhaltenstherapie • Familientherapie

dieser schwierigen Aufgaben beistehen. Gelegentlich ist eine Familien- oder eine Paartherapie sinnvoll.

Nicht zu vergessen sind die Geschwister des Patienten, die ebenfalls Zuwendung benötigen. Leider werden ihre Bedürfnisse häufig übersehen, obwohl gerade die Geschwister oft besonders große Schwierigkeiten bei der Anpassung an die veränderte Familiensituation haben. Werden die Belange der Geschwister übergangen, können sie auch psychische Auffälligkeiten entwickeln. Somit ist die Betreuung eines chronisch kranken oder behinderten Kindes ein komplexes Gefüge. Wichtig ist, dass die psychotherapeutische Betreuung nicht in eine Entmündigung der Betroffenen führt, sondern dazu beiträgt, die eigenen Ressourcen des Patienten zu mobilisieren.

Weiterführende Literatur

Frank, R., Mangold B. (Hrsg.): Psychosomatische Grundversorgung bei Kindern und Jugendlichen – Kooperationsmodelle zwischen Pädiatrie und Kinder- und Jugendpsychiatrie. Kohlhammer, Stuttgart, Berlin, Köln 2001

Herpertz-Dahlmann, B., Resch, F., Schulte-Markwort, M., Warnke, A.: Entwicklungspsychiartie. In: Herpertz-Dahlmann, B., Resch, F., Schulte-Markwort, M., Warnke, A. (Hrsg.): Entwicklungspsychiatrie. Biopsychologische Grundlagen und die Entwicklung psychischer Störungen. 2. Aufl. Schattauer, Stuttgart 2007

Jochmus, I.: Psychotherapeutisches Vorgehen bei chronischen körperlichen Erkrankungen. In: Remschmidt, H. (Hrsg.): Psychotherapie im Kindes- und Jugendalter. Thieme, Stuttgart 1997

Niethammer, D.: Wenn ein Kind schwer krank ist. Über den Umgang mit der Wahrheit. Suhrkamp, Frankfurt am Main 2010

Schmitt, G. M., Kammerer, E., Harms, E. (Hrsg.): Kindheit und Jugend mit chronischer Erkrankung. Hogrefe, Göttingen 1996

Steinhausen, H.-C.: Psychische Störungen bei Kindern und Jugendlichen. Urban & Fischer, München 2002

von Hagen, C., Schwarz, H. P. (Hrsg.): Selbstmanagement bei chronischen Erkrankungen im Kindes- und Jugendalter. Kohlhammer, Stuttgart 2011

Zimprich, H.: Kinderpsychosomatik. 2. Aufl. Thieme, Stuttgart 1995

IV Therapie und Rehabilitation

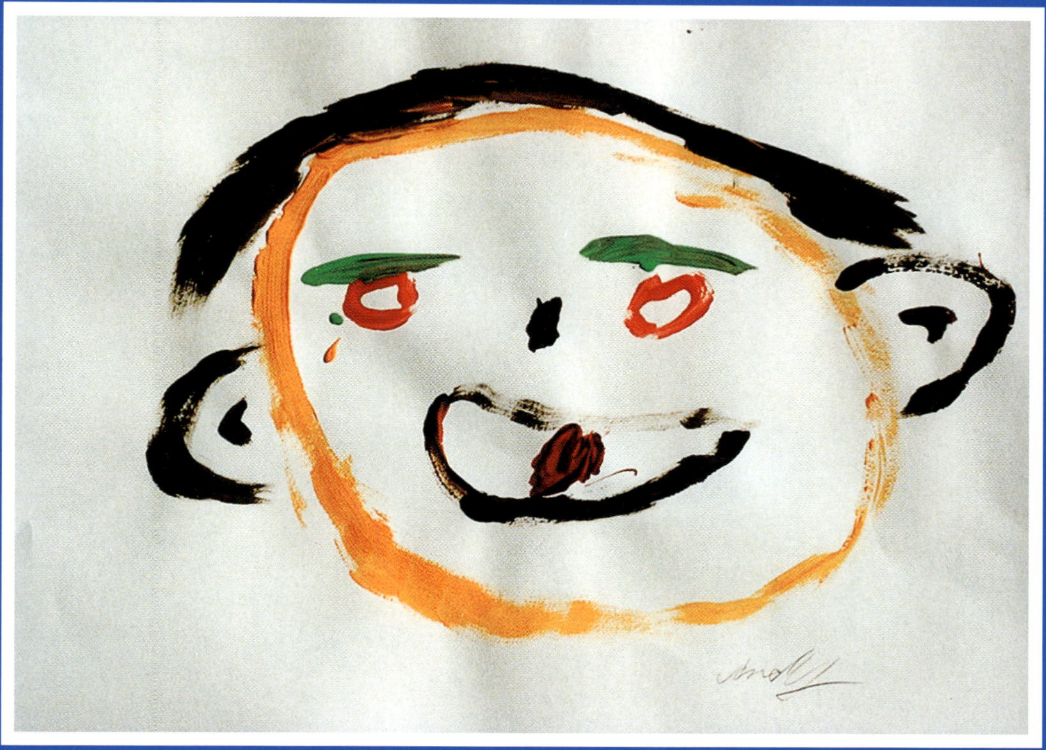

Gesicht
Darstellung eines 16-jährigen Patienten mit der Diagnose „Paranoid-halluzinatorische Schizophrenie“

42 Allgemeine Gesichtspunkte

H. Remschmidt

Dieser Beitrag gibt eine Einführung und eine Übersicht über Behandlungsmethoden in der Kinder- und Jugendpsychiatrie. Die detaillierte Darstellung der wichtigsten Therapiemethoden erfolgt im Anschluss daran in einzelnen speziellen Beiträgen.

Vielzahl und Heterogenität psychiatrischer Störungen und Erkrankungen im Kindes- und Jugendalter erfordern auch vielfältige Behandlungsmethoden. An diese müssen grundlegende Anforderungen gestellt werden, wie sie auch in anderen Gebieten der Medizin gültig sind. Diese Anforderungen sind bei einer großen Zahl von Behandlungsmethoden zurzeit jedoch nicht oder noch nicht verwirklicht. Sie sollten aber beachtet bzw. ihre Realisierung sollte angestrebt werden. Tab. 42.**1** gibt eine Übersicht über die dabei zu beachtenden Grundsätze.

Klassifikation von Therapiemaßnahmen

Therapie- und Interventionsmaßnahmen lassen sich nach verschiedenen Gesichtspunkten klassifizieren. In Abb. 42.**1** sind drei wichtige Einteilungsgesichtspunkte wiedergegeben. Sie beziehen sich auf die angewandten Behandlungsmethoden bzw. Verfahren (z. B. Pharmakotherapie, Verhaltenstherapie, Übungsbehandlung), auf die unterschiedlichen Rahmenbedingungen (Settings), in denen die Behandlungen durchgeführt werden (z. B. stationäre oder teilstationäre Behandlung, individuelle Behandlung oder Gruppentherapie) und auf die Störungen, auf die die einzelnen Behandlungsmethoden oder -verfahren im jeweils gewählten Setting möglichst *spezifisch* zugeschnitten sein sollen. Damit wird ein weiterer Grundsatz berührt, nämlich derjenige der *störungsspezifischen Behandlungsformen.* Dieser Terminus charakterisiert zugleich ein Therapiekonzept, welches davon ausgeht, dass einzelne

Tab. 42.**1** Grundsätze und Anforderungen an Behandlungsmethoden.

Grundsatz	Beschreibung
Grundsatz der Spezifität	Sie müssen dem jeweiligen Störungsmuster angemessen sein. Die Spezifität im Hinblick auf die Störung erfordert häufig Modifikationen und ist daher im Hinblick auf die zu behandelnden Patienten und deren Familien als relativ anzusehen. Welche Methode angewandt wird, richtet sich nach der Praktikabilität und der Wirksamkeit beim jeweiligen Krankheitsbild.
Grundsatz der alters- und entwicklungsbezogenen Abwandlung	Sie müssen Modifikationen auf verschiedenen Alters- und Entwicklungsstufen erlauben.
Grundsatz der Variabilität und Praktikabilität	Sie müssen in der Durchführung variabel und in verschiedenen Settings praktikabel sein, z. B. im stationären Bereich, in der Tagesklinik, in der Ambulanz oder als „Home-Treatment".
Grundsatz der Evaluation und der Effizienzprüfung	Ihre Wirksamkeit sollte nachgewiesen sein, möglichst im Vergleich zu anderen Behandlungsmethoden, und auch wirtschaftlichen Gesichtspunkten Rechnung tragen. Dieser Grundsatz gilt sowohl für die somatischen Behandlungsmethoden als auch für die Psychotherapie. Was Letztere betrifft, so gibt es erst wenige aussagekräftige und methodisch ausgereifte Studien.

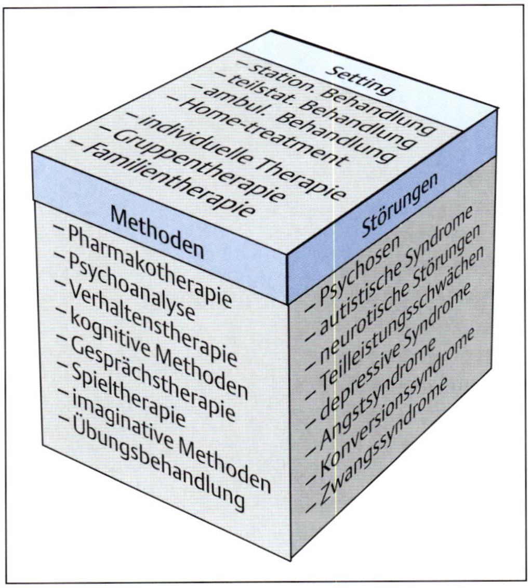

Abb. 42.1 Klassifikation von Therapiemaßnahmen nach Methode, Setting und Störungsmuster.

Komponenten, die sich im Hinblick auf die Behandlung eines Krankheitsbildes bewährt haben, in Form eines *Therapieprogramms* zusammengefasst werden, welches ganz spezifisch auf das zu behandelnde Krankheitsbild oder Störungsmuster abgestimmt ist.

Abb. 42.1 zeigt, dass Methode (Verfahren), Setting und Störung prinzipiell kombinierbar sind; welche Methode in welchem Setting durchgeführt werden soll, ist im Idealfall nach Maßgabe des empirisch gesicherten Wissens zu entscheiden. Beispielsweise werden monosymptomatische Phobien am effektivsten verhaltenstherapeutisch behandelt (s. unten, Kap. 44: „Verhaltenstherapie"), während Individuationskrisen in der Adoleszenz eher einen breiteren, tiefenpsychologischen Ansatz (s. Kap. 43: „Tiefenpsychologisch fundierte Psychotherapie") erfordern.

Für die Bedürfnisse der Praxis hat sich eine Einteilung nach dem Setting bzw. den Therapiemodalitäten als zweckmäßig erwiesen. Unter diesem Gesichtspunkt unterscheiden wir individuumzentrierte von familien- und gruppenzentrierten Vorgehensweisen. Die zuerst genannten Kategorien beziehen sich vorwiegend auf die Psychotherapie, die zuletzt genannte schließt auch somatische Behandlungsmethoden ein.

Individuumzentrierte Behandlungsmethoden

Zu ihnen zählen alle Verfahren, die schwerpunktmäßig mit dem einzelnen Patienten durchgeführt werden. Hierzu gehören neben der Behandlung mit Psychopharmaka auch alle psychotherapeutischen Methoden und funktionelle Übungsbehandlungen, die individuell angewandt werden.

Individuumzentrierte Behandlungsmethoden haben ein nahezu universelles Indikationsgebiet.

Familienzentrierte Behandlungsmethoden

Im weitesten Sinne gehören hierzu die Familienberatung (Elternberatung), psychodynamisch orientierte Familientherapien, verhaltensorientierte Methoden, die patientenzentrierte Familientherapie und verschiedene Behandlungsmethoden des „Home-Treatment" (Behandlung im natürlichen Milieu). Die familienzentrierten Therapiemethoden (s. unten, Kap. 49: „Familientherapie") haben zu einer wesentlichen Bereicherung des Behandlungsspektrums geführt und vielfach zu einem neuen Verständnis psychischer Störungen und Erkrankungen beigetragen. Die Indikation zu einem familienzentrierten Vorgehen muss sorgfältig unter Abwägung des Störungsmusters sowie der Gesamtsituation gestellt werden.

Gruppenzentrierte Behandlungsmethoden

Zu ihnen gehören offene Gruppenpsychotherapien, zielgerichtete Gruppenpsychotherapien (s. Kap. 48: Gruppentherapie, Psychodrama, Rollenspiel"; z. B. Selbstbehauptungstraining, Gruppentherapie bei kontaktgestörten und dissozialen Jugendlichen), autogenes Training in Gruppen, Gruppenspieltherapie und Elterngruppen (s. Kap. 50: „Elterntraining") verschiedener Zielrichtungen. Gruppenbehandlungen haben längst Eingang in den therapeutischen Alltag gefunden. Sie haben sich in den folgenden Bereichen bewährt: als *offene Gruppenpsychotherapie* bei sehr verschiedenen Störungen, insbesondere bei Krisen in der Adoleszenz, als *zielgerichtete Gruppenpsychotherapie* bei kontaktgestörten Kindern und Jugendlichen, aber auch bei sehr aggressiven und ungesteuerten Kindern. Auch das autogene Training wird häufig mit Erfolg in Gruppen durchgeführt.

Grundsätze zur Indikationsstellung

Sorgfältige und therapierelevante Diagnostik

Die erste Voraussetzung für die Abwägung der Therapieindikation ist eine sorgfältige Diagnostik. Diese muss ärztlicherseits erfolgen, durch psychologische Zusatzuntersuchungen ergänzt werden und bereits auf eine Behandlung ausgerichtet sein. Letzteres wird häufig mit dem Begriff der therapierelevanten Diagnostik umschrieben. Vielfach wird der psychiatrischen Diagnostik vorgeworfen, sie stehe kaum in Zusammenhang mit der später erfolgenden Therapie. Heute wird jedoch in vielen Kliniken der Tatsache Rechnung getragen, dass neben der klinisch-psychiatrischen Diagnose jene Elemente erfasst werden sollten, die für die Formulierung von Therapiezielen wichtig sind (z.B. Entwicklungsstand, Intelligenz, Familiensituation, sonstige außerfamiliäre Faktoren).

Anpassung der Therapiemethode an das Störungsmuster

Die Therapie bei psychischen Störungen im Kindes- und Jugendalter muss auf verschiedene Methoden zurückgreifen können. Die Indikation erfolgt im Idealfall nach Maßgabe des empirischen Wissens über die Wirksamkeit einer Behandlungsform.

Als positives Beispiel hierzu kann genannt werden, dass sich verhaltenstherapeutische Methoden auch in Kombination mit Psychopharmaka bei der Behandlung verschiedener Angstsymptome (Phobien, Panikattacken) sehr bewährt haben. Leider ist diese Forderung im Hinblick auf viele andere Störungen und Behandlungsmethoden noch nicht hinreichend erfüllt.

Abstimmung der Therapiemaßnahmen auf Alter und Entwicklungsstand

Diese sehr einleuchtende Forderung ist im Alltag oft schwer zu erfüllen. Jeder Therapeut muss sich aber Gedanken darüber machen, ob die von ihm in Aussicht genommene Behandlungsmethode oder die zu berücksichtigenden Therapiekomponenten dem Alter und Entwicklungsstand des Patienten angemessen sind. Voraussetzung dafür ist die Beherrschung mehrerer Therapieverfahren.

Abwägen des jeweils besten Settings (Therapiemodalität)

Unter „Setting" verstehen wir die Rahmenbedingungen, unter denen die Behandlung durchgeführt wird. Es geht dabei um die Entscheidung über ambulante oder stationäre Therapie, Therapie im häuslichen Milieu („Home-Treatment"), individuumzentrierte, familienzentrierte oder gruppenzentrierte Verfahren. Dabei sind zu berücksichtigen:

- die Wirksamkeit der Methoden bzw. Modalitäten und
- die Möglichkeiten, mit dem Patienten, seiner Familie und seiner Umgebung eine adäquate therapeutische Beziehung herzustellen.

Tab. 42.**2** gibt einen zusammenfassenden Überblick über die verschiedenen Indikationsbereiche.

Integration der verschiedenen Behandlungsmaßnahmen in einen Therapieplan

Bei psychiatrischen Erkrankungen im Kindes- und Jugendalter kommt man in der Regel nicht mit einer einzigen Behandlungsmaßnahme pro Patient aus. Schon durch die Berücksichtigung des familiären, schulischen und beruflichen Umfelds entsteht meist eine Vielzahl von Einzelmaßnahmen, die auf ein Therapieziel hin koordiniert und strukturiert werden müssen. Diesem Ziel dient ein *Therapieplan*. Therapiepläne sind am besten im Rahmen der stationären Behandlung erprobt. Sie sollten aber ebenso im ambulanten und im teilstationären Bereich sowie im Rahmen des Home-Treatment erstellt, durchgeführt und nach Maßgabe des Therapieverlaufs modifiziert werden. Die Erstellung eines Therapieplans hat auch für den Therapeuten eine große Bedeutung im Sinne einer besseren Abklärung und Übersichtlichkeit seines Vorgehens.

In Tab. 42.**3** sind die Grundzüge eines Therapieplans für die stationäre Behandlung darge-

Tab. 42.2 Abwägen des jeweils besten Settings (Therapiemodalität).

Setting	Indikationsbereich
Ambulante Behandlung	Sie wird am häufigsten durchgeführt und hat, bezogen auf die Krankheitsbilder, kaum Kontraindikationen. Sie ist die Methode der Wahl sowohl bei überwiegend organisch bedingten als auch bei psychogenen Erkrankungen. In einem ambulanten Setting können alle erprobten Behandlungsmethoden voll angewandt werden. Grenzen der ambulanten Behandlung ergeben sich unter folgenden Bedingungen: • Suizidalität und andere Formen der Selbstgefährdung, • gravierende Formen der Fremdgefährdung, • unzureichende Einwirkungsmöglichkeiten bei sehr ausgeprägter oder chronifizierter Störung, • extreme Familienpathologie, die eine Trennung zwischen dem Patienten und seinen Eltern (Bezugspersonen) ratsam erscheinen lässt. Patienten aus ambulant schlecht versorgten Gebieten werden im Durchschnitt doppelt so lange behandelt wie aus ambulant gut versorgten Gebieten.
Stationäre Behandlung	Sie wird in der Regel bei folgenden Voraussetzungen eingeleitet: • Schwere und/oder chronifizierte Erkrankung, • Selbst- und/oder Fremdgefährdung, • Notwendigkeit einer Trennung von der Familie, • Fehlen geeigneter ambulanter oder teilstationärer Behandlungsangebote in Wohnortnähe (relative Indikation).
Teilstationäre Behandlung	Indikationen für den teilstationären Bereich (vor allem für tagesklinische Behandlungen) sind: • Verkürzung des stationären Aufenthalts, • Vermeidung einer stationären Behandlung und • Vorbereitung einer stationären Therapie. Letzteres ist indiziert, wenn eine dringende stationäre Behandlungsnotwendigkeit besteht, der Patient und seine Familie jedoch eine stationäre Aufnahme verweigern. Meist bestehen in diesen Fällen Vorurteile gegenüber dem Krankenhaus und irrationale Befürchtungen, die im Rahmen einer teilstationären Behandlung häufig abgebaut werden können. Oft ist nach einer derartigen Vorbehandlung in der Tagesklinik die stationäre Aufnahme möglich (z. B. bei Anorexia nervosa) und eine Zwangseinweisung vermeidbar. Was die teilstationäre Behandlung betrifft, so gibt es kaum Einschränkungen, außer den angeführten dringlichen Indikationen für eine stationäre Behandlung.
Behandlung im häuslichen Milieu (Home-Treatment)	Diese Behandlungsform, die in gewissen Fällen sowohl die stationäre als auch die teilstationäre Therapie ersetzen kann, kann unter folgenden Voraussetzungen durchgeführt werden: • Die Patienten sind aufgrund der Schwere ihrer Erkrankung ambulant nicht behandelbar. Die Erkrankung darf jedoch nicht so schwer sein, dass aufgrund von Lebensbedrohung, Selbst- oder Fremdgefährdung oder anderen zwingenden Gesichtspunkten eine stationäre Behandlung erforderlich ist. Die Patienten werden deshalb üblicherweise stationär aufgenommen, könnten aber ebenso teilstationär oder zu Hause behandelt werden, wenn derartige Behandlungsmodalitäten in erreichbarer Nähe sind. • Die Kooperationswilligkeit des Patienten und seiner Eltern muss vorausgesetzt werden. • Die Entfernung für den behandelnden Therapeuten darf erfahrungsgemäß nicht mehr als 20–30 km betragen. Home-Treatment kann nur sinnvoll durchgeführt werden, wenn eine leistungsfähige Institution mit ambulanten, stationären und teilstationären Möglichkeiten im Hintergrund steht. Bei dem nicht seltenen Übergang von einer Behandlungsmodalität zur anderen sind auf diese Weise die wenigsten Schwierigkeiten zu erwarten. Was das Krankheitsspektrum betrifft, so stellt unter bestimmten Bedingungen (klar definierte Patientengruppe, Sicherstellen der Kooperation mit der Familie, angemessener Schweregrad der Störung) Home-Treatment eine echte Alternative für eine stationäre oder tagesklinische Behandlung dar.

Tab. 42.3 Grundzüge eines Therapieplans für die stationäre Behandlung.

Faktor	Beschreibung
Symptomatik, Probleme des Patienten	Aus der Sicht der Eltern/Sorgeberechtigten Aus eigener Sicht (individuelle Rangfolge des Leidensdrucks, abschätzbare Therapiemotivation gegenüber einzelnen Symptomen oder Problemen)
Verhalten des Patienten auf der Station	
Vorläufige Diagnose, Beurteilung der Problematik	
Therapieziele	Für den Patienten • Hauptsymptomatik • Verhaltensänderungen gegenüber Erwachsenen • Verhaltensänderungen gegenüber Mitpatienten • Verhaltensänderungen gegenüber den Eltern • Verhaltensänderungen in der Schule • Änderungen der Selbstwerteinschätzung, des Selbstwertgefühls Ziele in der Arbeit mit den Eltern
Therapiemaßnahmen	Für den Patienten • Psychotherapie durch Arzt/Psychologen • Verhalten des Personals allgemein gegenüber speziellen Symptomen, Problemen • Aktivitäten und Verhaltensmöglichkeiten auf der Station • Krankengymnastik • Ergotherapie und funktionelle Übungsbehandlung • medikamentöse Behandlung • Schule • sonstige, z. B. soziale Maßnahmen Für Familie, Beziehungspersonen, Institutionen • familienbezogene Maßnahmen • institutionelle Maßnahmen • rechtliche Maßnahmen
Kontaktaufnahme mit Außenstehenden (Jugendamt, Schule usw.)	
Zeitplanung	Voraussichtliche Dauer der diagnostischen Maßnahmen Voraussichtliche Dauer der therapeutischen Maßnahmen • kurzfristige Maßnahmen (stationärer Aufenthalt) • mittelfristige Maßnahmen (Zeitraum etwa 1 Jahr) • langfristige Maßnahmen (Zeitraum etwa 3 Jahre)

stellt. Ein solcher Therapieplan wird nach abgeschlossener Diagnostik erstellt. Er weist den einzelnen Mitarbeitern ihren Aufgabenbereich zu und regelt zugleich den zeitlichen Ablauf der Therapieschritte. Die bei der Durchführung des Therapieplans auftauchenden Schwierigkeiten werden regelmäßig besprochen und führen vielfach zu seiner Modifikation. Eine reibungslose Zusammenarbeit setzt voraus, dass ein Stationsteam existiert, das sich auf einheitliche Grundsätze geeinigt hat und die Effektivität von Therapiemethoden nicht allein an ihrem theoretischen Anspruch, sondern auch an ihrer Durchführbarkeit und Wirksamkeit misst. Bei stationären Therapien kommt der Gestaltung eines therapeutischen Klimas eine große Bedeutung zu.

Weiterführende Literatur

Deutsche Gesellschaft für Kinder- und Jugendpsychiatrie und Psychotherapie et al. (Hrsg.): Leitlinien zu Diagnostik und Therapie von psychischen Störungen im Säuglings-, Kindes- und Jugendalter. 2. Aufl. Deutscher Ärzte-Verlag, Köln 2003

Kazdin, A. E., Weisz, J. R. (eds): Evidence-based psychotherapies for children and adolescents. Guilford, New York, London 2003

Mattejat, F.: Indikationsstellung und Therapieplanung. In: Remschmidt, H. (Hrsg.): Psychotherapie im Kindes- und Jugendalter. Thieme, Stuttgart 1997, S. 18–44

Remschmidt, H., Mattejat, F.: Psychotherapieforschung. In: Remschmidt, H. (Hrsg.): Psychotherapie im Kindes- und Jugendalter. Thieme, Stuttgart 1997, S. 45–68

Remschmidt, H., Mattejat, F., Warnke, A. (Hrsg.): Therapie psychischer Störungen bei Kindern und Jugendlichen. Thieme, Stuttgart 2008

43 Tiefenpsychologisch fundierte Psychotherapie

H. Remschmidt und K. Quaschner

Einleitung

Im heutigen Sprachgebrauch bezeichnet „tiefenpsychologisch" verschiedene psychotherapeutische Vorgehensweisen und Schulrichtungen, die aber nach wie vor eine Reihe von Grundannahmen teilen, die in Tab. 43.**1** zusammengestellt sind.

Weiterhin arbeiten nahezu alle tiefenpsychologischen Schulen mit räumlichen Vorstellungen von psychischen Funktionen. Am bekanntesten ist die Instanzenlehre von S. Freud. Danach besteht die Persönlichkeit aus drei Instanzen, *Es*, *Ich* und *Über-Ich*. Das Es beinhaltet die triebhaften Impulse und arbeitet nach dem Lustprinzip. Demgegenüber vertritt das Ich, das als Inbegriff des bewussten Vorstellens und Handelns aufgefasst wird, das Realitätsprinzip. Das Über-Ich schließlich enthält die internalisierten Moralvorstellungen und hat die Funktion des Gewissens. Alle drei Instanzen stehen in intensiver gegenseitiger Wechselbeziehung.

Tab. 43.**1** Gemeinsame Grundannahmen der tiefenpsychologisch fundierten Therapien.

Grundannahmen tiefenpsychologisch fundierter Therapien
• Bedeutung des Unbewussten für psychische Funktionen und individuelles Verhalten
• Bedeutung von Trieben für die Steuerung menschlicher Verhaltensweisen
• Bedeutung von Entwicklungsphasen, in deren Ablauf die libidinösen Energien, d. h. die Triebkräfte, unterschiedliche Ausformungen annehmen
• Vorstellung, dass durch Konflikte hervorgerufene Symptome auf bestimmte Entwicklungsphasen zurückzuführen sind und über die Anpassung des Individuums an seine Umgebung entscheiden
• Konzept der Übertragung, aufgrund dessen der Patient Erlebnisse und Erfahrungen aus der Vergangenheit auf den Therapeuten projiziert, was eine Interpretation des Geschehens ermöglicht

Eine Darstellung der tiefenpsychologisch fundierten Therapie von Kindern und Jugendlichen kommt nicht umhin, auch auf die Therapie Erwachsener einzugehen, da Konzepte und praktische Vorgehensweisen der Kinder- und Jugendlichentherapie in Differenz zur Erwachsenentherapie gesehen wurden und – immer noch – werden.

Das *Ziel* der *klassischen psychoanalytischen Behandlung* besteht darin, Verdrängungen aufzuheben, indem Unbewusstes dem Bewusstsein zugänglich gemacht wird. Dieser Prozess findet in einer Therapie statt, die sich an festgelegten Regeln orientiert. Dazu gehören z. B. Häufigkeit und Dauer der Therapiesitzungen (z. B. wöchentlich eine oder mehrere Sitzungen).

Bestimmte formale Elemente dieser Situation wie Frequenz, Ort und Dauer der Therapiestunden werden ebenso konstant gehalten wie die Regeln, die die Interaktion zwischen Therapeut und Patient festlegen. Zum einen ist dies die *„Grundregel"*, die den Patienten verpflichtet, in *„freier Assoziation"* seine Einfälle unentstellt und thematisch ungebunden zu äußern. Zum anderen hält die *„Abstinenzregel"* den Therapeuten zur Zurückhaltung in der Interaktion mit dem Patienten an. Durch die liegende Haltung des Patienten auf der Couch und durch den fehlenden Blickkontakt zum Therapeuten wird die Einhaltung der Grundregel erleichtert. Neben diesem *regressiven* Verhalten muss der Patient zudem mit seinen gesunden Ich-Anteilen in der Lage sein, ein *Behandlungsbündnis* einzugehen, das den Abbruch der Therapie verhindert und die Introspektion gewährleistet.

Das wichtigste Mittel der Therapie ist die vom Therapeuten vorgenommene *Deutung*, die im Dienste der Bewusstmachung unbewusster Inhalte steht. Das Deutungsmaterial, das der Patient liefert, beinhaltet – um nur das Wesentliche zu nennen – Einfälle, Träume, Übertragung und Widerstand. Mit Übertragung sind unverarbeitete affektive Einstellungen aus der Frühzeit der Entwicklung des Patienten gemeint, die dieser dem Therapeuten entgegenbringt, auf ihn überträgt. Widerstand bezeichnet eine Opposition gegen den analytischen Prozess, eine Abweisung therapeutischer Einwirkung, eine Resistenz gegen Veränderung.

Die für das Erwachsenenalter typische therapeutische Vorgehensweise lässt sich nicht einfach auf die Behandlung von Kindern und Jugendlichen übertragen. Modifikationen sind erforderlich, die dem jeweiligen Entwicklungsstand der kindlichen und jugendlichen Patienten Rechnung tragen. Diese Modifikationen haben beispielsweise dazu geführt, dass in der *Therapie von Kindern* das *Spiel* ganz im Vordergrund steht. In der Einzeltherapie des Jugendlichen hat sich das Setting erheblich verändert (z. B. statt zu liegen, sitzt der Patient dem Therapeuten gegenüber).

Behandlung von Kindern

Obwohl die tiefenpsychologische Therapie von Kindern weitaus mehr Beachtung gefunden hat als die Behandlung Jugendlicher und obwohl es zur Ausbildung verschiedener Traditionen gekommen ist, hat sich eine einheitliche, der Standardmethode bei Erwachsenen vergleichbare Vorgehensweise nicht herausgebildet. Nach wie vor existiert eine ganze Reihe von zum Teil sehr *unterschiedlichen Schulrichtungen*. Die wesentlichen Gemeinsamkeiten werden in Tab. 43.**2** aufgeführt.

Demgegenüber treten aber auch erhebliche Meinungsverschiedenheiten und Diskrepanzen auf. Strittig ist danach das Ausmaß, in dem die Eltern zur Unterstützung und Mitarbeit herangezogen werden sollen; das Verhältnis von Kindertherapie und Pädagogik; die Bedeutung des Spiels; die Rolle der Übertragung sowie der Wert von Interpretationen und Deutungen.

Tab. 43.**2** Gemeinsamkeiten in der tiefenpsychologisch fundierten Behandlung von Kindern.

Gemeinsamkeiten in der tiefenpsychologischen Behandlung von Kindern
• In der Kindertherapie erhält die Persönlichkeit des Therapeuten eine völlig andere Bedeutung als in der Erwachsenenbehandlung. Die Beziehung zwischen Therapeut und kleinem Patienten wird sehr persönlich.
• Die Abhängigkeit des Kindes von seinen Eltern beeinflusst die Therapie.
• Bezüglich der Behandlungstechnik sind Modifikationen je nach Lebensalter vorzunehmen.
• Neben das Gespräch tritt das Spiel, d. h., es wird gehandelt und agiert.

Die aufgeführten Unterschiede haben vor allem eine Rolle in der Diskussion zwischen den beiden großen Schulrichtungen von Anna Freud und Melanie Klein gespielt. M. Klein orientierte sich dabei sehr viel mehr an der Behandlung Erwachsener.

Obwohl der *zentrale Stellenwert des Spiels* in der Kindertherapie unbestritten ist, existieren hinsichtlich der Einordnung und Bewertung der Spieltätigkeit allerdings sehr unterschiedliche Auffassungen. Während Melanie Klein das Spiel vorrangig als *Symbolsprache* des Kindes betrachtete und daher die Spieltätigkeit bereits in frühem Alter einer analytischen Deutung für zugänglich hielt, vertrat Anna Freud die Meinung, dass das Spiel nicht nur Symbolsprache sei und dementsprechend auch mit großer Vorsicht und Zurückhaltung zu deuten bzw. zu interpretieren sei. Zulliger (1988) in seiner *„deutungsfreien Kinderanalyse"* ging sogar noch einen Schritt weiter und verzichtete ganz auf die Verbalisierung einer Deutung.

Als *Spielmaterial* wird häufig unstrukturiertes, amorphes Material empfohlen, um die Kreativität und das Ausdrucksverhalten des Kindes anzuregen. Andererseits kann es für ein Kind, dem es schwerfällt, sich mit ungeformtem Material auszudrücken, durchaus hilfreich sein, wenn es sich um vorgeformtes Spielmaterial handelt. Alle Arten von Rollenspielen, z. B. auch solche mit Puppen, eignen sich ebenfalls gut zur symbolischen Gestaltung der kindlichen Erlebniswelt.

Das Problem der *Übertragung* in der Kindertherapie ist ebenfalls kontrovers diskutiert worden. Ausgangspunkt waren wiederum die divergenten Auffassungen von Anna Freud und Melanie Klein. Im Kern bestand die Differenz darin, dass M. Klein (1987) der Meinung war, das Kind bilde eine *Übertragungsneurose* aus, während A. Freud (1980) dies bestritt, weil zum einen die psychische Struktur des Kindes dies nicht zulasse und zum anderen der Therapeut dem Kind als reale neue Person gegenübertrete, die auch pädagogisch wirke. Je nach Standpunkt des Therapeuten wird die eine oder die andere Position vertreten. Häufig wird anstelle von Übertragungsneurose auch allgemeiner von *Übertragungsreaktionen* gesprochen. Dührssen (1980) schließlich relativiert den Konflikt, indem sie darauf hinweist, dass die Deutung der Übertragung bzw. des unbewussten Materials nur einen Bruchteil dessen ausmache, was am therapeutischen Verhalten letztlich wirksam sei. Für den konkreten therapeutischen Umgang bedeutet dies, dass die tiefenpsychologisch orientierte Behandlung dem Vorgehen in der „non-direktiven Spieltherapie" ähnlich ist.

Sowohl die Übertragung wie die – im Rahmen der Kindertherapie früher nur wenig thematisierte – *Gegenübertragung* verweisen auf das sog. doppelte Arbeitsbündnis, das der Therapeut außer mit dem Kind auch mit den Eltern eingegangen ist. Für die Übertragung des Kindes auf den Therapeuten ist zu berücksichtigen, dass das Kind „in einer Weise libidinös an die Eltern gebunden ist, die jede therapeutische Aktivität zu einem familiären Prozess im weitesten Sinne macht" (Müller-Küppers, 1988). Die Auseinandersetzung des Kindertherapeuten mit seinen eigenen Eltern wird im Rahmen der Gegenübertragung relevant. Hier geht es beispielsweise um die Gefahr, dass der Therapeut die Rolle des „besseren Vaters" oder der „besseren Mutter" einnimmt, worauf wiederum die Patienteneltern überaus empfindlich reagieren können.

Die Frage der *Beendigung der Therapie* ist eng verknüpft mit der Frage der anzustrebenden Ziele. Trotz aller Meinungsverschiedenheiten bei technischen Problemen ist nach Dührssen (1980) die allgemeine Zielsetzung für jeden Kinderanalytiker die gleiche. Angestrebt wird „die Auflösung von Ängsten und Verdrängungsreaktionen, die bessere Verarbeitung der Antriebs- und Impulswelt und eine Klärung in der Position zu den Eltern, bessere Realitätsanpassung, tragfähigere Gefühlslage usw."

Behandlung Jugendlicher

Im Vergleich zur Kindertherapie ist das Vorgehen in der Adoleszenz demjenigen bei Erwachsenen sehr viel ähnlicher. Dennoch existieren vom Erstkontakt an auch hier zum Teil gravierende Unterschiede.

Im Anschluss an Seiffge-Krenke (1986) lassen sich folgende *Behandlungsregeln* für den therapeutischen Umgang mit Jugendlichen aufstellen (Tab. 43.**3**).

Als *optimale Indikation* zur tiefenpsychologischen Behandlung wird im Jugendalter eine klassische Neurose vom hysterischen oder zwanghaften Typ genannt. Eine Erweiterung dieser Indikationsstellung wurde durch A. Freud (1958) vorgenommen, die eine Analyse bei denjenigen Jugendlichen sogar für dringend erforderlich hielt, bei welchen ein Rückzug der Libido auf das Selbst festzustellen war. Als Beispiel führt sie den narzisstischen Rückzug mit Größenideen und hypochondrischen Befürchtungen an. Weiterhin hielt sie auch im Falle des „asketischen" Jugendlichen eine Behandlung für angezeigt.

Die *Beendigung der Behandlung* unterscheidet sich ebenfalls in vielerlei Hinsicht vom Vorgehen bei Erwachsenen. Mitunter wird die Auffassung vertreten, dass besser von einer Unterbrechung denn von einer Beendigung zu sprechen sei. Maßgebend für eine derartige Einschätzung ist sicherlich die Tatsache, dass entwicklungsbedingte, „äußere" Faktoren, die im Ablösungsprozess von der Familie zu suchen sind, in die Behandlung eingreifen.

Daraus folgt, dass die *Ziele in der Behandlung* Jugendlicher begrenzter sind als bei Erwachsenen. Als mögliche Ziele kommen in Frage: die Klärung genetischer Aspekte der individuellen Entwicklung, die Ausweitung von Ich-Ideal und Bewusstsein in verschiedenen Funktionsbereichen, ein besseres Verständnis der Angst sowie schließlich die Fähigkeit zur Aufrechterhaltung einer engen vertrauensvollen Beziehung.

Tab. 43.**3** Behandlungsregeln für den therapeutischen Umgang mit Jugendlichen (nach Seiffge-Krenke, 1986).

Behandlungsregeln für den therapeutischen Umgang mit Jugendlichen
• Die tiefenpsychologisch fundierte Psychotherapie Jugendlicher muss direktiver sein.
• Der Therapeut muss im Vergleich zur Erwachsenentherapie flexibler und aktiver im Umgang mit Techniken sein, er braucht Bereitschaft, auf praktische Anregungen einzugehen.
• Der Jugendliche darf nicht im gleichen Ausmaß wie ein Erwachsener fundamentalen Frustrationen ausgesetzt werden, beispielsweise längeren Gesprächspausen.
• Der Umgang mit Regressionen erfordert ganz besondere Sorgfalt. Der Therapeut muss viel mehr Hilfen bei der Realitätsprüfung geben als in der Erwachsenenbehandlung und darüber hinaus Tendenzen fördern, die der Stärkung und dem Aufbau von Ich-Funktionen dienen.

Beispiel

Die 14-jährige L. war wegen eines mit Tabletten unternommenen Suizidversuchs stationär aufgenommen worden. Von der Patientin wurden über die Zeit hinweg mehrere Gründe für den Suizidversuch genannt. Stand zu Anfang noch die aufgelöste Freundschaft zu einem Jungen, der sie nicht genug beachtet hatte, im Vordergrund, so führte sie weiterhin den Konflikt mit einer Freundin an, die von der Patientin als äußerst dominant empfunden wurde, sowie Probleme in der familiären Interaktion. Beispielsweise äußerte die Patientin durchgehend, dass ihre Eltern sie nicht verstünden und sie nicht mit ihnen reden könne. Im unmittelbaren Vorfeld des Suizidversuchs war es zwischen L. und den Eltern mehrfach zu heftigen Auseinandersetzungen gekommen. Die bis zu diesem Zeitpunkt eher unauffällige und angepasste Jugendliche verhielt sich – laut Eltern – zunehmend „renitenter und widerspenstiger“.

Während des stationären Aufenhalts zeigte sich dann eine agoraphobische Symptomatik, die zuvor von L. nicht thematisiert worden war und von der die Eltern nichts wussten. Auf den Ausgängen mit dem Stationspersonal stellte sich heraus, dass L. immer auf Begleitung angewiesen war und auch kurze Wegstrecken nicht alleine zurücklegen konnte. Der von den übrigen Patienten so sehr geschätzte „Alleinausgang“ war für sie kein erstrebenswertes Ziel bzw. sie weigerte sich sogar, die Klinik auch nur für wenige Schritte zu verlassen.

Bei genauerer Exploration wurde deutlich, wie stark ihr gesamter Alltag durch dieses Vermeidungsverhalten geprägt und beeinträchtigt war. Sie war sowohl auf dem Schulweg wie auch in der Schule (z. B. Pausensituation) auf die Anwesenheit vertrauter Personen angewiesen. Des Weiteren war sie nicht in der Lage, in Geschäften alleine einzukaufen. Altersgemäße und von ihr sehr gern ausgeführte Tätigkeiten wie Besuche in Schwimmbad, Eislaufstadion oder Disko konnten nur stattfinden, wenn sie jemanden gewinnen konnte, der mit ihr ging. Um diese Begleitung sicherzustellen, war sie viele Kompromisse eingegangen und hatte eigene Interessen nahezu immer zurückgestellt.

Die Symptomatik verschlechterte sich, als die Konflikte mit denjenigen Personen zunahmen, die sie bislang begleitet hatten. Dazu zählten neben der erwähnten dominanten Freundin auch die Familienmitglieder, wozu außer den Eltern noch eine etwas jüngere und eine drei Jahre ältere Schwester gehörte. Insbesondere zur älteren Schwester, einer schulisch sehr viel erfolgreicheren Gymnasiastin, bestand ein ausgeprägtes Konkurrenzverhältnis.

In der Therapie war es für L. zunächst eine große Entlastung, die im Zusammenhang mit der Störung auftretenden Ängste überhaupt verbalisieren zu können. Bis dahin hatte sie dies nur ansatzweise der Freundin und der älteren Schwester gegenüber getan. Auch die starken Ambivalenzkonflikte, die sich aus dem Nebeneinander von Abhängigkeit und Konkurrenz ergaben, waren einer bewussten Bearbeitung gut zugänglich. Sehr viel länger dauerte es allerdings, bis der zentrale Konflikt im Verhältnis zu den Eltern deutlich wurde. Dem Wunsch nach Autonomie und Distanz standen hier aggressiv-sexuell getönte Befürchtungen gegenüber. Einerseits lautete der Vorwurf an die Eltern, „nichts zu verstehen“, sich nicht um sie zu kümmern, andererseits fühlte sie sich allein gelassen und ohne Unterstützung. Erst als nach einiger Zeit die Abwehr der Patientin schwächer wurde, war es ihr möglich, die diffusen Ängste zu konkretisieren. Sie berichtete, dass es auf der Straße vor allem die Blicke gleichaltriger Jungen waren, die sie fürchtete und die sie verunsicherten. Den sexuellen Gehalt dieser Beobachtung, der in den Gesprächen mit ihr häufiger thematisiert wurde, akzeptierte sie erst nach und nach. Ziel des tiefenpsychologisch ausgerichteten Vorgehens war es, unbewusste Konflikte bewusst zu machen, um auf diese Weise die Angstsymptomatik zu beseitigen bzw. zu reduzieren.

Im Verlauf des stationären Aufenthalts gelang diese Reduktion in einem Ausmaß, dass bald eine ambulante Weiterbehandlung eingeleitet werden konnte, die – unter Einbeziehung der Eltern – vor allem auf die bestehenden intrafamiliären Konflikte abzielte.

Evaluation

Tiefenpsychologisch orientierte Konzepte waren in Fachkreisen weit verbreitet und prägen bis heute auch das öffentliche Bewusstsein und die Vorstellungen über psychische Störungen und deren Behandlung in der Allgemeinbevölkerung. Als Beispiel kann die Annahme gelten, dass psychische Symptome unbewusste Ursachen haben, die in einer Psychotherapie „aufgearbeitet" werden müssen.

In neuerer Zeit ist die Bedeutung der tiefenpsychologischen Konzepte jedoch erheblich gesunken. Zum einen ist dies darauf zurückzuführen, dass die empirische Fundierung dieser Theorien äußerst mangelhaft ist und zum anderen auch darauf, dass mittlerweile konkurrierende Theorien vorliegen, die empirisch besser gestützt sind und auf deren Grundlage effektive therapeutische Methoden entwickelt werden konnten.

Als Reaktion auf die vielfältige Kritik an der mangelhaften empirischen Fundierung tiefenpsychologischer Vorgehensweisen hat es in den letzten Jahren eine ganze Reihe unterschiedlicher Bemühungen gegeben, dieses Defizit zu beheben. Beispielsweise wurde ein multiaxiales Klassifikationssystem entwickelt, die „Operationalisierte Psychodynamische Diagnostik im Kindes- und Jugendalter (OPD-KJ)", die in Ergänzung zu bestehenden Standardverfahren wie dem „Multiaxialen Klassifikationsschema (MAS)" die operationalisierende Erfassung psychodynamischer Abläufe zu mehreren Zwecken gewährleisten soll. Neben der diagnostischen Klassifikation sollen damit auch Ausbildung und Qualitätssicherung und vor allem auch die Psychotherapieforschung gefördert werden.

Die Kritik am Stand der tiefenpsychologischen Psychotherapieforschung ist nicht zuletzt durch angelsächsische Autoren mit psychodynamischer Ausrichtung geäußert worden. In den Arbeiten von Fonagy und Mitarbeitern (2002) wurden durch den systematischen Vergleich der Wirksamkeit unterschiedlicher Therapieformen die Defizite, die die Tiefenpsychologie in der Behandlung spezifischer Störungsbilder hat, besonders deutlich.

Weiterführende Literatur

Arbeitskreis OPD-KJ (Hrsg.): Operationalisierte Psychodynamische Diagnostik im Kindes- und Jugendalter. 2. Aufl. Huber, Bern 2007

Dührssen, A.: Psychotherapie bei Kindern und Jugendlichen, 6. Aufl. Vandenhoek & Ruprecht, Göttingen 1980

Fonagy, P., Target, M., Cottrell, D., Phillips, J., Kurtz, Z.: What works for whom? A critical review of treatments for children and adolescents. 2. Aufl. Guilford, New York 2005

Freud, A.: Einführung in die Technik der Kinderanalyse, 3. Aufl. Kindler, München 1980

Seiffge-Krenke, I.: Psychoanalytisch und tiefenpsychologisch fundierte Therapie mit Jugendlichen. Klett-Cotta, Stuttgart 2007

44 Verhaltenstherapie

G. Niebergall und K. Quaschner

Theoretische Grundlagen

Mit der Bezeichnung „Verhaltenstherapie" ist bereits angedeutet, dass es sich hierbei um eine Methode handelt, deren Ziel es ist, Verhalten zu modifizieren. Die durch den Therapeuten mit Hilfe bestimmter Techniken gelenkte Verhaltensmodifikation eines Patienten geschieht auf der Grundlage von Forschungsergebnissen der Lernpsychologie sowie zunehmend den Ergebnissen der allgemeinen Psychologie, die zu der Variante der *kognitiven Verhaltenstherapie* geführt haben. Mit der „kognitiven Wende" der Verhaltenstherapie werden seit den 60er und 70er Jahren auch verbal-kognitive und motivationale Abläufe berücksichtigt. Nach modernen Auffassungen umfasst „Verhalten" die Ebenen Motorik, Emotionen, Kognitionen und Physiologie. Diese Variablen stehen in ständiger Interaktion miteinander.

Historisch gesehen hat die Verhaltenstherapie zwei Wurzeln. Einerseits beruht sie auf den Ergebnissen der *Konditionierungsversuche* des russischen Physiologen Pawlow zur Zeit der Jahrhundertwende. Andererseits sind es vorwiegend amerikanische Psychologen gewesen, die in den folgenden Jahrzehnten durch Tierexperimente „Lerngesetze" und die Bedeutung des „operanten bzw. instrumentellen Konditionierens" entdeckt haben (z. B. Skinner, Thorndike), deren praktische Anwendung zu pädagogischen und therapeutischen Zwecken systematische und steuerbare Verhaltensänderungen auch bei Menschen bewirken kann. Wichtige Entwicklungsetappen der Verhaltenstherapie sind in Tab. 44.**1** dargestellt.

Klassisches Konditionieren

Lernen der Assoziation von Reizen: Wird ein Reiz, der am Organismus eine unwillkürliche Reaktion auslöst, wiederholt in raum-zeitlicher Nähe mit einem neutralen Reiz dargeboten, so führt in der Folge bereits die Darbietung des neutralen Reizes zur Auslösung der unwillkürlichen Reaktion.

Die für diese allgemeine Aussage grundlegenden Experimente führte Pawlow mit Hunden durch, bei denen er Bedingungen variierte, die zu einer Speichelsekretion führten. Dabei entdeckte er, dass ein zunächst neutraler Reiz – z. B. das Ertönen einer Glocke – bei einem Hund keine (spezifische) Reaktion bewirkte. Wurde demselben Hund aber ein schmackhafter Knochen (unkonditionierter Reiz) gezeigt, reagierte er mit einer messbaren Menge Speichelabsonderung (unkonditionierte Reaktion). Im weiteren Verlauf dieser Untersuchungsserie wurden der zunächst neutrale Reiz (Glockenton) sowie der unkonditionierte Reiz (Knochen) kurz nacheinander dargeboten. Wenige Reizkopplungen dieser Art reichten aus, um bei dem Hund anschließend eine konditionierte Reaktion (Speichelsekretion) auszulösen, wenn lediglich der Glockenton (konditionierter Reiz) präsentiert wurde.

So wie auf diese Weise eine konditionierte (bedingte) Reaktion ausgebildet wurde, war es andererseits möglich, diese ebenfalls wieder zu „löschen", wenn der konditionierte Reiz (Glockenton) mehrfach wieder allein, d. h. ohne den unkonditionierten Reiz (Knochen), dargeboten wurde.

Dieses *Paradigma der konditionierten Reaktion* diente zur Erklärung des Entstehens und Beibehaltens von Verhaltensweisen einschließlich emotionaler Reaktionen (Ängste) auch bei Menschen.

Berühmt geworden ist der Fall des „kleinen Albert", ein Sohn des amerikanischen Lernpsychologen Watson. Veröffentlicht wurden die folgenden Beobachtungen von Watson u. Rayner (1920):

Der kleine, 11 Monate alte Albert spielte gerne und ohne Furcht mit einem Kaninchen. Nun wurde bei ihm willkürlich Angst vor dem Kaninchen entsprechend den *Gesetzen des klassischen Konditionierens* erzeugt. Immer, wenn der kleine Albert in die Nähe des Kaninchens kam, ertönte ein unangenehmes Geräusch.

Die häufigen Kopplungen zwischen dem ursprünglich angenehmen Objekt und den Angst

Tab. 44.1 Entwicklungsetappen der Verhaltenstherapie.

Jahr	Autoren	Experiment, Methode oder Veröffentlichung
1904 (Nobelpreis)	Pawlow	Klassisches Konditionieren
1911	Thorndike	Effektgesetz
1913	Watson	„Psychology as the behaviorist views it“
1920	Watson u. Rayner	Experimentelle Tierphobie („Der kleine Albert“)
1924	Watson	„Behaviorism“
1924	Mary Cover-Jones	Verhaltenstherapie einer Phobie („Der kleine Peter“)
1953	Skinner	Operantes Konditionieren („Wissenschaft und menschliches Verhalten“)
1958	Wolpe	Systematische Desensibilisierung
1959	Eysenck	„Learning theory and behaviour therapy“
1965	Eysenck u. Rachmann	„The causes and cures of neurosis“
1960	Miller, Galanter u. Pribram	Kognitive Wende
1962	Ellis	Rational-emotive Therapie
1965	Kanfer u. Saslow	Funktionales Modell (S-O-R-K-C)
1967	Beck	Kognitive Therapie bei Depression
1969	Bandura	Modelllernen
1970	Eysenck u. Rachmann	Neurosen – Ursachen und Heilmethoden
1971	D'Zurilla u. Goldfried	Problemlösen
1974	Mahoney	„Kognitive Verhaltenstherapie“
1996	Margraf	Differenzierung und Evaluation der Behandlungsmethoden. Zunehmende Integrierung von Erkenntnissen der allgemeinen Psychologie

induzierenden Geräuschen führten schließlich zu einer Furcht allein bei dem Anblick des Kaninchens. Man könnte sagen, dass auf diese experimentelle Weise eine regelrechte Kaninchenphobie entstanden war.

Entsprechend den Gesetzmäßigkeiten, die bei den klassischen Konditionierungsvorgängen beobachtet wurden, ließ sich bei einem ebenfalls historisch bedeutsamen Therapieverlauf zeigen, dass mit der klinischen Anwendung der Konditionierungsgesetze die Behandlung einer spezifischen Tier-Phobie (Kaninchen) bei einem 2 Jahre und 10 Monate alten Jungen erfolgreich durchgeführt werden konnte. Diese erste *verhaltenstherapeutische Kasuistik* wurde 1924 von Mary Cover-Jones veröffentlicht. Es wird – nach Margraf – berichtet, dass sie „Peter“ behandelte, indem sie ihn mit anderen Kindern zusammenbrachte, die keine Angst vor Kaninchen äußerten. Peter spielte jeden Tag mit drei anderen Kindern, wobei während eines Teils der Spielzeit ein Kaninchen anwesend war. Peters anfänglich starke Angstreaktion nahm kontinuierlich ab, bis er schließlich ruhig und unbeteiligt das Kaninchen anschauen konnte.

Instrumentelles bzw. operantes Konditionieren

Lernen der Assoziation von Verhalten und darauf folgenden Konsequenzen: Die Auftretenswahrscheinlichkeit eines bestimmten Verhaltens wird durch die darauf folgenden Konsequenzen („Verstärker“) erhöht. Die Entwicklung des Konzepts des „operanten oder instrumentellen Konditionierens“ beruht im Wesentlichen auf Forschungsarbeiten amerikanischer Psychologen, besonders jenen von Skinner. Die Prinzipien des *operanten Konditionierens* gründen sich auf Beobachtungen, dass die Auftretenswahrscheinlichkeit bestimmter Verhaltensweisen von situativen Faktoren, vor allem von den zeitlich darauf folgenden Konsequenzen („Bekräftigungen“ oder „Verstärkern“), abhängig ist. Danach ist „Verhalten“ generell eine „abhängige“ und damit manipulierbare „Variable“ von situativen und außerhalb des Individuums gelegenen Bedingungen.

Zahlreiche Untersuchungen bei Tieren haben diese These wiederholt bestätigt. Von Skinner selbst sind Experimente beschrieben worden, deren Wirkung er als *„Shaping of Behavior“* (etwa „Verhaltensformung“) bezeichnete. Gibt man einer Taube im Experimentierkäfig Körner zu picken, nachdem sie eine bestimmte Körperhaltung eingenommen hat, z. B. den Kopf unter den Flügel steckt oder auf einem Bein steht, wird es nicht lange dauern, bis diese Taube von sich aus die bizarr aussehende Körperstellung einnimmt. Die Konsequenzen (positive Verstärker, Körner) auf ein bestimmtes Verhalten (Körperhaltung) haben im Sinne eines operanten Konditionierungsvorgangs die Wahrscheinlichkeit für das Auftreten eben dieser Verhaltensweise erhöht, eine Löschung derselben erfolgt durch ein Ausbleiben der positiven Verstärker oder die Verabreichung von Strafreizen.

Von den Beobachtungen dieser Experimente ausgehend liegt es nahe, z. B. so genanntes *abergläubisches Verhalten* als eine Verhaltensweise zu erklären, die entstanden ist, weil auf sie positive Konsequenzen erfolgten oder negative Konsequenzen ausgeblieben sind. Abergläubisches Verhalten in diesem Sinne ist dann das Resultat der rational-logischen Herstellung von Kausalbeziehungen zwischen Ereignissen, die in dieser Form tatsächlich nicht existieren, dennoch das Erleben und Verhalten von Menschen bestimmen. Bei Patienten mit einer *Zwangssymptomatik* ist es z. B. nicht ausgeschlossen, dass bestimmte Verhaltensweisen wie etwa dutzendfaches Händewaschen die Funktion erfüllen, die Angst vor antizipierten schlimmen Ereignissen zu reduzieren und vermutetes drohendes Unheil abzuwenden (z. B. den Tod eines nahen Verwandten).

Kognitive Lerntheorien

Lernen ist das Ergebnis eines Informationsverarbeitungsprozesses und wird durch kognitive Faktoren wie Erwartungshaltungen, Annahmen über die eigene Person und die Umwelt oder Selektion von Wahrnehmungs- und Gedächtnisinhalten entscheidend beeinflusst.

Mit dieser Beschreibung einer modernen Richtung der Verhaltenstherapie ist zugleich angedeutet, dass sich das *Menschenbild der Verhaltenstherapie* verändert hat. Menschen werden nach Auffassung der Verhaltenstherapie nicht mehr allein als Objekt und unter Kontrolle der Bedingungen ihrer Umwelt betrachtet, sondern als aktives, planvoll und zielbewusst handelndes Subjekt mit der Fähigkeit zur Selbstreflexion. Dieser Perspektivenwechsel drückt sich auch in neueren Konzepten der Verhaltenstherapie (z. B. Selbstkontrolle, Selbststeuerung, Attributionsstil, Handlungskompetenz und Bewältigungsstrategie) aus.

Modelllernen

Ein weiteres wichtiges Lernprinzip, über das zahlreiche Studien vorliegen, ist das Modelllernen. Beschrieben wird damit ein Erwerb von Verhaltensweisen durch Beobachtungen einer Modellperson, ohne dass das Verhalten selbst ausgeführt werden muss. Somit kommt dem Modelllernen besonders für das Kindes- und Jugendalter eine hohe Bedeutung zu.

Störungsmodell der Verhaltenstherapie

Grundlagen der Verhaltenstherapie sind also empirisch-experimentell fundierte „Lerngesetze“. Verhaltensweisen sind das Resultat von Lernprozessen, ebenso unangemessene und „neurotische“ Verhaltensweisen, die jedoch grundsätzlich wieder „verlernt“ werden können. Auf dieser Grundlage wurde von Initiatoren der lernpsychologisch fundierten Behandlungsmethoden massive und polemische *Kritik an anderen Psychotherapieformen*, besonders der Psychoanalyse, geübt (z. B. Eysenck und Rachman).

Diese Kritik richtete sich z. B. gegen die psychoanalytische Auffassung, dass bestimmte Verhaltensweisen (psychopathologische Symptome) durch unbewusste, unbewältigte, meist bis in die frühe Kindheit zurückreichende Konflikte verursacht sind.

Die Verhaltenstherapie in ihrer ursprünglichen Form betrachtete dagegen „Symptome als unangepasste, bedingte Reaktionen“, als „Beweis falschen Lernens“, wobei die lebensgeschichtliche

Entwicklung größtenteils irrelevant ist und Heilungen durch die Behandlung des Symptoms selbst erreicht werden.

Ursache für die Variabilität der Lernresultate zwischen Menschen ist ihre unterschiedliche Veranlagung, ihre verschiedenartige Disposition für die Aneignung bestimmter Verhaltensweisen. Experimentell nachgewiesen wurde z. B., dass „extravertierte“ Personen mehr Konditionierungsversuche als „introvertierte“ Personen benötigen, um einen „bedingten“ Lidschlagreflex auszubilden.

Gegenwärtig wird für die *Erklärung psychischer Störungen* vorrangig der Zusammenhang des problematischen Verhaltens, Denkens und Erlebens mit den vorausgehenden und nachfolgenden internen und externen Bedingungen betont. Nach dieser Auffassung sind sie das Resultat prädisponierender, auslösender und aufrechterhaltender Faktoren. In einer verhaltenstherapeutischen Behandlung ist es oft das Ziel, die Bedingungen zu verändern, welche die Symptomatik aufrechterhalten. Diese Sichtweise für die Genese psychopathologischer Symptome wird als „Drei-Faktoren-Modell“ beschrieben:

- Prädispositionen (auch Vulnerabilität, Anfälligkeit);
- auslösende Bedingungen (Stress);
- aufrechterhaltende Bedingungen (falsche Reaktionen der Patienten oder der Umwelt).

Diese Auffassungen haben auf den diagnostischen Prozess in der Verhaltenstherapie, der unmittelbar in die Anwendung von Behandlungsmethoden führen soll, einen direkten Einfluss.

Diagnostisch-therapeutischer Prozess

Mit dem Anspruch, dass Diagnostik und Therapie eine logische und operationale Einheit bilden, wird ein fortlaufender Wechselwirkungsprozess zwischen beiden Maßnahmen postuliert. Die Diagnostik endet nicht dort, wo Therapie ansetzt und beginnt, sondern begleitet und durchdringt therapeutische Maßnahmen, liefert Rückmeldungen über deren Erfolg oder Misserfolg. Therapieergebnisse sind zugleich Eintrittspunkte für den diagnostischen Prozess.

Grundlage der klassischen Verhaltensanalyse ist das so genannte *funktionale Modell* (S-O-R-K-C), das Verhalten anhand von fünf Parametern, die in funktionaler Beziehung zueinander stehen, beschreibt. Die praktische Umsetzung dieses verhaltensdiagnostischen Modells erfolgt gängigerweise in den in Abb. 44.**1** dargestellten Schritten.

Festlegung und Abgrenzung eines Zielverhaltens (R) besteht in der möglichst genauen (und konkreten) quantitativen und qualitativen Beschreibung desselben (nach Häufigkeit, Dauer, Intensität) unter Berücksichtigung seiner motorischen Aspekte wie auch im Hinblick auf emotionale, kognitive und physiologische Merkmale.

Die *Analyse der vorausgehenden Bedingungen* (S) soll die vorausgehenden verhaltensrelevanten Situationsmerkmale ganz konkret beschreiben und den Bezug zu lerntheoretischen Modellen herstellen (z. B., ob die vorausgehenden Stimuli im Sinne des operanten Konditionierens als Hinweisreize oder des klassischen Konditionierens als Auslösereize aufzufassen sind). Neuere Ansätze zählen hierzu auch kognitive Variablen wie

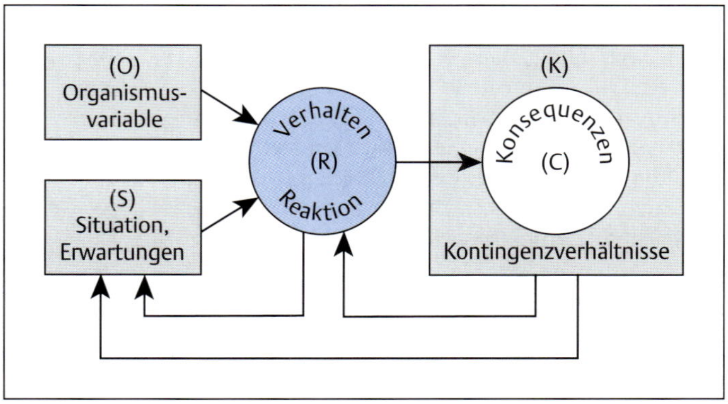

Abb. 44.**1** Funktionales Modell der Verhaltenstherapie.

etwa Erwartungen, Wahrnehmungsprozesse, Einstellungen und Antizipationen.

Die *Analyse von organismischen Bedingungen* (O) diente ursprünglich zur Beschreibung biologischer Bedingungen; sie wird aber mittlerweile auch als „individuell-differentielle Variable" gesehen, die einen dispositionellen Charakter hat.

Die *Analyse der Konsequenzen* (C) und *Kontingenzverhältnisse* (K) umfasst sowohl die Qualität der auf ein Zielverhalten erfolgenden Konsequenzen wie auch deren Häufigkeit, das Auftretensmuster, zeitliche Beziehung zum Verhalten und die Frage, ob sie ihrem Entstehungsort nach als externe bzw. interne Konsequenzen beschrieben werden können.

Die *Methoden und Vorgehensweisen* im diagnostischen Prozess sind vielfältig. Es handelt sich dabei um eine systematische verbale Verhaltensexploration als wichtigstes Mittel der Informationsgewinnung. Bei Jugendlichen und insbesondere Kindern sind Fremdberichte von Eltern oder Lehrern und die direkte Verhaltensbeobachtung eine wichtige Ergänzung. Daneben können Methoden der Selbstbeobachtung und Selbstregistrierung auch bei Kindern sinnvoll eingesetzt werden. Weitere Möglichkeiten ergeben sich im diagnostischen Rollenspiel oder auch im so genannten Situations-Verhaltens-Test.

Fragebogenverfahren, Verhaltensinventare und Skalen sind häufig eingesetzte Mittel zur Informationsgewinnung. Aufwendiger und deshalb praktisch weniger verbreitet sind psychophysiologische Messungen.

Da Verhaltenstherapie heute als komplexer Problemlöseprozess verstanden wird, der sich nicht auf die einfache Beseitigung von Symptomen und auf den Aufbau eines Zielverhaltens durch Anwendung verhaltenstherapeutischer Techniken reduzieren lässt, gewinnen Krankheitsmodelle, die Motivation des Patienten und die therapeutische Beziehung zunehmend an Bedeutung. Ein zusammenfassender Überblick ist in Abb. 44.**2** dargestellt. Diese Abbildung stellt ein Fünf-Phasen-Modell dar. Bei der Durchführung von Psychotherapien mit Kindern und Jugendlichen ist hierbei der wichtige Aspekt der Einbeziehung der Eltern in den gesamten Diagnostik- und Therapieprozess zu ergänzen.

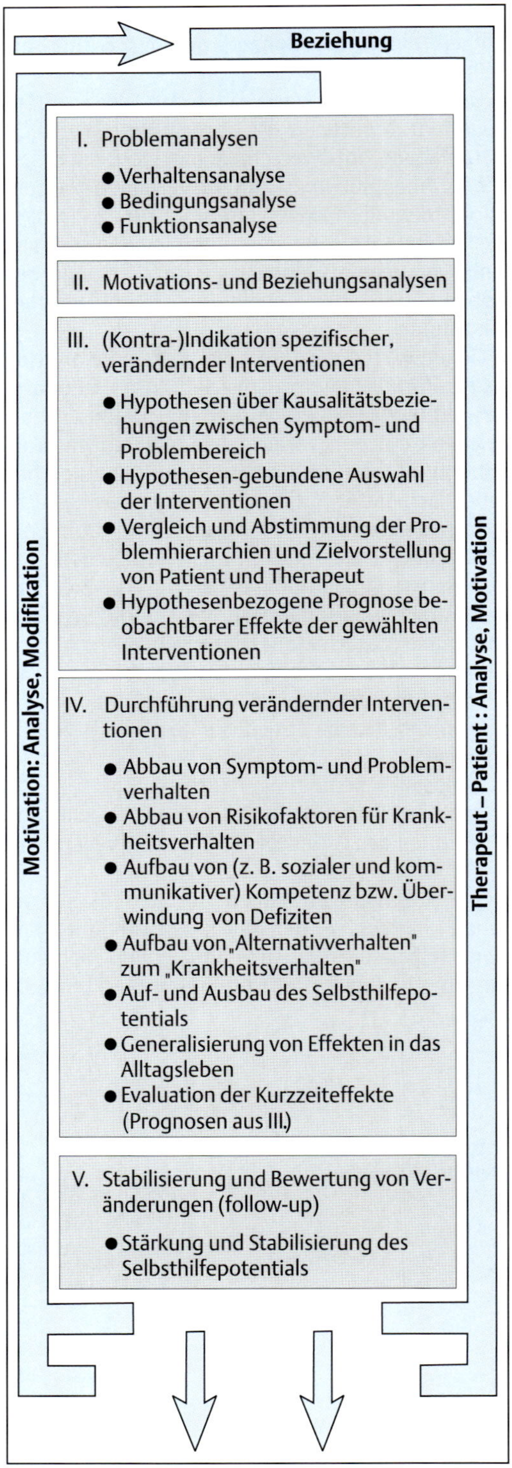

Abb. 44.**2** Fünf-Phasen-Modell der Verhaltenstherapie (nach Hand, 1986).

Verhaltenstherapeutische Interventionsmethoden

Die Anwendung verhaltenstherapeutischer Methoden bei Kindern und Jugendlichen geschieht nicht isoliert, stets ist – wie Abb. 44.**3** zeigt – eine Einbettung jeglicher Behandlung in die Bereiche Lebensumfeld (Familie, Schule) unter Berücksichtigung des Entwicklungsniveaus des Kindes erforderlich. Nur unter Berücksichtigung dieser Bedingungen ist es dann möglich, gezielt und erfolgreich eine Verhaltenstherapie zur Verbesserung psychischer Störungen, eine pädagogische Verhaltensmodifikation zur Behebung von Reifungs- und Entwicklungsstörungen sowie eine auf der Verhaltensmedizin begründete Therapie zur Beeinflussung körperlicher Störungen durchzuführen.

Operante Verfahren

Operante Methoden, die zu *den traditionellen Verfahren* der Verhaltenstherapie gehören, dienen zum Auf- oder Abbau von Verhaltensweisen.

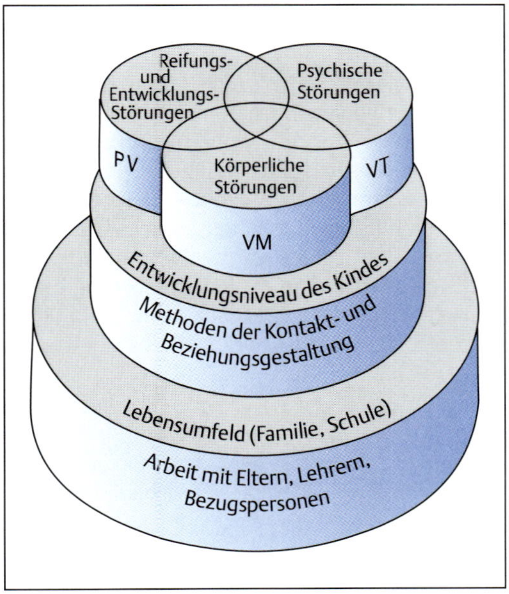

Abb. 44.**3** Grundelemente in der Behandlung von Kindern und Jugendlichen. PV = Pädagogische Verhaltensmodifikation; VT = Verhaltenstherapie; VM = Verhaltensmedizin (aus: Steinhausen, H.-C., von Aster, M., 1999).

Sie bestehen in der Anwendung operanter Lernprinzipien, wie sie beispielsweise von Skinner formuliert wurden.

Operante Verfahren kommen zur Anwendung, wenn die erwünschte Verhaltensmodifikation durch systematische Darbietung *positiver oder negativer Verhaltenskonsequenzen* erreicht werden kann. Zentrales Element operanter Verfahren ist der Einsatz von Verstärkern, die auf ein Verhalten hin dargeboten oder entfernt werden und auf diese Weise die Auftretenswahrscheinlichkeit des Verhaltens verändern. Operante Interventionsverfahren sind z. B. „Shaping", Verstärkerpläne und Token-Programme.

Beim *„Shaping"* nähert sich eine Person durch positive Verstärkung einzelner Verhaltenselemente schrittweise einem komplexen Zielverhalten (z. B. Sprechen bei mutistischen Kindern).

„Verstärkerpläne", bei denen zwischen Patient und Therapeut ein Zielverhalten und dafür verabreichte Verstärker vereinbart werden, können bei der Behandlung von Störungen des Kindesalters, aber auch bei Essstörungen, Drogenabhängigkeiten und delinquentem Verhalten eingesetzt werden.

„Token-Programme" arbeiten mit generalisierten Verstärkern (beispielsweise Plastik-Chips), die vom Patienten gegen primäre Verstärker (Fernsehen, Süßigkeiten) eingetauscht werden können. Sie werden meist in geschlossenen Institutionen angewendet (z. B. bei Kindern mit schweren Verhaltensstörungen).

Als „Verstärker" bzw. Belohnungen können verbale Anerkennungen und soziale Zuwendung eingesetzt werden, als materieller Verstärker kommen Süßigkeiten, kleine Geschenke, Geld oder Wertpunkte im Rahmen eines „Token-Systems" in Betracht, schließlich dienen gemeinsame Aktivitäten wie Spielen, Sport treiben oder Kinobesuch mit dem Therapeuten oder anderen Bezugspersonen gleichfalls als wirksame Belohnungen. „Negative Verstärker" sind z. B. die Verweigerung von Vergünstigungen, der Entzug von Belohnungen, gezielte verbale Kritik oder bei extrem störenden, destruktiven Verhaltensweisen die soziale Isolierung (*„Time-Out"*) für festgelegte Zeiten.

Erfolgreich können operante Konditionierungstechniken das Verhalten aber nur dann modifizieren, wenn sie systematisch und gezielt eingesetzt werden, die Verhaltenskonsequenzen tatsächlich als positive oder negative Verstärker wirken und schließlich die fragliche Verhaltensweise überhaupt auftritt.

Es hat sich herausgestellt, dass die Kopplung bestimmter Verhaltensweisen mit positiven Verstärkern jene umso nachhaltiger beeinflusst, je enger die zeitliche Beziehung (Kontingenz) zwischen ihnen ist und je größer die subjektiv empfundene Belohnung ist. Eine *„intermittierende Verstärkung"*, d.h. die unregelmäßige Belohnung des gewünschten Verhaltens, wirkt sich besonders günstig auf eine länger dauernde Stabilisierung aus.

Ein allgemeines Kennzeichen operanter Techniken liegt im hohen Anteil von „Fremdkontrolle". Eine Indikation für ihre Anwendung besteht dann, wenn ein Patient nur in begrenztem Umfang Eigenkontrolle aufbringen kann. Deshalb besteht ein wesentlicher Anwendungsbereich im Kindesalter, und operante Techniken werden oft als pädagogische Maßnahmen eingesetzt, ohne sie jeweils mit diesem spezifischen Begriff zu bezeichnen. Sie sind dann – im Sinne der Abb. 44.**3** – Maßnahmen für „pädagogische Verhaltensmodifikationen".

Wegen der Bedeutung der Eigenverantwortung des Patienten im therapeutischen Prozess sollten, wo immer möglich, operante Techniken im Verlauf der Behandlung allmählich durch *Selbstkontrolltechniken* ersetzt werden.

Beispiel

Der 12 Jahre alte Bernd wurde u.a. wegen „Aggressivität" stationär aufgenommen. Das Pflegepersonal wurde instruiert, keine Reaktionen auf sein aggressives oder unsoziales Verhalten zu zeigen, aber jeden Ansatz von kooperativem, sozialem Verhalten sofort (kontingent) durch Lob oder durch Zuwendung zu verstärken. Nach mehreren Wochen war durch dieses systematische „operante Konditionieren" die Symptomatik weitgehend gemindert.

Aus einem weiteren Beispiel (Tab. 44.**2**) geht hervor, wie die Behandlung einer isolierten Enkopresis im Sinne einer gezielten Verhaltensmodifikation behandelt wurde. Hierzu wurde ein Behandlungsplan entwickelt, nach dem der Patient dann Belohnungen erhielt, wenn er die erwünschte Verhaltensweise durchführte, „Bestrafungen" (Wegnahme von bereits erhaltenen Belohnern, „response cost") wurden im gegenteiligen Fall verabreicht.

Systematische Desensibilisierung

Hierbei handelt es sich um eine von Wolpe aufgrund von Beobachtungen in der klinischen Praxis entwickelte Behandlungsmethode, deren *Anwendungsbereich Phobien* oder mit Ängsten in enger Verbindung stehende Symptome sind. Wesentlich dabei ist, dass sich der Patient sukzessiv an die Angst auslösenden Situationen oder Objekte annähert.

Entweder erfolgt die Konfrontation mit diesen direkt („Desensibilisierung in vivo") oder in der Vorstellung des Patienten („Desensibilisierung in sensu") in Verbindung mit der Erstellung von „Angsthierarchien" sowie mit Entspannungsübungen.

Zur Gewinnung einer „Angsthierarchie" ist zunächst eine genaue Verhaltensanalyse bezüglich Angst auslösender Situationen erforderlich. Die Erfassung dieser sollte möglichst hinsichtlich einer umschriebenen Kategorie gleicher Angstsituationen erfolgen, z.B. der „Sprechangst" von Patienten mit einer Stottersymptomatik. Im nächsten Schritt kann die Kategorisierung dieser je nach Ausprägungsgrad auf einer Skala, etwa abgestuft von 0 bis 100, erfolgen. Auf der Grund-

Tab. 44.**2** Beispiel für einen kombinierten Belohnungsplan bei Enkopresis. Ziel war die „positive Verstärkung" von erwünschten Verhaltensweisen (Zuteilung von Chips) und „Löschung" von unerwünschten Verhaltensweisen.

Gang auf die Toilette		Chipsentnahme (+)/-abgabe (–) sofort	nachdem (noch) etwas in die Toilette gemacht wurde
1. Regel	... und dabei bereits eingekotet	– 4	+ 2
2. Regel	... noch nicht eingekotet, aber sehr dringlich	0	+ 2
3. Regel	... nicht eingekotet, nicht dringend	+ 4	+ 2

lage dieser „Angsthierarchie" wird in der Therapie eine sukzessive Konfrontation des Patienten mit steigender Intensität der Angstsituationen durchgeführt.

Die Wirkung beruht auf dem *Prinzip der reziproken Hemmung*: Erfolgt gegenüber Angst erregenden Reizen eine antagonistische Reaktion, die mit einer Unterdrückung der Angstreaktion einhergeht, schwächt sich die Verbindung zwischen Reiz und Angstreaktion. Eine solche antagonistische, mit der Angst unvereinbare Reaktion ist die muskuläre Entspannung, die durch Entspannungsübungen wie das autogene Training (s. Kap. 47) oder die progressive Relaxation von Jacobson (s. Kap. 47) erzielt werden kann.

Beispiel
Ein Jugendlicher wurde in der psychiatrischen Ambulanz mit der Leitsymptomatik Stottern vorgestellt. Im Explorationsgespräch und bei Beobachtungen wurde festgestellt, dass diese Symptomatik in Abhängigkeit von der Situation jeweils in stärkerer oder schwächerer Form auftrat. Vor und in den sozialen Situationen, in denen der Patient sprach, erlebte er Angst. Je nach der Situation waren die Angst und als Folge davon auch das Stottern unterschiedlich stark ausgeprägt. Bei der Behandlung wurde mit dem Patienten zunächst eine Hierarchie der Angst auslösenden Situationen zusammengestellt. Die systematische Desensibilisierung (Entspannung, Vorstellung der angstbesetzten Situation, zusätzliche Angabe der subjektiven Befindlichkeit) begann mit den am wenigsten Angst auslösenden Situationen, anschließend erfolgte die imaginierte Konfrontation mit Situationen, die in der Angsthierarchie höher eingestuft wurden (Tab. 44.**3**).

Konfrontationsverfahren

Die Methode der systematischen Desensibilisierung umfasst zwar lerntheoretisch gut begründbare Behandlungstechniken, doch hat sie sich bei der Therapie weniger bewährt als die Konfrontationsverfahren.

Konfrontationsverfahren (Implosionstherapie, Überflutungstechnik) nützen den lerntheoretisch begründbaren Sachverhalt, dass ein Vermeidungsverhalten als positiv und sich selbst „verstärkend" erlebt werden kann. Vermeidungsverhalten gegenüber eigentlich Angst auslösenden Objekten oder Situationen führt zu einer Angstreduktion, die subjektiv empfundene Angstreduktion wirkt „verstärkend" auf das Vermeidungsverhalten usw. Je stabiler diese Verhaltenskette ist, desto unwahrscheinlicher wird der Prozess des „Verlernens" der – unangemessenen – Angst, weil die reale Konfrontation mit den Angst auslösenden Reizen nicht erfolgt.

Hauptmerkmal dieser Verfahren ist die Konfrontation mit realen Angst auslösenden Situationen („in vivo") bei gleichzeitiger *Verhinderung von Vermeidungsverhalten*. Der Patient sucht mit dem Therapeuten eine Situation auf, von der er eine maximale Angst auslösende Wirkung erwartet (beispielsweise bei Agoraphobie: Einkaufen im Supermarkt). Entscheidend ist das Verbleiben in der Situation, bis eine weitgehende Angstreduktion erreicht ist. Vermeidungsverhal-

Tab. 44.**3** Vereinfachte Hierarchie Angst auslösender Sprechsituationen.

Angst auslösende Situation	Beispiel
Situationen, die am meisten Angst auslösen	Einkaufen beim Fleischer in der Einkaufshalle; der Patient ist an der Reihe, seine Wünsche anzugeben. Eine große Zahl Personen steht hinter ihm an und wartet ungeduldig
	Gespräch beim Schuldirektor wegen Disziplinschwierigkeiten
	Einkaufen am Zeitungsstand
	Telefongespräch mit Verwandten
	Beantwortung einer Frage des Französischlehrers
Situationen, die am wenigsten Angst auslösen	Gespräch mit Verwandten und Freunden
	Gespräch mit Vater oder Gespräch mit Therapeuten
	Gespräch mit Mutter oder Gespräch mit Bruder

ten oder Ablenkung müssen unterbleiben. Meist kommt es in der realen Situation schon nach wenigen Minuten zu einer deutlichen Angstreduktion. Die Patienten erleben weniger Angst, als sie zuvor befürchtet haben.

Konfrontationsverfahren führen zu *starken Belastungen* der Patienten während der Behandlung. Deshalb ist es erforderlich, dass in der Vorbereitungsphase eine intensive Aufklärungs- und Motivationsarbeit erfolgt und eine vertrauensvolle Beziehung der Kinder und Jugendlichen zum Therapeuten geschaffen wird. Die Zahl der Therapieabbrüche ist sonst sehr hoch.

Andererseits kann eine auch willkürlich herbeigeführte „Überflutung" mit spezifischen, stark angstbesetzten Reizen zu einer raschen Abnahme des Vermeidungsverhaltens bzw. der für dieses verantwortlichen Ängste führen.

Beispiel
Behandelt wurde ein jugendlicher Patient mit einer ausgeprägten Schlangenphobie (Abb. 44.**4**). In ungefähr 10 Sitzungen hatte er die Aufgabe, sich die eigentlichen Furcht erregenden Szenen vorzustellen bzw. wurden ihm diese vom Therapeuten drastisch beschrieben. Dabei hatte der Patient keine Möglichkeit, diesen Vorstellungen auszuweichen, wobei ohnehin dieses Vorgehen mit ihm vorher vereinbart worden war. Später erfolgte tatsächlich eine Konfrontation des Patienten zunächst mit Spielzeugschlangen, später mit lebenden Schlangen in einem Zoo.

Kognitive Umstrukturierung

Kognitive Besonderheiten sind häufig ein Bestandteil psychischer Störungen. Der Begriff „kognitiv" bezeichnet mentale Vorgänge, die auf die Erkenntnistätigkeit bezogen sind. „Kognitives Lernen" ist – im Unterschied zum Erwerb von Fertigkeiten und Handlungsautomatismen – eine *Aneignung von Wissen* und umfasst alle Formen der Informationsaufnahme und -verarbeitung wie Wahrnehmen, Vorstellen, Denken und Bewerten. Je nach individueller Eigenart verlaufen kognitive Vorgänge unterschiedlich und führen z. B. zu negativen Bewertungen der eigenen Person und der Zuordnung mit Attributen, die bei depressiven Patienten Teil einer Selbstwertproblematik sind oder zu ihr führen können.

So ist durch mehrere psychologisch-empirische Untersuchungen belegt, dass Patienten mit einer Angstsymptomatik ihre Aufmerksamkeit verstärkt auf *bedrohliche Inhalte* richten und mehrdeutige Informationen bevorzugt als Gefahr bringend interpretieren. Depressive Patienten haben ein besseres Gedächtnis für Ereignisse, die sie negativ bewerten. Aggressive Kinder erleben andere Personen in oft unzutreffender Weise als feindselig, und sie unterstellen ihnen, selbst aggressive Motive zu haben.

Nach der aktuellen Terminologie handelt es sich dabei um *maladaptive Kognitionen* und *dysfunktionale Gedanken*, die ein Individuum besonders bei Interaktionen mit anderen Menschen beeinträchtigen können. Nicht selten entstehen – wie einleitend am Beispiel des „abergläubischen Verhaltens" angedeutet – sich selbst verstärkende zirkuläre Denkprozesse, Circuli vitiosi, die wesentlich zur Aufrechterhaltung einer Symp-

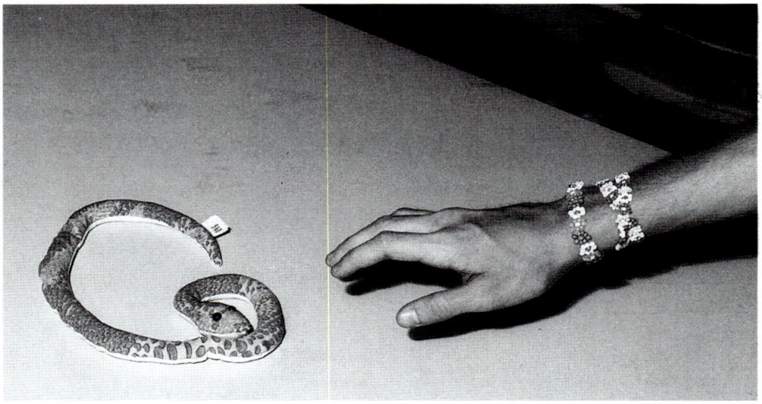

Abb. 44.**4** Beispiel für die Behandlung einer Schlangenphobie.

tomatik beitragen. So kann es z. B. bei einer mit starken Ängsten einhergehenden *Zwangssymptomatik* dazu kommen, dass folgender Ablauf entsteht:

Beispiel

Eine jugendliche Patientin nimmt sich vor, die Station zu verlassen. Sie bewegt sich auf die Stationstür zu, nimmt wahr, dass sie nun den Türgriff in die Hand nehmen muss, verbindet diese Vorstellung mit einer drohenden Gefahr, sich durch die Berührung des Türgriffs mit Bakterien zu infizieren. Es verstärken sich dadurch bei ihr schon lange vorhandene Krankheitsbefürchtungen, wobei sie sich in dieser Situation dadurch hilft, dass sie eine Plastiktüte über die Hand streift und damit die Tür öffnet (Abb. 44.**5**). Dennoch bleibt bei ihr die Angst vorhanden, sich trotz dieser Schutzmaßnahme infiziert haben zu können. Diese Befürchtung, die zunächst nicht durch andersartige reale Erfahrungen korrigiert werden kann, führt wiederum zu einer Einschränkung der alltäglichen Aktivitäten und Aufgaben. Dadurch bedingt, entstehen Anpassungsschwierigkeiten an soziale Gemeinschaften und erneut ein „innerer Druck", doch bestimmte Anforderungen bewältigen zu müssen. Abermals verstärken sich die Ängste bei der Vorstellung, nun gezwungen zu sein, Türen öffnen zu müssen, um eine Entlastung des subjektiven Erwartungsdrucks herbeizuführen. Diese Aufgabe ist aber nur zu bewältigen, falls die Infektionsbefürchtungen überwunden werden können, wobei die über die Hand gezogene Plastiktüte das Ausmaß der dabei empfundenen Ängste reduzieren kann etc.

Damit einhergehend führen diese Prozesse zu einer Selbstabwertung und zu einer Verfestigung der irrationalen Überzeugungen: „Ich schaffe das nicht, was ich machen soll", „ich werde meine Ängste nie los", „ich kann nichts, ich bin wertlos".

An diesem Beispiel werden kognitive Besonderheiten wie Denkinhalte mit Katastrophenbefürchtungen, unangemessene Generalisierungen von Einzelerlebnissen auf die gesamte Persönlichkeit, Überzeugungen des schicksalhaften Ausgeliefertseins an selbst nicht zu bewältigende Situationen, negative Bewertungen der eigenen

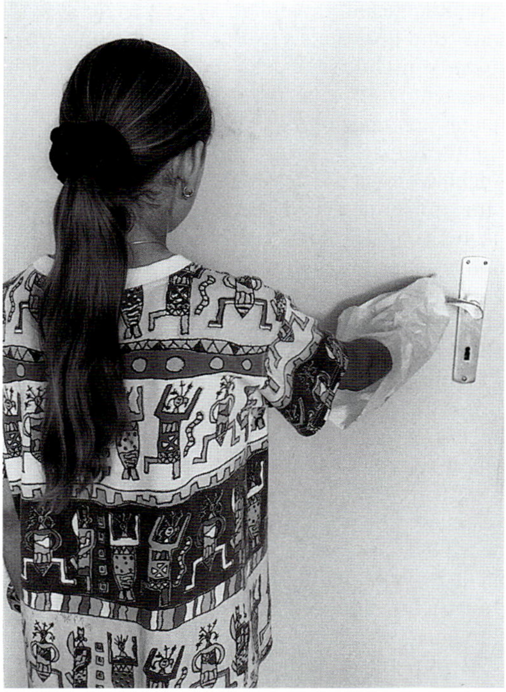

Abb. 44.**5** Beispiel einer Patientin mit Infektionsbefürchtungen.

Fähigkeiten etc. erkennbar. Diese dysfunktionalen Denkvorgänge und „maladaptiven Kognitionen" bieten für Therapieansätze im Sinne einer „kognitiven Umstrukturierung" mehrere Anhaltspunkte. Diese sind z. B. möglich bei der Korrektur über die bei Patienten nicht selten anzutreffenden Generalisierungen wie z. B.: „Weil ich das nicht kann, bin ich nichts wert" – nicht zuletzt bei Kindern und Jugendlichen mit Schulleistungsschwierigkeiten, etwa infolge einer Legasthenie.

Besonders bekannt geworden ist die „kognitive Therapie" bei depressiven Patienten von Beck, bei denen sich die hier skizzierten Vorgehensweisen bewährt haben.

Bei Kindern und Jugendlichen ist ferner das *„Selbstinstruktionstraining"* von Meichenbaum erfolgreich. Es ist für bestimmte Gruppen von Patienten der Kinder- und Jugendpsychiatrie besonders geeignet, wie z. B. für Kinder mit – allerdings nicht sehr massiv ausgeprägtem – hyperkinetischem Syndrom. Ein Bestandteil dieses Syndroms sind impulsive Handlungen. Im Sinne des „Selbstinstruktionstrainings" können

Kinder angeleitet werden, die eigenen Verhaltens- und Reaktionsweisen in bestimmten Situationen einschließlich der dabei nicht unmittelbar beobachtbaren innerpsychischen Vorgänge genauer kennenzulernen. Nachdem in einer solchen ersten Phase des Therapieprozesses erreicht worden ist, dass die betreffenden Kinder ihre problematischen Verhaltensweisen erkannt haben, können im nächsten Therapieschritt alternative Verhaltensweisen gemeinsam definiert und erprobt werden. Diese können vorbereitet und stets als wichtiger Bestandteil begleitet werden mit einer „Selbstinstruktion" mit dem Inhalt, *„erst muss ich nachdenken, dann handeln"*. Impulsive Reaktionen können z.B. darin bestehen, dass hyperkinetische Kinder unaufgefordert in die Klasse rufen, ihren Sitzplatz verlassen, ihre Nachbarn stören etc. Verhaltensalternativen, jeweils gesteuert durch die oben formulierte Selbstinstruktion, könnten z.B. sein, den Sitzplatz nicht zu verlassen und – wie erwünscht – einen mündlichen Beitrag erst nach Aufforderung durch den Lehrer zu leisten.

Es gibt noch weitere Standardverfahren der kognitiven Umstrukturierung, die für Erwachsene entwickelt wurden, wobei jeweils erprobt werden muss, ob sie effektiv auch bei Kindern und Jugendlichen eingesetzt werden können. Dabei müssen sicher einige Modifikationen vorgenommen werden, nicht zuletzt um sie – entsprechend den zunehmend betonten Perspektiven der Entwicklungspsychopathologie – dem kognitiven Niveau dieser Altersgruppe anzupassen.

Soziales Kompetenz-Trainung (SKT)/ Selbstsicherheitstraining

Selbstsicherheit umfasst viele Facetten:

- Gedanken, Gefühle und Bedürfnisse ausdrücken können, aber auch Gefühle und Bedürfnisse anderer Personen wahrnehmen können;
- „Nein" sagen können;
- Gespräche beginnen, fortsetzen und beenden können;
- sich sozial angemessen verhalten können;
- sich öffentlicher Beachtung aussetzen können etc.

Den Anwendungsschwerpunkt für Soziale Kompetenz-Trainings bzw. Selbstsicherheitstrainings bilden soziale Ängste und Kontaktschwierigkeiten. Die Verfahren werden darüber hinaus auch bei *Aggressivität und Hyperaktivität*, bei geistiger Behinderung und zur Aktivierung von psychiatrischen Langzeitpatienten eingesetzt.

Soziale Kompetenz-Trainings bzw. Selbstsicherheitstrainings verfolgen vor allem zwei Ziele: den Abbau sozialer Ängste und den Aufbau sozialer Fertigkeiten. Dabei kommen viele Techniken zum Einsatz wie Rollenspiele und Verhaltensübungen, Training in Alltagssituationen, Modelllernen, operante Techniken, Video-Feedback, Gruppentherapie, Selbstkontrollverfahren etc. Entsprechend handelt es sich bei den Selbstsicherheitstrainings meist um integrative Programme mit festem Ablauf.

Soziale Kompetenz- bzw. Selbstsicherheitstrainings wurden auch für Kinder mit sozialen Ängsten und Kontaktschwierigkeiten entwickelt. Für den deutschen Sprachraum liegt ein kompaktes Therapieprogramm von Petermann und Petermann vor, das neben Einzel- und Gruppentraining auch Elternberatung einbezieht.

Beispiel

Es handelt sich um einen 14-jährigen Jungen mit der Diagnose einer „Hyperkinetischen Störung des Sozialverhaltens". Hauptproblem war eine ausgeprägte Oppositions- und Verweigerungshaltung des Patienten, die überall zu häufigen verbalen Konflikten und Auseinandersetzungen führte mit endlosem Diskutieren, mit Beschimpfungen und Beleidigungen. Damit einher gingen schulische Probleme, die dazu geführt hatten, dass er regelrecht „ausgeschult" worden war. Im letzten Jahr vor der stationären Aufnahme waren noch ein schwerer Haschischmissbrauch und delinquente Verhaltensweisen wie häufiges Stehlen hinzugekommen.

In verhaltenstherapeutischer Sicht ist diese Problematik – in stark vereinfachter Form – in Abb. 44.**6** dargestellt:

Erläuterungen zur Terminologie von Abb. 44.**6**: „R" steht hier als Reaktion für das Symptom- oder Zielverhalten,

„S" für die jeweiligen situativen Bedingungen, also das, was einem Verhalten zeitlich vorausgeht,

„C" für die Konsequenzen, also für das, was einem Verhalten zeitlich nachfolgt.

„E" kennzeichnet eine langfristig erworbene innere Erwartungshaltung, d.h., wir

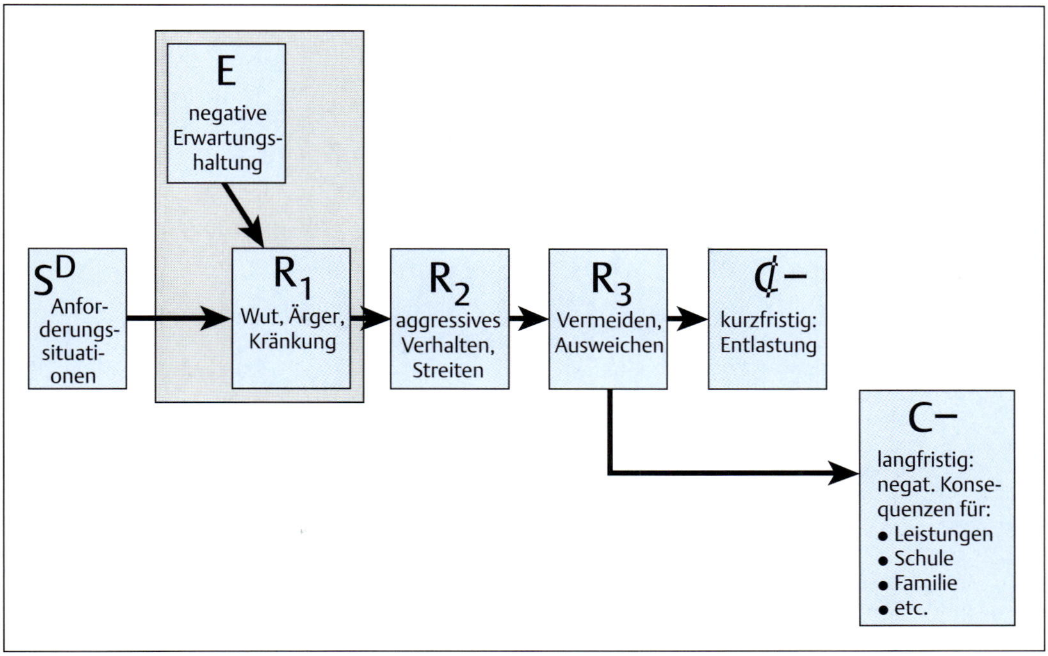

Abb. 44.**6** Problemverhalten eines 14-jährigen Jugendlichen im „funktionalen Modell" (Erläuterungen im Text).

haben es hier mit einem kognitiv-affektiven Faktor zu tun, der beschreibt, wie eine Person an eine Situation herangeht, diese wahrnimmt, interpretiert und bewertet.

Bemerkenswert an diesem vorliegenden Modell ist, dass das oben genannte Hauptproblem erst recht spät als „R-2" auftaucht, wenn im Grunde genommen schon eine Eskalationsstufe erreicht ist, die kaum noch zu beeinflussen ist. Bei genauerer Betrachtung findet sich eine Kette von Verhaltensweisen, die zeitlich früher ansetzt und von Faktoren beeinflusst wird – in der Abbildung grau unterlegt –, die dem Außenstehenden – zunächst – nicht zugänglich sind. Es handelte sich dabei um die mit „E" bezeichnete negative Erwartungshaltung des Patienten, die zur Folge hatte, dass er nahezu alle situativen Anforderungen, also beispielsweise auch einfache Fragen und Bitten seiner Mitmenschen, im Sinne einer kognitiven Verzerrung interpretierte, die wie folgt umschrieben werden könnte: *„Der andere will mich ärgern, provozieren, abwerten"* u. Ä. Dieser Bewertungsvorgang löste eine – ebenfalls für den Interaktionspartner kaum wahrnehmbare – erste Ärger-, Wut- und Kränkungsreaktion aus – hier „R-1" –, die sich in dem oben beschriebenen Problemverhalten („R-2") fortsetzte und schließlich in einem Ausweich- und Vermeidungsverhalten („R-3"), – schlicht *weglaufen, abhauen, sich entfernen* – endete.

Diese Trias aus 1. Fehlbewertung, 2. unangemessenem (aggressivem) Verhalten und 3. Vermeidung findet sich bei vielen psychischen Störungen. Die Konsequenzen sind auch immer ähnlich: Der kurzfristigen Entlastung (C/-) folgen langfristig massive negative Konsequenzen (C-). Der Ansatz zur Therapie dieser Problematik musste allgemein die Strategie verfolgen, die unselige Sequenz von Symptomen frühzeitig zu unterbrechen und die Handlungsabfolge in konstruktive oder weniger schädliche Bereiche gewissermaßen umzuleiten. Dieser „Umleitungsvorgang" könnte an mehreren Stellen ansetzen und mit verschiedenen Mitteln – sprich verhaltenstherapeutischen Techniken – versucht werden. In dem vorliegenden Fall wurde das in Abb. 44.**7** dargestellte Vorgehen gewählt.

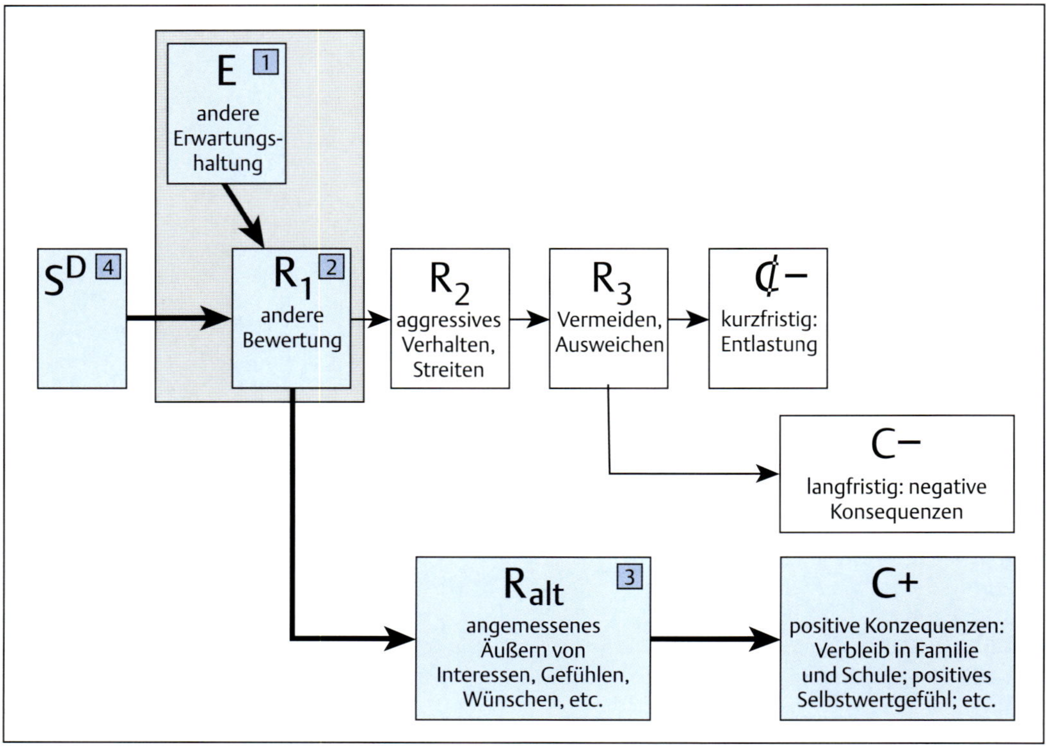

Abb. 44.**7** Therapeutische Veränderungen des Problemverhaltens (Erläuterungen im Text).

In einem *ersten Schritt* – auf der Abbildung die dunkelgrau unterlegten Punkte 1 und 2 – kam es darauf an, die Verhaltenskette zu unterbrechen, eine Neubewertung der Situation vorzunehmen und damit die Voraussetzungen für alternative Verhaltensmöglichkeiten zu schaffen. Therapietechnisch kamen dabei vorwiegend kognitive Techniken zum Einsatz. Über *Selbstbeobachtungsbögen* lernte der Patient, für ihn „kritische" Situationen frühzeitig zu registrieren und mittels *Selbstinstruktionen* anders zu benennen und zu bewerten (Abb. 44.**7**, Punkt 4). Dieses Identifizieren von aktuellen Problemsituationen ließ sich wesentlich einfacher erreichen als eine Änderung der über lange Zeit eingeschliffenen Erwartungshaltung. Auf letztere wirkte sich beispielsweise sehr positiv aus, dass der Patient erstmals ausführlich über seine Diagnose einer „Hyperkinetischen Störung" *informiert* wurde. Seine Neigung zum vorschnellen Reagieren und Bewerten erschien ihm jetzt nicht mehr als moralisches Problem, als „schlechtes Benehmen", sondern konnte eher als Ausdruck des hyperkinetischen Symptoms „Impulsivität" gesehen werden, was eine große Entlastung für ihn bedeutete.

Aufgrund dieser kognitiven Neustrukturierung der Ausgangssituation konnte in einem *zweiten Therapieabschnitt* – in Abb. 44.**7**, Punkt 3 – daran gegangen werden, alternative Verhaltensweisen („R-alt") zu entwickeln. Dies geschah mittels einer verhaltenstherapeutischen Technik, die „Soziales Kompetenztraining" genannt wird und inhaltlich sehr stark durch Rollenspiele geprägt ist. Dabei wurden verschiedene Verhaltensweisen zunächst im therapeutischen Rahmen geübt, um dann in der Realität umgesetzt und erprobt zu werden. Konkret ging es um Fähigkeiten wie „nachfragen", „eigene Interessen und Forderungen angemessen äußern", „sich nicht sofort, sondern später in adäquater Form beschweren" oder aber auch darum, „sich rechtzeitig aus einer kritischen Situation entfernen, um Schlimmeres zu verhindern".

Dieser fortlaufende Wechsel zwischen kognitiver Aufarbeitung, therapeutischer Einübung und anschließender Realerprobung kann als typisch für ein verhaltenstherapeutisches Vorgehen gelten.

Selbstkontrollverfahren

In Selbstkontrollverfahren werden therapeutische Funktionen vom Patienten selbst übernommen, um die Abhängigkeit vom Therapeuten zu vermindern und die *Eigenverantwortung des Patienten* für sein Handeln zu betonen. Sie umfassen eine Reihe von Techniken unterschiedlichster lerntheoretischer Herkunft, u.a. Selbstbeobachtung, Stimuluskontrolle, Selbstverstärkung, selbstinduzierte Entspannung, Selbstinstruktionen und Gedankenstopp, aber auch angeleitete, selbständige Durchführung von Techniken, wie der In-vivo-Konfrontation oder der kognitiven Umstrukturierung.

Selbstkontrollverfahren bieten mannigfaltige Anwendungsmöglichkeiten, etwa bei Arbeits- und Lernstörungen, Abhängigkeiten, Essstörungen, Ängsten und Phobien. Sie sind auch im Kindes- und Jugendalter einsetzbar, wo sie beispielsweise bei der Behandlung impulsiver und aggressiver Verhaltensauffälligkeiten angewandt werden. Bei Kindern sollten anschauliche Materialien und Vorstellungshilfen einbezogen werden.

Evaluation

Mit verhaltenstherapeutischen Methoden in der Kinder- und Jugendpsychiatrie sind im Allgemeinen *gute Erfolge bei der Behandlung von umschriebenen Symptomen* wie Enuresis, Enkopresis, Selbstverletzungen, isolierten Phobien, sozial unangepassten Verhaltensweisen, auch depressiven Verläufen und Zwangsstörungen zu erzielen. Verhaltenstherapeutische Techniken stellen darüber hinaus einen wichtigen Bestandteil bei Rehabilitationsmaßnahmen von Patienten mit schizophrenen Psychosen dar, nicht zuletzt im Sinne einer „kognitiven Umstrukturierung" und der regelrechten Einübung sozialer Verhaltensweisen.

Kritik an der Verhaltenstherapie ist von verschiedenen Richtungen geübt worden. Diese richtet sich gegen ihre theoretischen Grundlagen, die „Lerngesetze", gegen die Thesen über Ursachen und Genese psychopathologischer Symptome sowie die praktische Anwendung verhaltenstherapeutischer Techniken.

Kritik richtete sich dabei gegen so einfache lerntheoretische Grundsätze wie: bei psychopathologischen Symptomen handelt es sich um „unangepasste, bedingte Reaktionen", „Resultate falschen Lernens ohne andere Ursache", „man beseitige das Symptom und man hat die Neurose zum Verschwinden gebracht".

Schließlich wird nicht selten gegen die Anwendung der Verhaltenstherapie der Vorwurf erhoben, dass Verhaltensweisen von Menschen in nicht immer zulässiger Weise manipuliert werden.

Tatsächlich hat „die Verhaltenstherapie" in den beiden letzten Jahrzehnten deutliche Wandlungen erfahren und wird unter Psychotherapeuten im Vergleich zu den Anfangsjahren wesentlich günstiger bewertet. Nicht zuletzt ist die *Verbesserung der Akzeptanz* auf zahlreiche Evaluationsstudien zurückzuführen, die nachgewiesen haben, dass verhaltenstherapeutische Vorgehensweisen zu den effektivsten Therapieverfahren zählen.

Weiterführende Literatur

Borg-Laufs, M. (Hrsg.): Lehrbuch der Verhaltenstherapie mit Kindern und Jugendlichen. Bd. 1: Grundlagen. Bd. 2: Interventionen. DGVT-Verlag, Tübingen 2007

Margraf, J., Schneider, S. (Hrsg.): Lehrbuch der Verhaltenstherapie. Springer, Berlin 2008

Mattejat, F. (Hrsg.): Verhaltenstherapie mit Kindern, Jugendlichen und ihren Familien. CIP-Medien, München 2006

Reinecker, H.: Lehrbuch der Verhaltenstherapie. DGVT-Verlag, Tübingen 1999

Schneider, S., Margraf, J. (Hrsg.): Lehrbuch der Verhaltenstherapie. Bd. 3: Störungen im Kindes- und Jugendalter. Springer, Berlin 2009

45 Gesprächspsychotherapie[1]

G. Niebergall

Einleitung

Mit dem Begriff „Gesprächspsychotherapie" wird seit der Einführung dieser Therapiemethode durch Tausch (1968) in Deutschland die Psychotherapieform bezeichnet, die ursprünglich von Rogers (1951) im Sinne der „Client-centered Therapy" entwickelt wurde. Diese Festlegung auf eine Therapieform mittels der Sprache stimmt jedoch nicht mit den tatsächlichen Anwendungsmodalitäten überein, denn der Sache nach fallen „alle verbalen dialogischen Methoden in gleicher Weise unter den Begriff Gesprächspsychotherapie" (Kind, 1982). Das Gemeinsame dieser Therapieformen besteht darin, dass das therapeutische Gespräch das psychologische Mittel ist, um 1. bestehende Symptome zu beseitigen, zu modifizieren oder zu mildern, 2. gestörte Verhaltensweisen zu wandeln und 3. die günstige Reifung und Entwicklung der Person zu fördern. In der *klinischen Praxis*, nicht zuletzt bei Patienten im Adoleszentenalter, hat es sich bewährt, den Versuch der ausschließlichen Anwendung jeweils einer bestimmten Therapietheorie aufzugeben, stattdessen flexibel auf die jeweiligen individuellen Eigenarten der Patienten einzugehen und die Problematik mit ihnen in der dafür angemessenen Therapieform zu behandeln. Ein zu starres Ausrichten im Gesprächsverlauf nach einer bestimmten Methode könnte dazu führen, dass sich ein jugendlicher Patient nicht ernst genommen oder missverstanden fühlt.

Bei der *praktischen Durchführung* einer verbalen Psychotherapie mit Adoleszenten fließen mehrere theoretische Aspekte über diesen Entwicklungsabschnitt zusammen, die in diesem Buch einleitend dargestellt wurden (s. Kap. 2: „Psychische Entwicklung"). Dabei kennzeichnen die von Rogers hervorgehobenen Merkmale bei einer Psychotherapie besonders den Aspekt der *Beziehung zwischen Patienten (Klienten) und den Therapeuten*. Diese therapeutische Grundhaltung ist jedoch keine ausschließliche Besonderheit der klientenzentrierten Psychotherapie, von den entsprechenden Autoren wurde sie jedoch als besonders wirkungsvoll herausgearbeitet. Die wichtigsten Variablen sind in Abb. 45.**1** aufgeführt.

Dabei verhelfen die innere Anteilnahme des Therapeuten, sein aktives Bemühen, die Konkretheit seiner Aussagen, die Anschaulichkeit seiner Sprache und besonders die *„Verbalisierung emotionaler Erlebnisinhalte"* des Patienten dazu, dass sich dieser verstanden fühlt und auf diese Weise lernt, sich selbst besser kennenzulernen und z. B. bis dahin nicht akzeptierte Anteile seiner eigenen Persönlichkeit anzunehmen und zu integrieren. Eine gute therapeutische Einstellung auf den Patienten zeichnet sich jedoch auch durch ein intensives Zuhörenkönnen aus. Auch darin kommt zum Ausdruck, dass nicht Konzepte und Theorien und die Überlegenheit des Therapeuten das Maßgebende für den Therapieverlauf sind. Vielmehr sind es die Entfaltungsmöglichkeiten für den Patienten, seine Schilderungen, sein subjektives Erleben, die eine zentrale Rolle haben sollen. Dieser Prozess stellt eine wichtige Voraussetzung für die Fähigkeit dar, im Sinn der

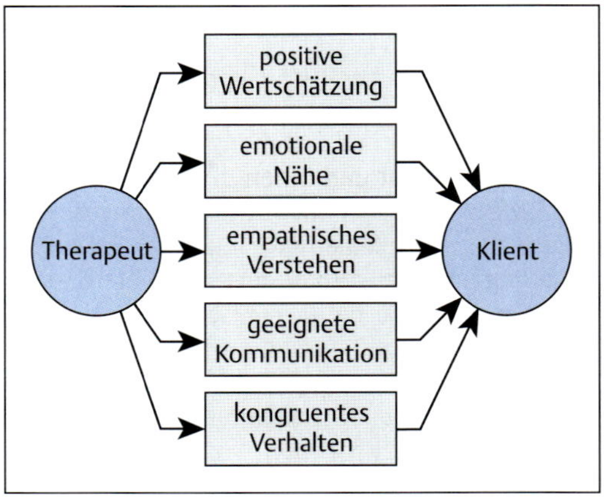

Abb. 45.**1** Kennzeichen einer therapeutischen Grundhaltung.

[1] Ergänzte Fassung des gleichlautenden Kapitels in Remschmidt H. (Hrsg.): Psychotherapie im Kindes- und Jugendalter. Thieme, Stuttgart 1997

„fully functioning person“ (Rogers) in Kongruenz mit seiner eigenen Persönlichkeit sich wandelnden Umgebungsfaktoren anpassen zu können, womit nicht opportunistisches Verhalten, sondern eine wirkungsvolle und konstruktive Auseinandersetzung zwischen der Persönlichkeit des Klienten und eben diesen Faktoren gemeint ist. Dabei wirken sich *kathartische Abreaktionen* günstig aus, da sie zu einer Freiwerdung lange aufgestauter und nicht erlebter Emotionen führen können. Die Verbalisierung emotionaler Erlebnisinhalte bewirkt eine als therapeutisch effektiv beschriebene *Selbstexploration* und verstärkt die *Selbstheilungstendenz* der Klienten.

Mit der psychotherapeutischen Behandlung von Jugendlichen ist das Grundkonzept der *klientenzentrierten Therapie*, das aus dem folgenden Zitat von Rogers hervorgeht, gut vereinbar:

„Die klientenzentrierte Orientierung ist eine sich ständig weiterentwickelnde Form der zwischenmenschlichen Beziehung, die Wachstum und Veränderung fördert. Sie geht von folgender Grundannahme aus: Jedem Menschen ist ein Wachstumspotential zu eigen, das in der Beziehung zu einer Einzelperson (etwa einem Therapeuten) freigesetzt werden kann. Voraussetzung ist, dass diese andere Person ihr eigenes reales Sein, ihre emotionale Zuwendung und ein höchst sensibles, nicht urteilendes Verstehen in sich selbst erfährt, zugleich aber dem Klienten mitteilt. Das Einzigartige dieses therapeutischen Ansatzes besteht darin, dass sein Schwerpunkt mehr auf dem Prozess der Beziehung selbst als auf den Symptomen oder ihrer Behandlung liegt.“

In diesem Zitat kommt auch die überragende *Rolle der Persönlichkeit bzw. der Grundhaltung des Therapeuten* für den Behandlungsprozess zum Ausdruck. Nach Remschmidt (1992) übernimmt der Therapeut in der *Therapie mit Jugendlichen* „die Rolle eines freundschaftlichen Begleiters, der Verständnis für ihre Schwierigkeiten und Probleme hat und ihnen über die Reflektion von Gefühlen, Wahrnehmungen und Schwierigkeiten dazu verhilft, einen eigenen Weg zu finden. Entsprechend erteilt er keine Ratschläge, sondern ist darauf bedacht, dass der Klient selbst den ihm gemäßen Weg findet. Wenn der Therapeut im Sinne der Echtheit und Kongruenz agiert, so kommen natürlich auch seine eigenen Probleme zum Ausdruck, und der Jugendliche wird nie den Eindruck gewinnen, als sei der Therapeut makellos und perfekt. Dies erhöht seine Glaubwürdigkeit.“

In gewisser Weise durchlaufen der Therapeut und sein (jugendlicher) Klient einen gemeinsamen Prozess, wobei der Klient lernt, „seine Aufmerksamkeit auf das unmittelbar vor sich gehende Erleben und die damit verbundenen, gefühlhaft körperlichen Vorgänge zu richten, die mit einer für ihn relevanten Person, einem Gegenstand oder einer Situation verbunden sind“.

Im Unterschied zu psychoanalytischem Vorgehen konzentriert sich die klientenzentrierte Psychotherapie auf Probleme und Erlebnisformen, die in der *Gegenwart* von Bedeutung sind. Vergangenes wird in der Therapie nur dann behandelt, wenn es vom Klienten selbst angesprochen wird. So stehen bei der Gesprächstherapie mit Jugendlichen *Inhalte* wie Alltagssorgen und Probleme in Partnerbeziehungen, Schwierigkeiten in der Schule und am Arbeitsplatz, Konflikte mit den Eltern und Geschwistern, Zukunftssorgen etc. im Mittelpunkt.

Indikation und Kontraindikation

Die Methode der klientenzentrierten Psychotherapie wurde von Rogers im Wesentlichen in der Erziehungs-, Jugend- und Studentenberatung entwickelt. Sie eignet sich für Störungen in diesem Bereich am besten. Sie kann auch bei *Identitätskrisen* im Jugendalter, bei *schulischen und beruflichen Leistungsstörungen* und *akuten Konfliktreaktionen* sowie bei *dissozialen Verhaltensweisen* angewendet werden (Tab. 45.**1**). Um eine Gesprächstherapie mit Jugendlichen (etwa ab dem Alter von 14 Jahren) erfolgreich zu gestalten, sollten bei ihnen bestimmte *individuelle Voraussetzungen* vorhanden sein. Dies sind ein Mindestmaß an Introspektions- und Selbstexplorationsfähigkeit, die Möglichkeit, Gefühlszustände in eine verbale Kommunikation umzusetzen und das in den Therapiestunden Gelernte in reale Lebenssituationen zu transferieren.

Für *schwer wiegende psychiatrische Erkrankungen* (ausgeprägte neurotische Störungen, schizophrene Psychosen) ist sie ebenso wie andere psychotherapeutische Verfahren jedoch *nicht die Methode der Wahl*. Sie eignet sich auch weniger zur Behandlung psychosomatischer Erkrankungen. Dies hängt sowohl mit ihrem Zugangsmodus zusammen als auch mit ihrem Selbstverständnis als Kurzpsychotherapie, die in der Regel auf 20 bis 25 Gesprächskontakte begrenzt wird.

Tab. 45.**1** Indikationen und Kontraindikationen der Gesprächspsychotherapie im Jugendalter.

Gesprächspsychotherapie im Jugendalter: Indikationen und Kontraindikationen
Indikationen
• Identitätskrisen
• Leistungsstörungen (Schule, Beruf)
• Akute Konfliktreaktionen und Krisen (Familie)
• Beziehungsprobleme
• Dissoziale Verhaltensweisen
• Symptome wie depressive Verstimmungszustände, Ängste, gelegentlich Zwänge
• Posttraumatische Belastungsreaktionen, Trauerreaktionen etc.
Kontraindikationen
• Gravierende psychiatrische Erkrankungen (z. B. ausgeprägte neurotische Störungen, Psychosen)
• Psychosomatische Erkrankungen
• Borderline-Störungen (Persönlichkeitsstörungen)
• Ausgeprägte Störungen des Sozialverhaltens etc.

Andererseits sind psychotherapeutische Verfahren geeignet, Patienten, bei denen eine mehrjährige psychiatrische Behandlung erforderlich ist, psychologisch zu begleiten und zu führen.

Bei der *praktischen Durchführung* einer Psychotherapie mit Jugendlichen hat es sich bewährt, einen eklektischen Zugang zu wählen und theorieübergreifende Integrationen verschiedener Methoden vorzunehmen. Je nach theoretischer und praktischer Ausrichtung werden einzelne Therapeuten ihre Schwerpunkte setzen, doch bei der Durchführung einer verbalen Psychotherapie im Adoleszentenalter existieren einige Besonderheiten und Probleme.

Praktische Durchführung einer verbalen Psychotherapie

Die Entwicklungsphase der Adoleszenz umfasst typische Probleme und Konflikte. Es finden intensive *Auseinandersetzungen mit dem gesellschaftlichen Normensystem*, das für Jugendliche auch durch ihre Eltern vertreten wird, statt, oft begleitet durch eine *Ablösung der Jugendlichen von der Familie*. So befindet sich ein Therapeut nicht selten aus der Sicht des jugendlichen Patienten in der Rolle des Vertreters des gesellschaftlichen Normensystems. Die Konflikte des Jugendlichen dabei werden in der Beziehung zum Therapeuten übertragen, sodass diesem zunächst eine misstrauische und abwehrende Haltung entgegengebracht wird. Diese und andere Probleme lassen sich mit der *Zeitachse des Therapieverlaufs* in Verbindung bringen.

Therapieverlauf

Wichtige Etappen des Therapieverlaufs zeigt Tab. 45.**2**.

Entwicklung eines Veränderungsbedürfnisses. Vor Beginn einer regelrechten Psychotherapie sollten Fragen bezüglich der Frequenz der Therapiestunden, der Gesamtdauer der Behandlung sowie der Inhalte der Therapie mit dem Jugendlichen und seinen Eltern besprochen werden. Für den Therapeuten selbst ist es wichtig, sich über weitere Gesichtspunkte wie Leidensdruck des Patienten und seiner Eltern, der Mitarbeitsbereitschaft, Verbalisationsfähigkeit und der Notwendigkeit ergänzender Therapiemaßnahmen Klarheit zu verschaffen. Die gesamte Dauer von gesprächstherapeutischen Maßnahmen ist oft zu Beginn eines Behandlungsverlaufs nicht sicher einzuschätzen. Klinische Erfahrungen zeigen, dass bei umschriebenen Symptomen und krisenhaften Entwicklungen in der Adoleszenz relativ wenige Gesprächsstunden im Sinne einer „Fokaltherapie" ausreichend sein können (15 bis 20 Stunden), andererseits existieren Krankheitsverläufe, z. B. bei Patientinnen mit einer Anorexia nervosa, die eine – begleitende – mehrjährige psychotherapeutische Behandlung erforderlich machen.

Die Initiative für die Therapie bei Kindern und Jugendlichen geht oft von den Eltern aus. Diese

Tab. 45.**2** Wichtige Etappen des Therapieverlaufs.

Wichtige Etappen des Therapieverlaufs
• Entwicklung eines Veränderungsbedürfnisses
• Aufbau einer Beziehung
• Veränderungsarbeit
• Stabilisierung der Änderung
• Beendigung der Beziehung

nehmen nicht selten an, einen Teil der „Schuld" an der Entstehung einer psychischen Symptomatik ihrer Kinder zu haben. Eine entsprechende Beratung bei diesen Fragen sollte zu einer *Entlastung der Eltern* führen, um eine günstige Voraussetzung für die Psychotherapie zu schaffen.

Das Veränderungsbedürfnis eines Jugendlichen wird wesentlich durch den subjektiv empfundenen Leidensdruck bestimmt. Doch zeigen sich hier nicht selten erhebliche Probleme, die darin bestehen, dass die Jugendlichen unter ihrer eigenen psychischen Symptomatik weniger leiden als die unmittelbaren Bezugspersonen und die *Motivation für eine Psychotherapie* dann eher von den Letztgenannten ausgeht. Dieser Umstand beeinträchtigt die Kooperationsmöglichkeiten, da die Jugendlichen dann keinen Sinn in einer Psychotherapie sehen und sich dagegen wehren.

In dieser Phase sollte sich der Therapeut darum bemühen, das Vertrauen des Jugendlichen zu gewinnen, indem er eine möglichst angstfreie Atmosphäre herstellt, eine absolute Vertraulichkeit (Schweigepflicht) zusichert, klare Regelungen der „Dreiecksbeziehung Patient – Therapeut – Eltern" schafft und eine Probezeit vereinbart. Der Therapeut sollte nicht in die Rolle eines „Elternsurrogats" geraten, andererseits die Bildung einer Allianz mit dem Jugendlichen gegen seine Eltern ebenso vermeiden. Um das Vertrauensverhältnis zu festigen, sollte man sich darum bemühen, mit dem Jugendlichen zusammen ein Therapieziel festzulegen und ihm offen darzulegen, welche realistischen Erwartungen für eine Psychotherapie bestehen.

Besonders während der Phase des Aufbaus eines Vertrauensverhältnisses ist es wichtig, dem Jugendlichen eine innere Sicherheit in den Gesprächen zu vermitteln. Dies lässt sich technisch unter anderem dadurch erreichen, dass Inhalte der Gesprächstherapie – etwa im Sinne der „themenzentrierten Interaktion" – vorgegeben werden. Zunächst sind dies in der Regel die Anlässe, die zur ursprünglichen Vorstellung des Patienten geführt haben. Dabei ist die Einstellung Jugendlicher zu ihren psychischen Symptomen individuell sehr unterschiedlich. Nicht wenige stehen diesen ratlos gegenüber, z. B. Patienten mit einer Zwangssymptomatik, die eigenen „Theorien" über die Entstehung der Symptomatik sind dabei mehr oder weniger realistisch. Im Unterschied zu der „Abstinenzregel" bei der psychoanalytischen Therapie hat sich in diesem Zusammenhang in der psychotherapeutischen Arbeit mit Jugendlichen bewährt, die Zusammenhänge zwischen der Symptomatik, den Ursachen (Konflikten) dafür und den wissenschaftlich-theoretischen Vorstellungen zu klären. Auch hierbei führt das Bemühen des Therapeuten, gemeinsam mit dem Jugendlichen die Entwicklung seiner Symptomatik zu verstehen, dazu, dass sich dieser akzeptiert fühlt. So entstehen ein Vertrauensverhältnis und eine Bindung zwischen dem Patienten und dem Therapeuten, welche die notwendige Grundlage für den gesamten Behandlungsprozess darstellen.

Aufbau einer Beziehung. Hierbei ist es angebracht, wie überhaupt in der gesamten Psychotherapie mit Jugendlichen, flexibel auf die jeweiligen Entwicklungsetappen im Therapieverlauf zu reagieren und z. B. nicht allein Gespräche, sondern auch Spiele, Spaziergänge und andere gemeinsame Aktivitäten durchzuführen.

Die Bindung zwischen Therapeut und Patient kann durch verschiedene Einflüsse gefährdet sein, besonders durch die Eltern, wenn sie mit dem Therapieverlauf und den Veränderungen des Patienten nicht einverstanden sind. Müller-Küppers prägte in diesem Zusammenhang den Begriff des „doppelten Arbeitsbündnisses", womit er meinte, dass der Therapeut für die Entstehung eines Vertrauensverhältnisses sowohl zu dem jugendlichen Patienten als auch zu seinen Eltern sorgen sollte. Eltern- und familienbezogene Maßnahmen nehmen begleitend zur Psychotherapie ihres Kindes einen entsprechend großen Raum ein. Es wäre unrealistisch, sich über die Erwartungen der Eltern hinwegzusetzen. Sie haben ebenso wie der jugendliche Patient einen Anspruch darauf, über die Art und die Ziele einer Psychotherapie informiert zu werden. Bei einigen Therapieetappen ist es unabdingbar, dass sie eingeschaltet werden, um z. B. die sich auch im Familienkreis manifestierenden Verhaltensänderungen der Patienten verstehen und akzeptieren zu können. Dieses Vorgehen ist wichtig, um frühzeitig zu einer „Stabilisierung der Änderung" beizutragen.

Veränderungsarbeit. In der Phase der Veränderungsarbeit steht die Frage im Vordergrund, welche Symptome und Verhaltensweisen des jugendlichen Patienten verändert werden sollen oder können. Danach richtet sich grundsätzlich die Wahl der Behandlungsmethode. Hilde Bruch, eine tiefenpsychologisch orientierte Therapeutin, schlägt dabei vor, sich als Richtschnur in einem Therapiegespräch an den Fragen „Was? Wie? Wann (zum ersten Mal)? Mit wem? Warum? Mit welchem Ziel? Mit welchem Erfolg?" zu orientieren. Das Ziel einer Analyse dieser Fragen, gemeinsam mit dem Adoleszenten, ist die Initiierung eines kognitiven Prozesses in Verbindung mit aktuellem emotionalem Erleben. Hierbei kann für den jugendlichen Patienten erkannt werden, welche Bedeutung frühere Ereignisse und Prägungserlebnisse für die Gegenwart haben. Erkennt er diese, ist es ihm leichter möglich, sich in seinen mehr oder weniger starr fixierten Verhaltens- und Erlebensweisen zu verändern.

Therapeutisch wünschenswert ist dabei die Herbeiführung kathartischer Erlebnisse. Die Aufgabe für den Therapeuten besteht darin, starkes affektives Erleben von Traurigkeit, Verzweiflung, Ärger und Wut in Gang zu bringen, das, besonders in Bezug auf nahestehende Bezugspersonen, „verdrängt" ist. Kathartisches Erleben führt meist zu einer vorübergehenden emotionalen Entlastung. Herbeiführen lässt sich affektives Erleben in der Therapiesituation durch eine „Verbalisierung emotionaler Erlebnisinhalte". Ziel dieser Vorgehensweise ist, eine Veränderung der emotionalen Befindlichkeit durch die starke affektive Beteiligung des Patienten zu erreichen und Hintergründe für das eigene Verhalten bewusst werden zu lassen, sodass schließlich eine Einsicht in die eigene Persönlichkeitsentwicklung mit den Möglichkeiten einer Verhaltensänderung entsteht.

Beendigung der therapeutischen Beziehung. Bei einem günstigen Verlauf hat es sich bewährt, eine Beendigung der therapeutischen Beziehung nicht abrupt vorzunehmen, sondern im Sinne der „dynamischen Psychotherapie" mit größeren Zeitintervallen zwischen den einzelnen Therapieterminen fortzusetzen. Dieses Vorgehen gewährleistet eine Kontrolle über den weiteren Verlauf einschließlich der Möglichkeit, rasch bei akuten Krisensituationen intervenieren zu können.

Wirkfaktoren in der Gesprächstherapie

In vielen Therapiestudien ist nachgewiesen worden, dass bestimmte Faktoren die Wirksamkeit und den Erfolg entscheidend beeinflussen. Dabei wurde u. a. gefunden, dass eine erfolgreiche Problembewältigung zum Beispiel von folgenden Bedingungen abhängt:

- Entwicklung und Stärkung der Therapiemotivation des Patienten,
- Aufbau und Stärkung der therapeutischen Beziehung,
- Entwicklung und Stärkung von Kompetenzvertrauen und Erfolgserwartung hinsichtlich der Problembewältigung.

Einfluss auf den Therapieverlauf haben neben den oben skizzierten „Therapeutenvariablen" selbstverständlich auch bestimmte Fähigkeiten der Patienten. Dabei sind u. a. folgende zu erwähnen:

- Introspektionsfähigkeit,
- Selbstexplorationsfähigkeit,
- Umsetzung von Gefühlszuständen in verbale Kommunikation,
- Offenheit für Umlernprozesse und kognitive Umstrukturierungen.

Ergänzt werden diese Fähigkeiten durch andere Merkmale der Patienten, die gleichfalls für eine Prognose von Bedeutung sind: Motivation und Leidensdruck, Erwartungen und Hoffnungen, das Ausmaß und die Qualität der psychischen Störungen. Einfluss auf den Therapieverlauf hat ferner die Einstellung, die der Patient zu dem Therapeuten entwickelt. Je positiver die Therapeutenwahrnehmung ist, umso günstiger wirkt sich dieser Umstand auf das Ergebnis aus. Ebenso ist die Einstellung der Patienten von Bedeutung, mit der sie emotionale und kognitive Erfahrungen im Therapieverlauf verarbeiten und ob sie eine grundsätzliche Veränderungsbereitschaft mitbringen.

Unabhängig von der spezifischen psychotherapeutischen Methode ist nach einer außerordentlich umfassenden Studie (Metaanalyse) von Grawe und Mitarbeitern (1995) festgestellt worden, dass sich die wesentlichen Wirkmechanismen im Psychotherapieverlauf in drei Perspektiven zusammenfassen lassen:

- *Beziehungsperspektive:* Die psychische Störung ist Teil einer Beziehungsstörung, Psychothera-

pie ist ein zwischenmenschliches Geschehen, wobei die Qualität der Therapiebeziehung das Ergebnis beeinflusst.
- *Klärungsperspektive:* Klärung von Motiven, Werten und Zielen des Patienten.
- *Problembewältigungsperspektive:* Aktive Hilfe zur Problembewältigung.

Im Hinblick auf die Gesprächspsychotherapie kam diese Forschergruppe zu folgender Einschätzung: „Die Forschungsergebnisse zur Gesprächspsychotherapie sind von großer Relevanz für den Gesamtbereich der Psychotherapie. Sie sind nämlich ein überzeugender Nachweis, dass durch therapeutische Gespräche allein sehr bedeutsame Veränderungen im klinischen Zustandsbild von Patienten, auch von Patienten mit schwer wiegenden psychopathologischen Symptomen, herbeigeführt werden können ... Die Gesprächspsychotherapieforschung hat auch gezeigt, dass es für die therapeutische Wirkung sehr auf die Art ankommt, in der das Gespräch geführt wird ..."

Die zuletzt zitierten Ergebnisse sind bei Therapiestudien im Erwachsenenalter gefunden worden, sie lassen sich, wie auch aus Evaluationsstudien hervorgeht, mit gewissen Modifikationen und Verlagerungen der Schwerpunkte auch auf das Kindes- und Jugendalter übertragen.

Evaluation

Systematische Untersuchungen zur Überprüfung der Effektivität gesprächstherapeutischer Maßnahmen bei Jugendlichen sind kaum durchgeführt worden. In einer Studie von Remschmidt und Schmidt konnte nachgewiesen werden, dass psychotherapeutische Maßnahmen bei seelisch kranken Kindern und Jugendlichen zum Teil deutlich positive Wirkungen haben. Diese waren signifikanter bei „introversiven" als bei „expansiven" Störungen der Jugendlichen. In einer Übersichtsarbeit stellte Heekerens verschiedene metaanalytische Studien zum Therapieverlauf zusammen. Für Kinder und Jugendliche lässt sich daraus schließen, dass „klientenzentrierte/nichtdirektive" Maßnahmen positive Therapieeffekte haben und den „einsichtsorientierten/psychodynamischen" Therapiemethoden überlegen waren. Noch günstiger waren die Therapieerfolge mit „behavioralen" Methoden.

Weiterführende Literatur

Eckert, J., Biermann-Ratjen, E.-M., Höger, D. (Hrsg.): Gesprächspsychotherapie. Springer, Berlin 2006

Grawe, K., Donati, R., Bernauer, F.: Psychotherapie im Wandel. 4. Aufl. Hogrefe, Göttingen 1995

Kind, H.: Psychotherapie und Psychotherapeuten. Thieme, Stuttgart 1982

Remschmidt, H.: Psychiatrie der Adoleszenz. Thieme, Stuttgart 1992

Rogers, C.: Client-centered therapy. Mifflin, Boston 1951

Tausch, R., Tausch, A.-M.: Gesprächspsychotherapie. Hogrefe, Göttingen 1990

46 Kinderpsychotherapie – Spieltherapie

S. von Aster

Grundlagen und Entwicklungslinien der Kinderpsychotherapie

Unter dem in der klinischen Praxis eingebürgerten Begriff „Kinderspieltherapie“ verbergen sich eine Reihe unterschiedlicher Konzeptionen kinderpsychotherapeutischer Behandlungsstrategien. Zum einen wird häufig mit diesem Begriff die „non-direktive Kinderspieltherapie“ nach Virginia Axline (Axline, 1972) bezeichnet sowie Modifikationen dieses Verfahrens, insbesondere die „klientenzentrierte Kinderspieltherapie“ nach Stefan Schmidtchen (Schmidtchen, 1999). Zum anderen werden auch Verfahren unter diesem Begriff subsumiert, die sich an tiefenpsychologisch-psychodynamischen Konzepten orientieren.

Dass der sich im klinischen Alltag eingebürgerte Oberbegriff dieser Verfahren sich nach dem Medium der therapeutischen Vorgehensweise, dem Spiel, richtet und nicht nach ihrem Ziel, nämlich der Veränderung psychischer Prozesse bei Kindern mit psychopathologischen Auffälligkeiten, und demzufolge richtigerweise „Kinderspiel-Psychotherapie“ genannt werden sollte, hat historische Gründe.

Melanie Klein führte als Novum Spielsachen in das psychoanalytische Setting für Kinder ein. Sie betrachtete das „freie Spielen“ analog zur „freien Assoziation“ in der Psychoanalyse bei Erwachsen. Dieses sei, ebenso wie der Traum, Ausdrucksmöglichkeit des Unbewussten und therapeutische „via regia“ zu dessen Verständnis. Die therapeutische Arbeit unter Einbeziehung von Spielzeug war seitdem das hervorstechende und für jedermann von außen erkennbare Merkmal der Kinderpsychoanalyse sowie anderer Richtungen der Kinderpsychotherapie und ließ theoretische und technische Unterschiede der verschiedenen kinderpsychotherapeutischen Schulen in den Hintergrund rücken.

Warum Spielen in der Kinderpsychotherapie? Methoden, die ein hohes Ausmaß gezielter Selbstbeobachtung, Selbststeuerung, sprachlicher Konflikt- und Problembearbeitung sowie Mitarbeitsbereitschaft voraussetzen, übersteigen in der Regel die kognitiven und sozial-emotionalen Möglichkeiten von Kindern. Angemessen ist hingegen eine Szenerie, die ihnen ermöglicht, *freiwillig und intrinsisch motiviert* die Vorgänge ihrer inneren Wirklichkeit zu erkunden und Themen sowie Konflikte persönlicher Bedeutung auf eine ihnen gemäße Art und Weise auszudrücken und zu bearbeiten.

Selbstbestimmt spielen, in einem gut ausgestatteten Spielzimmer und im Rahmen eines therapeutischen Beziehungsangebots, das primär von Empathie und Akzeptierung gekennzeichnet ist, erfüllt optimal die Rahmenbedingungen für die Entwicklung solcher Prozesse. Spielen ist das Kindern gemäße Ausdrucksmittel. Es ist ein hochgradig intrinsisch motiviertes selbstinitiiertes und universelles Phänomen menschlicher Tätigkeit und wird als biologisch zweckmäßig angesehen. Insbesondere das freie Spielen unterstützt die Entwicklung der Phantasie- und Denktätigkeit, der emotionalen Differenzierung sowie – beim gemeinsamen Spiel – der sozialen Fähigkeiten. Es bietet mit seinem „Als-ob-Modus“ einen Freiraum für experimentelles erkundendes Probehandeln und die Suche nach Problemlösungen. Spielen hilft, zu unterscheiden zwischen Phantasie und Wirklichkeit, zwischen innerpsychischem und äußerem Geschehen.

In hohem Maße *entwicklungsfördernd*, eignet es sich hervorragend, mit Kindern in Kontakt zu kommen und ihren Entwicklungsstand, ihre Beweggründe und Konflikte kennen zu lernen. Im gemeinsamen Spielhandeln können schwierige Themen ausgedrückt, bearbeitet und Neuorientierungen angestoßen werden (Oerter, 2003; Papousek, 2003).

Carl Rogers, Virginia Axline. Carl Rogers konzeptualisierte die Kinderpsychotherapie neu aus einer kritischen Position gegenüber dem damaligen kinderpsychoanalytischen Vorgehen. Während bei Letzterem die Gewinnung von Einsicht in unbewusste psychodynamischen Prozesse mit Hilfe von Deutungen einen zentralen Stellenwert im therapeutischen Prozess einnahm, war für Rogers das eigentliche Ziel die Verbesserung des Gewahrwerdens für innere Vorgänge, der *Fähigkeit zur Selbstreflexion.* Diese betrachtete er als Voraussetzung für eine Neuorganisation des Erlebens und Verhaltens und für die Entwicklung einer veränderten, positiveren Haltung zu sich selbst. (Rogers, 1939; zitiert nach Reisel, 2001). Als Hauptagens des therapeutischen Prozesses wurde die entwicklungsfördernde Haltung des Therapeuten betrachtet, die dem Patienten Reifungsschritte erlaubt. Rogers bezeichnete sein Vorgehen als „Beziehungstherapie". Seine Ideen erweisen sich – in Bezug auf aktuelle Erkenntnisse über die Wirkweisen von Psychotherapien – im Nachhinein als wegweisend. Seine von ihm elaborierten Therapeutenvariablen *empathisches Verstehen, Akzeptierung und Selbstkongruenz* wurden empirisch validiert und sind von der aktuellen Psychotherapieforschung als zentrale Faktoren psychotherapeutischer Wirksamkeit identifiziert (Asay et al., 1999).

Die Überlegungen von Carl Rogers und seiner Schülerin Virginia Axline (Axline, 1972) mündeten in die Gestaltung einer kinderpsychotherapeutischen Szenerie, die darauf angelegt ist, insbesondere Fähigkeiten des *emotionalen Verstehens* zu fördern. Der Fokussierung auf die Gefühle des Patienten und deren emphatische Rückmeldung durch den Therapeuten wird dabei als zentraler psychotherapeutischer Wirkfaktor angesehen. Das Axline'sche Verfahren wurde von Stefan Schmidtchen auf der Basis zahlreicher empirischer Untersuchungen weiter elaboriert und modifiziert (Schmidtchen, 2001, 2002).

Peter Fonagy, Alan Schore, Gerd Rudolf. Bei zeitgenössischen Exponenten der Psychotherapietheorie wie Peter Fonagy, Alan Schore und Gerd Rudolf finden sich durchaus Parallelen zu Rogers Überlegungen. Im Unterschied zu Rogers beziehen sich diese Autoren jedoch klar auf tiefenpsychologische Konzepte, die psychisches Geschehen als grundsätzlich *vielschichtig* und *konflikthaft*, und vom *Unbewussten*, von *Abwehrprozessen* und *frühen Erfahrungen* her bestimmt ansieht. Nach wie vor wird *Übertragungsprozessen* große Aufmerksamkeit gewidmet, d.h. biographisch geformten, weitgehend unbewussten Erwartungen und Verzerrungen der Wahrnehmung signifikanter Anderer, speziell innerhalb der Patient-Therapeut-Dyade.

Alan Schore. Der Psychoanalytiker und Neurowissenschaftler an der Universität Kalifornien beschreibt – unter Einbezug neurowissenschaftlicher Untersuchungsergebnisse zur Hirnentwicklung im Rahmen der frühen Mutter-Kind-Dyade – die psychotherapeutische Situation als eine Entwicklungsmöglichkeit für die Restauration oder Erweiterung der Selbstorganisation des Patienten im Rahmen eines entwicklungsförderlichen Beziehungsangebots. Aus neurowissenschaftlicher Perspektive plädiert Schore für ein entwicklungsorientiertes Vorgehen in der Psychotherapie, insbesondere bei früh entstandenen Störungen. Die interaktive Affektregulation hat einen zentralen Stellenwert innerhalb des psychotherapeutischen Prozesses. Ziel soll die Wiederherstellung oder die Erweiterung der Fähigkeit der Patienten zur Selbstregulation sein.

Die Einfühlung des Therapeuten hält Schore für einen wesentlichen Mechanismus der Behandlung. Schore bezieht sich auf den Psychoanalytiker Heinz Kohut (siehe z.B. Kohut, 1989; Butzer, 1997), der wie Rogers und als dessen Zeitgenosse im Raum Chicago tätig, das empathische Verstehen des Therapeuten als wesentlichen Mechanismus der Behandlung betrachtet. Im Rahmen der von ihm entwickelten „selbstpsychologischen" Psychotherapie werden die Bedürfnisse des Patienten nach einem empathischen Gegenüber besonders berücksichtigt. Kohut erachtet die Verfügbarkeit konstanter empathischer Bezugspersonen als ein grundlegendes Bedürfnis von Kindern. Diese Bezugspersonen müssen selbst ihrerseits an das Kind gebunden sein. Kohut bezeichnet diese Beziehungen als *Selbstobjektbeziehungen.* In psychotherapeutischen Prozessen sollten diese wieder entstehen und damit eine gewisse Nachreifung des Patienten ermöglichen.

Kohuts Positionen zeigen Schnittmengen mit Rogers theoretischen Überlegungen zum Heilungsprozess in der Psychotherapie. Schore betrachtet ein verbessertes Selbstverstehen sowie die Generierung und die Ausdehnung positiver Affekte in der Interaktion mit dem Therapeuten als eigentliches, schulenübergreifendes Ziel von Psychotherapien. Dies soll die Basis bieten für eine verbesserte Affektregulation und generell für die Ausbildung von *Fähigkeiten zur Selbst-*

beruhigung. Dazu braucht es eine therapeutische Haltung, die von Sensitivität gekennzeichnet ist, d. h. einer Empfänglichkeit eher für das „Wie" als das „Was" im therapeutischen Dialog. Diese Empfänglichkeit vergleicht Schore mit der Reaktion einer Mutter auf die Bedürfnisse ihres Säuglings. Für die Kennzeichnung einer solchen notwendigen therapeutischen Haltung wählt er die Metapher „Musikinstrument", dessen Resonanz- und Ausdrucksfähigkeit „sorgfältig aufbereitet, gewartet und geschützt werden muss", um seine Aufgabe zu erfüllen (Schore, 2007).

Peter Fonagy, Anne Hurry und andere. Einer der führenden zeitgenössischen Theoretiker psychodynamisch orientierter Kinderpsychotherapie vom University College und Anna Freud Center in London knüpft an Anna Freuds Überlegungen zur „Kinderpsychotherapie als Entwicklungshilfe" an. Traditionell sah die psychoanalytisch orientierte Kinderpsychotherapie in den *theoriegeleiteten Deutungen* unbewusster, konflikthafter psychischer Vorgänge, die einer angemessenen Entwicklung des Kindes im Wege stehen, den Mittelpunkt der therapeutischen Arbeit. Diese Konflikte werden hier als in der „Übertragung" erkennbar betrachtet, d. h. in aus den Erfahrungen des Kindes mit signifikanten Bezugspersonen geformten Erwartungen an den Therapeuten wie auch aus der Gestaltung des Spielgeschehens. Ziel der Deutung ist es dabei, dem Patienten Teile seiner psychischen Welt gewahr werden zu lassen, die er zuvor als gefährlich und quälend empfunden hat. Damit soll Angst abgebaut werden, die Ebene der psychischen Repräsentanzen kann sich differenzieren und wird realitätsnaher, und der Erlebens- und Handlungsspielraum erweitert sich.

Zwischen den Pionieren der Kinderanalyse, Melanie Klein und Anna Freud gab es wichtige Differenzen: Während Melanie Klein hochfrequente Deutungen bevorzugte, die sich konsequent auf früh entstandene destruktive Gefühle gegenüber signifikanten anderen und auf „unreife" Abwehrmechanismen wie z. B. Spaltungen in der Wahrnehmung signifikanter anderer („Objekte") bezog, betonte Anna Freud die pädagogischen Elemente im therapeutischen Vorgehen. Sie begriff die Kinderpsychoanalyse auch als eine Situation, in der *Entwicklungsförderung von Funktionsdefiziten* und *Nachreifung* stattfinden könne. Diese Gedanken wurden im deutschsprachigen Raum von Annemarie Dührssen (1967) aufgegriffen.

In den letzten Jahrzehnten hat sich diese Tendenz fortgesetzt. Klinische Erfahrungen wie auch Ergebnisse der kinderpsychoanalytischen Forschung (Fonagy u. Target, 2003, 2004) führten zu erheblichen Wandlungen der theoretischen Sichtweisen und der Technik. Die Arbeitsgruppe um Fonagy knüpft an die Überlegungen Anna Freuds zur Unterscheidung von „primären" und „neurotischen" Entwicklungsstörungen an und modifizierte das technische Vorgehen in Bezug auf die Bedürfnisse einer wachsenden Klientel, deren Störungen weniger durch spätere, z. B. ödipale Konflikte als durch früh entstandene Entwicklungshemmungen und emotionale Steuerungsdefizite gekennzeichnet sind: „Eine Technik, die sich einzig auf Konfliktdeutungen stützt, wird umso weniger greifen, je ungleichmäßiger die Entwicklung verläuft, und es wird in diesen Fällen umso erforderlicher sein, Strategien analytischer Interventionen zu konzipieren, die auf Unterstützung und Stärkung der Fähigkeit des Kindes abzielen, Konflikte zu tolerieren." (Fonagy u. Moran, 2003, S. 104)

Fonagy stellt den *Aufbau von Mentalisierungsfähigkeiten* in den Mittelpunkt der therapeutischen Arbeit, d. h., Fähigkeiten, eigene innere Vorgänge sowie die von anderen Personen voneinander unterscheiden, als symbolisch und repräsentational wahrnehmen und damit deren Relativität anerkennen zu können. Im therapeutischen Prozess geht es um die *Entwicklung von Selbstreflexion* und um die Fähigkeit, *über die inneren Welten anderer Personen nachdenken* und diese damit *verstehen* zu können (Bateman u. Fonagy, 2010). Wie in der frühen Mutter-Kind-Dyade sollte der Therapeut im Kontakt mit der mentalen Welt des Kindes bleiben und diese spiegeln: „Unserer Ansicht nach unterstützt die Affektspiegelung die Fähigkeit zur Affektregulierung, indem sie dem Kind Gelegenheit gibt, sekundäre Repräsentationen seiner konstitutionellen Affektzustände aufzubauen" (Fonagy et al., 2004, S. 15)

Fonagy befindet sich mit seinen Überlegungen im Mainstream der britischen kinderpsychoanalytischen Praktiker. Anne Hurry, Gründungsvorsitzende der Sektion Child Psychotherapy Training der British Association of Psychotherapists, führt aus, dass die Kinderanalytikerin vor allem dem Kind Gelegenheit geben sollte, zu spielen. Sie muss die „Fähigkeit, zu bewahren und zu reflektieren" haben, und dem Druck widerstehen, dem Kind ihre eigenen Strukturen durch Deutung aufzupfropfen: „Heute betrachtet man die Deutung des Spiels zunehmend als unangemessen und in manchen Situationen sogar als schädlich, da sie das Kind daran hindern kann, sein Selbst zu entdecken und zu erforschen, oder weil sie seine altersangemessene Art und Weise der Konfliktbewältigung untergräbt" (Hurry, 2002, S. 72). Das Spiel selbst sei ein Entwicklungsmodus und eine Metapher, die bedeutsamer ist als die erwachsene Metapher der analytischen Deutung.

Die Autoren argumentieren, dass zur Entwicklungsförderung ein aktiv-stützendes Vorgehen zur Stärkung von Ich-Funktionen erforderlich sei. Das Kind gezielt anregen, Gefühle und Gedanken auszudrücken und darüber nachzudenken, gehört ebenso dazu wie das Setzen von Grenzen. Fonagy schlägt das Anregen von Denkvorgängen vor, sowohl was deren Inhalte als auch deren Funktion betrifft. Dies gilt insbesondere für den Bereich der Übertragungsphantasien des Kindes. Mit Fragen wie „Was meinst du, was ich denke, was du heute über mich denkst?" sollen z. B. psychische Funktionen gestärkt werden, die dem Aufbau von „theory of mind" als einer zentralen Fähigkeit des sozial-emotionalen Funktionierens dienen. Das „klassische" Vorgehen der hauptsächlichen Bearbeitung von biographisch späteren (z. B. ödipalen) Konflikten tritt relativ dazu eher in den Hintergrund.

Kinderpsychoanalytiker wie Peter Fonagy, Paulina Kernberg oder Pia Eresund berichten von Erfolgen bei der Behandlung von Kindern mit externalisierenden Störungen, die dieser Neukonzipierung tiefenpsychologisch-psychoanalytischer Kinderpsychotherapie zuzuordnen sind: Der Aufbau hierarchisch übergreifender psychischer Funktionen wie emotionale Regulierung hat Priorität, es wird aktiver und ichstärkend vorgegangen, Eltern und sonstige Bezugspersonen werden programmatisch und frequent in den Therapieprozess einbezogen (Eresund, 2004; Kernberg u. Chazan, 1991).

Gerd Rudolf. Der langjährige Direktor der Psychosomatischen Klinik der Universität Heidelberg plädiert insbesondere bei den *strukturellen psychischen Störungen* für ein therapeutisches Vorgehen, das sich auf die *Förderung und Entwicklung mangelhaft ausgebildeter psychosozialer Basisfunktionen* zentriert. Die von ihm mitentwickelte Operationalisierte Psychodynamische Diagnostik, hier insbesondere die „Strukturachse", erlaubt eine Erfassung des kindlichen Entwicklungsstandes im Hinblick auf grundlegende soziale, emotionale und kognitive Komponenten, einhergehend mit der Bestimmung klinisch valider Therapieziele (Bürgin et al., 2007). Damit wird ein klinisch bedeutsamer, gut ausgearbeiteter, entwicklungspsychologisch und psychopathologisch begründeter Rahmen für die Ausarbeitung therapeutischer Entwicklungsziele vorgegeben. Für eine solche strukturfördernde Kinderpsychotherapie gilt es, „...eine strukturbildende Atmosphäre zu schaffen, analog zu dem Verhalten einer Mutter gegenüber einem altersjüngeren, möglicherweise ganz kleinen Kind, das sich nicht selbst beruhigen kann oder Anpassungsleistungen nicht ohne Unterstützung bewerkstelligt, während der Patient gleichzeitig auf der Entwicklungsstufe seines Alters realitätsnah angesprochen und gefordert wird." (Horn, Rudolf, 2008, S. 287).

Strukturbezogene Kinderpsychotherapie mündet in ein eher direktives zielbezogenes Vorgehen. Im Vergleich zu der von Fonagy vorgeschlagenen Entwicklungstherapie bezeichnen Rudolf und Horn ihre Methode als umfassender, weil es neben der Entwicklung von Mentalisierungsfähigkeiten auf eine größere Bandbreite psychosozialer Fähigkeiten fokussiert.

Weitere Ergebnisse. Neuere Forschungsergebnisse zur *Bedeutung der Funktionen von emotionaler Regulierung und emotionalem Verstehen* für die Pathogenese von psychischen und Verhaltensstörungen untermauern ihren zentralen Stellenwert in der Kinderpsychotherapie. Southam-Gerow et al. (2002) weisen in ihrer Forschungsübersicht auf die Bedeutung von Affektregulation und affektivem Verstehen für die Entwicklung psychischer Störungen und deren Behandlung hin. Diese Fähigkeiten seien unverzichtbar für die Entwicklung sozial-emotionaler Kompetenz, die sich im Beziehungskontext des Kindes mit seinen Eltern und Bezugspersonen entwickelt. Die Autoren führen aus, dass viele psychopathologisch auffällige Kinder unter intensiver Angst leiden sowie starkem unkontrollierbarem Zorn, belastenden destruktiven Phantasien, schweren Schuldgefühlen und tiefer Traurigkeit. Symptome entstünden aus dem Vermeiden dieser negativen Gefühlsbereiche. Die Therapie sollte sich darauf richten, diese Vermeidungstendenz aufzuheben. Dabei sei es wichtig, diese Gefühle zu thematisieren, zu moderieren und zu alterieren, um sie zu integrieren und steuern zu können. Die kindlichen Patienten sollten erfahren, dass negative Gefühle angemessen sein können, nicht andauern und nicht gefährlich für sich selbst und andere sein müssen.

Um *Emotionen regulieren* zu können, müssen unterschiedliche Qualitäten von Gefühlen sowie deren Intensität wahrgenommen werden können. Weiterhin ist die Entwicklung von Toleranz für gleichzeitig auftretende verschiedene Gefühle zu sich selbst, Objekten oder Personen wichtig. Die Emotionsforschung bei Kindern belegt, dass bei klinischen Populationen das Vermögen, Gefühle zu steuern, durch vielfältige Defizite beeinträchtigt ist (Southam-Gerow et al, 2002.):

- Emotionen werden nur mangelhaft ausgedrückt, wobei Abwehrprozesse eine Rolle spielen, z. B. um sich vor dem schmerzhaften Gefühl zu schützen, nicht verstanden, ignoriert oder bestraft zu werden.
- Es werden häufiger negative Emotionen erlebt und gezeigt.
- Es werden seltener positive Emotionen wie Stolz und Entspannung erlebt.
- Es liegen mangelhafte Fähigkeiten der emotionalen Regulierung vor.

Mangelnde emotionale Regulierung zeigt sich häufig im Zusammenhang mit externalisierenden Verhaltensstörungen, während sich bei depressiven Störungen oft eine Einschränkung in der Palette des Ausdrucks von Emotionen zeigt.

Auch zum *emotionalen Verstehen* gibt es mittlerweile gut gesicherte empirische Erkenntnisse, die der klinischen Erfahrung weitgehend entsprechen (Southam-Gerow et al., 2002). Hierbei geht es sowohl um das Selbstverstehen als auch um das Verstehen anderer Personen. Bei misshandelten Kindern und bei Kindern mit impulsivem, aggressivem und ungesteuertem Verhaltensmuster ist diese Fähigkeit oft unzureichend ausgebildet. Diese Kinder haben Schwierigkeiten, die Gründe für eigene Gefühle und für die Gefühle anderer Personen zu erkennen und zu verstehen. Bei negativ gestimmten, dysphorischen Kindern zeigen sich mangelnde Strategien, Emotionen zu regulieren. Sie drücken häufiger negative Gefühle aus (z. B. schreien), sehen sich häufiger negativ (z. B. „dumm" zu sein, Schuldgefühle) und geraten in Konfliktsituationen oft in Übererregung. Bei Kindern mit internalisierenden Störungen beobachtet man dagegen häufig unangemessen positive Emotionen, trotz Gefühlen von Ärger und Zorn im Hintergrund ihres Erlebensbereiches.

Die *therapeutische Bearbeitung von Emotionen* steht bei der von Rogers und Axline begründeten personenzentrierten Richtung der Kinderspieltherapie im Mittelpunkt. Zentrale Methodik ist die sorgfältige Thematisierung und Begleitung von Gefühlsprozessen wie auch von kognitiven und handlungsorientierten innerpsychischen Abläufen. Empirische Untersuchungen zeigen, dass diese Vorgehensweisen hier tatsächlich weitgehend den therapeutischen Dialog mit dem Kind bestimmen (Schmidtchen, 2002). Der Therapeut hilft dem Kind, seine Gefühle zu verstehen und zu regulieren, indem er Emotionen benennt und das Kind anregt, selbst auch eigene Gefühle zu benennen und darüber zu sprechen. Wichtig ist insbesondere auch das Thematisieren negativer Gefühle. Weiterhin sollte das Kind durch Strukturierung und Anleitungen Hilfen für die Regulierung seiner Gefühle erhalten. Auch Rudolf führt im Rahmen seiner Konzeption aus: „Als wesentliche Aufgabe der Emotion erscheint… ihre Verständigungsfunktion in einer inneren und äußeren Kommunikation, d. h. in einer intrapsychischen Klärung der Situation und Bereitstellung äußerer Handlungsmuster ebenso wie in der interpersonell geführten non-verbalen Kommunikation, die der Beziehungsregulierung dient. Damit erweist sich die Verfügbarkeit über emotionales Erleben und emotionalen Ausdruck als eine wesentliche strukturelle Fähigkeit." (Rudolf, 2006, S. 46)

Heute stimmen die großen Therapieschulen im Wesentlichen darin überein, dass den Bemühungen des Therapeuten um die Gefühlswelt des Kindes und deren Regulierung im Kontext der sozialen Interaktion mit dem Therapeuten zentrale Bedeutung für den Heilungsprozess zukommt, insbesondere was die Behandlung von Kindern mit externalisierenden Störungen betrifft.

Methoden der Kinderspiel-Psychotherapie

Die gemeinsamen Elemente kinderpsychotherapeutischer Verfahren, die sich auf innere Vorgänge des Kindes richten und Veränderungen der psychischen Struktur und Dynamik anzielen, bestehen zum einen darin, ein speziell gestaltetes Beziehungsangebot bereitzustellen; zum anderen werden Spielsachen und kreative Medien angeboten, mit denen sich das Kind symbolisch über innere Vorgänge mitteilen kann. Bezüglich theoretischer und technischer Unterschiede können im deutschsprachigen Raum zwei Hauptrichtungen der Kinderspieltherapie unterschieden werden:

- psychoanalytisch-tiefenpsychologischen Verfahren,
- non-direktive/klientenzentrierte/personenzentrierte Verfahren.

Psychoanalytisch-tiefenpsychologische Konzepte

Exemplarisch für die Entwicklung in dieser Schulrichtung werden nachfolgend die Entwicklungen der Arbeitsgruppe um Fonagy dargestellt. Aufgrund jahrzehntelanger Erfahrung in der psychotherapeutischen Behandlung mit Kindern und retrospektiver Studien über Therapieverläufe (Fonagy u. Target, 2003) wurde das traditionelle, hauptsächlich deutende Vorgehen in der Kinderpsychoanalyse revidiert. Stattdessen sollen die *entwicklungsbezogene Arbeit und die traditionelle Konfliktdeutung unauflösbar ineinander übergehen und sich wechselseitig fördern* (Sandler, 2002). Damit werden die Ideen von Anna Freud konsequent weitergeführt, die im Gegensatz zu Melanie Klein den entwicklungsfördernden Aspekt der Kinderanalyse betont hat. Es wird die Notwendigkeit multipler Interventionen anerkannt, die auch edukative Elemente sowie die Zusammenarbeit mehrerer professioneller Helfer einschließt.

Die Unterscheidung zwischen entwicklungsbedingten und neurotischen Aspekten der Pathologie ist wichtig für die Therapieplanung. Insbesondere bei entwicklungsbedingten Störungen geht es um den Aufbau grundlegender psychischer Strukturen. Fonagy stellt vor allem die *Fähigkeiten des Mentalisierens* in den Mittelpunkt der therapeutischen Arbeit.

Die Entwicklungsförderung reflexiver, mentalisierender Fähigkeiten sollte innerhalb der Interaktion des Therapeuten mit dem Kind auf folgende Aspekte gerichtet sein (Fonagy u. Target, 2003):

- Ich-Funktionen (mentale Prozesse) über die Selbst- und Objektrepräsentanzen,
- Verbalisierung innerer Zustände und die Differenzierung von Affekten,
- Abbauen überflutender Affekte (Angst) in kleinere handhabbare Entitäten, die das Kind meistern kann,
- Entwicklung innerer Repräsentationen von Affekten, damit das Kind seine eigenen Gefühle handhaben kann,
- Förderung des Denkens durch Angstreduzierung und Schaffung von Verbindungen zwischen verschiedenen Aspekten der Denkprozesse,
- Förderung der Bestimmung von Ursache und Wirkung innerhalb eines zwischenmenschlichen Kontexts,
- Hilfe beim Unterscheiden von Innerem und Äußerem, Realem und Irrealem, Phantasie und Realität,
- Grenzen setzen und Erklärungen für bestehende Grenzen,
- Förderung der Erschaffung von inneren Repräsentationen des Selbst und des Anderen,
- Herstellung von Gegenseitigkeit (von Geben und Nehmen),
- Entwicklung von Frustrationstoleranz und der Fähigkeit, Belohnung aufzuschieben,
- Hilfe zur Entwicklung einer „Als-ob"-Einstellung, d.h. der Suspendierung von Realität und die Förderung von Phantasieren,
- schrittweise Konfrontation des Kindes mit gegensätzlichen Vorstellungen.

In diesen Weiterentwicklungen kinderanalytischer Konzepte lassen sich durchaus Annäherungen an die Arbeitsweisen des klienten-/personenzentrierten Ansatzes erkennen.

Non-direktive/klientzentrierte/personenzentrierte Konzepte

Diese Konzepte gründen sich im Wesentlichen auf die Arbeiten von Carl Rogers, seiner Schülerin Virginia Axline und Stefan Schmidtchen. Rogers betrachtete die Technik der Deutung in der Kinderpsychotherapie als unempathisch und die Selbstexploration des Patienten einengend. Statt dessen kam es ihm darauf an, ein therapeutisches Beziehungsangebot bereitzustellen, in dem sich der Patient in einer sicheren, von empathischem Verstehen und Akzeptierung geprägten Atmosphäre seinen inneren Prozessen zuwenden kann und eine innere Entwicklung hin zu einem reiferen Stadium psychischen Funktionierens möglich wird. Psychodynamische Konzepte wie Übertragung, Unbewusstes oder Abwehr finden im Rahmen der Roger'schen Theoriebildung und Technik kaum Beachtung und haben keine Relevanz im Rahmen der Diagnostik und des therapeutischen Vorgehens. Das Studium von Rogers Therapietransskripten offenbart allerdings, dass Übertragungsphantasien durchaus gewichtet und dem Patienten rückgemeldet wurden. Rogers enthielt sich jedoch jeglicher auf die damaligen gängigen psychoanalytischen Theorien bezogener Deutungen.

Virginia Axline entwickelte in den 1940er-Jahren ein systematisches, von einer strikt non-direktiven Haltung gekennzeichnetes kinderpsychotherapeutisches Vorgehen und formulierte acht *Grundprinzipien* (Axline, 1972):

- Der Therapeut muss eine warme, freundliche Beziehung zum Kind aufnehmen, die sobald wie möglich zu einem guten Kontakt führt
- Er nimmt das Kind so an, wie es ist.
- Er gründet seine Beziehung zum Kind auf eine Atmosphäre des Gewährenlassens, so dass das Kind all seine Gefühle frei und ungehemmt ausdrücken kann.
- Der Therapeut ist wachsam, um die Gefühle, die das Kind ausdrücken möchte, zu erkennen und reflektiert sie auf eine Weise zurück, dass es Einsicht in sein eigenes Verhalten gewinnt.
- Der Therapeut achtet die Fähigkeit des Kindes, mit seinen Schwierigkeiten selbst fertig zu werden, wenn man ihm Gelegenheit dazu gibt, eine Wahl im Hinblick auf sein eigenes Verhalten zu treffen. Der Entschluss zu einer Wandlung und das Ingangsetzen einer Veränderung sind Angelegenheiten des Kindes.
- Der Therapeut versucht nicht, Handlungen oder Gespräche des Kindes zu beeinflussen. Das Kind weist den Weg, der Therapeut folgt ihm.
- Er versucht nicht, den Gang der Therapie zu beschleunigen. Es ist ein Weg, der langsam Schritt für Schritt gegangen werden muss, und der Therapeut weiß das.
- Der Therapeut setzt nur dort Grenzen, wo diese notwendig sind, um die Therapie in der Welt der Wirklichkeit zu verankern und um dem Kind seine Mitverantwortung an der Beziehung zwischen sich und dem Kind klar zu machen.

Die Arbeitsgruppe um Stefan Schmidtchen unterwarf diesen Ansatz in einer Reihe von Studien einer konsequenten empirischen Überprüfung (Schmidtchen, 2002). Auf der Basis dieser Forschungsergebnisse entwickelte Schmidtchen den Axline'schen Ansatz weiter. Er propagierte eine stärker aktive therapeutische Haltung, die auch steuerndes und zielorientiertes Therapeutenverhalten einschließt. Der Hauptfaktor der therapeutischen Methode bleibt jedoch nach wie vor eine akzeptierende, von empathischem Verstehen geprägte Haltung, mit dem Ziel einer dadurch angeregten und unterstützten „Selbstexploration" des Patienten.

Klientenzentrierte Kinderspieltherapie nach Schmidtchen (KKS)

Inhalte

Der besondere Wert des Schmidtchen'schen Konzepts liegt in der Möglichkeit der Integration zielbezogener direktiv-verhaltenstherapeutischer Methoden. Darüber hinaus gewinnen die therapeutischen Basisverhaltensweisen Transparenz durch ihre klare Operationalisierung, sind besser lehr- und lernbar sowie empirisch überprüfbar geworden.

Das Medium des therapeutischen Prozesses ist ein freies Spielangebot in einem kindgerechten, ausreichend großen, freundlich wirkenden und mit Spielsachen und kreativen Medien wohl überlegt ausgestatteten Therapiezimmer. Der Kinderpsychotherapeut entwickelt in seinem Beziehungsangebot dem Kind gegenüber eine personenzentrierte Haltung.

In Tab. 46.**1** wird die Systematik der Behandlungstechniken der KKS dargestellt (nach Schmidtchen, 1978, 1999a, 1999b, 2001).

Techniken zur Beziehungs- und Klimagestaltung. Hierunter wird eine therapeutische Haltung verstanden, bei der dem Patienten Wertschätzung und Akzeptierung entgegengebracht wird. Das Kind soll *freiwillig und gerne* in die Therapie kommen, sich willkommen und angenommen fühlen und sich frei im Spiel und in der Beziehung zum Therapeuten ausdrücken können. Das Kind soll Wertschätzung erfahren und sich in seinem Selbstwertgefühl unterstützt fühlen. Eine solchermaßen sorgfältig aufgebaute Atmosphäre bietet gute Voraussetzungen dafür, dass das Kind relativ angstfrei seine Probleme

Tab. 46.1 Behandlungstechniken der Klientenzentrierten Kinderspieltherapie nach Schmidtchen.

Behandlungstechniken der Klientenzentrierten Kinderspieltherapie nach Schmidtchen
Techniken zur Beziehungs- und Klimagestaltung
Akzeptierung und Freundlichkeit (Blickkontakt, lächeln, nicken ...)
Ruhe und Zuversicht (in Haltung, Stimmführung, Gestik usw. mitteilbar)
Steuerung der interpersonalen Distanz (Körperrichtung, Körperabstand flexibel abstimmen)
Partnerschaftliches Sozialverhalten (instrumentelle Hilfen geben, mitspielen, informieren usw.)
Techniken zur Handlungsdiagnose und Verständigungsdemonstration
Ansprechen und empathisches Rückmelden von • Wahrnehmungs- und Aktionsprozessen • Gefühls- und Bewertungsprozessen • Denk- und Zielsetzungsprozessen sowie Wissensprozessen
Techniken der prozessgeleiteten Hilfen und zielorientierten Intervention
Bekräftigen angemessener Handlungsprozesse (verbal, nonverbal)
Stimulieren differentieller Verarbeitungsprozesse und Erfahrungen
Auffordern zu neuen Handlungsprozessen (Vorschläge, Alternativen)
Fokussierung bestimmter Thematiken
Hinterfragen unangemessener Handlungsprozesse (Problematisieren, Nachfragen)
Informieren über angemessene Handlungsprozesse (Modell geben, erklären)
Geben normativer Hilfen (Bewerten, Grenzen aufzeigen, Grenzen setzen)
Einsichtsfördernde Rückmeldung und Kommentierung

und Konflikte thematisieren und sich auch auf eventuell notwendige direktive Interventionen des Therapeuten einlassen kann.

Techniken zur Handlungsdiagnose und Verständigungsdemonstration. Diese Techniken beschreiben die von *empathischem Verstehen geprägte therapeutische Resonanz* auf das Spielgeschehen und seine Symbolik auf die zwischenmenschlichen Prozesse zwischen dem Kind und dem Therapeuten. Dieses Geschehen stellt den Kernprozess der klientzentrierten Kinderpsychotherapie dar.

Die Initiative für die Gestaltung der Therapiestunde geht vom Kind aus, der Therapeut folgt und begleitet das Kind bei der Ausgestaltung seiner Ideen und reflektiert innere Prozesse des Kindes, so dass es Einsicht in sein Erleben und die Motivation seines Verhaltens gewinnen kann. Diese Grundhaltung unterstützt das Kind, seine Konflikte und Probleme zu präsentieren, zu erkennen und durch eine innere Neuordnung zu bewältigen. Die haltgebende Teilnahme des Therapeuten, seine Zeugenschaft, validieren die inneren Bewegungen des Kindes und geben diesen Wirklichkeit und Bedeutung, woran sich das Kind orientieren und ausrichten kann. Der Selbstausdruck und die Selbstreflexion des Kindes werden gefördert, eine Veränderung der Selbstwahrnehmung hin zu Differenzierung, Erweiterung und dem Aushalten von sog. „Inkongruenzen“, d. h. konflikthaftem Erleben, wird eingeleitet. Affektregulierende Prozesse und Selbststeuerungsfunktionen werden gefördert.

Techniken der prozessgeleiteten Hilfen und zielorientierten Intervention. Diese Interventionen greifen steuernd in den therapeutischen Prozess ein. Der Therapeut fokussiert direktiv Konfliktthemen und schlägt Methoden zur Problembewältigung vor. Individuelle therapeutische Ziele können konkret verfolgt werden, z. B. indem ein depressives Kind gezielt für positive Selbstbewertungen verstärkt wird; oder es werden Übungsteile eingeführt wie etwa die Verbesserung der Selbstbehauptung im Klassenverband mittels Durcharbeiten der Situationen im Gespräch oder im Rollenspiel. Das Kind kann z. B. unterstützt werden in seinen rivalisierenden Impulsen und im verbalen Ausdruck von Kritik und Ärger. Solcherart direktive Techniken erweitern den Indikationsrahmen der KSS im Vergleich zu einem strikt non-direktiven Vorgehen.

Zielorientierte Interventionen sollten zurückhaltend eingesetzt, individuell sorgfältig begründet und in ihren Ergebnissen laufend überprüft werden. Sie bieten sich besonders in solchen Fällen an, wo die Durcharbeitung der Problematik auf einer symbolisch-repräsentationalen Ebene oder im Übertragungsgeschehen allein nicht ausreichend gelingt.

Anwendungskriterien. Direktiv-zielorientiertes Vorgehen erwies sich in den Therapiestudien dann als erfolgreich, wenn es im mittleren Drittel des therapeutischen Prozesses angesiedelt wurde. In der Regel ist dann eine stabile Arbeitsbeziehung zum Patient und seinen Bezugspersonen zustande gekommen. Der Therapeut hat genauere Einsicht in die innere Dynamik der Problematik des Patienten und verfügt auch über erweiterte anamnestische Informationen. Auf dieser Grundlage können zu diesem Zeitpunkt differentielle, klinisch valide Therapieziele entwickelt werden. Die Chance, dass ein direktives Vorgehen akzeptiert wird, ist deutlich verbessert. Das Verhältnis der Techniken A, B, C zueinander sollte 1: 2: 1 sein. Der zentrale Stellenwert der empathischen Begleitung des Patienten für den Therapieerfolg wurde durch die Therapiestudien von Schmidtchen bestätigt.

Die KKS erweist sich als flexibel in Hinblick auf die Kombination von einem direktiven und zielorientierten sowie einem eher non-direktiven, die Selbstreflexion des Patienten unterstützenden Vorgehen. Dem Aufbau einer konstruktiven Arbeitsbeziehung gilt besondere Beachtung. Eine Problemkonfrontation und Problembewältigung kann, wenn nötig, direktiv in den therapeutischen Prozess eingeführt werden. Damit entspricht die klientenzentrierte Spieltherapie weitgehend den Forderungen der Psychotherapieforschung nach einem multimethodischen und störungsspezifischen Behandlungsansatz.

Schmidtchen (2001) nimmt bereits auch ausdrücklich Bezug auf die Wirkprinzipien tiefenpsychologischer Konzepte. So sei es wichtig und nützlich, sich zu verdeutlichen, das auch *unbewusste Vorgänge* Erleben und Verhalten bestimmen können. Um den Patienten angemessen verstehen zu können, empfiehlt es sich, Bestimmungselemente und Bedeutung *biographisch geformter Repräsentationen* aufzuspüren und auch anamnestisch zu erarbeiten, um das persönliche Konfliktgeschehen einordnen und verstehen zu können. Dies steht in einem gewissen Gegensatz zu einer in den personenzentrierten Verfahren traditionell eher präferierten „Hier-und-jetzt"-Sichtweise.

Darüber hinaus gilt es, individuelle *Abwehrprozesse* in ihrer Bedeutung und Wirkung auf die Entwicklung mentaler Funktionen zu erkennen (s. hierzu ausführlich Rudolf, 2006). Kenntnis und Erfahrung im Umgang mit *Übertragungs- und Gegenübertragungsprozessen* können den therapeutischen Handlungsspielraum erheblich erweitern. An psychodynamischen Konzepten orientierte Überlegungen zur Erfassung der Problemlage des Patienten geben Orientierung bei der Gestaltung von Therapieprozessen mit Patienten mit Persönlichkeitsstörungen und bei Patienten, die aufgrund ihres Störungsbildes nur schwer eine positive Übertragung zum Therapeuten entwickeln können (z. B. bei früh einsetzenden „unreifen" Abwehrprozessen, die oft mit Aggressivität und negativer therapeutischer Reaktion einhergehen).

Diese Überlegungen führen zu einer Erweiterung der Aus- und Weiterbildung sowie der Selbsterfahrung von tiefenpsychologisch-psychodynamischen Perspektiven.

Praktische Durchführung

Die KKS findet in der Regel im Einzelsetting in einem gut ausgestatteten Spielzimmer statt. Die Ausstrahlung des Raumes sollte attraktiv und freundlich sein, so dass die intrinsische Motivation des Kindes für die Therapie unterstützt wird: Das Kind soll gerne freiwillig kommen. Der Raum sowie das Spielmaterial sollten kreative Gestaltungen und großräumige Rollen- und Phantasiespiele ermöglichen. Es sollten auch Angebote für Regelspiele vorhanden sein. Es ist darauf zu achten, dass die Möblierung (z. B. Tisch- und Stuhlhöhen) kindgerecht ist. Der Boden sollte warm und leicht zu reinigen sein, denn Kinder spielen gern am Boden, wo ausladende Gestaltungen und körperliche Bewegungen eher möglich sind als am Tisch. Eine Teppichecke mit Kissen, Decken und Polstern bietet dem Kind weitere Gelegenheiten, Phantasien und Bedürfnisse spielerisch auszugestalten. Zum „therapeutischen Raum" der KKS gehört auch, dass das Kind am Ende der Stunde nicht aufzuräumen braucht.

Die Sitzungen finden in der Regel einmal pro Woche mit einer Dauer von 50 Minuten statt. Bei schwergradigen Störungen sowie im stationären Setting erweist sich eine Frequenz von mindestens *zwei Sitzungen pro Woche* als hilfreich. Der Umfang der Behandlung umfasst in der Regel 20 bis 60 Sitzungen, wobei durchaus kürzere, aber auch längere Behandlungsperioden bei schweren oder chronisch verlaufenden Störungen angezeigt sein können.

Beziehungsangebot. Durch die Gestaltung eines empathischen, akzeptierenden und responsiven

Klimas und das freie Spielangebot wird ein geschützter therapeutischer Raum geschaffen, in dem vielfältige Gefühle in einem natürlichen Beziehungs- und Bedeutungskontext provoziert und durchlebt werden können. Die Haltung des Therapeuten zum Kind zielt darauf, das Kind zu entängstigen und zu ermutigen, seine Gefühle und Gedanken wahrzunehmen und auszudrücken. Der Therapeut ähnelt einer „feinfühligen" nahen Bezugsperson, die dem Kind Sicherheit vermittelt und zu seelischem Wachstum verhilft.

Grenzen. Grenzen sind wichtige Bestandteile des ideellen spieltherapeutischen Raums (Tab. 46.**2**). Durch klare Regeln in Bezug auf destruktives Verhalten wird Halt und Sicherheit vermittelt. Das Kind darf seine negativen Gefühle und destruktiven Phantasien und Impulse *erleben* und in „Als-ob"-Situationen im Spiel oder direkt in der therapeutischen Beziehung ausdrücken. Es darf aber destruktive Handlungen *nicht real vollziehen*. Das Kind erfährt durch die Grenzsetzung den Unterschied zwischen Phantasie und Wirklichkeit, zwischen „Innen" und „Außen". Es kann Distanz zu seinen Affekten entwickeln und dadurch lernen, sie zu regulieren. Es ist wichtig, dass das Kind daran gehindert wird, etwas zu tun, was ihm hinterher leid tun oder Schuldgefühle oder – auf einer früheren Entwicklungsstufe – Angst vor Ablehnung, Bestrafung oder Beziehungsabbruch hervorrufen könnte. Dies bildet die Voraussetzung dafür, dass die therapeutische Beziehung, trotz vielleicht heftiger Affekte, von beiden Seiten fortgeführt werden kann. Therapeutisch gut bewältigte und reparierte Beziehungskrisen sind wichtige Stationen im therapeutischen Prozess. Sie ermöglichen dem Kind die Erfahrung, dass heftige destruktive Gefühle nicht notwendigerweise in katastrophale Beziehungsprozesse münden, sondern handhabbar und verhandelbar sind.

Grundregeln der KKS bestehen darin, dass Stundenanfang und -Ende eingehalten werden. Die Aufnahme *körperlicher Nähe* durch das Kind wird taktvoll, aber deutlich *begrenzt*. Körperliche Nähe provoziert intensive Gefühle und Bedürfnisse des Kindes, die im Rahmen einer psychotherapeutischen Beziehung nicht erfüllt werden können. Der Therapeut kann eine reale Bezugsperson, die die Bindungsbedürfnisse des Kindes erfüllt, nicht ersetzen. Diese Bedürfniserfüllung einzurichten, ist ein Thema in der begleitenden Arbeit mit den Bezugspersonen des Kindes.

Weiterhin gilt die *Regel der Gewaltlosigkeit* in Bezug auf Personen und Gegenstände: Ein Kind möchte einen Malblock zerreißen, nachdem der Therapeut ihm gesagt hat, dass die Stunde jetzt zu Ende sei. Der Therapeut sagt: „Ich verstehe, dass du jetzt wütend bist. Du wolltest vielleicht gerne länger bleiben. Es ist hier die Regel, dass nichts kaputt gemacht werden darf. Die anderen Kinder wollen auch noch damit malen." (eventuell: „Ich werde den Malblock jetzt wegräumen, wegen unserer Regel hier im Spielzimmer.") Falls das Kind nicht zu beruhigen ist und weiterhin aggressives Verhalten zeigt, kann der Therapeut die Stunde „für heute" beenden, da sie dafür sorge, dass „die Regeln hier eingehalten werden."

Bei der Grenzsetzung sollte Prinzip sein, dem Kind Verständnis und Akzeptanz für seine inneren Vorgänge zu signalisieren bei gleichzeitiger klarer Verhinderung aggressiven Verhaltens. Im stationären Bereich, wo es mitunter zu dramatischen Zuspitzungen kommen kann und das Kind eventuell auch gehalten und in einen ruhigen Raum gebracht werden muss, ist die Zusammenarbeit mehrerer Mitarbeiter unter diesen Prinzipien oft entscheidend für eine nachhaltige Beruhigung des Kindes.

Tab. 46.**2** Grenzen in der Spieltherapie.

Grenzen in der Spieltherapie
Begrenzt werden
• körperliche Aggressionen und Zerstörungen von Gegenständen • sehr grobe lang anhaltende Beschimpfungen • Hinauszögern des Stundenendes • Mitnahme von Spielsachen aus dem Spielzimmer (Ausnahmen bestätigen die Regel) • körperliche Nähe
Grenzsetzung
• Grenzen sollten unpersönlich gesetzt werden, d. h., es ist eine Regel, die für alle gilt • Grenzen sollten begründet werden • Grenzen sollten eindeutig sein, d. h., es sollte klar benannt werden, was nicht erlaubt ist • Nach Möglichkeit sollten die inneren Ursachen für die grenzüberschreitende Handlung des Kindes verstanden, akzeptiert und mitgeteilt werden

Elternarbeit. Da Kinderspiel-Psychotherapie im Einzelsetting stattfindet, wird sie gelegentlich einer „Familientherapie" gegenübergestellt und im klinischen Alltagsjargon oft „Einzelpsychotherapie" genannt. Dies ist eine irreführende Bezeichnung, da *Kinderpsychotherapie regelhaft von der Arbeit mit dem Umfeld des Kindes begleitet sein muss.*

Kinder befinden sich in tiefer Abhängigkeit von ihren Betreuungspersonen, nenne man diese nun „System" oder – einfacher – „Mutter, Vater, Schwester, Lehrer". Die letzteren Bezeichnungen eröffnen die Perspektive auf einzelne zum Kind in Beziehung stehende *Personen* mit einem individuellen biographisch konstruierten Innenleben, in dem dieses Kind in der Beziehung zu ihnen *dynamisch repräsentiert* ist. Das bedeutet, dass die Erfahrungen mit dem Kind verschmolzen sind mit Erfahrungen mit anderen nahen Bezugspersonen im Lebensverlauf. Diese *Repräsentationen* können schwerlich allein aus Beobachtung, direkter Befragung oder der Kenntnis aktueller äußerer Umstände verstanden werden. Sie erschließen sich in ihrer Bedeutung für die Problematik des Kindes in der Regel erst allmählich im Rahmen vertrauensvoller, an psychotherapeutischen Kriterien orientierten Gesprächen, vor allem bei der Thematisierung der Erfahrungen mit den eigenen elterlichen Bindungsfiguren. Hier erst gewinnt der Psychotherapeut eine umfassendere Perspektive für ein Verständnis der elterlichen Beziehung zum Kind. Dies ist von zentraler Bedeutung für die Gestaltung von Behandlungszielen und therapeutischen Strategien – sowohl für das Kind als auch für die begleitende Elternarbeit.

Obwohl in der klinischen Praxis in der Regel von einer engen Verflechtung der kindlichen Störung mit der Persönlichkeit und dem Verhalten der elterlichen Bezugspersonen auszugehen ist, werden im Unterschied zur Familientherapie die kindlichen Patienten nicht programmatisch mit ihren Bezugspersonen in gemeinsamen Sitzungen behandelt. Auch wenn Gespräche mit der ganzen Familie oder familiären Teilgruppen im Rahmen der Diagnostik oder im Verlauf des therapeutischen Prozesses indiziert sein können, wird doch das Kind überwiegend allein gesehen, und es werden ihm seiner Entwicklung gemäße Kommunikationsmedien angeboten, insbesondere die freie Spielinteraktion mit dem Psychotherapeuten. Ebenso führt der Therapeut Einzelgespräche mit den Bezugspersonen, um ihnen in einem geschützten therapeutischen Raum zu ermöglichen, über komplexe und schwierige Gefühle und Gedanken, die die Beziehung zum Kind betreffen, offen nachdenken zu können.

Minimalvoraussetzungen bezüglich Elternarbeit bestehen darin, dass Eltern sich bereit erklären, für die Einhaltung regelmäßiger Termine zu sorgen, ehrlich Auskunft zu geben über die Entwicklung des Kindes sowie das familiäre Alltagsgeschehen um das Kind herum und zu gestatten, dass andere wichtige Bezugspersonen des Kindes zumindest kontaktiert und befragt werden können. Kinder sind nur begrenzt explorierbar bezüglich ihrer Entwicklung und der Geschehnisse in ihrem Alltagsleben. Diese Informationen sind jedoch wichtig, damit der Therapeut angemessene Hypothesen über das Ausdrucksgeschehen in den spieltherapeutischen Sitzungen bilden, besser empathisch reagieren sowie Therapieziele entwickeln kann. Eine regelmäßige Rückmeldung von Eltern und Bezugspersonen über ihre Beobachtungen bezüglich der Veränderungen des Kindes im Alltag ist notwendig, um den Therapieprozess daraufhin abstimmen und steuern zu können.

Darüber hinaus sollte natürlich versucht werden, so weit wie möglich eine aktive und vertrauensvolle Kooperation mit den Bezugspersonen des Kindes aufzubauen, um gemeinsam mit ihnen zu versuchen, das Kind besser zu verstehen und gegebenenfalls angemessenere Entwicklungsbedingungen sowie erzieherische Vorgehensweisen zu erarbeiten. Hier ist insbesondere therapeutische Kompetenz erforderlich.

Es ist wichtig, dass Eltern die „Geheimnisregel" akzeptieren können, d.h. dass das *konkrete Geschehen* zwischen Therapeut und Kind nicht Gegenstand des Elterngesprächs sein kann, es sei denn, das Kind möchte selbst, dass der Therapeut den Eltern von Gesprächen, Spielen oder Gestaltungen berichtet. Der Therapeut bittet die Eltern zu akzeptieren, dass ihr Kind zunächst eine geschützte Sphäre benötigt, um beängstigenden und schwierigen Gefühlen, Gedanken und Handlungsimpulsen allmählich in der „Als-ob"-Spielsitutation Raum geben zu können.

Kinderspiel-Psychotherapie erlernen

Das Erlernen spieltherapeutischer Methoden setzt klinische Erfahrung sowie Begabung und Freude am Umgang mit Kindern verschiedenen Alters voraus. Kinderpsychotherapeuten müssen sich darauf einlassen können, die kindliche Perspektive nachzuvollziehen, um deren Gefühle, Denkweisen und Bedürfnisse zu erfassen. Entwicklungspsychologisches und -psychopathologisches Wissen ist die Voraussetzung dafür, allgemeine Entwicklungsziele und Entwicklungskonflikte definieren und die kindlichen Äußerungen je nach ihrem Entwicklungsstand einordnen und gewichten zu können.

Das differenzierte Wahrnehmen, das fein abgestimmte und gut getimte Reagieren auf die inneren Vorgänge des Kindes sowie die Gestaltung einer zwischenmenschlichen Situation, die das Kind ermutigt, sich seinem inneren Geschehen zuzuwenden und sich darüber mitzuteilen, ist eine komplexe psychosoziale Fähigkeit. Erforderlich für die Ausbildung ist eine längere Lernphase im Rahmen theoretischer Seminare und praktischer Übungen, mit Hilfe von Rollenspielen und unter Einsatz von Videofeedback sowie intensiver frequenter Fallsupervision für die ersten Therapiefälle.

Besonderes Gewicht muss auf das Einüben von therapeutischem Verhalten in schwierigen Situationen gelegt werden: z. B. bei aggressivem und grenzverletzendem Verhalten, bei dem das Kind bei klarer und eindeutiger Begrenzung seines regelwidrigen oder gar zerstörerischen Verhaltens Empathie und Akzeptanz seines inneren Zustandes erfahren sollte. Eine weitere Herausforderung an die Geschicklichkeit des Therapeuten, die besonderer Übung bedarf, liegt in der Kontaktgestaltung mit misstrauisch-abwehrenden Kindern.

Ein ganz eigner und längerer Ausbildungsschwerpunkt bildet die Zusammenarbeit mit den Bezugspersonen des Kindes. Eine Periode von Balint-Gruppenarbeit kann helfen, mit den oft heftigen Gegenübertragungsgefühlen den Eltern des Patienten gegenüber umgehen zu lernen.

Die Entwicklung kinderpsychotherapeutischer Fertigkeiten beschränkt sich nicht allein auf das Erlernen methodischer Skills, sondern erfordert die Herausbildung einer komplexen Wahrnehmungs- und Handlungsbereitschaft im Umgang mit betroffenen Kindern und Eltern. Bei diesem im persönlichen Erleben des Therapeuten stattfindenden Prozess bleiben grundsätzliche Einstellungen zu sich selbst und zu anderen Menschen nicht unberührt. Die Entwicklung zum Kinderpsychotherapeuten bringt in der Regel eine innere Umgestaltung und Erweiterung zentraler Selbstkonzepte mit sich. Eine gewisse Zeit eigener psychotherapeutisch geleiteter Selbsterfahrung ist unabdingbarer Ausbildungsbestandteil.

Indikationen, Ziele und Wirkweisen

Indikationen zur Spieltherapie müssen störungsbezogene Therapieziele und psychotherapeutische Wirkprinzipien berücksichtigen. Der Schwerpunkt der Indikation für die klientenzentrierte Kinderspieltherapie nach Schmidtchen (KKS) liegt sicher bei der Behandlung internalisierender und gemischt internalisierender und externalisierender Störungen. Das Verfahren kann durch die programmatische Integration verhaltenstherapeutischer Methodik in ihr Behandlungskonzept auch bei primär externalisierenden Störungen zur Anwendung kommen. Die KKS ist damit als ein Breitbandverfahren anzusehen, was auch in der klinischen Indikationspraxis zum Ausdruck kommt (von Aster et al., 1994).

Schmidtchen (2001) formulierte mit Bezug zu seinen Forschungsergebnissen *allgemeine Therapieziele* und *Interventionen* bei kinderpsychiatrischen Störungen:

- Förderung der Entwicklung und Gesundheit (präventiver Aspekt)
- Verbesserung der sozialen Beziehungen
- Verbesserung von Funktionsaspekten des Selbstsystems
- Verbesserung der einsichtsorientierten Konfliktbewältigung
- Abbau der psychischen Störungssysteme

Er postuliert allgemeine Wirkprinzipien: Beziehungshilfe, Ressourcenaktivierung, Klärungshilfe und Bewältigungshilfe. Die schulenbezogenen Hilfen für psychisch belastete Kinder vergleichend, bezeichnet Schmidtchen die tiefenpsychologisch-psychodynamisch orientierte und die non-direktiv/ personenzentrierte Kinderpsychotherapie mit ihren Strategien als besonders gut geeignet für Beziehungshilfen, Ressourcenaktivierung und Klärungshilfen. Die verhaltenstherapeutischen Methoden richteten sich schwerpunktmäßig auf die konkrete Bewältigung klar umschriebener Probleme; dies gelte ebenso für die medikamentöse Therapie, die in der Regel einer kinderpsychotherapeutischen Einbettung bedarf.

Bezüglich des systemisch-familientherapeutischen Vorgehens stellt Schmidtchen fest, dass dies, wiewohl es zur Ressourcenaktivierung und Klärungshilfe beitragen kann, „wegen seiner einseitigen Methodik (es gibt keine individuelle Behandlungsmethode für Kinder und Jugendliche) nur als Fundus für einen Strategieimport zu verwenden ist" (Schmidtchen, 2001, S. 205).

Evaluation

In neueren Metaanalysen zur Wirkweise der Kinderspiel-Psychotherapien (Bratton et al., 2005; Beelmann u. Schneider, 2003) wurden Gesamteffektstärken von bis zu 0,80 ermittelt. Damit kann die Kinder-Spielpsychotherapie als ein evidenzbasiertes Psychotherapieverfahren angesehen werden. Die Wirkeffekte zeigen sich unabhängig vom Störungsbild und vom Setting, d. h., auch im stationären Bereich profitieren die Patienten von der Kinderspiel-Psychotherapie. Es gibt Hinweise darauf, dass längere Therapien bessere Ergebnisse bewirken (Hölldampf u. Beer, 2009).

Frühere Übersichtsarbeiten zu Vergleichsstudien von Therapieverfahren, die den Kinderspiel-Psychotherapien zwar signifikante, aber jeweils geringere Wirkeffekte als den verhaltenstherapeutischen Verfahren bescheinigten (Döpfner, 2003), berücksichtigen im Vergleich zu den neueren Metaanalysen eine deutlich geringere Anzahl von Studien zur Kinderspiel-Psychotherapie. Diese damals beobachteten Unterschiede wurden mit Effekten der Messmethodik und der Studiendesigns erklärt. Bei katamnestischen Vergleichen verschwanden die Unterschiede zwischen den Therapiemethoden (Berns u. Berns, 2004; Fröhlich-Gildhoff, 2004).

Zur empirischen Evaluation speziell der klientenzentrierten Kinderspieltherapie haben Schmidtchen und seine Mitarbeiter seit den 1970er-Jahren eine Reihe von Studien vorgelegt, die deren Effektivität nachweisen konnten (Schmidtchen, 2002). Ausführliche Prozessanalysen von spieltherapeutischen Verläufen in der KKS ergaben, dass diejenigen Verhaltensweisen und kognitiv-emotionalen Funktionen beim Kind angeregt und aufgebaut werden, die theoretisch als heilungsfördernd und die Störungssymptomatik reduzierend betrachtet werden.

Abschließend ist darauf hinzuweisen, dass Therapieerfolgsstudien im Erwachsenenbereich allgemeine Wirkfaktoren aufzeigen wie die *Qualität der therapeutischen Beziehung* und die Erwartung des Patienten sowie therapieunabhängige Faktoren wie Art der Störung und außertherapeutische Erfahrungen des Patienten (Wampold, 1997; Hubble et al., 2001) Diese übersteigen in ihrem Ausmaß bei weitem die schul- und methodenspezifischen Therapiefaktoren. Mit gutem Grund ist anzunehmen, dass dies auch für Kinderpsychotherapien gilt (Berns u. Berns, 2004), insbesondere für die Verfahren der personenzentrierten Richtung.

Häufig gestellte Fragen

Wie kann man Eltern erklären, dass in den therapeutischen Sitzungen hauptsächlich gespielt wird?
Spielen ist eine kindgerechte Art und Weise, sich auszudrücken, sich mitzuteilen und Probleme zu bearbeiten. Es entspricht dem nachdenkenden freien Gespräch zwischen Erwachsenen. Darüber hinaus ist das Angebot einer freien Spielsituation eine sehr gute Möglichkeit, das Kind zu motivieren, in die Therapie zu kommen und mitzuarbeiten. Das Spielzimmer ist für das Kind ein neutraler, angstfreier Ort, und die Beziehung zum Therapeuten bietet die Chance, dass problematisches Erleben und Verhalten sich darstellen und einer therapeutischen Bearbeitung zugänglich gemacht werden kann.

Was kann man tun, wenn ein Kind nicht spielen kann oder will?
Für manche Kinder kann das freie Spielangebot ungewohnt sein und verunsichernd wirken. Einige brauchen erst Zeit, initiativ zu werden und in sich die Möglichkeiten schöpferischer Phantasie zu entdecken. In solchen Fällen ist es hilfreich, dem Kind freundlich die vorhandenen Möglichkeiten zu zeigen und abzuwarten, ob es etwas auswählt, oder vorsichtig Vorschläge zu machen. Eine eventuelle Spielwahl sollte dann deutlich begrüßt werden. Daneben gibt es Kinder, die mit

ihrem Nichteinsteigen auf das Spielangebot ihre grundsätzliche Kritik an der Therapie ausdrücken möchten. Dies sollte dann entsprechend thematisiert und eventuell zusammen mit den Eltern noch einmal besprochen werden.

Wie gehe ich mit den Wünschen mancher Kinder nach körperlicher Nähe um?
Das Kind sollte freundlich und taktvoll darauf aufmerksam gemacht werden, dass man seine Wünsche versteht, aber dass dieses Verhalten bei Menschen, die sich nicht nahe stehen, nicht üblich ist.

Beispiel: Ein achtjähriges Mädchen setzt sich am Tisch auf den Schoss des Therapeuten und will malen. Der Therapeut beugt sich seitlich vor, schaut freundlich ins Gesicht der Patientin und sagt: „Ich merke, du magst es, bei mir auf dem Schoss zu sitzen. Aber weißt du, es ist nicht üblich bei Leuten, die sich nicht so gut kennen wie wir; es ist üblich für dich bei deiner Mutter oder Großmutter. Du kannst dich neben mich setzen, ich rücke dir einen Stuhl heran, wie wäre das?"

In der begleitenden Arbeit mit den Bezugspersonen sollten den Ursachen für die Wünsche der Patientin nach körperlicher Nähe nachgegangen und mögliche angemessene Lösungen erarbeitet werden.

Literatur

Asay, T. P., Lambert, M. J.: Empirische Argumente für die allen Therapien gemeinsamen Faktoren: Quantitative Ergebnisse. In: Hubble, M. A, Duncan, L. B, Miller, S.D: So wirkt Psychotherapie. verlag modernes lernen, Dortmund 1999

Aster von, M. G., Reitzle, M. Steinhausen, H. C.: Differentielle therapeutische und pädagogische Entscheidungen in der Behandlung von Kindern und Jugendlichen. Psychotherapeut 39: 360–367, 1991

Aster von, S., Aster von, M. G.: Elemente der Elternarbeit in der Kinderpsychotherapie. In: Remschmidt, H. (Hrsg.): Praxis der Psychotherapie mit Kindern und Jugendlichen. 2. Aufl. Deutscher Ärzte-Verlag, Köln 2004

Aster von, S.: Spieltherapie. In: Remschmidt, H. (Hrsg.): Kinder- und Jugendpsychiatrie: Eine praktische Einführung. Thieme, Stuttgart 2005

Aster von, S.: Spieltherapeutische Ansätze in der Verhaltenstherapie mit Kindern, Kontakt- und Beziehungsgestaltung mit Kindern, das Spiel als therapeutisches Medium. In: Mattejat, F. (Hrsg.): Lehrbuch der Psychotherapie. Verhaltenstherapie mit Kindern, Jugendlichen und Familien. CIP-Medien, München 2006

Axline, V.: Kinderspieltherapie im nicht-direktiven Verfahren. Ernst Reinhard, München 1972

Bateman, A., Fonagy, P.: Mentalisierungsbasierte Psychotherapie. Prax Kinderpsychol Kinderpsychiatr 59: 477–495, 2010

Beelmann, A., Schneider, N.: Wirksamkeit von Psychotherapie bei Kindern und Jugendlichen. Eine Übersicht und Meta-Analyse zum Bestand und zu Ergebnissen der deutschsprachigen Effektivitätsforschung. Z Klin Psychol Psychother 32 (2): 129–143, 2003

Berns, U., Berns, I.: Stellungnahmen zu Döpfner „Wie wirksam ist Kinder- und Jugendlichentherapie?" Psychotherapeutenjournal 1: 38–43, 2004

Bratton, S.C., Ray, D., Rhine, T., Jones, L.: The efficiacy of play therapy with children: a metaanalytic review of outcome. Professional Psychology, Research and Practice 36 (4): 376–390, 2005

Bürgin, D., Resch, F., Schulte- Markwort, M. (Hrsg.): Operationalisierte Psychodynamische Diagnostik im Kindes- und Jugendalter. Grundlagen und Manual. 2. Aufl. Huber, Bern 2007

Butzer, R.: Heinz Kohut. Zur Einführung. Junius, Hamburg 1977

Döpfner, M.: Wie wirksam ist Kinder- und Jugendlichenpsychotherapie? Psychotherapeutenjournal 4: 258–266, 2003

Dührssen, A.: Psychogene Erkrankungen bei Kindern und Jugendlichen. Vandenhoeck und Ruprecht, Göttingen 1967

Eresund, P.: Treating disruptive behaviour. Development of technique in child psychotherapy. Summary of Ph. D. Thesis, 2002. Stockholm University. IACAPAP-Kongess, Berlin 2004

Fonagy, P., Moran, G. S.: Zum Verständnis psychischer Veränderungen in der Kinderanalyse. In: Fonagy, P., Target, M. (Hrsg.) Frühe Bindung und psychische Entwicklung. Psychosozial-Verlag, Gießen 2003

Fonagy, P., Target, M.: Psychoanalytische Psychotherapie mit Kindern: Der historische Hintergrund. In: Ben-Aaron, M., Havel, J., Kaplan, H., Pratt, R. (Hrsg.): Beziehungsstörungen in der Kindheit. Huber, Bern 2004

Fonagy, P., Bateman, A.: Mentalizing and borderline personality disorder. J Ment Health 16: 83–101, 2007

Fröhlich-Gildhoff, K.: Stellungnahme zu Döpfner „Wie wirksam ist Kinder- und Jugendlichenpsychotherapie?" Psychotherapeutenjournal 1: 34–37, 2004

Goetze, H.: Handbuch der personenzentrierten Spieltherapie. Hogrefe, Göttingen 2002

Grawe, K., Donati, R., Bernauer, E.: Psychotherapie im Wandel – Von der Konfession zur Profession. Hogrefe, Göttingen, 5. unveränderte Auflage 1994

Grossmann, K., Grossmann, K. E.: Bindungen – das Gefüge psychischer Sicherheit. Klett-Cotta, Stuttgart 2004
Hölldampf, G., Behr, M.: Wirksamkeit personenzentrierter Kinder- und Jugendlichenpsychotherapie. In: Behr, M., Hölldampf, D., Hüsson, D. (Hrsg.): Psychotherapie mit Kindern und Jugendlichen. Hogrefe, Göttingen 2009
Horn, H., Rudolf, G.: Strukturelle Störungen und strukturbezogene Psychotherapie bei Kindern und Jugendlichen. In: Rudolf, G., Grande, T., Henningsen, P.: Die Struktur der Persönlichkeit. Schattauer, Stuttgart 2008
Hurry, A.: Psychoanalyse und Entwicklungstherapie. In: Hurry, A. (Hrsg.): Psychoanalyse und Entwicklungsförderung von Kindern). Brandes und Apsel, Frankfurt a. M. 2002
Kernberg, P., Chazan, S.: Children with conduct disorders. A psychotherapy manual. Basic Books, New York 1991
Kohut, H.: Wie heilt die Psychoanalyse? Suhrkamp, Frankfurt a. M. 1989
Oerter, R.: Als-ob-Spiele als Form der Daseinsbewältigung in der frühen Kindheit. In: Papousek, M., von Gontard, A. (Hrsg.): Spiel und Kreativität in der frühen Kindheit, 153–173. Pfeiffer bei Klett-Cotta, Stuttgart 2003
Papousek, M.: Spiel an der Wiege der Menschheit. In: Papousek, M., von Gontard, A. (Hrsg.): Spiel und Kreativität in der frühen Kindheit, 17–55. Pfeiffer bei Klett-Cotta, Stuttgart 2003
Papousek, M., von Gontard, A. (Hrsg.): Spiel und Kreativität in der frühen Kindheit. Pfeiffer bei Klett-Cotta, Stuttgart 2003
Reisel, B.: The clinical treatment of the problem child. Carl Rogers als Kinderpsychotherapeut. Person 2: 55–64, 2001
Rogers, C. R.: The clinical treatment of the problem child. Boston, Houghton Mifflin 1939
Rudolf, G.: Strukturbezogene Psychotherapie. 2. Aufl. Schattauer, Stuttgart 2006
Rudolf, G.: Psychodynamische Psychotherapie. Schattauer, Stuttgart 2010
Sandler, A.: Vorwort. In: Hurry, A. (Hrsg.): Psychoanalyse und Entwicklungsförderung von Kindern. Brandes und Apsel, Frankfurt 2002
Schmidtchen, S.: Klientenzentrierte Spiel- und Familientherapie. Psychologische Verlags Union, Weinheim 1999
Schmidtchen, S.: Allgemeine Psychotherapie für Kinder, Jugendliche und Familien. Kohlhammer, Stuttgart 2001
Schmidtchen, S.: Neue Forschungsergebnisse zu Prozessen und Effekten der klientenzentrierten Kinderspieltherapie. In: Boeck-Singelmann, C, Ehlers, B., Hensel, T., Jürgens-Jahnert, S., Monden-Engelhardt, C. (Hrsg.): Personenzentrierte Psychotherapie mit Kindern und Jugendlichen. Bd. I. 2. Aufl. Göttingen: Hogrefe 2002, S. 153–194
Schore, A.: Affektregulation und die Reorganisation des Selbst. Klett-Cotta, Stuttgart 2007

Weiterführende Literatur

Fonagy, P., Target, M. (Hrsg.): Frühe Bindung und psychische Entwicklung. Beiträge aus Psychoanalyse und Bindungsforschung. Psychosozial-Verlag, Gießen 2003
Goetze, H.: Handbuch der personenzentrierten Spieltherapie. Hogrefe, Göttingen 2002
Rudolf, G.: Strukturbezogene Psychotherapie. Schattauer, Stuttgart 2006
Rudolf, G.: Psychodynamische Psychotherapie. Die Arbeit an Konflikt, Struktur und Trauma. Schattauer, Stuttgart 2010
Schmidtchen, S.: Allgemeine Psychotherapie für Kinder, Jugendliche und Familien. Kohlhammer, Stuttgart 2001

47 Entspannungsverfahren

H. Remschmidt und O. Nass

Definition und Systematisierung

Entspannung kann definiert werden als psychophysischer Zustand, der subjektiv durch das Fehlen von Aufregung, Verspannung und Nervosität bzw. durch Gelöstheit, Gelassenheit und innere Ruhe gekennzeichnet ist. Physiologische Veränderungen unter Entspannung betreffen eine verlangsamte und gleichmäßige Atmung, die Reduktion des Sauerstoffverbrauchs, Absinken der Herzfrequenz, Abnahme des Hautwiderstands, Tonusverlust der Muskulatur, eine Zunahme der Alphawellen im EEG sowie eine trophotrope Umstellung des Stoffwechsels.

Dementsprechend werden *Entspannungsübungen* bei psychosomatischen und funktionellen körperlichen Störungen mit den Trainingszielen Muskelentspannung, Vasodilatation, relative Bradypnoe, Reduktion von gastrointestinaler Motilität und von Tachykardien eingesetzt. Werden Entspannungsverfahren als eigenständige Therapie angewandt, so wird damit eine allgemeine Stressabwehr und psychische Immunisierung angestrebt.

Demgegenüber stehen bei den *Körperwahrnehmungstechniken* das bewusste Erleben des eigenen Körpers und seiner Rhythmik, das Akzeptieren des Körperselbstbildes und die Verbesserung der Körperbeherrschung im Vordergrund. Psychisch werden darüber hinaus ein verbessertes Selbstbewusstsein und ein Gefühl größerer Selbstverantwortlichkeit angestrebt.

Eine *Systematisierung* der Entspannungs- und Körpertherapien kann sich an folgenden Kriterien orientieren:

- *Art der Induktion der Entspannung bzw. Körpererfahrung:* Diese kann entweder durch den Übenden selbst (autosuggestiv) oder durch eine andere Person (heterosuggestiv) erfolgen;
- *Grad der (mehr aktiven oder passiven) Beteiligung des Patienten:* Gibt er sich den Anweisungen passiv und in Selbstbeobachtung hin, oder ist er durch Handlungen oder Selbstinstruktionen zur aktiven Mit- und Weiterarbeit aufgefordert?

Tab. 47.**1** nennt die wichtigsten Entspannungs- und Körperwahrnehmungstechniken und ihre Vertreter. Schwerpunktmäßig sind die Entspannungsverfahren mehr einem passiven und die Körperwahrnehmungstechniken mehr einem aktiven Verhalten des Patienten zuzuordnen.

Neben der heterosuggestiven (Ruhe-)*Hypnose* sind die passiv und die aktiv *autosuggestiven Entspannungsverfahren* hervorzuheben. Zu den letzteren werden die schon traditionellen Verfahren „Autogenes Training" von Schultz (1932), die „Gestufte Aktivhypnose" nach Kretschmer (1959) und Langen (1979) und die „Aktive Tonusregulation" nach Stokvis gezählt. Sind diese Techniken noch stark vom Hypnosekonzept beeinflusst, so gilt dies nicht mehr für die direkt physiotrop ansetzenden Übungsmethoden „Eutonie" (Alexander, 1981) und die in der Geburtshilfe angewandten Methode nach Dick Read (1956). Auch verschiedene meditative Techniken (vgl. Dürckheim, 1977) wie transzendentale oder zenbuddhistische Meditation und das Hatha-Yoga (Walser, 1977) können in ihren pragmatischen Übungen entspannende Wirkungen hervorrufen. Des Weiteren kann auch die im Rahmen der Verhaltenstherapie angewandte „Progressive Relaxation" nach Jacobson (1929)

Tab. 47.**1** Übersicht über Entspannungs- und Körperwahrnehmungstechniken (nach Fischer, 1984).

Techniken, vorwiegend gerichtet auf	
Entspannung	**Körperwahrnehmung**
Hypnose	Eutonie (Alexander)
Gestufte Aktivhypnose (Kretschmer)	Konzentrative Bewegungstherapien (Stolze, Geßlein)
Autogenes Training (Schultz)	Funktionelle Entspannung (Fuchs)
Meditation, Yoga	Atemtherapie
Progressive Muskelrelaxation (Jacobson)	
Biofeedback	

als aktive und autosuggestive Entspannungsmethode genannt werden.

Während das Biofeedback (Birbaumer, 1978) seinen festen Platz unter den verhaltenstherapeutischen Verfahren einnimmt, gehört die Atemtherapie (Henning, 1977) im weiteren Sinne ebenfalls zu den Entspannungsmethoden; sie markiert jedoch bereits den Übergang zu den Körperwahrnehmungstechniken.

Die „Konzentrative Bewegungstherapie“ von Stolze (1977; s. auch Becker, 1981), das „Konzentrative integrative Bewegungs-Übungsverfahren“ (Geßlein, 1969), aber auch die „Funktionelle Entspannung“ (Fuchs, 1974) sind wegen der dabei geforderten Aufmerksamkeitsausrichtung auf Körpersignale wie Atemrhythmik, Gewohnheitsbewegungen und muskuläre Verspannungen als Körperwahrnehmungstechniken anzusprechen.

Das *„Katathyme Bilderleben“* von Leuner (1983, 1987, 1989) hat zwar Berührungspunkte mit den genannten pragmatischen Methoden, ist jedoch aufgrund der zugleich kathartischen und analytischen Ausrichtung den tiefenpsychologischen Psychotherapien zuzurechnen (Literaturübersichten siehe „Weiterführende Literatur“).

Autogenes Training

Das von Schultz (1932) entwickelte Autogene Training besteht in einer *konzentrativen Selbstversenkung*, die anhand einer vorgegebenen Abfolge von Übungen regelmäßig praktiziert werden soll. In der so genannten *Unterstufe* soll unter Anwendung formelhafter Vorsätze eine auf Alltagssituationen übertragbare Entspannungsreaktion erlernt werden. Als Folge des regelmäßigen Übens stellt sich eine verbesserte psychovegetative Selbstregulation ein. In der Oberstufe des Autogenen Trainings schließen sich meditationsähnliche Versenkungs- und Provokationsübungen an.

Bei *Kindern und Jugendlichen* kommen lediglich die *Unterstufen-Übungen* in Betracht. Auf die speziellen Erfordernisse bei Kindern und Jugendlichen gehen Diesing (1969) und Kurth (1969) ein. Neben dem Entwicklungsstand (Konzentrationsfähigkeit, Fähigkeit zu selbständigem Erarbeiten) sind die Persönlichkeit des Kindes und Umweltbedingungen (Kooperation der Eltern) zu berücksichtigen. Kontaktgestörte, unruhige, konzentrationsschwache und psychisch oder intellektuell retardierte Kinder bringen die notwendigen Voraussetzungen meist nicht mit. Im Jugendalter können vor allem bei neurotischen Störungen Modifikationen des Vorgehens angezeigt sein. Speziell auf Kinder und Jugendliche abgestimmte *Anleitungen und Behandlungsprogramme* entwickelten Biermann (1975), Eberlein (1977) und Kruse (1977). Während sich Eberlein besonders bei etwas kleineren Kindern eines stark (hetero)suggestiven Einstiegs bedient, lehnt sich Kruse eng an das Vorgehen bei Erwachsenen an. Zwischen beiden Ansätzen ist die Arbeit von Biermann anzusiedeln, der das begleitende Vorsprechen und damit stärker fremdsuggestive Elemente bei der Einführung des Verfahrens verwendet.

Technik. Die einzelnen Übungen sollten anfangs nur unter therapeutischer Anleitung und Aufsicht durchgeführt werden. Sie beginnen damit, dass der Übende eine entspannte Haltung einnimmt. Als günstig haben sich die horizontale Lage und die so genannte Droschkenkutscher-Haltung erwiesen, bei der im Sitzen der Oberkörper schlaff in sich zusammenfällt, die Oberschenkel gespreizt werden und die Unterarme locker auf die Oberschenkel gelegt werden.

Zentral für die Durchführung des Autogenen Trainings sind Autosuggestionen, die auch als formelhafte Vorsatzbildungen bezeichnet werden. Hier hatte die Hypnoseforschung von Schultz aus den 1930er-Jahren gezeigt, dass sich vor allem die Begriffe „Ruhe“, „Schwere“ und „Wärme“ als besonders wirksam in Bezug auf eine erlebte Entspannung erweisen. Als Beispiel für die Methodik werden die als klassisch anzusehenden Autosuggestionen „Ich bin ganz ruhig“, Mein rechter Arm ist schwer“ (Schwereübung), „Mein rechter Arm ist warm“ (Wärmeübung) eingesetzt und vom Kursleiter oder Therapeuten zuerst vorgegeben. Später werden andere Extremitäten wie Beine einbezogen. Diese formelhaften Vorsatzbildungen werden dann im Lauf der Übungsphase auf der Grundstufe miteinander verknüpft, verinnerlicht und über mehrere Wochen geübt (hier kommen in den letzen Jahren vermehrt auch Audioträger wie CDs zum Einsatz). Ziel ist der tägliche Einsatz der Autosuggestionen in einer Dauer von 3 Minuten, ohne die Worte laut auszusprechen. Idealerweise sollte der Einsatz auch bis zu 3-mal pro Tag erfolgen, so dass die formelhaften Vorsatzbildungen so intensiv gelernt werden, um später in Stresssituationen zur Verfügung zu stehen.

Während in der Vergangenheit vorwiegend lediglich die klassischen Formeln gelehrt und vermittelt wurden, kommt in den letzten Jahren verstärkt ein *individueller Ansatz* zum Tragen. Hier sollen die Teilnehmer ermutigt werden, für den alltäglichen Gebrauch individuelle Formeln zu finden, die ihnen bei der Verarbeitung von Stress am besten helfen. Aus den Praxisseminaren, die im Rahmen der Prävention oder im Rahmen der Weiterbildung angeboten werden, hat sich gezeigt, dass ein Teil der Teilnehmer vorwiegend mit dem Erleben der suggerierten Schwere, ein anderer Teil vermehrt das Empfinden von Wärme mit der formelhaften Vorsatzbildung erreicht. Daher wird eine Erreichung beider Phänomene durch die Teilnehmer in der Grundstufe als nicht mehr notwendig erachtet.

Zur Anwendbarkeit im *Kindes- und Jugendalter* lässt sich heute ergänzen, dass Kinder etwa ab 4 Jahren für eine passive Form des Autogenen Trainings sehr empfänglich sind, da sie auf Suggestionen von außen sehr gut reagieren und eine motorische Koordination, wie sie etwa in der Progressiven Relaxation benötigt wird, noch nicht erlangt haben.

Zu jeder Übung im Autogenen Training kommt als wichtiger Punkt die *Rücknahme der Suggestion* am Ende der Durchführung. Analog zur Hypnose, bei der der Trancezustand ebenfalls „zurückgenommen" werden muss, soll auch hier durch ein tiefes Einatmen, Anspannen der Extremitäten und ein nach dem Öffnen der Augen durchgeführtes „Strecken und Recken" eine Aktivierung des Organismus bewirken. Ggf. kann diese Rücknahme auch mehrfach erfolgen, wenn der Teilnehmer sich noch benommen und müde fühlt.

Zusätzlich zu den oben beschrieben Autosuggestionen sind für fortgeschrittene Anwender die folgenden Übungen zu berücksichtigen:

- *Herzübung:* Man suggeriert sich die Formel: „Herz schlägt ganz ruhig." Man kann diese Übung dadurch erleichtern, dass man die rechte Hand entspannt auf die Herzgegend legt, um ein besseres Gefühl für die Herztätigkeit und ihre Beeinflussung zu bekommen.
- *Atemübung:* formelhafte Suggestion: „Atem ganz ruhig, es atmet mich."
- *Sonnengeflechtsübung* (Regulierung der Durchblutung der Bauchorgane): Das Sonnengeflecht ist ein Ganglion, das für die vegetative Regulation der Bauchorgane mit verantwortlich ist. Mit der Sonnengeflechtsübung „Sonnengeflecht strömend warm" soll ein Gefühl der Wärme im Bauchraum erzeugt werden. Die Übung kann man durch die Vorstellung unterstützen, man atme bis hinunter in den Bauchraum.
- *Kopfübung:* Die formelhafte Suggestion lautet: „Stirn angenehm kühl."
- Alle Übungen muss man durch Zurücknehmen der Suggestion beenden. Wenn diese Übungen konsequent durchgeführt werden, gelangt man schließlich so weit, dass man in jeder Umgebung entspannen und seine vegetativen Regulationen beeinflussen kann.

Anwendungsgebiet. Das Autogene Training ist bei Jugendlichen vor allem bei psychomotorischen, psychosomatischen und neurotischen Beschwerden indiziert. Angst- und Spannungszustände, Schulversagen, motorische Unruhe, Nervosität, Enuresis, Schlafstörungen, Asthma und Konzentrationsstörungen sind nur einige der Anwendungsgebiete.

Kontraindikationen sind übermäßig starke Somatisierungstendenzen, hysterische Reaktionsneigung und Konversionssyndrome sowie eine ausgeprägte Hypochondrie. Letztere kann durch das Autogene Training möglicherweise noch gesteigert werden.

Progressive Muskelentspannung (E. Jacobson)

Die Progressive Muskelentspannung wurde in den 30er Jahren von E. Jacobson (1929) entwickelt. Sie ist durch ihre Anwendungen in verhaltenstherapeutischen Techniken (z.B. bei der Systematischen Desensibilisierung) bekannt geworden. Die Methode geht ebenso wie das Autogene Training von der Erfahrung aus, dass bei Angst- und Spannungszuständen der Muskeltonus erhöht ist, während Zustände der Entspannung sich durch einen *geringen Muskeltonus* kennzeichnen lassen. Ausgehend von dieser Alltagserfahrung stellte Jacobson die Hypothese auf, dass sich auch *Angst- und Spannungszustände abmildern* lassen müssten, wenn man primär eine Muskelentspannung erreicht. Diese hat im Organismus noch weitergehende Folgen wie Verlangsamung der Atmung, Senkung der Pulsfrequenz, Vasodilatation – Vorgänge, die subjektiv von Wohlbefinden und Entspannung begleitet sind.

Technisches Vorgehen. Ziel der Progressiven Muskelentspannung ist die verbesserte kinästhetische Wahrnehmung zwischen *Muskelanspannung* und *Muskelentspannung* mit einer im Verlauf konditionierten Generalisation der Entspannung auf die übrigen Muskelgruppen. Da in den Oberstufen der Progressiven Muskelentspannung eine An- und Entspannung sich lediglich vorgestellt wird, wurde in der Verwendung der Methode in den letzten Jahren auf das Präfix „Muskel-" verzichtet.

Dennoch stehen in der Therapie und zu Beginn des Erlernens der Methode die *aktive Anspannung und Entspannung* verschiedener Muskelgruppen im Vordergrund. Die Durchführung der Übungsbehandlungen sollte durch einen erfahrenen Therapeuten mit entsprechenden Qualifikationen erfolgen. Ausgangshaltung ist auch hier die o.g. Droschkenkutscher-Haltung, obwohl in der Folge auch andere Positionen eingenommen werden dürfen. Da sich fast alle Muskelgruppen zur Übung eignen, werden mit dem Fortschritt der Übungen mehrere Bereiche wie Schulter, Gesicht, Bauch, Gesäß sowie Ober- und Unterschenkel eingesetzt. Zuerst stehen aber die Hände und Arme im Vordergrund. Hier soll entweder durch Ballen einer Faust und Anheben der flachen Hand eine erste Anspannung generiert werden. Nach einer Anspannungsphase von 10 Sekunden soll die Spannung losgelassen werden. In der folgenden Phase soll der physiologisch und psychologisch empfundene *Unterschied zwischen An- und Entspannung* des Muskels erspürt und nachvollzogen werden. Entgegen den früheren Erkenntnissen ist die Stärke der Anspannung nicht entscheidend für die erlebten Unterschiede der beiden Zustände. Daher wird gerade Kindern und Jugendlichen geraten, nicht zu fest anzuspannen und bei der Anspannung weiter zu atmen. Hierdurch kann eine häufig bei Kindern und Jugendlichen beobachtete Verkrampfung verhindert werden.

Neben der fokussierten Atmung als Ausgangspunkt der Entspannung gelten Vorübungen zur Aufmerksamkeitsfokussierung auf bestimmte Körperregionen wie der „Body-Scan" zum Standardprogramm bei Anfängerkursen und themenspezifischen Audioträgern. Hierbei soll extern angeleitet die Aufmerksamkeit auf bestimmte Regionen des Körpers gelenkt werden, so dass eine spätere Unterscheidung von An- und Entspannung erleichtert wird (z.B. Ohm, 2007).

Am Beispiel der Anspannung und Entspannung der rechten Hand soll die Vorgehensweise ein wenig detaillierter erläutert werden (Peter u. Gerl, 1981):

- *Anspannen:* „Lenken Sie jetzt Ihre Aufmerksamkeit auf die rechte Hand und spannen Sie diese langsam an. Schließen Sie sie ganz langsam zu einer Faust. Achten Sie dabei auf die Gefühle bei dem stetigen Übergang vom Ruhezustand zu einer immer stärker werdenden Anspannung der Muskeln. Drücken Sie die Faust noch stärker zusammen und fühlen Sie, wie die Spannung weiter wächst, wie Ihre Muskeln härter und fester werden. Die Anspannung ist nun bald an dem Punkt, wo Ihre Kraft zu einem weiteren Zusammenpressen der Faust nicht mehr ausreicht. Wahrscheinlich fängt Ihre Hand nun leicht zu zittern an, und Sie können nicht weiter anspannen."
- *Halten der Spannung:* „Halten Sie nun diese Spannung ca. 5 Sekunden lang aufrecht. Fühlen Sie während dieser Zeit, wie jeder einzelne Finger Ihrer Hand verspannt ist. Machen Sie sich diese Anspannung bewusst. Nehmen Sie ganz deutlich wahr und achten Sie darauf, wie sie in den Muskeln und den belasteten Gelenken zum Ausdruck kommt. Zählen Sie dabei den Countdown: 5–4 –3–2–1 ..."
- *Entspannen:* „Entspannen! Sprechen Sie dieses Wort innerlich ganz bewusst aus und lassen Sie damit schlagartig die Spannung in der Hand los. Einfach loslassen, ganz plötzlich alle Anspannung aus den Muskeln herauslassen. Ihre Hand hängt jetzt leicht und locker am Handgelenk. Mit einem Schlag sind alle Gefühle der Anspannung weg. Die Finger sind etwas gekrümmt, und langsam beginnt die Entspannung sich in der Hand auszubreiten. Achten Sie dabei auf die Gefühle, die damit in den Muskeln auftreten. Diese Gefühle können sehr vielfältiger Art sein. Lassen Sie alles zu, auch wenn es vielleicht neu und ungewohnt ist. Versetzen Sie sich in die Rolle eines passiven Beobachters, der alles geschehen lässt, was sich in der Hand abspielt."

Anwendungsgebiet. Die Progressive Muskelentspannung wird meist im Rahmen der Systematischen Desensibilisierung, also einem verhaltenstherapeutischen Verfahren, angewandt. Sie kann aber auch wie das Autogene Training als eigenständige Methode bei Angst- und Spannungszuständen, psychosomatischen Störungen, motorischer Unruhe und Nervosität eingesetzt werden.

Forschung im Bereich der Entspannungsverfahren. In den vergangen Jahren war es im Rahmen der Qualitätssicherung ein Anliegen des Forschungsinteresses, die Effekte der Entspannungsverfahren weiter zu belegen und eindeutiger quantifizierbarer zu machen gerade vor dem Hintergrund wichtiger therapeutischer Konzepte wie der Lebensqualität (Mattejat et al., 1998). Die Forschungsbemühungen erbrachten mehrere Instrumente (AT-EVA, ASS-SYM), mit denen der Einfluss von Entspannungsverfahren auf das Wohlbefinden bei Jugendlichen und Erwachsenen gemessen werden kann (Krampen et al. 1996/ 2006).

Andere Entspannungs- und Körperwahrnehmungstechniken

Als eigenständige Übungsverfahren seien erwähnt: die früher als atemrhythmisierend bezeichnete „Funktionelle Entspannung" von Fuchs (1969; 1974), die Spiel-Atemtherapie bei sprechgehemmten Kindern und Jugendlichen nach Elschenbroich (1965, 1969) und das Atem-Ton-Sprech-Ablauftraining bei Sprechneurosen und Stottern von Fernau-Horn (1969).

Über Erfahrungen mit der *Konzentrativen Bewegungstherapie* nach Stolze (1977) bei Jugendlichen berichten Schönfelder et al. (1975), die als therapeutisches Zusatzangebot mit Kleingruppen (zwischen 4 und 6 Patienten) arbeiteten. Die hohe Motivation und allmähliche Vertrauensbildung der Teilnehmer und diagnostisch wertvollen Hinweise auf phasentypische Probleme der Jugendlichen ermutigten die Autoren zur Weiterarbeit.

Bei den *Körpererfahrungstechniken* steht das konzentrative Erleben körperlicher Spannung und Entspannung in der therapeutischen Einzelsituation oder der Gruppe im Vordergrund. Einfache Bewegungsvorgänge, zum Teil mit verschiedenen Gegenständen oder Partnern, sollen über eine Sensibilisierung der Fremd- und Selbsterfahrung die körperliche und emotionale Steuerungsfähigkeit und das Ausdrucksverhalten erweitern. Bei jugendlichen Patienten kann die nonverbale Körperarbeit ergänzt werden durch begleitende oder nachfolgende Verbalisierung des Erlebten mit dem Ziel einer verbesserten Selbsteinsicht. Umstritten ist dabei, inwieweit die Körpertherapie und eine analytische Therapie von einem Therapeuten oder getrennt durchgeführt werden sollten.

In der Regel haben die am Körper ansetzenden Verfahren ihren Stellenwert als ergänzende Maßnahmen, vor allem bei Patienten mit frühen Störungsanteilen, ausgeprägtem Abwehrverhalten, psychosomatischen Beschwerden und Symptomen einer Körperschemastörung sowie bei Unterschichtpatienten.

Gegenindikationen sind mangelnde Gruppenfähigkeit und Bereitwilligkeit der Patienten sowie akute Suizidalität und schwere Depersonalisations- und Derealisationsphänomene.

Weiterführende Literatur

Bernstein, D. A., Borkovec, T. D.: Entspannungstraining. Klett-Cotta, Stuttgart 2000

Biermann, G.: Autogenes Training mit Kindern und Jugendlichen. 3. Aufl. Reinhardt, München 1996

Brenner, H.: Progressives Entspannungstraining. Papst, Lengerich, Berlin 2004

Derra, C.: Autogenes Training für zwischendurch. Trias, Stuttgart 1998

Derra, C.: Progressive Relaxation. Deutscher Ärzte-Verlag, Köln 2007

Doubrawa, R.: Progressive Relaxation – Neuere Forschungsergebnisse zur klinischen Wirksamkeit. Entspannungsverfahren 23: 6–18, 2006

Friebel, S., Friebel, V.: Entspannung für Kinder. Rowohlt (8–10 Jahre), Reinbeck 2002

Hamm, A.: Progressive Muskelentspannung. In: Vaitl, D., Petermann, F. (Hrsg.): Handbuch der Entspannung. Bd. 1: Grundlagen und Methoden. Psychologie Verlags Union, Weinheim 2000, S. 305–336

Hoffmann, B.: Handbuch Autogenes Training. Grundlagen, Technik, Anwendung. DTV, München 2004, S. 373 ff.

Kraft, H.: Autogenes Training. Handbuch für die Praxis. DÄV, Köln 2004

Krampen, G.: Diagnostisches und evaluatives Instrument zum Autogenen Training (AT-EVA). Hogrefe, Göttingen 1996

Krampen, G.: Einführungskurs zum Autogenen Training: Ein Lehr- und Übungsbuch für die psychosoziale Praxis. Verlag für angewandte Psychologie, Paderborn 1998

Krampen, G.: Änderungssensitive Symptomliste zu Entspannungserleben, Wohlbefinden, Beschwerden- und Problembelastungen (ASS-SYM). Hogrefe, Göttingen 2006

Krowatschek, D.: Entspannung für Jugendliche. Borgmann, Dortmund 1998

Mattejat, F., Remschmidt, H.: Zur Erfassung der Lebensqualität bei psychisch gestörten Kindern und Jugendlichen – Eine Übersicht. Zeitschrift für Kinder- und Jugendpsychiatrie und Psychotherapie 26: 183–196, 1998

Ohm, D.: Entspannungstraining – Forschungsergebnisse und praktische Erfahrungen zu Autogenem Training, Progressiver Relaxation und Anwendungskombinationen. In: Zielke, M., Sturm, J. (Hrsg.): Handbuch der stationären Verhaltenstherapie. Psychologie Verlags Union, Weinheim 1994, S. 378–394

Ohm, D.: Progressive Relaxation für Kids. Die praktische Anleitung: So üben Sie die Tiefmuskelentspannung mit Ihrem Kind. TRIAS, Stuttgart 2000

Ohm, D.: Progressive Relaxation bei Kindern und Jugendlichen. Entspannungsverfahren 18: 9–18, 2001

Ohm, D.: Bisherige Ergebnisse der Konsensuskonferenzen zur Progressiven Relaxation. Entspannungsverfahren 21: 83–89, 2004

Petermann, U.: Entspannungstechniken für Kinder und Jugendliche: Ein Praxisbuch. Beltz, Weinheim, Basel 2010

Petermann, U.: Entspannungstechniken für Kinder und Jugendliche. 3. Aufl. Beltz, Weinheim 2004

Vaitl, D.: Autogenes Training. In: Petermann, F., Vaitl, D. (Hrsg.): Entspannungsverfahren. Das Praxishandbuch. Beltz (PUV), Weinheim, Basel 2009

Vaitl, D., Petermann, F. (Hrsg.): Entspannungsverfahren. Das Praxishandbuch. 3. Aufl. PVU, Weinheim 2004

Medienträger

Derra, C.: Autogenes Training & Progressive Muskelentspannung: Doppelt stark gegen Stress: Beide Methoden nutzen und das Beste kombinieren. TRIAS RELAX CD, Stuttgart 2007

Ohm, D.: Progressive Relaxation für Kids. TRIAS RELAX CD, Stuttgart 1999

Ohm, D.: Progressive Relaxation. Hörbuch Gesundheit. TRIAS, Stuttgart 2007

Deutsche Fachgesellschaften mit Fortbildungsleitlinien für Therapeuten

Deutschen Gesellschaft für Ärztliche Hypnose und Autogenes Training e. V. (DGÄHAT): www.dgaehat.de

Deutsche Gesellschaft für Entspannungsverfahren (DG-E): www.dg-e.de

48 Gruppentherapie, Psychodrama und Rollenspiel[1]

G. Niebergall

Gruppentherapie

Einleitung

Bei der Gruppentherapie handelt es sich um eine psychotherapeutische Methode der gleichzeitigen Behandlung mehrerer Personen. Zahlreiche theoretische und pragmatische Gesichtspunkte sind hierbei wichtig. Diese beziehen sich auf:

- die psychotherapeutischen Theorien,
- das Konzept der Gruppe,
- die Formen der Gruppentherapie,
- die Gruppen- und Interaktionsprozesse,
- die Rolle des Einzelnen in der Gruppe,
- die Therapieziele,
- die Kriterien für die Zusammenstellung der Gruppen,
- das Setting,
- die Dauer der Therapie,
- die Funktionen und Aufgaben des Therapeuten,
- Indikationen und Kontraindikationen,
- die Evaluation der Gruppenmethoden,
- die Ökonomie und die Effizienz.

Historisch gesehen spielten bei der Bildung von Gruppentherapien Gesichtspunkte der *zeitlichen Ökonomie* und des Bedarfs eine Rolle. Es liegt auf der Hand, dass ein Therapeut mehr Patienten behandeln kann, wenn er die Therapie in und mit einer Gruppe durchführt. Es sollten jedoch weder der Aufwand, der bei einer sorgfältig geplanten und durchgeführten Gruppentherapie erforderlich ist, noch die besonderen Anforderungen an die *Kompetenz von Gruppentherapeuten* unterschätzt werden. Bei Letzteren sollten neben einer fundierten Ausbildung in der angewandten Therapiemethode umso umfangreichere klinisch psychiatrische Erfahrungen vorhanden sein, je größer die Belastung der einzelnen Gruppenteilnehmer mit psychiatrischen Symptomen ist.

Bei Kindern und Jugendlichen bestehen neben ökonomischen Gesichtspunkten weitere Vorteile bei einer gruppentherapeutischen Behandlung. Diese ergeben sich aus den *theoretischen Konzepten* und der *praktischen Bedeutung von Gruppen* im Alltagsleben. Jedes Individuum steht in einem ständigen Interaktionsprozess mit anderen Personen. In einer übergeordneten sozialen Gesellschaft bilden sich Gruppen wie z.B. Familien, Schulklassen, kollegiale Gemeinschaften in Betrieben, Vereinen, Parteien etc., die durch mehrere gemeinsame Merkmale gekennzeichnet sind. Es handelt sich bei einer Gruppe nicht um eine bloße Ansammlung von Individuen, vielmehr ist für sie eine Voraussetzung, dass sich die Gruppenmitglieder wechselseitig beeinflussen und Beziehungen („Kohäsionen") miteinander aufnehmen. Diese Beziehungen sowie die Funktionen der Einzelnen lassen sich mit dem *Konzept der „sozialen Rollen"* beschreiben (Remschmidt, 1992).

In Abhängigkeit von gemeinsamen Zielen findet man in Gruppen eine mehr oder weniger deutliche *hierarchische Struktur*, wobei ein Mitglied in der Rolle des Anführers (Alpha-Position), andere in untergeordneten Rollen (Beta-Position), einzelne in „Omega-Positionen" sind. Je nach den Zielen, die durch eine Gruppe verfolgt werden, kann sich diese Struktur ändern. Andererseits bestimmen die gemeinsamen Ziele sowie die Bedürfnisse der einzelnen Individuen die Gruppennormen, d.h. Verhaltensweisen und Verhaltensstile, die für alle Gruppenmitglieder verbindlich werden. So orientieren sich z.B. Jugendliche oft an den Normen ihrer „Peer-Group".

Konflikte in der Gruppe entstehen bei unklaren Gruppenzielen, ungeordneten Rangverhältnissen sowie Verstößen Einzelner gegen die Verhaltensnormen. Dabei kann es zu *Rollenkonflikten* zwischen den einzelnen Gruppenmitgliedern (z.B. in Form von Rangkämpfen) sowie zu Rollenkonflikten, die sich innerhalb einer Person auswir-

[1] Modifizierte Fassung des gleichlautenden Kapitels in Remschmidt H. (Hrsg.): Psychotherapie im Kindes- und Jugendalter. Thieme, Stuttgart 1997

ken (z. B. bei der Unvereinbarkeit zwischen internalisierten Verhaltensnormen und solchen von einer Gruppe geforderten), kommen. Diese können letztlich bei Kindern und Jugendlichen zu sozialen Verhaltens- und Anpassungsstörungen sowie einer Vielzahl individueller psychopathologischer Symptome führen.

Handelt es sich vorwiegend um eine Konfliktkonstellation zwischen individuellen Patienten und den jeweiligen Bezugsgruppen, kann die Anwendung gruppentherapeutischer Verfahren besonders effektiv sein. Die Behandlung des betreffenden Kindes oder Jugendlichen in einer Gruppe entspricht dann eher der Realität als in dem einzeltherapeutischen Setting. „Beziehungsstörungen" eines Patienten in der Schulklasse werden z. B. in der gruppentherapeutischen Situation deutlicher erkennbar und lassen sich dort unter Einbeziehung der übrigen Gruppenteilnehmer mitunter besser modifizieren als in der Einzelsituation.

Formen und Methoden der Gruppentherapien

Gruppentherapieverfahren unterscheiden sich nach der Funktion, welche die Gruppe bei der Behandlung des einzelnen Patienten hat. In einer Gruppe können verschiedene Methoden, wie z. B. Autogenes Training, Hypnose, katathymes Bilderleben und bis zu einem gewissen Ausmaß verbale Therapieformen mit den einzelnen Gruppenangehörigen durchgeführt werden. Gruppendynamische Prozesse spielen hierbei eine untergeordnete Rolle. Andere Therapieverfahren beruhen auf der Anwendung bestimmter Methoden *mit starker Einbeziehung der Gruppe* für den Einzelpatienten (z. B. Psychodrama, psychoanalytische Gruppentherapien, Selbstsicherheitstrainingsgruppen). Eine *Therapie der Gruppe* ist das Ziel wieder anderer Therapieverfahren (z. B. „Soziodrama").

Bei allen Formen der Gruppentherapien können sowohl überwiegend *verbale* als auch *handlungsorientierte* Interventionsmaßnahmen eingesetzt werden. Es sollte jedoch vor der Zusammenstellung der Gruppen Klarheit darüber bestehen, welche Störungen bei den Patienten vorhanden sind und mit welcher Therapiemethode vorgegangen werden soll.

Bei der *praktischen Durchführung* sind die Grenzen der einzelnen Formen der Gruppentherapien fließend. Die Anwendung *verbaler Interventionsmethoden* ist bei Jugendlichen erst mit zunehmendem Alter (ab ca. 14 Jahren) sinnvoll. Dabei ist es das Ziel der *psychoanalytischen Gruppentherapie*, verdrängte und unbewusste Konflikte, die bei den Gruppenteilnehmern zu Verhaltensauffälligkeiten und psychopathologischen Symptomen geführt haben, bewusst zu machen. Wie in der Einzelbehandlung stehen hierbei dem Therapeuten als wichtigste Therapiemaßnahmen die Handhabung von *Übertragung und Gegenübertragung*, das *Bearbeiten von Widerständen* sowie die Interventionstechniken der *Konfrontation, Klarifikation* und *Deutung* zur Verfügung. Entsprechend der psychoanalytischen Theorie führen das allmähliche Überwinden von Widerständen, das Erkennen der Funktion der eigenen Abwehrmechanismen, das Bewusstwerden verdrängter Konflikte zu einer besseren Selbsterkenntnis und mitunter zu einer Einsicht der komplexen Interdependenzen zwischen dem eigenen Verhalten und den Reaktionsweisen der realen Bezugspersonen. Dieser anzustrebende Entwicklungsvorgang in der Gruppe sollte dann den einzelnen Teilnehmer befähigen, außerhalb der Therapiegruppe mit realitätsgerechteren Verhaltensmöglichkeiten reagieren zu können.

Die Haltung und die Funktionen des Therapeuten bei der *tiefenpsychologisch orientierten Behandlung* in Gruppen mit Jugendlichen unterscheiden sich graduell gegenüber jenen bei der Arbeit mit Erwachsenen. Erforderlich sind neben einer stärkeren, Angst reduzierenden Strukturierung das Zulassen spontaner, spielerischer Interaktionsprozesse der Gruppenteilnehmer sowie ein aktives, modellhaftes Verhalten des Therapeuten, z. B. auch durch die Schilderung eigener Erlebnisse und Erfahrungen.

In den letzten Jahren haben sich neben den überwiegend verbalen und lerntheoretisch orientierten Gruppentherapieverfahren zunehmend *handlungsorientierte Behandlungsmethoden* etabliert. Diese enthalten zwar auch Therapieelemente und Grundprinzipien der beiden Erstgenannten, sie unterscheiden sich jedoch von ihnen durch ein aktives Handeln und Üben in den Gruppen. Da sie sich bei Kindern und Jugendlichen sehr bewährt haben, sind die beiden wichtigsten von ihnen (Psychodrama, therapeutische Rollenspiele) in gesonderten Abschnitten dargestellt.

Organisation und Durchführung einer Gruppentherapie

Bei der Planung einer Gruppentherapie ist zunächst das Setting (entweder stationär oder ambulant) zu bedenken. Bei der Zusammenstellung einer Therapiegruppe für Kinder und Jugendliche ist *Altershomogenität* umso wichtiger, je jünger die Patienten sind. Die *psychische Symptomatik* kann variieren. Zu Beginn einer längerfristig angelegten Gruppentherapie sollte geklärt sein, ob es sich um eine „geschlossene" oder „offene" Gruppe handelt. Ebenso wichtig ist es für die Teilnehmer zu wissen, durch wen die Gruppe geleitet wird, wie viele Patienten teilnehmen (bei Kindern und Jugendlichen hat sich eine Gruppengröße von 6 bis 8 Teilnehmern bewährt) und gegebenenfalls welche Patienten dafür vorgesehen sind. Bewährt haben sich außerdem Vorgespräche in der Einzelsituation mit den potentiellen Teilnehmern, um hierbei die *Therapiemotivation* zu klären, Fragen zu beantworten und die Patienten auf die Gruppentherapie einstellen zu können. Diese Maßnahmen können dazu beitragen, die *Hemmschwelle gegenüber der Teilnahme* an einer Gruppentherapie und die teils unrealistischen Befürchtungen zu reduzieren.

Der Beginn einer Gruppentherapie ist zunächst dadurch erschwert, dass es sich im Sinne der obigen Ausführungen bei dem Zusammenkommen der einzelnen Teilnehmer noch nicht um eine „Gruppe" handelt.

Die gruppenpsychotherapeutischen Ziele bei Jugendlichen sind nach Slavson (1977) in Tab. 48.**1** zusammengefasst.

Bei einer eher handlungsorientierten Gruppenarbeit lässt sich an den dort aufgeführten „Klärungsprozess" eine Übungsphase anschließen, in der die neugewonnenen Erkenntnisse in Handlungen im schützenden Rahmen der Gruppe durchgeführt und ausprobiert werden können (vgl. Abschnitt Psychodrama).

Psychodrama

Das Psychodrama als eine Form der Gruppentherapie ist von J. L. Moreno entwickelt worden (Moreno, 1973). Historisch gesehen beruht das Psychodrama einerseits auf den seit Jahrhunderten bekannten Wirkungen des Theaterspielens auf die Zuschauer sowie auf die Darstellenden selbst (Katharsis-Theorie). Andererseits hat Moreno zu Beginn dieses Jahrhunderts eigene Erfahrungen mit dem „Stegreifspiel" genutzt, um sie für gruppentherapeutische Zwecke einzusetzen. *Psychopathologische Symptome* werden von einigen Psychodrama-Autoren als Folge von Rollenkonflikten, Rollenfixierungen, mangelhafter Rollenflexibilität und Störungen in der Rollenentwicklung erklärt oder als „Kreativitätsneurose" beschrieben, einhergehend mit einer „Antriebslähmung".

Praktische Anwendung

Die Anwendung des Psychodramas hat sich auch bei Kindern und Jugendlichen in diagnostischer, psychotherapeutischer und pädagogischer Hinsicht vielfach bewährt. So lassen sich Rollenspiele als ein Bestandteil psychodramatischer Techniken effektiv für verschiedene Bereiche einsetzen, um durch das unmittelbare Erleben die subjektiven Erfahrungsmöglichkeiten der Teilnehmer zu erweitern und einen Lernprozess zu initiieren, der mitunter auf andere Weise nicht in Gang gebracht werden könnte.

Ablauf einer Psychodramatherapie und Anwendung psychodramatischer „Techniken". Es existieren zahlreiche „Techniken" und Möglichkeiten, psychodramatische Gruppentherapien wirkungsvoll zu gestalten. Zu ihnen zählen so genannte *Gruppenspiele* wie z. B. das gemein-

Tab. 48.**1** Gruppendynamische Ziele (nach Slavson, 1977).

Gruppendynamische Ziele
• Stärkung der positiven Ich-Anteile und damit Aufbau eines gesunden Selbstwertgefühls
• Aufbau eines stärkeren Realitätsbezugs in der Auseinandersetzung mit anderen Gruppenmitgliedern
• Stärkung der sozialen Beziehungen, ebenfalls in der Auseinandersetzung mit anderen Gruppenmitgliedern und mit dem Therapeuten
• Förderung des Identifikationsverhaltens mit dem Therapeuten und andren Gruppenmitgliedern
• Abbau von Abwehrmechanismen, sofern diese der störungsfreien Weiterentwicklung im Wege stehen
Klärung des Rollenverhaltens gegenüber Erwachsenen in der Auseinandersetzung mit dem Therapeuten

same Inszenieren von Märchen. Der zentrale Bestandteil einer psychodramatischen Gruppentherapie ist das *„protagonistenzentrierte Spiel"*. Dieses hat eine große Ähnlichkeit mit einer klassischen griechischen Tragödie.

Nach Petzold (1978) lässt sich ein protagonistenzentriertes Spiel im Rahmen eines von ihm so genannten „tetradischen Systems" in eine *Initial-, Aktions-, Integrations- und Neuorientierungsphase* gliedern.

In Abb. 48.**1** ist der systematische Ablauf eines protagonistenzentrierten Spiels dargestellt, wobei neben den vier Phasen psychodramatische Techniken aufgeführt sind, die eingesetzt werden, um den Gang der Handlung mit steigender emotionaler Intensität bis zu einem kathartischen Höhepunkt zu bringen und anschließend dem Protagonisten Einsichten in seine intrapsychischen Konflikte und interpersonalen Verhaltensschwierigkeiten zu vermitteln.

In der Terminologie des Psychodramas wird derjenige Gruppenteilnehmer als *„Protagonist"* bezeichnet, der eine zentrale Rolle beim Darstellen seiner Konflikte einnimmt und diese mit vorwiegend handlungsorientierten „Techniken" unter intensiver Begleitung durch den Psychodrama-Therapeuten darstellt und zu einer Lösung zu bringen versucht. Dabei wird er von den übrigen Gruppenmitgliedern (die in die Rolle von „Antagonisten" kommen) unterstützt.

Die *Initialphase* ist durch Gespräche in der Gruppe gekennzeichnet, durch welche die individuellen Konflikte der einzelnen Teilnehmer für den oder die Therapeuten deutlich werden. In dieser Phase kristallisieren sich Wünsche für ein protagonistenzentriertes Spiel der Teilnehmer heraus, d. h. die Bereitschaft, sich intensiver mit eigenen Problemen und Konflikten auseinanderzusetzen. Dabei können bestimmte Techniken, die in Abb. 48.**1** aufgeführt sind, eingesetzt werden. Sie zählen zu den so genannten *„Warm-Up"-Techniken.* Sie werden eingesetzt, um eine therapeutisch günstige Atmosphäre in der Gruppe zu schaffen und potentiellen „Protagonisten" über vorhandene Hemmungen hinweg zu einem personenzentrierten Spiel zu verhelfen. Dies kann z. B. dadurch geschehen, dass der Therapeut sich hinter einen Teilnehmer stellt, der neben einer gewissen Bereitschaft, sich in ein protagonistenzentriertes Spiel zu begeben, zugleich Bedenken und Hemmungen äußert, und ihn *„doppelt"*. Dabei versucht der Therapeut durch Verbalisierung der innerseelischen Vorgänge des Protagonisten, ihn zu ermutigen, sich intensiver mit seinen Konflikten im Kreis der Gruppe auseinanderzusetzen. In der Initialphase

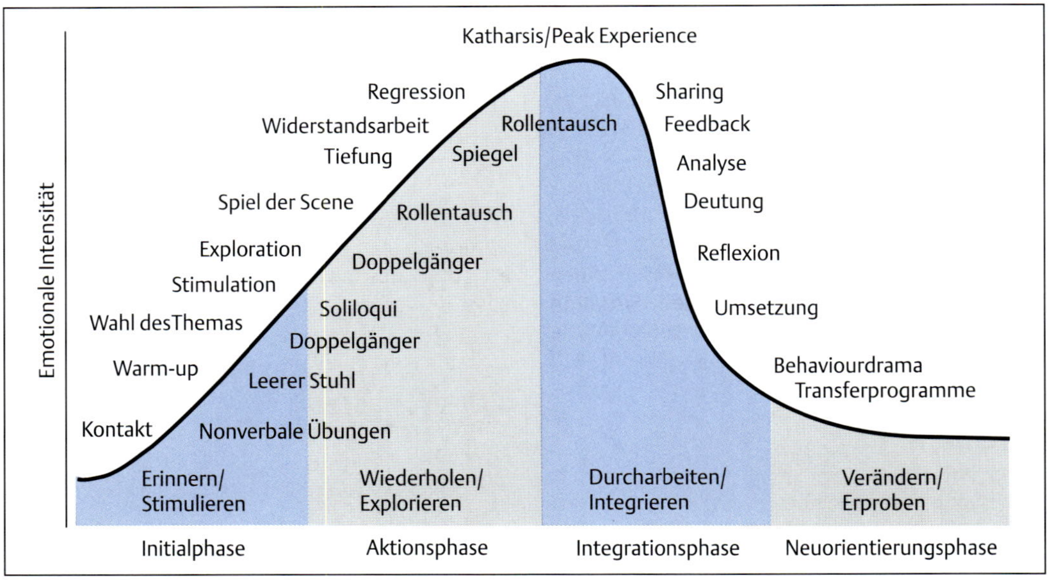

Abb. 48.**1** Verlauf des psychodramatischen Prozesses im tetradischen System (nach Petzold, H. [1978]: Das Psychodrama als Methode der klinischen Psychotherapie. In: Pongratz, L. J. [Hrsg.]: Klinische Psychologie [2. Halbband] Hogrefe, Göttingen).

ist es also die *Aufgabe des Therapeuten*, die aktuelle Therapiebereitschaft der Gruppenmitglieder zu erkennen, sich selbst über die Umsetzungsmöglichkeiten der angedeuteten Konflikte in eine psychodramatische Handlung klar zu werden, den potentiellen Protagonisten in seinem Spielwunsch zu stärken und die *Aktionsphase* durch Einschaltung der übrigen Gruppenteilnehmer vorzubereiten. Voraussetzung für das Gelingen eines protagonistenzentrierten Spiels ist allerdings das Vorhandensein genügenden *Vertrauens der Gruppenteilnehmer* untereinander sowie zu dem Gruppentherapeuten und seiner Kompetenz. Hierbei haben auch Übertragungs- und Gegenübertragungsprozesse eine besondere Bedeutung.

Vor Beginn der Aktionsphase stellt der Protagonist noch einmal im Gespräch mit dem Therapeuten seine Problematik dar (*„Exploration“*), wobei es auch zum Einsatz der Technik des „Doppelgängers“ (Abb. 48.**1**) kommen kann. Dabei versucht der Therapeut den Protagonisten dadurch zu unterstützen, dass er seine Aktionsbereitschaft stärkt und ihm, ohne seine inneren Widerstände zu missachten, zu dem Aufgreifen bestimmter Spielszenen verhilft. Nicht selten ist dabei die erste dargestellte Szene ein Ausschnitt der Schwierigkeiten und Konflikte des Protagonisten in der Gegenwart. Bei dieser Szene übernehmen die übrigen Gruppenteilnehmer bestimmte „Rollen“, z. B. der Geschwister in einer Familie. Dies gelingt ihnen nach vorherigen Informationen über persönliche Eigenarten derselben durch den Protagonisten. Doch kommt es bei der Übernahme dieser Rollen in der Regel zu einem Abweichen von den Verhaltensweisen der realen Bezugspersonen des Protagonisten, sodass Letzterer durch einen *„Rollentausch“* diesem betreffenden Gruppenteilnehmer verdeutlichen kann, wie das tatsächliche Verhalten der realen Bezugsperson in einer bestimmten Situation war. Der Protagonist übernimmt somit für einen bestimmten Ausschnitt einer Szene diese „Rolle“, womit er zugleich die Möglichkeit hat, ähnliche subjektive Erlebnisse zu haben wie diese reale Bezugsperson.

Von einer aktuellen Szene ausgehend ist es nicht selten naheliegend, die Entstehung und Entwicklung bestehender Konflikte in ihrer Bedeutung für die Gegenwart biographisch aufzuarbeiten, wobei es durch die therapeutische Arbeit mit dem Protagonisten zu einer intensiven Konfrontation mit mehr oder weniger „verdrängten“ Konflikten aus der Kindheit kommen kann. Diese Regression im Psychodramaspiel bietet die Möglichkeit, den Ursprung, den Verlauf und die Bedeutung dieser Konflikte für die persönliche Entwicklung nachzuerleben und zu erkennen. Diese Etappe im protagonistenzentrierten Spiel führt meist zu *intensivem emotionalem Erleben*. Dabei hat der Therapeut die schwierige Aufgabe, zu entscheiden, ob er therapeutisch sinnvoll handelt, wenn er den Protagonisten zu noch intensiverem, *„kathartischem“ Erleben* begleitet und führt. Aus therapeutischen Gründen sind „kathartische Abreaktionen“ durchaus erwünscht, andererseits besteht besonders hierbei die Gefahr, dass die erneute Konfrontation mit lange zurückliegenden, traumatisierenden Ereignissen bei „Ich-schwachen“, suizid- und psychosegefährdeten Patienten eine akute Dekompensation auslöst.

Der Aktionsphase schließt sich die *„Integrationsphase“* an. Während der Integrationsphase erfolgen Mitteilungen der Mitspieler über ihre subjektiven Erfahrungen und Erlebnisse in der übernommenen Rolle (*„Rollen-Feedback“*). Ebenso äußern sich die Gruppenteilnehmer oft spontan über die durch das protagonistenzentrierte Spiel ausgelösten eigenen emotionalen Beteiligungen (*„Sharing“*). Wichtige Aufgabe während der Integrationsphase ist weiter eine *„Prozessanalyse“*, geleitet durch den Therapeuten, um die innere Logik beim Ablauf des Spiels sowie die erkennbar gewordenen intrapsychischen und interpersonalen Konflikte nochmals mit dem Ziel zu verdeutlichen, dass der Protagonist eine Einsicht in seine eigenen Verhaltensweisen gewinnt (Technik der *„Deutung und Reflexion“*). Abschließend kann eine Phase der *„Neuorientierung“* durchgeführt werden, um anstelle der ursprünglich problematischen Verhaltensweisen im Sinne des *„Behaviour-Dramas“* sozial angepasstere Verhaltensweisen zu erproben und einzuüben.

Rollenspiele, Rollentausch und „Rollen-Feedback“ sind elementare Bestandteile psychodramatischer Gruppentherapie. Da sie besonders gut bei Kindern und Jugendlichen angewendet werden können, werden sie in einem eigenen Abschnitt ausführlich dargestellt.

Psychotherapeutische Rollenspiele

Das Ausführen von Spielen und das *Einüben von sozialen Rollen* hat nach Ergebnissen entwicklungspsychologischer Untersuchungen eine wichtige integrative Funktion für die Persönlichkeitsentwicklung von Kindern. Die Übernahme sozialer Rollen, z. B. der Geschlechtsrolle, verläuft in einem dynamischen, nicht selten konflikthaften Prozess aufgrund der an Kinder gestellten, mehr oder weniger fixierten *Rollenerwartungen* in der Familie, der Schule, im Freundeskreis, später im Beruf und in Partnerschaftsbeziehungen (vgl. Remschmidt, 1992). Tiefer gehende und längerdauernde Konflikte können dabei von sozialen Anpassungsschwierigkeiten, Verhaltensauffälligkeiten in Familien und in der Schule bis zu psychopathologischen Symptomen führen. Rollenspiele als therapeutische Methode können besonders dann effektiv eingesetzt werden. Sie können sowohl in Gruppen als auch in der Einzelsituation durchgeführt werden. Im Unterschied zu gesprächstherapeutischen Verfahren sind hierbei ein *aktives Handeln* und ein *systematisches Üben* charakteristische Merkmale. Rollenspiele können auch als *ergänzende Komponenten* bei anderen Therapieverfahren (Verhaltenstherapie, Familientherapie, Gesprächstherapie) sowie als didaktische Methode (in der Schule, im Studium, bei Supervisions- und Balint-Gruppen) eingesetzt werden. Mit Gewinn lassen sich schließlich Rollenspiele insbesondere bei einer Spieltherapie mit Kindern integrieren. Dabei hat es sich z. B. bewährt, mit Hilfe der Figuren des Sceno-Tests Kinder bestimmte Konflikte darstellen und nacherleben zu lassen, um durch eine gemeinsame Analyse bei dem Patienten ein Verständnis und eine Einsicht für die Konflikte zu erzielen und Möglichkeiten für alternative Verhaltensweisen zu erkennen. Alternative Verhaltensweisen könnten in der Einzel- oder Gruppenbehandlung geübt und verfestigt werden, um sie anschließend in konkrete Alltagssituationen zu transferieren.

Verschiedene Formen der Rollenspiele

Die in Tab. 48.**2** aufgeführten Formen von Rollenspielen können unterschieden werden.

Gruppenspiele eignen sich besonders gut zu *Beginn* einer Serie gruppentherapeutischer Veranstaltungen, um die daran Teilnehmenden mit dieser Methode vertraut zu machen sowie Ängste und Hemmungen bei der Übernahme von Rollen zu reduzieren. Für den *Integrationsprozess* einer Gruppe ist es vorteilhaft, dass möglichst alle Teilnehmer Spielrollen übernehmen. Dabei eignen sich *Märchen* besonders gut, die im Allgemeinen so bekannt sind, dass nur unter ungünstigen Umständen ein Gruppenspiel nicht zustande kommt. Nach entsprechender Instruktion ist es die Aufgabe der Gruppenteilnehmer, die Rollen eines Märchens untereinander aufzuteilen und – unter zurückhaltender Anleitung des Therapeuten – den Ablauf eines Märchens zu inszenieren. Bereits bei der Diskussion über die einzelnen Rollen und bei ihrer Übernahme lassen sich stets wichtige *Einblicke in gruppendynamische Prozesse* und individuelle Schwierigkeiten gewinnen, die psychotherapeutisch genutzt werden können. So werden Hemmungen einzelner Teilnehmer deutlich, bestimmte Rollen zu übernehmen, sich mit ihnen zu identifizieren und in ein Spiel umzusetzen; andere Gruppenteilnehmer drängen sich vor und versuchen, möglichst machtvolle, mit hohem sozialen Ansehen ausgestattete Rollen zu erhalten. Bei der Inszenierung handelt es sich im Unterschied zu einem Theaterspiel nicht um die Übernahme festgelegter *„Rollenkonserven"* mit einem auswendig gelernten Text. Wünschenswert ist vielmehr, dass ein Gruppenspiel Möglichkeiten für individuelle Improvisationen bietet, welche die *Spontaneität* steigern, die Bereitschaft für die Übernahme von Verantwortung verstärken und den Lernprozess fördern, Rücksicht auf die Bedürfnisse anderer Gruppenteilnehmer zu nehmen.

In Gruppen, die bereits eine gewisse Übung mit Rollenspielen haben, entstehen nicht selten

Tab. 48.**2** Formen des Rollenspiels.

Formen des Rollenspiels
• Gruppenspiele • Spontanspiele • Konfliktzentrierte Rollenspiele • Individuenzentrierte Rollenspiele • Themenzentrierte Rollenspiele • Rollenspiele im Rahmen eines Selbstsicherheitstrainings • Rollenspiele im Rahmen von Familientherapien • Rollenspiele im Rahmen von Einzeltherapien (Spieltherapien)

spontane Spiele (z.B. Familien- und Schulszenen). Ohne gezielte Anleitung übernimmt dabei die Gruppe entsprechend der sozialen Hierarchie die Gestaltung des Rollenspiels. Doch sind *Interventionen seitens des Therapeuten* erforderlich, wenn z.B. tätliche Auseinandersetzungen unterbrochen und chaotische Entgleisungen verhindert werden müssen, zu denen es rasch bei Kindern kommen kann. Die Erlebnisse der einzelnen Gruppenteilnehmer, ihre Möglichkeiten und Grenzen, Einfluss auf das Gruppengeschehen zu nehmen, sind oft intensiver als in stärker strukturierten Rollenspielen.

Stärker strukturierend ist das Vorgehen bei den anderen Rollenspielformen. Bei dem *konfliktzentrierten Spiel* können z.B. Themen aufgegriffen werden, die in der Therapiegruppe selbst, auf Stationen einer Klinik, in Schulklassen, Familien und anderen sozialen Gruppierungen bedeutsam sind und Konflikte beinhalten.

Bei dem *individuenzentrierten Rollenspiel* steht ein einzelner Gruppenteilnehmer im Mittelpunkt des Geschehens. Nach der Schilderung einer eigenen Problematik wird ein Rollenspiel inszeniert mit dem Ziel, im *geschützten therapeutischen Rahmen* Konflikte erlebbar und in der anschließenden Analyse des Dargestellten Lösungsmöglichkeiten für diese Konflikte erkennbar zu machen. Hilfreich ist hierbei die psychodramatische Technik des *„Rollentausches"*, wobei in bestimmten Szenen der „Protagonist" die Rollen übernimmt, die andere Personen im realen Leben innehaben. Die Übernahme der Rolle einer Bezugsperson kann therapeutisch sehr wirksam sein. Eine familiäre Auseinandersetzung z.B., nacherlebt in einem so gestalteten Spiel mit Rollentausch, verschafft die Möglicheit, ein Verständnis für die Zusammenhänge von Aktionen und Reaktionen der beteiligten Personen zu gewinnen.

Bei *themenzentrierten Rollenspielen* wird ein bestimmtes Thema durch die Gruppe gewählt, das für alle Teilnehmer eine Bedeutung hat. Themenzentriertes Vorgehen hat den Vorteil, dass einzelne Teilnehmer ihre *Ängste besser bewältigen* können; z.B. könnte sich in einer Gruppenarbeit mit Jugendlichen die Schwierigkeit herauskristallisieren, Kontakte mit anderen Jugendlichen herzustellen. Eigene Erfahrungen der Gruppenteilnehmer in dieser Hinsicht könnten im Rollenspiel dargestellt werden. Dieses würde die Möglichkeit bieten, zu erkennen, in welcher Form die Schwierigkeiten vorhanden sind, wobei dann andere Gruppenmitglieder oder der Therapeut selbst Vorschläge für Veränderungen beim Herstellen von Kontakten machen können, die zusätzlich in einer anschließenden Übungsphase erprobt werden.

Bei Methoden des *„Selbstsicherheitstrainings"* ist das Rollenspiel gleichfalls ein wesentlicher Bestandteil. Hierbei können Szenen durchgespielt und Rollen erprobt werden, deren Realisierung dem Patienten im Allgemeinen schwerfällt. *Übende Rollenspiele* eignen sich z.B. für Patienten mit einer schizophrenen Psychose im Rahmen sozialer Rehabilitationsmaßnahmen. Bestimmte Alltagsaufgaben lassen sich dabei in schützender therapeutischer Atmosphäre systematisch üben, z.B. Einkäufe vornehmen, unbekannte Menschen nach einem Weg fragen, eine Fahrkarte an einem Bahnhofsschalter erwerben usw.

Rollenspiele eignen sich gleichfalls für einen *Einsatz bei Familientherapien*. Oft wiederkehrende, konflikthafte Familienszenen können dabei im Rollenspiel dargestellt, erlebbar und analysierbar gemacht werden. Nicht selten lässt sich dabei beobachten, welche Wirkungen ein „Rollentausch" auf einzelne Familienmitglieder hat, wenn z.B. ein als „verhaltensgestört" dargestelltes Kind in die Rolle des strafenden Vaters überwechselt, dieser in die Rolle des Kindes, und der Vater nun in therapeutisch dosierter Form erlebt, welche Bedeutung Strafen für das Kind haben können.

Mit Erfolg lassen sich Rollenspiele auch in therapeutischen *Einzelsituationen* einsetzen, z.B. bei *Leistungshemmungen*, die sich in der Schule manifestieren und auf einem speziellen Interaktionsgeschehen zwischen einem Lehrer und einem Patienten beruhen. Das Rollenspiel kann so gestaltet werden, dass dem Patienten möglichst realitätsnahe Übungsmöglichkeiten gegeben werden, indem z.B. der Therapeut die Rolle des Lehrers übernimmt, ihn allmählich an angstbesetzte Belastungssituationen heranführt und ihm durch die Bewältigung einer Aufgabe ein Erfolgserlebnis vermittelt. Diese Erfahrung, grundsätzlich in der Lage zu sein, eine ursprünglich angstbesetzte Leistungssituation bewältigen zu können, wirkt sich stabilisierend auf das Selbstwertgefühl aus.

Allgemeiner Ablauf eines Rollenspiels

Ein gruppentherapeutisches Rollenspiel lässt sich in verschiedene Phasen gliedern. Die einzelnen Phasen sind in Tab. 48.**3** aufgelistet.

Nach einer *Gesprächsrunde*, in der sich die Thematik der Gruppe oder Konflikte einzelner Teilnehmer herauskristallisieren, erfolgt eine Überleitung zu der Spielphase. Bei einer Gruppe, die vertraut ist mit der Rollenspielmethode, sind nur wenige Erläuterungen erforderlich, um eine *Rollenverteilung* vorzunehmen und zu der Spielphase überzuleiten. Hierbei setzen die Teilnehmer die übernommenen Rollen im Rahmen eines mehr oder weniger festgelegten Inszenierungsplans in ein gemeinsames Spiel um. Nach Abschluss der Spielphase sollte ein *„Rollen-Feedback"* vorgenommen werden. Die Teilnehmer schildern ihre Erlebnisse in der Spielphase aufgrund der Rollen, die sie innehatten. Da sich die Handlungen nicht immer bewusst kontrollieren lassen und starke Emotionen ausgelöst werden können, sind akute Dekompensationen nicht ausgeschlossen. Hierbei ist es die Aufgabe der Therapeuten, stabilisierend und Einsichten vermittelnd vorzugehen. Dies geschieht auch in der anschließenden *Analyse des Dargestellten*, wobei noch einmal die individuellen Erlebnisse in den Gesamtkontext des Gruppengeschehens gestellt werden, mit dem Ziel, Verständnis für diese zu entwickeln und eine Einsicht in die Möglichkeit alternativer Erlebnis- und Verhaltensweisen zu vermitteln. Alternative Verhaltensweisen können in einer abschließenden Phase regelrecht eingeübt werden.

Tab. 48.**3** Phasen des Rollenspiels.

Phasen des Rollenspiels
1. Gesprächsrunde (Eruierung von Themen und Konflikten)
2. Überleitung zum Spiel
3. Rollenverteilung
4. Spielphase
5. „Rollen-Feedback"/Austausch von Erlebnissen
6. Verbale Analyse des Rollenspiels
7. Vermittlung von Einsichten für Konflikte
8. Erarbeitung und Erprobung von alternativen Erlebnis- und Verhaltensweisen

Organisation und Durchführung therapeutischer Rollenspiele

Werden Rollenspiele mit *Kindern* durchgeführt, sollten die Gruppen hinsichtlich Alter und psychosozialem Entwicklungsstand möglichst homogen zusammengesetzt sein. Als Gruppengröße hat sich eine Teilnehmerzahl von 6 bis 8 Kindern oder Jugendlichen bewährt. Für *ambulante* Therapiegruppen ist es jedoch schwierig, geeignete Kinder für eine ausreichende Zeit zur Verfügung zu haben. Bei Patienten, die sich in *stationärer* Therapie befinden, ist im Allgemeinen die Beurteilung der Eignung für die Teilnahme an solchen Gruppen und die entsprechende Organisation leichter durchführbar. Je nach Belastbarkeit beträgt die Dauer einer gruppentherapeutischen Arbeit 1 bis 2 Stunden. Sofern möglich, sollten zwei Therapeuten die Gruppen leiten. Bei ihnen sollten genügend Erfahrungen im Umgang mit der Methode sowie den jeweiligen psychiatrischen Störungen und psychopathologischen Symptomen vorhanden sein. Zwar gibt es keine spezifische Ausbildung zum „Rollenspieltherapeuten", die entsprechende Kompetenz gewinnt man jedoch z. B. durch eine Weiterbildung in Psychodrama, Spieltherapie, Verhaltenstherapie und anderen gruppentherapeutischen Verfahren.

Indikation und Kontraindikation von Gruppentherapien, Psychodrama und therapeutischen Rollenspielen

Voraussetzung für die Teilnahme an einer Gruppentherapie, die vorwiegend tiefenpsychologisch und gesprächstherapeutisch fundiert ist, sind ausreichende Fähigkeiten zur Verbalisation eigener Erlebnisse und Emotionen sowie ein Mindestmaß an *„Gruppenfähigkeit"*. Diese Voraussetzungen sind weniger bei Kindern, für die verhaltenstherapeutisch konzipierte Gruppentherapien vorzuziehen sind, vorhanden, sondern eher bei Jugendlichen ab dem Alter von etwa 13 Jahren. Gruppentherapien und psychotherapeutische Rollenspiele führen zu positiven Veränderungen bei Kindern und Jugendlichen, z. B. bei Störungen des Sozialverhaltens, Kontaktängsten, spezifischen emotionalen Störungen mit Empfindsamkeit, Scheu und Abkapselung sowie Beziehungsschwierigkeiten. Rollenspiele lassen sich gut mit anderen therapeutischen Interventionsmaßnahmen integrieren. Sie sind auch gut geeignet, Leistungs- und Sprechhemmungen, die sich z. B. in der Schule manifestieren, zu beheben. Höhere Ansprüche an die individuellen Voraussetzungen der Teilnehmer sind beim Psychodrama zu stellen, sofern dies in der skizzierten klassischen Form („protagonistenzentriertes Spiel") durchgeführt wird.

Kontraindiziert ist die Teilnahme an gruppentherapeutischen Verfahren im Allgemeinen bei hohem Suizidrisiko, akuten psychotischen Verläufen, hyperkinetischen Syndromen, mangelnder Intelligenz, ausgeprägten neurotischen Störungen sowie gravierenden Störungen des Sozialverhaltens.

Evaluation

Effektivitätsprüfungen von *gruppentherapeutischen Verfahren* sind sehr selten durchgeführt worden. Für delinquente Jugendliche, für ein *„soziales Kompetenztraining"* und für ein „Gruppentraining mit Jugendlichen" sind positive Effekte gruppentherapeutischer Verfahren nachgewiesen worden. Nach anderen Übersichtsarbeiten bewirkten stationäre *analytische Gruppenpsychotherapien* ebenfalls Verbesserungen bei Jugendlichen.

Die therapeutische Wirksamkeit des *Psychodramas* ist durch systematische Untersuchungen kaum überprüft worden. Es wurden jedoch – in Übereinstimmung mit den persönlichen Erfahrungen des Autors – günstige Effekte beschrieben. *Therapeutische Rollenspiele* sind Bestandteile vieler gruppentherapeutischer Behandlungsverfahren, eigens dafür durchgeführte Evaluationsstudien sind uns jedoch nicht bekannt.

Weiterführende Literatur

Aichinger, A., Holl, W.: Psychodrama – Gruppentherapie mit Kindern. Matthias Grünewald Verlag, Mainz 1997

Fiedler, P.: Verhaltenstherapie in Gruppen. Beltz, Weinheim 2005

Moreno, J. L.: Gruppenpsychotherapie und Psychodrama. 5. Aufl. Thieme, Stuttgart 1997

Petzold, H.: Das Psychodrama als Methode der klinischen Psychotherapie. In: Pongratz, L. J. (Hrsg.): Klinische Psychologie (2. Halbband). Hogrefe, Göttingen 1978, S. 2751–2784

Slavson, S. R.: Analytische Gruppentherapie. Theorie und Anwendung. Fischer, Frankfurt 1977

Tschuschke, V. (Hrsg.): Gruppenpsychotherapie. Thieme, Stuttgart 2009

49 Familientherapie

F. Mattejat

Grundlagen

Neben den psychoanalytisch fundierten Methoden, den personzentrierten Ansätzen und der Verhaltenstherapie zählen familientherapeutische Arbeitsformen heute zu den Behandlungsmethoden, die bei psychischen Störungen von Kindern und Jugendlichen am häufigsten genutzt werden. Die dabei zugrunde gelegten theoretischen Annahmen ebenso wie die eingesetzten Methoden sind dabei sehr heterogen und vielfältig. Im Folgenden werden solche Aspekte dargestellt, die vielen familien- bzw. systemtherapeutischen Ansätzen gemeinsam sind, und es sollen diejenigen Arbeitsformen hervorgehoben und erläutert werden, die sich für den Bereich der Kinder- und Jugendpsychiatrie als besonders nützlich erwiesen haben. Trotz der Heterogenität familientherapeutischer Ansätze können gemeinsame Grundannahmen identifiziert werden. Die meisten familien- und systemtherapeutischen Ansätze gehen von dem folgenden Postulat aus:

Jedes individuelle Verhalten ist Teilaspekt von übergeordneten Systemen (Familie, soziales, ökonomisches und kulturelles Umfeld) und wird hieraus verständlich.

Aus dieser allgemeinen Grundannahme folgt:

- Um das Verhalten und Erleben einer Person angemessen verstehen zu können, ist es notwendig, deren Lebensumstände und die Verhaltens- und Erlebensformen ihrer wichtigsten Bezugspersonen zu berücksichtigen.
- Psychische Störungen von Kindern und Jugendlichen können auf eine Problematik im Familienbeziehungsgefüge hinweisen; sie können Ausdruck eines familiären Beziehungskonflikts sein. Teilweise können seelische Krankheitssymptome sogar als wichtige und sinnvolle, das Gleichgewicht des Familiensystems sichernde Lösungsversuche aufgefasst werden. Aber auch wenn dies nicht der Fall ist, ziehen psychische Störungen von Kindern Veränderungen in den Familienbeziehungen nach sich, und oft genug werden dann die Symptome des Kindes durch die familiären Interaktionen aufrechterhalten oder verstärkt.
- Bei der Behandlung von psychisch gestörten Kindern und Jugendlichen sollte deshalb immer – unabhängig von der Frage nach der Ätiologie der Störung – die Situation der Familie und des gesamten Umfelds mit berücksichtigt werden.

Von *Familientherapie* sprechen wir dann, wenn ein Schwerpunkt der Behandlung sich auf die Veränderung der familiären Beziehungen richtet. Die familientherapeutische Perspektive ist für die Therapie bei psychischen Störungen von Kindern und Jugendlichen bedeutsam, weil Familienbeziehungen und individuelle psychische Störungen sich wechselseitig beeinflussen und einen einheitlichen Entwicklungszusammenhang bilden.

Aufgaben, Ziele und Methoden in der Zusammenarbeit mit Familien

In der Abb. 49.**1** wird die familientherapeutische Arbeit in den Gesamtzusammenhang diagnostischer und therapeutischer Maßnahmen eingeordnet. Es handelt sie dabei um eine idealtypisierte Abfolge, die in dieser oder ähnlicher Weise in vielen psychiatrischen und psychotherapeutischen Einrichtungen für Kinder und Jugendliche praktiziert wird.

Die Familiendiagnostik (s. Kap. 10) und die Eltern- bzw. Familienberatung werden gesondert aufgeführt, um die Bedeutung dieser Komponenten, die noch vor der eigentlichen Therapie angesiedelt sind, zu unterstreichen. Falls es zu einer weiterführenden therapeutischen Zusammenarbeit kommt, werden in der Praxis sehr häufig einzeltherapeutische und familientherapeutische Ansätze miteinander kombiniert. Dabei können sowohl in der einzeltherapeutischen Arbeit ebenso wie in der Familientherapie verschiedene Komponenten, die aus unterschiedlichen thera-

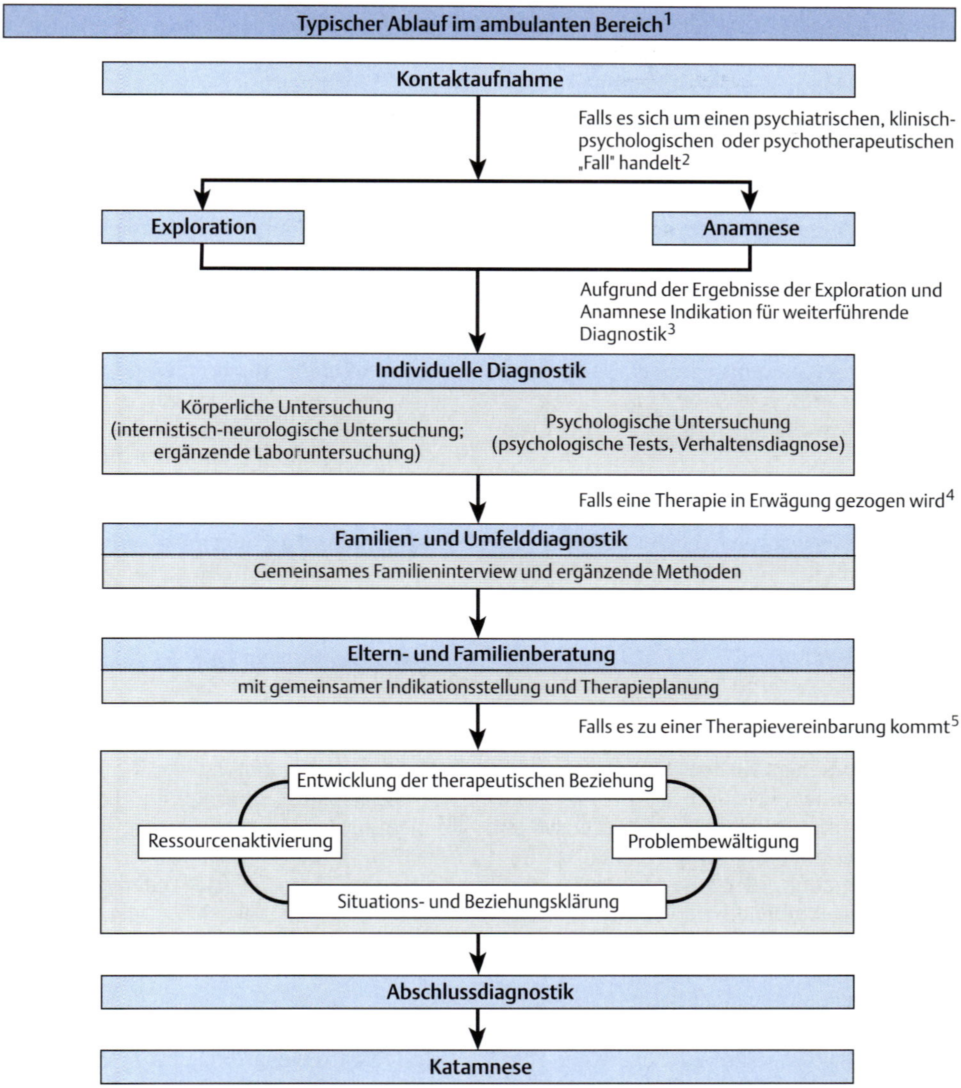

1 Es handelt sich hier um einen typischen Ablauf im ambulanten Bereich, wenn die Vorstellung freiwillig ist und kein unmittelbarer Handlungsbedarf (z. B. keine akute Suizidalität o. Ä.) gegeben ist. Wenn diese Voraussetzungen nicht vorhanden sind, ändert sich der Ablauf grundlegend. Der Ablauf im stationären Bereich kann in analoger Weise dargestellt werden.
2 Falls es sich nicht um einen „Fall" in diesem Sinne handelt (z. B. bei Fehlüberweisung): Kurzberatung, ggf. mit Weitervermittlung.
3 Falls es sich erst nach der Exploration bzw. Anamnese herausstellt, dass es sich nicht um einen „Fall" im beschriebenen Sinne handelt: Kurzberatung mit Abschluss der Kontakte, evtl. Weitervermittlung.
4 Falls eine Therapie oder andere Hilfestellung nicht für sinnvoll erachtet werden, kann in der Regel das familiendiagnostische Gespräch „übersprungen" und ein abschließendes Beratungsgespräch mit der Familie (bzw. den Eltern) geführt werden.
5 Falls es zu keiner Therapievereinbarung kommt: Abschluss der diagnostischen/therapeutischen Episode, ggf. mit Weitervermittlung an eine andere Stelle (aus organisatorischen oder inhaltlichen) Gründen oder ggf. mit einer Vereinbarung, dass sich die Familie noch einmal nach einem bestimmten Zeitraum meldet (z. B. Kontrolltermin nach einigen Monaten).

Abb. 49.**1** Familientherapeutische Arbeit im Gesamtzusammenhang diagnostischer und therapeutischer Maßnahmen.

peutischen Schulrichtungen stammen, in fallspezifischer Weise zu einem individuellen Therapieplan kombiniert werden (Komponentenmodell der Psychotherapie), um der spezifischen Problematik möglichst gerecht zu werden. Die möglichen Formen der Kooperation mit den Familien von psychisch gestörten Kindern oder Jugendlichen sind somit äußerst vielgestaltig und breit gefächert. Als Hilfe zur Orientierung in dieser Vielfalt bieten sich Konzepte an, in denen gemeinsame Perspektiven bzw. Wirkprinzipien verschiedener Therapieansätze herausgearbeitet und in einen einheitlichen Zusammenhang gestellt werden. In Anknüpfung an diese Ansätze können wir die in Abb. 49.**1** schematisch dargestellten Aufgabenstellungen bzw. Perspektiven unterscheiden:

- Beziehungsgestaltung und Entwicklung der therapeutischen Kooperation,
- Hilfe zur Aktivierung von familiären Ressourcen,
- gemeinsame Erarbeitung einer konkreten Problembewältigung,
- Anregung zur therapeutischen Klärung der familiären Situation.

Beziehungsgestaltung und Entwicklung der therapeutischen Kooperation

Die Aufgabe, eine möglichst vertrauensvolle, tragkräftige und emotional positiv besetzte therapeutische Beziehung und eine produktive therapeutische Zusammenarbeit zu entwickeln, stellt sich bereits in der diagnostischen Phase und bleibt im gesamten Therapieverlauf bedeutsam. Die hohe Bedeutung der Therapiebeziehung für den Erfolg der Therapie ist vielfach belegt: Die Therapiechancen sind günstig, wenn der Patient und seine Familie den Therapeuten als unterstützend, aufbauend, den Selbstwert bestätigend erleben und wenn der Patient und seine Angehörigen sich selbst als fähig zu einer guten (Therapie-)Beziehung erleben. Zum Erreichen einer positiven und Erfolg versprechenden (produktiven) therapeutischen Zusammenarbeit gehören u. a. folgende Einzelziele:

- Alle Beteiligten sollten das Gefühl entwickeln, dass die Beziehung zwischen Familienmitgliedern und Therapeut wechselseitig positiv ist. Die Familienmitglieder sollten sich im therapeutischen Kontakt sicher fühlen. Zu einer guten Therapiebeziehung gehört auch wechselseitiger Respekt.
- Der Therapieinhalt und das therapeutische Angebot sollen möglichst weitgehend den Wünschen der Familienmitglieder entsprechen, sodass sie in der Lage sind, das therapeutische Angebot zu nutzen.
- Für eine produktive Kooperation ist es weiterhin förderlich, wenn die beteiligten Familienmitglieder von Problemdefinition, Zielsetzung, Erklärungsmodell und Therapiekonzept überzeugt sind.
- Eine weitere positive Voraussetzung ist gegeben, wenn alle beteiligten Familienmitglieder eine hohe Therapiemotivation haben, d. h. ein hohes Interesse daran, dass die Therapieziele erreicht werden, und sie bereit sind, sich hierfür zu engagieren.
- Weiterhin sollte die Kompetenz des Therapeuten und die eigene Kompetenz der Familienmitglieder betont werden: Hierzu gehört das Gefühl, dass man bei einem kompetenten Therapeuten „gelandet" ist, und das Gefühl, dass man selbst in der Lage ist, einen eigenen Beitrag zum Therapiefortschritt zu leisten (Vertrauen in die eigene Kraft).

Bereits die Prinzipien des diagnostischen Gesprächs (s. Kap. 10) und des Beratungsgesprächs sind auf die genannten Ziele hin ausgerichtet. Zur Entwicklung einer guten therapeutischen Kooperation gehören Merkmale, so wie sie insbesondere in der klientzentrierten bzw. personzentrierten Therapie und anderen „humanistischen" Therapieformen hervorgehoben wurden (Empathie, Akzeptanz, Verständnis). Darüber hinaus können folgende Möglichkeiten genutzt werden:

- Suche nach den vorhandenen Bewältigungsstrategien, Eigenarten, Gewohnheiten, Fähigkeiten, Einstellungen, die für den Therapieprozess positiv genutzt werden können;
- Betonung der freien Entscheidungsmöglichkeiten der Familienmitglieder;
- klare Verpflichtungen für alle Beteiligten; dadurch Abbau des Gefühls, zunehmend allein zu stehen und keine Hilfe zu erhalten;
- Hilfe zur Orientierung und zur Gewinnung einer klaren Situationsdefinition, gemeinsame Problemgewichtung und Schwerpunktbildung;
- Wecken der Erwartung, dass die Zusammenarbeit mit dem Therapeuten nützlich und hilfreich ist. Betonung der Fachkompetenz und Seriosität der Therapeuten;

- Herstellung eines plausiblen Erklärungsmodells für die Störungen und darauf aufbauend eines plausiblen Therapiemodells;
- klares, realistisches, überzeugendes und überschaubares (d.h. kurzfristiges) Therapiekonzept (Planungszeiträume nicht größer als ca. 1–2 Monate).

Hilfe zur Aktivierung von familiären Ressourcen

Unabhängig vom jeweiligen Störungsbild des vorgestellten Patienten haben die Familien der Patienten häufig ein gemeinsames Merkmal. Sie befinden sich – wenn sie zur Vorstellung kommen – in einem demoralisierten Zustand, d.h., sie sind desorganisiert, überfordert, zermürbt und entmutigt. Ein solcher demoralisierter Zustand ist umso wahrscheinlicher, je gravierender die individuellen Probleme sind (z.B. schwere psychische Störungen wie z.B. Psychosen), je mehr andere Probleme vorhanden sind, mit denen die Familie sich zusätzlich auseinander zu setzen hat, je länger die vorhandenen Probleme bereits andauern und je mehr erfolglose Bewältigungsversuche bereits unternommen wurden. Dieser Zustand ist bei den Betroffenen durch die folgenden Merkmale charakterisiert: Ungenaue/diffuse Situationserfassung, Desorientierung, Verwirrung, geringes Kompetenzgefühl, Entmutigung, Schuldgefühle, Depression, Resignation, häufige Wiederholung von uneffektivem Verhalten. Je deutlicher diese Merkmale ausgeprägt sind, desto schwieriger ist es auch, eine sinnvolle therapeutische Zusammenarbeit in Gang zu setzen, besonders dann, wenn die Familie schon mehrere gescheiterte Therapieversuche hinter sich hat.

Das Hauptziel in diesem Bereich besteht darin, dass die Familie den Zustand der Demoralisierung überwindet. Zu dieser Restitution gehören zunächst eine Beruhigung und die Schaffung einer hinreichenden Orientierung, sodass Selbstwertgefühl, Selbstvertrauen und das Gefühl für die eigene Kompetenz und Entscheidungsmöglichkeit zumindest ansatzweise wiedergewonnen werden können und die anstehenden Aufgaben mit einer positiven Erfolgsorientierung angegangen werden können. Ein weiteres Ziel besteht darin, dass die Familie wieder in die Lage kommt, auf die vorhandenen familiären und außerfamiliären Kräfte zurückzugreifen bzw. von sich aus neue Ressourcen zu erschließen.

Die therapeutischen Methoden, die in diesem Bereich im Vordergrund stehen, können unter dem Oberbegriff „sanfte Hilfen" zusammengefasst werden. Sanfte Hilfen sind Hinweise und Vorschläge, die

- häufig als vorsichtige Anregungen vorgetragen werden,
- einen geringen Aufwand erfordern,
- wenig invasiv sind, d.h. keine einschneidenden Maßnahmen darstellen,
- wenige Nebeneffekte haben
- und die in der Regel diagnostisch orientiert sind und deshalb mehrere mögliche Ergebnisse haben können.

Die familiäre Restitution kann gefördert werden, indem eine diagnostische und erfahrungsbetonte Einstellung unterstützt wird; die Familie soll eine „Verschnaufpause" und eine akute Entlastung nach dem Motto „Wir wollen erst mal sehen und verstehen, was los ist" gewinnen. Das Ziel besteht dabei darin, dass sich die Familie nicht mehr von der aktuellen Problematik „fesseln" lässt, sondern etwas mehr Verlangsamung, Beruhigung, Distanzierung und Gelassenheit gewinnt. Eine gelassene und erfahrungsbezogene Haltung kann auch dadurch gefördert werden, dass der Therapeut betont, dass durch seine Vorschläge etwas ausprobiert, aber keinesfalls erzwungen werden soll. Jede Instruktion, jede Vereinbarung (und jede Frage) stellt für die Therapeuten und für die Patienten/Familie einen diagnostischen Versuch dar (Motto: „Erst mal MUSS gar nichts gelingen. Wir wollen nur sehen, wie es für Sie ist"). Bei der Förderung einer diagnostisch-erfahrungsbezogenen Haltung soll der Therapeut als „Modell" wirken (aus Erfahrung lernen, sich an realen Erfahrungen orientieren).

Eine hoffnungsvolle Einstellung kann darüber hinaus durch folgende Instruktionen gefördert werden: Explizites Zurückstellen von Aufgaben die zurzeit nicht lösbar sind, Ermunterung, die Probleme zu zeigen, Weglassen von Problemlösungsversuchen (zumindest vorübergehend), Verlangsamung bzw. Unterlassen von schnellen Veränderungen (zunächst akzeptieren, um später verändern zu können), Definition von lösbaren Aufgaben, insbesondere Formulierung von diagnostischen Aufgaben (Prinzip der kleinen, aber lösbaren Schritte), dadurch Wiedergewinnung von Kompetenzgefühl.

Gemeinsame Erarbeitung einer konkreten Problembewältigung

Die Ansatzpunkte für eine gemeinsame Erarbeitung und Einübung praktischer Formen der Problembewältigung sind äußerst vielfältig; zu ihnen zählen folgende Situationen:

- Den Eltern fehlen Informationen und Kenntnisse über die psychische Störung, oder ihre Informationen über die aktuelle Problematik sind falsch oder unzureichend (Unklarheit, Desinformation etc.), oder die Eltern sind sich unklar darüber, was sie tun können, um ihr Kind bei der Bewältigung seiner Schwierigkeiten zu unterstützen.
- Die Eltern wünschen sich Hilfestellungen für eine Änderung ihres eigenen Verhaltens, weil ihre bisherigen Bewältigungsversuche nicht effektiv waren.
- Die Eltern möchten neue Verhaltensweisen erlernen bzw. einüben, die dazu geeignet sind, aus den anstehenden Problemen herauszuführen oder das Kind in seiner Entwicklung bzw. Problembewältigung positiv zu unterstützen oder auch dem Therapeuten bei der Einzeltherapie zu helfen.
- Die individuellen Probleme des Kindes haben negative Auswirkungen auf das Familienleben, und die Familie möchte „besser" mit den Problemen des Kindes umgehen, um solche negativen Folgewirkungen zu vermeiden.
- In der Familie bestehen weitere Probleme, die möglicherweise das vorgestellte Kind belasten oder beeinträchtigen, oder Probleme, die mit den individuellen Problemen des vorgestellten Kindes keinen Zusammenhang aufweisen. Die Familie wünscht Hilfestellungen zur Bewältigung dieser Schwierigkeiten, auch um die Situation für das vorgestellte Kind zu verbessern.

Folgende Zielsetzungen stehen im Bereich der konkreten Problemlösung im Vordergrund:

- Verbesserung von Wissen und Kenntnissen über die Probleme/psychische Störung und über die Handlungsmöglichkeiten;
- besseres Kennenlernen und Verstehen der Symptome/Probleme des Patienten und der eigenen Reaktionen hierauf;
- Erkennen von Zusammenhängen zwischen dem Verhalten des Patienten und dem eigenem Verhalten;
- Unterbrechung von negativen bzw. unerwünschten Verstärkungszirkeln. Ersetzen durch andere Verhaltensweisen und Interaktionsmuster;
- bessere Unterstützung des Patienten bei der Bewältigung seiner Schwierigkeiten;
- effektivere Bewältigung der mit der psychischen Störung assoziierten (oder durch die psychische Störung ausgelösten) aktuellen familiären Probleme.

Die folgenden Methoden können zur Entwicklung und Einübung konkreter Problemlösungen eingesetzt werden:

- Psychoedukative Hilfestellung: Umfassende Information und Anwendung von allgemeinen Informationen auf den individuellen Fall. Dies kann sich beziehen auf die Probleme/Symptome des Kindes, die eigenen Reaktionen der Eltern hierauf und mögliche Strategien/Hilfen (Würde mir das helfen?) im Umgang mit der Problematik.
- Anleitung zu einer strukturierten Problemlösung: Der Familie wird an konkreten Beispielen aufgezeigt, wie sie gemeinsam ein Problem angehen und lösen kann. Das Ziel liegt darin, bei der Diskussion von Problemen und bei den Bewältigungsversuchen mehr Besonnenheit, Ordnung, Zielgerichtetheit, Rationalität zu gewinnen, sich stärker an der tatsächlichen Erfahrung zu orientieren und eine bessere interpersonelle Koordination zu erreichen. Die Abfolge der Schritte orientiert sich am Schema der Problemlösung: Auswahl, Umgrenzung, Definition, Gewichtung, Rangbildung von (1) Problemen und von (2) Zielen; Einigung auf (3) Vorgehen/Mittel/Methoden; (4) Umsetzungsversuch und (5) Auswertung und ggf. Neudefinition der Probleme (1) und die folgenden Schritte (Prinzip des erfahrungsgeleiteten Handelns).
- Einsatz von verhaltensdiagnostischen Methoden, wie z. B.: strukturierte Video-Sitzungen (Video-Hausaufgabensitzung, Video-Spielsitzung), Videoaufnahmen zu Hause in der Regie der Familienmitglieder; unsystematische (Selbst-)Beobachtung und systematische Beobachtungspläne mithilfe von Beobachtungsbögen.
- Verhaltensaufgaben, wie z. B.: Einführung von Veränderungen in den Rollen, Zuständigkeiten und Aufgabenverteilungen (insbesondere Übernahme von Verantwortungen bzw. Aufgaben durch den Vater oder andere Personen anstelle der Mutter).

Anregung zur therapeutischen Klärung der familiären Situation

Die Klärungsperspektive steht immer dann im Vordergrund, wenn die Familienmitglieder von sich aus gemeinsame Familiengespräche wünschen; die Gründe hierfür können sehr unterschiedlich sein:

- der Wunsch der Familienmitglieder, die Probleme und ihre Bedingungen bzw. Hintergründe besser zu verstehen, um sich darauf einstellen zu können;
- der Eindruck, dass gemeinsame Gespräche ohne äußere Hilfe nicht richtig weiterführen, dass man sich im Gespräch miteinander „im Kreise dreht";
- der Eindruck, dass die bisherigen Gespräche miteinander nicht hinreichend offen geführt worden sind. Der Wunsch, ein Gespräch zu führen, in dem auch „schwierige Themen" angesprochen werden können;
- offene Uneinigkeit oder große Diskrepanzen in der Situationsbeurteilung (z.B. offene Konflikte/Auseinandersetzungen zwischen Eltern und Jugendlichen);
- unterschwellige Konflikte mit indirekten oder diffusen Ausdrucksformen, z.B. das Gefühl, von anderen Familienmitgliedern nicht akzeptiert zu werden, Unzufriedenheit mit den Familienbeziehungen oder der Familiensituation.

Bei solchen Konstellationen steht das Ziel im Vordergrund, die Situation (Probleme, Zielorientierungen, Beziehungen, Konflikte) zu klären und das Problemverständnis zu erweitern bzw. zu korrigieren. Zu einer solchen Zielsetzung gehören z.B. folgende Aspekte:

- Erweiterung, Differenzierung, Spezifizierung, Realitätsüberprüfung, Korrektur der eigenen Wahrnehmungen und Beurteilungen;
- Erkennen (bzw. Einigung auf) von Unterschieden und Gemeinsamkeiten im Hinblick auf Wünsche/Erfahrungsweisen/Bedürfnisse/Ziele/Werte etc.;
- besseres Verständnis und emotionale Einfühlung für die anderen Familienmitglieder;
- besseres Akzeptieren von Unterschiedlichkeit (Autonomie).

Die wichtigste Methode bezüglich der Klärungsperspektive ist die Realisierung der bereits im Kapitel 10 dargestellten Gesprächsprinzipien – Transparenz, Akzeptanz, und Empathie, Perspektivität, Entwicklungsorientierung, kooperative Einstellung und verantwortliche aktive Gesprächssteuerung. Hierdurch wird ein offenes und vertrauensvolles Gesprächsklima gefördert, sodass bisher nicht deutlich angesprochene Bereiche (z.B. Angst, Vorsicht, Tabus) thematisiert werden können. Auf diese Weise können unterschiedliche Wahrnehmungen sowie Interpretationen der aktuellen Situation und Probleme verdeutlicht werden; unterschiedliche Sichtweisen, wechselseitige Einstellungen, Erwartungen und Ziele können ausgetauscht, in Frage gestellt und diskutiert werden. Entwicklungen im Sinne der angeführten Zielsetzungen können darüber hinaus durch die für die systemische Familientherapie charakteristischen Methoden gefördert werden. Einige Beispiele für diese Methoden werden im Folgenden dargestellt.

Beispiele für spezielle familientherapeutische Techniken

Familientherapeutische Grundmethode

Die Prinzipien, die für den ersten diagnostischen Kontakt mit der Familie gelten (s. Kap. 10: „Familiendiagnostik", S. 80), sind gleichzeitig auch die wichtigsten Grundlagen einer produktiven therapeutischen Kooperation. Auch in den Therapiesitzungen mit Familien versucht der Therapeut, eine empathische Haltung zu erlangen. Das Empathieprinzip wird in der Familientherapie durch das Prinzip der Perspektivität (Allparteilichkeit) komplementär ergänzt: Der Therapeut versucht, das Empathieprinzip jedem Familienmitglied gegenüber gleichermaßen zu realisieren. In gemeinsamen Familiensitzungen bedeutet dies, dass er darauf achtet, dass er seine Aufmerksamkeit möglichst ausgewogen verteilt. Je besser jedoch der Therapeut jeden einzelnen Gesprächsteilnehmer akzeptieren und verstehen kann, umso eher können auch die Familienmitglieder Verständnis für die Position der anderen Familienmitglieder gewinnen (Modellfunktion). Wenn es gelingt, die beteiligten Familienmitglieder im beschriebenen Sinne auf die Gesprächssituation einzustellen, ist in der Therapie oft schon ein entscheidender Schritt getan. Denn ein verbessertes Verständnis für sich selbst und für die anderen ermöglicht eine akzeptierende Haltung bzw. eine gelassenere emotionale Einstellung. Dies ist die beste Voraussetzung dafür, dass die Familienmitglieder neue Handlungsmöglichkeiten erproben und so ihren Spielraum in einem positiven Sinne erweitern können. In diesem Milieu können spezielle familientherapeutische Techniken (Methoden im engeren Sinne) genutzt werden, um die Familie bei ihrer Entwicklung anzuregen und zu unterstützen.

Die familientherapeutischen Interventionsmethoden umfassen eine große Bandbreite von Techniken (Tab. 49.**1**); im Folgenden werden einige dieser Methoden exemplarisch erläutert.

Umdeuten (Reframing)

Die Methode des Umdeutens beruht auf der Einsicht, dass eine Verhaltensweise für sich genommen noch keine spezifische Bedeutung besitzt, sondern dass sich die Wertigkeit eines Verhaltens erst aus dem sozialen und persönlichen Zusammenhang (Kontext) ergibt. Die Interaktionspartner reagieren somit nicht einfach auf objektive Tatbestände, sondern auf den Sinn, den sie mit den Verhaltensweisen des anderen verbinden.

Beispiel

Dies kann an einem Adoleszentenkonflikt verdeutlicht werden, in dem die Eltern das Verhalten des Sohns (häufiges Durchbrechen elterlicher Vorschriften) als „unmöglich" und völlig unverständlich erleben; für den Sohn (der die Eltern als zunehmend restriktiv wahrnimmt) gilt dasselbe im Hinblick auf die Eltern. Eine weitere Eskalation des Konflikts, in dem sich z. B. der Jugendliche ernsthaft gefährdet, ist zu befürchten. Im ersten Familiengespräch äußern die Eltern ihre Befürchtung, dass ihr Sohn psychisch krank sei; der Jugendliche nimmt nur widerwillig am Gespräch teil und antwortet kaum. Um überhaupt eine sinnvolle Diskussion zu ermöglichen und um die festgeschriebenen Bedeutungskonzepte zu öffnen, kann der Therapeut die Verhaltensweisen in einen neuen „Bedeutungsrahmen" stellen (daher die englische Bezeichnung „Reframing"). Hierzu sucht er einen sinnvollen und positiven „Meta-Rahmen", für die elterliche Position und für die des Jugendlichen. Ein sinnvoller Meta-Rahmen für die Eltern wäre z. B.: „Sie nehmen ihre Verantwortung für ihren Sohn sehr ernst und versuchen ihn zu schützen". Ein entsprechender Meta-Rahmen für den Sohn wäre: „Du möchtest zeigen, dass du selbständig und eigenverantwortlich handeln kannst." Wenn Eltern bzw. Sohn diese positiven Umdeutungen ihres Verhaltens akzeptieren können (und das tun sie am ehesten, wenn die Deutungen zutreffend sind), dann ist es möglich, über wechselseitige Vorwürfe hinauszugelangen, um die Diskussion sinnvoller zu gestalten. An die Eltern gerichtet, bietet sich die Frage an: „Gelingt es Ihnen, ihren Sohn zu schützen? Gibt es Alternativen, durch die Sie Ihr Ziel besser erreichen können?" An den Jugendlichen gerichtet: „Wie kannst du am besten deine Selbständigkeit weiterentwickeln, vielleicht sogar so, dass auch deine Eltern merken, dass du kein Kind mehr bist?"

Tab. 49.**1** Einteilung und Beispiele für familientherapeutische Methoden.

Auf die Interaktion in den Therapiesitzungen gerichtet		Auf die Interaktion zwischen den Therapiesitzungen gerichtet	
Gesprächsmethoden	**Aktionale Methoden**	**Direkte Interventionen**	**Komplexe (paradoxale) Interventionen**
• Steuerung von Kommunikationsabfolgen • Zirkuläres Fragen • Umdeuten • Familiengenogramm • Suggestive und metaphorische Kommunikation	• Nutzung des Raums (z. B. Veränderung der Sitzordnung) • Familienskulptur • Rollenspiel und psychodramatische Techniken	• Beobachtungsmethoden (Instruktion zur Selbst- und Fremdbeobachtung) • Verhaltensaufgaben • Familienverträge	• Symptomverschreibungen • Regelverschreibungen • Ritualisierte und metaphorische Verschreibungen

Probleme können dadurch, dass sie in einen anderen Rahmen gestellt sind, neu definiert und zugänglicher gemacht werden. Die Aufgabe des Therapeuten liegt darin, den Familienmitgliedern ihre Probleme in einer Form zurückzugeben, in der die Schwerpunkte so gesetzt sind, dass sie neue Betrachtungsmöglichkeiten gewinnen. Dabei schreibt der Therapeut nicht die Lösungen vor, denn die besten Lösungen sind diejenigen, die die Familie selbst entwickelt.

Familienskulptur

Nicht-verbale und aktionale Therapietechniken eignen sich besonders dann, wenn das Gespräch nicht weiterführt, wenn viel geredet, dabei aber wenig gesagt wird, etwa wenn ausschließlich intellektualisierend gesprochen wird, ohne das emotional Wesentliche zu treffen oder wenn – in ganz anderen Fällen – einzelne Familienmitglieder sprachlich unbeholfen oder im verbalen Ausdruck gehemmt sind. Durch die Familienskulptur können sich die Familienmitglieder ihre Beziehungen im buchstäblichen Wortsinn deutlich „vor Augen führen“: Ein Familienmitglied – der Protagonist – wird aufgefordert, die einzelnen Familienmitglieder (mit möglichst wenig Worten) so anzuordnen, dass aus dem Gesamtbild, aus der räumlichen Anordnung, der Haltung der Familienmitglieder und ihrer Stellung zueinander sichtbar wird, wie die *Beziehungen der Familienmitglieder* sind. Das heißt, seine Aufgabe entspricht der eines Bildhauers, der ein Standbild mit mehreren Personen anfertigt. Dabei kann er zeigen, wie – seiner subjektiven Empfindung nach – die einzelnen Familienmitglieder „zueinander stehen“ (oder sitzen oder liegen). Eine solche Skulptur kann für die Familie sehr eindrucksvoll sein, ihre Situation wird „greifbar“. Oft werden die Teilnehmer sehr nachdenklich; fruchtlose Debatten und Rechthabereien treten in den Hintergrund. Überdies hat diese Technik den Vorteil, sich ausdrücken zu können, ohne gestört zu werden, die anderen Familienmitglieder sind nicht mehr Widersacher, sondern für den „Bildhauer“ wie „Wachs in seinen Händen“; schon allein der Übergang zum Körperkontakt verändert die Stimmung in der Familie, und durch das nichtsprachliche Medium werden nicht bewusste Beziehungsdefinitionen zugänglicher.

Der Therapeut hat die Aufgabe, die Familie bei der Skulpturmethode zu führen; er bietet die Methode an, erklärt sie und sichert das *Einverständnis aller Beteiligten* und hilft dem Protagonisten nicht nur durch Worte, sondern indem er ihn körperlich (z.B. durch „Vormachen“) durch die Skulptur führt.

Die Familienskulptur ist eine Methode, durch die festgefügte psychische Strukturen gelockert und Therapieprozesse vertieft werden können. Nach der Skulpturdarstellung sollte jeder im Gespräch seine Eindrücke schildern können. Die Skulpturmethode kann beliebig erweitert werden, etwa indem man „Wunschskulpturen“ stellt oder dadurch, dass die „stehende“ Skulptur in Bewegung kommt und die Beteiligten ihre Positionen verbalisieren. Der Übergang zum Rollenspiel oder in psychodramatische Techniken hinein ist fließend.

Familienverträge

Jede Therapie beruht auf impliziten Verträgen; das therapeutische „Bündnis“ ist – unabhängig von der einzelnen Methode – die Grundlage der Behandlung. Die Verwendung von schriftlich fixierten Verträgen als therapeutische Methode stammt aus der Verhaltenstherapie. In der Familientherapie besteht ein Vertrag darin, dass gemeinsam mit der Familie feste Vereinbarungen getroffen werden, die – um ihre Verbindlichkeit zu unterstreichen – auch schriftlich festgehalten werden. Durch die *schriftliche Fixierung* werden ganz bestimmte und umschriebene Verhaltensaspekte gezielt hervorgehoben. Bei der Anwendung von Verträgen ist die Dynamik zwischen externer Kontrolle und Selbstverantwortung, zwischen Forderung und Unterstützung psychologisch wesentlich: Der Patient (und/oder die Eltern) wird einerseits mit Forderungen konfrontiert und kontrolliert; andererseits hat der Vertrag die Aufgabe, den Patienten (bzw. die Eltern) zu stützen und ihm möglichst viel Verantwortung zu übergeben.

Ein Vertrag kann sich direkt auf interpersonales Verhalten in der Familie richten (z.B. Kommunikation miteinander; Regeln für Auseinandersetzungen etc.); familiendynamisch aber interessanter sind solche Verträge, bei denen zwar explizit individuelle Symptome im Blickpunkt stehen, der Vertrag aber so geartet ist, dass durch ihn die Familienbeziehungen indirekt verändert werden. Oft kann schon allein durch Beobachtungsaufgaben die familiäre Interaktion effektiv beeinflusst werden. Dies wäre z. B. der Fall, wenn der Vater, der sonst überhaupt nicht mit dem „Symptommanagement“ befasst ist, die Aufgabe erhält, die Symptomatik zu registrieren. Damit können Familienbeziehungen, obwohl sie im Vertrag gar nicht angesprochen sind, bedeutsam beeinflusst werden.

Bei der Nutzung von Verträgen ist eine Reihe von Prinzipien zu beachten. Zuallererst sollten Verträge praktisch erfüllbar und damit positiv erfolgsorientiert sein. Das bedeutet, dass sie sehr genau auf die Möglichkeiten der Familie zugeschnitten sein müssen. Sie sind umso sinnvoller, je besser die Beteiligten motiviert sind, die Absprachen zu realisieren; Verträge dürfen deshalb der Familie nicht oktroyiert werden, sondern sollen aus der Diskussion mit der Familie entstehen. In ihnen sollten die Vorschläge der Familienmitglieder aufgegriffen werden, soweit wie dies irgend möglich ist.

Symptomverschreibung

Im Vergleich zu direkten Vorschlägen und Anweisungen sollten *paradoxale Verschreibungen* noch vorsichtiger angewandt werden. Sie sind dann zu erwägen, wenn durch direkte Vorschläge die Probleme eher verschlimmert als verbessert werden. Dies kann der Fall sein, wenn die Schwierigkeiten gerade durch die Bemühungen, das Problem zu lösen, aufrechterhalten werden. Direkte Anweisungen helfen in der Regel nicht weiter, wenn die Familienmitglieder sich in einer paradoxen Situation verfangen haben.

Eine solche paradoxe Verstrickung kann sich z. B. auf die therapeutische Situation selbst beziehen, etwa in folgendem Sinne: „Ich möchte selbst aus meinen Problemen herausfinden, habe es aber bisher nicht geschafft, deshalb bin ich unfähig. Wenn aber die Therapie in Gang käme und zu Veränderungen führen würde, dann wäre damit endgültig bewiesen, dass ich ‚unfähig‘ bin. Also darf ich in der Therapie nicht mitarbeiten.“ (Eine andere Paradoxie, die jeder aus dem Fach kennt, wäre: „Ich möchte, dass Sie mir meine Symptome wegnehmen, mich aber dabei nicht verändern.“)

In einer solchen Situation kann versucht werden, die Paradoxie mit einer „therapeutischen Paradoxie“ aufzulösen: Der Therapeut kann z. B. deutlich machen, dass es zunächst wichtig ist, nichts zu verändern und dass die Symptome in der vorhandenen Form beibehalten werden können oder gar noch zu steigern sind: „Du kannst dich ändern, indem du (zunächst) so bleibst wie du bist.“ Auch wenn sich zunächst keine Fortschritte zeigen, so hat der Patient doch die Vorschläge des Therapeuten befolgt und in der Therapie mitgearbeitet. Wenn er aber seine Symptome ablegt, dann hat er genau das erreicht, was er wollte und die Probleme sogar gegen die Ratschläge des Therapeuten bewältigt.

Beispiel

Das Hauptproblem in einer Familie besteht darin, dass es täglich zu lange andauernden und heftigen Streitigkeiten zwischen den Eltern und der Tochter, dann aber auch zwischen den Eltern kommt. Selbst wenn sich alle um Ruhe bemühen und sich voneinander fern halten, kommt es doch aus den nichtigsten Anlässen zu einem Schlagabtausch, was für alle zu einer extremen Belastung geworden ist. Auch in den Familiensitzungen können diese lauten und eskalierenden Auseinandersetzungen vom Therapeuten nicht unterbrochen werden, sodass eine sinnvolle Therapie unmöglich erscheint. Eine Symptomverschreibung, die sich direkt auf das Verhalten in der Sitzung richtet, könnte z. B. in folgender Weise versucht werden: „Sie haben mir gerade gezeigt, wie Sie in einen solchen Streit hineingeraten; ich glaube, ich kann mir das schon etwas vorstellen (positive Umdefinition). Vielleicht können Sie noch etwas weiter machen und den Streit noch ein paar Minuten weiterlaufen lassen. So wird mir das vielleicht noch deutlicher. Später können wir dann darüber sprechen.“ Die Familie wird gebeten, etwas bewusst zu tun, was ihr sonst nur ständig „passiert“. Wenn die Familie weiter streitet, dann ist dies Teil der therapeutischen Zusammenarbeit; wenn sie irritiert reagiert und der Streit nicht mehr so recht in Gang kommen will, was genauso gut geschehen kann, wird eine andere Art von Gespräch ermöglicht.

Symptomverschreibungen und Umdefinitionen wurden teilweise in einer Weise praktiziert und propagiert, dass der Eindruck entstehen musste, der Therapeut versucht hier „therapeutische Tricks“ anzuwenden, mit denen er die Familie hinter ihrem Rücken manipulieren will. Die von uns vertretene Auffassung hierzu ist eindeutig: Der Familie etwas aufzutischen, was nicht ehrlich gemeint ist, sondern nur eine „zusammenkonstruierte Botschaft" darstellt, die der Familie mit einem geheimen Hintergedanken gegeben wird, ist ethisch nicht akzeptabel; es ist abgesehen davon auch nicht nötig und kann nach unserer Überzeugung nicht helfen. Auch diese Methoden sind nur gerechtfertigt, wenn der Therapeut das, was er sagt, auch ernst meint. Dabei können wir uns sehr wohl bewusst sein, dass psychotherapeutische Kommunikation immer paradoxe Momente enthält und dass wir uns diesen Paradoxien nicht entziehen können.

Evaluation und Qualitätssicherung

Die Wirksamkeit familientherapeutischer Interventionen ist zwar noch nicht so gut untersucht, wie die von verhaltenstherapeutischen Methoden; es besteht also noch immer ein gewisser Nachholbedarf in diesem Bereich. Gleichwohl können wir schon jetzt auf eine Reihe von Metaanalysen zurückgreifen, aus denen klar hervorgeht, dass Familientherapien sowohl hinsichtlich der individuellen Symptomatik des vorgestellten Kindes wie auch hinsichtlich der Verbesserung der Familienbeziehungen eine wirksame Methode darstellen. Besonders gut gesichert ist die Wirksamkeit von behavioral-systemischen Ansätzen bzw. verhaltenstherapeutisch orientierten Formen der Familientherapie und von psychoedukativen Ansätzen.

Die Qualitätssicherung familientherapeutischer Arbeit kann sich an den allgemeinen Strukturen orientieren, die im Bereich der Diagnostik und Therapie für psychisch gestörte Kinder- und Jugendliche entwickelt wurden. Die wichtigsten Aspekte der Qualitätssicherung familientherapeutischer Arbeit speziell im Hinblick auf die praktische Versorgung sind:

- *Transparente Kooperation:* Der wichtigste und grundlegendste Aspekt der Qualitätssicherung besteht darin, dass die Familienmitglieder in umfassender Weise informiert werden und in die Planung, Durchführung und Bewertung der Therapie einbezogen werden.
- *Professionelle Qualifikation:* Eine zweite, ebenso wichtige Grundlage der Qualitätssicherung besteht darin, dass der Therapeut selbst an Fortbildungsmaßnahmen teilnimmt und die Qualität seiner Arbeit überprüft bzw. von Kollegen überprüfen lässt, um diese zu verbessern.
- *Standardisierte Dokumentation:* Ein weiterer Bereich der Qualitätssicherung besteht darin, dass die wichtigsten Befunde und Besprechungsergebnisse schriftlich festgehalten werden und dass darüber hinaus elementare Daten auch in standardisierter Form dokumentiert werden.
- *Systematische Evaluation:* Schließlich können die durchgeführten diagnostischen und therapeutischen Leistungen in standardisierter und systematischer Weise evaluiert werden. Hierbei können z. B. der Therapieerfolg oder auch die Therapiezufriedenheit erfasst werden (z. B. Mattejat u. Remschmidt, 1998). Eine systematische Evaluation in diesem Sinne stößt auch heute noch auf Skepsis, denn viele Therapeuten müssen sich erst noch daran gewöhnen, ihre Arbeit durchschaubar zu machen und damit auch der Kritik zu stellen.

Weiterführende Literatur

Mattejat, F.: Kognitiv-behaviorale Elternarbeit und Familientherapie. In: Mattejat, F. (Hrsg.): Verhaltenstherapie mit Kindern, Jugendlichen und ihren Familien. CJP-Verlag, München, 2006, S. 363–381

Mattejat, F.: Familieninterventionen. In: Schneider, S., Margraf, J. (Hrsg.): Lehrbuch der Verhaltenstherapie. Bd. 3. Springer, Berlin 2009, S. 277–291

Schlippe, A. von, Schweitzer, J.: Lehrbuch der systemischen Therapie und Beratung. 10. Aufl. Vandenhoeck & Ruprecht, Göttingen 2007

Simon, F. B., Clement, U., Stierlin, H.: Die Sprache der Familientherapie. 6. Aufl. Klett-Cotta, Stuttgart 2004

50 Elterntraining

A. Warnke

Definition

Dem Begriff des Elterntrainings entsprechen die Bezeichnungen „Eltern als Ko-Therapeuten“ und „Elternanleitung“. Das Grundkonzept wurzelt in der Verhaltenstherapie. Kommunikationstheoretische, handlungstheoretische, gesprächstherapeutische und familientherapeutische Elemente sind integriert worden.

Das Elterntraining kann mit den Eltern unter Einbeziehung des Kindes stattfinden oder allein mit den Eltern, ohne dass das Kind dabei selbst anwesend ist.

Die Zusammenarbeit mit den Eltern zielt auf eine Schulung der Eltern in ihrem Vermögen, das erzieherische Umfeld des Kindes so zu gestalten, dass therapeutische Ziele erreicht werden. Es ist auch geeignet, bei entsprechender therapeutischer Indikation und Zielsetzung, Elemente des Wertesystems, der erzieherischen Zielrichtungen, der Erlebens- und Verhaltensformen sowie der Lebensgestaltung der Eltern und Familie zu verändern. Dies geschieht mit dem Zweck, zugunsten der psychischen Gesundung des Kindes und seiner Entwicklungsförderung ein besseres wechselseitiges Verständnis zwischen Kind und Eltern, therapeutisch förderliche erzieherische Interaktionsformen, entlastende und förderliche Umstimmungen in der Gefühlslage und erweiterte Handlungsspielräume zur Problembewältigung zu erreichen.

Die Zusammenarbeit mit den Eltern ist in der Annahme begründet, dass die Eltern von Kindern mit seelischen Störungen in der Regel erzieherisch kompetent sind und sie zunächst immer die wichtigsten und sorgeberechtigten Bezugspersonen des Kindes sind. Elterliche Kompetenz also und nicht Unvermögen der Eltern begründet das Elterntraining. Eltern werden mit ihren individuellen Möglichkeiten gleichsam „Berater“ und „Mitarbeiter“ des Therapeuten in der Psychotherapie des Kindes. Die Rolle des Therapeuten ist die eines „Trainers“, der sich unter therapeutischer Zielsetzung darauf konzentriert, elterliche Begabungen und Möglichkeiten zur Entwicklungsförderung ihres psychisch auffällig gewordenen Kindes aufzudecken und zu bestärken, sodass Eltern ihre Möglichkeiten zur Hilfe nutzen können.

In der Regel beinhaltet das Training:

- Schulung in der Beobachtung erzieherischer Ereignisse, sodass problemrelevante und lösungsrelevante Ereignisabläufe und situative Verhältnisse erkannt werden;
- Schulung in der Interpretation und Bewertung von erzieherischen Vorgängen, sodass therapierelevante Entscheidungsfähigkeit gewonnen wird;
- Schulung im erzieherischen Problemlösungsvermögen.

Drei Konzeptionen des Elterntrainings lassen sich unterscheiden:

- *Symptomorientierte Übungsanleitung:* Eltern werden direkt darin geschult, z. B. verhaltenstherapeutische Regeln symptomorientiert beim Kind anzuwenden (z. B. Einsatz der Klingelhose bei Enuresisbehandlung);
- *Vermittlung psychologischer Theorien:* Eltern werden z. B. Prinzipien der Verhaltenstherapie oder Grundsätze der Gesprächsführung vermittelt;
- *Lernen von Problemlösungsstrategien:* Entscheidend ist das Erarbeiten von Problemlösestrategien, die Eltern bei den immer wieder wechselnden erzieherischen Aufgabenstellungen Handlungsspielräume geben, um Alltagskonflikten lösungsorientiert zu begegnen.

Unterscheiden lassen sich Elterntrainingskonzepte zur Prävention (z. B. Triple-P-Elternprogramm) und solche zur Therapie psychischer Störungen bei Kindern (z. B. THOP, Münchner Trainingsmodell). In der Regel sind therapieorientierte Elterntrainings ein Baustein eines Therapieprogramms mit auch direkt kindorientierten Interventionen.

Allgemeine methodische Merkmale

Die Grundorientierung ist das Konzept der Problemlösung. Dies beinhaltet jene Bestandteile des Elterntrainings, die in Tab. 50.**1** dargestellt sind.

Diagnostisches Vorgehen

Dem Elterntraining sollte die für die Kinder- und Jugendpsychiatrie verbindliche multiaxiale Diagnostik vorausgesetzt sein. Spezifisch für das Elterntraining und unerlässlich ist darüber hinaus die Interaktionsanalyse. Sie erfasst die funktionellen Zusammenhänge der erzieherischen Interaktionen, die im Zusammenhang mit dem Problemverhalten des Kindes bedeutsam sind. Mit der Interaktionsanalyse werden das Problemereignis, die situativen Zusammenhänge und die erzieherischen Vorausbedingungen und Konsequenzen beschrieben.

Verfahren im Elterntraining

Das Elterntraining ist ein didaktisches Mittel des Therapeuten, mit dem es gelingen kann, Eltern Einsichten in die für die Problembewältigung relevanten entwicklungsfördernden erzieherischen Vorgänge und situativen Zusammenhänge zu vermitteln, sodass sie eigene Fertigkeiten zur Selbsthilfe wahrnehmen, entwickeln und einüben können. Der Therapeut organisiert eine Lernsituation, er bietet Raum, Apparaturen, Lernmittel, eine Reihe von Übungen sowie seine Erfahrungen an. Dabei sollen optimale didaktische Mittel genutzt werden. Dies sind in der Regel:

- die Lektüre von Lehrtexten und die schriftliche Anleitung (therapeutische Manuale);
- die systematische Verhaltensbeobachtung;
- Übungs- und Feedbackverfahren;
- die Videotechnik;
- die Elterngruppe;
- das Rollenspiel;
- „Hausaufgaben".

Tab. 50.**1** Bestandteile des Elterntrainings.

Bestandteil	Beschreibung
Aufgabenorientierte bzw. störungsspezifische Zielsetzung	Gegenstand der Therapie ist die Lösung eines erzieherischen Alltagsproblems (z. B. Streit in der Hausaufgabensituation) bzw. die Behandlung einer psychischen Störung des Kindes (z. B. Einnässen, Zwangsverhalten) oder eines Konflikts (z. B. chronischer Geschwisterstreit).
Konfliktrepräsentatives Vorgehen	Das im Training thematisierte Problem sollte möglichst repräsentativ sein für andere relevante Konfliktereignisse.
Motiviertes Lernen	Das Training sollte ermutigen, befähigen, Freude an der Zusammenarbeit vermitteln.
Begabungsorientiertes Vorgehen	Es geht nicht um das Versagen, sondern um das Herausarbeiten und Bestärken und therapieorientierte Einsetzen elterlicher Begabungen und Möglichkeiten der Problembewältigung.
Situativ angemessenes Lernen	Die zeitlichen, materiellen und wohnlichen Möglichkeiten der Familie werden beachtet.
Lernen, Handlungsspielräume zu gewinnen	Bewertungs- und Verhaltensalternativen und Erklärungsspielräume werden erarbeitet.
Generalisierbar lernen	Das in der Therapie gewonnene Vermögen sollte möglichst breit für andere familiäre Problemstellungen brauchbar sein.
Ökonomisch lernen	Die Familie soll durch die therapeutische Kooperation möglichst wenig finanziell, zeitlich und personell beansprucht werden.
Kontrolliert lernen	Der Therapieerfolg sollte überprüft werden.

Als methodische Ansatzpunkte und therapeutische Techniken lassen sich benennen:

- *Zeitmanagement:* Genaue Planung, Strukturierung von Aktivitäten und Tagesabläufen;
- *Regelsetzung:* Formulierung überschaubarer, für Kind und Eltern realisierbarer Handlungen;
- *Aufbau:*
  - Shaping: Das Verteilen von Teilschritten bis zum Erreichen des Zielverhaltens;
  - Prompting: Erwünschtes Verhalten wird bis zur selbständigen Beherrschung verstärkt;
  - Chaining: Die Verkettung von Verhaltensschritten wird verstärkt;
  - Modell lernen: Lernen durch Nachahmung beobachteten Verhaltens.

Zielt das Elterntraining auf die Therapie einer definierten psychischen Störung des Kindes, so enthalten die Manuale ein Kapitel, das Eltern ausführlich über das Störungsbild informiert (klinisches Bild, Erklärungsansätze, Therapiemöglichkeiten). Ein Beispiel dafür ist das Manual „THOP“ zur Behandlung von Kindern mit Aufmerksamkeitsdefizit-/Hyperaktivitätsstörung. Ein etabliertes Elterntraining zur Prävention ist das „Triple P“, mit dem erzieherische Fertigkeiten und erzieherische Problemlösestrategien vermittelt werden.

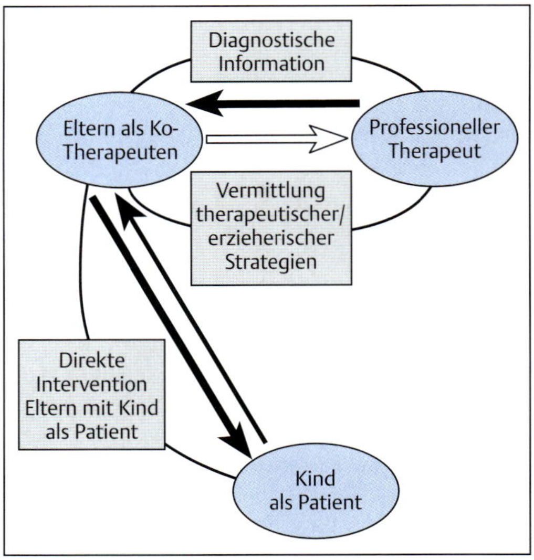

Abb. 50.**1** „Klassisches Modell“ des Elterntrainings. In therapieorientierten Elterntrainings ist das Training Teil eines Therapieprogramms, in dem neben der indirekten Intervention über die Eltern auch solche über andere Bezugspersonen (z. B. Lehrer, Jugendamt) und direkte mit dem Kind (z. B. Einzelpsychotherapie, Psychopharmakotherapie) integriert sind.

Elterntraining nach dem Münchner Trainingsmodell

Das „Münchner Trainingsmodell“ von Innerhofer (1977) ist ein gutes Beispiel für die Methode des Elterntrainings. Nach Kontaktaufnahme und abgeschlossener Diagnostik steht mit Beginn des Elterntrainings fest, welche Eltern an dem Training teilnehmen und welche Problemereignisse thematisiert werden. Die eigentliche Intervention beinhaltet folgende Schritte:

Erster Interventionsschritt: Beobachten und Beschreiben; Lernen zu sehen

Das von einem Elternteil beschriebene Problemereignis wird im Rollenspiel dargestellt und mit Video aufgezeichnet. Die Videoaufzeichnung wird nach Vorschriften der „systematischen Beobachtung“ in Abschnitten, die für das Verständnis, vor allen Dingen aber für die Lösung des Problems relevant sind, sehr genau beschrieben. Beschreibungsgegenstand sind:

- *Situationsbeschreibung:* der Raum, die Einrichtungsgegenstände; die Aufgabe, die im Konfliktereignis besteht, die beteiligten Personen, die Tageszeit usw., sofern diese Aspekte für das Verständnis des Konfliktgeschehens wichtig erscheinen, werden aufgeschrieben.
- *Handlungsbeschreibung:* Sekunde um Sekunde wird festgehalten, was wortwörtlich gesagt wird (Sprache), was grob- und feinmotorisch getan wird (Motorik, Handlungsabläufe), wohin der Blickkontakt geht, sowie Mimik, Gestik und Stimmlage (Ausdrucksverhalten). Dabei wird die zeitliche Abfolge streng beachtet.

Diese systematische Beobachtung ergibt eine „Anatomie der Interaktionsabläufe und der situativen Gegebenheiten“. Interpretationen und Wertungen unterbleiben.

Zweiter Interventionsschritt: Verstehen erzieherischer Zusammenhänge – Interpretieren und Werten

Beschreibung meint die dokumentierte Ordnung von Interaktionsabläufen. Interpretation bedeutet die Ordnung funktioneller Interaktionseinheiten. Interpretationen machen uns einen Interaktionsvorgang verständlich. Mit der Wertung erfolgt eine Aussage darüber, inwieweit das Beschriebene und Interpretierte für ein definiertes Handlungsziel sinnvoll und zweckmäßig ist. Dieser Lernschritt kann durch Manuale, Referate, theoretische Unterrichtseinheiten oder Lehrfilme vermittelt werden. Am effektivsten dürften die videokontrollierten „experimentellen Demonstrationsspiele“ sein, mit denen Interaktionsregeln mittels Selbsterfahrung und videogeleiteter Beobachtung gewonnen werden. Dazu werden z. B. in einem „Belohnungs- und Bestrafungsspiel“ erzieherische Vorgänge wahrnehmbar gemacht, die erkennen lassen, was in der Erziehung als Strafe und Belohnung dient und wie Strafe und Belohnung jeweils unterschiedlich wirken.

Mit dem „Hilfespiel“ gelingt es, aufzuzeigen, wann welche erzieherischen Handlungen für ein Kind hilfreich oder eher störend und behindernd wirken. Die Auswertung dieser „experimentellen Spiele“ erfolgt wiederum mittels Videoaufzeichnung.

Das Ergebnis ist eine „funktionelle Anatomie“ erzieherischer Interaktionsvorgänge in einer definierten erzieherischen Situation.

Dritter Interventionsschritt: Lösungsarbeit – die Gewinnung von Handlungsspielräumen

Die Lösungsarbeit beinhaltet folgende Arbeitsschritte:

- Analyse des Problemereignisses,
- Sammeln von Lösungsideen,
- Testung von Lösungsalternativen im Rollenspiel,
- die schriftliche Dokumentation der bevorzugten Lösungsalternative.

Ziel ist es, für die Familie Handlungsspielräume für ein definiertes Problemereignis/Störungsbild zu gewinnen. Dies geschieht durch störungsspezifische Diagnostik, Analyse des Problemereignisses (Verhaltensanalyse) und Austestung von Handlungsspielräumen (Problemlösungsarbeit).

Die Verhaltensanalyse beinhaltet:

- *Zielanalyse:* Welche Ziele verfolgen die einzelnen Personen im Problemereignis?
- *Situationsanalyse:* Welche personellen, zeitlichen, räumlichen und materiellen Gegebenheiten sind im Konfliktgeschehen bedeutsam?
- *Ereignisanalyse:* Welche Verhaltensweisen sind beobachtbar?
- *Biographische Analyse:* Welche Erfahrungen im Lebenslauf sind bedeutsam für ein Verstehen des Konfliktgeschehens und relevant für die Lösungsüberlegungen?

Die Lösungsarbeit beinhaltet ein Brainstorming (Ideensammlung durch gemeinsame Überlegungen) sowie Rollenspiele mit Videobeobachtung (Ideensammlung durch Versuch und Irrtum).

Die *Lösungsarten* lassen sich nach den Analyseschritten kennzeichnen:

- *Ziellösung:* Änderung, Neuordnung oder Neubewertung der Ziele im Konfliktereignis;
- *Situative oder präventive Lösung:* Problemlösung durch Änderung räumlicher, zeitlicher oder materieller Lebensverhältnisse;
- *Interaktive Lösung:* Konfliktbewältigung durch Änderung von Einstellungen und erzieherischen Verhaltensweisen sowohl auf Seiten der Eltern als auch auf Seiten des Kindes bzw. relevanter Bezugspersonen;
- *Biographische Lösung:* Sie kann in aller Regel nicht innerhalb eines Elterntrainings erreicht werden.

Das Elterntraining lässt sich in längerfristige Therapien gut einflechten, fortführen oder in eine weitergehende Behandlung überführen.

Nachsorge

In der Nachsorge erfolgt eine Kontrolle, inwieweit die im Training erarbeiteten Lösungsschritte sich im Alltag der Familie umsetzen lassen. Bei diesen „Elternabenden“ wird mit den erarbeiteten Methoden des Rollenspiels, der videogeleiteten Interaktionsbeobachtung und der systematischen Problemlösungsstrategie eine weiterführende therapeutische Begleitung sichergestellt.

Indikation

Die mit Elterntraining behandelten psychopathologischen Syndrome sind vielfältig: Verhaltensstörungen bei behinderten und autistischen Kindern (exzessives Weinen, Einschlafstörungen, Stereotypien), Erziehungsprobleme bei Hyperkinetischem Syndrom, Angststörungen, Essstörungen, Enuresis, Enkopresis, Autoaggressionen, elektiver Mutismus, Zwänge, Störungen des Sozialverhaltens, chronische Obstipation, Hausaufgabenkonflikte bei teilleistungsgestörten Kindern, Sprachentwicklungsstörungen und Sprechstörungen. Das Elterntraining ist grundsätzlich dann einsetzbar, wenn Eltern in der Lage sind, situative Möglichkeiten und persönliche erzieherische Begabung zum Zweck der Entwicklungsförderung ihres Kindes zu nutzen. Wirksamkeitsnachweise liegen für verhaltenstherapeutisch konzipierte Trainingsverfahren vor.

Weiterführende Literatur

Beck, N., Warnke, A.: Elterntraining/Gruppenarbeit mit Eltern. In: Mattejat, F. (Hrsg.): Verhaltenstherapie mit Kindern, Jugendlichen und ihren Familien. CIP, München 2006

Briesmeister, J. M., Schaefer, C. E.: Handbook of Parent Training. 2nd ed. Wiley, New York 1998

Döpfner, M., Schürmann, S. Frölich, J.: Therapieprogramm für Kinder mit hyperkinetischem und oppositionellem Problemverhalten (THOP). 4. Aufl. Beltz, Weinheim 2007

Innerhofer, P.: Das Münchner Trainingsmodell. Beobachtung, Interaktionsanalyse, Verhaltensänderung. Springer, Heidelberg 1977

Sanders, M. R.: The Triple P-Positive Parenting Program: Towards an empirically validated multilevel parenting and family support strategy for the prevention and treatment of child behaviour and emotional problems. Child and Family Psychology Review 2: 71–90, 1999

Schulte-Körne, G.: Das Marburger Rechtschreibtraining: Ein regelgeleitetes Förderprogramm für rechtschreibschwache Kinder. Winkler, Bochum 2001

Warnke, A., Beck, N., Hemminger, U.: Elterntrainings. In: Borg-Laufs, M. (Hrsg.): Lehrbuch der Verhaltenstherapie mit Kindern und Jugendlichen. Bd. II: Interventionsmethoden (S. 631–656). dgvt-Verlag, Tübingen 2001

51 Kombinierte Behandlung

H. Remschmidt

Kombination verschiedener Psychotherapiemethoden

Unter einer kombinierten Behandlung verstehen wir die gemeinsame Anwendung verschiedener Behandlungsmethoden in der Einzel-, Gruppen- oder Familientherapie.

Wie bei der allgemeinen Indikation für die Anwendung von Therapien, muss auch bei der speziellen Indikation für eine Kombination verschiedener Behandlungsmethoden auf die drei Grundbereiche zurückgegriffen werden, die bei jeder Therapie bedacht werden müssen. Es sind dies: die *Therapiemethoden*, ihre *Rahmenbedingungen* und die *Störungen*, die mit Hilfe der Therapie gebessert oder behoben werden sollen. Es sei an dieser Stelle noch einmal auf Abb. 42.**1** im Beitrag „Allgemeine Gesichtspunkte" verwiesen, die in Form eines Würfels diese drei Bereiche als drei zueinander senkrecht stehende Ebenen beschreibt.

Grundsätzlich sind sowohl innerhalb der Methoden (z. B. medikamentöse Therapie, Psychotherapie) als auch innerhalb der Rahmenbedingungen (Setting) Kombinationen möglich. Beispielsweise lassen sich eine ambulante Behandlung und Home-Treatment (zur Fortsetzung derselben) gut kombinieren, ebenso hat sich im stationären Setting die Kombination von individueller Therapie, Gruppentherapie und Familientherapie bewährt. Natürlich sind bei den einzelnen Störungen auch Kombinationen verschiedener psychotherapeutischer Methoden möglich und erfolgreich, worauf noch eingegangen wird.

Allerdings dürfen sich die kombinierten Therapiemethoden nicht hinsichtlich ihrer Zielsetzung und ihrer Vorgehensweise widersprechen. Sie müssen vielmehr auf das Therapieziel hin konvergieren und auch, was ihre Vorgehensweise betrifft, nicht inkompatibel miteinander sein. So wäre z. B. ein stark strukturiertes Vorgehen im Sinne des operanten Konditionierens nicht vereinbar mit einer absoluten „Laissez-faire"-Haltung, die dem Kind jede Verhaltensmöglichkeit offen lässt. Hier würden sich die Zielvorstellungen der beiden angewandten Psychotherapiemethoden erheblich widersprechen: im ersteren Falle wird ein strenges Verhaltensregime etabliert, welches den Abbau bestimmter Verhaltensweisen und den Aufbau anderer Verhaltensweisen zum Ziel hat, im letzteren Falle liegt die Vorstellung zugrunde, dass das Kind aus sich heraus, gewissermaßen durch eigene Kreativität, Verhaltensweisen entwickeln kann, die zu einer Überwindung seiner Störung beitragen.

Wiewohl also dem Einfallsreichtum des Therapeuten im Hinblick auf die Kombination verschiedener Therapiemethoden wenig Grenzen gesetzt sind, so sollten dennoch die in Tab. 51.**1** aufgeführten und in der Praxis bewährten *Grundsätze* befolgt werden.

Tab. 51.**1** Grundsätze der Kombination verschiedener Therapiemethoden.

Grundsätze der Kombination verschiedener Therapiemethoden
1. Die kombinierten Methoden sollen klinisch erprobt und wissenschaftlich evaluiert sein. Die klinische Erprobung ist häufig geschehen, jedoch bestehen bezüglich der Evaluation noch erhebliche Defizite im Hinblick auf medikamentöse Therapien und Psychotherapien bei Kindern und Jugendlichen. Man wird also nicht immer von Methoden ausgehen können, die die Probe der Evaluation erfolgreich bestanden haben.
2. Die kombinierten Therapiemethoden sollten mit den Therapiezielen bei der jeweiligen Störung kompatibel sein.
3. Die kombinierten Methoden müssen in ein Gesamtkonzept integrierbar sein und dürfen diesem auch im Detail nicht widersprechen.
4. Sie müssen dem Alter und Entwicklungsstand des Patienten angemessen sein.
5. Sie müssen im jeweiligen Setting durchführbar sein.
6. Die Kooperation des Patienten und seines Umfelds (Eltern, Kindergarten, Schule) muss gewährleistet sein.

In der Praxis hat sich die Kombination verschiedener Therapiemethoden bewährt. Im Folgenden können hierzu nur einige Beispiele gegeben werden.

Individuelle Psychotherapie, Gruppen- und Familientherapie

In stationären und teilstationären Settings, in denen schon durch die 24- bzw. 8-stündige Anwesenheit des Patienten eine hohe Einwirkungsmöglichkeit gegeben ist und auch eine sehr intensive Behandlung das Ziel ist, lässt sich diese Kombination sehr gut und auch erfolgreich durchführen.

Je nach Störungsmuster und Behandlungsphase können die drei Behandlungsmethoden entsprechend gewichtet werden. Dies soll an zwei Beispielen illustriert werden.

Hyperkinetisches Syndrom

Bei dieser Störung führen wir – neben der medikamentösen Therapie – eine individuell strukturierte verhaltenstherapeutisch orientierte Behandlung durch, die aus Übungsprogrammen und einem *Selbstinstruktionstraining* besteht. Beides wird in einer Einzelsituation begonnen. Im nächsten Schritt wird dann die Einzelsituation zur Gruppensituation erweitert, wobei auch der Schulbesuch mit Kleingruppenunterricht eine Gruppensituation darstellt, in der das vorher erlernte Selbstinstruktionsprogramm seine Bewährungsprobe bestehen kann. Von Beginn der Behandlung an wird eine begleitende Elternberatung durchgeführt, nicht eine ausgesprochene Familientherapie. Vor der Entlassung des Kindes aus der stationären oder tagesklinischen Behandlung wird diese Form der Familienberatung intensiviert, damit die Fortsetzung der Behandlung zu Hause erfolgreich möglich ist. Dies kann durch spätere Hausbesuche oder gar durch ein Home-Treatment weiter gefördert werden.

Anorexia nervosa

Bei der Anorexia nervosa wird ebenfalls zunächst mit einer Einzeltherapie begonnen, wobei zur Familie enger Kontakt gehalten wird. Sobald die Patienten hinreichend an *Gewicht* zugenommen haben, sodass sie in der Lage sind, am therapeutischen Geschehen angemessen aktiv teilzunehmen, wird die Gruppenbehandlung eingeführt, die mehrere Patienten mit der gleichen Störung umfasst und Gelegenheit gibt, Erfahrungen auszutauschen und auch Ereignisse, die auf der Station stattgefunden haben, gemeinsam zu diskutieren. Im nächsten Schritt wird bei jüngeren Patienten die *Familientherapie* als Schwerpunkt eingeführt, die zum Ziel hat, jene Faktoren aufzudecken, die möglicherweise zur Auslösung der Erkrankung und zu ihrer Aufrechterhaltung beigetragen haben und die im Hinblick auf die Rückkehr der Patienten in die Familie unter Kontrolle gebracht werden müssen.

Individuelle Psychotherapie und Entspannungstechniken

Die Kombination individueller Psychotherapie (tiefenpsychologisch fundierter Psychotherapie oder Verhaltenstherapie) mit Entspannungstechniken hat sich bei einer ganzen Reihe von Syndromen bewährt. Manche Vorgehensweisen, wie z. B. die verhaltenstherapeutische Technik der systematischen Desensibilisierung, kombinieren diese Ansätze sogar in gesetzmäßiger Weise.

Tiefenpsychologisch fundierte Psychotherapie und Verhaltenstherapie

Schwieriger zu beantworten ist die Frage, ob tiefenpsychologisch fundierte Psychotherapie und Verhaltenstherapie miteinander kombiniert werden können. Denn eigentlich widersprechen diese beiden Therapieformen sich hinsichtlich ihrer Zielrichtung und hinsichtlich ihrer Vorgehensweise. Von daher sind sie zunächst nicht kompatibel. Jedoch hat sich in den letzten Jahren der schroffe Gegensatz dieser psychotherapeutischen Vorgehensweisen abgemildert, da die Vertreter der Tiefenpsychologie (Psychoanalyse) anerkannt haben, dass die Veränderungen, die sie mit ihrer Behandlung erreichen, auf *Lern- und Umstrukturierungsprozessen* beruhen; andererseits haben die Verhaltenstherapeuten ebenfalls längst akzeptiert, dass die Durchführung ihrer therapeutischen Maßnahmen stets im Rahmen einer Therapeut-Patient-Beziehung stattfindet, die ebenfalls als wesentliche Wirkvariable in das therapeutische Geschehen eingeht.

Insofern kann man den heutigen Stand im Hinblick auf die Kombination dieser Methoden so umschreiben, dass verhaltenstherapeutische Elemente im Sinne der Einübung konkreter Fertigkeiten nicht im Widerspruch zu einer tiefenpsychologisch fundierten oder psychoanalytischen Therapie stehen und dass die Verhaltenstherapie auch die Bedeutung der Interaktionsprozesse zwischen Patient und Therapeut erkannt hat. Jedoch geschieht dies unabhängig vom tiefenpsychologischen Modell der Übertragung und Gegenübertragung und auch unabhängig von der entsprechenden Nomenklatur.

Integriertes psychotherapeutisches Vorgehen

Es existiert mittlerweile eine Reihe von psychotherapeutischen Vorgehensweisen, bei denen in mehr oder weniger gesetzmäßiger Weise verschiedene Psychotherapieformen miteinander kombiniert werden. In der Regel handelt es sich dabei bereits um Psychotherapieprogramme, die meist in stationären oder teilstationären Einrichtungen entwickelt wurden und bei denen verschiedene Therapieelemente im Sinne eines zeitlich strukturierten Stufenplans miteinander kombiniert werden.

Kombinationen von psychotherapeutischen Methoden mit anderen Behandlungsformen

Die Kombination psychotherapeutischer Behandlungsmethoden mit anderen (nicht psychotherapeutischen) Behandlungsmaßnahmen ist häufig und hat sich unter verschiedenen Rahmenbedingungen (Settings) sehr bewährt. Meist geschieht diese Kombination in Form von Therapieprogrammen. Unter solchen verstehen wir die *regelhafte Kombination verschiedener Behandlungselemente* (z.B. medikamentöse Therapie + Verhaltenstherapie des Patienten + Beratung der Eltern, stationär oder im Rahmen eines „Home-Treatment"), die im Rahmen eines Behandlungsplans integriert und auch in zeitlicher Hinsicht geordnet werden. Der Behandlungsplan enthält die Behandlungsziele, die hierfür notwendigen Maßnahmen und ihre zeitliche Staffelung. Ein derartiger Behandlungsplan darf jedoch kein starres Schema darstellen, sondern wird im Idealfall nach Maßgabe von Erkenntnissen im Therapieverlauf schrittweise modifiziert, freilich unter genauer Protokollierung der jeweiligen Veränderungen.

Im Prinzip lassen sich recht unterschiedliche nicht-psychotherapeutische Maßnahmen mit psychotherapeutischen Maßnahmen im Rahmen eines Therapieprogramms kombinieren. Am häufigsten ist die Kombination von medikamentöser Behandlung mit psychotherapeutischer Behandlung oder die Kombination von körperorientierten Therapiemaßnahmen (z.B. Krankengymnastik, Bewegungstherapie) mit psychotherapeutischen Verfahren. Auch kann die Anwendung von Placebos, in Kombination mit anderen Therapiemaßnahmen, im Einzelfall indiziert sein.

An drei Beispielen soll die Anwendung von Therapieprogrammen erörtert werden. Davon beziehen sich zwei auf die Anwendung bei bestimmten Patientengruppen (Hyperkinetisches Syndrom, Schizophrenie des Jugendalters) und eines auf den Vergleich mehrerer Behandlungsmodalitäten.

Therapieprogramme beim Hyperkinetischen Syndrom

Zahlreiche Untersuchungen zur Behandlung des Hyperkinetischen Syndroms im Kindesalter haben ergeben, dass so genannte multimodale Therapieprogramme der Behandlung mit den Einzelmaßnahmen (Spieltherapie oder medikamentöse Therapie oder Verhaltenstherapie) eindeutig überlegen sind. Sie bestehen in der Regel aus der *Kombination folgender Maßnahmen*: strukturierende Hilfen für den Alltag (Förderung lebenspraktischer Fähigkeiten, Einhalten sozialer Regeln), direkte patientenbezogene Maßnahmen (medikamentöse Therapie mit Stimulanzien, verhaltenstherapeutische Kontingenzprogramme,

Beschäftigungstherapie, Maßnahmen zur Kanalisierung der Motorik) und Maßnahmen, die die Umgebung betreffen (Elternberatung, Beratung der Schule und anderer betreuender Einrichtungen). Die Stimulanzien beeinflussen dabei in dosisabhängiger Weise sowohl die Hypermotorik als auch kognitive Parameter und das sozialadaptive Verhalten. In diesem Bereich wurde unter *Stimulanzienbehandlung* eine Verbesserung der Aufmerksamkeit, gemessen an Vigilanz- und Reaktionszeit, beobachtet, aber auch das Interaktionsverhalten zwischen Mutter und Kind zeigt unter der Medikation signifikante Verbesserungen. Diese Befunde wurden mehrfach reproduziert. Durch die Abmilderung der die ganze Familie störenden Verhaltensweisen des Kindes werden seitens der Eltern ganz neue Kräfte frei, und es kann eine Rekonstruktion einer natürlichen Eltern-Kind-Beziehung erfolgen.

Therapieprogramm bei schizophrenen Jugendlichen

Auch bei dieser Gruppe von Patienten haben sich Therapieprogramme bewährt, die aus der regelhaften Kombination von neuroleptischer Medikation, stützender Psychotherapie, Ergotherapie und Einbeziehung der Familie in die therapeutischen Maßnahmen bestehen. Bei jugendlichen und jungen erwachsenen schizophrenen Patienten haben sich jene Programme als wirkungsvoll erwiesen, die eine ausreichend dosierte *neuroleptische Depotmedikation mit strukturierten und stützenden Familienprogrammen* kombinieren. Die Kombination dieser beiden Maßnahmen hat zwei wichtige Auswirkungen: das strukturierte Therapieprogramm mit den Familien kann dazu beitragen, dass der Patient weniger überschießenden und feindseligen Emotionen ausgesetzt ist; die neuroleptische Medikation hingegen trägt dazu bei, dass er aufgrund ihrer abschirmenden Wirkung weniger durch vorhandene Emotionen beeinträchtigt wird. Auch hier zeigt sich, dass diese Programme erfolgreicher sind als isolierte Maßnahmen (z. B. psychotherapeutische Behandlung oder neuroleptische Medikation).

Vergleich von Therapieprogrammen: stationäre Behandlung, tagesklinische Behandlung und „Home-Treatment"

In einer Evaluationsstudie (Remschmidt u. Schmidt, 1988), deren Ziel es war, stationäre Behandlung, tagesklinische Behandlung und „Home-Treatment" bei 10 verschiedenen kinder- und jugendpsychiatrischen Diagnosengruppen vergleichend zu untersuchen, wurden insgesamt 109 Patientinnen und Patienten zweier Kliniken nach klar definierten Einschlusskriterien aus der Gesamtzahl der vorgestellten Patienten ausgewählt und nach Zufall einer der drei Behandlungsmodalitäten zugeordnet. Nach Maßgabe der Auswahlkriterien machten diese Patienten rund 10–15 % der gesamten Inanspruchnahmepopulationen der beiden Kliniken aus. In den drei Behandlungsmodalitäten kamen prinzipiell die gleichen Methoden zur Anwendung, waren aber an die jeweiligen Rahmenbedingungen (Settings) angepasst. Die angewandten Therapiemethoden waren in erster Linie von der Diagnose abhängig: bei relativ umschriebenen bzw. monosymptomatischen Erkrankungen standen verhaltenstherapeutische Methoden im Vordergrund; bei komplexeren Störungsbildern dagegen erschien ein umfassenderer Ansatz (z. B. unter Einbeziehung tiefenpsychologisch fundierter oder familientherapeutischer Methoden) angemessener. Diese Vorgehensweise entspricht sowohl der multifaktoriellen Bedingtheit kinder- und jugendpsychiatrischer Erkrankungen als auch dem heute üblichen *mehrdimensionalen Vorgehen in der Therapie.*

Die vergleichende Programmevaluation ergab Folgendes:

- Hinsichtlich des Therapieerfolgs waren keine signifikanten Unterschiede zwischen den drei Behandlungsmodalitäten feststellbar, obwohl der Therapieerfolg generell zwischen den einzelnen Diagnosengruppen differierte. So zeigten erwartungsgemäß neurotische und emotionale Störungen die relativ besten Therapieerfolge in allen Behandlungsmodalitäten, während bei Störungen des Sozialverhaltens die mit Abstand geringsten Erfolge zu verzeichnen waren.
- Hinsichtlich der Behandlungsdauer ergaben sich ebenfalls keine signifikanten Unterschiede zwischen den drei Behandlungsmodalitäten.

Durch diese Untersuchung konnte also gezeigt werden, dass für eine kleine Gruppe ausgewählter Patienten tagesklinische Behandlung und „Home-Treatment" als gleichwertige Alternativen zur stationären Behandlung angesehen werden können. Für die Praxis bedeutet dieses Resultat, dass 10–15% der Patienten, die normalerweise stationär aufgenommen werden, ebenso gut tagesklinisch oder zu Hause behandelt werden könnten, was u.a. eine erhebliche Kostenreduktion bedeuten würde. Freilich erfordert dieses Vorgehen eine sehr sorgfältige Indikationsstellung.

Weiterführende Literatur

Bundesärztekammer (Hrsg.): Placebo in der Medizin. Deutscher Ärzte-Verlag, Köln 2011

Remschmidt, H.: Therapie und Therapieforschung in der Kinder- und Jugendpsychiatrie. In: Lehmkuhl, U. (Hrsg.): Therapeutische Aspekte und Möglichkeiten in der Kinder- und Jugendpsychiatrie. Springer, Berlin 1991, S. 1–32

Remschmidt, H.: Kombinierte Behandlung. In: Remschmidt, H. (Hrsg.): Psychotherapie im Kindes- und Jugendalter. Thieme, Stuttgart 1997, S. 191–195

Remschmidt, H., Mattejat, F.: The component model of treatment in child and adolescent psychiatry. European Child and Adolescent Psychiatry Suppl. 1: 26–49, 2001

Remschmidt, H., Mattejat, F., Warnke, A. (Hrsg.): Therapie psychischer Störungen bei Kindern und Jugendlichen. Thieme, Stuttgart 2008

52 Medikamentöse Behandlung

E. Schulz, C. Fleischhaker und F. M. Theisen

Nach dem derzeitigen Stand des Wissens gibt es keine kinder- und jugendpsychiatrische Erkrankung, bei der die medikamentöse Therapie die alleinige Behandlungsmodalität darstellt. Medikamentöse, psychotherapeutische und soziotherapeutische Ansätze müssen sich im Rahmen einer multimodalen Therapie gegenseitig ergänzen. Häufig wird der Patient aber erst durch die medikamentöse Behandlung in die Lage versetzt, auf ein psychotherapeutisches Behandlungsangebot einzugehen und über seine Situation zu sprechen.

Bei verschiedenen Formen von Psychosen (Schizophrenie, drogeninduzierte Psychosen, affektive Psychosen) sowie bei Zuständen mit erheblicher Selbst- oder Fremdgefährdung ergibt sich in der Regel eine aus der Diagnose abgeleitete unmittelbare Indikation für eine medikamentöse Behandlung. Bei den meisten anderen kinder- und jugendpsychiatrischen Erkrankungen oder Störungsbildern trifft dies nicht zu. In diesen Fällen hängt die Entscheidung für eine medikamentöse Therapie von folgenden wesentlichen Faktoren ab:

- Schweregrad der Symptomatik,
- Beeinträchtigungen im Erleben und Befinden des Patienten,
- Beeinträchtigungen der Lebensqualität,
- Einschränkungen der sozial-adaptiven Fähigkeiten und der sozialen Integration.

Die Pharmakotherapie ist auch dann nur ein Teil der Gesamtbehandlung, die medikamentöse, psychotherapeutische und soziotherapeutische Aspekte einschließt. In der Psychotherapie vieler kinder- und jugendpsychiatrischen Erkrankungen haben sich die modernen Formen der Verhaltenstherapie unter Nutzung kognitiver Aspekte weitgehend durchgesetzt. Zu den flankierenden Maßnahmen gehört die Einbeziehung der Eltern sowie des schulischen bzw. beruflichen Umfelds und die Verbesserung der sozialen Integration in die Gruppe der Gleichaltrigen. Häufig ist aber eine zusätzliche medikamentöse Behandlung hilfreich.

Bei der psychiatrischen Pharmakotherapie sollte bedacht werden, dass jede Substanz, die in die Regulation zentralnervöser Funktionen eingreift und seelische Vorgänge modifiziert („psychotroper Effekt"), ein Neuropsychopharmakon darstellt. Allerdings gibt es keine Substanz, die direkt auf die Psyche wirkt. Vielmehr werden lediglich bestimmte biochemische und damit neurophysiologische Vorgänge verändert. Wirkungen und Nebenwirkungen der Neuropsychopharmaka resultieren dabei auch aus dem komplexen Wechselspiel zwischen biologischen Faktoren wie z. B. dem Entwicklungsstand des Kindes (Tab. 52.**1**) und sozialen Faktoren (Tab. 52.**2**). Demnach ist die kinder- und jugendpsychiatrische Pharmakotherapie eine *entwicklungsbezogene* Neuropsychopharmakologie. Sie berücksichtigt in Abhängigkeit von Alter, Reife und Geschlecht

Tab. 52.**1** Einfluss von Entwicklungsstand und Reife auf die Pharmakotherapie.

Biologische Faktoren
• Hirnreifung (Rezeptorbindungsstudien, bildgebende Verfahren)
• Neuroendokrine Regelkreise
• Zunahme der Fettmasse bei Mädchen
• Zunahme der Muskelmasse bei Jungen
• Geschlechtsunterschiede (z. B. Zytochrome)
• Einflüsse auf die Absorption, Verteilung, Biotransformation, Kinetik etc.
• Response

Tab. 52.**2** Einfluss von sozialen Faktoren auf die Pharmakotherapie bei Kindern und Jugendlichen.

Soziale Faktoren
• Compliance
• Verändertes Essverhalten
• Konsum von Nicotin, Alkohol
• Komorbider Drogenabusus

unterschiedliche Einflüsse (genetische Faktoren, Risikoverhalten, Compliance etc.) auf den Stoffwechsel und die Verteilung des Medikamentes sowie dessen Interaktion mit anderen im Körper befindlichen Substanzen (Abb. 52.**1**).

Depressive Syndrome

Psychotherapeutische Maßnahmen sind bei depressiven Syndromen (z. B. Depression, Dysthymie) für die Jugendlichen und deren Familie unerlässlich. Bei schwerer Symptomatik und bestehender Suizidalität kommt der antidepressiven Pharmakotherapie ein ebenso hoher Stellenwert zu. Bei einem ausgeprägten depressiven Syndrom mit fehlendem oder nicht ausreichendem Ansprechen auf psychotherapeutische Behandlung oder bei rezidivierendem, zur Chronifizierung neigendem Verlauf ergibt sich ebenfalls eine klare Indikation für eine antidepressive Pharmakotherapie. In der aktuellen Diskussion zur Risiko-Nutzen-Abwägung des Einsatzes von SSRI bei depressiv erkrankten Jugendlichen kann derzeit nur der Einsatz von Fluoxetin für diese Indikation empfohlen werden. Nur für Fluoxetin besteht bei Jugendlichen ab 13 Jahren eine Zulassung für diese Indikation. Für die übrigen SSRI lässt sich für diese Indikation bei Jugendlichen derzeit keine signifikante Überlegenheit gegenüber Placebo nachweisen.

Eine große aktuelle Studie belegt an 493 Jugendlichen mit Major-Depression in einer Untersuchung über 12 Wochen, dass das Antidepressivum Fluoxetin höhere Remissionsraten (60 %) erzielt als KVT (43 %); es waren beide aktive Therapien deutlich besser als Placebo (35 % Remissionsrate). Das beste Ergebnis wurde jedoch mit der Kombination von Fluoxetin und KVT (71 % Remission) erzielt, was auch im Hinblick auf die Suizidalität galt. Es wird diskutiert, dass Fluoxetin möglicherweise eine wirksame Sonderstellung bei der antidepressiven Pharmakotherapie von Kindern und Jugendlichen einnimmt (March et al. 2004). Dies geht auch aus der Metaanalyse von Whittington et al. (2004) hervor. Dort wird Fluoxetin als einzig wirksames antidepressives Medikament bei Kindern und Jugendlichen herausgestellt.

Eine wesentliche Nebenwirkung der SSRI-Medikation beruht auf der oft initial antriebssteigernden Wirkung und der Gefahr des Auftretens von selbstverletzendem und suizidalem Verhalten. Daher empfiehlt sich eine sehr behutsame und einschleichende Dosierung. Spezielle Dosierungsempfehlungen für das Kindes- und Jugendalter sollten befolgt werden (Tab. 52.**3**). Neben den SSRI wurden in jüngerer Zeit eine Reihe „neuer“ Antidepressiva auf den Markt gebracht, deren Wirkprinzip im Wesentlichen auf der teils kombinierten Wiederaufnahmehemmung der Neurotransmitter Serotonin, Noradrenalin oder Dopamin beruht. Tab. 52.**4** gibt

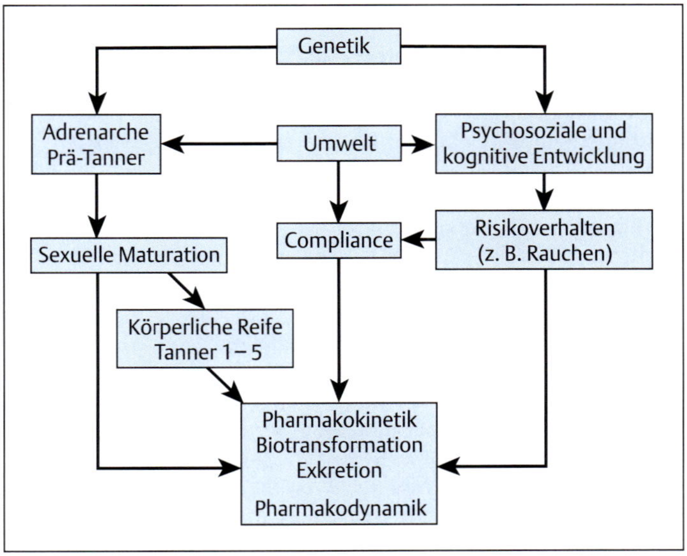

Abb. 52.**1** Entwicklungsbezogene Neuropsychopharmakologie.

Tab. 52.3 Dosierung von selektiven Serotonin-Wiederaufnahmehemmern (SSRI) u. a. „neuer" Antidepressiva bei Schulkindern und Jugendlichen mit Depression („Major Depressive Disorder").

SSRI u. a. Antidepressiva	Tagesdosis
Fluoxetin	5–20 mg
Fluvoxamin	50–150 mg
Paroxetin	20 mg
Sertralin	50 mg
Citalopram	20–60 mg
Mirtazapin	15–45 mg

eine Übersicht über diese neuen Substanzen mit den entsprechenden Dosierungsbereichen für Erwachsene.

Im Gegensatz zu den SSRI ist die Wirksamkeit trizyklischer Antidepressiva bei Kindern und Jugendlichen mit schwerer Depression nicht nachgewiesen. Diese können jedoch im Falle komorbider Störungen eingesetzt werden. Speziell bei Jugendlichen mit vorbestehendem Hyperkinetischem Syndrom und einem sich entwickelnden depressiven Störungsbild sind nach wie vor trizyklische Antidepressiva die Mittel der ersten Wahl (Tab. 52.**5**).

Zu den depressiven Syndromen gehört auch die saisonale Depression („Seasonal Affective Disorder", SAD), die auch bei Kindern und Jugendlichen auftreten kann. In diesen Fällen ist die Phototherapie eine Erfolg versprechende nichtpharmakologische Behandlung, die in der Regel mit einer Psychopharmakotherapie kombiniert wird. Bipolare affektive Störungen und schwere psychotische Depressionen erfordern eine Kombinationstherapie, wobei zur Rückfallprophylaxe Lithium-Salze das Mittel der ersten Wahl sind (in Kombination mit SSRI zur Behandlung depressiver Episoden bzw. Neuroleptika zur Behandlung manischer Episoden). Tab. 52.**6** zeigt ein Stufenschema zur medikamentösen Behandlung von manischen und depressiven Episoden im Rahmen von bipolaren Psychosen im Jugendalter.

Für Lithium besteht ferner eine *Indikation* im Rahmen der Therapie von manischen Phasen, zur Phasenprophylaxe bei bipolaren Störungen und zur Rezidivprophylaxe affektiver und schizoaffektiver Störungen. Mittel der zweiten und dritten Wahl sind atypische Neuroleptika (Aripiprazol oder Olanzapin) bzw. Valproat für die Rezidivprophylaxe bzw. die Akutbehandlung (Tab. 52.**6**).

Schizophrene Psychosen

Zu den antipsychotisch wirksamen Medikamenten (Neuroleptika) gehören chemisch und pharmakologisch unterschiedliche Substanzen. Klinisch relevant ist die Einteilung in „typische" und „atypische" Neuroleptika. Typische Neuroleptika, die auch als „klassische" Neuroleptika bezeichnet werden, verursachen in der Regel motorische Störungen (Dyskinesien). Diese Nebenwirkungen treten mit atypischen Neuroleptika überhaupt nicht oder deutlich weniger ausgeprägt auf. Für den klinischen Alltag ist auch die Einteilung der typischen Neuroleptika in „hochpotente" und „niedrigpotente" relevant. Hochpotente Neuroleptika zeigen eine deutliche antipsychotische Wirkung bereits bei relativ geringer Dosierung, da diese Substanzen eine hohe Affinität zum Dopamin-Rezeptor (D2-Rezeptor) aufweisen. Niedrigpotente Neuroleptika hingegen weisen eine geringere Affinität zum D2-Rezeptor auf, sodass sie sehr viel höher dosiert werden müssten, um die gleiche antipsychotische Wirkung zu entfalten. Zusätzlich wirken diese Substanzen erheblich sedierend.

Die Behandlung mit Neuroleptika stellt auch in der Therapie schizophrener Psychosen des Kindes- und Jugendalters nur einen Baustein eines multimodalen Behandlungskonzepts dar, wobei sich je nach Erkrankungsphase unterschiedliche Behandlungsschwerpunkte ergeben (Abb. 52.**2**).

Als Mittel der ersten Wahl zur medikamentösen Behandlung schizophrener Psychosen im Kindes- und Jugendalter werden nach wie vor klassische hochpotente Neuroleptika (z. B. Haloperidol oder Benperidol), aber auch atypische Neuroleptika (z. B. Aripiprazol und Risperidon) eingesetzt. Seit 2009 hat Aripiprazol für diese Indikation auch im Jugendalter die Zulassung erhalten. Die Dosierung erfolgt nach gebräuchlichen klinischen Empfehlungen, wie sie in Tab. 52.**7** aufgeführt sind. Die Medikamentendosis sollte immer entsprechend Alter, Entwicklungsstand, Begleitmedikation und Symptomatik den individuellen Bedingungen angepasst werden. Dabei ist es ein Ziel, unnötige Nebenwirkungen zu vermeiden oder gegebenenfalls zu erkennen und zu behandeln.

Tab. 52.4 Einteilung neuerer, nicht-trizyklischer Antidepressiva nach ihrer pharmakologischen Wirkweise.

Substanz (Handelsname)	Standarddosis bei Erwachsenen (Maximaldosis) [mg/Tag]	Orientierender therapeutischer Blutspiegelbereich bei Erwachsenen (Empfehlung[a]) [ng/ml]
Selektive Serotonin-Wiederaufnahmehemmer (SSRI = Selective Serotonin Reuptake Inhibitors)		
Citalopram (Cipramil)	20–60 (60)	30–130 (3)
Fluoxetin (Fluctin)	20–60 (80)	120–300 (3)
Fluvoxamin (Fevarin)	50–200 (300)	150–300 (4)
Paroxetin (Seroxat, Tagonis)	20–50 (60)	70–120 (3)
Sertralin (Zoloft, Gladem)	50–150 (200)	10–50 (3)
Escitalopram (Cipralex)	10–20 (20)	15–80 (4)
Serotonin$_2$-Antagonisten/Serotonin-Wiederaufnahmehemmer (SARI = Serotonin Antagonist and Reuptake Inhibitors)		
Trazodon (Thromban)	100–400 (600)	650–1500 (3)
Selektive Serotonin- und Noradrenalin-Wiederaufnahmehemmer (SSNRI/SNRI = [Selective] Serotonin and Noradrenaline Reuptake Inhibitors)		
Venlafaxin (Trevilor)	75–150 (375)	195–400 (4)
Duloxetin (Cymbalta)	40–60 (60)	
Noradrenalin- und Serotonin-Wiederaufnahmehemmer (NSRI = Noradrenaline Serotonin Reuptake Inhibitors)		
Milnacipran[b] (Ixel, Dalcipran)	50–100 (200)	
Noradrenalin-Wiederaufnahmehemmer (NARI/NRI = Noradrenaline Reuptake Inhibitors)		
Reboxetin (Edronax)	4–10	10–100 (4)
Noradrenerge und selektiv serotonerge Antidepressiva (NaSSA = Noradrenergic and Specific Serotonergic Antidepressants)		
Mirtazapin (Remergil)	15–45 (45)	40–80 (3)
Noradrenalin- und Dopamin-Wiederaufnahmehemmer (NDRI = Noradrenaline and Dopamine Reuptake Inhibitors)		
Bupropion (Elontril)	150–300 (450)	
Monoaminoxidasehemmer (MAOH) (MAOI = Monoamine Oxidase Inhibitors/RIMA = Reversible Inhibitor of Monoaminoxydase A)		
Moclobemid (Aurorix)	300–450	300–1000 (4)

[a] Empfehlungen der Arbeitsgemeinschaft Neuropsychopharmakologie (AGNP; Baumann et al., 2004; s. auch Gerlach et al., 2004) zur Anwendung von Therapeutischem Drug Monitoring (TDM) als Routine-Untersuchung: (1) = dringend empfohlen, (2) = empfohlen, (3) = sinnvoll, (4) = wahrscheinlich sinnvoll/ungeklärt, ob sinnvoll, (5) = nicht empfohlen.

[b] In Deutschland nicht zugelassen; in Österreich zugelassen als Antidepressivum (Stand 01/2004).

Tab. 52.**5** Dosierung von trizyklischen Antidepressiva bei Kindern und Jugendlichen.

Medikation	**Tagesdosis bei Kindern bzw. Jugendlichen**		**Serumspiegelbereiche**
	unter 14 Jahren	**über 14 Jahre**	
Amitryptilin	50–75 mg	75–150 mg	Amitryptilin- + Nortriptylin-Spiegel: 80–200 ng/ml
Imipramin	50–75 mg	75–150 mg	Imipramin- + Desipramin-Spiegel: 130–250 ng/ml
Desipramin	50–75 mg	75–100 mg	Keine Empfehlungen
Clomipramin	50–75 mg	75–100 mg	Clomipramin- + Desmethylclomipramin-Spiegel: 70–200 ng/ml
Maprotilin	50–100 mg	75–150 mg	75–200 ng/ml

Tab. 52.**6** Medikamentöse Behandlung von bipolaren Erkrankungen im Jugendalter (SSRI = selektive Serotonin-Wiederaufnahmehemmer; ANL = atypische Neuroleptika).

Standard-Prophylaxe	**Akute Behandlung**	
	schwere Depression	**Manie**
Lithium oder Olanzapin (1. Wahl) oder Valproinsäure oder Quetiapin ***Kombinationsbehandlung (2. Wahl)***	SSRI + ANL (Aripiprazol oder Olanzapin)	ANL + Valproinsäure oder ANL + Lithium

Tab. 52.**7** Dosierungsrichtlinien für verschiedene in der Kinder- und Jugendpsychiatrie gebräuchliche Neuroleptika bei der Behandlung schizophrener Psychosen im Kindes- und Jugendalter.

Substanz	**Dosierung Kinder**	**Dosierung Erwachsene**	**Handelsname**
Levomepromazin	1 mg/kg KG	max. 600 mg/Tag	Neurocil
Haloperidol	>3 Jahre: 0,025 – 0,05 mg/kg KG max. 0,2 mg/kg KG	6 – 12 mg/Tag; max. 40 mg/Tag	Haldol
Fluphenazin	>12 Jahre: wie Erwachsene	10 – 15 mg/Tag; max. 20 mg/Tag	Lyogen
Benperidol		1 – 6 mg/Tag; max. 40 mg/Tag	Glianimon
Perazin	>16 Jahre: wie Erwachsene	200 – 600 mg/Tag; max. 1000 mg/Tag	Taxilan
Chlorprothixen		0,5 – 1,0 mg/kg KG/Tag; max. 400 mg/Tag	Truxal
Thioridazin	>5 Jahre: wie Erwachsene	75 mg/Tag; max. 2 mg/kg KG/Tag	Melleril
Sulpirid	5 mg/kg KG/Tag	max. 300 mg/Tag	Dogmatil
Clozapin	>16 Jahre: wie Erwachsene	200 – 600 mg/Tag; max. 900 mg/Tag	Leponex
Pimozid		1 – 2 mg/Tag; max. 16 mg/Tag	Orap

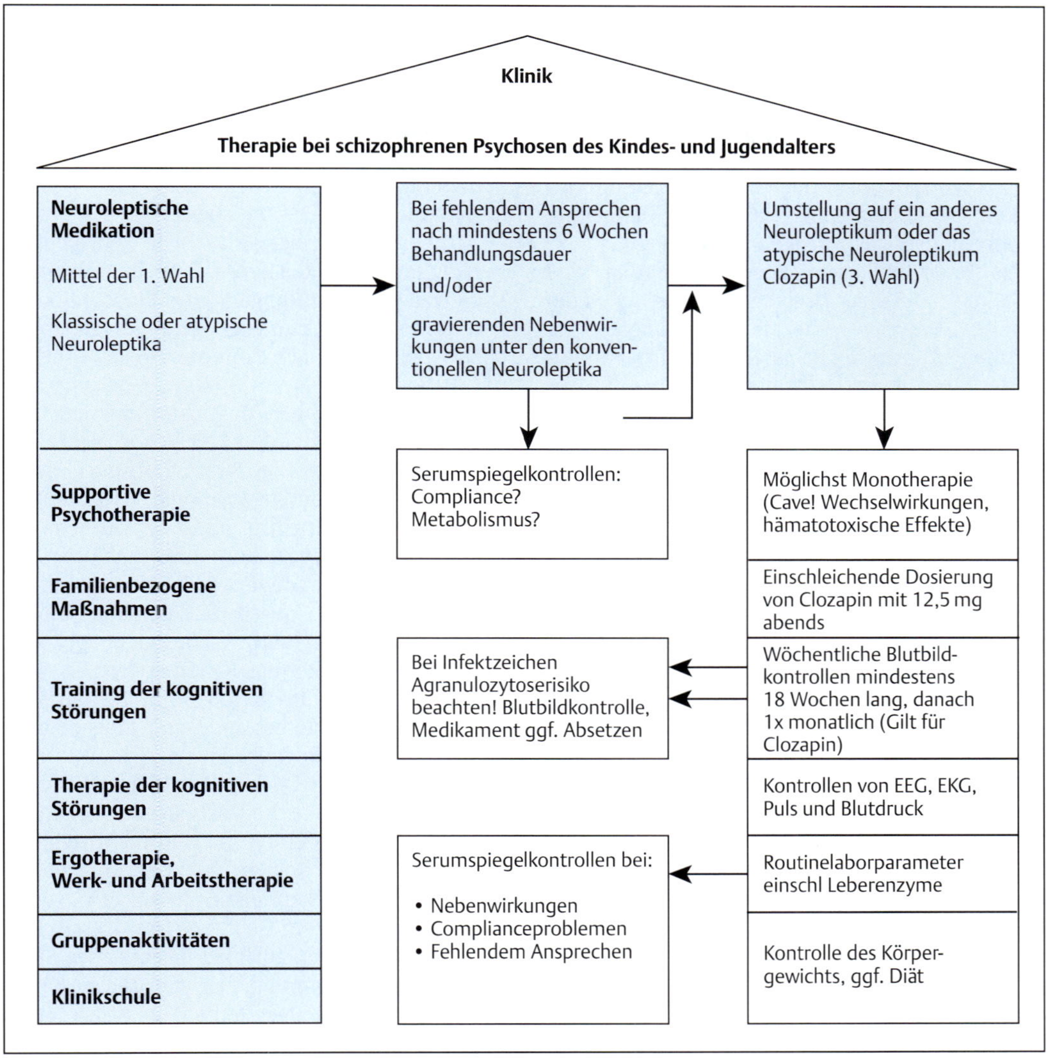

Abb. 52.**2** Multimodales Behandlungskonzept bei schizophrenen Psychosen im Kindes- und Jugendalter.

Neuroleptika wirken vor allem gegen produktive Symptome wie Halluzinationen, Wahn- und Ich-Funktionsstörungen. Während typische Neuroleptika kaum gegen negative Symptome eine Wirkung zeigen, wird diese Eigenschaft atypischen Neuroleptika zugeschrieben. Auch eine depressive Symptomatik wird häufig durch typische Neuroleptika nur unzureichend beeinflusst. Die Wahl eines hochpotenten Neuroleptikums erfolgt entsprechend klinischen Erfahrungen, wobei es das Ziel sein sollte, möglichst rasch eine hinreichende Dopamin-D2-Rezeptorsättigung zu erreichen. Dazu sind bei normalem Stoffwechsel zwischen 10 und 12 mg Haloperidol pro Tag notwendig. Um bei hochproduktiver Symptomatik eine maximale Rezeptorblockade auch zu erreichen, ist es häufig ratsam, eine maximale Dosierung anzustreben. Da es nur wenige Untersuchungen zur Behandlung von Kindern und Jugendlichen mit hochpotenten Neuroleptika gibt, erfolgt die Dosierung in Anlehnung an Erfahrungen mit Erwachsenen.

Zusätzlich zum hochpotenten Neuroleptikum mit entsprechender antipsychotischer Potenz wird häufig ein niedrigpotentes Neuroleptikum gegeben, um vor allem die sedierenden Eigenschaften dieser Substanzen zu nutzen. Aufgrund der Wirklatenz ist eine hinreichend dosierte Behandlung mit einem hochpotenten Neuroleptikum der ersten Wahl über einen Zeitraum von 4 bis 6 Wochen notwendig, bevor von einem primären Nichtansprechen auf die Medikation (Nonresponse) ausgegangen werden kann.

Als Hauptindikation der Neuroleptika sind paranoid-halluzinatorische Symptome jedweder Genese anzusehen, wie sie am häufigsten im Rahmen schizophrener, aber auch drogeninduzierter Psychosen auftreten. Darüber hinaus ergeben sich auch Indikationen bei psychomotorischen Erregungszuständen, aggressivem Verhalten und schwerem selbstverletzenden Verhalten.

An unerwünschten *Nebenwirkungen* stehen in der Akutbehandlung mit hochpotenten Neuroleptika vor allem motorische Nebenwirkungen im Vordergrund (Parkinsonoid mit Rigor, Tremor und Hypokinese). Subjektiv sind die Patienten durch die Nebenwirkungen, die sowohl dosis- als auch altersabhängig auftreten, erheblich beeinträchtigt. Bei Jugendlichen ist in mehr als 50% der Patienten unter hochdosierter Neuroleptikatherapie mit akuten extrapyramidalmotorischen Symptomen (EPS) zu rechnen. Hierbei stehen vor allem Zungen-Schlund-Krämpfe und okulogyre Krisen im Vordergrund. Darüber hinaus können jedoch auch akute Dystonien mit Retrocollis auftreten. Ein nicht unerheblicher Anteil der Jugendlichen zeigt darüber hinaus eine ausgeprägte Akathisie, die häufig als sehr quälend erlebt wird (Tab. 52.**8**).

Das Parkinsonoid wird – soweit aufgrund des psychopathologischen Befundes möglich – durch Dosisreduktion behandelt oder durch die Gabe von Anticholinergika wie Biperiden (z. B. Akineton) oder Metixen (Tremarit). Um akut auftretende extrapyramidale Nebenwirkungen bei Jugendlichen zu vermeiden, entschließt man sich häufig dazu, Jugendlichen zu Beginn der Akutbehandlung zusätzlich ein Anticholinergikum (z. B. Akineton) zu verabreichen.

Darüber hinaus zeigen klassische Neuroleptika gerade im höher dosierten Bereich erhebliche kognitive Nebenwirkungen, eine Einschränkung der Konzentrationsfähigkeit und der gedanklichen Flexibilität. Auch kommt es beim Großteil der Patienten zu einer Appetitsteigerung und damit einhergehender Gewichtszunahme, dies jedoch besonders bei den atypischen Neuroleptika Clozapin und Olanzapin. Darüber hinaus kann vor allem durch atypische Neuroleptika auch ein Diabetes mellitus induziert werden.

Bei Jugendlichen tritt in über 30% der mit Neuroleptika behandelten Fälle eine Akathisie auf. Akathisie ist durch äußere und innere Unruhe, Agitation und Rastlosigkeit gekennzeichnet. Oft spüren die Patienten ein als sehr unangenehm erlebtes Kribbeln in Beinen und Füßen, sodass sie außerstande sind, länger sitzen zu bleiben, und infolgedessen zwanghaft umherlaufen oder auf der Stelle treten. Beim Auftreten einer Akathisie sollte die Dosis so weit wie möglich reduziert werden. Wenn dies nicht möglich ist, können Anticholinergika, Benzodiazepine, aber auch Betablocker helfen.

Unter langfristigem Gebrauch von klassischen Neuroleptika können auch bei Jugendlichen Spätdyskinesien vorkommen, die meist als Hyperkinesen im orofazialen Bereich in Erscheinung treten. Die Spätdyskinesien treten zumeist erst nach längerfristigem (Monate bis Jahre) Ge-

Tab. 52.**8** Zu erwartende Nebenwirkungen verschiedener Neuroleptika bei der Behandlung von schizophrenen Psychosen (++ sehr häufige Nebenwirkungen; + häufige Nebenwirkungen; – ausgesprochen seltene Nebenwirkungen).

Substanzgruppe	Substanz	Sedativ	Anticholinerg	Extrapyramidal
Phenothiazine	Chlorpromazin	++	++	–
	Thioridazin	++	++	–
	Fluphenazin	+	+	++
Thioxanthene	Thiothixen	–	–	++
Diphenylbutylpiperidine	Pimozid	–	–	++
Butyrophenone	Haloperidol	–	–	++
Dibenzoxepin	Clozapin	++	++	–

brauch von klassischen Neuroleptika auf und sind ausgesprochen schlecht zu behandeln oder sogar therapierefraktär.

Beim Auftreten von Spätdyskinesien sollten typische Neuroleptika wenn möglich sofort abgesetzt werden. Hierunter verschwinden in einem Drittel der Fälle die Spätdyskinesien. In einem weiteren Drittel bleiben die Spätdyskinesien erhalten. Die Pathophysiologie der Spätdyskinesien ist im Wesentlichen noch ungeklärt. Die antidopaminerge Wirkung der Neuroleptika ist auch für eine häufig auftretende Hyperprolaktinämie und sekundäre Gynäkomastie, Galaktorrhö und sexuelle Funktionsstörung verantwortlich.

Als lebensgefährliche Nebenwirkung tritt in etwa 0,2% der mit Neuroleptika behandelten Patienten das *maligne neuroleptische Syndrom* auf. Die klinische Symptomatik ähnelt der malignen Hyperthermie, ohne jedoch deren Ätiologie aufzuweisen: zunehmender Rigor, Fieber, Bewusstseinstrübung, vegetative Dysregulation und Anstieg der Creatinkinase im Serum. Die Letalität von bis zu 20% ergibt sich aus den möglichen Komplikationen einschließlich Rhabdomyolyse mit Nierenversagen, vegetativer Dysregulation (z.B. Kreislaufstörung, Schock) und Folgen der Immobilisierung (z.B. Pneumonie, Thrombose). Die Therapie besteht in der Sicherung der Vitalfunktionen und sofortigem Absetzen der Neuroleptika. Unter diesen Bedingungen bildet sich das Syndrom meist innerhalb von 1 bis 2 Wochen zurück.

Nach einer Initialbehandlung mit einem Neuroleptikum der ersten Wahl ist bei etwa 20–30% der Erkrankungen an einer schizophrenen Psychose mit einer Nonresponse zu rechnen. Dann muss die Medikation auf ein Neuroleptikum der zweiten Wahl umgesetzt werden. Als Medikament der zweiten und dritten Wahl kommen vor allem atypische Neuroleptika wie Clozapin in Frage. Allerdings tritt unter der Behandlung mit Clozapin in etwa 1% der Fälle eine Granulozytopenie bzw. Agranulozytose auf. Aus diesem Grund sind wöchentliche Blutbildkontrollen zwingend erforderlich. Beim Auftreten einer Agranulozytose muss eine Behandlung mit Clozapin sofort beendet werden. Clozapin gilt trotz dieser potentiell tödlichen Nebenwirkungen weiterhin als Mittel der Wahl, da andere atypische Neuroleptika (z.B. Aripiprazol, Olanzapin und Risperidon) keine vergleichbare Wirksamkeit aufweisen, insbesondere in Bezug auf Negativsymptomatik.

Kontraindikationen für die Behandlungen mit Neuroleptika bestehen einzig in einem floriden malignen neuroleptischen Syndrom. Darüber hinaus sind Kontraindikationen (Tab. 52.**8**) in einer bekannten Hypersensibilität gegen den Wirkstoff sowie Intoxikationen mit zentraldämpfenden Substanzen zu sehen. Als Kontrolluntersuchung vor Beginn einer Therapie mit hochpotenten Neuroleptika (oder zumindest möglichst rasch nach Beginn der Behandlung) sollte eine Bestimmung von Blutbild, Transaminasen, Harnstoff und Kreatinin erfolgen. Darüber hinaus werden EEG- und EKG-Kontrollen empfohlen. Im Behandlungsverlauf sind Kontrolluntersuchungen in regelmäßigen Abständen erforderlich.

Die Dosierung der verschiedenen atypischen Neuroleptika erfolgt zumeist in Anlehnung an die Erfahrungen aus der Erwachsenenpsychiatrie und muss entsprechend dem Alter und Entwicklungsstand des Patienten individuell angepasst werden. Tab. 52.**9** gibt eine Übersicht über in der Erwachsenenpsychiatrie gebräuchliche atypische Neuroleptika, einschließlich „neuerer" Substanzen, die in jüngerer Zeit auf den Markt gebracht wurden. Anhaltspunkte zur Dosierung atypischer Neuroleptika und pharmakokinetische Daten sind Tab. 52.**10** zu entnehmen. Außer mit Aripiprazol und Risperidon kann die Behandlung mit atypischen Neuroleptika im Kindes- und Jugendalter aufgrund der fehlenden Zulassung nur im Rahmen eines individuellen Heilversuches erfolgen.

Zu den möglichen Nebenwirkungen bei der Behandlung mit atypischen Neuroleptika gehören (je nach Substanz): kognitive Beeinträchtigung, Sedierung, EPS, Spätdyskinesien, zerebrale Krampfanfälle, Tachykardie, Blutdruckanstieg, Agranulozytose, Gewichtszunahme, Beeinträchtigung der Herz-, Leber- und Nierenfunktion sowie Hyperglykämien, Veränderungen im Fettstoffwechsel und Diabetes.

Hyperkinetisches Syndrom

Es gibt verschiedene klinische Subgruppen und komorbide Störungen beim Hyperkinetischen Syndrom (HKS). So unterscheiden sich hyperaktive von dissozial-verhaltensgestörten Kindern. Ferner können permanent hyperaktive Kinder mit vermehrt kognitiven Auffälligkeiten und begleitenden organischen Faktoren von

Tab. 52.**9** Übersicht über atypische Neuroleptika.

Substanz (Handelsname)	Dosierung Erwachsene (Maximaldosis)	Serumspiegelbereiche (Empfehlung[a]) [ng/ml]
Amisulprid (Solian)	50 – 300 (400) mg/Tag[1] 200 – 800 (1200) mg/Tag[2] 2 × tgl.	100 – 400 (3)
Aripiprazol (Abilify)	15 – 30 (30) mg/Tag 1 × tgl.	[b]
Clozapin (Leponex)	100 – 600 (900) mg/Tag 2 – 4 × tgl.	350 – 600 (1)
Olanzapin (Zyprexa)	5 – 20 (20) mg/Tag 1 × tgl.	20 – 80 (1)
Quetiapin (Seroquel)	400 – 600 (750) mg/Tag 2 × tgl.	70 – 170 (3)
Risperidon (Risperdal)	4 – 6 (16) mg/Tag 1 – 2 × tgl.	20 – 60 (2)
Ziprasidon (Zeldox)	80 – 160 (160) mg/Tag 2 × tgl.	50 – 120 (4)
Zotepin (Nipolept)	75 – 300 (450) mg/Tag	12 – 120 (3)
i. m. Depotpräparate: Risperidon (Risperdal Consta 25/37,5/50 mg)[c]	25 (50) mg/2 Wochen	
Olanzapinpamoat (Zypadhera 150/210/300/405 mg)[c]	150–300 mg/2 Wochen 300–405 mg/4 Wochen	

[a] Empfehlungen der Arbeitsgemeinschaft Neuropsychopharmakologie (AGNP; Baumann et al., 2004; s. auch Gerlach et al., 2004) zur Anwendung von Therapeutischem Drug Monitoring (TDM) als Routine-Untersuchung: (1) = dringend empfohlen, (2) = empfohlen, (3) = sinnvoll, (4) = wahrscheinlich sinnvoll/ungeklärt, ob sinnvoll, (5) = nicht empfohlen.
[b] Hierzu liegen derzeit keine verlässlichen Daten vor. Erste Untersuchungen legen einen therapeutisch wirksamen (Plasma-)Spiegelbereich zwischen 80 und 450 ng/ml nahe.
[c] Derzeit einzige zugelassene Depotformulierungen für atypische Neuroleptika.
[1] Bei vorherrschender Negativsymptomatik
[2] Bei vorherrschender Positivsymptomatik

Tab. 52.**10** Dosierungsempfehlungen für atypische Neuroleptika.

	Amisulprid (Solian)	Risperidon (Risperdal)	Clozapin (Leponex)	Olanzapin (Zyprexa)	Ziprasidon (Zeldox)	Quetiapin (Seroquel)	Aripiprazol (Abilify)
Erstdosis	400	0,5 mg	12,5 mg	10 mg	40 mg	25 mg	2,5 mg
Erhaltungsdosis	400 – 800 mg	4 – 6 mg	100 – 600 mg	5 – 20 mg	80 – 160 mg	400 – 600 mg	15 – 30 mg
Maximale Dosis	1200 mg	16 mg	900 mg	20 mg	160 mg	750 mg	30 mg
Dosissteigerung	200 mg/ Tag	0,5 mg/Tag	25 mg/Tag	5 mg/Tag	40 mg/Tag	50 mg/ Tag	2,5 mg/ 2 Tage
Dosierung	1 – 2 x tgl.	1 – 2 x tgl.	2 – 3 x tgl.	1 x tgl.	2 x tgl.	2 x tgl.	1 x tgl.
Vor/Nach Mahlzeiten	+/+	+/+	+/+	+/+	–/+	+/+	+/+

situativ hyperaktiven Kindern abgegrenzt werden. Das HKS geht auch häufig mit begleitenden Störungen, wie depressiver Verstimmung und Störungen des Sozialverhaltens, einher. Auf diese Unterschiede der klinischen Störungsbilder wird das unterschiedliche Ansprechen auf die medikamentöse Behandlung zurückgeführt.

Die Behandlung hyperaktiver Kinder sollte stets *mehrdimensional* sein, da komplexe Therapieprogramme einzelnen Behandlungsmethoden überlegen sind. Dazu werden mehrere Behandlungsansätze kombiniert, einschließlich der Behandlung mit Psychopharmaka. In Tab. 52.**11** sind verschiedene Substanzen aufgeführt, die

Tab. 52.**11** Pharmakologische Behandlung des hyperkinetischen Syndroms.

Substanzgruppe	Wirksubstanz
Stimulanzien	Methylphenidat
	Dextroamphetamin
Antidepressiva	Imipramin
	Amitryptilin
	Desimipramin
Neuroleptika	Chlorpromazin
	Thioridazin
Andere Substanzen	Lithiumcarbonat
	Carbamazepin
	L-Tryptophan
	D-Phenylalanin
	Buspiron
	Clonidin
	Atomoxetin
	Reboxetin

sich zur Behandlung des hyperaktiven Syndroms eignen.

In der medikamentösen Behandlung sind Stimulanzien aufgrund ihrer erwiesenen Wirksamkeit Medikamente der ersten Wahl. Als Medikament zweiter Wahl wird Atomoxetin momentan angesehen. Trizyklische Antidepressiva, Clonidin und Antipsychotika sind Medikamente der dritten Wahl und sollten nur angewendet werden, wenn die Medikamente der ersten und zweiten Wahl nicht wirksam sind oder starke Nebenwirkungen verursachen.

Die Indikation zur Stimulanzienmedikation ist gegeben, wenn die Symptomatik ausgeprägt ist und psychoedukative, psychosoziale und psychotherapeutische Hilfen nicht umsetzbar oder nicht hilfreich waren.

Die Psychostimulanzien sind für das Kindes- und Jugendalter zur Behandlung der ADHS zugelassen. Die Behandlung sollte in der Regel mit einem schnell freisetzenden Stimulans beginnen. Beim Methylphenidat ist der Wirkungseintritt nach etwa 30 min für die Dauer von etwa 4 h zu erwarten (Dosierung s. Tab. 52.**12**).

Für kleinere Kinder sind schnell freisetzende Stimulanzien in ein- oder zweimaliger Dosierung zu bevorzugen, wenn Retardpräparate im unteren Dosisbereich nicht existieren oder eine einmalige Dosis ausreicht. Retardpräparate zeigen eine gute Wirksamkeit vom Morgen bis in den frühen Nachmittag, wobei sich die Therapieeffekte individuell sehr unterschiedlich schnell abschwächen. In Abhängigkeit vom Retardpräparat ist die retardierte Freisetzung von Methylphenidat von einem ausreichenden Frühstück abhängig. In Abb. 52.**3** sind die unterschiedlichen pharmakokinetischen Profile der in Deutschland verfügbaren Retardpräparate dargestellt. In der klinischen Praxis werden heute aufgrund der einfacheren Anwendbarkeit Retardpräparate bevorzugt. Kurz und lang wirksame Methylphenidat-Präparate zeigen vergleichbare Nebenwirkungen wie Schwierigkeiten beim Einschlafen, Appetit- und Gewichtsverlust sowie Kopf- und Bauchschmerzen. Die Nebenwirkungen sind bei jedem Präparat individuell sehr unterschiedlich ausgeprägt. Transdermal wirksame Präparationen von Methylphenidat sind derzeit auf dem deutschen Markt nicht zugelassen.

Im Rahmen der längerfristigen Behandlung empfiehlt es sich, durch Auslassversuche die Wirksamkeit zu überprüfen. Persistiert die ADHS in klinisch bedeutsamem Schweregrad, so ist eine kontinuierliche Medikation auch in das Erwachsenenalter hinein indiziert. Erwachsene benötigen im Vergleich zu Kindern in der Regel eine auf das Körpergewicht bezogen geringere Dosis der Stimulanzien.

Zahlreiche Studien belegen die signifikante Wirkung von Stimulanzien in der Therapie der Kernsymptome der ADHS. Die weitaus meisten Studien liegen für Methylphenidat vor. Hat sich Methylphenidat als nicht wirksam erwiesen, empfiehlt es sich, auf Amphetaminpräparate umzusteigen. Es wird derzeit empfohlen, dass Amphetaminpräparate bei Patienten mit strukturellen Herzerkrankungen nicht verordnet werden sollen. *Pemolin* ist ein Psychostimulans vom Nicht-Amphetamin-Typ. Pemolin ist potenziell leberschädigend. Herstellung und Vertrieb wurden 2006 durch den Hersteller eingestellt.

Tab. 52.**12** International übliche Dosierungsbereiche für Stimulanzien bei Schulkindern.

Wirksubstanz	Dosis/Tag [mg/kg KG]	Anzahl der Einzelgaben
Methylphenidat	0,20–2,1	1–3
Dextroamphetamin	0,3–1,5	1–3

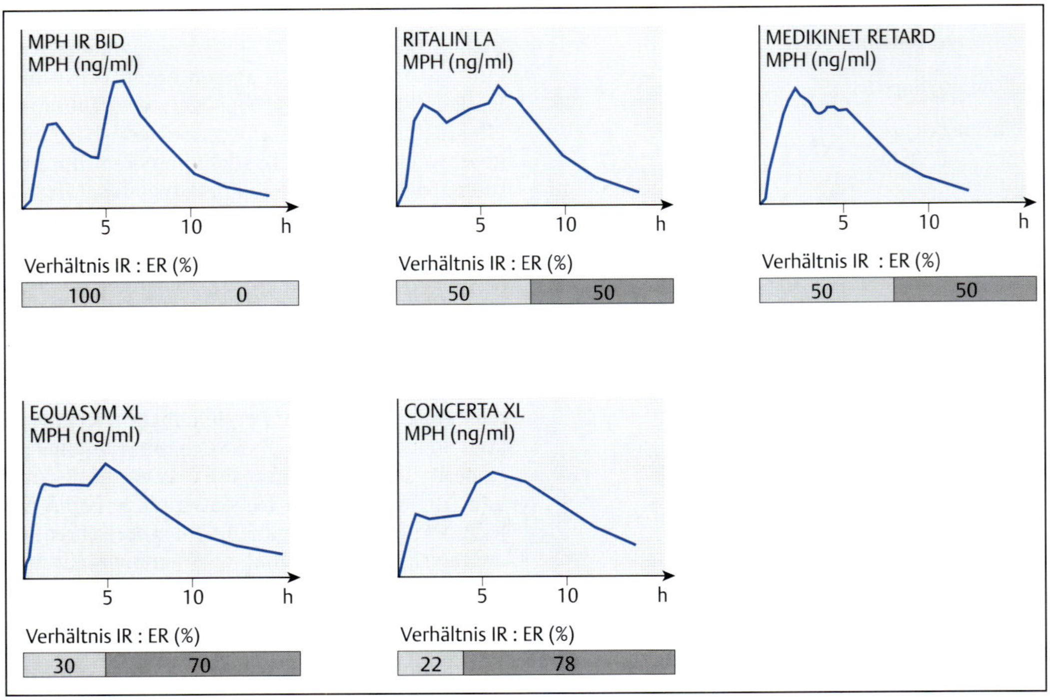

Abb. 52.**3** Pharmakokinetische Profile der verschiedenen Retardpräparate von Methylphenidat (MPH) anhand vorhandener Daten bei gesunden erwachsenen Versuchspersonen und Verhältnis von kurz wirksamem (IR) zu lang wirksamem (ER) Methylphenidat in den jeweiligen Präparaten.

Die sorgfältige und regelgerechte Medikation von Methylphenidat und Amphetaminen hat bei Personen mit ADHS in der Regel keine schädlichen unerwünschten Wirkungen. Nebenwirkungen wie Appetitminderungen, Kopfschmerzen und Einschlafstörungen sind dosisabhängig, in der Regel vermeidbar und treten meistens nur zu Beginn der Therapie auf. Bei langjähriger Anwendung kann es zu einer Reduktion des Längenwachstums kommen.

Die Entwicklung von Stimulanzienmissbrauch und -abhängigkeit ist bei sachgemäßer und störungsspezifischer Einnahme nicht zu erwarten. Eine Dosissteigerung ist auch bei Dauermedikation meist nicht notwendig. Katamnestische Befunde sprechen dafür, dass Kinder und Jugendliche mit ADHS, die mit Stimulanzien behandelt wurden, seltener und später Tabak, Alkohol und illegale Drogen konsumieren als solche ohne Behandlung mit Stimulanzien (Remschmidt u. Heiser 2004; Stellungsnahme der Bundesärztekammer 2005).

Atomoxetin ist zur Behandlung von ADHS im Kindes- und Jugendalter zugelassen. Atomoxetin ist nach Methylphenidat und Amphetamin die am besten untersuchte Substanz mit guter Evidenzlage. In doppelblinden Studien konnte eine signifikante Reduzierung sowohl der Kernsymptome der ADHS als auch eine Verbesserung von Depressivität und Maßen der psychosozialen Lebensqualität nachgewiesen werden. Atomoxetin kann eine assoziierte *Ticstörung* lindern.

Als schwerwiegendste Nebenwirkung gilt die sehr selten auftretende *stimulanzieninduzierte Psychose*, die sich jedoch nach Absetzen der Medikation in der Regel zurückbildet. Befürchtungen, dass Stimulanzien das Knochenwachstum irreversibel hemmen, haben sich nicht bestätigt. Zwar kann es zu Beginn der Behandlung dosisabhängig zu einer gewissen *Wachstumsverzögerung* kommen, die jedoch im weiteren Verlauf kompensiert wird, wenn die Medikation abgesetzt wird. Auch wenn keine nachteiligen Folgen durch die längerfristige Gabe von Methylphenidat zu befürchten sind, empfehlen sich dennoch gelegentliche Aussetzversuche, um die Notwendigkeit einer Fortsetzung der Medikation zu überprüfen.

Kontraindikationen bestehen beim Vorliegen von Tics, und hierbei ganz besonders beim Gilles-de-la-Tourette-Syndrom. Auch verbietet sich eine Stimulanzienbehandlung bei affektiven und schizophrenen Psychosen. Bei diesen Störungen besteht die Gefahr einer akuten Exazerbation und einer dramatischen Befundverschlechterung. Es ist bekannt, dass Methylphenidat die Krampfschwelle herabsetzt und somit Krampfanfälle auslösen oder eine bestehende Epilepsie verschlimmern kann.

Angststörungen

Bei der Behandlung von Angststörungen – einschließlich phobischer Störungen – haben sich SSRI, Benzodiazepine, trizyklische Antidepressiva, Buspiron und Beta-Rezeptorenblocker als wirksam erwiesen. Allerdings geht die Behandlung mit Benzodiazepinen mit dem Risiko der Abhängigkeit einher. Auch wenn eine Suchtentwicklung unter Benzodiazepinen bei Kindern nicht beobachtet wird, besteht dieses Risiko bei Jugendlichen, sodass es sich empfiehlt, Benzodiazepine nicht länger als sechs Wochen zu verabreichen. Obwohl diese Medikamente die Wirkung psychotherapeutischer Methoden nicht direkt verbessern, reduzieren sie zumindest den Angstpegel des Patienten und können so zum Behandlungserfolg beitragen. Die zahlreichen Substanzen sind jedoch für das Kindes- und Jugendalter nicht zugelassen und können daher nur im individuellen Heilmittelversuch eingesetzt werden; meist werden sie nicht benötigt.

Es gibt eindeutige Hinweise dafür, dass das trizyklische Antidepressivum Imipramin (100–200 mg/Tag) zur Verbesserung phobischer Symptomatik führt. Insbesondere bei Vorliegen einer depressiven Begleitsymptomatik ist eine antidepressive Pharmakotherapie der Phobie sinnvoll. Angesichts effektiver psychotherapeutischer Methoden von Angststörungen, gerade auch der Phobien, ist die medikamentöse Behandlung dieser Störungen jedoch eher für solche Patienten zu empfehlen, die allein auf Psychotherapie nicht oder nur unzureichend ansprechen. Für die Trennungsangst konnte eine Studie die Wirksamkeit von Fluvoxamin nach vorheriger erfolgloser Verhaltenstherapie belegen (Blanz et al. 2006).

Zwangsstörungen

Auch bei Zwangsstörungen haben sich trizyklische Antidepressiva als wirksam erwiesen. Clomipramin (100–200 mg/Tag) führt in der Regel zu einer deutlichen Verbesserung der Zwangssymptomatik, wobei Zwangshandlungen häufig besser auf diese Behandlung ansprechen als Zwangsgedanken. Dieser Effekt verschwindet allerdings nach Absetzen des Medikaments. Desipramin führt ebenfalls zu einer Verbesserung der Symptomatik, doch diese Substanz ist weniger wirksam als Clomipramin. Seit einiger Zeit werden vor allem die selektiven Serotonin-Wiederaufnahmehemmer (SSRI) für die Behandlung von schweren Zwangserkrankungen im Kindes- und Jugendalter mit Erfolg angewandt. Seit der Zulassung von Fluvoxamin für diese Indikation im Kindes- und Jugendalter (ab dem 8. Lebensjahr) wird diese Substanz erfolgreich als Mittel der ersten Wahl verwendet (Zieldosis: 50–200 mg/Tag).

Der Serumspiegel trizyklischer Antidepressiva sollte in regelmäßigen Abständen überprüft und die Dosierung gegebenenfalls angepasst werden. Mit den für trizyklische Antidepressiva typischen Nebenwirkungen ist zu rechnen, einschließlich anticholinerger Nebenwirkungen (z. B. Mundtrockenheit, Mydriasis, Schweißbildung), Miktionsstörungen, EKG-Veränderungen, Beeinträchtigung der Leberfunktion, Blutbildveränderungen und Senkung der Anfallschwelle, was zu zerebralen Krampfanfällen führen kann.

Tics und Gilles-de-la-Tourette-Syndrom

Tics sprechen relativ gut auf eine medikamentöse Behandlung an. Insbesondere solche Neuroleptika, die eine hohe Selektivität für D2-Rezeptoren haben, führen zu einer Verbesserung der Symptomatik. Das Mittel der ersten Wahl ist Tiaprid (bis 3 × 300 mg/Tag), das zunächst in geringer und dann steigender Dosierung verabreicht wird. Die mittlere Abnahme der Symptomatik beträgt 70–80 %. Nebenwirkungen sind in der Regel schwach ausgeprägt. Wirksam sind auch Pimozid (1,0–10,0 mg/Tag) und Haloperidol (0,5–6,0 mg/Tag), wobei hier eher mit den für Neuroleptika typischen Nebenwirkungen gerechnet werden muss, einschließlich Dyskinesien, Akathisie, Akinese, kognitive Beeinträchtigung und Gewichtszunahme. Solche Nebenwirkungen können sich negativ auf die Compliance auswirken. Wenn sich kein Behandlungserfolg unter Neuroleptika einstellt, kann ein Versuch mit Clonidin (5 × g/kgKG) unternommen werden. Diese Vorgehensweise ist jedoch deutlich weniger Erfolg versprechend, da eine Reduktion der Symptomatik um lediglich 25–35 % zu erwarten ist.

Enuresis

Eine medikamentöse Therapie ist indiziert, wenn andere Maßnahmen nicht gegriffen haben oder nicht durchgeführt werden können oder eine spezifische Indikation, wie z. B. das Nicht-Einnässen auf einer Klassenfahrt, besteht. Das Mittel der Wahl ist dann das synthetische Analog des ADH Desmopressin. Bei ca. 70 % der Patienten kommt es zu einer Reduktion der nassen Nächte. Das Medikament sollte nicht länger als 12 Wochen verordnet werden. Besonders wirksam ist die Kombination von Desmopressin und apparativer Verhaltenstherapie, vor allem bei hoher Einnässfrequenz und begleitenden Verhaltensauffälligkeiten (Gontard 2005).

Trizyklische Antidepressiva, insbesondere Imipramin (25–50 mg/Tag), sind bei der Enuresisbehandlung wirksam. Gerade die Enuresis nocturna spricht auf diese Substanzklasse relativ gut an. Bei etwa 40 % der betroffenen Kinder ist eine Reduzierung der Enuresisfrequenz zu verzeichnen. Auch Amitryptilin und Maprotilin sind bei der Enuresis nocturna wirksam. Angesichts anderer gut wirksamer Methoden der Enuresisbehandung (z. B. Weckgerät, verhaltenstherapeutische Maßnahmen) ergibt sich erst in zweiter Linie eine Indikation für die Pharmakotherapie dieser Störung. Dies gilt insbesondere in Anbetracht der potentiellen kardiotoxischen Nebenwirkungen trizyklischer Antidepressiva gerade bei Kindern.

Essstörungen

Eine Vielzahl verschiedener Medikamente ist zur Behandlung der *Anorexia nervosa* angewandt worden, einschließlich Neuroleptika, Antidepressiva und Appetitanreger, allerdings mit begrenztem Erfolg. Da aber ein Teil der Patienten depressiv ist (Komorbidität), kann in diesen Fällen die Verabreichung eines Antidepressivums hilfreich sein. Ein Behandlungsversuch mit Antidepressiva ist aber häufig erst ab einem BMI von ca. 15,0 Erfolg versprechend. Während einige Antidepressiva die Gewichtszunahme unterstützen (z. B. Amitryptilin, MAOH), wirken andere Antidepressiva eher appetithemmend (z. B. Fluoxetin).

Bei der Bulimia nervosa sind ebenfalls verschiedene Medikamente zur Anwendung gekommen, einschließlich Antikonvulsiva, Antidepressiva, Lithium und Naltrexon. Dabei hat sich gezeigt, dass Antidepressiva die Häufigkeit von Heißhungerattacken am wirksamsten verringern, und zwar in erster Linie trizyklische Antidepressiva. Ferner gibt es Hinweise dafür, dass Fluoxetin (3 × 20 mg/Tag) in dieser Hinsicht eine gute Wirkung hat.

Persönlichkeitsstörungen

Nahezu alle Substanzklassen sind zur Behandlung von Persönlichkeitsstörungen eingesetzt worden, einschließlich Neuroleptika, Antidepressiva, Tranquilizer und Antikonvulsiva. Neben der sedierenden, antidepressiven, anxiolytischen und den Affekt stabilisierenden Wirkung dieser Substanzen sind auch spezifischere Effekte bei der Behandlung von Persönlichkeitsstörungen beobachtet worden, insbesondere bei der selbstunsicheren Persönlichkeitsstörung und der Borderline-Persönlichkeitsstörung. Allerdings sprechen Persönlichkeitsstörungen nur begrenzt auf Medikamente an, daher sind sie bestenfalls zur symptomatischen Unterstützung der Psychotherapie geeignet.

Störungen des Sozialverhaltens

Während die medikamentöse Behandlung einen wichtigen Pfeiler in der mehrdimensionalen Behandlung des Hyperkinetischen Syndroms darstellt, existieren bislang vergleichsweise wenige Studien zur pharmakologischen (Begleit-)Behandlung von Störungen des Sozialverhaltens. Zweifelsohne sind auch bei diesen Störungsbildern kombinierte Therapieprogramme und Interventionen unter Einschluss beteiligter Institutionen (z. B. Jugendamt, Gericht, ggf. außerhäusliche Unterbringung) notwendig. Verschiedene Studien deuten jedoch auf den möglichen Nutzen einer pharmakologischen Behandlung bei aggressiv-impulsiven Verhaltensweisen hin.

In den „Leitlinien für Diagnostik und Therapie der Kinder- und Jugendpsychiatrie und -psychotherapie" werden folgende Optionen für eine Pharmakotherapie genannt: „Stimulanzien (Methylphenidat) bzw. niederpotente Neuroleptika (Pipamperon), Mittel der zweiten Wahl ist Lithium bzw. Valproinsäure, ggf. Behandlung mit Risperidon". Im klinischen Alltag werden bei aggressiven Verhaltensweisen neben niederpotenten (z.B. Pipamperon) auch atypische Neuroleptika (z.B. Risperidon) eingesetzt. Neuere Studien wurden an Patienten durchgeführt, die unter dem Überbegriff „Disruptive Behavior Disorder" (DSM-IV) zusammengefasst werden, d.h. Verhaltensstörungen (Conduct Disorders, CD), oppositionelle Störungen (Oppositional Defiant Disorders, ODD) sowie nicht näher präzisierte disruptive Verhaltensweisen. Es konnte ein positiver Effekt des Methylphenidats auf „offenes aggressives Verhalten" und „verdecktes dissoziales Verhalten" nachgewiesen werden, auch wenn eine Störung des Sozialverhaltens ohne Kombination mit einer hyperkinetischen Störung vorlag.

Insbesondere Studien, die an Patienten mit Intelligenzminderung oder Intelligenz im unteren Normbereich durchgeführt wurden, deuten darauf hin, dass das atypische Neuroleptikum Risperidon einen günstigen Einfluss auf aggressive Verhaltensweisen hat (Dosis zwischen 0,25 und 3,0 (4,0) mg/Tag; im Mittel etwa 1–1,5 mg/Tag). Risperidon ist in Deutschland ab dem 5. Lebensjahr für eine Behandlungsdauer bis zu 6 Wochen zugelassen für „Verhaltensstörung in Form von Impulssteuerungsstörung mit selbst-/fremdaggressivem oder behandlungsbedürftigem störendem Verhalten bei Intelligenzminderung oder Intelligenz im unteren Normbereich". Die Hauptnebenwirkungen bestehen in Gewichtszunahme, Müdigkeit sowie Prolaktin-Erhöhung.

Weiterführende Literatur

Benkert, O., Hippius, H.: Psychiatrische Pharmakotherapie. 7. Aufl. Springer, Berlin 2008

Blanz, B., Remschmidt, H., Schmidt, M., Warnke, A.: Trennungsangststörung. In: Psychische Störungen im Kindes- und Jugendalter. Ein entwicklungspsychopathologisches Lehrbuch. Schattauer, Stuttgart 2006

Bundesärztekammer (Hrsg.): Placebo in der Medizin. Deutscher Ärzte-Verlag, Köln 2011

Gerlach, M., Warnke, A., Wewetzer, C. (Hrsg.): Neuro-Psychopharmaka im Kindes- und Jugendalter. Grundlagen und Therapie. 2. Aufl. Springer, Wien, New York 2009

Gontard, A. von: Enuresis, Enkopresis. In: Herpertz-Dahlmann, B., Resch, F., Schulte-Markwort, M., Warnke, A. (Hrsg.): Entwicklungspsychiatrie. Biopsychologische Grundlagen und die Entwicklung psychischer Störungen. Schattauer, Stuttgart 2005

Kutcher, S.P.: Child and adolescent psychopharmacology. Saunders, Dalhousie Univ., Nova Scotia 1997

Kutcher, S.P. (ed.): Practical Child and Adolescent Psychopharmacology. Cambridge Child and Adolescent Psychiatry. Cambridge University Press, Cambridge 2002

March, J. S., Silva, S., Petrycki, S., Curry, J. et al. and Treatment for Adolescents with Depression Study (TADS) Team: Fluoxetine, cognitive-behavioral therapy, and their combination for adolescents with depression: Treatment for Adolescents with Depression Study (TADS) randomized controlled trial. JAMA 292: 807–820, 2004

Nissen, G., Fritze, J., Trott, G. E.: Psychopharmaka im Kindes- und Jugendalter. 2. Aufl. Urban & Fischer, Stuttgart 2004

Remschmidt, H., Heiser, P.: Differenzierte Diagnostik und multimodale Therapie hyperkinetischer Störungen. Dtsch. Arztebl. 37: 2457–2466, 2004

Schulz, E., Fleischhaker, C.: Entwicklungspsychopharmakologie. In: Herpertz-Dahlmann, B., Resch, F., Schulte-Markwort, M., Warnke, A.: Entwicklungspsychiatrie. Schattauer, Stuttgart 2008, S. 253–263

Stellungnahme der Bundesärztekammer zur Aufmerksamkeitsdefizit-/Hyperaktivitätsstörung (ADHS) (2005): www.bundesaerztekammer.de/downloads/ADHSLang.pdf

Whittington, C. J., Kendall, T., Fonagy, P., Cottrell, D., Cotgrove, A., Boddington, E.: Selective serotonin reuptake inhibitors in childhood depression: systematic review of published versus unpublished data. Lancet 363: 1341–1345, 2004

53 Ergotherapie

H. Remschmidt und F. M. Theisen

Behandlungsziele und Indikationen

Ergotherapie leitet sich ab vom griechischen Wort „ergon“ (= Werk; Tat, Handlung; Tätigkeit) und stellt einen Oberbegriff für den Bereich der Arbeits- und Beschäftigungstherapie dar. Sie ist eine ganzheitlich ausgerichtete Behandlung, die psychologische, pädagogische und soziale Aspekte einbezieht. Die *allgemeinen Behandlungsziele* der Ergotherapie decken sich weitgehend mit jenen anderer Therapieformen, werden aber durch nichtverbale Vorgehensweisen, besonders durch den Umgang mit verschiedenen Materialien, manuelle Tätigkeiten, kreatives Gestalten oder Musik realisiert. Die *speziellen* therapeutischen Ziele (Tab. 53.**1**) gliedern sich in pädagogische, die mehr den Freizeitbereich und die Beeinflussung der allgemeinen Lebensbedingungen betreffen, in psychologische, die sich auf die ganz individuellen Probleme des Patienten beziehen, und in psychodynamische, die die Selbstauseinandersetzung und die Beziehungen des Patienten zu den ihm nahe stehenden Personen betreffen.

Die *Indikationen* der Ergotherapie sind vielfältig. Sie ist bei allen Kindern und Jugendlichen angezeigt, bei denen ein verbaler Zugang in der Therapie erschwert oder nicht möglich ist. Sie ist ebenso als Begleittherapie bei allen anderen Formen der Behandlung möglich. Es muss darauf hingewiesen werden, dass die Ergotherapie nicht bei jedem Krankheitsgrad durchgeführt werden kann. Patienten, die sich in der Akutphase einer Störung (z. B. paranoide Schizophrenie) befinden, könnten selbst bei geringen Anforderungen überfordert und damit frustriert werden. In bestimmten Situationen (z. B. Suizidgefahr, Weglaufgefährdung, Aggressivität) ist zu prüfen, ob die Ergotherapie überhaupt durchgeführt werden kann. Dies gilt vor allem für die Ergotherapie auf einer geschlossenen Station, an die besondere Bedingungen geknüpft werden (z. B. im Zusammenhang mit der Behandlung von Patienten mit Eigen- und/oder Fremdgefährdung). Die Anwendung der Ergotherapie ist bei den folgenden Störungen und Erkrankungen besonders geeignet:

Schizophrene Psychosen

Bei dieser Gruppe von Erkrankungen besteht in besonderem Maße die Notwendigkeit, die den Patienten bewegenden Erlebnisse, Beeinträchtigungen und Beschwerden genau kennen zu ler-

Tab. 53.**1** Pädagogische, psychologische und psychodynamische Therapieziele (nach Lempke, 1989).

Pädagogisch	Psychologisch	Psychodynamisch
• Freizeitgestaltung • Hobbyvermittlung • Do-it-yourself-Ansatz • Alternative Lebensformen • Wiederbelebung alter Fähigkeiten • „Antiverschüttungsarbeit“	• Beeinflussung des Antriebs sowohl im antriebssteigernden wie beruhigenden Sinne • Beeinflussung der Emotionalität (Vertrauensbildung, antidepressiv, antiaggressiv) • Beeinflussung der Wahrnehmung von eigener Person und sozialem Umfeld • Beeinflussung der Selbstwertsituation (Selbstwerthebung durch sichtbaren Erfolg, Selbstwertveränderung im Spiegel der beurteilenden Mitpatienten) • Beeinflussung des Sozialverhaltens (Üben von Miteinander, Herstellen um zu schenken, Kommunikationsförderung)	• Nonverbale Selbstauseinandersetzung und Selbstbewältigung • Ergänzung zur verbalen Psychotherapie • Gestalterische Begegnung mit Partner und Familie

nen. Bei verbal gewandten Jugendlichen mit paranoid-halluzinatorischen Psychosen ist dies im Allgemeinen nicht schwierig, weil die Patienten von sich aus ihre Symptome schildern. Andererseits sind sie von ihrer aktuellen Symptomatik und von bestimmten Wahn- und halluzinatorischen Erlebnissen so besetzt, dass sie auf andere Bereiche kaum angemessen eingehen können. Hier bietet sich über kreative Tätigkeiten eine Möglichkeit, auch über diese Bereiche Näheres zu erfahren. Bei zurückgezogenen, äußerungsgehemmten schizophrenen Jugendlichen mit einer Minussymptomatik ist die Ergotherapie in besonderer Weise geeignet, kreative Fähigkeiten zu wecken und den Patienten auf nichtverbale Weise in einen Kommunikationsprozess einzubinden, der später durch verbale Techniken erweitert werden kann.

Darüber hinaus hat die Ergotherapie gerade bei psychotischen Patienten einen ausgesprochenen *Trainingseffekt*: Ausdauer, Konzentration, aber auch Planung von einfachen Abläufen, die Kommunikation mit anderen Jugendlichen, die am gleichen Gegenstand arbeiten, und der Ausdruck von Emotionen werden gefördert. Weiterhin bietet die Auseinandersetzung mit verschiedenen Materialien die Möglichkeit, in ganz handgreiflicher Weise sich mit der Realität auseinanderzusetzen. Es versteht sich von selbst, dass der Behandlungsplan stufenförmig nach dem Schwierigkeitsgrad der jeweiligen Tätigkeit und nach dem zeitlichen Rahmen der Behandlung gegliedert sein muss.

Emotionale Störungen

Bei verschiedenen emotionalen Störungen in der Kindheit und Adoleszenz (Angstsyndrome, depressive Syndrome, Zwangssyndrome) dominiert weniger der Übungscharakter der ergotherapeutischen Behandlungsmaßnahmen, vielmehr stehen hier die Entdeckung oder Wiederentdeckung kreativer Fähigkeiten und Fertigkeiten und ihre Auswirkung auf das Selbstwertbewusstsein im Vordergrund. Wie bei schizophrenen Kindern und Jugendlichen, hat auch hier die Beschäftigungstherapie einen ausgesprochen diagnostischen Aspekt. Darüber hinaus können in einer Gruppensituation die Kommunikationsbereitschaft und die Kommunikationsfähigkeit entscheidend gefördert werden (Wuttke, 1980).

Psychosomatische Erkrankungen

Bei dieser Gruppe von Erkrankungen, bei denen die Verbalisierungsfähigkeit häufig in besonderer Weise beeinträchtigt ist (introvertierte Patienten), dienen ergotherapeutische Maßnahmen einerseits dem Ausdruck zugrunde liegender Konflikte, zum anderen erleichtern sie die Verbalisierung.

Autistische Syndrome

Bei autistischen Kindern und Jugendlichen ist die wichtigste Aufgabe der Therapie, zunächst einen mehr oder weniger tragfähigen Kontakt herzustellen. Dies gelingt in den seltensten Fällen über den verbalen Weg. Hier kann die Ergotherapie geradezu eine Schlüsselfunktion haben. Mit dem Durchprobieren verschiedener Materialien und gestalterischer Möglichkeiten gelingt es nicht selten, jenen Weg zum Patienten zu finden, der auch für alle anderen therapeutischen Maßnahmen gleichsam als Leitlinie benutzt werden kann. Welche Art von Tätigkeit dies ist, kann häufig nicht vorausgesagt werden. Es kann sich um gestalterische Arbeiten mit Ton ebenso handeln wie um Zeichnungen oder um Musik bzw. rhythmische Tätigkeiten. Ist der Zugang zum Patienten einmal gefunden, so lässt er sich über verwandte Gestaltungsaufgaben erweitern und immer mehr in eine soziale Kommunikation einbauen. Dies ist der Weg einer häufig erfolgreichen Therapie.

Andere Indikationen

Ergotherapeutische Maßnahmen eignen sich auch bei einer Vielzahl von anderen Störungen. Jugendliche mit chronischen Erkrankungen, zerebralen Anfällen, neurologischen Erkrankungen, aber auch mit körperlichen und geistigen Behinderungen profitieren von einem Ergotherapieangebot, das auf ihre Möglichkeiten eingeht und ihre Fähigkeiten zu stimulieren versucht.

Räumliche Anordnung

Es empfehlen sich mehrere größere, helle und miteinander verbundene Räume mit genügend Ablageplatz und einem großen Vorratsraum zur Aufnahme der gerade nicht gebrauchten Gegenstände, Objekte und Materialien. Die einzelnen Räume können bestimmten Zwecken zugeordnet sein (z.B. Arbeiten mit Ton, mit Holz, mit Metall). Ein Gruppen- und Besprechungsraum sollte ebenfalls vorhanden sein, ebenso eine Übungsküche, die gerade von Jugendlichen besonders gern genutzt wird. Lebenspraktische Erfahrungen, z.B. im Bereich des Kochens oder der Gartenarbeit, können ebenfalls in die Therapie einbezogen werden. Die räumlichen Möglichkeiten sollten Gelegenheit geben, mit einzelnen Kindern und Jugendlichen zu arbeiten, aber auch mit Gruppen verschiedener Größe. Oft ist es im Verlauf der Therapie notwendig, mit einer Einzelbeschäftigung zu beginnen, die dann in einer Gruppensituation fortgesetzt wird. Abb. 53.**1** zeigt eine Szene in der Ergotherapie einer kinder- und jugendpsychiatrischen Klinik

Besondere Aufmerksamkeit ist den *Materialien* und den Werkzeugen zuzuwenden (Tab. 53.**2**). Die Materialien können zu Gebrauchs- bzw. Nutzgegenständen, zu Dekorations- bzw. Schmuck- und Zierartikeln oder zu nutzfreien Ausdrucksarbeiten bzw. künstlerischen Objekten verarbeitet werden. Diese verschiedenen Möglichkeiten lassen eigenen Plänen und Intentionen genügend Entwicklungsmöglichkeit.

Von den *Werkzeugen* her lassen sich drei Zugangsarten zu Materialien unterscheiden (Lempke, 1989): der werkzeugfreie Zugang, der Zugang über einfache Urwerkzeuge und der Zugang über zunehmend technisierte Werkzeuge. Alle gestalterischen Vorgänge, die mit den Händen zu bewältigen sind, gehören zu den werkzeugfreien Zugängen (Umgang mit Ton, Modellieren). Zu den einfachen *Urwerkzeugen* rechnet man solche, die die Funktionen der Hand verfeinern und verbessern. Hierzu gehören z.B. Federn, Pinsel, Stifte, aber auch Spatel, Schaber, Hammer und Meißel sowie Schnitzwerkzeug für die Holzbearbeitung. *Technisierte Werkzeuge* hingegen umfassen z.B. elektrische Geräte zum Sägen, Hobeln, Schneiden, auch die Töpferscheibe und viele anderen Geräte, die höheren technischen Aufwand erfordern.

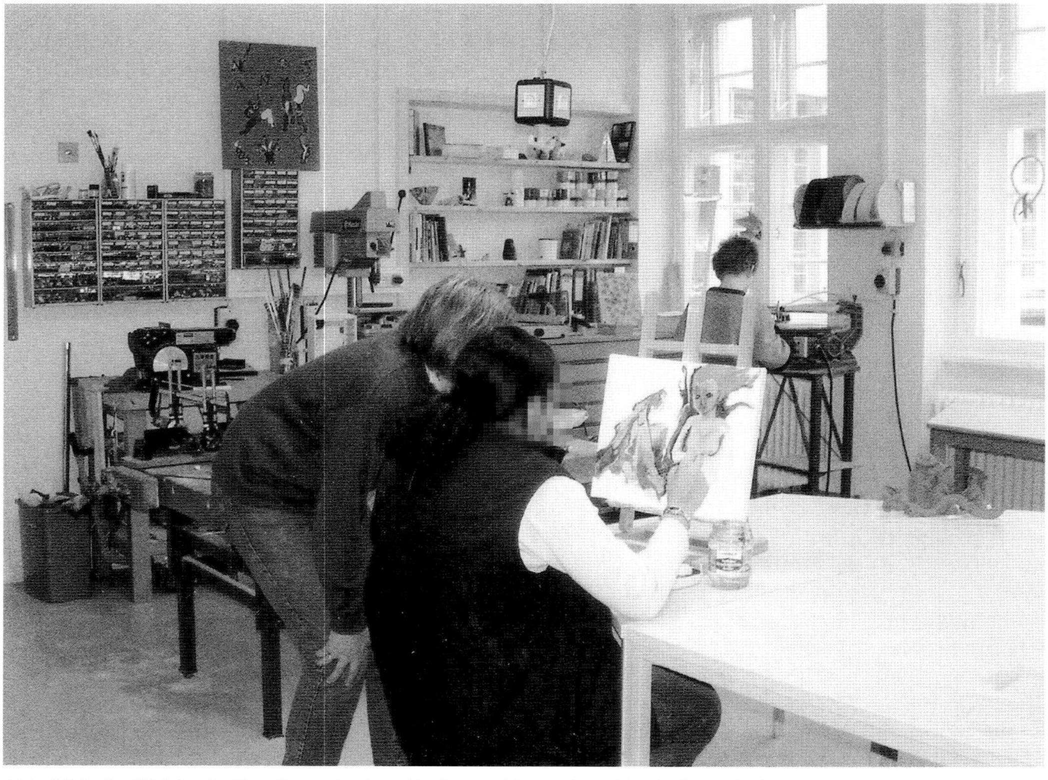

Abb. 53.**1** Ein Blick in die Ergotherapie einer kinder- und jugendpsychiatrischen Klinik.

Tab. 53.2 Zuordnung von Zweck, Material bzw. Technik und Ergebnis in der Ergotherapie (nach Lempke, 1989).

Zweck	Material bzw. Technik	Ergebnis	
Nutzfunktion	Peddigrohr, Weben	Zierstücke, Gebrauchswert	
Gebrauchswert			
Dokumentation			
	Holz, Ton	Gebrauchsstücke, Zierstücke	sehr breite Palette
Dekoration		freie Gestaltung	
Zierde	Batik	Zierstücke, freie Gestaltung	
Schmuck			
„schönes Stück“	Foto	Dokumentation, freie Gestaltung	
freie Gestaltung ohne Gebrauchswert	Malen, Collagen	freie Gestaltung	

Inhaltliches Vorgehen. Die Unterscheidung eines instrumentalen und eines sozioemotionalen Anteils kann auf Beschäftigungs- und Arbeitstherapie angewandt werden.

Der *sozioemotionale* Aspekt bezieht sich auf die individuelle Situation des Patienten, dem im Rahmen eines auf seine momentanen Möglichkeiten und Fähigkeiten abgestimmten Stufenplanes ergotherapeutische Angebote gemacht werden sollen, die ihn weder über- noch unterfordern, sondern zur kontinuierlichen Mitarbeit und Leistungssteigerung motivieren. Es ist zweckmäßig, die Einzeltherapie, sobald dies möglich ist, in der Gruppe fortzusetzen, um den sozialkommunikativen Aspekt gleichzeitig zu fördern. Es ist selbstverständlich, dass die Vorgehensweise mit den anderen therapeutischen Maßnahmen, die ebenfalls stattfinden, abgestimmt sein muss.

Beim *instrumentalen* Aspekt geht es im Wesentlichen um die verwendeten Materialien und den Umgang mit ihnen (mit Hilfe verschiedener Werkzeuge).

Praktische Aspekte. Der Informationsaustausch der an einer multimodalen Therapie beteiligten Therapeuten und Betreuer ist von großer Wichtigkeit für den Ergotherapeuten. In der Klinik hat es sich bewährt, anhand eines Verordnungsbogens Informationen über Schule, Ausbildungs-

Tab. 53.3 Einteilung von konkreten Behandlungszielen.

Funktionelle Behandlung	Gestalterisch-kreative Behandlung	Arbeitstherapeutische Behandlung
• Diagnostische Einschätzung • Förderung von Fein- und Grobmotorik, Koordination • Wahrnehmung (optische Wahrnehmung, Oberflächen- und Tiefensensibilität) • Visuomotorische Koordination • Ausdauer, Konzentration, Frustrationstoleranz • Spielentwicklung	• Ich-Stärkung • Realitätsbezug (Eigeneinschätzung, Selbsterfahrung) • Kreativer Ausdruck von Emotionen • Begabungsschwerpunkte finden • Aktivierung • Beruhigung	• Förderung der Grundarbeitsfähigkeiten: • Selbständigkeit • Belastbarkeit, Durchhaltevermögen • Pünktlichkeit • Realistische Einschätzung der eigenen Leistungsfähigkeit • Materialgerechte Bearbeitung

stand, Einweisungsgrund, Diagnose, voraussichtliche Verweildauer in der Klinik, Medikamente (ggf. Nebenwirkungen), Behandlungsform (einzeln/Gruppe), Behandlungsziele sowie besondere Hinweise (z. B. Kann der Patient alleine zur Ergotherapie kommen?, Suizidgefahr etc.) als Diskussionsgrundlage festzuhalten. Tab. 53.**3** stellt eine praktische Einteilung von verschiedenen, konkreten Behandlungszielen dar, die in funktionelle, gestalterisch-kreative und arbeitstherapeutische Aspekte untergliedert sind.

Weiterführende Literatur

Janz, H.-W.: Beschäftigungstherapie in der Psychiatrie. In: Janz, H.-W.: Beschäftigungstherapie, 3. Aufl. Bd. II. Thieme, Stuttgart 1979

Lempke, G.: Beschäftigungstherapie in der Psychiatrie. Thieme, Stuttgart 1989

Mattejat, F.: Ergänzende Maßnahmen. In: In: Remschmidt, H., Mattejat, F., Warnke, A. (Hrsg.): Therapie psychischer Störungen bei Kindern und Jugendlichen. Thieme, Stuttgart 2008, S. 89–95

Nacke, A.: Ergotherapie bei Kindern mit Wahrnehmungsstörungen. 2. Auf. Thieme, Stuttgart 2010

Polatajko, H., Mandich, A.: Ergotherapie bei Kindern mit Koordinationsstörungen – der CO-OP-Ansatz. Thieme, Stuttgart 2008

Reuster, T., Bach, O. (Hrsg.): Ergotherapie und Psychiatrie. Perspektiven aktueller Forschung. Thieme, Stuttgart 2001

Winzer, B., Arasin, B. (Hrsg.): Ergotherapie bei Kindern mit ADHS. 2. Auf. Thieme, Stuttgart 2009

Wuttke, I.: Beschäftigungstherapie in der Kinder- und Jugendpsychiatrie. In: Jentschura, G.; Janz, H.-W.: Beschäftigungstherapie, 3. Aufl. Bd. II. Thieme, Stuttgart 1979

54 Rehabilitation

H. Remschmidt

Begriffe und Aufgabenbereich

Unter *Rehabilitation* versteht man den zusammengefassten Einsatz aller Maßnahmen, die bei Behinderungen und chronischen Erkrankungen die Anpassung an die Anforderungen im schulischen, beruflichen und gesellschaftlichen Leben erleichtern. Rehabilitationsmaßnahmen sind dann erforderlich, wenn durch eine akute Erkrankung oder Verletzung oder auch durch in der frühkindlichen Entwicklung entstandene Schäden funktionelle Beeinträchtigungen zurückgeblieben sind. Mit der Zunahme der chronischen Erkrankungen und ihrer körperlichen, seelischen und sozialen Folgen wird der Bereich der Rehabilitation immer wichtiger.

Rehabilitationsmaßnahmen sind primär bei *Behinderungen* angebracht. Der Begriff der Behinderung wird uneinheitlich gebraucht, sodass für die folgenden Ausführungen eine Definition erforderlich ist.

Unter *Behinderung* versteht man, basierend auf der Definition der WHO (1980), die „sich aus dem Schaden (impairment) ergebende funktionelle Einschränkung (disability) und darauf beruhende soziale Beeinträchtigung (handicap)" (Bundesarbeitsgemeinschaft für Rehabilitation, 1984, S. 193).

Mit der Trias *„Schaden (Schädigung), funktionelle Einschränkung und soziale Beeinträchtigung"* lassen sich die meisten Behinderungen spezifischer beschreiben, sodass gezielte Rehabilitationsmaßnahmen abgeleitet werden können (Abb. 54.**1**).

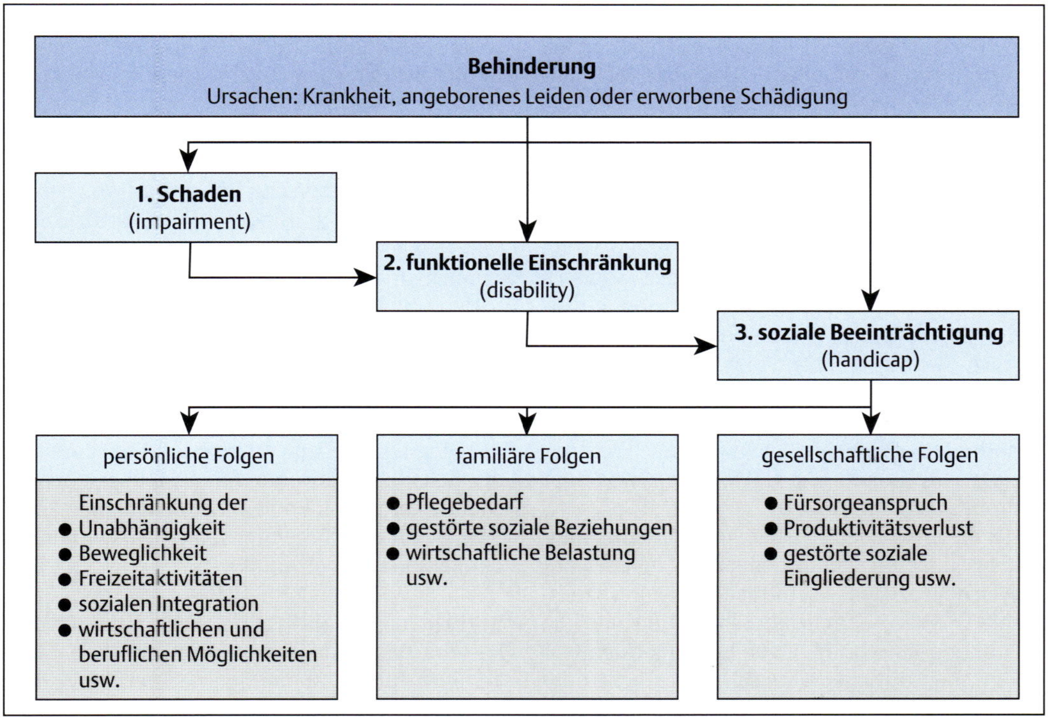

Abb. 54.**1** Die drei Ebenen der Behinderung und ihre Folgen (nach Bundesarbeitsgemeinschaft für Rehabilitation).

Unter *funktioneller Einschränkung* (disability) versteht man: „Jegliche, durch den Schaden (impairment) bedingte Einschränkungen oder das Fehlen von Fähigkeiten, Aktivitäten in dem Rahmen auszuführen, der für Menschen als normal angesehen wird" (Bundesarbeitsgemeinschaft für Rehabilitation 1984, S. 194).

Soziale Beeinträchtigung (handicap) schließlich bezieht sich auf die „nachteilige Auswirkung eines Schadens (impairment) oder einer funktionellen Einschränkung (disability) in bezug auf die Rollenführung, die für das Individuum je nach Alter, Geschlecht und sozio-kulturell als normal gilt" (Bundesarbeitsgemeinschaft für Rehabilitation, 1984, S. 197).

Das *Ziel der Rehabilitation* umfasst aus ärztlicher Sicht „die Gesamtheit der Bemühungen, einen durch Krankheit, ein angeborenes Leiden oder äußere Schädigungen körperlich, geistig oder seelisch behinderten Menschen über die Akutbehandlung hinaus durch umfassende Maßnahmen auf medizinischem, schulischem, beruflichem und allgemein-sozialem Gebiet in die Lage zu versetzen, eine Lebensform und -stellung, die ihm entspricht und seiner würdig ist, im Alltag, in der Gemeinschaft und im Beruf zu finden bzw. wiederzuerlangen" (Bundesarbeitsgemeinschaft für Rehabilitation, 1984, S. 5)

Dieses hochgesteckte Ziel ist in vielen Fällen nicht erreichbar. Es sollten jedoch alle Maßnahmen ergriffen werden, die ihm dienen können. Entscheidend für den Erfolg von Rehabilitationsmaßnahmen ist der *Zeitpunkt* ihrer Einleitung. Es herrscht heute Einigkeit darüber, dass diese relativ früh erfolgen muss. Rehabilitationsmaßnahmen sollen nicht erst ergriffen werden, wenn eine manifeste Behinderung vorliegt, sondern bereits dann, wenn eine Behinderung einzutreten droht. Hierfür wurden entsprechende gesetzliche Voraussetzungen geschaffen.

Für den Arzt ergeben sich im Hinblick auf Rehabilitationsmaßnahmen bei psychisch kranken Kindern und Jugendlichen folgende Fragen:

- Liegt eine Schädigung (impairment) vor oder droht sie einzutreten?
- Hat dieser Schaden zu einer Funktionseinschränkung (disability) geführt oder droht eine solche?
- Welche sozialen Beeinträchtigungen (handicaps) werden durch die Schädigung und die Funktionseinschränkungen hervorgerufen?
- Sind medizinische, schulische, berufliche oder soziale Maßnahmen zur Rehabilitation erforderlich?

Leistungsspektrum der Rehabilitation

Rehabilitationsmaßnahmen richten sich auf folgende *Ziele* aus:

- Verbesserung der verbliebenen Funktionen durch Aktivierung und Übung,
- Entwicklung ausgleichender Funktionen und Fähigkeiten und
- Ausgleich der eingetretenen Funktionseinschränkungen durch Versorgung und technische Hilfen unterschiedlicher Art.

Im Allgemeinen unterscheidet man Maßnahmen der medizinischen Rehabilitation von solchen der schulisch-pädagogischen, der beruflichen und der sozialen Rehabilitation (Abb. 54.**2**)

Medizinische Rehabilitation. Medizinische Rehabilitationsmaßnahmen stehen bei einer Vielzahl von Erkrankungen und Behinderungen an erster Stelle. Die Bezeichnung bedeutet nicht, dass nicht auch die anderen Felder der Rehabilitation einbezogen werden sollen und müssen. Denn auch im schulischen, beruflichen und sozialen Bereich spielen ärztliche Aspekte eine wichtige Rolle. Es wäre daher besser, den Bereich als *„ärztliche Rehabilitation"* zu umschreiben, weil diese Bezeichnung auch soziale und zum Teil schulische und berufliche Maßnahmen umfasst. In den Bereich der medizinischen Rehabilitation gehören viele Maßnahmen, von Prothesen bis zur Belastungserprobung und Arbeitstherapie.

Schulisch-pädagogische Rehabilitation. Bei angeborenen oder im Kindesalter erworbenen Behinderungen ist es erforderlich, rechtzeitig den schulisch-pädagogischen Bereich einzubeziehen. Viele Kinder und Jugendliche mit früh erworbenen Schädigungen sind in ihrer Lernfähigkeit eingeschränkt, leiden unter Konzentrationsstörungen und sind meist auch im sozialen Bereich mehr oder weniger beeinträchtigt. Die schulisch-pädagogische Rehabilitation passt die Förderung der Schädigung an und versucht über entsprechende Lernhilfen und ein der Schädigung angepasstes didaktisches Vorgehen die Auswirkungen der Behinderung abzumildern.

Berufliche Rehabilitation. Wenn die Chance besteht, den Patienten einer beruflichen Tätigkeit zuzuführen, so werden nach erfolgreichem Abschluss der medizinischen und der schulischen Rehabilitation Maßnahmen der beruf-

Leistungen zur Rehabilitation

1. Medizinische Leistungen,
insbesondere
- ärztliche und zahnärztliche Behandlung
- Arznei- und Verbandmittel
- Heilmittel einschließlich Krankengymnastik, Bewegungs-, Sprach- und Beschäftigungstherapie
- Körperersatzstücke, orthopädische und andere Hilfsmittel
- Belastungserprobung und Arbeitstherapie, auch in Krankenhäusern, Kur- und Spezialeinrichtungen

2. Berufsfördernde Leistungen,
insbesondere
- Hilfen zur Erhaltung und Erlangung eines Arbeitsplatzes
- Berufsfindung, Arbeitserprobung und Berufsvorbereitung
- berufliche Anpassung, Ausbildung, Fortbildung und Umschulung
- sonstige Hilfen zur Förderung einer Erwerbs- oder Berufstätigkeit auf dem allgemeinen Arbeitsmarkt oder in einer Werkstatt für Behinderte

3. Leistungen zur allgemeinen sozialen Eingliederung,
insbesondere Hilfen
- zur Entwicklung der geistigen und körperlichen Fähigkeiten vor Beginn der Schulpflicht
- zur angemessenen Schulbildung einschließlich der Vorbereitung hierzu
- für Behinderte, die nur praktisch bildbar sind, zur Ermöglichung einer Teilnahme am Leben in der Gemeinschaft
- zur Ausübung einer angemessenen Tätigkeit, soweit berufsfördernde Leistungen nicht möglich sind
- zur Ermöglichung und Erleichterung der Verständigung mit der Umwelt
- zur Erhaltung, Besserung und Wiederherstellung der körperlichen und geistigen Beweglichkeit sowie des seelischen Gleichgewichts
- zur Ermöglichung und Erleichterung der Besorgung des Haushalts
- zur Verbesserung der wohnungsmäßigen Unterbringung
- zur Freizeitgestaltung und zur sonstigen Teilnahme am gesellschaftlichen und kulturellen Leben

4. Ergänzende Leistungen,
insbesondere
- Übergangsgeld, Krankengeld, Verletztengeld, Versorgungskrankengeld
- sonstige Hilfen zum Lebensunterhalt
- Beiträge zur gesetzlichen Kranken-, Unfall- und Rentenversicherung sowie zur Bundesagentur für Arbeit
- Übernahme der mit einer berufsfördernden Leistung zusammenhängenden Kosten
- Übernahme der Reisekosten
- Behindertensport in Gruppen unter ärztlicher Betreuung
- Haushaltshilfe

Abb. 54.**2** Bereiche rehabilitativer Leistungen (nach Bundesarbeitsgemeinschaft Rehabilitation).

lichen Rehabilitation eingeleitet. Diese beginnen mit Berufsfindung, Arbeitserprobung und Berufsvorbereitung und gehen in die Berufsausbildung, Fortbildung und gegebenenfalls Umschulung über.

Soziale Rehabilitation. Sie richtet sich auf die persönlichen, familiären und gesellschaftlichen Folgen, die aus der Behinderung resultieren, und hat als Ziel die soziale Eingliederung oder Wiedereingliederung des behinderten Kindes oder Jugendlichen, um jeweils ein Höchstmaß an zwischenmenschlicher und gesellschaftlicher Teilhabe zu erreichen. Das Spektrum der Maßnahmen ist vielfältig.

Einleitung von Rehabilitationsmaßnahmen

Die Einleitung von Rehabilitationsmaßnahmen ist primär eine ärztliche Aufgabe, denn der Arzt ist der erste, der die Erkrankung diagnostiziert. Er kann die bereits eingetretene oder drohende Schädigung zum frühestmöglichen Zeitpunkt beurteilen. Die Einleitung von Rehabilitationsmaßnahmen kann auf zwei Wegen erfolgen:

- *Mitteilungsverfahren an die Krankenkassen:* Bei Vorliegen einer Indikation für Rehabilitationsmaßnahmen teilt der Kassenarzt nach § 368s RVO dies der Krankenkasse mit. Gleichzeitig findet eine Beratung des Patienten bzw. seiner Eltern statt. Eine entsprechende Mitteilung kann auch durch den Krankenhausarzt erfolgen gemäß § 372 RVO.
- *Beantragung von Rehabilitationsmaßnahmen durch Nicht-Kassenärzte:* Auch Ärzte, die nicht Kassen- oder Vertragsärzte sind, können Rehabilitationsmaßnahmen einleiten. Zunächst muss die Zuständigkeit des entsprechenden Rehabilitationsträgers ermittelt werden. Dann können in gleicher Weise die Rehabilitationsmaßnahmen beantragt werden. Wichtig ist zu wissen, dass die zuständigen Träger zur etwaigen Klärung der Zuständigkeit in Vorleistung treten müssen.

Besondere Verfahrensweisen sind erforderlich, wenn es um Rehabilitationsmaßnahmen nach *Unfällen* geht. Hier sind die Vorgehensweisen durch das Durchgangsarztverfahren, das Beratungsfacharztverfahren und andere Modalitäten geregelt. Die Träger der Rehabilitation sind verpflichtet, Auskunfts- und Beratungsstellen einzurichten, an die sich sowohl der Behinderte selbst als auch der Arzt wenden kann.

Gesetzliche Bestimmungen

Die wichtigsten gesetzlichen Bestimmungen sind:

XII. Sozialgesetzbuch (SBG) „Sozialhilfe“ und die Verordnung nach §60 dieses Gesetzbuches zur Eingliederung behinderter Menschen (Eingliederungshilfeverordnung). In §1 SGB XII wird die Aufgabe der Sozialhilfe wie folgt definiert: „Aufgabe der Sozialhilfe ist es, den Leistungsberechtigten die Führung eines Lebens zu ermöglichen, das der Würde des Menschen entspricht. Die Leistung soll sie soweit befähigen, unabhängig von ihr zu leben; darauf haben auch die Leistungsberechtigten nach ihren Kräften hinzuarbeiten. Zur Erreichung dieser Ziele haben die Leistungsberechtigte und die Träger der Sozialhilfe im Rahmen ihrer Rechte und Pflichten zusammenzuwirken.“

In Zusammenhang mit der Rehabilitation ist das sechste Kapitel des SGB XII von großer Bedeutung, das die Eingliederungshilfe behinderter Menschen regelt. In § 53 bis 60 SGB XII sind Aufgaben sowie Leistungen der Eingliederungshilfe (§ 54) geregelt. In § 55 wird auf Sonderregelungen für behinderte Menschen in Einrichtungen hingewiesen, in § 57 auf das trägerübergreifende persönliche Budget. Von großer Bedeutung ist der § 58, der den Träger der Sozialhilfe verpflichtet, so frühzeitig wie möglich einen Gesamtplan zur Durchführung der einzelnen Leistungen aufzustellen. § 59 regelt die Aufgaben des Gesundheitsamtes, und in § 60 (Verordnungsermächtigung) wird herausgestellt, dass durch eine Rechtsverordnung eine Abgrenzung des leistungsberechtigten Personenkreises der behinderten Menschen erfolgen kann sowie Regelungen über Art und Umfang der Leistung der Eingliederungshilfe und über das Zusammenwirken mit anderen Stellen, die Leistungen im Sinne der Eingliederung durchführen.

Für die Kinder- und Jugendpsychiatrie sind insbesondere zwei Personengruppen von besonderer Bedeutung: *geistig wesentlich behinderte* Menschen und *seelisch wesentlich behinderte* Menschen.

- Erstere sind in der Eingliederungsverordnung wie folgt definiert: „Geistig wesentlich behin-

dert im Sinne des §51, Absatz 1, Satz 1 des XII. Sozialgesetzbuches (SGB), sind Personen, die infolge einer Schwäche ihrer geistigen Kräfte in erheblichem Umfang in ihrer Fähigkeit zur Teilhabe am Leben in der Gesellschaft eingeschränkt sind."
- Letztere sind in §3 der Eingliederungsverordnung wie folgt beschrieben: „Seelische Störungen, die eine wesentliche Einschränkung der Teilhabefähigkeit im Sinne des §53, Absatz 1, Satz 1 SGB XII, zur Folge haben können, sind: 1. körperlich begründbare Psychosen, 2. seelische Störungen als Folge von Krankheiten oder Verletzungen des Gehirns, von Anfallsleiden oder von anderen Krankheiten oder körperlichen Beeinträchtigungen, 3. Suchtkrankheiten, 4. Neurosen und Persönlichkeitsstörungen."

IX. Buch des Sozialgesetzbuches (SGB) „Rehabilitation und Teilhabe behinderter Menschen". Die Zusammenfassung des Rehabilitationsrechtes im SGB IX, die am 1. 7. 2001 in Kraft getreten ist, hat zahlreiche ältere gesetzliche Bestimmungen abgelöst oder ergänzt.

In §2 des Gesetzes ist Behinderung wie folgt definiert:
- „Menschen sind behindert, wenn ihre körperliche Funktion, ihre geistige Fähigkeit oder ihre seelische Gesundheit mit hoher Wahrscheinlichkeit länger als 6 Monate von dem für das Lebensalter typischen Zustand abweicht und daher ihre Teilhabe am Leben in der Gemeinschaft beeinträchtigt ist. Sie sind von Behinderung bedroht, wenn die Beeinträchtigung zu erwarten ist.
- Menschen gelten als schwerbehindert, wenn bei ihnen ein Grad der Behinderung von wenigstens 50% vorliegt und sie ihren Wohnsitz, ihren gewöhnlichen Aufenthalt oder ihre Beschäftigung auf einem Arbeitsplatz im Geltungsbereich dieses Gesetzes haben."

In §3 ist der Vorrang der Prävention festgelegt, und in §4 sind es die Leistungen zur Teilhabe. Diesbezüglich heißt es, bezogen auf Kinder und Jugendliche:
- „Leistungen für behinderte oder von Behinderung bedrohte Kinder werden so geplant und gestaltet, dass nach Möglichkeit Kinder nicht von ihrem sozialen Umfeld getrennt und gemeinsam mit nicht behinderten Kindern betreut werden können. Dabei werden behinderte Kinder alters- und entwicklungsentsprechend an der Planung und Ausgestaltung der einzelnen Hilfen beteiligt und ihre Sorgeberechtigten intensiv in Planung und Gestaltung der Hilfen einbezogen."

§6 bezieht sich auf die Rehabilitationsträger: Unter ihnen sind sowohl die gesetzlichen Krankenkassen als auch die Träger der öffentlichen Jugendhilfe und die Träger der Sozialhilfe genannt.

Im §10 ist die Koordinierung der Leistungen geregelt: „Soweit Leistungen verschiedener Leistungsgruppen oder mehrerer Rehabilitationsträger erforderlich sind, ist der leistende Rehabilitationsträger dafür verantwortlich, dass die beteiligten Rehabilitationsträger im Benehmen miteinander und in Abstimmung mit den Leistungsberechtigten die nach dem individuellen Bedarf voraussichtlich erforderlichen Leistungen funktionsbezogen feststellen und schriftlich so zusammenarbeiten, dass sie nahtlos ineinander greifen."

Weitere wichtige Regelungen des Gesetzes können unter folgenden Stichworten zusammengefasst werden:
- Wunsch- und Wahlrecht der Leistungsberechtigten;
- rasche Zuständigkeitserklärung;
- Koordinierung der Leistungen und Kooperation der Rehabilitationsträger;
- besondere Berücksichtigung der Bedürfnisse und Probleme behinderter Kinder;
- gemeinsame Servicestellen;
- Vorrang der Leistungen zur Teilhabe vor anderen Sozialleistungen wegen einer Behinderung;
- psychologische und heilpädagogische Hilfen;
- stufenweise Wiedereingliederung;
- ambulante Leistungen vor stationären;
- besondere Betonung von Früherkennung und Frühförderung;
- Leistungen zur Teilhabe am Leben in der Gemeinschaft;
- Qualitätssicherung.

Mit dem Gesetz verfolgt der Gesetzgeber eine Annäherung an das von der WHO vorgegebene Ziel: die Ermöglichung der gesellschaftlichen Teilhabe behinderter Menschen.

Reichsversicherungsordnung (RVO) vom 19.7. 1911. In diesem Gesetz sind Bestimmungen für Rehabilitationsmaßnahmen festgelegt, die sich auf die Krankenversicherung, die Unfallversicherung und die Rentenversicherung beziehen.

Leistungsträger der Rehabilitation

Für die Jugendpsychiatrie sind das Leistungsspektrum der Krankenkassen und die Rehabilitationsmaßnahmen, welche durch die Sozialhilfe gefördert werden, am bedeutungsvollsten. Die Krankenkassen sind in erster Linie Träger der medizinischen Rehabilitationsmaßnahmen, einschließlich der ergänzenden Leistungen. Die Sozialhilfemaßnahmen konzentrieren sich im Wesentlichen auf die Eingliederungsbeihilfe für „Personen, die nicht nur vorübergehend körperlich, geistig oder seelisch wesentlich behindert sind" (§ 39 BSHG).

Rehabilitationsmaßnahmen bei verschiedenen psychiatrischen Erkrankungen

Bei den verschiedenen psychiatrischen Erkrankungen in der Adoleszenz ergeben sich zum Teil spezifische Rehabilitationsaufgaben. Folgende große Gruppen von Störungsmustern können unterschieden werden:

- Hirnschädigungen und Hirnfunktionsstörungen einschließlich Anfallsleiden,
- Lern- und geistige Behinderungen,
- psychotische Störungen und
- reaktive, alterstypische und neurotische Störungen.

Nach der Vorgehensweise der WHO können für alle diese Gruppen Schadensbild (impairment), Funktionseinschränkungen (disabilities) und soziale Beeinträchtigungen (handicaps) beschrieben und entsprechende Rehabilitationsmaßnahmen definiert werden, die zum Ziel haben, bei relativ dauerhaftem Schadensbild Funktionseinschränkungen und soziale Beeinträchtigungen abzubauen. Allerdings haben diese Definitionen noch nicht genügend Eingang in die tägliche Praxis gefunden. Insbesondere sind die im Klassifikationsmanual der WHO für Behinderungen enthaltenen Skalen zur Quantifizierung von Funktionseinschränkungen und sozialen Beeinträchtigungen für die jugendpsychiatrische Rehabilitation noch nicht verfügbar gemacht.

Bei allen Rehabilitationsmaßnahmen in der Adoleszenz muss Folgendes sichergestellt werden (Expertenkommission der Bundesregierung 1988, S. 415):

- Sie müssen der Gruppe der 16- bis 21-Jährigen zur Verfügung stehen.
- Sie dürfen mit der Vollendung des 18. Lebensjahrs (Volljährigkeit) nicht unterbrochen werden.
- Sie müssen berufsbildende und -fördernde Maßnahmen umfassen, die sowohl an psychiatrische Einrichtungen als auch an Einrichtungen der Jugendhilfe angebunden sein können.

Auf Einzelheiten wird hier nicht eingegangen, da die grundsätzlichen Probleme der Rehabilitation bei den einzelnen Störungsbildern besprochen werden.

Institutionen für die Rehabilitation

Krankenhäuser. Sie sind durch das Rehabilitationsangleichungsgesetz in die medizinische Rehabilitation einbezogen. Es geht dabei hauptsächlich um Krankengymnastik, Bewegungstherapie, Sprach- und Beschäftigungstherapie, Belastungserprobung und Arbeitstherapie.

Spezialisierte Rehabilitationszentren. Sie verfügen über geeignete Einrichtungen und spezielle Methoden zur Rehabilitation von Patienten bestimmter Störungsgruppen und sind, jedenfalls für Kinder und Jugendliche, überregional zuständig. Es existieren spezielle Rehabilitationszentren für hirngeschädigte anfallskranke und psychotische Jugendliche sowie für drogenabhängige Jugendliche.

Sonderschulen. Sie dienen der Spezialunterrichtung verschiedener Gruppen behinderter Kinder und Jugendlicher. Diese werden in Sonderschulen eingeschult, wenn eine gemeinsame Beschulung mit nicht behinderten Kindern nicht möglich ist. Es existieren Sonderschulen für Körperbehinderte, Sehbehinderte, Lernbehinderte, geistig Behinderte und Verhaltensgestörte. Die Unterrichtung erfolgt durch speziell geschulte Sonderpädagogen. Für spezielle Behinderungsgruppen (z. B. Blinde, Hörbehinderte und Gehörlose) gibt es überregionale Schulen mit internatsmäßiger Unterbringung.

Teilstationäre Einrichtungen. Sie sind im Wesentlichen Tageskliniken und Nachtkliniken. Während die *Nachtkliniken* in der Jugendpsychiatrie keine größere Rolle spielen, sind *Tageskliniken* hervorragend für die Rehabilitation von Jugendlichen mit chronifizierten psychiatrischen Erkrankungen oder Behinderungen geeignet. Der Vorteil bei der tagesklinischen Behandlung liegt darin, dass die Jugendlichen abends im gewohnten Milieu sind, sodass der Kontakt zu den Angehörigen erhalten bleibt. Die tagsüber erfolgende Behandlung hat alle Möglichkeiten einer vollstationären Therapie und bietet ein strukturiertes therapeutisches Programm, das auf die Bedürfnisse des einzelnen Patienten zugeschnitten ist.

Übergangseinrichtungen. Sie dienen der Rehabilitation teilarbeitsfähiger psychisch Kranker und Behinderter unter Einbeziehung erzieherischer und sozialpädagogischer Hilfen. Diese jungen Menschen sind nicht mehr krankenhausbedürftig, können aber auch noch nicht in das häusliche Milieu integriert werden, sondern bedürfen noch einer besonderen Betreuung.

Heime und Wohngruppen. Psychiatrisch erkrankte Adoleszenten werden in *Heimen* untergebracht, wenn eine klinisch-stationäre Behandlung nicht mehr erforderlich ist, eine Rückkehr in das häusliche Milieu aber nicht erfolgen kann. Auch Heime sind, wenn sie über spezielle Rehabilitationsprogramme verfügen, wichtige Hilfen zur Wiedereingliederung psychisch kranker Kinder und Jugendlicher. Neben Spezialheimen für körperbehinderte, sinnesbehinderte sowie sprachgestörte Jugendliche existieren folgende *Heimtypen*:

- familiäre Kleinstheime, die besonders geeignet sind, den Patienten einen familiären Anschluss zu ersetzen;
- heilpädagogische Heime mit speziellen Behandlungsmöglichkeiten und unterschiedlicher Schwerpunktsetzung (z. B. für Lernbehinderte oder Verhaltensgestörte);
- psychotherapeutische Spezialheime zur Behandlung und Rehabilitation von Jugendlichen mit chronifizierten neurotischen Störungen;
- Jugendwohnheime für in Berufsausbildung befindliche Jugendliche;
- geschlossene Heime für Mädchen und Jungen mit schwerer Dissozialität und erheblichen Weglauftendenzen.

Wohngruppen für junge Menschen mit psychiatrischen Erkrankungen stellen eine wichtige Maßnahme zur Verselbständigung dar. Sie ermöglichen den Patienten mehr Selbstentfaltung und eine größere Nähe zur Realität des alltäglichen Lebens. Art und Frequenz der Betreuung richten sich aus am Krankheitsbild und den durch die Erkrankung verursachten Einschränkungen.

Einrichtungen der beruflichen Rehabilitation. Sie spielen im Anschluss an die Akutphase der Behandlung eine wichtige Rolle. Es geht zum einen um die *Wiederanpassung an den alten Beruf* unter Berücksichtigung der Behinderung. In diesem Sinne wird ein Belastungstraining durchgeführt, Hilfsmittel werden angepasst, und der Patient wird schrittweise an seine frühere Tätigkeit wieder herangeführt. Wenn die Integration in den früheren Beruf nicht mehr möglich ist, erfolgt eine *Umschulung*. Schließlich ist für viele Jugendliche erst der geeignete Beruf zu finden, was über eine Phase der *Berufsfindung*, Arbeitserprobung, Belastungstraining und dann Eingliederung in eine Anlern- oder Lehrtätigkeit erreicht wird.

Selbsthilfegruppen und -verbände. Sie sind wichtige Organisationen im Dienste der Rehabilitation. Sie sind einerseits Interessenvertretungen verschiedener Gruppen Behinderter, andererseits Schrittmacher für die Förderung von Rehabilitationseinrichtungen und -maßnahmen und dienen schließlich auch der gegenseitigen Hilfe Behinderter und dem Abbau von Vorurteilen. Die meisten Selbsthilfegruppen sind in der Bundesarbeitsgemeinschaft Hilfe für Behinderte e.V. zusammengeschlossen (Kirchfeldstr. 149, 40215 Düsseldorf).

Weiterführende Literatur

Bundesarbeitsgemeinschaft für Rehabilitation: Rehabilitation und Teilhabe. Wegweiser für Ärzte und andere Fachkräfte der Rehabilitation. 3. Aufl. Deutscher Ärzte-Verlag, Köln 2005

Bundesarbeitsgemeinschaft für Rehabilitation (BAR): Empfehlungen zu verschiedenen Bereichen der Rehabilitation. www.bar-frankfurt.de

Expertenkommission der Bundesregierung: Empfehlungen zur Reform der Versorgung im psychiatrischen und psychotherapeutisch-psychosomatischen Bereich. Auf der Grundlage des Modellprogramms Psychiatrie der Bundesregierung. BMJFFG, Bonn 1988

Fegert, J. M.: Umfeldbezogene Maßnahmen. In: Remschmidt, H., Mattejat, F., Warnke, A. (Hrsg.). Therapie psychischer Störungen bei Kindern und Jugendlichen. Thieme, Stuttgart 2008, S. 81–88

Remschmidt, H.: Rehabilitation. In: Remschmidt, H., Schmidt, M. H. (Hrsg.): Kinder- und Jugendpsychiatrie in Klinik und Praxis, Bd. 1. Thieme, Stuttgart 1988

World Health Organization (WHO): International Classification of Functioning, Disability and Health – ICF. WHO, Geneva 2001

55 Rechtliche und institutionelle Voraussetzungen für Therapie und Rehabilitation

H. Remschmidt und M. Martin

Rechtliche Voraussetzungen

Die Kinder- und Jugendpsychiatrie hat engste Beziehungen zu den Disziplinen und Institutionen, die sich um die Ordnung des kindlichen Sozialraums bemühen – der Erziehungswissenschaft, Jugendrechtspflege, Heilpädagogik, Erziehungs- und Behindertenfürsorge usw. (Stutte). Eine Reihe von Gesetzen regelt die Maßnahmen, die zur Sicherung des Rechtes des Kindes auf seelisches und leibliches Wohl ergriffen werden können. Solche Maßnahmen sind insbesondere immer dann angezeigt, wenn innerhalb der Familie das Wohl des Kindes nicht mehr garantiert ist. Das kann einmal der Fall sein, wenn die Eltern „erziehungsunfähig" oder wenn die Probleme des Kindes so groß sind, dass sie durch die Eltern allein nicht gelöst werden können.

Die wesentlichen Gesetzeswerke sind das Sozialgesetzbuch (SGB) VIII – Kinder- und Jugendhilfe, das Jugendgerichtsgesetz (JGG) sowie bestimmte Paragraphen der Sozialgesetzbuches (SGB) XII. Weiterhin von Bedeutung sind einige Bestimmungen des Bürgerlichen Gesetzbuches (BGB).

Sozialgesetzbuch (SGB) VIII – Kinder- und Jugendhilfe

Die ausdrückliche Möglichkeit zur Begutachtung der Persönlichkeit eines Minderjährigen vor der Einleitung von Jugendhilfemaßnahmen, wie sie im §66 des früheren Jugendwohlfahrtsgesetzes (JWG) vorgesehen war, ist im SGB VIII nicht festgelegt. Lediglich, wenn Hilfen zur Erziehung erforderlich sind, die auch Maßnahmen der Eingliederungshilfe nach §54 und der Verordnung nach §47 SGB VIII umfassen, sind bei der Aufstellung des Hilfeplans sowie bei der Durchführung der Hilfe auch der behandelnde Arzt, das Gesundheitsamt, der Landesarzt und der Träger der Sozialhilfe und die Bundesagentur für Arbeit zu beteiligen (§36, Abs. 3 SGB VIII).

Das SGB VIII – Kinder- und Jugendhilfe – unterscheidet folgende Jugendhilfemaßnahmen:

1. Hilfe zur Erziehung (§27). Im ersten Absatz des §27 ist der Anspruch der Personensorgeberechtigten auf Hilfe zur Erziehung festgelegt. Er liegt dann vor, „wenn eine dem Wohl des Kindes oder des Jugendlichen entsprechende Erziehung nicht gewährleistet ist und die Hilfe für seine Entwicklung geeignet und notwendig ist".

Abs. 3 umschreibt die Maßnahmen im Einzelnen: „Hilfe zur Erziehung umfaßt insbesondere die Gewährung pädagogischer und damit verbundener therapeutischer Leistungen. Sie soll bei Bedarf Ausbildungs- und Beschäftigungsmaßnahmen i. S. von §13, Abs. 2 einschließen". Schließlich ist in Abs. 4 festgelegt, dass Hilfe zur Erziehung auch die Unterstützung bei der Pflege umfasst.

2. Erziehungsberatung (§28). „Erziehungsberatungsstellen und andere Beratungsdienste und -einrichtungen sollen Kinder, Jugendliche, Eltern und andere Erziehungsberechtigte bei der Klärung und Bewältigung individueller und familienbezogener Probleme und der zugrundeliegenden Faktoren, bei der Lösung von Erziehungsfragen sowie bei Trennung und Scheidung unterstützen. Dabei sollen Fachkräfte verschiedener Fachrichtungen zusammenwirken, die mit unterschiedlichen methodischen Ansätzen vertraut sind."

3. Soziale Gruppenarbeit (§29). „Die Teilnahme an sozialer Gruppenarbeit soll älteren Kindern und Jugendlichen bei der Überwindung von Entwicklungsschwierigkeiten und Verhaltensproblemen helfen. Soziale Gruppenarbeit soll auf der Grundlage eines gruppenpädagogischen Konzepts die Entwicklung älterer Kinder und Jugendlicher durch soziales Lernen in der Gruppe fördern."

4. Erziehungsbeistand, Betreuungshelfer (§30). „Der Erziehungsbeistand und der Betreuungshelfer sollen das Kind oder den Jugendlichen bei der

Bewältigung von Entwicklungsproblemen möglichst unter Einbeziehung des sozialen Umfelds unterstützen und unter Erhaltung des Lebensbezugs zur Familie seine Verselbständigung fördern."

5. Sozialpädagogische Familienhilfe (§ 31). „Sozialpädagogische Familienhilfe soll durch intensive Betreuung und Begleitung Familien in ihren Erziehungsaufgaben, bei der Bewältigung von Alltagsproblemen, der Lösung von Konflikten und Krisen, im Kontakt mit Ämtern und Institutionen unterstützen und Hilfe zur Selbsthilfe geben. Sie ist in der Regel auf längere Dauer angelegt und erfordert die Mitarbeit der Familie."

6. Erziehung in einer Tagesgruppe (§ 32). „Hilfe zur Selbsthilfe in einer Tagesgruppe soll die Entwicklung des Kindes oder des Jugendlichen durch soziales Lernen in der Gruppe, Begleitung der schulischen Förderung und Elternarbeit unterstützen und dadurch den Verbleib des Kindes oder des Jugendlichen in seiner Familie sichern. Die Hilfe kann auch in geeigneter Form der Familienpflege geleistet werden."

7. Vollzeitpflege (§ 33). „Hilfe zur Erziehung in Vollzeitpflege soll entsprechend dem Alter und Entwicklungsstand des Kindes oder des Jugendlichen und seinen persönlichen Bindungen sowie den Möglichkeiten der Verbesserung der Erziehungsbedingungen in der Herkunftsfamilie Kindern und Jugendlichen in einer anderen Familie eine zeitlich befristete Erziehungshilfe oder eine auf Dauer angelegte Lebensform bieten. Für besonders entwicklungsbeeinträchtigte Kinder und Jugendliche sind geeignete Formen der Familienpflege zu schaffen und auszubauen."

Weitere Bestimmungen des SGB VIII sehen Heimerziehung (§ 34), intensive sozialpädagogische Einzelbetreuung (§ 35) und Inobhutnahme von Kindern und Jugendlichen (§ 42) vor.

Als eine weitere neue Art der Hilfe zur Erziehung führt der § 35 SGB VIII die intensive sozialpädagogische *Einzelbetreuung* ein. Sie soll Jugendlichen gewährt werden, die sich allen anderen Hilfsangeboten entziehen und daher einer Einzelbetreuung bedürfen.

§ 35 SGB VIII lautet: „Intensive sozialpädagogische Einzelbetreuung soll Jugendlichen gewährt werden, die einer intensiven Unterstützung zur sozialen Integration und zu einer eigenverantwortlichen Lebensführung bedürfen. Die Hilfe ist in der Regel auf längere Zeit angelegt und soll den individuellen Bedürfnissen des Jugendlichen Rechnung tragen."

Durch ein Änderungsgesetz, rechtskräftig ab dem 16.2.1993, wurde gemäß § 35a SGB VIII die *Eingliederungshilfe für seelisch behinderte Kinder und Jugendliche* geregelt.

§ 35a KJHG lautet: „Kinder und Jugendliche, die seelisch behindert oder von einer solchen Behinderung bedroht sind, haben Anspruch auf Eingliederungshilfe. Die Hilfe wird nach dem Bedarf im Einzelfall:

- in ambulanter Form,
- in Tageseinrichtungen für Kinder oder in anderen teilstationären Einrichtungen,
- durch geeignete Pflegepersonen und
- in Einrichtungen über Tag und Nacht sowie sonstigen Wohnformen geleistet."

Für Aufgabe und Ziel der Hilfen, die Bestimmung des Personenkreises sowie die Art der Maßnahmen gelten §53 SGB VIII sowie die Verordnung nach § 47 des SGB VIII, soweit die einzelnen Vorschriften auf seelisch Behinderte Anwendung finden.

Ist gleichzeitig Hilfe zur Erziehung zu leisten, so sollen Einrichtungen, Dienste und Personen in Anspruch genommen werden, die geeignet sind, sowohl die Aufgaben der Eingliederungshilfe zu erfüllen als auch den erzieherischen Bedarf zu decken. Es sind heilpädagogische Maßnahmen für Kinder, die noch nicht im schulpflichtigen Alter sind, in Tageseinrichtungen für Kinder zu gewähren. Lässt der Hilfebedarf es zu, so sollen Einrichtungen in Anspruch genommen werden, in denen behinderte und nichtbehinderte Kinder gemeinsam betreut werden.

Die Einführung des § 35a SGB VIII bedeutet, dass die Zuständigkeit der Jugendämter auf die seelisch Behinderten bzw. von Behinderung bedrohten Kinder und Jugendlichen erweitert wurde. Dabei wird als seelische Behinderung ein langfristiger oder andauernder Folgezustand einer psychischen Erkrankung bezeichnet, der die Ausübung sozialer Funktionen und Rollen beeinträchtigt. Zu den gemeinten psychischen Erkrankungen zählen körperlich begründbare und endogene Psychosen, psychische Belastungen und Besonderheiten infolge von Krankheiten oder Verletzungen des Gehirns. Einzubeziehen sind auch hier die so genannten Neurosen und schweren Persönlichkeits- und Entwicklungsstörungen und das hyperkinetische Syndrom.

Hingegen verbleiben geistig oder körperlich behinderte Kinder und Jugendliche im Kompetenzbereich des Bundessozialhilfegesetzes. Dies bedeutet, dass bei Kindern und Jugendlichen mit *multiplen Behinderungen* größte Abgrenzungsschwierigkeiten bestehen. Dies betrifft z. B. die Problematik sprachbehinderter Kinder mit Verhaltensauffälligkeiten oder die sekundären psychischen Probleme nach Körperbehinderungen. Eine besondere Problematik stellt die Neuregelung auch für autistische Kinder dar. Diese sind in der Regel mehrfach behindert (körperlich, geistig und seelisch).

Im Hinblick auf die *Mitwirkung* wird ausgeführt, dass der Personensorgeberechtigte und das Kind bzw. der Jugendliche vor Einleitung von Jugendhilfemaßnahmen zu beraten sind. Ferner soll die Entscheidung über die Hilfeart „im Zusammenwirken mehrerer Fachkräfte getroffen werden". Als Grundlage für die Ausgestaltung der Hilfe sollen sie zusammenwirkend mit dem Personensorgeberechtigten und dem Kind oder dem Jugendlichen einen Hilfeplan aufstellen, der Feststellungen über den erzieherischen Bedarf, die zu gewährende Art der Hilfe sowie die notwendigen Leistungen enthält (§ 36, Abs. 2).

Im § 40 des SGB VIII ist die Krankenhilfe geregelt. Dort heißt es: „Wird Hilfe nach den beiden §§ 33 bis 35 oder nach § 35a, Absatz 2, Nummer 3 oder 4 gewährt, so ist auch Krankenhilfe zu leisten. Für den Umfang der Hilfen gelten die §§ 47 bis 52 des SGBXII entsprechend. Krankenhilfe muss den im Einzelfall notwendigen Bedarf in voller Höhe befriedigen. Zuzahlungen und Eigenbeteiligungen sind zu übernehmen. Das Jugendamt kann in geeigneten Fällen die Beiträge für eine freiwillige Krankenversicherung übernehmen, soweit sie angemessen sind."

Hier ist also die Brücke zum SGB VIII geschlagen. Dieses befasst sich mit Hilfen in besonderen Lebenslagen (z. B. Eingliederungshilfen für Behinderte, Hilfe für Gefährdete, Ausbildungsbeihilfe) und den damit verbundenen Verfahrensfragen hinsichtlich der Kosten. Hierin zeigt sich die enge Verflechtung zwischen Jugendhilfe und Sozialrecht.

Die entsprechenden Bestimmungen des Jugendgerichtsgesetzes (JGG) bzw. Strafgesetzbuches (StGB), soweit sie für Jugendliche von Wichtigkeit sind, werden in Teil V „Gerichtliche Aufgaben und Organisations-/Strukturfragen der Kinder- und Jugendpsychiatrie" besprochen.

Bürgerliches Gesetzbuch (BGB)

Nicht selten tritt der Fall ein, dass von kinderpsychiatrischer Seite oder von Seiten des Jugendamtes eine Herausnahme eines Kindes aus einem der Entwicklung des Kindes schädlichen Milieu unbedingt für erforderlich gehalten wird, dass aber die Eltern dieser Maßnahme nicht zustimmen wollen. Dieser Sachverhalt wird durch § 1666 BGB geregelt. Hierin ist ausgesagt, dass bei Gefährdung des geistigen oder leiblichen Wohls des Kindes das Vormundschaftsgericht zur Abwehr von Gefahr anordnen kann, dass das Kind zum Zwecke der Erziehung in einer geeigneten Familie oder in einer Erziehungsanstalt untergebracht werden kann. Durch diesen § 1666 ist es also möglich, ein Kind auch gegen den Willen seiner Eltern außer Haus unterzubringen. Der Paragraph ist in Ergänzung zu sehen zu den entsprechenden Paragraphen des SGB VIII. § 1666 BGB findet z. B. oft Anwendung bei jüngeren Kindern, die zu Hause schweren Misshandlungen ausgesetzt waren. Auch bei der Anordnung des § 1666 BGB bedient sich das Gericht gern des kinder- und jugendpsychiatrischen Sachverständigen.

Sozialgesetzbuch (SGB) XII

Dieses Gesetz „umfasst Sozialhilfe zu Lebensunterhalt und Hilfe in besonderen Lebenslagen". Aufgabe der Sozialhilfe ist es, dem Empfänger der Hilfe die Führung eines Lebens zu ermöglichen, das der Würde des Menschen entspricht.

Das SGB XII umfasst ein ganzes Bündel staatlicher sozialer Hilfen, die gewährt werden können. Um den Umfang des Gesetzeswerks zu verdeutlichen, seien kurz die verschiedenen Zielgruppen, die im Bundessozialhilfegesetz gemeint sind, genannt. Unter anderem befasst sich das Bundessozialhilfegesetz mit folgenden Maßnahmen:

„Hilfe zur Arbeit" oder „Hilfe zum Aufbau oder zur Sicherung der Lebensgrundlage" mit Ausbildungshilfe, vorbeugender Gesundheitshilfe, Krankenhilfe, Hilfe für werdende Mütter und Wöchnerinnen, Eingliederungshilfe Behinderter, Tuberkulosehilfe, Blindenhilfe, Hilfe zur Pflege, Hilfe für Gefährdete und Altenhilfe.

Für die Kinder- und Jugendpsychiatrie besonders wichtig ist der Abschnitt, der sich mit der *Eingliederungshilfe für Behinderte* befasst. Hier sind die Bestimmungen nach den §§ 53–59 zu nennen. In §53 ist der Personenkreis genannt, der die Hilfe dieses Paragraphen in Anspruch nehmen kann gemäß dem Willen des Gesetzgebers, wie er im §1 grundsätzlich zum Ausdruck kommt (Hilfe zum Lebensunterhalt, Hilfe zur Führung eines Lebens, das der Würde des Menschen entspricht). Neben Körperbehinderten, Blinden, Tauben und Stummen, denen eine solche Hilfe gewährt werden kann, sind auch Personen genannt, die durch Schwäche ihrer *geistigen Kräfte wesentlich behindert* oder von einer solchen Behinderung bedroht sind.

Aufgabe der Eingliederungshilfe nach §53 SGB XII ist es, „eine drohende Behinderung zu verhüten oder eine Behinderung oder deren Folgen zu beseitigen bzw. zu mildern und die behinderten Menschen in die Gesellschaft einzugliedern. Hierzu gehört insbesondere, den behinderten Menschen die Teilnahme am Leben in der Gemeinschaft zu ermöglichen oder zu erleichtern, ihnen die Ausübung eines angemessenen Berufs oder einer sonstigen angemessenen Tätigkeit zu ermöglichen oder sie soweit wie möglich unabhängig zu machen.

Bedeutung dieses Gesetzes in der praktischen Kinder- und Jugendpsychiatrie: Nach diesen Bestimmungen des Bundessozialhilfegesetzes können z.B. allen oligophrenen Kindern die ambulanten und stationären notwendigen Hilfen gewährt werden; aber auch autistische Kinder, Kinder mit schwersten neurotischen Fehlhaltungen oder psychotischen Störungen fallen unter den Anwendungsbereich dieses Gesetzes.

Leistungen der Eingliederungshilfe gemäß §54 SGB XII sind u.a.:

- Hilfen zu einer angemessenen Schulbildung, insbesondere im Rahmen der allgemeinen Schulpflicht und zum Besuch weiterführender Schulen, einschließlich der Vorbereitung hierzu.
- Hilfe zur schulischen Ausbildung für einen angemessenen Beruf, einschließlich des Besuches einer Hochschule.
- Hilfen zur Ausbildung für eine sonstige angemessene Tätigkeit.
- Hilfen in vergleichbaren sonstigen Beschäftigungen nach §56.
- Nachgehende Hilfe zur Sicherung der Wirksamkeit der ärztlichen und ärztlich verordneten Leistungen und zur Sicherung der Teilhabe der behinderten Menschen am Arbeitsleben.

Jugendgerichtsgesetz (JGG)

Die Bestimmungen des Jugendgerichtsgesetzes (JGG) werden in Teil V „Gerichtliche Kinder- und Jugendpsychiatrie" besprochen. In diesem Zusammenhang sei nur hervorgehoben, dass nach §10, Abs. 2 JGG vom Jugendrichter eine sog. *heilerzieherische Behandlung* angeordnet werden kann. Diese heilerzieherische Behandlung soll durch Fachleute erfolgen. Sie bedarf der Zustimmung der Erziehungsberechtigten und des gesetzlichen Vertreters. Die Möglichkeit der Anordnung einer heilerzieherischen Behandlung durch ein Jugendgericht trägt der Erfahrung Rechnung, dass ein Teil der Straftaten Jugendlicher Folgen neurotischer Fehlentwicklungen sind und dass sich in geeigneten Fällen Heilung durch eine besondere Behandlungsmethode erzielen lässt. Die heilerzieherische Behandlung kann z.B. in einer tiefenpsychologisch fundierten Psychotherapie eines Jugendlichen bestehen, sie kann aber auch eher pädagogische Maßnahmen in einer heilpädagogischen Heimbehandlung umfassen.

Zusammenfassend sehen wir, dass im Wesentlichen das Kinder- und Jugendhilfegesetz und das Bundessozialhilfegesetz die gesetzlichen Grundlagen für Therapie und Rehabilitation psychisch und geistig auffälliger Kinder und Jugendlicher bieten. Zur Durchführung der Maßnahmen sind in den Bundesländern zwei verschiedene Behörden verantwortlich: Einerseits die Landesjugendämter, nachgeordnet die kommunalen Stadt- bzw. Kreisjugendämter, andererseits das Landessozialamt, nachgeordnet die örtlichen Sozialämter. Für die Durchführung der Maßnahmen nach dem KJHG sind die Jugendämter, für die Durchführung der Maßnahmen nach dem BSHG die Sozialämter zuständig.

Institutionelle Voraussetzungen

Für die Diagnostik, Behandlung und Rehabilitation der unterschiedlichsten psychischen Störungen im Kindes- und Jugendalter besteht eine Reihe ambulanter bzw. stationärer Einrichtungen, die aufgerufen sind, in einer Art Verbundsystem zusammenzuarbeiten. Für die ambulante Versorgung stehen – neben den Ambulanzen der *kinder- und jugendpsychiatrischen Kliniken* – insbesondere die Erziehungsberatungsstellen zur Verfügung. In solchen Beratungsstellen arbeitet ein Team, welches sich gewöhnlich aus Kinder-

und Jugendpsychiatern, Psychologen, Heilpädagogen, Kinder- und Jugendlichenpsychotherapeuten und Sozialarbeitern zusammensetzt. Einerseits kann an diesen Beratungsstellen zunächst die einschlägige Diagnostik durchgeführt werden, andererseits werden Aufgaben der Behandlung von Kindern und Jugendlichen und die Beratung ihrer Eltern durchgeführt. Für die stationäre klinische Behandlung der Kinder gibt es in allen Bundesländern eigenständige Kliniken bzw. klinische Abteilungen für Kinder- und Jugendpsychiatrie, oft angeschlossen an Erwachsenennervenkliniken. Manche Kinderkliniken verfügen über eine heilpädagogische bzw. psychosomatische Station. Zusätzlich unterhalten die sog. Landschaftsverbände (Landeswohlfahrtsverbände) eigenständige jugendpsychiatrische Kliniken. In diesen Kliniken wird die gesamte Bandbreite kinder- und jugendpsychiatrischer Erkrankungen diagnostisch und therapeutisch erfasst und behandelt.

Stellt eine Erziehungsberatungsstelle nach längerer ambulanter Behandlung fest, dass mit ambulanter Therapie eine dauerhafte Besserung nicht zu erzielen ist, oder wird von Seiten einer Klinik festgestellt, dass zwar eine klinisch stationäre Behandlung nicht mehr notwendig ist, eine Rückkehr in das häusliche Milieu aber nicht indiziert erscheint, erfolgt oft eine weitere Behandlung in Heimen. Insgesamt hat die Heimerziehung im letzten Jahrzehnt einen deutlichen Aufschwung erfahren. Es stehen heute in allen Bundesländern verschiedene spezialisierte Heimeinrichtungen zur Verfügung, die Kinder aufnehmen können.

Diese verschiedenen *Heimtypen* sind:

- familiär geführte Kleinstheime, die eine Familie ersetzen können;
- heilpädagogische Heime mit spezifischer Behandlungsmöglichkeit, oft mit verschiedenen Schwerpunkten für Lernbehinderte oder für Verhaltensgestörte;
- psychotherapeutische und psychagogische Spezialheime, die sich der Behandlung neurotischer Kinder annehmen;
- sog. Jugendwohnheime, die speziell in der Berufsausbildung stehende Jugendliche aufnehmen;
- geschlossene Heime sowohl für Mädchen wie für Jungen, die die Betreuung schwer dissozialer Jugendlicher übernommen haben. Diese existieren allerdings nicht in allen Bundesländern.

Außerdem gibt es Spezialheime für Körperbehinderte, Blinde und Taube sowie Heime, die sich auf die Behandlung von Sprachstörungen spezialisiert haben.

Weiterhin stehen zur Verfügung: spezielle Rehabilitationseinrichtungen für hirnorganisch Kranke, Mehrfachbehinderte und Epileptiker. Zur Rehabilitation von Jugendlichen, die an einer Psychose erkrankt waren, gibt es Spezialeinrichtungen, z. B. spezielle sozialpsychiatrische Kliniken oder auch Tag- bzw. Nachtkliniken mit angeschlossenem Übergangswohnheim.

Einen Überblick über die in der Bundesrepublik Deutschland vorhandenen Heime gibt das Heimverzeichnis des Allgemeinen Fürsorge- und Erziehungstages (AFET).

Schulen. Eine außerordentlich wichtige Rolle in der Rehabilitation psychisch auffälliger Kinder spielen die Schulen, speziell die Sonderschulen. Aus der früheren „Hilfsschule" hat sich heute ein System unterschiedlicher Sonderschultypen herausdifferenziert. Wir unterscheiden die *Schule für Lernhilfe* (L) von der *Schule für praktisch Bildbare.* Hier werden die Kinder gesondert nach ihrer Intelligenzleistung beschult: in der Sonderschule L vorwiegend leicht bis mittelgradig lernbehinderte Kinder, dem Intelligenzquotienten nach entsprechend etwa zwischen IQ 70 und 85. In der Sonderschule für geistig Behinderte (andere Bezeichnung: Sonderschule für praktisch Bildbare) werden die schwerer geistig behinderten Kinder unterrichtet. Das Schulgesetz schreibt zwingend vor, dass Kinder, die zweimal in der Eingangsstufe der Normalschule das Klassenziel nicht erreicht haben, an eine Sonderschule überwiesen werden. Daneben gibt es die Sonderschulen für Verhaltensgestörte, d. h. für durchschnittlich bis überdurchschnittlich begabte Schüler, die aber aufgrund ihrer Verhaltensauffälligkeiten auf Normalschulen mit ihren relativ großen Klassenstärken nicht unterrichtet werden können. Um eine zu starke Stigmatisierung durch „Sonderbeschulung" zu vermeiden, geht man heute z. T. dazu über, Sonderschulklassen an Normalschulen zu belassen, dies gilt insbesondere für Verhaltensgestörte. Außerdem gibt es *Sonderschulen für körperbehinderte Kinder* (Sonderschule K) sowie *Spezialschulen für taube bzw. blinde Kinder.* Jedem Schulbezirk ist ein sog. schulpsychologischer Dienst zugeordnet, der vorwiegend Aufgaben der Diagnostik und der Beratung der Lehrer übernimmt.

Größere Heime verfügen gelegentlich über eine eigene *Heimsonderschule*. Dies hat seine besondere Begründung in der Möglichkeit, ein einheitliches pädagogisches Feld zwischen Heim und Schule aufzubauen. Es bietet sich so die Möglichkeit, stark schulgestörte Kinder zu rehabilitieren. Ein besonderes Merkmal aller Sonderschulen ist die niedrige Klassenfrequenz (Klassenstärke), die 8 bis 12 Kinder nicht überschreiten sollte.

Schließlich sind „Schulen für Kranke" zu erwähnen. Diese sind Kliniken, z. B. für Pädiatrie und Kinder- und Jugendpsychiatrie, sowie Heimen mit besonderen Aufgaben angegliedert. Es handelt sich dabei meist um staatliche Schulen (die Lehrer sind in der Regel Beamte mit Sonderausbildung), doch gelten für sie gesetzliche Bestimmungen und Verordnungen, die für besondere Patienten und Umstände die Priorität ärztlich-therapeutischer Maßnahmen festlegen.

Weiterführende Literatur

Deinert, H., Jegust, W.: Das Recht der psychisch Kranken. Sammlung bundes- und landesrechtlicher Bestimmungen. Bundesanzeiger-Verlag, Köln 2006

Fegert, J. M.: Umfeldbezogene Maßnahmen. In: Remschmidt, H., Mattejat, F., Warnke, A. (Hrsg.). Therapie psychischer Störungen bei Kindern und Jugendlichen. Thieme, Stuttgart 2008, S. 81–88

Kunkel, P.-C.: Jugendhilferecht. 6. Aufl. Nomos, Baden-Baden 2010

Wiesner, R.: SGB VIII, Kinder- und Jugendhilfe. Kommentar 3. Aufl. C. H. Beck, München, 2006

Wörlen, R.: Familienrecht. Heymanns, Köln 2008

V Gerichtliche Aufgaben und Organisations-/Strukturfragen der Kinder- und Jugendpsychiatrie

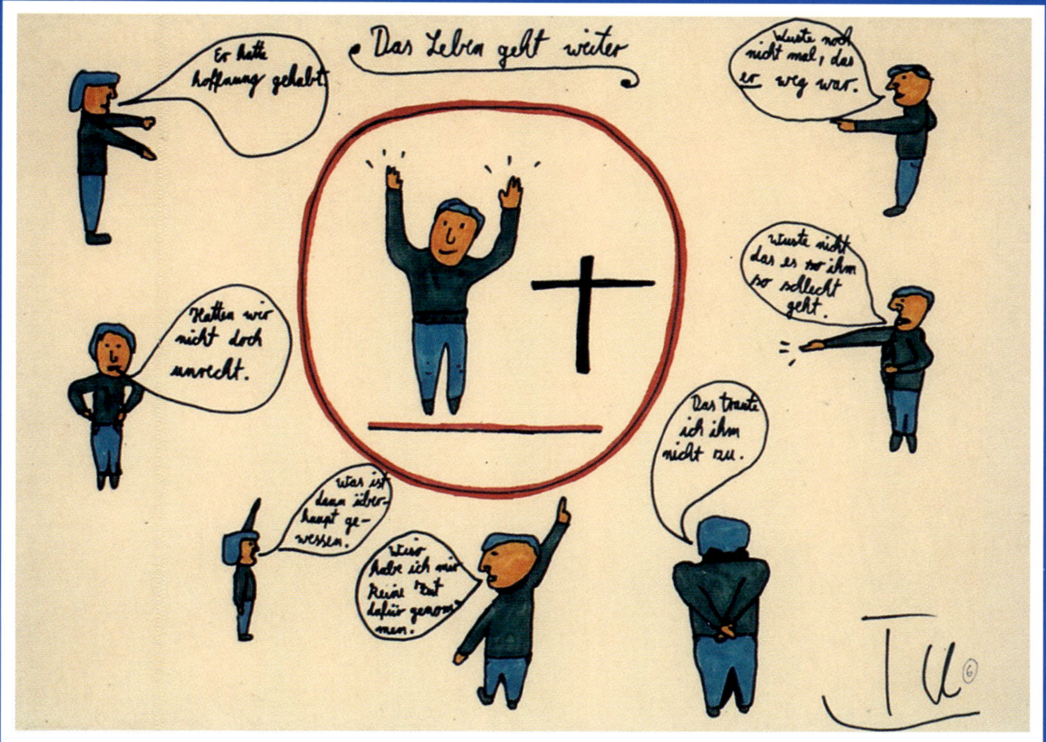

Das Leben geht weiter
Zeichnung eines 18-jährigen Patienten mit der Diagnose „Persönlichkeitsstörung“

56 Gerichtliche Kinder- und Jugendpsychiatrie

H. Remschmidt und M. Martin

Einleitung

Kinder- und jugendpsychiatrische Sachverständigengutachten werden sowohl in zivilrechtlichen wie in strafrechtlichen Verfahren von Gerichten und Behörden in Auftrag gegeben und stellen hohe Anforderungen an die Kompetenz des Gutachters. Gefordert sind nicht nur umfassende Kenntnisse des eigenen Fachgebietes, sondern auch ein Verständnis für die rechtliche Fragestellung, z. B. was den Unterschied zwischen einem medizinischen und einem jurististischen Krankheitsbegriff betrifft. Der Sachverständige muss sich der Verständigungsprobleme zwischen den verschiedenen Wissenschaften bewusst und in der Lage sein, seine Ergebnisse zu verdeutlichen und auch zu erklären, wie er zu seinen Schlussfolgerungen gekommen ist.

Seit einigen Jahren existiert für Kinder- und Jugendpsychiater eine Zusatzweiterbildung in der Gerichtlichen Kinder- und Jugendpsychiatrie, die mit einem Zertifikat abgeschlossen wird.

Rechtsstellung des Kindes

Die Rechtsordnung verwendet den Begriff „Kind" nicht einheitlich. Im Folgenden werden als „Kinder" Personen unter 14 Jahren bezeichnet, als „Jugendliche" Personen, die über 14, aber noch nicht 18 Jahre alt sind, als „Heranwachsende" die 18- bis 21-Jährigen. In §7 des Kinder- und Jugendhilfegesetzes (KJHG) wird als „junger Volljähriger" bezeichnet, wer 18, aber noch nicht 27 Jahre alt ist. Als „junger Mensch" wird bezeichnet, wer noch nicht 27 Jahre alt ist (§7 Abs. 1 Nr. 3 und Nr. 4 KJHG).

Das Kind ist „mit Vollendung der Geburt" (§1 Bürgerliches Gesetzbuch, BGB) rechtsfähig; es besitzt z. B. die Fähigkeit zu klagen. Bis zur Volljährigkeit steht das Kind unter dem Recht der elterlichen Sorge (§1626 BGB).

Die einzelnen gutachterlichen Fragestellungen, die Kinder und Jugendliche betreffen, sind sehr unterschiedlich. Sie berühren einerseits eine Vielzahl von Rechtsbestimmungen und beziehen sich andererseits auf ebensoviele und z. T. sehr unterschiedliche menschliche Situationen, Gefahren, Erkrankungen und Beeinträchtigungen. Unter pragmatischen Gesichtspunkten ist eine Einteilung in rechtliche Fragestellungen nach dem Zivilrecht einerseits und nach dem Strafrecht andererseits erfolgt. Die rechtlichen Bestimmungen nach dem öffentlichen Recht (z. B. die Bestimmungen im KJHG) sind im Beitrag „Rechtliche und institutionelle Voraussetzungen für Therapie und Rehabilitation" dargestellt.

Begutachtung im Familien- und Vormundschaftsrecht

In der Verfassung (Grundgesetz, GG) sind die Grundrechte des Kindes (Art. 2 GG) und der Eltern (Art. 6 Abs. 2 GG) festgelegt. Im Art. 6 Abs. 1 GG werden Eltern und Familie als Gemeinschaft unter besonderen staatlichen Schutz gestellt. Einheit und Eigenständigkeit der Familie als der immer noch besten und effektivsten Sozialisationsinstanz sind auch im Sinne einer Wertentscheidung allgemein anerkannt. Von diesen Prämissen her muss davon ausgegangen werden, dass Kindeswohl und Elternrecht bzw. -pflicht nicht als Gegensätze zu sehen sind, sondern als konvergierende, gemeinsame Interessenausrichtung.

Das Kindeswohl gehört zu den unbestimmten Rechtsbegriffen und kann nicht allgemeingültig festgelegt werden. Vielmehr muss es jeweils im Hinblick auf den konkreten Fall und seine Bedingungen definiert und präzisiert werden. Definitorisch kann man unterscheiden zwischen dem globalen Begriff des Kindeswohls, dem der Rechte des Kindes, des Kindesinteresses und des Kindeswillens. Das Kindeswohl kann als Summe der Kindesrechte und der Kindesinteressen unter angemessener Berücksichtigung des jeweiligen Kindeswillens angesehen werden. Ziel der Erziehung ist es, dem Kind im Laufe seiner Entwicklung in zunehmend stärkerem Maße die Fähigkeit zu vermitteln, seine Rechte und Interessen und seinen Willen selbst vertreten zu können.

Kindeswohl und Elternrecht bzw. Elternwille können in verschiedener Weise in Kollision geraten. Derartige Konflikte werden in der Regel unter dem Begriff der *Gefährdung des Kindeswohls* beschrieben. Am häufigsten wird das Kindeswohl gefährdet durch Kindesmisshandlung, Deprivation und Vernachlässigung, gravierende Erziehungsmängel sowie Trennung und Scheidung der Eltern mit allen ihren Folgen. In diesen Fällen sind staatliche Eingriffe in die elterliche Sorge bei vorhandenen Gefahren für das Kindeswohl auf der Grundlage des § 1666 BGB möglich.

Seit dem 1.7.1998 ist das neue *„Kindschaftsrecht"* in Kraft getreten. Die in § 1666 BGB vorgenommene Neuregelung stellt die Grundlage zum Schutz sowohl der persönlichen Belange des Kindes als auch seiner Vermögensinteressen dar. Darin wird das Familiengericht verpflichtet, Maßnahmen zu treffen, wenn das körperliche, geistige oder seelische Wohl des Kindes oder sein Vermögen durch missbräuchliche Ausübung der elterlichen Sorge gefährdet ist und die Eltern nicht gewillt oder in der Lage sind, die Gefahr abzuwenden. Gutachterliche Fragestellungen in diesem Zusammenhang können sich z. B. auf die „Erziehungsfähigkeit" der Eltern erstrecken. Das Schwergewicht der Begutachtung liegt jedoch auf Fragen in Verbindung mit Regelungen des Sorgerechts und des Umgangsrechts.

Regelung des Sorgerechts

Das „neue Kindschaftsrecht" enthält Bestimmungen mit folgenden Schwerpunkten:

- eine Stärkung der Rechte aller Kinder ohne Rücksicht darauf, ob ihre Eltern verheiratet oder nicht verheiratet sind;
- das Recht der Kinder auf Umgang mit beiden Eltern und sonstigen Bezugspersonen;
- das Recht der Kinder auf Sorge und Betreuung durch beide Eltern, insbesondere wenn die Eltern getrennt sind;
- die Förderung der Elternverantwortung bei Trennung und Scheidung.

Gemeinsame elterliche Sorge bei Trennung auf Antrag:

§ 1671 BGB lautet:

„(1) Leben Eltern, denen die elterliche Sorge gemeinsam zusteht, nicht nur vorübergehend getrennt, so kann jeder Elternteil beantragen, dass ihm das Familiengericht die elterliche Sorge oder einen Teil der elterlichen Sorge allein überträgt.

(2) Dem Antrag ist stattzugeben, soweit

a) der andere Elternteil zustimmt, es sei denn, dass das Kind das 14. Lebensjahr vollendet hat, und der Übertragung widerspricht, oder

b) zu erwarten ist, dass die Aufhebung der gemeinsamen Sorge und die Übertragung auf den Antragsteller dem Wohl des Kindes am besten entspricht.

(3) Dem Antrag ist nicht stattzugeben, soweit die elterliche Sorge auf Grund anderer Vorschriften abweichend geregelt werden muß."

In diesem Paragraphen wird also aufgeführt, dass ein Familiengericht auf Antrag tätig wird, um die elterliche Sorge zu regeln. Neu ist gleichfalls die Möglichkeit der Teilübertragung der alleinigen elterlichen Sorge. Ebenso gebietet das Gesetz den Eltern nun, sich um die gemeinsame Sorge erheblich intensiver zu bemühen, als dies nach der alten Regelung der Fall war. Auch nach einer Trennung oder Scheidung behalten die Ehepartner die elterliche Verantwortung, „sie können sich als Eltern nicht scheiden lassen". Generell fallen in dem neuen Kindschaftsrecht Regelungen fort, die früher in gesonderter Weise für „nichteheliche Kinder" (jetzt: Kinder, deren Eltern nicht miteinander verheiratet sind) getroffen wurden. Es gilt also auch für nicht verheiratete Eltern der Grundsatz, dass sie die gemeinsame elterliche Sorge ebenso wie verheiratete Eltern haben können, nach einer „nicht nur vorübergehenden Trennung" oder Scheidung.

Vorgehensweise bei der Begutachtung

Ausgehend vom Wohl des Kindes muss im Rahmen der Begutachtung geklärt werden, *welchem Elternteil das Sorgerecht zuerkannt werden soll* (nach Antrag eines Elternteils, so genanntes „Antragsverfahren") oder ob es beiden Eltern zur gemeinsamen Ausübung übertragen werden kann. Letzteres ist nur möglich, wenn die streitigen Auseinandersetzungen zu einem gewissen Stillstand gekommen sind, sodass nicht befürchtet werden muss, dass die gemeinsame Ausübung des Sorgerechts eine Fortsetzung der früheren Konflikte mit anderen Mitteln bedeutet.

Tab. 56.**1** Kriterien für die Entscheidung über die Ausübung des Sorgerechts.

Kriterien für die Entscheidung über die Ausübung des Sorgerechts
1. Wille des Kindes: Nach Vollendung des 14. Lebensjahres ist das Kind vom Familiengericht stets zu hören und hat einen wesentlichen Anteil bei der Entscheidung in der Sorgerechtsangelegenheit; das Familiengericht kann aber auch jüngere Kinder anhören
2. Bindungs- und Beziehungsqualität der Kinder zu einem oder beiden Elternteilen
3. Beziehungskontinuität
4. Persönlichkeit, Erziehungsfähigkeit und wirtschaftliche bzw. soziale Situation der Eltern

Für die Entscheidung bei dieser Fragestellung ist eine Reihe von Kriterien maßgebend (Tab. 56.**1**).

Bei der Begutachtung zu bedenken ist immer, dass eine Trennung oder Scheidung der Eltern für die betroffenen Kinder stets ein kritisches Lebensereignis darstellt und als Folge davon zahlreiche *Symptombelastungen* entstehen, die dauerhaft wirksam sein können. Die Symptome erstrecken sich über einen weiten Bereich: häufig kommen depressive Verstimmungszustände mit Phasen ausgeprägter Traurigkeit infolge von Bindungsverlusten, Ängste verschiedener Qualitäten, Verunsicherungen im Selbstkonzept und Verletzungen des Selbstwertgefühls, Kontaktunsicherheiten, aggressive, gelegentlich dissoziale Verhaltensweisen, auch einzelne Symptome wie Wiederauftreten des Einnässens oder Einkotens vor. Jüngere Kinder sind meist stärker belastet als ältere. Es zeigt sich jedoch im zeitlichen Verlauf ein genereller Trend in Richtung einer fortschreitenden Verbesserung.

Die *Aufgabe für den Sachverständigen* ist es, unter anderem zu folgenden Gesichtspunkten eine Stellungnahme abzugeben:

- Im Hinblick auf das Kind: Entwicklungsstand und psychosoziale Reife des Kindes, Bindungsqualität, emotionale Belastung und eventuell drohende Fehlentwicklung, Erfassung des Kindeswillens.
- Im Hinblick auf die Elternteile: Erziehungseignung, Förderkompetenz sowie Gewährleistung einer Kontinuität und Stabilität der Eltern-Kind-Beziehung.

Die *Überprüfung der Bindungsqualität* ist von großer Bedeutung. Bewährt haben sich dafür psychologische Testverfahren, wie der Sceno-Test von Staabs, der Family-Relations-Test von Bene und Anthony (deutsch von Fläming und Wörner), das „subjektive Familienbild" von Mattejat und Scholz und der Familienidentifikationstest von Remschmidt und Mattejat (s. Kap. 9 u. Kap. 10).

Zentrale Methode für die Untersuchung der Eltern und die Klärung der anstehenden Fragen ist das Explorationsgespräch. Unverzichtbar sind weiter Interaktionsbeobachtungen der beteiligten Kinder und der Elternteile. Bewährt hat sich dabei, diese videotechnisch aufzuzeichnen, um die Interaktionen anschließend genau analysieren und die Aufzeichnungen dem Gericht gegebenenfalls zur Verfügung stellen zu können. Trotz der auf diese Weise gewonnenen zahlreichen Informationen ist es oft nicht einfach, die richtige Entscheidung zu finden und dem Gericht vorzuschlagen, wobei es nicht selten ohnehin nur um die Alternative geht, diejenige Lösung in einem vielverzweigten Konfliktbereich zu finden, die für das Kindeswohl am wenigsten schädlich ist.

Regelung des Umgangsrechts

Die für die Begutachtung relevanten Gesichtspunkte sind in *§ 1684 BGB* enthalten. Er lautet in der Fassung vom 1. 7. 1998:

„(1) Das Kind hat das Recht auf Umgang mit jedem Elternteil; jeder Elternteil ist zum Umgang mit dem Kind verpflichtet und berechtigt.

(2) Die Eltern haben alles zu unterlassen, was das Verhältnis des Kindes zum jeweils anderen Elternteil beeinträchtigt oder die Erziehung erschwert. Entsprechendes gilt, wenn sich das Kind in der Obhut einer anderen Person befindet.

(3) Das Familiengericht kann über den Umfang des Umgangsrechts entscheiden und seine Ausübung auch gegenüber Dritten näher regeln. (...)

(4) Das Familiengericht kann das Umgangsrecht oder den Vollzug früherer Entscheidungen über das Umgangsrecht einschränken oder ausschließen, soweit dies zum Wohl des Kindes erforderlich ist. Eine Entscheidung, die das Umgangsrecht oder seinen Vollzug für längere Zeit auf Dauer einschränkt oder ausschließt, kann

nur ergehen, wenn andernfalls das Wohl des Kindes gefährdet wäre. Das Familiengericht kann insbesondere anordnen, dass der Umgang nur stattfinden darf, wenn ein mitwirkungsbereiter Dritter anwesend ist (betreuter Umgang). Dritter kann auch ein Träger der Jugendhilfe oder ein Verein sein; dieser bestimmt dann jeweils, welche Einzelperson die Aufgabe wahrnimmt."

Ergänzend zu den früheren Bestimmungen regelt *§ 1685 BGB*:

„(1) Großeltern und Geschwister haben ein Recht auf Umgang mit dem Kind, wenn dieser dem Wohl des Kindes dient.

(2) Gleiches gilt für den Ehegatten oder früheren Ehegatten eines Elternteils, der mit dem Kind längere Zeit in häuslicher Gemeinschaft gelebt hat, und für Personen, bei denen das Kind längere Zeit in Familienpflege war.

(3) § 1684 Abs. 2 bis 4 gilt entsprechend."

Aufträge der zuständigen Gerichte an den Sachverständigen zielen vornehmlich darauf ab, eine Klärung bei Fragen des Umgangsrechts zu finden, die dem Wohl des betreffenden Kindes am besten entspricht (z. B.: Wäre das Wohl des Kindes gefährdet, wenn es weiterhin Umgang mit dem Vater hätte? Sollte ein Ausschluss des Umgangsrechts des Vaters nicht indiziert sein: Welche Art des Umgangs zwischen Tochter und Vater ist dem Kindeswohl im Hinblick auf eine Aufrechterhaltung einer guten Kind-Vater-Beziehung angemessen [Art, Dauer und Häufigkeit der Besuche]?).

Richtlinien zur Regelung der Umgangsbefugnis

Unverändert sind hierzu Empfehlungen von Lempp als Grundlage der Entscheidungsvorschläge wichtig (Tab. 56.**2**).

Begutachtung bei Gefährdung des Kindeswohls

Maßgebend für die Begutachtung bei Gefährdung des Kindeswohls ist der Abschnitt (1) des *§ 1666 BGB*. Er lautet:

„Wird das körperliche, geistige oder seelische Wohl des Kindes oder sein Vermögen durch missbräuchliche Ausübung der elterlichen Sorge, durch Vernachlässigung des Kindes, durch unverschuldetes Versagen der Eltern oder durch das Verhalten eines Dritten gefährdet, so hat das

Tab. 56.**2** Empfehlungen von Lempp (1983) als Grundlage für die Regelung der Umgangsbefugnis.

Empfehlungen von Lempp (1983) als Grundlage für die Regelung der Umgangsbefugnis
1. Ein regelmäßiger Kontakt zwischen einem Kind und seinem nicht sorgeberechtigten Elternteil kann nur dann ohne Belastung möglich sein, wenn die geschiedenen Ehepartner zu einer sachlichen Neutralität gegeneinander gefunden haben.
2. Wer eine vollkommene Scheidung von seinem früheren Ehepartner anstrebt, muss gegebenenfalls auf den Kontakt mit dem Kind verzichten können.
3. Jeder Besuchskontakt gegen Willen und Wunsch des Kindes widerspricht dem Sinn der Umgangsbefugnis. Im Hinblick auf diese Problematik ergibt sich immer wieder die Frage, inwieweit der sorgeberechtigte Elternteil das Kind gegenüber dem nicht sorgeberechtigten Elternteil beeinflusst.
4. Der sorgeberechtigte Elterteil hat immer den größeren Einfluss auf das Kind, was der nicht sorgeberechtigte Elternteil akzeptieren oder zumindest tolerieren muss.
5. Bewusste oder unbewusste negative Beeinflussung des Kindes durch den sorgeberechtigten Elternteil kann Veranlassung geben, die Sorgerechtsentscheidung zu überprüfen.
6. Das Kindeswohl kann mit dem Elternrecht kollidieren. Insofern kann eine Regelung der Umgangsbefugnis manchmal auch ein schweres Unrecht für einen Elternteil bedeuten. Sie kann sich aber, wenn dem Kindeswohl Priorität eingeräumt wird, manchmal nicht vermeiden lassen.
7. Bei Kindern bis zum Grundschulalter kann eine Regelung der Umgangsbefugnis nur vertreten werden, wenn die Eltern zu einer Minimalform gegenseitiger Höflichkeit in der Lage sind.
8. Bei Schwierigkeiten im Kontakt der geschiedenen Eheleute sollte gegebenenfalls eine dem Kind gut bekannte neutrale Person eingeschaltet werden.
9. Häufiger Wechsel der Bezugspersonen belastet Kinder besonders. Daher sind seltenere, aber längere Besuche häufigen und sehr kurzen eher vorzuziehen.
10. Kinder unter 4 Jahren sollten bei dem nicht sorgeberechtigten Elternteil nur dann übernachten, wenn sie ihn schon lange und gut kennen.

Familiengericht, wenn die Eltern nicht gewillt oder nicht in der Lage sind, die Gefahr abzuwenden, die zur Abwendung der Gefahr erforderlichen Maßnahmen zu treffen."

Gutachterliche Stellungnahmen sind danach besonders zu folgenden beiden Aspekten vorzunehmen:

- Entzug des Rechtes der elterlichen Sorge aufgrund *verschuldeter oder unverschuldeter Gefährdung des Kindeswohls*. Eine verschuldete Gefährdung des Kindeswohls liegt z.B. bei Misshandlung und Vernachlässigung des Kindes vor. Unverschuldet kann sie eintreten durch schwer wiegende Erkrankung des sorgeberechtigten Elternteils (z.B. bei einer allein erziehenden Mutter oder einem allein erziehenden Vater, die sich wegen der Erkrankung nicht mehr um das Kind kümmern können).
- Entzug des Rechtes der Personensorge, weil das Kindeswohl dadurch gefährdet ist, dass leibliche Eltern die *Herausgabe des Kindes aus einer Pflegefamilie* beantragen. Meist geht es dabei um Fälle, in denen sich der den Antrag stellende Elternteil (verschuldet oder unverschuldet) für lange Zeit nicht um sein Kind gekümmert hat, welches sich in einer Pflegefamilie befindet und zu den Pflegeeltern nunmehr eine intensive Bindung aufgebaut hat, sodass beim Zurückverbringen zu dem leiblichen Elternteil erhebliche psychische Folgen für das Kind entstünden. Derartige Fälle sind manchmal für die leiblichen Eltern sehr tragisch. In der heutigen Rechtsprechung und Begutachtungspraxis wird jedoch häufig bei einer Rechtsgüterabwägung das Kindeswohl höher eingeschätzt als das Elternrecht. Anders ausgedrückt bedeutet dies, dass in derartigen Konfliktfällen die psychologisch begründete Elternschaft häufig vor der biologischen Elternschaft rangiert.

Gutachten zur Frage der Deliktfähigkeit

Die Deliktfähigkeit ist in §828 BGB geregelt. Der Gesetzestext lautet:

„(1) Wer nicht das 7. Lebensjahr vollendet hat, ist für den Schaden, den er einem anderen zufügt, nicht verantwortlich.

(2) Wer das 7., aber nicht das 18. Lebensjahr vollendet hat, ist für einen Schaden, den er einem anderen zufügt, nicht verantwortlich, wenn er bei der Begehung der schädigenden Handlung nicht die zur Erkenntnis der Verantwortlichkeit erforderliche Einsicht hat."

Begutachtungen sind meist zu §828 Abs. 2 BGB zu erstatten. Es handelt sich dabei in den häufigsten Fällen um körperliche Schäden (fahrlässige Körperverletzungen, häufig beim Spielen) oder um materielle Schäden (meist Brandstiftungen), die durch über 7-jährige Kinder verursacht werden, wobei sich die Frage erhebt, ob das Kind zum Zeitpunkt der Tat „die zur Erkenntnis der Verantwortlichkeit erforderliche Einsicht" hatte.

Diese Frage ist oft schwer zu entscheiden und erfordert ausführliche entwicklungspsychologische Erhebungen zur *Einsichtsfähigkeit*, moralischen Entwicklung und zur Persönlichkeit bzw. Handlungsbereitschaft. Es geht nicht um eine allgemeine Feststellung des Entwicklungsstandes und um den Vergleich des Kindes, das die Tat begangen hat, mit einem durchschnittlichen 7-Jährigen, sondern um die Einsicht in die Verantwortlichkeit im konkreten Einzelfall. Besonders schwierig sind diese Fragen zu entscheiden, wenn es um Körperverletzungen geht, die sich aus dem Spiel heraus ergeben, oder um Brandstiftungen bei jüngeren Kindern.

Begutachtungen im Strafrecht

Bei der Begutachtung von Kindern, Jugendlichen und Heranwachsenden in einem Strafverfahren sind nicht nur Aussagen darüber zu machen, ob bei dem zu begutachtenden Probanden eine krankhafte psychische Störung vorgelegen hat. Vielmehr stellt sich immer gleichzeitig die Frage, ob die psychische Entwicklung norm- und zeitgerecht verlaufen ist oder ob z.B. unter entwicklungspsychologischen Kriterien die Entwicklung der Persönlichkeit des Jugendlichen so weit retardiert ist, dass dies forensisch berücksichtigt werden muss. Die Rechtsvorschriften, die dies beinhalten, sind die §§3 und 105 des Jugendgerichtsgesetzes (JGG).

Weiterhin sind die Besonderheiten des Jugendstrafrechts im Unterschied zum Erwachsenenstrafrecht zu berücksichtigen. Mit der Verkündigung des Jugendgerichtsgesetzes vom 16.2.1923 war eine rechtsgeschichtliche Entwicklung zum Abschluss gekommen, die den Besonderheiten des Kindes- und Jugendalters Rechnung trägt. Das *Jugendstrafrecht* ist nicht nur „Täterstrafrecht“, sondern auch „Erziehungsstrafrecht“. Das „Jugendstrafrecht“ ist *„Täterstrafrecht“*, weil und soweit in ihm Art und Gewicht der strafrechtlichen Reaktion nicht so sehr durch die Tat, als vielmehr durch die Persönlichkeit des Täters bestimmt wird. Es ist *„Erziehungsstrafrecht“*, weil in ihm Erziehungsmaßregeln und Zuchtmittel die Strafe in weitem Umfang ersetzen und weil auch die Sühne oder Strafe selbst, soweit für sie noch Raum bleibt, in Voraussetzungen, Dauer und Inhalt wesentlich stärker als im allgemeinen Strafrecht auf den Zweck einer erzieherischen Resozialisierung des Täters ausgerichtet ist.

Der im JGG durch den Gesetzgeber niedergelegte Erziehungsgedanke bedingt, dass der forensisch tätige Arzt auch in der Lage sein muss, dem Gericht die *Entwicklungsprognose* zu verdeutlichen. Dies betrifft auch die Beratung des Gerichts bei der Festlegung von Maßnahmen, die pädagogische Wirkung erzielen sollen. Für die Begutachtung ist es empfehlenswert, nicht nur eine psychiatrische, sondern auch eine *klinisch-psychologische Untersuchung* durchzuführen. Die psychologische Untersuchung erstreckt sich zumeist einerseits auf den kognitiven Bereich (Feststellung der Intelligenz, Diagnostik von Teilleistungsstörungen wie Legasthenie oder Dyskalkulie), andererseits auf die psychologische Persönlichkeitsbeurteilung mittels standardisierter Fragebogenverfahren, z. B. dem Minnesota Multiphasic Personality Inventory (MMPI) oder dem High School Personality Questionnaire (HSPQ) sowie auf die Erfassung von Persönlichkeitsmerkmalen mit projektiven Testverfahren. Die Ergebnisse der psychologischen Untersuchung müssen vom ärztlichen Gutachter interpretiert, in einen Zusammenhang gestellt und in das Gutachten integriert werden können.

Begutachtung zur Frage der Verantwortlichkeit gem. § 3 JGG

Das Jugendgerichtsgesetz enthält nicht nur das materielle Jugendstrafrecht, sondern auch das formelle Jugendstrafrecht wie z. B. Zusammensetzung und Kompetenz der Jugendgerichte, strafprozessuale Regelungen und Richtlinien über die Strafvollstreckung und den Strafvollzug. § 1 Abs. 2 JGG definiert den Anwendungsbereich: „Jugendlicher ist, wer zur Zeit der Tat 14, aber noch nicht 18, Heranwachsender, wer zur Zeit der Tat 18, aber noch nicht 21 Jahre alt ist.“

Mit der Bestimmung des § 3 JGG wird ein spezieller *Schuldausschließungsgrund* für Jugendliche anerkannt. Sie können als „relativ“ strafmündig bezeichnet werden.

§ 3 JGG lautet:

„Ein Jugendlicher ist strafrechtlich verantwortlich, wenn er zur Zeit der Tat nach seiner sittlichen und geistigen Entwicklung reif genug ist, das Unrecht der Tat einzusehen und nach dieser Einsicht zu handeln. Zur Erziehung eines Jugendlichen, der mangels Reife strafrechtlich nicht verantwortlich ist, kann der Richter dieselben Maßnahmen anordnen wie der Vormundschaftsrichter.“

Die *strafrechtliche Verantwortlichkeit* gemäß § 3 JGG ist für jeden anhängigen Fall sorgfältig zu prüfen und muss positiv vom Gericht festgestellt werden. Es muss geprüft werden, ob zum Zeitpunkt der Tat die Reife zur Einsicht vorhanden war und auch die Reife, gemäß dieser Einsicht zu handeln.

Die *Einsichtsfähigkeit* nach § 3 JGG setzt einen Entwicklungsstand voraus, der den Jugendlichen zu der Erkenntnis befähigt, dass seine Handlung mit einem friedlichen Zusammenleben der Menschen unvereinbar ist und deshalb von der Rechtsordnung nicht geduldet werden kann. Dazu gehört nicht nur ein intellektuelles Vermögen (Verstandesreife), sondern auch eine Ausbildung der sittlichen Wertvorstellungen (ethische Reife). Vom Jugendlichen muss der Unrechtscharakter der konkreten Handlung zutreffend beurteilt werden. Es muss die Erkenntnis ausgebildet sein, dass die Handlung vom Recht missbilligt wird, nicht verlangt wird die Kenntnis der Strafgesetze. Bei der Beurteilung der Einsichtsfähigkeit geht es ausdrücklich nicht darum, festzustellen, ob der straffällige Jugendliche zum Zeitpunkt der Tat einem körperlich und geistig durchschnittlich entwickelten Jugendlichen entsprach, sondern es geht darum, ob er bei der ihm konkret vorgeworfenen Handlung reif genug zur Einsicht war und auch reif genug, entsprechend dieser Einsicht zu handeln. Für die häufigsten inkriminierten Straftaten Jugendlicher wie Eigentumsdelikte oder aggressive Handlungen wird man in der Regel die Einsichtsfähigkeit bejahen können, wenn die verstandesmäßigen Voraussetzungen bezüglich der Erkenntnisfähigkeit in den Unrechtsgehalt der Tat vorhanden sind. Nur bei für jüngere Jugendliche schwer durchschaubaren Deliktformen, wie z. B. Hehlerei, wird man im

Einzelfall auch zu einer negativen Beurteilung kommen.

§3 JGG erfordert aber auch eine Aussage darüber, ob der Jugendliche nach erfolgter Einsicht in das Unrecht der Tat auch in der Lage war, danach zu handeln (*Handlungsfähigkeit*).

Nicht wenige Jugendliche sind in ihrer sozialen Reife noch nicht so weit entwickelt, dass sie auch in der Lage wären, trotz vorhandener Einsicht in das Unrecht ihres Tuns entsprechend zu handeln bzw. inkriminierte Handlungen zu unterlassen. Es geht hierbei weniger um psychopathologische Zustandsbilder als vielmehr darum, zu beurteilen, ob zum Zeitpunkt der Tat Einflüsse auf den Jugendlichen einwirkten, die es ihm unmöglich machten, gemäß seiner Einsicht auch zu handeln. Konfliktsituationen, die ein Jugendlicher nicht lösen kann und die seine Handlungsfähigkeit in Frage stellen, entstehen z.B. bei der Delinquenz in einer Gruppe, aus der der Jugendliche sich nicht lösen kann oder in der er wichtige emotionale Bindungen hat, oder bei Delikten, die Jugendliche zusammen mit Autoritätspersonen verüben (Väter, ältere Brüder). Solche speziellen Tatumstände können dazu führen, dass der Gutachter zu dem Ergebnis kommt, dass zwar die Einsichtsfähigkeit gemäß §3 JGG vorhanden war, aber die Handlungsfähigkeit verneint werden muss.

Eine generelle Schwierigkeit bei der Beurteilung nach §3 JGG ist bezüglich der *Reifebeurteilung* zu bewältigen: Untersuchungszeit und Tatzeit sind nicht miteinander identisch. Es fehlen objektive, allgemein verbindliche diagnostische Kriterien zur Erfassung der Reife. Schließlich ist die Konkurrenz zwischen §3 JGG und §20 StGB zu berücksichtigen. Beide Bestimmungen gleichen sich insofern, als sie die strafrechtliche Verantwortlichkeit an die Voraussetzung der Einsichtsfähigkeit und der Handlungsfähigkeit knüpfen. Handelt es sich um ein psychisches Zurückbleiben, das als Folge eines noch nicht abgeschlossenen Entwicklungsprozesses verstanden werden kann und ist eine Nachreifung zu erwarten, so ist §3 JGG anwendbar. Hingegen soll §20 StGB angewendet werden, wenn das Zurückbleiben pathologischer Art ist (z.B. Intelligenzminderung). Es handelt sich dann um eine strukturelle, bleibende oder nur mangelhaft ausgleichbare Unreife.

Schließlich muss der Gutachter immer vor Augen haben, dass die Verneinung des §3 JGG auch eine pädagogische Wirkung hat. Die Feststellung, ein Jugendlicher sei strafrechtlich nicht verantwortlich, kann von diesem einerseits als Freibrief für weitere strafbare Handlungen verstanden werden, andererseits aber auch zu einer erheblichen Verletzung des Selbstwertgefühls führen.

Begutachtung zur Frage der Anwendung von Jugendstrafrecht auf Heranwachsende (§105 JGG)

Der §105 JGG lautet:

„(1) Begeht ein Heranwachsender eine Verfehlung, die nach den allgemeinen Vorschriften mit Strafe bedroht ist, so wendet der Richter die für einen Jugendlichen geltenden Vorschriften der §§4 bis 8, 9 Nr. 1, §§10, 11 und 13 bis 32 entsprechend an, wenn

1. die Gesamtwürdigung der Persönlichkeit des Täters bei Berücksichtigung auch der Umweltbedingungen ergibt, dass er zur Zeit der Tat nach seiner sittlichen und geistigen Entwicklung noch einem Jugendlichen gleichstand, oder
2. es sich nach der Art, den Umständen oder den Beweggründen der Tat um eine Jugendverfehlung handelt.

(2) §31 Abs. 2 Satz 1, Abs. 3 ist auch dann anzuwenden, wenn der Heranwachsende wegen eines Teils der Straftaten bereits rechtskräftig nach allgemeinem Strafrecht verurteilt worden ist.

(3) Das Höchstmaß der Jugendstrafe für einen Heranwachsenden beträgt 10 Jahre."

Ob ein Heranwachsender nach allgemeinem Strafrecht oder nach Jugendstrafrecht beurteilt wird, muss nach §105 Abs. 1 Ziffer 1 JGG entschieden werden. Dies hat für den Betroffenen oft einschneidende Folgen, etwa bei der Höhe der Festsetzung des Strafmaßes, insbesondere bei schwer wiegenden Delikten wie Totschlag und Mord (Höchststrafe nach dem JGG 10 Jahre Freiheitsentzug).

In der Regel bezieht sich die Begutachtung auf §105 Abs. 1 Ziffer 1, nämlich die „Gesamtwürdigung der Persönlichkeit des Täters" und den „sittlichen und geistigen Entwicklungsstand". Zu beurteilen ist, ob zum Zeitpunkt der Tat dieser Entwicklungsstand dem *Entwicklungsstand eines Jugendlichen* gleichzusetzen ist. Auch bezüglich des §105 JGG besteht das Dilemma, dass es keine objektiven psychiatrischen oder psychologischen Kriterien gibt, mit denen man feststellen könnte,

Tab. 56.**3** Reifeskala zur Beurteilung Heranwachsender (nach Esser et al. 1991).

Reifeskala zur Beurteilung Heranwachsender
1. Realistische Lebensplanung versus Leben im Augenblick
2. Eigenständigkeit gegenüber den Eltern versus starkes Anlehnungsbedürfnis und Hilflosigkeit
3. Eigenständigkeit gegenüber Peers und Partnern versus starkes Anlehnungsbedürfnis und Hilflosigkeit
4. Ernsthafte versus spielerische Einstellung gegenüber Arbeit und Schule
5. Äußerer Eindruck
6. Realistische Alltagsbewältigung versus Tagträume, abenteuerliches Handeln, Hineinleben in selbsterhöhende Rollen
7. Vorhandensein gleichaltriger oder älterer versus überwiegend jüngerer Freunde
8. Bindungsfähigkeit versus Labilität in den mitmenschlichen Beziehungen oder versus Bindungsschwäche
9. Integration von Eros und Sexus, d. h. sexuelle Kontakte in persönlichen Bindungen
10. Konsistente, berechenbare Stimmungslage versus jugendlicher Stimmungswechsel ohne adäquaten Anlass

ob ein Heranwachsender zum Tatzeitpunkt einem Jugendlichen gleichzustellen wäre. Auf der Grundlage der so genannten „Marburger Richtlinien" wurden Reifekriterien (Esser et al., 1991) definiert, auf die bei der Begutachtung abgehoben werden kann. Die Reifeskala stützt sich auf 10 Kriterien (Tab. 56.**3**).

Nach diesen Richtlinien wird ein Heranwachsender einem Jugendlichen in seiner geistigen und sittlichen Entwicklung dann gleichzustellen sein, wenn seine Persönlichkeit insbesondere folgende für die *Erwachsenenreife* charakteristischen Züge vermissen lässt: Eine gewisse Lebensplanung, die Fähigkeit zu selbständigem Urteilen und Entscheiden, die Fähigkeit zu zeitlich überschauendem Denken, die Fähigkeit, Gefühlsurteile rational zu unterbauen, ernsthafte Einstellung zur Arbeit, eine gewisse Eigenständigkeit in der Beziehung zu anderen Menschen.

Umgekehrt können charakteristische *jugendtümliche Züge* unter anderem sein: Ungenügende Ausformung der Persönlichkeit, Hilflosigkeit (die sich nicht selten hinter Trotz und Arroganz versteckt), naiv-vertrauensseliges Verhalten, im Augenblick leben, starke Anlehnungsbedürftigkeit, spielerische Einstellung zur Arbeit, Neigung zum Tagträumen, ein Hang zu abenteuerlichem Handeln, ein Hineinleben in selbsterhöhende Rollen, ein mangelnder Anschluss an Altersgenossen.

Die Feststellung puberaler Persönlichkeitszüge und Reaktionseigentümlichkeiten, wie persistierende emotionale Abhängigkeit von den Eltern oder auch ausgeprägter Elternprotest mit einer damit verbundenen sozialen Unreife, rechtfertigen ebenso die Anwendung eines Erziehungsstrafrechts.

Auch die mögliche *Prognose* wird man bei der Beurteilung der sittlichen und geistigen Entwicklung eines Heranwachsenden mit berücksichtigen müssen. Kann man davon ausgehen, dass die weitere Entwicklung mehr innere Stabilität, Selbständigkeit und Reife mit sich bringen wird, so ist dies ebenfalls ein Argument, § 105 JGG anzuwenden.

Ziffer 2 des § 105 JGG, nämlich die Feststellung, ob es sich um eine *typische Jugendverfehlung* handelt, obliegt zunächst der Beweiswürdigung des Richters. Typische Jugendverfehlungen sind z. B. unfugartige Streiche, die Entwendung von Kraftfahrzeugen zum vorübergehenden eigenen Gebrauch, wenn sie aus jugendlichem Geltungsbedürfnis heraus geschehen, oder auch jugendliche Rauflust. In solchen Fällen wird ein Gutachter nur selten bemüht. In anderen Fällen aber ist eine Berücksichtigung der Beweggründe Ausschlag gebend, ob es sich noch um jugendtümliche Verfehlungen handelt. Hierbei soll beurteilt werden, ob „aus den Antriebskräften der Entwicklung entspringende Entgleisungen" vorgelegen haben. Als Beispiel hierfür gilt die Brandstiftung aus pubertätsbedingten sexuellen Motiven. Eine solche Tat muss als Ausfluss der körperlichen und seelischen Pubertät angesehen werden, auch schwer wiegende Taten gelten dann als Jugendverfehlungen.

Begutachtung zur Frage der Schuldunfähigkeit und der verminderten Schuldfähigkeit

Schuldunfähigkeit bzw. verminderte Schuldfähigkeit sind in den §§ 20 und 21 StGB geregelt. Der § 20 StGB lautet:

„Ohne Schuld handelt, wer bei Begehung der Tat wegen einer krankhaften seelischen Störung, wegen einer tiefgreifenden Bewußtseinsstörung oder wegen Schwachsinn oder einer schweren anderen seelischen Abartigkeit unfähig ist, das Unrecht der Tat einzusehen, oder nach dieser Einsicht zu handeln."

§21 StGB lautet:

„Ist die Fähigkeit des Täters, das Unrecht der Tat einzusehen oder nach dieser Einsicht zu handeln, aus einem der in §20 bezeichneten Gründe bei Begehung der Tat erheblich vermindert, so kann die Strafe nach §49 Abs.1 gemildert werden."

Bei der Beurteilung nach §§20/21 StGB sind an den Gutachter zwei verschiedene Fragen gestellt. Zunächst muss darüber befunden werden, ob die so genannten *„biologischen" Voraussetzungen* gegeben sind. Hierunter versteht man die Feststellung, ob einer der vier im Gesetz genannten Sachverhalte, nämlich *krankhafte seelische Störung, tiefgreifende Bewusstseinsstörung, Schwachsinn oder schwere andere seelische Abartigkeit* diagnostiziert werden können. Ist diese Feststellung getroffen, so muss der Gutachter darüber befinden, ob aufgrund einer dieser biologischen Voraussetzungen der Täter unfähig war, das Unrecht der Tat einzusehen oder nach dieser Einsicht zu handeln (*psychologische Voraussetzungen*). Bei der Urteilsbildung muss sich der Sachverständige ausdrücklich darüber im Klaren sein, dass vom Gesetzgeber grundsätzlich unterstellt wird, dass dem Menschen eine Willensfreiheit gegeben ist. Für die Feststellung der Tatsache, ob durch einen vom Gutachter diagnostizierten psychopathologischen Sachverhalt die Einsichtsfähigkeit oder die Handlungsfähigkeit gemäß §21 StGB erheblich vermindert war, fehlen objektive Kriterien. Oft entsteht die Notwendigkeit, sich auf allgemeine Erfahrungsgrundsätze zu berufen bzw. sich an allgemeine Konventionen zu halten.

Zusätzlich erschwert wird die Begutachtungssituation dadurch, dass die Kriterien, die im Gesetz genannt sind, in der jugendpsychiatrischen Diagnostik keine eindeutige Entsprechung finden. Die gesetzlichen Begriffe bedürfen deswegen einer näheren Erläuterung. Unter *krankhafter seelischer Störung* wird zunächst der Formenkreis der endogenen und exogenen Psychosen erfasst. Die Feststellung einer Psychose zum Tatzeitpunkt führt regelmäßig zur Schuldunfähigkeit gemäß §20 StGB. Strittig ist die Zuordnung des Alkoholrausches. Die meisten Autoren sehen die Alkoholeinwirkung als eine Form der exogenen Psychose und rechnen sie somit den krankhaften Störungen der Geistestätigkeit zu. Bezüglich der forensischen Beurteilung des Alkoholgenusses bzw. der Berechnung der Blutalkoholkonzentration sei auf die Spezialliteratur verwiesen.

Der gesetzliche Terminus *„tiefgreifende Bewusstseinsstörung"* hat mit dem psychiatrischen Begriff der Bewusstseinsstörung nichts gemein, diese fällt juristisch unter die krankhaften seelischen Störungen. Vielmehr sind hiermit affektive Ausnahmezustände gemeint. Bei der forensischen Beurteilung ergeben sich außerordentliche Probleme, da bei den meisten (insbesondere den Gewalt-)Delikten Affekte eine Rolle spielen.

Schwachsinn wird man üblicherweise bei einem Gesamt-IQ von weniger als 70 annehmen. Zu überprüfen sind aber auch hier Täterpersönlichkeit und Art des Deliktes in Beziehung zu der vorhandenen Intelligenz.

Unter die *„anderen schweren seelischen Abartigkeiten"* fallen die schweren neurotischen Fehlentwicklungen einschließlich der Abweichungen der psychosexuellen Entwicklung. Unter jugendpsychiatrischen Gesichtspunkten wird sich aber die Mehrzahl solcher Fehlentwicklungen noch als entwicklungsbedingte, passagere Durchgangsphase verstehen lassen, insofern kann zumindest bezüglich der Prognose eine günstigere Aussage gemacht werden als bei den fixierten Fehlhaltungen im Erwachsenenalter. Oft werden von den Gerichten auch Stellungnahmen zur *Maßnahmenwahl* und zur *Prognose* erbeten. Das Jugendrecht lässt folgende Reaktionen auf eine Jugendstraftat zu:

- *Erziehungsmaßregeln:* Hierunter werden Weisungen oder die Einrichtung einer Erziehungsbeistandsschaft verstanden.
- *Zuchtmittel:* Hierunter versteht man Verwarnungen, Auflagen oder die Verhängung von Jugendarrest.
- *Jugendstrafen:* Diese umfassen einen Freiheitsentzug von bestimmter Dauer ohne oder mit Strafaussetzung zur Bewährung oder Freiheitsentziehung von unbestimmter Dauer.

Weisungen nach §10 Abs. 2 JGG (heilerzieherische Behandlung oder Entziehungskur)

Der jugendpsychiatrische Sachverständige wird in vielen Fällen in der Lage sein, aus psychiatrisch-psychologischer Sicht Befunde beizutragen, die für die Maßnahmenentscheidung von Bedeutung sind, hier wiederum insbesondere durch Auskunft zur Entwicklungs- und Sozialprognose des Täters. *§10 Abs. 2 JGG* lautet: „Der Richter kann dem Jugendlichen auch mit Zustimmung des Erziehungsberechtigten und des gesetzlichen Vertreters auferlegen, sich einer heilerzieherischen Behandlung durch einen Sachverständigen oder einer Entziehungskur zu unterziehen. Hat der Jugendliche das 16. Lebensjahr vollendet, so soll dies nur mit seinem Einverständnis geschehen."

Die heilerzieherische Behandlung ist nicht auf Heilpädagogik im engeren Sinne beschränkt, sondern umschließt vor allen Dingen auch spezielle therapeutische Maßnahmen. Für die Durchführung kommen Fachkräfte verschiedener Disziplinen (Ärzte, Psychologen, Heil- und Sonderpädagogen) in Frage.

Eine weitere Hilfemöglichkeit ergibt sich durch den *§41 KJHG*, der die Hilfe für junge Volljährige und die Nachbetreuung regelt. In §41 Abs. 2 ist die Hilfe für junge Volljährige als Kann-Leistung für jugendliche Straftäter mit Zustimmung des Staatsanwaltes und des Richters vorgesehen. Nach Absatz 3 kommen als Hilfe für junge Volljährige die verschiedenen Arten der Erziehungshilfe, mit Ausnahme der sozialpädagogischen Familienhilfe und Erziehung in einer Tagesgruppe, in Frage.

Begutachtung zur Glaubwürdigkeit

Begutachtungen zur Glaubwürdigkeit kindlicher oder jugendlicher Zeugen werden meist in Zusammenhang mit Verfahren wegen sexuellen Missbrauchs von den Gerichten in Auftrag gegeben. Die Beurteilung der Glaubwürdigkeit von Zeugen im Zivil- wie im Strafprozess unterliegt zunächst der freien Beweiswürdigung durch das Gericht. In Zweifelsfällen kommt dem Sachverständigengutachten zur Frage der Glaubwürdigkeit eine hohe Bedeutung für den Ausgang des Verfahrens zu.

Grundsätzlich ist festzustellen, dass es keinerlei psychologische oder psychiatrische „Beweise" gibt, anhand derer mit Sicherheit festgestellt werden könnte, ob die Aussage eines Kindes oder eines Jugendlichen im speziellen Falle glaubwürdig oder unglaubwürdig ist.

Herkömmlicherweise wird zunächst eine Aussage über die allgemeine Glaubwürdigkeit der Persönlichkeit getroffen, sodann wird die spezielle Glaubhaftigkeit der Aussagen zu einer bestimmten Tat beurteilt. Bei der Beurteilung der *allgemeinen Glaubwürdigkeit* der Persönlichkeit tritt neben die Beschreibung des psychischen Zustands des Kindes bzw. Jugendlichen eine spezielle psychologische Untersuchung der Persönlichkeit. Bei der Beurteilung sind die in Tab. 56.**4** aufgeführten Kriterien zu erfassen und zu beachten. Es ist allerdings darauf hinzuweisen, dass das Konzept einer allgemeinen Glaubwürdigkeit inzwischen als problematisch angesehen wird, da die Glaubhaftigkeit von Aussagen stark situationsabhängig ist.

Die Prüfung der *speziellen Glaubhaftigkeit* erfolgt unter den Gesichtspunkten

- Entstehungsgeschichte der Aussage und Situation bei der Erstaussage,
- Aussagekonstanz,
- Fremdsuggestion,
- Autosuggestion,
- Erkenntnisse der modernen Aussagepsychologie.

Zunächst muss die *Entstehungsgeschichte* der relevanten Aussage geklärt und analysiert wer-

Tab. 56.**4** Kriterien zur Beurteilung der allgemeinen Glaubwürdigkeit (nur bedingt verwertbar).

Kriterien zur Beurteilung der allgemeinen Glaubwürdigkeit
• Die Intelligenz (dabei besonders Gedächtnis- und Wahrnehmungsfunktionen) • Ausgeprägte Suggestibilität und realitätsferne Phantasietätigkeit • Neigung zum Ausschmücken von Erlebnissen (Konfabulationen) • Qualitative Wahrnehmungs- und Erinnerungsverfälschungen • Inadäquate Affektreaktionen • Übersteigerte Kompensationsmechanismen bei innerseelischen und zwischenmenschlichen Konflikten sowie überhöhtes Geltungsstreben

den. Hierzu gehören folgende Fragen: Wem gegenüber wurde die allererste Aussage gemacht? Gibt es weitere Aussagen des betroffenen Kindes gegenüber anderen Personen und stimmen diese mit der Erstaussage überein? Wurde nach den Erstaussagen mit dem Kind über diese Antworten gesprochen und mit wem? Es kommt darauf an, die „Authentizität" der Erstaussage und ihre Entwicklung, sofern es mehrere Aussagen gibt, genau aufzuzeichnen und zu analysieren. Dabei gilt, dass eine hohe *Aussagekonstanz* im Kernbereich des Geschehens für eine Glaubhaftigkeit der Aussage spricht.

Inhaltlich ist bei der Bewertung der Aussage ein Kerngeschehen von einem Randgeschehen zu unterscheiden. Das Kerngeschehen umfasst den Ablauf der inkriminierten Tat, z. B. sexuellen Missbrauch, unter Randgeschehen versteht man Elemente oder Begleitfaktoren, die für den eigentlichen Tatablauf nicht konstituierend sind, z. B. ob das Fenster offen war, ob Licht gebrannt hat etc. Bei jeder Aussage ist auch der situative Kontext und die emotionale Beteiligung zu vermerken.

Im Einzelnen ist die Aussage des Kindes nach den in Tab. 56.**5** genannten Kriterien zu beurteilen.

Der Gutachter muss auch die Frage überprüfen, ob eine *Fremdsuggestion* die Aussage induziert oder verfälscht haben könnte. Kriterien hierfür sind in Tab. 56.**6** aufgeführt.

Die Ergebnisse können einer *„kriterienbezogenen Inhaltsanalyse"* der Aussage unterzogen werden: Hierzu gehört die Erfassung von logischer Konsistenz, Deutlichkeit, Anschaulichkeit, von qualitativem Detailreichtum, von Originalität, der räumlichen und zeitlichen Verknüpfung von Ereignissen, Interaktionsschilderungen sowie deliktspezifischen Details, außerdem die Erfassung von Gefühlen und Konflikten, die Erwähnung von für den kindlichen Zeugen unvorteilhaften Inhalten, die widersprüchliche Darstellung und die phänomengemäße Schilderung nicht verstandener Inhalte.

Im Hinblick auf die Fragestellung der Glaubhaftigkeit der Aussage des Kindes müssen in jedem Fall mehrere *Hypothesen* überprüft werden.

- Ist die Aussage möglicherweise durch suggestive Beeinflussung zustande gekommen?
- Sind seit der Erstaussage so viele Interventionen erfolgt, dass eine Prüfung ihres Realitätsgehalts an den Realitätskriterien nicht mehr möglich ist?
- Ist die Aussage erlebnisbegründet?

Die Qualität des Gutachtens ist von den eingesetzten Untersuchungsmethoden und *Explorationsstrategien* abhängig. Es sollte Wert darauf gelegt werden, von den Kindern selbst möglichst viele, nicht gelenkte Aussagen zu erhalten. Dabei sind *„offene Fragen"* zu stellen, die dann zunehmend spezifiziert werden können (so genannte „Trichter-Technik"). Auf jeden Fall ist auf die Vermeidung suggestiver Einflüsse durch inhaltliche Vorgaben in den Fragen zu achten. Suggestionseffekte entstehen z. B., wenn Gedächtnisdefizite oder unklar formulierte Fragen zu Unsicherheiten des Kindes führen. Auch mehrfach durchgeführte Explorationsgespräche mit Kindern haben

Tab. 56.**5** Kriterien zur Beurteilung der speziellen Glaubhaftigkeit.

Kriterien zur Beurteilung der speziellen Glaubhaftigkeit
• Verankerung in der konkreten Lebenssituation
• Konstanz der Aussage im Kernbereich
• Konkretheit der Aussage (Deutlichkeit, Anschaulichkeit, individuelle Durchzeichnung)
• Detailreichtum
• Innere Stimmigkeit (Homogenität) und Folgerichtigkeit
• Deliktspezifische Details
• Schweigegebot (durch den Täter)

Tab. 56.**6** Kriterien zur Beurteilung, ob Fremdsuggestion eine Aussage beeinflusst.

Kriterien zur Beurteilung, ob Fremdsuggestion eine Aussage beeinflusst
• Induzierung von Stereotypen: z. B. negative Beurteilung einer Person, insbesondere des Täters
• Wiederholte Befragungen (Befragungsdruck)
• Nachträgliche Informationen als Aussageverfälschung
• Konformitätsdruck: Einem Kind werden z. B. die Aussagen anderer erzählt
• Systematische Konditionierung: Selektive Verstärkung erwarteter Antworten
• Aufforderungen zu Konfabulationen: Typisch hierfür sind Konjunktivfragen: „Wie könnte es gewesen sein?"

einen solchen Effekt. Bei dem Thema sexuelle Handlungen ist es erforderlich, sich zunächst auf bestimmte Begriffe zu verständigen, etwa über die Bezeichnung der Geschlechtsteile. Der Einsatz anatomisch geformter Puppen hat eine hohe suggestive Wirkung, und ihr Einsatz in der Begutachtungssituation muss als problematisch gelten. Es empfiehlt sich, das Explorationsgespräch mit dem Kind mittels eines Tonbandes oder durch Video zu dokumentieren, damit die am Gerichtsverfahren Beteiligten sich selber ein Urteil bilden können, mit welchen Befragungsmethoden der Gutachter zu seinen Ergebnissen gelangt ist.

Weiterführende Literatur

Bauer, P., Remschmidt, H.: Forensisch-psychiatrische Begutachtung von Kindern und Jugendlichen. In: Kröber, H.-L., Dölling, D., Leygraf, N., Sass, H. (Hrsg.): Handbuch der Forensischen Psychiatrie, Band 1, 464–510. Steinkopff, Darmstadt 2007

Deinert, H., Jegust, W.: Das Recht der psychisch Kranken. Sammlung bundes- und landesrechtlicher Bestimmungen. Bundesanzeiger-Verlag, Köln 2006

Deutsche Gesellschaft für Kinder- und Jugendpsychiatrie, Psychosomatik und Psychotherapie et al.: Leitlinien zur Diagnostik und Therapie von psychischen Störungen im Säuglings-, Kindes- und Jugendalter. 3. Aufl. Deutscher Ärzteverlag, Köln 2006

Fegert, J. M., Späth, K., Salgo, L. (Hrsg.): Freiheitsentziehende Maßnahmen in Jugendhilfe und Kinder- und Jugendpsychiatrie. Votum Verlag, Münster 2001

Häßler, F., Kinze, W., Nedopil, N. (Hrsg.): Praxishandbuch Forensische Psychiatrie des Kindes-, Jugend- und Erwachsenenalters. Medizinisch Wissenschaftliche Verlagsgesellschaft, Berlin 2011

Klosinski, G. (Hrsg.): Begutachtung in der Kinder- und Jugendpsychiatrie. 2. Aufl. Deutscher Ärzte-Verlag, Köln 2006

Lempp, R., Schütze, G., Köhnken, G. (Hrsg.): Forensische Psychiatrie und Psychologie des Kindes- und Jugendalters. 2. Aufl. Steinkopff, Darmstadt 2003

Niebergall, G., Remschmidt, H.: Gerichtspsychologische Begutachtung. In: Esser, G. (Hrsg.): Lehrbuch der Klinischen Psychologie des Kindes- und Jugendalters. 2. Aufl. Thieme, Stuttgart 2003

Remschmidt, H., Mattejat, F.: Psychiatrische Gesichtspunkte und Begutachtungsfragen im Familienrecht. In: Kröber, H.-L., Dölling, D., Leygraf, N., Sass, H. (Hrsg.): Handbuch der Forensischen Psychiatrie, Band 5, 101–116. Steinkopff, Darmstadt 2009

Warnke, A., Trott, G. E., Remschmidt, H. (Hrsg.): Forensische Kinder- und Jugendpsychiatrie: Ein Handbuch für Klinik und Praxis. Huber, Bern 1997

Wiesner, R.: Sozialgesetzbuch VIII. Kinder- und Jugendhilfe-Kommentar. 3. Aufl. Beck, München 2006

57 Organisations- und Strukturfragen in der kinder- und jugendpsychiatrischen Versorgung

H. Remschmidt

Aufgaben und Probleme kinder- und jugendpsychiatrischer Kliniken

Die gemeinsamen Aufgaben aller kinder- und jugendpsychiatrischen Einrichtungen sind *Diagnostik und Therapie* psychischer Störungen und Erkrankungen bei Kindern und Jugendlichen. Einzelne Einrichtungen unterscheiden sich jedoch nach Konzept, Trägerschaft und traditionell geprägtem Schwerpunkt z.T. beträchtlich. Die klinischen Einrichtungen lassen sich im Wesentlichen in drei *Gruppen von Institutionen* aufgliedern:

- *Universitätskliniken* bzw. -abteilungen. Bei ihnen handelt es sich entweder um selbständige Kliniken oder um Fachabteilungen, die in ein Zentrum für Psychiatrie und Neurologie oder für Pädiatrie eingegliedert sind. Universitätseinrichtungen haben Aufgaben in der Krankenversorgung, Lehre, Aus- und Weiterbildung und Forschung.
- Kinder- und jugendpsychiatrische Kliniken im Rahmen der *Landeswohlfahrtsverbände*. Bei ihnen handelt es sich um selbständige Kliniken oder Fachabteilungen im Rahmen psychiatrischer Landeskrankenhäuser, die meist für eine bestimmte Region zuständig sind und für diesen Bereich auch Aufnahmepflicht haben. Die meisten dieser Kliniken verfügen jetzt über Institutsambulanzen, sodass auch eine ambulante Versorgung möglich ist. Die Aufgaben dieser Kliniken bestehen hauptsächlich in der Krankenversorgung sowie in der Aus- und Weiterbildung.
- Kinder- und jugendpsychiatrische Kliniken bzw. Abteilungen im Rahmen *kommunaler Krankenhäuser* oder in privater Trägerschaft. Die Trägerschaft liegt hier bei den Gemeinden bzw. bei privaten Körperschaften. Aufgaben dieser Kliniken bestehen vorwiegend in der Krankenversorgung sowie der Aus- und Weiterbildung.

Fachärzte für Kinder- und Jugendpsychiatrie sind jedoch noch in einer Reihe von anderen Institutionen tätig, z.B. an Gesundheitsämtern, in Ministerien und Behörden der Landeswohlfahrtsverbände, in Erziehungsberatungsstellen, als Landesärzte für Behinderte (gemäß § 126 a des Bundessozialhilfegesetzes), in freier Praxis sowie in Forschungsinstitutionen.

Der Aufgabenkatalog kinder- und jugendpsychiatrischer Institutionen ist mit der knappen Bezeichnung Krankenversorgung, Forschung und Lehre nur sehr unzureichend gekennzeichnet. Deshalb soll im Folgenden am Beispiel einer kinder- und jugendpsychiatrischen Universitätsklinik der Aufgabenkreis derartiger Einrichtungen näher geschildert werden. Zur Übersicht soll Abb. 57.**1** dienen. Sie veranschaulicht in konzentrierter Form zunächst den Aufbau der Klinik, die sich in Poliklinik, Klinik und Forschungsabteilung gliedert.

Aufbau einer kinder- und jugendpsychiatrischen Klinik

Poliklinik. Die Poliklinik ist zentrale Anlaufstelle für die Patienten und ihre Eltern. Sie verfügt über eine allgemeine und mehrere spezielle Ambulanzen. Die Anmeldung geschieht telefonisch und wird von den Mitarbeitern in der Anmeldung auf einem entsprechenden Formblatt notiert, das die wichtigsten Angaben zum Vorstellungsanlass, zur Schwere der Erkrankung, zur Veranlassung der Untersuchung usw. enthält. Aufgrund dieser Voranmeldung erhalten die Eltern einen Vorstellungstermin, der am Ende der Woche im Rahmen einer Terminkonferenz festgelegt wird. Dabei muss stets angestrebt werden, dass die Wartezeiten nicht zu lang sind. Sie sollten sich am Schweregrad der Störung orientieren und 4 Wochen nicht überschreiten. Notfälle müssen jederzeit untergebracht werden können.

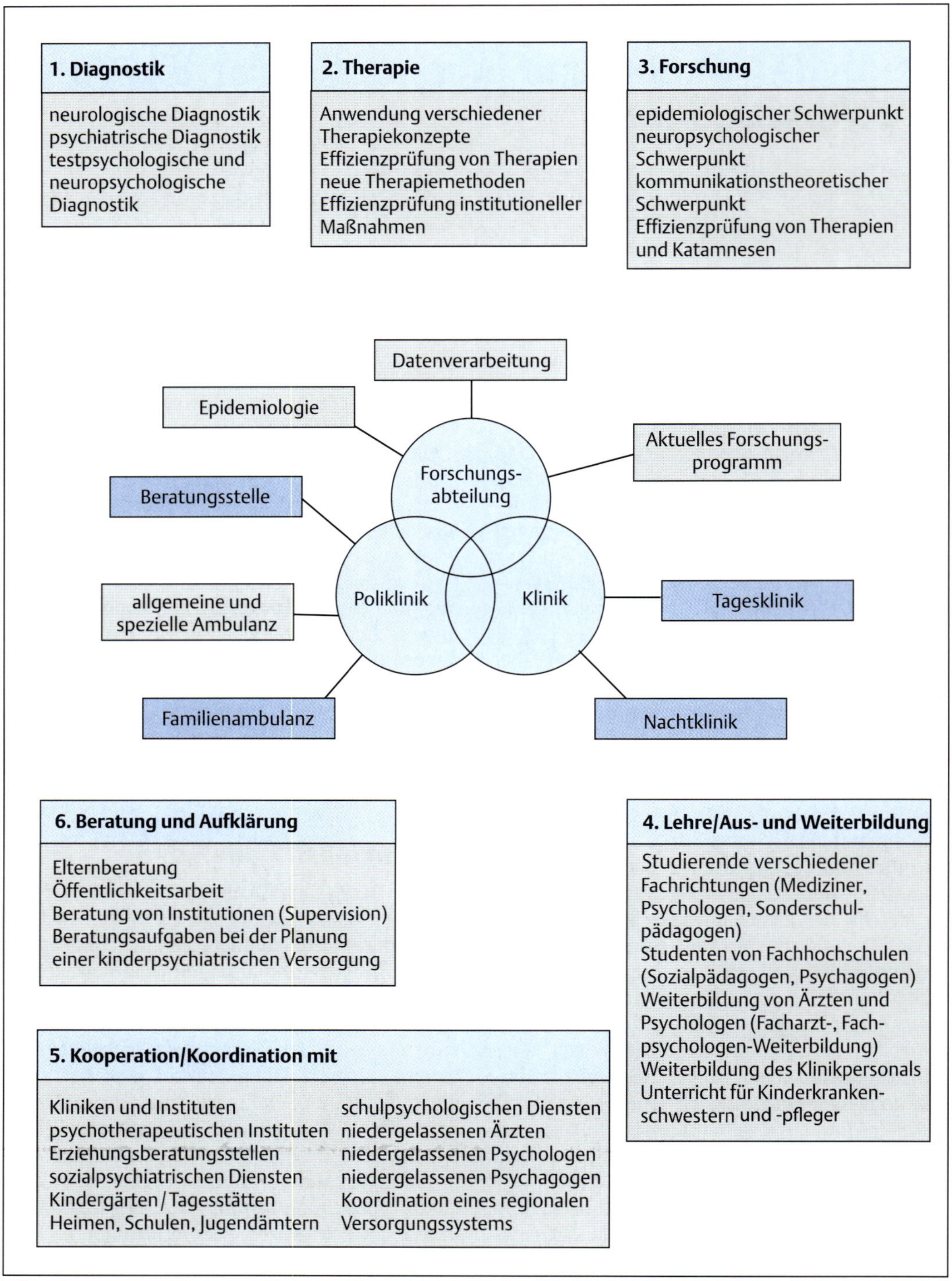

Abb. 57.**1** Aufgaben und Struktur einer kinder- und jugendpsychiatrischen Universitätsklinik (Marburg) mit regionalem Versorgungsauftrag.

Institutsambulanz. Nach §118 SGB sind psychiatrische bzw. kinder- und jugendpsychiatrische Krankenhäuser zur ambulanten psychiatrischen und psychotherapeutischen Versorgung der Versicherten zu ermächtigen. „Die Behandlung ist auf diejenigen Versicherten auszurichten, die wegen Art, Schwere oder Dauer ihrer Erkrankung oder wegen zu großer Entfernung zu geeigneten Ärzten auf die Behandlung durch diese Krankenhäuser angewiesen sind."

Gleiches gilt für Allgemeinkrankenhäuser mit selbständigen, fachärztlich geleiteten Abteilungen mit regionaler Versorgungsverpflichtung. Institutsambulanzen sind wichtige Versorgungseinrichtungen insbesondere für chronisch kranke Kinder und Jugendliche, die sich durch besondere Verträge mit den Krankenkassen auch finanziell kostendeckend führen lassen.

Klinik. Stationär aufgenommen werden nur Patienten, die an einer schweren psychischen Erkrankung leiden, oder Patienten, bei denen eine ambulante Diagnostik zur Abklärung der Störung nicht ausreicht. Die Klinik verfügt über 3 Stationen mit unterschiedlicher Altersverteilung und unterschiedlichen Schwerpunkten.

Forschungsabteilung. Diese ist zuständig für die Datenverarbeitung, für die technischen Einrichtungen der Klinik, die sowohl in der Diagnostik als auch in der Therapie eingesetzt werden (z. B. Videoanlage, verschiedene Apparaturen als Hilfsmittel für Diagnostik und Therapie) und für die Durchführung und methodische Betreuung aktueller Forschungsprogramme.

Aufgabenkatalog einer kinder- und jugendpsychiatrischen Klinik

Im Einzelnen sind von einer derartigen Klinik die nachfolgend angeführten Aufgaben zu erfüllen:

1. Diagnostik. In die Diagnostik einbezogen sind neurologische Untersuchungsmethoden, spezielle kinder- und jugendpsychiatrische Methoden sowie testpsychologische und neuropsychologische Verfahren. Die Methoden wurden im Einzelnen in „Kinder- und jugendpsychiatrische Diagnostik" geschildert. Eine wichtige Aufgabe der Diagnostik ist auch die Anwendung und Erprobung neuer diagnostischer Verfahren. Dies gilt sowohl für kinder- und jugendpsychiatrische Methoden, die immer stärker durch Interviews und Fragebogenmethoden erweitert werden, als auch für die psychologische Diagnostik, bei der immer mehr angestrebt wird, von einer einmaligen Querschnittsdiagnostik zugunsten einer Längsschnittdiagnostik wegzukommen. Auch apparative Methoden unter Einbeziehung von Computern gewinnen in der psychologischen Diagnostik an Bedeutung.

Für die Indikation zur Therapie ist eine gründliche Diagnostik unerlässliche Voraussetzung. Dabei sollte die Diagnostik im Idealfall aber schon stark therapieorientiert sein, d. h., es sollten nicht nur ärztliche oder psychologische Befunde gesammelt werden, sondern es sollten diejenigen Verhaltenselemente beobachtet und definiert werden, die für einen therapeutischen Einsatz geeignet erscheinen.

An der Diagnostik haben in der kinder- und jugendpsychiatrischen Klinik alle Mitarbeiter ihren Anteil. Beobachtungen des täglichen Verhaltens auf der Station, im Wartezimmer, beim Aufsuchen der Klinik oder beim Verlassen derselben sind manchmal wichtiger als die Ergebnisse eines psychologischen Tests. Aus diesem Grunde kommt der Schulung der Mitarbeiter in der Beobachtung große Bedeutung zu.

Die meisten Polikliniken und Ambulanzen streben an, einen möglichst großen Anteil der untersuchten Patienten auch selbst zu behandeln. Dies wird jedoch keiner Klinik glücken, denn der Ansturm von Patienten auf eine kinder- und jugendpsychiatrische Poliklinik ist stets größer als die Behandlungskapazität. Überdies werden manche Patienten auch ausschließlich zur Diagnostik zugewiesen, wobei die Behandlung außerhalb erfolgt. Es gibt aber eine nicht geringe Zahl von Patienten, für die nach abgeschlossener Untersuchung ein Behandlungsplatz gefunden werden muss. Daher ist es für eine kinder- und jugendpsychiatrische Klinik unerlässlich, eine enge Kooperation mit niedergelassenen Ärzten, klinischen Psychologen und anderen niedergelassenen Therapeuten aufzubauen, die die Weiterbetreuung von Kindern, Jugendlichen und ihren Familien übernehmen können.

2. Therapie. Nach abgeschlossener Diagnostik ist die wichtigste Aufgabe die Indikationsstellung für eine Therapiemethode. Wenngleich dieses Gebiet noch nicht als endgültig geklärt angesehen werden kann, so gibt es doch eine Reihe von

Erfahrungsgrundsätzen, die die Indikation für Therapiemethoden erleichtern.

An einem Beispiel soll dies veranschaulicht werden: Ausführliche Untersuchungen haben gezeigt, dass sog. monosymptomatische Phobien, bei denen sich die Furcht auf ein bestimmtes Objekt oder eine bestimmte Situation bezieht, am besten verhaltenstherapeutisch behandelt werden können. Handelt es sich aber um phobische Ängste, die sich auf sehr viele Objekte oder Situationen beziehen, oder liegt eine universelle ungerichtete und extreme Angst vor (z.B. im Rahmen einer Angstneurose), so empfiehlt sich eher ein Vorgehen nach tiefenpsychologischen Prinzipien.

Wenn man in derart differenzierter Weise und stets ausgerichtet am derzeitigen Wissensstand Indikationen für verschiedene Therapieformen festzulegen versucht, so ist es unerlässlich, dass in einer größeren kinder- und jugendpsychiatrischen Klinik mehrere Therapiemethoden praktiziert werden. Andernfalls würden wichtige Behandlungsmethoden nicht angewandt, was zu einem eingeengten Spektrum von Behandlungsmöglichkeiten führen würde. Die Anwendung verschiedener Behandlungsformen in einer Institution bringt aber auch Probleme mit sich. Es gibt nämlich eine Reihe von Erkrankungen, die sowohl mit der einen als auch mit der anderen Methode behandelt werden können. Das Praktizieren verschiedener, in der theoretischen Ausrichtung z.T. kontroverser Therapiemethoden setzt voraus, dass die Mitarbeiter tolerant sind gegenüber Andersdenkenden und dass sie bereit und in der Lage sind, ihre Meinung am Maßstab des empirisch gesicherten Wissens auszurichten. Dieses Ziel ist durchaus erreichbar. Im Sinne dieser Mehrdimensionalität in der Behandlung praktizieren kinder- und jugendpsychiatrische Kliniken in der Regel auch eine Reihe unterschiedlicher Behandlungsformen. Eine wichtige Aufgabe ist auch die Erprobung neuer Therapieformen sowie die Überprüfung der Wirksamkeit von Behandlungsmaßnahmen. Für jede Therapieform muss man nämlich fordern, dass ihre Wirksamkeit auch belegt ist. Nur auf diese Weise lassen sich angemessene und empirisch gesicherte Behandlungsformen von Außenseitermethoden unterscheiden, die zwar oft vehement vertreten werden, über deren Erfolgschancen meist jedoch keinerlei Angaben vorliegen.

3. Forschung. Fortschritte in der Krankenversorgung (in Diagnostik und Therapie) sind nur möglich, wenn im Rahmen der Forschung klinisch wichtige Probleme aufgegriffen werden. Die Forschung in der Kinder- und Jugendpsychiatrie ist in der Regel stark praxisorientiert und hat je nach Forschungstradition der Klinik unterschiedliche Schwerpunkte. Die in Abb. 57.**1** angeführten Bereiche können daher nicht als universell gültig angesehen werden. Sie entsprechen den Schwerpunkten der Klinik und Poliklinik für Kinder- und Jugendpsychiatrie der Philipps-Universität Marburg.

Forschung im Verbund einer Klinik bringt jedoch auch Probleme mit sich. Nicht selten entstehen Spannungen zwischen ausschließlich klinisch tätigen Mitarbeitern und solchen, die in der Forschung tätig sind. Letztere werden häufig darum beneidet, dass sie freier über ihre Zeit verfügen können oder vermeintlich interessantere Aufgaben wahrnehmen als die Mitarbeiter, die im straffen klinischen Alltag ihre Aufgaben erfüllen. Wer selbst längere Zeit in der Forschung tätig war, weiß jedoch, dass wissenschaftliche Arbeit mühevoll und anstrengend ist und ohne großen persönlichen Einsatz nicht zu wichtigen Ergebnissen führt.

4. Lehre, Ausbildung und Weiterbildung. Kinder- und jugendpsychiatrische Universitätskliniken, aber auch andere Fachkliniken haben vielfältige Aufgaben in der Lehre und Ausbildung.

- *Unterricht für Studierende.* Die Kinder- und Jugendpsychiatrie hat Anteil an den Fachgebieten der Psychiatrie, der Neurologie und der Pädiatrie. An den meisten Universitäten ist das Fachgebiet daher in den Hauptvorlesungen bzw. in den Kursen dieser Fachgebiete beteiligt oder sollte zumindest beteiligt sein. Neben der Ausbildung der Medizinstudenten nehmen die meisten Kliniken außerdem noch Ausbildungsfunktionen für Studierende der Psychologie, der Sonder- und Sozialpädagogik, der Motologie und anderer Fachrichtungen wahr.
- *Weiterbildung von Ärzten.* Die Weiterbildung von Ärzten ist in der Regel ausgerichtet auf die Erlangung des Facharztes für Kinder- und Jugendpsychiatrie und Psychotherapie. Hierzu ist nach der Approbation eine mindestens fünfjährige Weiterbildung erforderlich, wobei 4 Jahre Tätigkeit in einer Klinik für Kinder- und Jugendpsychiatrie und Psychotherapie und ein Jahr in einer pädiatrischen Klinik oder

in einer psychiatrischen bzw. psychiatrisch-neurologischen Klinik erforderlich sind. Eine entsprechende Tätigkeit als Arzt im Praktikum wird auf die Facharztweiterbildung angerechnet. Für die Facharztweiterbildung existiert ein Kurrikulum, das die speziellen Anforderungen und Ziele der Ausbildung enthält. Die umfassende Einbeziehung psychotherapeutischer Weiterbildungsinhalte hat dazu geführt, dass die Facharztbezeichnung nun Facharzt für Kinder- und Jugendpsychiatrie und -psychotherapie lautet. Weiterbildungsaufgaben kinder- und jugendpsychiatrischer Kliniken beziehen sich aber auch auf die Fortbildung von Kinderärzten und anderen Ärzten, die sich mit psychischen Problemen bei Kindern beschäftigen.

- *Weiterbildung von Diplom-Psychologen.* Die Weiterbildung von Diplom-Psychologen erstreckt sich auf die Inhalte, die eine Approbation im Sinne des ab dem 1.1.1999 gültigen Psychotherapeutengesetzes ermöglichen.
- *Weiterbildung des Krankenpflegepersonals.* An verschiedenen Kliniken existieren Weiterbildungskurse unterschiedlicher Dauer für in der Kinder- und Jugendpsychiatrie tätige Schwestern und Pfleger sowie für pädagogische und sozialpädagogische Mitarbeiter.
  Der Ausbildungsplan soll nach Umfang und Ausbildungsintensität der Ausbildung zur Fachkrankenschwester für Psychiatrie bzw. der sozialpsychiatrischen Zusatzausbildung entsprechen. Vorerst scheint es nicht möglich, eine Spezialausbildung zur *Fachschwester bzw. zum Fachpfleger für Kinder- und Jugendpsychiatrie* durchzusetzen. An einigen Stellen in der Bundesrepublik existieren jedoch Weiterbildungskurse zur Fachschwester bzw. zum Fachpfleger für Psychiatrie mit dem Schwerpunkt Kinder- und Jugendpsychiatrie.

Die Weiterbildung aller Mitarbeiter in kinder- und jugendpsychiatrischen Einrichtungen ist von größter Bedeutung, da nur auf diese Weise ein Fortschritt hinsichtlich Verständnis der Erkrankung sowie im Hinblick auf die Mitarbeit in Diagnostik und Therapie erreicht werden kann.

5. Kooperation und Koordination. Von der Zusammenarbeit war bereits an verschiedenen Stellen die Rede. Die meisten kinder- und jugendpsychiatrischen Institutionen haben eine Fülle von Kooperations- und Koordinationsaufgaben.

Kooperation: Die Zusammenarbeit mit anderen Kliniken, niedergelassenen Therapeuten, Erziehungsberatungsstellen, sozialpsychiatrischen und jugendmedizinischen Diensten, Jugendämtern, Kindergärten, Schulen, Heimeinrichtungen usw. ist ein fester Bestandteil des Aufgabengebietes kinder- und jugendpsychiatrischer Einrichtungen. Aufgrund einer meist zu knappen personellen Besetzung können diese Aufgaben vielfach aber nicht mit der notwendigen Intensität wahrgenommen werden. Es ist zweckmäßig, die vielfältigen Kooperationsaufgaben innerhalb des Mitarbeiterstabes einer kinder- und jugendpsychiatrischen Klinik aufzuteilen. Eine wichtige Rolle nehmen hierbei die Sozialarbeiter ein. Ihnen obliegt vielfach die Kontaktaufnahme mit Heimen, Kindergärten, Jugendämtern, sozialpsychiatrischen Diensten usw. Ärzte und Psychologen nehmen hauptsächlich die Kontakte mit Kliniken bzw. psychologischen Beratungsstellen wahr.

Koordination: Koordinationsaufgaben liegen innerhalb und außerhalb einer kinder- und jugendpsychiatrischen Klinik. Innerhalb der Klinik betreffen sie die Zusammenarbeit der Mitarbeiter und die Gestaltung von Krankenversorgung, Forschung und Lehre, außerhalb der Klinik erstrecken sie sich auf die Abstimmung des Aufgabenfeldes verschiedener Institutionen mit dem der Klinik. Da hierbei sehr starke regionale Unterschiede existieren, kann auf Einzelheiten hier nicht eingegangen werden.

6. Beratung und Aufklärung. Aufgaben der Beratung und Aufklärung beziehen sich auf verschiedene Bereiche. In erster Linie ist die *Elternberatung* zu nennen. Diese konzentriert sich hauptsächlich auf die Störung der Kinder und auf das Erziehungsverhalten der Eltern bzw. der Familie.

Öffentlichkeitsarbeit hat zum Ziel, Vorurteile gegenüber psychiatrischen Erkrankungen von Kindern und Jugendlichen sowie gegenüber kinder- und jugendpsychiatrischen Institutionen abzubauen. Gleichzeitig ist es notwendig, im Rahmen der Öffentlichkeitsarbeit darauf hinzuwirken, dass realistischere Vorstellungen über seelische Störungen auch in Kindergärten und Schulen verbreitet werden, damit Kinder und ihre Eltern nicht zusätzlichen negativen Einflüssen durch Diskriminierung ausgesetzt werden.

Eine weitere Aufgabe kinder- und jugendpsychiatrischer Kliniken liegt in der *Beratung von*

Institutionen. Meist handelt es sich dabei um Heime, in denen Kinder und Jugendliche mit psychosozialen Auffälligkeiten untergebracht sind. Diese Beratung erstreckt sich sowohl auf sehr konkrete Fragestellungen hinsichtlich der Förderung der Kinder, den Umgang mit ihnen als auch auf die Fortbildung der Mitarbeiter. Außerdem wachsen die Toleranz und die Bereitschaft, auch mit sehr schwierigen Kindern und Jugendlichen umzugehen, wenn man weiß, dass eine Fachklinik im Hintergrund mit Rat und Tat bereitsteht.

Schließlich beziehen sich Beratungsaufgaben auch auf die Mitwirkung bei der *Planung von regionalen Versorgungssystemen*. In dieser Hinsicht muss man in verschiedenen Teilen der Bundesrepublik Deutschland noch einen erheblichen Nachholbedarf registrieren. Es gibt Gegenden, die in kinder- und jugendpsychiatrischer Hinsicht absolut unterversorgt sind. Es gehört hierbei zu den Aufgaben der entsprechenden Fachgesellschaft (der Deutschen Gesellschaft für Kinder- und Jugendpsychiatrie und Psychotherapie), darauf hinzuwirken, dass auch in diesen unterversorgten Gebieten entsprechende Einrichtungen geschaffen werden.

Kinder und Jugendliche als psychiatrische Patienten

Wenn Kinder und Jugendliche mit ihren Eltern ambulant oder stationär in eine kinder- und jugendpsychiatrische Klinik kommen, hat die Familie in der Regel bereits eine längere Etappe der Beunruhigung und der Beeinträchtigung hinter sich. Es kostet die meisten Eltern eine große Überwindung, mit ihrem Kind in eine psychiatrische Einrichtung zu gehen. Dies gilt insbesondere für stationäre Aufenthalte. Die Einweisung zur stationären Aufnahme erfolgt im Allgemeinen nur, wenn sie unbedingt notwendig geworden ist, und dies heißt, dass ambulante Maßnahmen in der Regel nicht mehr ausreichen. Sowohl seitens des Kindes als auch seiner Eltern bestehen oft massive *Widerstände gegen eine stationäre Aufnahme*. Diese hängen z.T. damit zusammen, dass psychische Erkrankungen vielfach auch heute noch mit dem Makel des Bösen, Bedrohlichen oder Degenerativen behaftet sind. Umso notwendiger ist es, dem Kind und seinen Angehörigen so zu begegnen, dass Angst und falsche Vorstellungen abgebaut werden. Bei vielen Eltern hängt der Widerstand gegen eine stationäre Aufnahme ihres Kindes auch mit der Meinung zusammen, wer einmal in eine kinder- und jugendpsychiatrische Klinik aufgenommen werde, der komme nie wieder heraus.

Derlei Befürchtungen werden auch nicht selten Schwestern und Pflegern gegenüber geäußert. Sie sollten weder verharmlosend noch gereizt abgetan, sondern sachlich beantwortet werden. Wir müssen alle begreifen, dass hinter solchen Fragen massive Ängste stehen. Die Äußerung von solchen Befürchtungen ist positiv zu vermerken, da uns damit die Möglichkeit gegeben wird, in angemessener Weise auf sie einzugehen. Was für ein Kind und seine Eltern in der Klinik neu, angstbesetzt und verwirrend ist, ist für das Krankenhauspersonal vielfach alltägliche Routine. Wenn man sich dies klar macht – gegebenenfalls auch durch Rückerinnerungen an den eigenen ersten Arbeitstag in einem psychiatrischen Krankenhaus –, wird man den Zugang zu den Sorgen und Ängsten der Eltern und der Kinder besser finden.

Vielfach müssen Eltern, die ihr Kind zur stationären Aufnahme bringen, noch einen zweiten Widerstand überwinden. Wenn sie schon bereit sind, ihr Kind zur Behandlung zu bringen, müssen sie oft erhebliche Anstrengungen unternehmen, um ihr Kind von der Notwendigkeit einer solchen Maßnahme zu überzeugen. Jüngere Kinder haben in der Regel keine Krankheitseinsicht, Jugendliche haben häufig ohnehin Widerstände gegen Institutionen jeglicher Art und betrachten ihre seelischen Auffälligkeiten, auch wenn sie selbst darunter leiden, oft nicht als krankhaft.

In manchen Fällen, z.B. bei Vorliegen einer akuten schizophrenen Psychose mit Selbstgefährdung durch Suizidversuch, ist eine *Zwangseinweisung* nicht zu vermeiden. Bei Minderjährigen genügt die Einwilligung durch die Eltern. Bei geschlossener Unterbringung ist allerdings eine richterliche Einweisung erforderlich. Trotz dieses formaljuristisch einwandfreien Vorgehens ist sowohl für das Kind als auch für die Eltern und nicht zuletzt auch für den einweisenden Arzt mit jeder Zwangseinweisung eine außerordentlich belastende Situation gegeben. Umso wichtiger ist es, dass alle Mitarbeiter in der Klinik Eltern wie Patienten verständnisvoll begegnen und sachlich auf alle Fragen und Befürchtungen eingehen. Dabei sollte man aufgreifen, was als Frage oder Befürchtung auftaucht. Patienten im frühen Kindes- und Vorschulalter muss man in spielerischer Weise zu gewinnen versuchen, rationale Erklärungen führen hier nicht weit. Jugendliche neigen vielfach zum Intellektualisieren und sind auf dieser Ebene auch oft ansprechbar, wenngleich sie im Laufe der Behandlung lernen müssen, über ihre Gefühle und ihre Befürchtungen zu reden, die mitunter durch rationale Argumente verdeckt sind.

Eltern

Sowohl für die Diagnostik psychischer Störungen bei Kindern und Jugendlichen als auch für die Behandlung ist die Mitarbeit der Eltern von größter Bedeutung. Deshalb muss es allererstes Ziel sein, zu einer echten Zusammenarbeit zwischen Ärzten bzw. Schwestern und Stationsmitarbeitern und den Eltern zu kommen. Diese Zusammenarbeit ist von verschiedenen Faktoren abhängig. Erste Voraussetzung von beiden Seiten ist die *Bereitschaft zur Zusammenarbeit*. Diese ist natürlich nur dann vorhanden, wenn man davon überzeugt ist, dass eine enge Kooperation zwischen Krankenhaus und Eltern von Einfluss auf die Situation des Kindes und den Krankheitsverlauf ist. Fehlt diese Einsicht, so entstehen oft erhebliche Probleme, die meist auf dem Rücken des Kindes ausgetragen werden.

Ein wesentlicher Faktor von Seiten der Eltern ist deren *Verhältnis zum Kind* sowie ihre Einstellung zu seiner Erkrankung. Man trifft in diesem Bereich recht häufig fehlerhafte oder gar pathologische Verhaltensweisen der Eltern, die die Zusammenarbeit mit den Mitarbeitern der Klinik ungemein erschweren. Hinter solchem Verhalten verbirgt sich häufig eine Krise der ganzen Familie. Oft wird eine solche von den Eltern noch kompensiert und die Krankheit des Kindes fördert sie erst zutage. Im Falle derartig pathogener Familienkonstellationen, die nicht selten zu neurotischen Fehlentwicklungen der Kinder führen, behandelt man am zweckmäßigsten die ganze Familie (Familientherapie).

Im Einzelnen lässt sich eine Reihe *pathogener Haltungen* von Eltern gegenüber ihrem psychisch kranken Kind unterscheiden. Auf einige soll im Folgenden eingegangen werden.

Unterbewertung bzw. Verleugnung der Krankheit

Manche Eltern haben die Tendenz, der Krankheit ihres Kindes einen zu geringen Stellenwert in ihrem Denken und Handeln einzuräumen. Hinter solchem Verhalten steht oft die Ansicht, dass eine Krankheit durch Energie und Willenskraft verhindert oder behoben werden kann. Anna Freud spricht vom Typus der *„asketischen Eltern“*, deren Haltung sich durch den Anspruch kennzeichnen lässt: „Das Kind soll sich nicht so anstellen.“ Sie verlangen von ihrem Kind Beherrschung und Disziplin, auch wenn es psychisch beunruhigt ist oder Schmerzen ertragen muss. Die Unterbewertung einer Krankheit des Kindes durch Eltern kann bis zur völligen Verleugnung des Krankseins führen. Psychische Krankheiten werden besonders leicht verleugnet oder regelrecht verdrängt. Dies hängt damit zusammen, dass solche Krankheiten immer noch in weiten Kreisen der Bevölkerung mit Vorurteilen und dem Makel einer Schande behaftet sind und deshalb nach Möglichkeit vertuscht werden. Ist das Kind schließlich in einer kinder- und jugendpsychiatrischen Klinik aufgenommen, so wird das Personal nicht selten von den Eltern gebeten, doch keinen Brief mit Klinikstempel an sie zu schreiben, weil sie Angst davor haben, die Nachbarschaft könne erfahren, dass das Kind in einer psychiatrischen Klinik ist. Andererseits spielt bei der Verleugnung psychischer Störungen auch die Tatsache eine Rolle, dass sich deren Symptome vorwiegend im Verhalten äußern und nicht so fassbar sind wie die körperlichen Erkrankungen.

Überbewertung der Krankheit

Eine Überbewertung von Krankheiten generell und psychiatrischen Erkrankungen im Besonderen findet man bei sehr ängstlichen Eltern. Es gibt Untersuchungen, die sich mit der intrafamiliären Auswirkung der Angst befassen. Dabei zeigt sich, dass innerhalb *„ängstlicher Familien“* eine hohe Übereinstimmung sowohl zwischen den Geschwistern als auch zwischen Kindern und ihren Eltern hinsichtlich des Grades der Ängstlichkeit besteht. Derart ängstliche Eltern beobachten ihr krankes Kind in minuziöser Weise, sie achten auf das kleinste Symptom und holen häufig bei geringfügigen Anlässen den Arzt.

Schuldgefühle gegenüber dem Kind

Relativ häufig findet man bei Eltern Schuldgefühle gegenüber ihrem Kind. Diese können zu verschiedenen Verhaltensweisen Anlass geben. Entweder die Eltern richten ihre Schuldgefühle und daraus resultierende Vorwürfe an sich selbst oder aber sie versuchen, ihre „Schuld" durch übermäßige, aber vielfach nicht ganz echte Zuwendung gegenüber dem Kind wieder gutzumachen (sog. Überprotektion). Beide Haltungen können auch kombiniert auftreten.

Selbstvorwürfe machen sich häufig Eltern, deren Kind an einer erblichen oder im weiteren Sinne familiären Erkrankung leidet. Sie fühlen sich mitschuldig am Schicksal und am Leiden ihres Kindes und fragen sich, warum sie dies nicht vermeiden konnten.

So machte sich die Mutter eines schizophrenen Jungen Jahrzehnte hindurch die schwersten Vorwürfe, weil sie trotz einer familiären Belastung mit dieser Krankheit geheiratet und Kinder in die Welt gesetzt hatte. Ihre Schuldgefühle und ihre Angst, dass diese Erkrankung auch in der nächsten Generation auftreten könnte, veranlassten sie, ihren anderen Kindern das Versprechen abzunehmen, auf eigene Kinder zu verzichten.

In vielen Fällen führen Schuldgefühle, wie bereits angedeutet, zu einer *Überprotektion*. Diese findet man vielfach auch dann, wenn die Eltern unbewusste Hassgefühle oder gar Todeswünsche gegenüber dem Kind haben, die sie sich nicht eingestehen und auf diese Weise zu kompensieren versuchen. Wir fanden eine solche Haltung nicht selten bei Eltern, deren Kind an schweren Fehlbildungen litt, oder auch bei Eltern von Kindern mit einer Epilepsie.

Enttäuschung, weil das Kind gesund ist

In seltenen Fällen erlebt man als Arzt, Schwester oder Pfleger, dass Eltern enttäuscht sind, wenn man ihnen eröffnet, dass ihr Kind gesund ist. Bei einer solchen Haltung liegt meist eine sehr tief greifende Störung der Eltern-Kind-Beziehung vor. In den meisten Fällen dieser Art erwarten die Eltern von der Krankheit des Kindes eine Art Alibi oder eine Entschuldigung für ihr vermeintliches Versagen. Wenn sich aus ihrer Sicht das richtige Etikett in Form einer Diagnose finden lässt, kann man unerwünschtes Verhalten oder solches, dessen sich die Eltern schämen, der Krankheit zuschreiben. Dadurch entlastet man sein Gewissen, man fühlt sich nicht schuldig an der Störung des Kindes.

Beratungsprinzipien

Die oben genannten Einstellungen von Eltern zur seelischen Erkrankung ihres Kindes, die man immer wieder findet, dürfen jedoch nicht dazu führen, dass man in den Fehler verfällt, den Eltern Vorwürfe hinsichtlich ihres Verhaltens zu machen. Vielmehr kommt es darauf an, in Form einer geeigneten Beratung auf die Sorgen und Nöte ebenso wie auf etwaige pathologische Einstellungen einzugehen. Wenngleich die Beratung der Eltern in erster Linie Aufgabe des Arztes und des Psychologen ist, so müssen doch alle Mitarbeiter über die Vorgehensweise im Einzelfall und über das Beratungsziel informiert sein, da offene Fragen und Unklarheiten häufig dazu führen, dass die Eltern bei Schwestern und Pflegern, bei Erziehern oder Sozialpädagogen Rat suchen. Nach Dührssen ist es zweckmäßig, die vier in Tab. 57.**1** dargestellten Prinzipien in der Beratung anzuwenden.

Klinikpersonal

Moderne kinder- und jugendpsychiatrische Kliniken können sich heute auf einen multidisziplinär zusammengesetzten Mitarbeiterstab stützen. Diesem gehören neben Ärzten, Schwestern und Pflegern auch Psychologen, Sozialarbeiter, Beschäftigungstherapeuten, Krankengymnasten, psychologisch-technische Assistenten, Sonderschullehrer und, je nach Ausrichtung des Krankenhauses, manch andere Berufsgruppe an. Die Vielzahl und die berufliche Verschiedenheit der Mitarbeiter haben große Vorteile. Andererseits bringt aber eine so große Gruppe von Mitarbeitern auch zwangsläufig Probleme der Zusammenarbeit mit sich. Diese erstrecken sich auf Kompetenzfragen, Rollenkonflikte und eine Vielzahl menschlicher Probleme, wie sie in jeder größeren Gemeinschaft vorkommen. Wenn man sich jedoch auf ein einheitliches Konzept der klinischen und poliklinischen Arbeit sowie der Therapie einigen kann, so ist ein solches Team in der Lage, sowohl den Kindern und ihren Angehörigen als auch den Mitarbeitern selbst Hilfestellung und Sicherheit zu vermitteln.

Tab. 57.1 Prinzipien der Elternberatung nach Dührssen (1988).

Prinzipien der Elternberatung nach Dührssen
1. Art und Umfang der Beratung muss sich am Kräftereservoir der Eltern ausrichten. Man muss sich also darüber klar werden, wie weit und in welchem Umfang in ein beratendes und gegebenenfalls aufdeckendes Gespräch eingetreten werden kann.
2. Man muss unter allen Umständen vermeiden, sich mit dem Kind gegen die Eltern zu identifizieren. Besonders jüngere Mitarbeiter in einer kinder- und jugendpsychiatrischen Klinik neigen manchmal dazu, eine Allianz mit dem Kind gegen die Eltern bilden zu wollen. Dies führt dazu, dass schließlich jede tragfähige Basis für die Zusammenarbeit zerstört wird, was nicht selten mit der Herausnahme des Kindes gegen ärztlichen Rat endet.
3. Von entscheidender Bedeutung ist die „Familiendiagnose". Damit sind das Muster der intrafamiliären Kommunikation und die Familiendynamik gemeint. Wenn man ein gutes Bild von der Familiendynamik hat, so ist man eher in der Lage, Probleme und Schwierigkeiten der Eltern zu verstehen und angemessen auf diese einzugehen.
4. Ein letztes wichtiges Ziel liegt darin, die Eltern zu entlasten und eine Umstimmung ihrer Gefühlslage herbeizuführen. Die Entlastung der Eltern ist weit wichtiger als manche Ratschläge und ist vielfach der Anfang einer verständnisvollen Zusammenarbeit. Es ist weitaus wichtiger und wirksamer, Eltern durch Anerkennung und Bestätigung ihrer Sorgen und Probleme zu entlasten als durch gut gemeinte Ratschläge einen abrupten Versuch zu machen, das Verhalten der Eltern zu ändern. Zum Prinzip der Entlastung gehört auch, dass man sich jeder Form der Elternanklage enthält, die leider oft viel zu voreilig ausgesprochen wird, wenn sich auch nur Vermutungen eines negativen Einflusses der Eltern auf das Kind einstellen.

Ständige Mitarbeiter wie Ärzte, Psychologen, Schwestern, Pfleger, Sozialarbeiter, Beschäftigungstherapeuten usw. haben in der Regel ein fest umschriebenes Arbeitsfeld und eine gut definierte soziale Rolle, die auf die Rollen der anderen, langfristig tätigen Mitarbeiter abgestimmt sind.

In einer gewissen Status- und Rollenunsicherheit hingegen bewegen sich die *Mitarbeiter auf Zeit* (z. B. Praktikanten der verschiedenen Richtungen, Pflegeschüler/innen, Hospitanten). Sie verhalten sich nicht selten, gerade aufgrund ihrer Statusunsicherheit, unangemessen, d. h., sie trauen sich mitunter zuviel zu, machen unrealistische Verbesserungsvorschläge in Bereichen, die sie nicht genügend überschauen, oder aber sie ziehen sich passiv zurück und zeigen wenig Eigeninitiative. Wenn man um ihre Rollenunsicherheit weiß, so wird man diesen Verhaltensweisen, die ständigen Mitarbeitern oft als inadäquat erscheinen, mit der nötigen Haltung begegnen können. Man wird hinter zuviel Selbstvertrauen und Veränderungswünschen einerseits die Unsicherheit, andererseits aber auch das Engagement erkennen und versuchen, gerade dieses in konkrete Bahnen zu lenken. Dabei empfiehlt es sich, ihnen ganz umschriebene Aufgaben zu übertragen. Diese können darin bestehen, mit einem bestimmten Kind eine klar definierte Aufgabe durchzuführen (z. B. 3 Stunden pro Woche zu basteln, es im Rahmen eines Schulversuchs zur Schule zu begleiten und abzuholen). Aufgaben dieser Art sind überschaubar, überfordern nicht und geben zugleich Gelegenheit zu einer intensiven Auseinandersetzung mit einem Problem des Patienten.

Im Folgenden soll auf die spezifischen Aufgaben der einzelnen Berufsgruppen etwas näher eingegangen werden.

Ärzte

Die meisten Ärzte, die an kinder- und jugendpsychiatrischen Kliniken tätig sind, erstreben die Ausbildung zum Facharzt für Kinder- und Jugendpsychiatrie. Die Weiterbildungszeit beträgt insgesamt 5 Jahre, wobei 4 Jahre in der Kinder- und Jugendpsychiatrie und -psychotherapie und 1 Jahr entweder in der Psychiatrie oder der Pädiatrie absolviert werden müssen.

In der derzeit gültigen Weiterbildungsordnung ist das Fachgebiet der Kinder- und Jugendpsychiatrie und -psychotherapie wie folgt definiert: „Die Kinder- und Jugendpsychiatrie und -psychotherapie umfasst die Erkennung, nichtoperative Behandlung, Prävention und Rehabilitation bei psychischen, psychosomatischen, entwicklungsbedingten und neurologischen Erkrankungen oder Störungen sowie bei psychischen und sozialen Verhaltensauffälligkeiten im Kindes- und Jugendalter."

Inhalt und Ziel der Weiterbildung sind: „Vermittlung, Erwerb und Nachweis eingehender

Kenntnisse, Erfahrungen und Fertigkeiten in den theoretischen Grundlagen, der Diagnostik und Differentialdiagnostik psychischer Erkrankungen des Kindes-, Jugend- und Heranwachsendenalters, einschließlich neurologischer Untersuchungen sowie in der Differentialdiagnostik psychiatrischer Krankheitsbilder und Störungen, in der Pharmakotherapie, der Psychotherapie und der Soziotherapie von Kindern und Jugendlichen, auch unter Einbeziehung der erwachsenen Bezugspersonen. Vermittlung und Erwerb von Kenntnissen über Neurologie des Kindes- und Jugendalters."

Die in der Facharztweiterbildung befindlichen Ärzte sind entweder in der Poliklinik bzw. Institutsambulanz oder im Stationsdienst tätig. Sie werden von Oberärzten, die Fachärzte sind, und von den Chefärzten angeleitet. Die Facharztweiterbildung erstreckt sich sowohl auf fallbezogene als auch auf theoretische Unterrichtung.

An den meisten Kliniken haben die Ärzte neben ihrer Aufgabe in der Krankenversorgung noch Lehraufgaben. Diese erstrecken sich vor allem auf Unterricht für die Mitarbeiter in der Klinik sowie in Universitätseinrichtungen auf den Unterricht für Studierende der Medizin und Studierende anderer Fachrichtungen (Pädagogen, Sonderpädagogen, Sozialpädagogen, Krankengymnasten, Musiktherapeuten usw.).

An Universitätseinrichtungen kommt für die dort tätigen Ärzte noch als weitere Aufgabe die der Forschung hinzu. In der Regel handelt es sich um klinisch orientierte Forschungsprojekte über Symptomatologie, Ursachen, Verlauf und therapeutische Beeinflussung von kinder- und jugendpsychiatrischen Erkrankungen. Einige Kliniken verfügen über spezielle Forschungsabteilungen, die auch Grundlagenforschung betreiben.

Da kinder- und jugendpsychiatrische Kliniken primär ärztliche Institutionen sind, dominieren auch die ärztlichen Gesichtspunkte. Dies sollte jedoch nicht dazu führen, dass die Beiträge anderer Fachdisziplinen geringer eingeschätzt werden. Das zahlenmäßige Überwiegen der Ärzte ist jedoch eine Notwendigkeit, die sich sowohl aus dem ärztlichen Charakter der Institution als auch aus dem dringenden Bedürfnis ergibt, mehr Fachärzte auszubilden. Die Zahl der berufstätigen Kinder- und Jugendpsychiater betrug im Jahr 2007 über 1400, wobei die Ärztinnen mit rund 56 Prozent überwogen. Bezogen auf die Gesamtzahl hielten sich die ambulant tätigen und stationär tätigen in etwa die Waage.

Psychologen

Diplom-Psychologen gehören heute als fester Bestandteil zum Mitarbeiterstab einer kinder- und jugendpsychiatrischen Klinik. Ihr Aufgabengebiet hat breite Berührungspunkte mit dem der Ärzte. Zu ihren speziellen Aufgaben gehören: die Psychodiagnostik bei organischen und psychogenen Erkrankungen, die Durchführung von Therapien bei nahezu allen psychischen Störungen sowie die Mitarbeit in Lehre, Weiterbildung und Forschung.

Der Schwerpunkt der psychologischen Tätigkeit kann je nach Einsatz wechseln: Während in der poliklinischen Arbeit der diagnostische Aspekt überwiegt, tritt der therapeutische Gesichtspunkt bei der stationären Tätigkeit in den Vordergrund.

Der Einsatz der Psychologen in der Therapie setzt eine spezielle Therapieausbildung voraus. Viele psychologische Institute bieten eine solche bereits nach dem Vordiplom an. Die Erfahrung hat aber gezeigt, dass zumindest für den Bereich der Kinder- und Jugendpsychiatrie derartige Ausbildungen keineswegs hinreichen, um die Psychologen in die Lage zu versetzen, selbständig behandeln zu können. Die therapeutische Arbeit in der Kinder- und Jugendpsychiatrie setzt vielmehr differenzierte Kenntnisse der Krankheitsbilder im klinischen Bereich voraus und stellt hohe Anforderungen an die therapeutische Ausbildung. Von daher ist es zweckmäßig, im klinischen Bereich auf die Ausbildung von „Fachpsychologen für klinische Psychologie" hinzuarbeiten.

Diese Weiterbildung setzt eine vierjährige Tätigkeit im klinischen Bereich nach dem Diplom voraus und ist an die Absolvierung zusätzlicher Therapieausbildungen (z. B. in klientenzentrierter Gesprächspsychotherapie und Verhaltenstherapie) gebunden. Die Ausbildung zum Fachpsychologen für klinische Psychologie ist noch nicht staatlich anerkannt, ein Zertifikat wird aber von der Sektion für klinische Psychologie des Berufsverbandes deutscher Psychologen (BDP) nach einem entsprechenden Anerkennungsverfahren verliehen.

Seit dem 1.1.1999 ist es für entsprechend weitergebildete Psychologen möglich, eine Approbation zu erhalten, die eine Voraussetzung für die selbständige Durchführung von Psychotherapie ist. Einzelheiten hierzu sind im Psychotherapeutengesetz geregelt.

Eine große Hilfe für den klinisch tätigen Psychologen sind die psychologisch-technischen Assistenten. Sie arbeiten eng mit den Psychologen zusammen und können nach entsprechender Einarbeitungszeit einen wesentlichen Teil der Leistungsdiagnostik übernehmen.

Kinder- und Jugendlichenpsychotherapeuten

Mit dem Inkrafttreten des „Psychotherapeutengesetzes" im Jahr 1999 wurden zwei neue Berufsgruppen geschaffen, „Psychologische Psychotherapeuten" und „Kinder- und Jugendlichenpsychotherapeuten". Während zum „Psychologischen Psychotherapeuten" nur Psychologen im Anschluss an ein abgeschlossenes Studium ausgebildet werden können, setzt der Ausbildungsgang zum „Kinder- und Jugendlichenpsychotherapeuten" entweder ein abgeschlossenes Studium der Psychologie oder einen Abschluss als Diplom-Pädagoge oder Sozialpädagoge voraus. Die Einbeziehung von pädagogischen Studienabschlüssen geht dabei auf die Tradition der tiefenpsychologisch orientierten Ausbildung von „Psychagogen" zurück. Inhaltlich bezieht sich die Ausbildung zum „Kinder- und Jugendlichenpsychotherapeuten" auf die anerkannten sog. *Richtlinienverfahren* in der psychotherapeutischen Versorgung, entweder Verhaltenstherapie oder Psychoanalyse und Tiefenpsychologie.

Die Ausbildung kann 3-jährig oder 5-jährig sein und gliedert sich in 3 Bestandteile:

- theoretische Ausbildung,
- „praktische Tätigkeit" (sog. Praktikum) und
- „praktische Ausbildung" (Durchführung von Ausbildungstherapien unter Supervision).

Die Ausbildung endet mit einer mündlichen und schriftlichen staatlichen Abschlussprüfung, nach deren Bestehen die Approbation zum „Kinder- und Jugendlichenpsychotherapeuten" beantragt werden kann.

Schwestern und Pfleger

Im Gegensatz zur Tätigkeit in den meisten anderen medizinischen Fachgebieten stehen für Schwestern und Pfleger, die in der Kinder- und Jugendpsychiatrie tätig sind, pädagogische und psychologische Aufgaben stark im Vordergrund. In diesem Zusammenhang erscheint es sinnvoll, sich an die Rolle von Schwestern und Pflegern im Krankenhaus überhaupt zu erinnern. Wenn wir dies tun, so kann dies nur in vereinfachter Form geschehen. Denn *die* Rolle der Schwestern gibt es ebensowenig wie *die* des Arztes. Eigentlich müsste man von verschiedenen Rollen der Schwestern und Pfleger sprechen. Andererseits ergibt sich eine Reihe von Übereinstimmungen und Gemeinsamkeiten, sodass generell folgende Aufgabenbereiche von Schwestern und Pflegern herausgestellt werden können:

- physische Pflege des Patienten,
- emotionale Unterstützung,
- erzieherische Beeinflussung,
- Vermittlung zwischen Patient und Arzt,
- Mithilfe in der Diagnostik,
- Mitwirkung bei der Therapie.

Physische Pflege des Patienten. In der Kinder- und Jugendpsychiatrie tritt (mit Ausnahme derjenigen Kliniken, die einen starken neurologischen Schwerpunkt haben) die Pflege der Patienten in den Hintergrund. Hingegen gewinnen alle anderen hier genannten Aufgaben größte Bedeutung.

Emotionale Unterstützung des Patienten. Sie erfordert von Schwestern und Pflegern viel psychologisches Einfühlungsvermögen, das sich, wie beim Arzt, mit einer gewissen Sachlichkeit kombinieren soll. Diese Sachlichkeit müssen sich Schwestern und Pfleger unbedingt erhalten, wenn sie nicht von den Sorgen und Nöten der Kinder und ihrer Eltern aufgerieben werden wollen. Der enge Kontakt mit psychisch kranken Kindern und Jugendlichen bringt es mit sich, dass Schwestern und Pfleger oft in eine Leidensgeschichte einbezogen werden. Dies sollte nicht dazu führen, dass man sich zu sehr mit den Problemen des Patienten identifiziert, sodass eine sachliche Analyse und Beobachtung nicht mehr möglich ist. Denn jede Therapie und jede Hilfe kann nur dann wirksam sein, wenn die Bindung zum Patienten noch kontrollierbar bleibt.

Erzieherische Beeinflussung. Diese Aufgabe teilen Schwestern und Pfleger mit den pädagogischen Mitarbeitern, aber auch mit den Ärzten. Letztlich haben alle Mitarbeiter in der Klinik an diesem Prozess Anteil. In der Klinik kommt es zunächst darauf an, Kinder und Jugendliche dazu anzuleiten, das Therapieprogramm zu akzeptieren und Mitpatienten wie Personal in adäquater Weise zu begegnen. Besonders in der Gruppe mit anderen Patienten sollen die Kinder Rücksichtnahme, Eingehen auf den anderen und Gruppenfähigkeit erlernen. Um diesen Aufgaben gerecht werden zu können, sind Kenntnisse in der Entwicklungspsychologie und der Heilpädagogik erforderlich. Diese werden am besten im Rahmen spezieller Fortbildungskurse an der Klinik selbst erarbeitet. Die Erfahrung zeigt nämlich, dass allgemeine pädagogische Kenntnisse auf psychisch kranke Kinder und Jugendliche nicht ohne weiteres übertragbar sind (wohl aber heilpädagogische).

Vermittlung zwischen Patient, Arzt und anderen Mitarbeitern. Schwestern und Pfleger sehen den Patienten täglich über eine längere Zeit als der Arzt. Dadurch und durch die Art ihres Kontakts mit den Kindern beobachten und erfahren sie vieles, was Ärzten und Psychologen für die Diagnostik und für das Verständnis des Patienten außerordentlich wichtig ist, ohne ihre Mitteilung jedoch diesen verborgen bliebe. Die Weitergabe solcher Beobachtungen an Ärzte und Psychologen ist also eine wichtige diagnostische Aufgabe. Darüber hinaus ergibt sich oft die Situation, dass ein Kind oder ein Jugendlicher es nicht wagt, den Arzt gewisser persönlicher Probleme wegen anzusprechen, weil er u.U. der Ansicht ist, diese gehörten nicht unmittelbar zu seiner Krankheit. Auch in solchen Fällen können Schwestern oder Pfleger vermitteln. Diese Aufgabe kann wie die erzieherische in sehr unterschiedlicher Weise wahrgenommen werden und kann in manchen Fällen bei unsachlicher Handhabung auch zu Unstimmigkeiten und Konflikten führen. Ein häufiger Konflikt liegt darin, dass Kinder oder Jugendliche Schwestern oder Pflegern persönliche Probleme berichten, jedoch nicht wissen, dass diese dem Arzt weitergegeben werden. Auf diese Weise entsteht aus der Sicht des Patienten manchmal ein engeres Verhältnis zu einem Mitglied des Stationspersonals als zum Arzt oder Psychologen als dem eigentlichen Therapeuten. Dieses Missverständnis kann man insofern von vornherein ausräumen, als man den Kindern und Jugendlichen schon bei der Aufnahme sagt, dass sie in der Klinik seien, um mit bestimmten Problemen besser fertig zu werden; dass sie deshalb auch beobachtet würden und man mit ihnen häufig spreche, diese Beobachtungen jedoch dem behandelnden Arzt oder Psychologen mitgeteilt werden, damit er entsprechende Schlüsse für die Behandlung ziehen kann. Es hat sich gezeigt, dass die meisten Kinder und Jugendlichen dies durchaus akzeptieren und dass es dann nicht zu derartigen Vertrauenskrisen kommen muss.

Mithilfe in der Diagnostik. Auf die diagnostischen Aufgaben von Schwestern und Pflegern, die sie im Übrigen mit allen anderen Mitarbeitern teilen, wurde bereits eingegangen. In diesen Bereich gehört in erster Linie die Beobachtung. Auch hier ist zu sagen, dass Beobachtungstechniken aus dem normalpsychologischen Bereich nicht ohne weiteres in die Klinik übertragen werden können. Derartige Vorkenntnisse sind jedoch sehr nützlich. In der Regel erfolgt eine spezielle Anleitung zu Beobachtungen in der Klinik. Dabei haben sich auch Hilfsmittel wie Verhaltensskalen oder Beobachtungslisten bewährt (s. Kap. 8).

Mithilfe in der Therapie. Die Mithilfe von Schwestern und Pflegern in der Therapie erstreckt sich sowohl auf die medikamentöse Behandlung als auch auf den Bereich der Psychotherapie.

Während die medikamentöse Therapie jedoch zum klassischen Bestandteil der Schwesternrolle gehört, ist dies für den psychotherapeutischen Anteil relativ neu. Oberste Richtschnur für alle therapeutischen Tätigkeiten ist eine entsprechende Vorbildung und Erfahrung.

Medikamentöse Therapie. Diese bezieht sich in kinder- und jugendpsychiatrischen Kliniken, wenn man von den interkurrenten körperlichen Erkrankungen absieht, im Wesentlichen auf die Therapie mit Antiepileptika und psychotropen Medikamenten (Psychopharmaka).

Auf die medikamentöse Behandlung als solche wurde in Kap. 52 eingegangen. Deshalb werden die Ausführungen hier auf die Bedeutung psychischer Mechanismen im Rahmen einer medikamentösen Behandlung beschränkt. In diesem Zusammenhang erweist es sich als wichtig, wie man einem Kind oder einem Jugendlichen die Notwendigkeit der Behandlung begründet und welche *Erläuterungen hinsichtlich der Wirksamkeit* und des Einnahmemodus der Arznei gemacht werden. Dies ist primär eine Aufgabe des Arztes. Schwestern und Pfleger müssen jedoch hierüber eingehend informiert sein. Erläuterungen über eine Arznei haben oft eine suggestive

Wirkung. Bei Untersuchungen über die subjektiv empfundene Wirksamkeit von *Placebos* zeigte sich, dass etwa ein Drittel der Patienten eine Besserung ihrer Beschwerden registriert. Sehr interessant ist auch, dass eine Placebowirkung nicht nur auf subjektiv empfundene Symptome festgestellt wurde, sondern dass sich auch Wirkungen auf objektive Symptome wie z.B. den Blutdruck feststellen ließen. Wie sehr derartige psychologische Faktoren bei der Behandlung mit Medikamenten mitspielen, kann man daraus ersehen, dass gefärbte und bittere Placebopräparate sich als wirksamer erwiesen als farb- und geschmacklose. Derartige Kenntnisse sind auch für Schwestern und Pfleger wichtig, da sie vielfach befragt werden, ob sie eine Wirkung eines bestimmten Präparats beobachtet haben.

Schwestern und Pfleger merken vielfach auch als erste unangenehme Begleit- und Nebenwirkungen von Medikamenten. Deshalb sollten sie auch über einige Kenntnisse zur Wirkungsweise von Medikamenten verfügen und über die wichtigsten *Regeln im Umgang mit medikamentös behandelten Patienten* Bescheid wissen. Diese sind in kurzer Form folgende:

- Die Medikation wird jeweils vom Arzt angeordnet, abgesetzt oder verändert. Schwestern und Pfleger sollten diesen Bereich auch voll und ganz in ärztlicher Verantwortung lassen, dem Arzt jedoch ihre Beobachtungen über das Verhalten der Kinder unter Medikation mitteilen.
- Die regelmäßige Verabreichung einer verordneten Medikation ist eine Selbstverständlichkeit.
- Kinder oder Jugendliche, die die Einnahme von Medikamenten verweigern, sollte man nicht dazu zwingen, sondern über die Notwendigkeit der medikamentösen Behandlung informieren und zu überzeugen versuchen.
- Bei verschiedenen Gruppen von Medikamenten sind besondere Regeln zu beachten. So sind bei den meisten Psychopharmaka und Antiepileptika regelmäßige Blutbildkontrollen erforderlich. Bei der Verabreichung von Lithium muss der Lithiumblutspiegel regelmäßig kontrolliert werden (Wirkungsbereich: 0,8–1,3 mval/l).
- Viele Psychopharmaka haben Begleit- und Nebenwirkungen, die die Patienten und das Pflegepersonal sehr beunruhigen können. Die Kenntnis der Nebenwirkungen ist Voraussetzung für effektive Gegenmaßnahmen.
- Medikamentöse, psychotherapeutische und soziotherapeutische Verfahren schließen sich nicht aus, sie können sich sogar gut ergänzen. In vielen Fällen werden die Kinder und Jugendlichen erst durch eine medikamentöse Therapie in die Lage versetzt, über ihre Probleme zu sprechen.
- Die Medikation ist in aller Regel nur ein Teil der Gesamtbehandlung. Ihr Anteil variiert je nach Krankheitsbild.

Mithilfe bei der psychotherapeutischen Behandlung. Die Mithilfe von Schwestern und Pflegern sowie auch von anderen Mitarbeitern einer kinder- und jugendpsychiatrischen Klinik erstreckt sich in diesem Bereich auf zwei Aufgaben:

- auf die Mitgestaltung des Stationsmilieus (therapeutisches Klima) und
- auf die Übernahme umschriebener Aufgaben für einen oder mehrere Patienten im Rahmen eines Behandlungsplans.

Da diese Aufgaben in gleicher Weise für alle anderen Mitarbeiter gelten, wird ihnen ein eigener Abschnitt gewidmet. Gewisse Schwierigkeiten ergeben sich, wenn Schwestern und Pfleger aus anderen klinischen Bereichen in die Kinder- und Jugendpsychiatrie kommen. Sie sind vielfach zunächst etwas unsicher, weil sie die gewohnten pflegerischen Aufgaben nicht in gleicher Weise wie in anderen Kliniken vorfinden. Die Einarbeitung in die Aufgaben der Verhaltensbeobachtung, der pädagogischen Führung und der Mitwirkung in verhaltenstherapeutischen oder tiefenpsychologischen Behandlungsplänen erfordert Zeit und intensiven Einsatz. Aus dieser Rollenverschiebung vom klassischen pflegerischen Bereich in den mehr pädagogisch-psychologischen ergeben sich nicht selten Konflikte mit anderen Berufsgruppen, z.B. den pädagogischen Mitarbeitern (Erziehern, Sozialpädagogen, Sozialarbeitern). Diese Konflikte lassen sich jedoch durchaus lösen, wenn die Aufgaben der einzelnen Mitarbeiter in einen Therapieplan mit klar umschriebenem Therapieziel eingeordnet werden. Auf diese Weise hat letztlich jeder seinen Anteil am therapeutischen Prozess.

Pädagogische Mitarbeiter

Es gibt zahlreiche pädagogische Berufsgruppen, die an kinder- und jugendpsychiatrischen Kliniken tätig sein können. Das Spektrum variiert hier sehr stark. An den meisten Kliniken tätig sind jedoch Lehrer, Erzieher bzw. Sozialpädagogen und Heilpädagogen.

Lehrer

Es ist zu fordern, dass jede kinder- und jugendpsychiatrische Klinik über eine Schule für Kranke verfügt. An den meisten Kliniken ist dies auch der Fall. Je nach Schwerpunkt der Klinik hat diese Klinikschule einen unterschiedlichen Akzent. Entsprechend der Ausrichtung der Schule unterscheiden sich auch die dort tätigen Lehrer. In der Regel handelt es sich jedoch um Sonderschulpädagogen. Diese haben entweder nach abgeschlossenem Lehrerexamen und mehrjähriger Berufstätigkeit oder auch (an einigen Hochschulen) grundständig eine Zusatzausbildung durchlaufen, die an den speziellen Bedürfnissen psychisch gestörter oder behinderter Kinder orientiert ist. So gibt es Sonderschulpädagogen mit den Fachrichtungen Lernbehindertenpädagogik, Geistigbehindertenpädagogik, Verhaltensgestörtenpädagogik und Sprachbehindertenpädagogik.

Die Aufgaben der in kinder- und jugendpsychiatrischen Einrichtungen tätigen Lehrer erstrecken sich auf die in Tab. 57.**2** aufgeführten Bereiche.

Schließlich können die Lehrer je nach ihrer Ausbildung noch mit besonderen Therapieaufga-

Tab. 57.**2** Aufgaben der in kinder- und jugendpsychiatrischen Einrichtungen tätigen Lehrer.

Aufgabe	Beschreibung
Objektivierung des schulischen Leistungsstandes eines Kindes	Viele Kinder kommen wegen schulischer Lern- und Leistungsstörung in eine kinder- und jugendpsychiatrische Klinik. Um die Frage der weiteren Beschulung zu klären bzw. um den Stellenwert des schulischen Leistungsversagens im Rahmen einer kinderpsychiatrischen Erkrankung festzulegen, ist eine Prüfung des schulischen Leistungsstandes unbedingt erforderlich.
Aufrechterhaltung des schulischen Leistungsstandes	Kinder und Jugendliche mit schwer wiegenden seelischen Fehlentwicklungen müssen oft längere Zeit stationär behandelt werden. Dabei kommt der Schule die wichtige Aufgabe zu, den Leistungsstand aufrechtzuerhalten bzw. durch kontinuierlichen Unterricht die Voraussetzungen dafür zu schaffen, dass ein Patient nach Entlassung aus der stationären Behandlung wieder Anschluss an den Stoff seiner Schulklasse sowie auch in die Klassengemeinschaft findet.
Therapeutische Schulversuche	Bei bestimmten emotionalen Störungen wie bei Schulphobien, bei der Schulangst sowie bei manchen depressiven Erkrankungen im Kindesalter erweisen sich therapeutische Schulversuche als sinnvoll und notwendig. Dabei versucht man schrittweise und unter spezieller Beobachtung der besonderen Probleme eines Kindes dieses wieder an die schulische Leistungssituation zu gewöhnen. Oft muss zunächst mit dem Einzelunterricht begonnen werden, dann folgt der Unterricht in einer kleinen Gruppe und schließlich in einer kleinen Klassengemeinschaft. In vielen Fällen ist es zweckmäßig, den therapeutischen Schulversuch auf eine in der Nähe der Klinik gelegene Schule auszudehnen. Insofern ist es wichtig, dass eine Zusammenarbeit zwischen Klinikleitung, Klinikschule und Schulen in der Umgebung der Klinik angebahnt wird.
Mitwirkung der Schule in Diagnostik und Therapie	Die Lehrer an Schulen in kinder- und jugendpsychiatrischen Kliniken haben natürlich auch diagnostische und therapeutische Aufgaben. Diese teilen sie mit allen anderen Mitarbeitern. Ihr Einsatz wird im Rahmen eines Therapieplans für jeden Patienten individuell festgelegt. Dabei ergeben sich aber vielfach Spezialaufgaben, die das Leistungs- und das Sozialverhalten eines Kindes in der Schule betreffen.

ben (z.B. Sprachheiltherapie durch einen Sonderschulpädagogen mit Spezialausbildung in Sprachheilpädagogik) betraut werden.

Erzieher und Sozialpädagogen

Erzieher und Sozialpädagogen sind in der Regel im stationären Bereich kinder- und jugendpsychiatrischer Einrichtungen tätig. Sie arbeiten wie Schwestern und Pfleger oft im Schichtdienst. Ihre Aufgaben haben breite Berührungspunkte mit denen der Schwestern und Pfleger. Eine ihrer wichtigsten Aufgaben ist die *Beobachtung*.

Sie geschieht nach denselben Gesichtspunkten, wie sie von anderen Mitarbeitern durchgeführt wird. Erzieher und Sozialpädagogen sehen die Kinder in sehr verschiedenen Situationen (beim Spiel, beim Essen, bei Unternehmungen usw.) und haben dadurch die Gelegenheit, auch Unterschiede im Verhalten festzustellen, die von der jeweiligen Situation abhängig sind. Dies ist sowohl für die Diagnostik als auch für die Therapie von größter Bedeutung.

Heilpädagogen

Heilpädagogen sind an kinder- und jugendpsychiatrischen Kliniken im ambulanten oder stationären Bereich tätig. Die Ausbildung zum Heilpädagogen geschieht an heilpädagogischen Instituten. Voraussetzung ist eine Ausbildung als Erzieher oder in einem anderen pädagogischen Beruf.

Die Aufgaben der Heilpädagogen erstrecken sich im Wesentlichen auf die Anleitung von Erziehern und Sozialpädagogen sowie auf eigenständige therapeutische Aufgaben bei schwer erziehbaren und behinderten Kindern.

Unter Heilpädagogik versteht man die Theorie und Praxis der Erziehung und des Unterrichts an Kindern und Jugendlichen, die mit den gewöhnlichen pädagogischen Mitteln nicht zu fördern sind, weil sie besondere Verhaltensauffälligkeiten bieten oder weil ihre intellektuellen Fähigkeiten, ihre Sprache, ihre Sinnesfunktionen oder ihr körperlicher Bewegungsapparat behindert sind. Ziel der Heilpädagogik ist es, den Kindern und Jugendlichen zu helfen, die optimale Verwirklichung eines den individuellen Möglichkeiten und den sozialen Anforderungen angepassten, sinnerfüllten und glücklichen Lebens zu erreichen.

Ergotherapeuten

Ziel der Ergotherapie ist es, durch vorwiegend musisches und kunsthandwerkliches Arbeiten (Malen, Modellieren, Schnitzen, Weben) schöpferische und gestalterische Kräfte zu wecken. Musische Betätigungen sind auch vorteilhaft zur Kanalisierung aggressiver Impulse (besonders bei Kindern) und zur allgemeinen psychischen Lockerung. Sie können auch als „Ausdrucksphänomen" manche diagnostischen Hinweise geben.

Die Ergotherapie vollzieht sich einzeln oder in Gruppen, was neben der Förderung schöpferischer Impulse die Stimmung und Initiative steigert sowie auch die Eingliederung in eine Gemeinschaft erleichtert. Im Rahmen der Ergotherapie lassen sich eine Reihe von Beobachtungen machen, die für die weitere Behandlung außerordentlich wichtig sein können. Die beiden Gesichtspunkte, auf die man achtet, sind *Arbeitsweise* und *Verhalten in der Gruppe*. Hinsichtlich der Arbeitsweise ist wichtig, ob ein Kind selbständig arbeitet oder nur unter Anleitung dazu in der Lage ist, ob es gründlich und konsequent arbeitet, ob es mit dem Material richtig umgehen kann usw. Wesentlich dabei ist auch seine Lernfähigkeit in dieser Hinsicht. Im Hinblick auf das Gruppenverhalten achtet man auf Kontaktverhalten, Stellung innerhalb der Gruppe sowie auf das Verhalten zum Ergotherapeuten.

Die Ergotherapeuten in einer kinder- und jugendpsychiatrischen Klinik haben dementsprechende Aufgaben in der Einzel- und Gruppentherapie. An verschiedenen Kliniken sind sie auch in den diagnostischen Prozess eingeschaltet (Durchführung von Wahrnehmungstests, Untersuchungen zur Psychomotorik usw.).

Krankengymnasten

Die Krankengymnastik ist aus einer kinder- und jugendpsychiatrischen Klinik nicht wegzudenken. Die Aufgaben der Krankengymnasten sind vielfältig und u.a. auch vom Schwerpunkt der Klinik abhängig. Sie führen Einzel- und Gruppenbehandlungen nach verschiedenen Methoden durch. Bei jüngeren Kindern mit zerebralen Bewegungsstörungen wird häufig die Bobath-Methode angewandt, bei Kindern mit Hirnfunktionsstörungen hat sich die psychomotorische Übungsbehandlung bewährt, für die es verschiedene Methoden gibt. Aber auch bei Kindern und

Jugendlichen mit neurotischen Störungen oder mit Psychosen lassen sich über psychomotorische Übungen oder Gymnastik eine psychische Lockerung und mehr Lebensfreude erreichen.

Vielfach hat sich auch die Kombination von psychomotorischen Übungsbehandlungen und Rhythmik bzw. Musiktherapie bewährt.

Wie alle bislang genannten Gruppen von Mitarbeitern haben auch die Krankengymnasten diagnostische und therapeutische Aufgaben. In manchen Kliniken sind sie auch an der Befunderhebung beteiligt. Sie wirken ferner bei der Aufstellung und Durchführung von Therapieplänen in maßgeblicher Weise mit.

Zusammenarbeit und Integration verschiedener therapeutischer Ansätze

Die bislang angeführten vielfältigen und hinsichtlich Ausbildung, Vorbildung und Aufgabengebiet z.T. recht unterschiedlichen Gruppen von Mitarbeitern können ihren Aufgaben nur dann gerecht werden, wenn sie gut und möglichst reibungslos zusammenarbeiten. Seit langem hat sich in der kinder- und jugendpsychiatrischen Therapie nämlich die Einsicht durchgesetzt, dass die Praktizierung verschiedener Therapiemethoden in einer Institution (oder bei einem Patienten) notwendig ist. Dies ergibt sich schon aus der überwiegend multifaktoriellen Entstehung psychischer Störungen des Kindes- und Jugendalters und erst recht aus der Zusammenarbeit verschiedener Mitarbeiter unter einheitlicher Zielvorstellung im Rahmen eines diagnostisch-therapeutischen Teams. In diesem Sinne haben alle Mitarbeiter Anteil am diagnostischen und am therapeutischen Prozess. Dieser wird, entsprechend der ärztlichen Grundausrichtung kinder- und jugendpsychiatrischer Kliniken, vom Arzt koordiniert. Nach abgeschlossener Diagnostik wird ein Therapieplan aufgestellt, der den einzelnen Mitarbeitern ihren Aufgabenbereich zuweist und den zeitlichen Ablauf der einzelnen Therapieschritte möglichst exakt regelt. Die bei der Durchführung des Therapieplans auftauchenden Schwierigkeiten werden regelmäßig besprochen und führen vielfach zu einer Modifikation des Plans. Eine reibungslose Zusammenarbeit in diesem Stil ist jedoch nur dann möglich, wenn sich der Mitarbeiterstab auf einheitliche Grundsätze einigt und die Effizienz von Therapiemethoden nicht allein an ihrem theoretischen Anspruch, sondern an ihrer Durchführbarkeit und ihrer überprüfbaren Wirksamkeit misst.

Bei der Durchführung stationärer Behandlungen kommt der Gestaltung des „therapeutischen Klimas" eine besondere Bedeutung zu. Um dies zu erreichen, ist eine zusätzliche bzw. begleitende Weiterbildung aller Mitarbeiter in einer kinder- und jugendpsychiatrischen Station notwendig, die zwei Gesichtspunkten Rechnung tragen muss:

- der Vermittlung von fachlichen Kenntnissen mit dem Ziel, ein besseres Verständnis für das Verhalten der Patienten zu erreichen, und
- der Erzielung eines besseren Einblicks in die eigenen Verhaltens- und Reaktionsweisen, besonders in emotionaler Hinsicht.

Schließlich ist für das Funktionieren eines therapeutischen Teams ein einheitlicher Stationsstil und ein lückenloser Informationsfluss über die Ereignisse auf der Station notwendig. Diese Gesichtspunkte gelten natürlich auch für die Mitarbeiter in einer kinder- und jugendpsychiatrischen Poliklinik, sofern diese in stärkerem Maße therapeutisch arbeitet.

Der Klinikalltag und seine Probleme

Im Folgenden sollen einige Situationen aus dem Alltag einer kinder- und jugendpsychiatrischen Klinik herausgegriffen werden. Ein Nachdenken über diese täglichen Probleme ist manchmal wichtiger als spezielles theoretisches Wissen, das im entscheidenden Fall nicht angewandt werden kann. Der Alltag in einer solchen Klinik stellt an alle Mitarbeiter hohe physische und emotionale Anforderungen, und die konstruktive Bewältigung alltäglicher Situationen, Probleme und Konflikte entscheidet letztlich darüber, ob ein therapeutisches Milieu entsteht, welches insbesondere für längerfristige Behandlungen ganz entscheidend ist.

Alltägliche Aufgaben

Aufnahme, Entlassung und Verlegung von Patienten

Aufnahme. Die stationäre Aufnahme kann *freiwillig* oder *unfreiwillig* erfolgen. Im ersteren Fall ist das Einverständnis der Eltern bzw. des Patienten selbst notwendig, im letzteren Fall erfolgt sie gegen deren Willen durch einen niedergelassenen Kinderpsychiater, Nervenarzt, Amtsarzt bzw. durch Gerichtsbeschluss. Natürlich ist man stets bemüht, das Einverständnis der Eltern und auch des Kindes selbst zu erhalten. In vielen Fällen lassen sich aber *Zwangseinweisungen* nicht vermeiden. Sie sind erforderlich, wenn die Kinder oder Jugendlichen sich selbst oder ihre Umgebung gefährden. Bei Jugendlichen kommen sie auch im Falle der Delinquenz, z.B. zur forensischen Begutachtung, vor. Grundsätzlich ist bei Minderjährigen die stationäre Aufnahme möglich, wenn das Einverständnis des gesetzlichen Vertreters vorliegt. Allerdings erfordert die Einweisung auf eine geschlossene Station einen gerichtlichen Beschluss.

Je nachdem, ob die *Aufnahme auf eine offene oder geschlossene Station* erfolgt, unterscheiden sich die Maßnahmen, die ergriffen werden müssen.

Auf offenen Stationen können Kinder und Jugendliche den Großteil ihrer Sachen behalten. Es ist wichtig, dass sie freundlich begrüßt werden, man zeigt ihnen ihr Zimmer, macht sie mit den Mitpatienten bekannt und erläutert ihnen die wichtigsten Regeln, die auf der Station befolgt werden müssen. Auch die Eltern sollten Gelegenheit haben, die Station zu besichtigen und zu sehen, wo ihr Kind untergebracht ist. Sie sollten ferner mit den Besuchszeiten vertraut gemacht werden und das Angebot erhalten, jederzeit anzurufen.

Auf *geschlossenen Abteilungen* sind besondere Vorsichtsmaßnahmen notwendig. Denn dort werden ja auch suizidgefährdete, psychotische und zuweilen aggressive Kinder und Jugendliche aufgenommen. Aus diesem Grunde ist es erforderlich, dass die Habe kontrolliert und spitze Gegenstände und alles, was zum Suizid geeignet ist, verwahrt werden. Es ist auch darauf zu achten, dass keine Drogen oder andere Sucht erzeugende Substanzen eingeschmuggelt werden, ferner, dass kein Ungeziefer auf die Station gerät. Es ist einfühlbar, dass Durchsuchungsprozeduren von vielen Kindern und Jugendlichen als starke Demütigung oder als entwürdigend empfunden werden. Dies gilt insbesondere auch für das sog. Eingangsbad auf geschlossenen Jugendlichenstationen.

Heute wird die Aufnahme auf einer geschlossenen Abteilung in der Regel großzügiger gehandhabt. Es geht allerdings nicht ohne Kontrollmaßnahmen. Dabei ist aber auch die Art und Weise ihrer Durchführung von Bedeutung. Wenn man versucht, den Jugendlichen den Sinn der Maßnahmen zu erklären, und ihnen ohne Überheblichkeit behilflich ist, so wird vielleicht die Hilfsbereitschaft stärker eingeschätzt als die unangenehmen Begleiterscheinungen der Aufnahmeprozedur.

Über alle Vorgänge bei der Aufnahme sollte ein kurzes *Aufnahmeprotokoll* angefertigt werden. Dabei kommt es auf eine möglichst genaue Beschreibung des Beobachteten und nicht auf theoretische Erklärungen an. Noch am Tage der Aufnahme muss eine *Besprechung* mit den Mitarbeitern der Station stattfinden, auf der der Arzt und der Psychologe die wichtigsten Gesichtspunkte erläutern, die bei dem Patienten zu beachten sind. In der Regel wird dabei auch kurz die Vorgeschichte des Patienten besprochen. Es muss ferner bekannt sein, ob das neuaufgenommene Kind oder der Jugendliche flucht- oder suizidgefährdet sind, ob Medikamente verabreicht werden müssen, ob zusätzlich zur psychiatrischen Erkrankung noch andere Erkrankungen (z.B. Schilddrüsenerkrankung, Diabetes) vorliegen. In dieser Besprechung werden die wichtigsten Sofortmaßnahmen festgelegt und auch der Gang der unmittelbar bevorstehenden Diagnostik besprochen.

Entlassung und Verlegung. Die Entlassung eines Patienten muss sorgfältig vorbereitet sein. Je nachdem, ob er nach Hause entlassen, in ein Heim oder in eine andere Klinik verlegt wird, müssen unterschiedliche Maßnahmen bedacht werden. Mit den Angehörigen wird vorher abgesprochen, was unmittelbar nach der Entlassung mit dem Kind geschehen soll, wann es wieder zur Schule gehen kann, ob eine Nachbehandlung erforderlich ist usw.

Besondere Schwierigkeiten und viel Unruhe erzeugt eine *Entlassung gegen ärztlichen Rat*. Derlei Situationen kommen zwar, insgesamt betrachtet, relativ selten vor, sie gewinnen jedoch in manchen Fällen, etwa bei schwer wiegenden und das Leben des Kindes gefährdenden Erkrankungen, erheblich an Gewicht. In der Regel zeigt sich in diesen Fällen eine Vertrauenskrise zwischen Eltern, Kind und Krankenhaus, deren Ursachen sehr vielfältig sein können.

Eine Untersuchung an 90 Fällen von Entlassungen gegen ärztlichen Rat zeigte, dass folgende *Motive* für die Haltung der Eltern ausschlaggebend waren: mangelnde Einsicht in die Notwendigkeit diagnostischer und therapeutischer Maßnahmen (47,7%), Angst vor Eingriffen (21,1%), übermäßige Bindung an das Kind (16,6%), Unzufriedenheit mit der Therapie (15,5%), Unstimmigkeiten mit dem Pflegepersonal (5,5%) und Unstimmigkeiten mit dem Arzt (2,2%).

In vielen Fällen werden Eltern auch durch ihre Kinder unter Druck gesetzt. Manchmal besteht ein derartig ausgeprägtes *Abhängigkeitsverhältnis der Eltern zum Kind*, dass das Kind mit Drohungen verschiedenster Art seine Eltern zu nahezu allen Handlungsweisen veranlassen kann. Ein solches Verhalten findet man nicht selten bei Patientinnen mit Anorexia nervosa, die mit Suizidversuchen für den Fall drohen, dass die Eltern sie nicht nach Hause nehmen.

Ist eine derartige Konfliktsituation zwischen Eltern und dem Klinikpersonal entstanden, so ist es wichtig, die richtige Haltung einzunehmen. Auf keinen Fall sollte es zu einem vollständigen *Abbruch der Kontakte* mit den Eltern kommen. Ärzte, Schwestern und andere Mitarbeiter sollten sich im Rahmen einer verantwortungsbetonten Haltung stets darum bemühen, mit den Eltern im Gespräch zu bleiben. Sie sollten ihnen anbieten, bei unerwarteten Schwierigkeiten mit dem Kind in der Klinik anzurufen oder auch das Kind, wenn es zu Hause nicht mehr geht, wieder zur Aufnahme zu bringen. Eine derartige Haltung ist nur möglich, wenn eine persönliche Kränkung, die mit einer solchen Situation häufig einhergeht, auf Seiten des Personals überwunden wird.

Natürlich hat die Situation der Entlassung gegen ärztlichen Rat bei Kindern auch noch eine rechtliche Seite.

In manchen Fällen, z.B. weil eine lebensbedrohliche und durch einen operativen Eingriff zu behebende Erkrankung vorliegt, kann den Eltern, wenn sie sich gegen diese Behandlung sträuben, nach *§1666 BGB* durch das Familiengericht die *elterliche Gewalt vorübergehend entzogen* werden. Selbstverständlich soll von dieser Möglichkeit nur in den extremsten Situationen Gebrauch gemacht werden.

Stationsübergabe

Auch in kinder- und jugendpsychiatrischen Kliniken ist der *Schichtdienst* eingeführt, der zweimal täglich eine Stationsübergabe erfordert. Die erste findet in der Regel um die Mittagszeit, die zweite zu Beginn der Nachtwache statt. Stationsübergaben erfolgen auch außerhalb des Schichtdienstes, etwa bei Antritt des Urlaubs von Mitarbeitern und vielen anderen Gelegenheiten. Sie sind deshalb so wichtig, weil es von der lückenlosen und gezielten Weitergabe der Information abhängt, ob und in welchem Ausmaß Unterlassungen, Fehler oder unzulängliche Maßnahmen im nächsten Zeitabschnitt erfolgen. Deshalb muss der Stationsübergabe große Bedeutung beigemessen werden. Sie geschieht meist im Rahmen einer *Besprechung, an der die Mitarbeiter beider Schichten teilnehmen*. Die Zahl der in der Konferenz zu besprechenden Probleme ist sehr groß: Beurlaubungen, Entlassungen, besondere Regelung der Besuchszeit, Umstellung der Medikation, vorgesehene diagnostische oder therapeutische Maßnahmen, Zwischenfälle auf der Station, notwendige Veränderungen an Therapieplänen usw.

Man kann aber lernen, die Vielzahl von möglichen Problemen in relativ kurzer Zeit zu besprechen. Dies erfordert allerdings eine gewisse Übung und Disziplin. Die Besprechung sollte nicht länger als eine Stunde dauern. An manchen Kliniken sind in die Zeit der Stationsübergabe auch die *Visiten* und *Fallbesprechungen* gelegt. Dies hat den Vorteil, dass alle Mitarbeiter am patientenbezogenen Informationsaustausch und an der Festlegung von Therapiemaßnahmen teilnehmen.

Alle wichtigen Maßnahmen müssen dokumentiert werden, sodass alles, was abgesprochen und festgelegt wurde, auch nachzulesen ist.

Nachtwache

Die Nachtwache bringt spezielle Probleme mit sich, weil man dabei ganz auf sich allein gestellt ist und die vom Stationsteam vermittelte Sicherheit fehlt. Auf geschlossenen Jugendlichenstationen sollte man stets zu zweit wachen, auf offenen wird meist nur eine Nachtwache eingesetzt. Infolge der hohen Verantwortung sollten Nachtwachen *nur von erfahrenen Mitarbeitern* übernommen werden. Die aus Personalmangel vielfach praktizierte Lösung des Einsatzes von unausgebildeten Mitarbeitern ist kaum zu verantworten.

Je nach Art des Aufgabengebiets kann man verschiedene *Formen der Nachtwache* unterscheiden:

- die *Sitzwache* bei einem schwerkranken Kind oder Jugendlichen,
- die *Nachtwache auf einer Station* (offen oder geschlossen), die während der ganzen Nacht nicht verlassen werden darf, und
- die *Laufwache*, die eine Beaufsichtigung mehrerer Abteilungen umfasst (z.B. in Psychiatrischen Landeskrankenhäusern oder Anstalten).

Je nach Dauer der Nachtwache werden *turnusmäßige Nachtwachen* und *Dauernachtwachen* unterschieden. Bei den Ersteren wechseln Tages- und Nachtdienst nach einem bestimmten zeitlichen Schlüssel, bei den Letzteren handelt es sich um eine reine Nachtwachentätigkeit, die natürlich durch entsprechend lange Freizeitintervalle unterbrochen werden muss. Wer die verantwortungsvolle Tätigkeit einer Nachtwache aufnimmt, muss dafür sorgen, dass er tagsüber genügend ausschlafen kann, was eine Tätigkeit bei Tage ausschließt. Die wichtigsten Ereignisse in der Nacht müssen im Nachtwachenbuch festgehalten werden. Hierfür gilt das gleiche wie für Beobachtungen anderer Art: keine langen Erörterungen, genaue Beobachtungen und möglichst plastische Schilderungen, keine Interpretationen und Spekulationen. Am Morgen erfolgt dann die Übergabe an die Frühschicht.

Gespräche mit Patienten

Die Gespräche, die von Schwestern, Pflegern, Erziehern und anderen nicht-ärztlichen und nichtpsychologischen Mitarbeitern mit Patienten geführt werden, richten sich nach etwas anderen Gesetzmäßigkeiten als das ärztliche Gespräch.

Während Arzt und Psychologe mit dem Gespräch vorwiegend *diagnostische oder therapeutische Ziele* verfolgen, *treten* diese bei anderen Mitarbeitern stärker *in den Hintergrund*. Das heißt nicht, dass in solchen Gesprächen, in deren Verlauf viele Beobachtungen gemacht werden, nicht auch Gesichtspunkte für die Diagnostik und die Therapie auftauchen. Jedoch sollte das Gespräch nie ausschließlich auf solche Ziele abgestellt sein. Es ist vielmehr darauf ausgerichtet, Verständnis für die Kinder und Jugendlichen zu entwickeln und ihnen in den alltäglichen Sorgen und Nöten ganz praktisch und situationsbezogen zu helfen. Je spontaner sich ein Gespräch ergibt, umso günstiger; am besten ist es, wenn es aus der Situation heraus entsteht. Es kann eingebaut sein in gemeinsame Verrichtungen, es kann sich im Beisein anderer abspielen oder auch unter vier Augen. Man sollte die Regel befolgen, derartige Gespräche bezüglich der Teilnahme anderer Patienten offen zu lassen, d.h., der Einstieg von Mitpatienten sollte vom Ablauf und der Thematik des Gesprächs her möglich sein. Oberstes Gebot ist dabei, von den Wünschen und Bedürfnissen des Patienten auszugehen und nicht von den eigenen. Besonders wichtig ist dabei, Geduld zu haben und zuhören zu können. Bewertungen des Gesprächsinhalts sollte man unterlassen. Dies soll jedoch nicht zu einem Verschweigen des eigenen Standpunkts führen. Es kommt nur darauf an, in welcher Weise und zu welchem Zeitpunkt des Gespräches er vorgebracht wird. Ein schroffes Äußern gegenteiliger Auffassungen kann die mühevolle Überwindung eines Patienten zum Gespräch wieder für Wochen abschneiden. Ähnliche Reaktionen können erfolgen, wenn der Patient den Eindruck hat, sein Gesprächspartner fühle sich ihm überlegen. Besonders bei misstrauischen Patienten und solchen mit Insuffizienzgefühlen werden auch die geringsten Ansätze in dieser Richtung registriert und als Kränkung oder Geringschätzung der eigenen Person empfunden. Finden Gespräche mit Patienten auf der Station statt, so ist zu beachten, dass man sich nicht ausschließlich und längere Zeit nur einem Kind oder Jugendlichen zuwendet.

Im Hinblick auf die *Art der Gesprächsführung* erhebt sich die Frage, ob spezielle Techniken angewandt werden sollten oder nicht. Es ist sicher nützlich, einige theoretische Kenntnisse über Gesprächsführung zu besitzen. Andererseits muss man, gerade wenn solche Kenntnisse vorliegen, auf eine sorgfältige Abstimmung mit den behandelnden Ärzten und Psychologen hinwirken, damit nicht Gespräche seitens des Stationspersonals mit therapeutischen Gesprächen kollidieren.

Aus dem Bisherigen geht hervor, dass Gespräche mit psychisch kranken Kindern und Jugendlichen auch gewisse *Gefahren* mit sich bringen. Die drei wichtigsten sind folgende:

- *Vorherrschen diagnostischer Gesichtspunkte.*

Gespräche, die unter diagnostischen Gesichtspunkten geführt werden, gehen leicht in eine Exploration über. Dabei wird der Patient mehr oder weniger gezielt nach bestimmten biographischen Ereignissen, Erlebnissen, Familiendaten, persönlichen Problemen usw. befragt. Gespräche dieser Art sollten nur Arzt und Psychologe führen. Überdies sind sie meist nicht geeignet, dem Patienten in seiner jeweiligen Situation direkt zu helfen.

- *Übertriebene Therapieansprüche.* Jedes Gespräch hat letztlich eine therapeutische Wirkung. Es kann aber gefährlich sein, parallel zur durchgeführten Psychotherapie weitere gezielte therapeutische Gespräche mit den Patienten zu führen. Wer dies tut, muss in der Lage sein, seine Affekte gut zu kontrollieren und muss Erfahrungen mit den Phänomenen der Übertragung und Gegenübertragung haben. Derartige Kenntnisse sind nur im Rahmen einer längeren Ausbildung zu erwerben.
- *Hineintragen eigener Probleme in das Gespräch.* Im Gespräch mit kinder- und jugendpsychiatrischen Patienten hat man manchmal den Eindruck, dass über Probleme der Patienten eigene artikuliert werden. Dies gilt insbesondere für Mitarbeiter, die nicht wesentlich älter sind als die Patienten. Um dies zu verhindern, muss man versuchen, die eigene Rolle und den eigenen Beitrag im Gespräch stets kritisch zu überdenken.

Gespräche mit Eltern

Im Rahmen der Besuchszeit, aber auch bei anderen Gelegenheiten, finden immer wieder Gespräche zwischen Mitarbeitern der Station und Eltern von Patienten statt. Diese Gespräche sind sehr wichtig. Sie sollen den Eltern signalisieren, dass alle Stationsmitglieder Verständnis für ihr Kind und die Situation der Eltern haben. Gleichzeitig tauchen in diesen Gesprächen auch alle Fragen auf, die mit der Erkrankung und ihrem Verlauf, mit der eigenen Situation, mit Schuldgefühlen, Befürchtungen und mit einer vielfach unklaren Zukunft zusammenhängen. Es ist schwer, für derartige Gespräche eindeutige und allgemein gültige Richtlinien zu entwerfen. Die folgenden Regeln haben sich jedoch in der Praxis sehr bewährt:

- *Orientierung am jeweiligen Wissensstand der Eltern.* Alle Auskünfte und Ausführungen über die Erkrankung der Kinder sollten sich am Wissensstand der Eltern orientieren. Da viele Mitarbeiter in kinder- und jugendpsychiatrischen Kliniken mit derartigen Fragen konfrontiert werden, müssen sie annähernd wissen, was der behandelnde Arzt oder Psychologe den Eltern über die Erkrankung des Kindes mitgeteilt hat. Nur so lassen sich widersprüchliche Äußerungen, die stets zu Unsicherheit und Beunruhigung der Eltern führen, vermeiden.
- *Vermeidung wertender Äußerungen.* Jede Bewertung der Erkrankung, der familiären Situation, des Erziehungsverhaltens sollte in derartigen Gesprächen unterbleiben. Dies gilt insbesondere für die Situation, in der Mitarbeiter gefragt werden, ob ein bestimmtes Erziehungsverhalten oder „Fehler“ für die Erkrankung des Kindes verantwortlich gemacht werden können.
- *Auskünfte nur, soweit das eigene Wissen reicht.* In sehr vielen Gesprächen tritt die Situation ein, dass seitens der Eltern Fragen gestellt werden, die vom jeweiligen Gesprächspartner nicht beantwortet werden können. In derartigen Situationen sollte man nie über das hinausgehen, was man sicher weiß. Spekulationen oder Vermutungen können tragische Folgen haben. Es ist keine Schande zuzugeben, dass man bestimmte Einzelheiten nicht weiß oder dass man den Therapeuten, die das Kind in Einzelbehandlung haben, nicht vorgreifen möchte.
- *Vorsicht mit prognostischen Hinweisen.* Die prognostische Beurteilung von kinder- und jugendpsychiatrischen Krankheitsbildern gehört zu den schwierigsten Aufgaben. Überdies gibt es hier in vielen Bereichen noch kein gesichertes Wissen. Schließlich ist die Prognose einer Erkrankung in starkem Umfange davon abhängig, was an Therapie- und Rehabilitationsmaßnahmen ergriffen wird. Aus diesen Gründen muss man mit allen prognostischen Aussagen äußerst vorsichtig sein und lieber eine Antwort schuldig bleiben, als Pessimismus oder unbegründeten Optimismus zu verbreiten.

In allen Fragen, die man aus welchen Gründen auch immer nicht beantworten kann, sollte man die Eltern an den behandelnden Arzt oder Psychologen verweisen.

Besondere Ereignisse

In diesem Abschnitt soll von besonderen Ereignissen die Rede sein, die die Mitarbeiter an der kinder- und jugendpsychiatrischen Klinik sehr beunruhigen können. Es ist hier nur möglich, eine gewisse Auswahl zu treffen, die in Tab. 57.**3** zusammengefasst ist.

Nahrungsverweigerung

Die Ursachen hierfür können sehr verschieden sein. Am häufigsten finden wir eine Nahrungsverweigerung bei *psychotischen* Kindern und Jugendlichen (Katatonie, depressiver Stupor), im Rahmen der *Anorexia nervosa*, aber auch bei jüngeren Kindern als Antwort auf Beeinträchtigungen verschiedenster Art.

In solchen Fällen sollte man zunächst versuchen, die Patienten freiwillig zur Nahrungsaufnahme zu motivieren. Dies kann aber sehr schwer sein. Ratlos ist man besonders dann, wenn eine sprachliche Verständigung mit den Kranken nicht möglich ist. Auch in diesen Fällen sollte man versuchen, geduldig auf sie einzugehen und sie zur Mitarbeit aufzufordern. Alle Zwangsmaßnahmen sollten dabei unterbleiben. Mit einer Sonde ernährt werden Patienten nur nach ausdrücklicher ärztlicher Anweisung. Sofern man Anhaltspunkte für die Ursachen der Nahrungsverweigerung findet, lässt sich diese in der Regel auch überwinden.

Negativistische Patienten (*Negativismus*: Der Patient tut das Gegenteil dessen, was von ihm verlangt wird; kommt fast nur bei Schizophrenen vor.) beginnen u. U. dann zu essen, wenn man es gerade nicht von ihnen verlangt. Manchmal gelingt es durch Ablenkung der Aufmerksamkeit, den Kranken dazu zu bringen, wenigstens kleinere Nahrungsmengen zu sich zu nehmen. Wie bei vielen Ereignissen auf der Station kann man auch hier keine Patentlösungen anbieten, oft führt ein spontaner Einfall zum Erfolg. Die Chance für solche Einfälle erhöht sich, wenn Engagement und längere Erfahrungen beim Umgang mit psychisch kranken Kindern und Jugendlichen vorliegen.

Tab. 57.**3** Besondere Ereignisse und Probleme.

Besondere Ereignisse und Probleme
1. Nahrungsverweigerung
2. Suizidgefährdung und Suizidversuche
3. Unruhe- und Erregungszustände
4. Extreme Angstzustände und Realitätsstörungen
5. Entweichungen

Suizidgefährdung und Suizidversuche

Für Suizidversuche gibt es sehr unterschiedliche *Ursachen* (s. Kap. 40). Am häufigsten kommen sie vor bei depressiven Verstimmungen, neurotischen Störungen, Angst und Panikreaktionen, im Zusammenhang mit schulischem Leistungsversagen und bei psychotischen Zustandsbildern. Schon bei der Aufnahme eines Patienten muss das Personal vom Arzt über eine etwaige Suizidgefährdung unterrichtet werden. In vielen Fällen ist diese jedoch nicht unmittelbar sichtbar. Manchen Kindern und Jugendlichen gelingt es, ihre Suizidgedanken oder -absichten zu verheimlichen, andere versuchen, zum Suizid geeignete Gegenstände auf die Station zu schmuggeln oder Tabletten über längere Zeit zu sammeln mit dem Ziel, sie später einzunehmen. Trotz intensiver Bemühungen um die Suizidprophylaxe kommen auch in kinder- und jugendpsychiatrischen Kliniken gelegentlich Suizidversuche und Suizide vor.

Wenn man von plötzlich und panikartig ausgeführten Suizidversuchen absieht, treten diese nicht plötzlich, sondern nach einer längeren Vorgeschichte auf. Die *Veränderungen im Vorfeld* von Suiziden und Suizidversuchen kann man unter den Begriff des *präsuizidalen Syndroms* zusammenfassen. Dieses ist gekennzeichnet durch:

- Einengung in allen Lebensbereichen (situative Einengung, Einengung der zwischenmenschlichen Beziehung, Einengung der Wertewelt),
- Aggressionshemmung, wobei die Aggression gegen die eigene Person gerichtet wird, und
- Suizidphantasien bzw. Todeswünsche.

Dieses aus der Erwachsenenpsychiatrie bekannte Syndrom lässt sich auch im Kindes- und Jugendalter ansatzweise beobachten.

Nicht im Kindesalter, wohl aber im Jugendalter kann man drei *Stadien auf dem Weg zum Suizid* beobachten: das Stadium der Erwägung, das Stadium der Ambivalenz und das Stadium des Entschlusses.

Im *Stadium der Erwägung* spielen suggestive Momente, wie Einflüsse der Umgebung, eine wichtige Rolle. Im *Stadium der Ambivalenz* kommt es zu Suizidankündigungen, während im *Stadium des Entschlusses* direkte Suizidankündigungen seltener werden, gleichzeitig aber die Wahrscheinlichkeit ihrer Ausführung steigt. Von ärztlicher und psychologischer Seite wurden Testinstrumente zur Abschätzung der suizidalen Tendenz entwickelt.

Auch *im Verlauf einer medikamentösen Behandlung* wechselt das Suizidrisiko z.T. erheblich. Wenn ein Jugendlicher mit einer schweren Depression, die zunächst durch das Daniederliegen des Antriebs Suizidhandlungen nicht aufkommen ließ, wieder eine Stärkung seines Antriebs bemerkt, jedoch noch nicht eine wesentliche Veränderung seiner Stimmungslage, so ist die Gefahr eines Suizidversuchs besonders groß. Dies müssen alle in einer kinder- und jugendpsychiatrischen Klinik Tätigen wissen, denn in dieser Situation muss man in besonderem Maße für die Patienten da sein und sie im Rahmen der pflegerischen Zuwendung und Fürsorge beobachten.

Nach einem „missglückten" Suizidversuch kann sich eine neue Situation ergeben, die für die weitere Behandlung des Patienten ebenfalls sehr wichtig ist. Sie ist vielfach dadurch gekennzeichnet,

- dass Schwestern oder Pfleger geneigt sind, den Suizidversuch als Eingriff in ihren Verantwortungsbereich zu empfinden und ihn dem Patienten persönlich übel zu nehmen, und
- dass der Patient seine Handlung als schwere Schuld empfindet und auf diese Weise in seinen vielfach ohnehin vorhandenen Selbstbeschuldigungen noch bestärkt wird.

Man muss versuchen, derartige Situationen zu vermeiden. Dies geschieht am besten dadurch, dass man dem Patienten nach wie vor freundlich, mit Zuwendung und ohne Groll begegnet, mit ihm durchaus über seinen Suizidversuch spricht, jedoch jede moralisierende Bewertung vermeidet.

Unruhe- und Erregungszustände

Unruhe- und Erregungszustände sind auf kinder- und jugendpsychiatrischen Stationen relativ häufig. Sie sind keineswegs so bedrohlich, wie vielfach angenommen wird. Dennoch können erregte Patienten das Personal in einen Zustand der Verlegenheit und Angst bringen.

Beim Eintreten solcher Ereignisse muss man sich daran erinnern, dass man Unruhe- und Erregungszustände nur *im Notfall medikamentös* unterbricht. Je nach Hintergrund und Ursachen dieser Zustände versucht man entweder *intensiv auf den Patienten einzugehen* oder aber ihn in einem speziellen Raum für kurze Zeit zu *isolieren* und sich selbst zu überlassen (sog. *„Time-out"*). Nicht selten werden Erregungszustände auch vom Patienten systematisch gegenüber dem Personal eingesetzt. In diesen Fällen würde ein intensives Eingehen auf den Patienten nicht zu einer Verringerung, sondern zu einer Verstärkung dieser Zustände führen.

Beispiel

Ein 11-jähriger Patient mit einer Hirnfunktionsstörung und extremen aggressiven Ausbrüchen (gegenüber Sachen und dem Personal) musste anfangs mehrfach im Time-out-Raum isoliert werden. Es kam zu einer Verringerung und Abmilderung seines destruktiven Verhaltens, sodass diese Maßnahmen rasch nicht mehr erforderlich waren. In der Folgezeit erhielt der Junge eine intensive therapeutische Zuwendung in der Ergotherapie und auf der Station, die sich gezielt auf die Zeiten seines angemessenen und kooperativen Verhaltens bezog. Auf diese Weise konnten ohne (dauerhafte) Medikation die aggressiven Durchbrüche fast vollständig abgebaut werden.

Wie dieses Beispiel zeigt, ist es in den meisten Fällen möglich, Unruhe- und Erregungszustände zu unterbrechen bzw. längerfristig durch gezielte Therapiemaßnahmen zu beeinflussen. Natürlich gibt es auch Fälle, in denen man zu Medikamenten greifen muss. Bei psychotischen Unruhe- und Erregungszuständen kann dies sogar im Interesse der Patienten und des Stationspersonals dringend geboten sein. Entscheidend ist jedoch, dass man notwendige Injektionen niemals als Strafe deklariert und dem Patienten sein unangepasstes Verhalten nie nachträgt.

Extreme Angstzustände und Realitätsstörungen

Kinder und Jugendliche mit schizophrenen Psychosen oder schweren Depressionszuständen geraten nicht selten in extreme Angstzustände bzw. in Situationen mit einer Störung des Realitätsbezugs. Auch im Rahmen von Angststörungen sind panikartige Angstzustände zu beobachten, die für die Kinder extrem beunruhigend sind und bei den Mitarbeitern der Klinik vielfach ein Gefühl der Ohnmacht und Ratlosigkeit entstehen lassen. Kennzeichnend für diese Zustände ist, dass sie sich nicht durch rationale Erklärungen und Begründungen beheben lassen. So ist es z.B. nicht angebracht, einem psychotischen Kind seine Halluzinationen oder Wahnsymptome ausreden zu wollen. Es empfiehlt sich vielmehr, darauf einzugehen und ihm Verständnis zu signalisieren sowie durch Ablenkung und manchmal auch durch körperliche Zuwendung die Realitätsstörung bzw. den Angstzustand abzumildern. Extreme Angstzustände tauchen auch in Gesellschaft mit hypochondrischen Befürchtungen auf (z.B. das Herz könnte stehen bleiben, der Bauch könnte aufplatzen). Auch derartige Symptome lassen sich dem Patienten nicht „ausreden“, sie müssen vielmehr ernst genommen werden und lassen sich nur lang- und mittelfristig beheben. Entscheidend ist aber, dass der Patient in diesen Situationen spürt, dass man sich ganz auf ihn einstellt, für ihn da ist und seine Symptomatik absolut ernst nimmt. Extreme Angstzustände und Realitätsstörungen im Rahmen psychotischer Erkrankungen bedürfen einer medikamentösen Behandlung.

Entweichungen

Das Entweichen eines Patienten kann, besonders wenn er suizidgefährdet ist, erhebliche Unruhe auslösen. In solchen Fällen sollte man zunächst rekonstruieren, wann, bei welcher Gelegenheit, in welchem körperlichen oder psychischen Zustand, unter welcher Medikation und in welcher Kleidung sich der Patient von der Station entfernt hat. Die Motive für das Weglaufen sollten so rasch wie möglich geklärt werden. Oft wurden Mitpatienten gegenüber Äußerungen gemacht, aus denen u.U. zu entnehmen ist, wohin der Patient sich wenden wollte. Die Art des Vorgehens ist im Detail an verschiedenen Kliniken recht unterschiedlich geregelt. Wenn man den Patienten auf dem Klinikgelände nicht findet und keine Anhaltspunkte für seinen Aufenthaltsort hat, wird in der Regel nach Verständigung der Eltern eine polizeiliche Fahndung eingeleitet. Dafür gelten die jeweils ortsüblichen Regeln.

Kommt der Patient wieder in die Klinik, so ist eine moralisierende Haltung nicht angezeigt. Je nach Hintergrund der Entweichung werden diesem Ereignis jedoch mehr oder weniger klare Konsequenzen folgen müssen.

Planung des Tages- und Wochenablaufs

Ebenso wie diagnostische und therapeutische Maßnahmen muss auch der Tages- und Wochenablauf auf einer kinder- und jugendpsychiatrischen Station genau geplant sein. Dies gilt in gleicher Weise für die Poliklinik, ist dort jedoch in gewisser Weise durch die Zahl der Patienten und die für die Untersuchung und Behandlung vorgesehene Dauer weitgehend vorgegeben. Auf der Station bringt das Zusammenspiel vieler Berufsgruppen und die Durchführung sehr unterschiedlicher Maßnahmen naturgemäß Probleme mit sich. Der Tages- oder Wochenplan soll gemeinsam in der *Stationskonferenz* festgelegt werden, wobei Anregungen der Patienten unbedingt aufgegriffen werden sollten. In vielen Kliniken ist es üblich, wesentliche Teile des Wochenplans mit den Patienten gemeinsam zu erarbeiten. Durch die Einbeziehung fester Veranstaltungen und zeitlicher Fixpunkte wie Visiten, Besprechungen und Therapiestunden werden die Gestaltungsmöglichkeiten bereits eingeschränkt. Umso mehr sollte man den verbleibenden Freiraum für anregende und aktivierende Tätigkeiten nutzen. Es ist nicht möglich, hier spezielle Gesichtspunkte für die Gestaltung des Tages- und Wochenablaufs darzustellen. Dafür sind die Möglichkeiten von Klinik zu Klinik viel zu verschieden.

Obwohl es sehr schwer ist, Einzelheiten über die Planung des Tages- und Wochenablaufs definitiv und allgemein gültig festzulegen, haben sich doch die im Folgenden angeführten allgemeinen *Prinzipien* sehr bewährt:

- Ein wichtiges Ziel jeder Behandlung ist es, die Kinder und Jugendlichen an eine gewisse Regelmäßigkeit, Pünktlichkeit und Ausdauer zu gewöhnen. Sie sollten deshalb über den Wochenplan informiert sein, möglichst sogar an seiner Erstellung mitwirken, damit sie selbst auf Zeitplanung und Uhrzeit achten können. Denjenigen Kindern, die hierzu noch nicht in der Lage sind, muss man dabei individuell behilflich sein.
- Feste Veranstaltungen und Therapiestunden sollten pünktlich beginnen und pünktlich

enden. Man kann vom Patienten nur dann ein Einhalten des Zeitplans erwarten, wenn man dies selbst tut. Versprochene Unternehmungen oder Zusagen anderer Art sollten eingehalten werden. Andernfalls verlieren die Kinder das Vertrauen in die Zuverlässigkeit des Klinikpersonals, was von ihnen und ihren Eltern nicht selten auf die Behandlung insgesamt übertragen wird.

- Inhaltlich ergeben sich für die Gestaltung des Tages- und Wochenablaufs unzählige Möglichkeiten. Neben den alltäglichen Stationsarbeiten und Aufgaben bieten sich an: sportliche Veranstaltungen, Ausflüge, Bastelarbeiten, Gruppenspiele, Filmveranstaltungen (am besten mit anschließender Diskussion), Stationsfeste usw. Bei der Planung sollte auf eine möglichst individuelle und patientenzentrierte Rollenverteilung geachtet werden. Durch das Experimentieren mit verschiedenen Rollen gewinnen manche Patienten (insbesondere Jugendliche) Sicherheit und Zutrauen in die eigene Leistung.

Im Rahmen derartiger Planungen gewinnen aber auch herausragende Ereignisse wie Feste und Feiern eine große Bedeutung. Diese gehören zum festen therapeutischen Inventar einer kinder- und jugendpsychiatrischen Klinik.

Schon die Vorbereitung von Festen verlangt Ideenreichtum, Zusammenarbeit, Arbeitsteilung und Ausdauer der Patienten. Diese Dinge sind vielfach von eminenter therapeutischer Wirkung. Die Freude auf das Fest und die Bemühungen, zum Gelingen beizutragen, sind für viele Patienten ebenfalls von großer Bedeutung. Schließlich bietet das Fest als solches die Gelegenheit, sich mit individuellen oder Gruppenleistungen der Klinik oder den Angehörigen vorzustellen, was für das Selbstvertrauen vieler Patienten außerordentlich wichtig ist.

Therapeutisches Milieu und Therapieplan

Die konstruktive Bewältigung der meisten hier aufgezeigten Probleme, die Planung des Tages- und Wochenablaufs, die Zusammenarbeit und der ständige Erfahrungsaustausch aller Mitarbeiter führen letztlich zu dem, was als *therapeutisches Milieu* bezeichnet werden kann.

In dieser Sicht dient alles, was auf einer Station geschieht, letztlich dem Ziel der Resozialisierung und Rehabilitation. Eine solche Einstellung kennt keine Nebensächlichkeiten, auch scheinbar unwichtige Verrichtungen müssen unter den Leitgedanken der Therapie gestellt werden. Diese spielt sich heute nicht mehr primär in der Einzelsituation und hinter verschlossenen Türen ab, sondern ist 24 Stunden lang in allem, was auf der Station geschieht, wirksam. Die Koordination dieser vielfältigen Einwirkungsmöglichkeiten auf die Patienten ist nicht leicht. Oberstes Ziel ist dabei stets die therapeutische Einwirkung auf den Patienten. Will man dies koordiniert und abgestimmt tun, so ist die Erstellung eines *Therapieplans für jeden Patienten* notwendig, der die kurz-, mittel- und langfristigen Therapieziele festlegt und jedem einzelnen Mitarbeiter einen Standort innerhalb dieses Plans zuweist. Die Effektivität einer Behandlung hängt weitgehend davon ab, ob und in welcher Weise es gelingt, einen derartigen Therapieplan aufzustellen und systematisch durchzuführen. Die vom Arzt oder Psychologen durchgeführte Einzeltherapie ist dabei nur eine von vielen Maßnahmen. Sie ist stets eingebettet in den Gesamtplan und darf angesichts der Wirksamkeit eines gut abgestimmten Stationsmilieus keineswegs überbewertet werden.

Die Durchführung eines Therapieplans ist abhängig von der Zusammenarbeit und der Ausbildung des Personals und von der *Koordination* verschiedener, oft heterogener Maßnahmen (Tab. 57.**4**). Letzteres ist von ausschlaggebender Bedeutung und lässt sich am besten durch eine tägliche Konferenz (Visite) bewerkstelligen, an der alle Mitarbeiter der Station teilnehmen. In Kliniken, die im Schichtdienst arbeiten, empfiehlt sich hierzu eine ausreichende Überlappungszeit zwischen den beiden Schichten um die Mittagszeit (etwa 1½ Stunden).

Tab. 57.**4** Therapieplan eines 13-jährigen Jungen (Peter M.), der wegen spezifischer emotionaler Störungen mit Abkapselung, Beziehungsschwierigkeiten und Schulverweigerung stationär aufgenommen wurde
Therapeutische Zielplanung nach stationärer Aufnahme.

Inhalt	Beschreibung
Vorbemerkungen	Zusammen mit dem Beobachtungsbogen soll dieser Plan allen, die mit einem neu aufgenommenen Patienten zu tun haben, einen Überblick über seine Symptome und Probleme und die daraus abgeleiteten, vorläufigen therapeutischen Überlegungen geben. Etwa 1 Woche nach der stationären Aufnahme sollen in der Stationsbesprechung alle für die therapeutische Zielplanung wichtigen Beobachtungen zusammengetragen werden. Verteiler: Station, Schule, je nach Beteiligung Ergotherapie und/oder Krankengymnastik, Therapeut, Oberarzt Patient: Peter M. geb. am 12. 6. 1985 Aufnahmedatum: 16. 6. 1998 Station 11 Therapeut: Wagner
I. Symptomatik, Probleme des Patienten	**Aus Sicht der Eltern/Sorgeberechtigten:** Die Kindsmutter klagt über Passivität, Abkapselung, depressive Tendenzen des Jungen, der noch zu oppositionellem Verhalten und Aggressionen ihr gegenüber neigt. Das vertrauensvolle Verhältnis zwischen beiden hat sich verändert, P. spricht nicht mehr mit ihr über seine Probleme. Seit Februar geht er nicht mehr zur Schule. **Aus eigener Sicht, individuelle Rangfolge des Leidensdrucks, abschätzbare Therapiemotivation gegenüber einzelnen Symptomen oder Problemen:** Peter betont immer wieder, dass er nicht wisse, warum er eigentlich in der Klinik sei. „Das Problem" sei nicht er, sondern seine Mutter, die er für klinikbedürftig halte. Leidensdruck und Therapiemotivation sind als mäßig einzuschätzen.
II. Verhalten des Patienten auf Station	(s. Beobachtungsbogen des Stationspersonals)
III. Vorläufige Diagnose, Beurteilung der Problematik	Spezifisch emotionale Störung mit Abkapselung, Beziehungsschwierigkeiten, Schulverweigerung bei einem pubertierenden Jungen.
IV. Therapieziele	**Für den Patienten:** • *Hauptsymptomatik:* Abkapselung, Sozialängste sowie Frustrationsintoleranz und Empfindlichkeit bearbeiten. • *Verhaltensänderungen gegenüber Erwachsenen:* Sozialkontakte zu Erwachsenen und Gleichaltrigen aufbauen, Einübung adäquater Gefühlsäußerungen und konstruktiver Kritik. • *Verhaltensänderungen gegenüber Mitpatienten:* Kontaktängste verringern. • *Verhaltensänderungen gegenüber den Eltern:* Opposition und Aggression gegenüber der Mutter aufarbeiten, realistischeres Mutterbild vermitteln. • *Verhaltensänderungen in der Schule:* Gelingen von Aufgaben positiv verstärken. • *Änderungen der Selbstwerteinschätzung, des Selbstwertgefühls:* Größenphantasien, überhöhte Ansprüche, Minderwertigkeitsgefühle verdeutlichen, realistische Selbsteinschätzung erreichen. **Ziele in der Arbeit mit den Eltern:** Missverständnisse zwischen Patient und Eltern klären. Überhöhte Leistungsanforderungen und äußerst ambivalente Einstellung gegenüber dem Jungen verständlich machen.

Tab. 57.**4** (Fortsetzung).

Inhalt	Beschreibung
V. Therapiemaßnahmen (Hinter den einzelnen Maßnahmen sollten möglichst die damit angestrebten Teilziele kurz skizziert werden.)	**Für den Patienten:** • *Psychotherapie durch Arzt/Psychologen:* Leidensdruck vermitteln, Aktivitäten fördern, Selbstbehauptung trainieren. • *Verhalten des Personals:* – Allgemein: Selbständigkeit fördern; Selbstwert heben durch positive Verstärkung, d. h., wenn etwas lobenswert ist, wenn möglich vor der Gruppe loben. Destruktive Kritik ignorieren. – Gegenüber speziellen Symptomen, Problemen: Entfällt • *Ergotherapie:* Erfolgserlebnisse ermöglichen, bestätigen • *Krankengymnastik:* Keine • Medikamentöse Behandlung: Keine • *Sonstige, z. B. soziale Maßnahmen:* Interessen und Durchhaltevermögen im Gruppenverband stärken. **In der Arbeit mit den Eltern (beabsichtigtes praktisches Vorgehen kurz skizzieren):** Hausbesuch; regelmäßiger Kontakt mit der nicht berufstätigen Mutter in Form von Beratungen
VI. Überlegungen zur weiteren Betreuung des Patienten (wenn absehbar, auch bereits über das Ende des stationären Aufenthalts hinaus)	Ambulante Weiterbetreuung des Patienten und der Kindsmutter durch einen männlichen Therapeuten.

Weiterführende Literatur

Bundesarbeitsgemeinschaft für Rehabilitation (Hrsg.): Rehabilitation Behinderter. 2. Aufl. Deutscher Ärzteverlag, Köln 1994

Bundesärztekammer (Hrsg.): Placebo in der Medizin. Deutscher Ärzteverlag, Köln 2011

Deinert, H., Jegust, W.: Das Recht der psychisch Kranken. Sammlung bundes- und landesrechtlicher Bestimmungen. Bundesanzeiger-Verlag, Köln 2006

DGKJP et al.: Leitlinien zur Diagnostik und Therapie von psychischen Störungen im Säuglings-, Kindes- und Jugendalter. 3. Aufl. Deutscher Ärzteverlag, Köln 2006

Remschmidt, H., Mattejat, F., Warnke, A. (Hrsg.): Therapie psychischer Störungen bei Kindern und Jugendlichen. Thieme, Stuttgart 2008

Warnke, A., Lehmkuhl, G. (Redaktion): Kinder- und Jugendpsychiatrie und -psychotherapie in der Bundesrepublik Deutschland. Die Versorgung von psychisch kranken Kindern, Jugendlichen und ihrer Familien. 3. Aufl. Schattauer, Stuttgart 2003

VI Literatur zur Kinder- und Jugendpsychiatrie und ihren Randgebieten

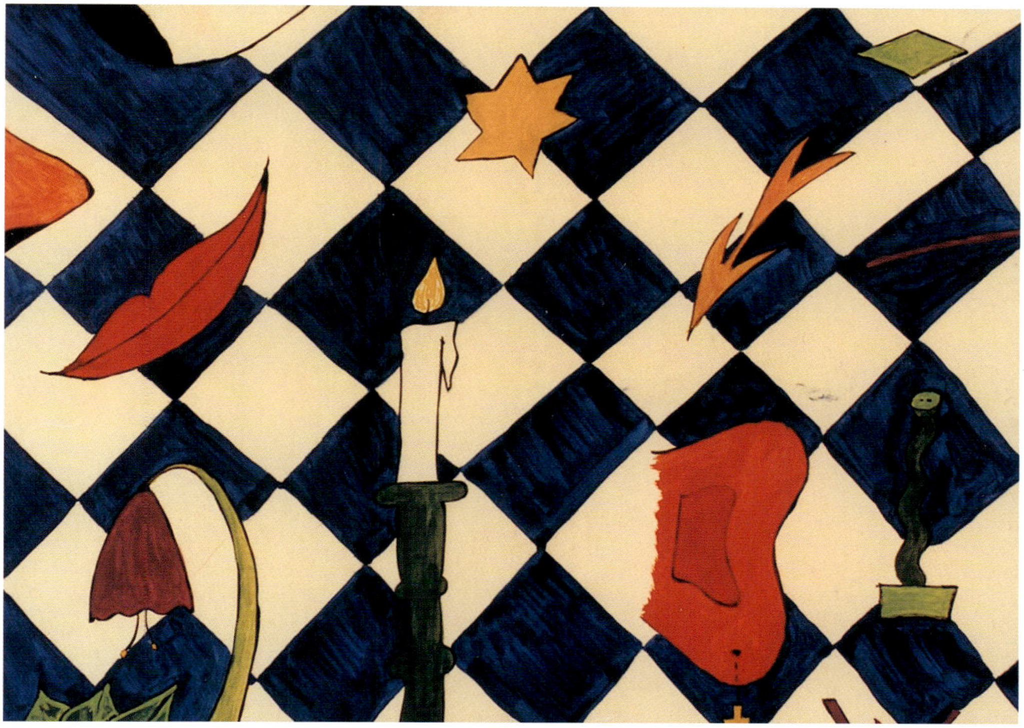

Sammelsurium
Darstellung einer 16-jährigen Patientin mit der Diagnose „Anorexia nervosa"

58 Literatur

Hand- und Lehrbücher

Berger, M. (Hrsg.): Psychische Erkrankungen. Klinik und Therapie. 2. Aufl. Urban & Fischer, München 2004

Blanz, B., Remschmidt, H., Schmidt, M., Warnke, A.: Psychische Störungen im Kindes- und Jugendalter. Ein entwicklungspsychopathologisches Lehrbuch. Schattauer, Stuttgart 2006

Cicchetti, D., Cohen, D. J. (eds): Developmental psychopathology. Vol. 1: Theory and methods. Vol. 2: Risk, disorder, and adaptation. Wiley, New York 1995

Deutsche Gesellschaft für Kinder- und Jugendpsychiatrie, Psychosomatik und Psychotherapie et al.: Leitlinien zu Diagnostik und Therapie von psychischen Störungen im Säuglings-, Kindes- und Jugendalter. 3. Aufl. Deutscher Ärzteverlag, Köln 2007

Dulcan, M. K. (ed.): Dulcan's textbook of child and adolescent psychiatry. American Psychiatric Publishing, Arlington 2010

Eggers, C., Fegert, J. M., Resch, F.: Psychiatrie und Psychotherapie des Kindes- und Jugendalters. Springer, Berlin 2004

Esser, G. (Hrsg.): Lehrbuch der klinischen Psychologie und Psychotherapie des Kindes- und Jugendalters. 3. Aufl. Thieme, Stuttgart 2008

Fischer, G., Riedesser, P.: Lehrbuch der Psychotraumatologie. 3. Aufl. Reinhardt, München 2003

Frith, U.: Autism. Explaining the enigma. 2nd ed. Blackwell, London 2003

Gerlach, M., Warnke, A., Wewetzer, C. (Hrsg.): Neuro-Psychopharmaka im Kindes- und Jugendalter. Springer, Wien 2004

Gillberg, C.: Clinical child neuropsychiatry. Cambridge University Press, Cambridge 1995

Gillberg, FC., Harrington, R., Steinhausen, H.-C. (eds): A clinician's handbook of child and adolescent psychiatry. Cambridge University Press, Cambridge 2007

Göllnitz G.: Neuropsychiatrie des Kindes- und Jugendalters. 5. Aufl. Gustav Fischer, Jena, Stuttgart 1992

Goodman, R., Scott S., Rothenberger, A.: Kinderpsychiatrie kompakt. 2. Aufl. Steinkopff, Darmstadt 2007

Häßler, F., Fegert, J. M. (Hrsg.): Geistige Behinderung und seelische Gesundheit. Schattauer, Stuttgart 2005

Hanter, K. (Hrsg.): Das Rett-Syndrom-Handbuch. Reha-Verlag, Remagen 2000

Herpertz-Dahlmann, B., Resch, F., Schulte-Markwort, M., Warnke, A. (Hrsg.): Entwicklungspsychiatrie. 2. Aufl. Schattauer, Stuttgart 2007

Hibbs, E. D., Jensen, P. S. (eds): Psychosocial treatments for child and adolescent disorders. Empirically based strategies for clinical practice. American Psychological Association, Washington 1996

Hurrelmann, K., Laaser, U., Razum, O. (Hrsg.): Handbuch der Gesundheitswissenschaften. 4. Aufl. Juventa Verlag, Weinheim 2006

Kazdin, A. E., Weisz, J. R. (eds): Evidence-based psychotherapies for children and adolescents. Guilford Press, New York 2003

Knölker, U., Mattejat F., Schulte-Markwort, M. (Hrsg.): Kinder- und Jugendpsychiatrie und -psychotherapie systematisch. 4. Aufl. Uni-Med-Verlag AG, Bremen 2007

Kutcher, S. P.: Child and adolescent psychopharmacology. Saunders, Philadelphia 1997

Lauth, G. W., Brack, U. B., Linderkamp, F. (Hrsg.): Verhaltenstherapie mit Kindern und Jugendlichen. Beltz/Psychologische Verlags-Union (PVU), Weinheim 2001

Lempp, R., Schütze, G., Köhnken, G. (Hrsg.): Forensische Psychiatrie und Psychologie des Kindes- und Jugendalters. 2. Aufl. Steinkopff, Darmstadt 2003

Lewis, M. (ed.): Child and adolescent psychiatry. A comprehensive textbook. 4th ed. Williams & Wilkins, Baltimore 2007

Martin, A., Scahill, L., Charney, D. S., Leckman J. F. (eds): Pediatric psychopharmacology. Principles and practice. Oxford University Press, Oxford 2003

Mattejat, F. (Hrsg.): Lehrbuch der Psychotherapie. CIP-Medien, München 2006

Nissen, G.: Seelische Störungen bei Kindern und Jugendlichen. Klett-Cotta, Stuttgart 2002

Nissen, G., Fritze, J., Trott, G.-E.: Psychopharmaka im Kindes- und Jugendalter. 2. Aufl. Urban & Fischer, München 2004

Oerter, R., Hagen, C. von, Röper, G., Noam, G. (Hrsg.): Klinische Entwicklungspsychologie. Beltz/PVU, Weinheim 1999

Oerter, R., Montada, L. (Hrsg.): Entwicklungspsychologie. 6. Aufl. Beltz/PVU, Weinheim 2008
Pumariega, A. J., Winters, N.C. (eds): The handbook of child and adolescent systems of care. Wiley & Sons, San Francisco 2003
Remschmidt, H.: Psychiatrie der Adoleszenz. Thieme, Stuttgart 1992
Remschmidt, H. (Hrsg.): Psychotherapie im Kindes- und Jugendalter. Thieme, Stuttgart 1997
Remschmidt, H. (ed.): Psychotherapy with children and adolescents. Cambridge University Press, Cambridge 2001
Remschmidt, H., Belfer, M., Goodyer, I. (eds): Facilitating pathways. Care, treatment and prevention in child and adolescent psychiatry. Springer, Berlin 2004
Remschmidt, H., Kamp-Becker, I.: Asperger-Syndrom. Springer, Berlin 2006
Remschmidt, H., Schmidt, M., Poustka, F. (Hrsg.): Multiaxiales Klassifikationsschema für psychische Störungen des Kindes- und Jugendalters nach ICD-10 der WHO. 5. Aufl. Huber, Bern 2006
Remschmidt, H., Nurcombe, B., Belfer, M., Sartorius, N., Okasha, A. (eds): The mental health of children and adolescents. An area of global neglect. Wiley, New York 2007a
Remschmidt, H., Mattejat, F., Warnke, A. (Hrsg.): Therapie psychischer Störungen bei Kindern und Jugendlichen. Thieme, Stuttgart 2008
Rutter, M., Smith, D. J.: Psychosocial disorders in young people. Time trends and their causes. Wiley, Chichester 1995
Rutter, M., Bishop, D., Pine, D., Scott, S., Stevenson, J. S., Taylor, E. A., Thapar, A: Rutter's child and adolescent psychiatry. Wiley-Blackwell, Oxford 2008
Sandoval, J. (ed.): Handbook of crisis counselling, intervention and prevention in schools. 2nd ed. Lawrence Erlbaum Associates Publishers, Mahwah (N.J.) 2002
Steiner, H. (ed.): Handbook of mental health interventions in children and adolescents. Jossey-Bass Publishers, San Francisco 2004
Steinhausen, H.-C.: Psychische Störungen bei Kindern und Jugendlichen. 6. Aufl. Urban & Fischer, München 2006
Walker, C. E., Roberts, M. C. (eds): Handbook of clinical child psychology. 3rd ed. Wiley, New York 2001
Warnke, A., Trott, G.-E., Remschmidt, H.: Forensische Kinder- und Jugendpsychiatrie. Ein Handbuch für Klinik und Praxis. Huber, Bern 1997
Wiener, J. M.: Textbook of child and adolescent psychiatry. 3rd ed. American Psychiatric Press, Washington 2004

Buchreihen

Advances in Clinical Child Psychology. Ollendick, T. H., Prinz, R. J. (eds). Plenum Press, New York
Annual Progress in Child Psychiatry and Development. Chess, S., Hertzig, M. (eds). Brunner/Mazel, New York
Child and Adolescent Psychiatric Clinics of North America. Lewis, M. (ed.). Saunders, Philadelphia
Child Development – Abstracts and Bibliography. The University of Chicago Press, Chicago
Developmental Clinical Psychology and Psychiatry. Kazdin, A. E. (ed.). Sage Publications, Beverly Hills
Klinische Psychologie und Psychiatrie, Remschmidt, H. (Hrsg.). Thieme, Stuttgart
Monographs in child and adolescent psychiatry. Goodyer, I. M. (ed.). Cambridge University Press, Cambridge
Wiley Series on Studies in Child Psychiatry. Rutter, M. (ed.). Wiley, Chichester

Zeitschriften

American Journal of Mental Deficiency. Washington
Applied Research in Mental Retardation. Pergamon Press, New York
Child Development. The University of Chicago Press, Chicago, London
Child Neuropsychology. Swets & Zeitlinger, Lisse
Child Psychiatry & Human Development. Human Sciences Press, New York
Developmental Medicine and Child Neurology. Mac Keith Press, London
Development and Psychopathology. Cambridge University Press, New York
European Child and Adolescent Psychiatry. Steinkopff, Darmstadt
Frühförderung interdisziplinär. Reinhardt, München
Journal of Abnormal Child Psychology. Plenum Press, New York
Journal of Adolescence. Academic Press, London
Journal of Autism and Developmental Disorders. Plenum Press, New York
Journal of Child and Adolescent Psychopharmacology. M. A. Liebert, Larchmont (N.Y.)
Journal of Child Psychology and Psychiatry. Cambridge University Press, Cambridge
Journal of Clinical Child Psychology. Lawrence Erlbaum Associates, Hillsdale
Journal of Developmental and Behavioral Pediatrics. Williams & Wilkins, Baltimore
Journal of Learning Disabilities. PRO-ED publications, Austin
Journal of Pediatric Psychology. Oxford University Press, Cary (N.C.)

Journal of the American Academy of Child and Adolescent Psychiatry. Lippincott, Williams & Wilkins, Baltimore
Journal of Youth and Adolescence. Kluwer Plenum Press, New York
Kindheit und Entwicklung. Hogrefe, Göttingen
La Psychiatrie de l'Enfant. Presses Universitaires de France, Paris
Monatsschrift Kinderheilkunde. Springer, Berlin
Neuropediatrics. Hippokrates, Stuttgart
Neuropsychiatrie de l'Enfance et de l'Adolescence. Expansion Scientifique Française, Paris
Pädiatrie und Pädologie. Springer, Wien
Praxis der Kinderpsychologie und Kinderpsychiatrie. Vandenhoeck & Ruprecht, Göttingen
Recht der Jugend und des Bildungswesens. Luchterhand, Neuwied
Zeitschrift für Entwicklungspsychologie und Pädagogische Psychologie. Hogrefe, Göttingen
Zeitschrift für Kinder- und Jugendpsychiatrie und Psychotherapie. Huber, Bern
Zeitschrift für Klinische Psychologie. Hogrefe, Göttingen

Ausgewählte Literatur zu diagnostischen Fragen

(siehe auch entsprechende Kapitel)

Angermaier, M.: Psycholinguistischer Entwicklungstest. Beltz, Weinheim 1977
Arbeitsgruppe Deutsche Child Behavior Checklist: Lehrerfragebogen über das Verhalten von Kindern und Jugendlichen; deutsche Bearbeitung der Teacher's Report Form der Child Behavior Checklist (TRF). Bearbeitet von Döpfner, M., Melchers, P., Köln, Arbeitsgruppe Kinder-, Jugend- und Familiendiagnostik (KJFD) 1998
Arbeitskreis OPD-KJ (Hrsg.): Operationalisierte Psychodynamische Diagnostik im Kindes- und Jugendalter (OPD-KJ). 2. Aufl. Huber, Bern 2007
Aster, M. von, Neubauer, A., Horn, R.: Wechsler Intelligenztest für Erwachsene (WIE). Harcourt Test Services, Frankfurt 2006
Auer, M., Gruber, G., Mayringer, H., Wimmer, H.: Salzburger Lese-Screening für die Klassenstufen 5–8 (SLS 5–8). Hogrefe, Göttingen 2005
Becker, M., Sturm, W., Willmes, K., Zimmermann, P.: Normierungsstudie zur Aufmerksamkeitstestbatterie (TAP) von Zimmermann und Fimm. Zeitschrift für Neuropsychologie 7 (1): 3–15, 1996
Beckmann, D., Richter, H. E.: Gießen-Test (GT). 4. Aufl. Hogrefe, Göttingen 1990
Bellak, L., Bellak, S.S.: Kinder-Apperzeptions-Test (CAT). Hogrefe, Göttingen 1955
Birkel, P.: Weingartener Grundwortschatz Rechtschreibtest für 1. und 2. Klassen (WRT 1+). 2. Aufl. Hogrefe, Göttingen 2007
Birkel, P.: Weingartener Grundwortschatz Rechtschreibtest für 2. und 3. Klassen (WRT 2+). 2. Aufl. Hogrefe, Göttingen 2007
Birkel, P.: Weingartner Grundwortschatz Rechtschreibtest für 3. und 4. Klassen (WRT 3+). 2. Aufl. Hogrefe, Göttingen 2007
Birkel, P.: Weingartner Grundwortschatz Rechtschreibtest für 4. und 5. Klassen (WRT 4+). 2. Aufl. Hogrefe, Göttingen 2007
Bohm, E.: Rorschach-Test. Huber, Bern 1974
Bondy, C., Cohen, R., Eggert, D., Lüer, G.: Testbatterie für geistig behinderte Kinder (TBGB). 3. Aufl. Beltz, Weinheim 1975
Brandt, I., Sticker, E. J.: Griffiths-Entwicklungsskalen zur Beurteilung der Entwicklung in den ersten beiden Lebensjahren (GES). 2. Aufl. Hogrefe, Göttingen 2001
Brem-Gräser, L.: Familie in Tieren (FIT). 8. Aufl. Hogrefe, Göttingen 2001
Brickenkamp, R., Schmidt-Atzert, L., Liepmann, D.: Test d2. Test d2-Revision (d2-R). Aufmerksamkeits- und Konzentrationstest. Hogrefe, Göttingen 2010
Brosat, H., Tötemeyer, N.: Der Mann-Zeichen-Test (MZT). 11. Aufl. Aschendorff, Münster 2007
Buggle, F., Baumgärtel, F.: Hamburger Neurotizismus- und Extraversionsskala für Kinder und Jugendliche (HANES-KJ). 2. Aufl. Hogrefe, Göttingen 1975
Bulheller, S., Häcker, H. O.: Rechtschreibtest – Neue Rechtschreibregelung (RST-NRR). 2. Aufl. Hogrefe, Göttingen 2005
Bulheller, S., Häcker, H. O.: Coloured Progressive Matrices (CPM). Deutsche Version. 3. Aufl. Swets & Zeitlinger, Frankfurt 2002
Büttner, G., Dacender, W., Schneider, W., Weyer, K.: Frostigs Entwicklungstest der visuellen Wahrnehmung – 2 (FEW-2). Beltz, Weinheim 2008
Cattel, R. B., Weiß, R. H., Osterland, J.; Grundintelligenztest 1 (CFT 1). 5. Aufl. Westermann, Braunschweig, 1997
Cierpka, M., Frevert, G.: Die Familienbögen (FB). Hogrefe, Göttingen 1995
Conners, C. K., Sitarenios, G., Parker, J. D., Epstein, J. N.: The revised Conners' Parent Rating Scale (CPRS-R): factor structure, reliability, and criterion validity. Journal of Abnormal Child Psychology 26 (4): 257–68, 1998
Deegener, G., Dietel, B., Hamster, W., et al.: Tübinger Luria-Christensen Neuropsychologische Untersuchungsreihe für Kinder (TÜKI). 2. Aufl. Hogrefe, Göttingen 1997
Döpfner, M., Berner, W., Flechtner, H., Lehmkuhl, G., Steinhausen, H.-C.: Psychopathologisches Befund-System für Kinder und Jugendliche (CASCAP-D):

Befundbogen, Glossar und Explorationsleitfaden. Hogrefe, Göttingen 1999
Döpfner, M., Berner, W., Fleischmann, T., Schmidt, M. H.: Verhaltensbeurteilungsbogen für Vorschulkinder (VBV). 2. Aufl. Beltz, Weinheim 2001
Eggert, D.: Lincoln-Oseretzky-Skala, Kurzform (LOS KF18). 2. Aufl. Beltz, Weinheim 1974
Ehlers, B., Ehlers, T., Makus, H.: Marburger Verhaltensliste (MVL). Hogrefe, Göttingen 1978
Engel, R. R. (Hrsg. der deutschen Version): Minnesota Multiphasic Personality Intentory-2 (MMPI-2). Huber, Bern 2000
Esser, G.: Der Mannheimer Elternfragebogen – Form für Eltern und Jugendliche. Hogrefe, Göttingen 2001
Eysenck, H. J.: Das Maudsley-Personality Inventory (MPI). Hogrefe, Göttingen 1959
Fahrenberg, J., Hampel, R., Selg, H.: Das Freiburger Persönlichkeitsinventar – Revidierte Form (FPI-R). 8. Aufl. Hogrefe, Göttingen 2010
Gehring, T.: Familiensystem-Test (FAST). 2. Aufl. Beltz, Weinheim 1998
Golden, C. J.: The Luria-Nebraska Children's Battery: Theory and initial formulation. In: Hynd, G. W., Obrzut, J. E. (eds): Neuropsychological assessment and the school-age child: Issues and procedures. Grune & Stratton, New York 1981
Goyette, C. H., Conners, C. K., Ulrich, R. F.: Normative data on the revised Conners parent and teacher rating scales. Journal of Abnormal Child Psychology 6: 221–236, 1978
Hathaway, S. R., McKinley, J. C.: The Minnesota Multiphasic Personality Inventory (MMPI). University of Minnesota Press, Minneapolis 1951
Hellbrügge, T. (Hrsg.): Münchener Funktionelle Entwicklungsdiagnostik – Zweites und Drittes Lebensjahr (MFED 2–3). 4. Aufl. Universität München, Institut für soziale Pädiatrie und Jugendmedizin, München 1994
Hellbrügge, T., Lajosi, F., Menara, D., Schamberger, R., Rautenstrauch, T.: Münchener Funktionelle Entwicklungsdiagnostik – Erstes Lebensjahr (MFED 1). Hansisches Verlagskontor, Lübeck 2001
Herjanic, B., Reich, W.: Development of a structured psychiatric interview for children: Agreement between child and parent on individual symptoms. Journal of Abnormal Child Psychology 10: 307–324, 1982
Hiller, W., Zaudig, M., Mombour, W.: IDCL für ICD-10 – Internationale Diagnosen Checklisten für ICD-10 und ICD-10 Symptom Checkliste für psychische Störungen (SCL) von der Weltgesundheitsorganisation (WHO). Hogrefe, Göttingen 1995
Horn, W., Lukesch, H., Kormann, A., Mayrhofer, S.: Prüfsystem für Schul- und Bildungsberatung für 4. bis 6. Klassen – Revidierte Fassung (PSB-R 4–6). Hogrefe, Göttingen 2002
Horn, W., Lukesch, H., Mayrhofer, S., Kormann, A.: Prüfsystem für Schul- und Bildungsberatung für 6. bis 13. Klassen – Revidierte Fassung (PSB-R 6–13). Hogrefe, Göttingen 2003
IDCL für ICD-10. Internationale Diagnosen Checklisten für ISC-10 und ICD-10 Symptom Checkliste für psychische Störungen (SCL) von der Weltgesundheitsorganisation (WHO)
Kastner-Koller, U., Deimann, P.: Der Wiener Entwicklungstest (WET). 2. Aufl. Hogrefe, Göttingen 2002
Kaufman, J., Birmaher, B., Brent, D.: Schedule for Affective Disorders and Schizophrenia for School-Age Children – Present and Lifetime Version (K-SADS-PL): initial reliability and validity data. Journal of the American Academy of Child and Adolescent Psychiatry 36: 980–988, 1997
Kiphard, E. J., Schilling, F.: Körperkoordinationstest für Kinder (KTK). 2. Aufl. Beltz, Weinheim 2007
Kiphard, E. J.: Wie weit ist ein Kind entwickelt? Eine Anleitung zur Entwicklungsüberprüfung. 11. Aufl. Hogrefe, Göttingen 2002
Kubinger, K. D.: Adaptives Intelligenz Diagnostikum 2 (AID 2). Version 2.2. 2. Aufl. Hogrefe, Göttingen 2009
Küspert, P., Schneider, W.: Würzburger Leise Leseprobe (WLLP). Hogrefe, Göttingen 1998
Kuhl, J., Kazén, M.: Persönlichkeits-Stil- und Störungs-Inventar (PSSI). 2. Aufl. Hogrefe, Göttingen 2009
Landerl, K., Wimmer, H., Moser, E.: Der Salzburger Lese- und Rechtschreibtest (SLRT). Huber, Bern 1997
Lehmann, R. H., Peek, R., Poerschke, J.: Hamburger Lesetest für 3. und 4. Klassen (HAMLET 3–4). Hogrefe, Göttingen 2006
Linder, M., Grissemann, H.: Zürcher Lesetest (ZLT) – mit neuer Rechtschreibung. 6. Aufl. Hogrefe, Göttingen 2000
Lockowandt, O.: Frostigs Entwicklungstest der visuellen Wahrnehmung (FEW). 9. Aufl. Beltz, Weinheim 2000
Marx, H.: Knuspels Leseaufgaben (KNUSPEL-L). 1. Aufl. Hogrefe, Göttingen 1998
Mattejat, F., Remschmidt, H.: Marburger Symptomskalen (MSS). 4. Aufl. Klinik für Kinder- und Jugendpsychiatrie und -psychotherapie der Philipps-Universität, Marburg 2004
Mattejat, F., Remschmidt, H.: Profil Psychosozialer Belastungen (PPB). 2. Aufl. Klinik für Kinder- und Jugendpsychiatrie und -psychotherapie der Philipps-Universität, Marburg 1998
Mattejat, F., Scholz, M.: Das Subjektive Familienbild (SFB). Hogrefe, Göttingen 1994
Mattejat, F., Remschmidt, H. Marburger Symptom Rating (MRS). Huber, Bern 2010
May, P.: Hamburger Schreibprobe. 6. Aufl. Hogrefe, Göttingen 2000
Mayringer, H., Wimmer, H.: Salzburger Lese-Scree-

ning für die Klassenstufen 1–4 (SLS 1–4). Hogrefe, Göttingen 2003
Melchers, P., Preuss, U.: Kaufman-Assessment Battery for Children (K-ABC). Deutsche Version. 8. Aufl. Pearson Assessment, Frankfurt 2009
Melchers, P., Preuss, U.: Kaufman-Assessment-Battery for Children (K-ABC) – Durchführungs- und Auswertungshandbuch, Deutsche Version. 8. Aufl. Pearson Assessment, Frankfurt 2009
Melchers, P, Schürmann, S.: Kaufman-Neuropsychologischer Kurztest (K-NEK). PITS B.V., Leiden 2004
Melchers, P., Schürmann, S., Scholten, S.: Kaufman-Test zur Intelligenzmessung für Jugendliche und Erwachsene (K-TIM). Deutsche Version. PITS Testuitgeverij, Leiden 2006
Müller, R.: Diagnostischer Rechtschreibtest für 1. Klassen (DRT 1). 2. Aufl. Beltz, Weinheim 2003
Müller, R.: Diagnostischer Rechtschreibtest für 2. Klassen (DRT 2). 4. Aufl. Beltz, Weinheim 2003
Müller, R.: Diagnostischer Rechtschreibtest für 3. Klassen (DRT 3). 4. Aufl. Beltz, Weinheim 2003
Müller, R.: Diagnostischer Rechtschreibtest für 4. Klassen (DRT 4). 2. Aufl. Beltz, Weinheim 2003
Müller, R.: Diagnostischer Rechtschreibtest für 5. Klassen (DRT 5). 2. Aufl. Beltz, Weinheim 2003
Murray, H. A.: Thematic apperception test (TAT). 3. Aufl. Hogrefe, Göttingen 1991
Neubauer, A., Horn, R.: Wechsler Intelligenztest für Erwachsene (WIE). Pearson Assessment, Frankfurt 2006
Neumärker, K. J., Bzufka, M. W.: Berliner-Luria-Neuropsychologisches Verfahren für Kinder (BLN-K). Psychodiagnostisches Zentrum, Berlin 1988
Orgass, B.: Token-Test (TT). Beltz, Weinheim 1982
Petermann, F., Petermann, U. (Hrsg.): Hamburg-Wechsler-Intelligenztest für Kinder – IV. 3. Aufl. Hogrefe, Göttingen 2010
Petermann, F., Renziehausen, A.: Neuropsychologisches Entwicklungsscreening für die ersten beiden Lebensjahre (NES). Huber, Bern 2005
Petermann, F., Stein, I. A., Macha, T.: Entwicklungstest 6 Monate – 6 Jahre (ET 6–6). 3. Aufl. Pearson Assessment, Frankfurt 2008
Poerschke, J., Lehmann, R. H., Peek, R., Poerschke, J. Hrsg. von Hasselhorn, M., Marx, H., Schneider, W.: Hamburger Lesetest für 3. und 4. Klassen (HAMLET 3–4). 2. Aufl. Hogrefe, Göttingen 2006
Rathenow, P., Laupenmühlen, D., Vöge, J.: Westermann Rechtschreibtest für 6., 7. und 8. Klassen (WRT 6+). Westermann, Braunschweig 1980
Remschmidt, H., Mattejat, F.: Familien-Identifikations-Test (FIT). Hogrefe, Göttingen 1999
Remschmidt, H., Schmidt, M.-H. (Hrsg.): Multiaxiales Klassifikationsschema für psychische Störungen des Kindes- und Jugendalters nach ICD 10 der WHO. 5. Aufl. Huber, Bern 2006
Ricken, G., Fritz, A., Schuck, K.-D., Preuß, U.: Hannover-Wechsler-Intelligenztest für das Vorschulalter – III (HAWIVA-III). Huber, Bern 2007
Schlange, H., Stein, B., Boetticher, I. von, Taneli, S.: Göttinger Formreproduktions-Test (GFT). 3. Aufl. Hogrefe, Göttingen 1977
Schumacher, G., Cattell, R. B.: Deutscher HSPQ (High School Personality Questionnaire). Huber, Bern 1977
Seitz, W., Rausche, A.: Persönlichkeitsfragebogen für Kinder zwischen 9 und 14 Jahren (PFK 9–14). 4. Aufl. Hogrefe, Göttingen 2004
Shaffer, D., Fisher, P., Lucas, C., Dulcan, M., Schwab-Stone, M.: NIMH Diagnostic Interview Schedule for Children version IV (NIMH DISC-IV): Description, differences from previous versions, and reliability of some common diagnoses. Journal of the American Academy of Child and Adolescent Psychiatry 39: 28–38, 2000
Sherrill, J. T., Kovacs, M.: Interview schedule for children and adolescents (ISCA). Journal of the American Academy of Child and Adolescent Psychiatry 39 (1): 67–75, 2000
Sparrow, S.S., Balla, D., Cicchetti, D. V.: Vineland Adaptive Behavior Scales (Survey Form). Vineland-II. 2nd ed. Pearson Assessment, Frankfurt 2005
Staabs, G. von: Der Scenotest. Ein Beitrag zur Erfassung unbewußter Problematik und charakterologischer Struktur in Diagnostik und Therapie. Handbuch. 6. Aufl. Huber, Bern 1985
Stock, C., Schneider, W.: Deutscher Rechtschreibtest für das dritte und vierte Schuljahr (DERET 3–4). Huber, Bern 2008
Stock, C., Schneider, W.: Deutscher Rechtschreibtest für das erste und zweite Schuljahr (DERET 1–2). Huber, Bern 2008
Thurner, F., Tewes, U.: Kinder-Angst-Test II (KAT-II). Hogrefe, Göttingen 2000
Weidlich, S., Lamberti, G., Hartje, W.: Diagnosticum für Cerebralschädigung (DCS). 4. Aufl. Huber, Bern 2001
Weiß, R. H.: Grundintelligenztest Skala 2-Revision (CFT 20-R). Hogrefe, Göttingen 2008
Weiß, R. H., Osterland, J.: Grundintelligenztest Skala 1 (CFT 1). 5. Aufl. Hogrefe, Göttingen 1997
Wieczerkowski, W., Nickel, H., Janowski, A., Fittkau, B., Rauer, W.: Angstfragebogen für Schüler (AFS). 6. Aufl. Hogrefe, Göttingen 1981
Wittchen, H. U., Zaudig, M., Fydrich, T.: Strukturiertes Klinisches Interview für DSM-IV (SKID). Achse I und II. Hogrefe, Göttingen 1997
Woerner, W., Becker, A., Friedrich, C., Rothenberger, A.: Normierung und Evaluation der deutschen Elternversion des Strengths and Difficulties Questionnaire (SDQ): Ergebnisse einer repräsentativen Felderhebung. Zeitschrift für Kinder- und Jugendpsychiatrie und Psychotherapie 30 (2): 105–112, 2002

Sachverzeichnis

A

C

D

F

G

H

I

J

K

L

N

O

Q

R

T

U

V

W

Z